U0790014

普通高等教育医学类系列教材
科学出版社“十四五”普通高等教育本科规划教材

国家精品课程主干课教材
本教材第四版曾获首届全国教材建设奖全国优秀教材二等奖

人体解剖学

（第五版）

顾晓松　吕广明　主编

科学出版社
北京

内 容 简 介

本书为国家精品课程主干课教材，本书第四版曾获首届全国教材建设奖全国优秀教材二等奖，第三版获评"十二五"普通高等教育本科国家级规划教材。本书为适应新医科背景下课程教学改革的要求，依照医学院校临床医学专业五年制、"5＋3"一体化、八年制医学人才培养目标而编写。全书共分5篇、18章。在内容方面力求做到科学性、先进性与继承性、实用性的统一。本书绘制了具有自主知识产权的插图，采用中英文图注。本书在第四版基础上增加了专业英语的词汇量，还增加了人体解剖学相关领域的最新研究进展。

本书可供高等医学院校临床医学、口腔医学、预防医学、法医学、护理学等医学及医学相关专业学生使用。

图书在版编目(CIP)数据

人体解剖学 / 顾晓松，吕广明主编. -- 5版. 北京 ：科学出版社，2025. 7. --（普通高等教育医学类系列教材）. -- ISBN 978-7-03-081823-2

Ⅰ. R322

中国国家版本馆CIP数据核字第2025Z34L58号

责任编辑：潘志坚　闵　捷 / 责任校对：谭宏宇
责任印制：黄晓鸣 / 封面设计：殷　靓

科学出版社出版
北京东黄城根北街16号
邮政编码：100717
http://www.sciencep.com
南京展望文化发展有限公司排版
上海锦佳印刷有限公司印刷
科学出版社发行　各地新华书店经销
*
2004年8月第　一　版　开本：889×1194　1/16
2025年7月第　五　版　印张：28 3/4
2025年7月第二十六次印刷　字数：850 000

定价：88.00元

如有印装质量问题，我社负责调换

《人体解剖学》
（第五版）
编委会

主　编　顾晓松　吕广明

副主编　张卫光　刘树伟　沃　雁　张永杰　李文生
张新化　刘朝晖　李　健　梁景岩

编　委　（按姓氏笔画排序）

王　悦（苏州大学）　王　鹏（天津大学）
王德广（徐州医科大学）　方　璇（北京大学）
田德润（天津医科大学）　曲德伟（东南大学）
吕　诚（南昌大学）　吕广明（南通大学）
任振华（安徽医科大学）　刘树伟（山东大学）
刘培党（东南大学）　刘朝晖（西北大学）
孙国刚（西南医科大学）　李　岩（上海交通大学）
李　健（成都医学院）　李文生（复旦大学）
李文婷（北京协和医学院）　杨　鲲（康复大学）
杨伟伟（南京中医药大学）　杨向群（海军军医大学）
杨宝林（南昌大学）　吴洪海（扬州大学）
沃　雁（上海交通大学）　张卫光（北京大学）
张永杰（南京医科大学）　张丽虹（福建医科大学）
张艳丽（大连医科大学）　张晓明（浙江大学）
张新化（南通大学）　张露青（南京大学）
赵　鹏（江南大学）　赵小贞（福建医科大学）
袁琼兰（同济大学）　顾晓松（南通大学）
徐　飞（华南理工大学）　龚蕾蕾（南通大学）
梁景岩（扬州大学）　薛延军（江苏大学）

前　　言

随着科学技术的进步与发展，高等医学教育综合改革不断地深化，人类对人体结构的认识不断地深入，作为人体解剖学知识传授重要载体的教材同样也需要不断修订和完善。我们应高等医学教育创新发展和高素质医学人才培养模式改革的时代要求，编写出版的《人体解剖学》于 2004 年首发，并于 2006 年进行了再版，2010 年、2014 年又分别出版了第三版、第四版。经过二十年的不断实践和锤炼，本教材被全国四十余所医学院校用于教学实践之中，受到广大师生的好评。2012 年《人体解剖学》(第二版)被评为"十二五"普通高等教育本科国家级规划教材，2021 年《人体解剖学》(第四版)荣获首届全国教材建设奖全国优秀教材二等奖。本教材在推动学科专业发展、促进教学方式转变、提高人才培养质量等方面发挥着重要作用。为使本教材更臻完善并彰显特色，编委会召开教材建设研讨会，广泛听取各院校授课教师和学生的反映，认真总结教学经验，决定修订出版《人体解剖学》(第五版)。

本教材依据《中国本科医学教育标准—临床医学专业(2022 版)》，为适应医学院校临床医学专业五年制、"5＋3"一体化、八年制的医学人才培养目标而编写。全书包括运动系统、内脏学、脉管系统、感觉器、神经系统与内分泌系统，共 5 篇、18 章。在内容方面适应医学人才培养模式创新要求，总结、吸收、借鉴国内外著名教材的精华和经验，力求做到概念清晰、突出重点、删繁就简、便于阅读理解，力求达到科学性、先进性与继承性、实用性的统一。在编写形式方面，绘制的插图立体感强，标注准确到位，具有原创性和自主知识产权，同时采用中英文双语标注，便于学生理解和学习。

参加《人体解剖学》(第五版)编写和修订的 38 位编委分别来自全国 29 所高校，都是活跃在教学、科研一线的知名学者、优秀教师、学科带头人和学术骨干。衷心感谢本教材第一版至第四版的所有编委，衷心感谢在本教材审稿、编辑、绘图、标注、修改等方面做了大量工作的所有人员和教师。

打造特色鲜明、与时俱进的精品教材是每一位编写人员和广大读者的心愿。希望通过本教材的出版，助力高等医学教育人才培养模式的改革与创新。由于学术水平、编写能力和时间的限制，教材如有疏漏和不足之处，恳请广大读者和同仁给予批评指正，并将意见及时反馈给我们，以便修订完善。

顾晓松　吕广明
2025 年 1 月

目　录

第三篇 脉管系统

第四篇　感　觉　器

第五篇　神经系统与内分泌系统

绪　　论

一、人体解剖学的定义和地位

人体解剖学(human anatomy)是一门研究人体正常形态结构的科学，属于生物科学中的形态学范畴。

人体解剖学与其他医学学科关系密切，只有正确认识人体的正常形态结构，才能进一步正确认识并理解人体的生理功能，才能对正常的生理和异常的病理过程作出判断，也将进一步对疾病实施正确的诊断和治疗。医学名词中，人体解剖学名词占 20%～30%。因此，人体解剖学是医学课程的重要组成部分，它不仅是基础医学课的基础，同时也是临床医学课的基础。

二、人体解剖学的分科

广义的解剖学包括解剖学、组织学、细胞学和胚胎学。解剖学主要分为系统解剖学和局部解剖学。

系统解剖学(systematic anatomy)是按人体器官功能(如运动系统、消化系统、呼吸系统、脉管系统、神经系统等)系统地阐述人体器官形态结构的科学。一般所指的解剖学即系统解剖学。

局部解剖学(topographic anatomy; regional anatomy)是在系统解剖的基础上按人体某一局部(如头部、颈部、胸部、腹部、盆部上肢、下肢等)由浅入深地叙述该局部的层次、组成结构以及相互位置关系的科学。

微视解剖学则是运用各种切片技术，应用显微镜观察研究器官的微细结构。其中研究组织结构的称**组织学**(histology)；研究细胞形态结构的称**细胞学**(cytology)。此外研究人体胚胎的发生、发育过程中形态变化及演化规律的科学称**胚胎学**(embryology)。

由于研究角度、方法和目的不同，人体解剖学又分出若干独具特色的分野。如从外科应用角度研究人体形态结构的**外科解剖学**或**应用解剖学**；用 X 线研究人体结构的 **X 线解剖学**；用 X 射线计算机断层成像(X-ray computed tomography, X-CT)、超声(ultrasound, US)或磁共振成像(magnetic resonaance imaging, MRI)等设备研究人体各局部或器官断面形态结构的**断层解剖学**；运用信息科学技术手段、数字化研究人体形态结构的**数字解剖学**；借助现代医学影像学及计算机科学技术结合解剖学原理和技术要求研究人体形态结构的**虚拟解剖学**。此外，还有为提高体育运动效率分析研究人体器官动态结构的**运动解剖学**及研究个体生长发育、年龄变化的**年龄解剖学**等。

三、人体器官的组成和系统的划分

构成人体最基本的形态功能单位是**细胞**。由细胞和细胞间质构成**组织**，人体有四种基本组织，即上皮组织、结缔组织、肌组织和神经组织。几种不同组织组合成具有一定形态和功能的结构称**器官**，如心、肝、肺等。若干器官组合起来共同完成某种生理功能，构成**系统**。人体有**运动系统**(包括**骨骼系统**、**骨连结系统**和**骨骼肌系统**)、**消化系统**、**呼吸系统**、**泌尿系统**、**生殖系统**、**脉管系统**(包括**心血管系统**和**淋巴系统**)、**感觉系统**、**神经系统**和**内分泌系统**。

四、人体解剖学发展史

早在史前时期，人类通过猎杀野兽、牲畜以及人类间的战争，对动物和人体的形态结构逐渐积累了一些认识。考古学家们发现在史前人类居住的洞穴壁上就有粗陋的解剖图形。从中国、希腊和埃及等历史文化悠久国家的许多古代著作中就发现有关于人体解剖学方面的记载。据此可以说人体解剖学是一门发展较早的科学。但这些国家古代的医学著作中,对人体形态结构的描述只是与疾病一并记载,随着医学历史的漫长发展,人体解剖学才逐步形成为一支专门的科学。

(一)外国部分

在西方国家,最早的人体解剖学描述是由被誉为西方医学之祖的古希腊名医希波克拉底(Hippocrates,公元前 460～前 377)记载的。他对头骨作了正确的记述,但他对人体其他器官的描述只是参照了动物的结构。他认为心脏有两个心房和两个心室,但他却将神经和肌腱混淆了,同时他还推测动脉中含有空气。而另一位著名的古希腊学者亚里士多德(Aristotle,公元前 384～前 322),在解剖动物后将神经和肌腱作了区分,并指出心脏是血液循环的中心,血液由心脏流入血管,这些认识对当时的人体解剖学发展起到了重大影响,但他将动物的解剖应用于人体却也出现了不少谬误。以后,古希腊医学家希罗菲卢斯(Herophilus,公元前 335～前 280)发现小肠起始部的长度约有 12 个并列的手指宽,故命名该部为“十二指肠”,他还命名了“前列腺”“睫状体”“视网膜”“乳糜管”和“淋巴”等,并研究了肝、胰和女性生殖器官,这在当时的确是解剖学方面的巨大成就。

至中世纪,由于宗教神权的统治,严禁解剖人体,并禁锢一切科学的发展,因此人体解剖学的资料主要来源于对动物的解剖。古罗马名医、解剖学家盖伦(C. Galenus, 130～201)的医学著作较多,其《医经》一书可谓 16 世纪以前西欧医学的权威巨著,是西方最早的较完整的人体解剖学述著。书中对血液运行、神经分布及脑、心等器官有了较具体的记载。他也明确指出血管内运行的不是空气而是血液、神经是按区分布的、脑神经为七对等。但宗教的长期统治对阻碍真实的人体解剖学研究影响极为严重,以致人们对人体解剖的错误认识延续了 1 000 多年。

至 15～16 世纪,文艺复兴时期,教会统治被摧毁,欧洲的科学文化艺术得到了蓬勃发展,人体解剖学又进入了一个崭新的时代。意大利著名画家达·芬奇(Da Vinci, 1457～1519)解剖了 30 多具尸体,用灌注蜡的方法来探明血管的走向,从而证明了血管起源于心脏。他还将空气吹入肺证实了空气不能由呼吸道直接进入心脏。他绘制的人体骨骼图谱为最早的人体解剖学图谱,内容精确细致,被誉为时代的巨著。

比利时人维萨里(A. Vesalius, 1514～1564)青年时期即献身于人体解剖学研究,为了事业甘冒风险,夜间去墓地盗尸亲自解剖。通过细致的观察,纠正了盖伦以来的许多错误概念,1543 年终于出版了《人体构造》(共七册),这是一部划时代的人体解剖学巨著,这一成就使他成了文艺复兴时期最伟大的人体解剖学家,当之无愧的近代人体解剖学的奠基人。

17 世纪英国人哈维(W. Harvey, 1578～1657)通过对活体动物的观察,证明了心血管是一套封闭的管道循环系统,由此开创了动物实验研究的道路。在其死后四年,意大利人马尔比基(M. Malpighi, 1628～1694)应用显微镜观察蛙的毛细血管微循环,证明了动静脉末端相连通,这为微循环学说提供了形态学基础。

19 世纪达尔文(D. Darwin, 1809～1882)《物种起源》的问世,使人们对运用进化发展的观点来研究人体解剖学有了很大的启示,并为探索人体形态、结构的发展规律打下了理论基础,对人体解剖学学科的发展起到了巨大的促进作用。

20 世纪 30 年代发明的电子显微镜,到 60 年代已广泛应用于细胞的超微结构三维构筑的研究,使人体形态科学研究发展到分子水平。

由上可见人体形态科学的研究随着研究方法、仪器设备及应用手段的不断发展,可以划分成大体解剖学—显微解剖学—超微结构解剖学三个发展阶段。随着医学工程学、生物化学、生物力学等学科发展,以及邻近科学理论的发展应用,也促进了人体解剖学在研究目标、要求、方法、设备等方面不断地深入和拓展。随着心、肺、肝、肾、脑等外科学的发展,又促使人体解剖学学科对心内结构,脑内结构,肺、肝、肾内的分段结构进行更深入细致的研究。

如果说19世纪末X线的发现建立了“X线解剖学”，那么20世纪X-CT及MRI技术的出现可清晰地展示人活体器官在各方向上的断面及内部结构，并可通过计算机技术提供清晰的三维立体图像，这一技术的出现又产生了“断层解剖学”这一新学科。人体数字化“虚拟人体”的研究，为人体解剖学学科的发展带来了新的契机。生命科学、现代高新技术的发展，为人体形态学科的发展提供了良好的环境。当今的解剖可以在行为、在整体、在器官系统、在组织、在细胞/亚细胞、在基因分子等不同水平上进行；使用的工具可以是普通解剖刀具，也可以是电子、激光、射线、内切酶等，还可以由计算机控制。

（二）中国部分

人体解剖学是人体形态学科中的重要基石，它虽是一门较古老的科学，但它将随着人类科技的发展而不断地发展。

中国历史源远流长，文化灿烂辉煌，传统医学在世界文明古国中独树一帜，公元前300～前200年（春秋战国时期）最早的医典《黄帝内经》中就有人体形态、内脏度量的记载，并首创了“解剖”一词。医典所述：“若夫八尺之士，皮肉在此，外可度量切循而得之，其尸可解剖而视之。”“其脏之坚脆，腑之大小，谷之多少，脉之长短……皆有大数。”“头之大骨围二尺六寸，胸围四尺五寸，发所复者颅至项尺二寸，发以下至颐长一尺……”（古代一尺相当现代六寸，1寸＝3.33 cm），可见2 000多年前我国医学家就已行活体测量、尸体解剖了，且对内脏的名称、大小和位置也均有记载。同时也认识到“诸血皆属于心”“心主全身血脉，经脉流不止，环周不休。”这些见解已早于西方数百年。公元16年太医尚方与巧屠对死刑犯进行尸解，并度量其五脏，对人体作了更详细的描写。

与欧洲中世纪一样，在中国秦汉以后，由于封建制度宗教迷信的统治，古代中国的人体解剖学发展也趋于停滞。

在两宋时期曾有尸体解剖的记载及绘制有《五脏六腑》和《存真图》。南宋宋慈（约1247）著有《洗冤集录》一书，详细记载了胚胎和全身各骨骼的名称、数目、形状，并附有检骨图。

清道光年间，王清任（1768～1831）亲去义冢解剖童尸30余具，著写了《医林改错》一书，对古籍中的解剖描述作了许多订正和补充。如“肺两叶大面向背……下有小片向胸，肺管下分为两叉，入肺两叶……。”除对骨骼和内脏有详细的记载外，他对脑也有独到的看法，认为，“灵机记性不在心而在于脑……所听之声归于脑”“两目即脑质所生，两目如线，长于脑，所见之物归于脑”。这些观点与现代医学皆相符合。

我国现代人体解剖学的建立较晚，直至19世纪末（甲午战争后）才出现医院及医学教育。在初期人体解剖学教学多由外籍教师担任，国人为数不多，至1947年从事人体解剖学事业的人员仅有80余人。老一辈的人体解剖学家黄宽、马文昭、张鋆、鲍鉴清、卢于道、吴汝康等，对我国的人体解剖学、组织学、神经解剖学、人类学的教育和研究均作出了重要贡献。

1949年后，我国医学教育事业蓬勃发展，人体解剖学教学科研队伍迅速扩大。至今，我国已形成了一支包括老中青相结合的、人数众多的、教学质量优良的、研究水平较高的学术队伍。我国人体解剖学的教学参考书，不仅有中国人体特征的、多种版本的医学教材和图谱，而且随着人体解剖学及相关科学的不断发展，教材的内容、教具和标本的制备也在不断更新。由于人体解剖学教学方法的不断改进、科研课题的不断拓展、研究设备不断改善、研究方法日趋先进，我国在组织学、组织化学、超微结构，特别在神经解剖学、神经生物学及分子生物学等方面人才济济并获得了丰硕的具有相当水平的科研成果。其中，青年科学家作出了突出的成绩，并显示出巨大的发展潜力。

目前，我国人体解剖学工作者不仅学术交流活跃，而且密切关注国际相关学科的成就，与国外同道们的交流合作也愈来愈密切，愈来愈多的人体解剖学工作者参与了应用解剖学、显微外科学、断层解剖学、运动解剖学、应用生物力学、人体流体力学、数字解剖学、虚拟解剖学等人体形态科学方面的研究。

五、学习人体解剖学的基本观点和方法

学习人体解剖学必须运用形态与功能相结合的观点、进化发展的观点、局部与整体相结合的观点和理论与实际相结合的观点等辩证唯物主义的观点，来观察和研究人体的形态结构，并且要运用科学的逻辑思维，在分析的基础上进行归纳综合，从而达到全面地、具体地掌握人体各部的形态结构特征。

1. *形态与功能相结合的观点*　人体每个器官都有其特定的功能。器官的形态结构是功能的物质基础。功能的需要也决定了形态的形成，其变化也会影响器官的形态结构的改变。形态结构发生的变化久之也必将导致功能的改变。例如，四足动物的前肢和后肢功能相似，形态结构也相仿；人类因为劳动及直立行走使得前、后肢功能逐渐分化，人的上肢尤其是手成为握持工具，从事技巧劳动的器官，下肢则成为支持体重，维持直立的器官，因此上、下肢的形态，就有了明显的差异。又如，加强锻炼可使肌肉发达；长期卧床可使肌肉萎缩、骨质疏松。

2. *进化发展的观点*　人类是灵长类的古猿经过长期进化发展而来，因此人体的形态结构仍保留着与脊椎动物相类似的基本特点。在人体中有时出现一些变异或畸形如腭裂、兔唇、脊柱裂、左位阑尾、双子宫、隐睾两性畸形和先天性心脏病等，只不过是返祖现象或胚胎发育异常的结果。因此只有用进化发展的观点来学习人体解剖学，才能正确、全面地认识人体。

3. *局部与整体相结合的观点*　人体是由许多器官系统或众多的局部组成的一个完整的有机体，可是在学习人体解剖学时必须分别按器官功能系统来学(系统解剖学)或按局部来学(局部解剖学)。因此要正确处理好局部与整体的关系，即在学习个别器官、系统或局部的时候，应经常注意各系统、各局部相互间的联系以及它们在整体中的地位和作用。只有从整体角度认识器官与局部，才能防止片面地、孤立地认识器官与局部。

4. *理论与实际相结合的观点*　理论联系实际的原则，是进行科学实验的一项重要原则，学会人体解剖学更应遵循这个原则。人体解剖学是一门形态科学，人体结构复杂、名词繁多、记忆的内容也多。所以在学习时，必须重视将标本、模型和对尸体的观察结合起来，还要联系实际在人体上进行活体触摸。也可边阅读教科书边对照图谱寻找结构。另外，人体解剖学是临床医学的基础课，因此在学习中尽量联系临床。如在学习门腔静脉吻合时可联系到门静脉高压所出现的主要体征。只有这样才能在理解的基础上加以记忆，学活、学好人体解剖学。

六、人体解剖学姿势和常用术语

为了准确描述人体各部、各器官的位置关系，必须使用国际通用的统一标准化姿势和描述术语。

(一) 标 准 化 姿 势

标准化姿势被称为**解剖学姿势**(anatomical position)，是指身体直立，两眼平视正前方，上肢在躯干两侧自然下垂，手掌向前，两下肢(包括足尖)并拢的一种标准站立姿态。人体的轴、面及方位均以解剖学姿势为标准。在描述人体结构时，不管是标本、模型，还是临床上处于不同体位的病人，都必须依标准姿势进行描述。

(二) 轴 和 面

为了准确地表达和理解人体在标准姿势下关节运动及整体或局部的形态结构的位置，设定了互相垂直的三个轴及三个面(图 0-1)。

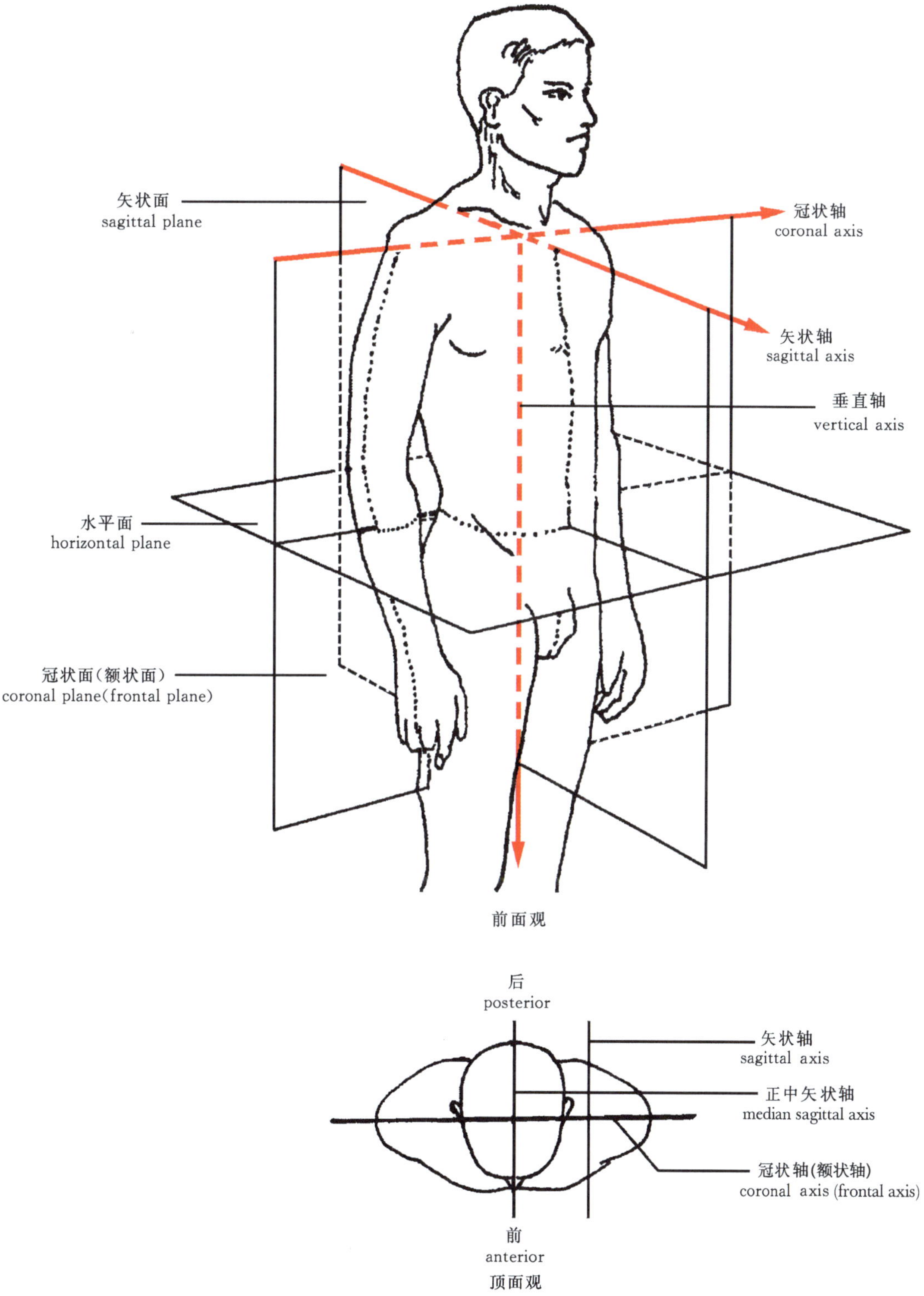
矢状面
sagittal plane
冠状轴
coronal axis
矢状轴
sagittal axis
垂直轴
vertical axis
水平面
horizontal plane
冠状面（额状面）
coronal plane(frontal plane)
前面观
后
posterior
矢状轴
sagittal axis
正中矢状轴
median sagittal axis
冠状轴(额状轴)
coronal axis (frontal axis)
前
anterior
顶面观

图 0-1 人体的轴和面

1. 轴

(1) **垂直轴**(vertical axis):为上下方向与地面垂直的轴。

(2) **矢状轴**(sagittal axis):为前后方向与地面平行的轴。通过人体正中的矢状轴为**正中矢状轴**(median sagittal axis)。

(3) **冠状轴**(coronal axis):又称额状轴(frontal axis),为左右方向与地面平行的轴。

2. 面

(1) **水平面**(horizontal plane):与地面平行的平面,此面将人体分为上下两部。

(2) **矢状面**(sagittal plane):通过矢状轴作的与水平面垂直的平面,此面将人体分为左右两部,通过人体正中的矢状面为**正中矢状面**(median sagittal plane),此面将人体分为左右相等的两半。

(3) **冠状面**(coronal plane):又称**额状面**(frontal plane),通过冠状轴作的与水平面垂直的平面,此面可将人体分成前后两部。

(三) 方 位 术 语

要正确描述解剖学姿势下各器官或结构的方位及相互关系,必须有统一的方位术语。

上(superior)和**下**(inferior),是描述器官或结构距颅顶或足底的相对远近的关系。为了与比较解剖学统一,也可用**颅侧**(cranial)和**尾侧**(caudal)记述。在四肢又可根据距肢体根部的远近称**近侧**(proximal)和**远侧**(distal)。

前(anterior)或**腹侧**(ventral);**后**(posterior)或**背侧**(dorsal),是指身体前后面的相对远近。凡距身体腹面近者为前,距背面近者为后。

内侧(medial)和**外侧**(lateral),是记叙器官和结构的位置与人体正中矢状面相对的距离。靠近正中矢状面者为内侧,远离正中矢状面者为外侧。前臂的内侧又称**尺侧**(ulnar),外侧又称**桡侧**(radial),小腿的内侧又称**胫侧**(tibial),外侧又称**腓侧**(fibular)。

内(internal)和**外**(external)是表示与空腔器官或体腔的相对位置,近内腔者为内,远内腔者为外。

浅(superficial)和**深**(profundal),是指与皮肤表面的相对距离的关系,即离皮肤近者为浅,离皮肤远,距人体内部中心近者为深。还有**左**(left)和**右**(right)、**垂直**(vertical)、**水平**(horizontal)和**中央**(central)等,则与一般概念相同。

上述方位术语对器官和结构的相互关系而言是相对的,如鼻在眼的下方,但鼻又位于嘴的上方。

(顾晓松　吕广明)

本章学习目标与练习题

绪论学习目标　　绪论练习题

第一篇

运 动 系 统

运动系统由骨、骨连结和骨骼肌组成，约占成人体重的60%。骨借骨连结组成骨骼以支持体重、保护内脏，如颅保护脑，胸廓保护心、肺、肝、脾等器官。骨骼肌附着于骨，在神经系统的支配下，骨骼肌收缩，以关节为支点牵引骨改变位置产生运动。在运动中，骨起着杠杆作用，关节是运动的枢纽，骨骼肌则是动力器官。骨和关节是运动系统的被动部分，骨骼肌是运动的主动部分。

第一章　骨和骨连结

第一节　骨和骨连结总论

一、骨 学 总 论

骨(bone)主要由骨组织(骨细胞、胶原纤维和基质)构成,坚硬而有弹性,具有一定形态和构造,外被骨膜,内容骨髓,有丰富的血管、淋巴管及神经。骨发生于中胚层的间充质,从胚胎第 8 周开始,间充质先分布成膜状,而后有的在膜的基础上骨化,称**膜化骨**,如颅盖骨和面颅骨;有的发育成软骨后再骨化,称**软骨化骨**,如长骨、短骨等。形成关节面的软骨,保留为关节软骨,终身不骨化。骨的基本形态是由遗传因子决定的,然而其形态构造的细节,则在整个生长发育过程中,受内、外环境的影响,不断发生变化。影响骨生长发育的因素有神经、内分泌、营养、疾病及其他物理、化学因素等。骨具有新陈代谢、生长发育、修复、再生和改建的能力。经常锻炼可促进骨良好发育,长期废用则易出现骨质疏松。基质中有大量钙和磷盐沉积,是钙和磷的储存库,参与体内钙和磷的代谢。骨髓具有造血功能。

随着组织细胞培养技术的普遍开展和医学生物材料的开发利用以及细胞生物学、分子生物学和材料工程等相关学科的飞速发展,形成了一门新的学科领域——组织工程学。目前,骨组织工程学的研究主要集中在支架材料、种子细胞和信号转导等方面。

(一) 骨 的 分 类

成人有 206 块骨(图 1-1、图 1-2),按部位可分为颅骨、躯干骨和四肢骨。前两者统称中轴骨。根据形态,可将骨分为 4 类。

1. 长骨(long bone)　呈长管状,位于四肢,分一体两端。体又称**骨干**(diaphysis, shaft),其内腔称**髓腔**(medullary cavity),容纳骨髓。骨干表面有 1～2 个血管出入的孔,称**滋养孔**(nutrient foramen)。两端膨大称**骺**(epiphysis),有一光滑的**关节面**(articular surface),覆有关节软骨。骨干与骺相邻的部分称**干骺端**(metaphysis),幼年时保留一片软骨,称**骺软骨**(epiphysial cartilage),骺软骨细胞不断增殖分裂和骨化,使骨不断增长。成年后,骺软骨骨化,骨干与骺融合,此处遗留一**骺线**(epiphysial line)。

2. 短骨(short bone)　呈立方形,多成群分布于连结牢固且运动灵活的部位,如腕骨和跗骨。

3. 扁骨(flat bone)　呈板状,多位于人体中轴或四肢带部,主要构成颅腔、胸腔和盆腔的壁,起保护作用,如颅盖骨、肋骨和胸骨。

4. 不规则骨(irregular bone)　形态不规则,如椎骨。有些不规则骨具有含气腔洞,称**含气骨**(pneumatic bone),如上颌骨、额骨、蝶骨、筛骨和颞骨。

此外,发生在某些肌腱内的扁圆形小骨称**籽骨**(sesamoid bone),在运动中起减少摩擦和转变肌牵引方向的作用,如髌骨和第一跖骨头下的籽骨等。

(二) 骨表面的形态

骨的表面因肌的附着、血管神经的行走以及和周围脏器邻接,形成了骨面的不同形态而赋以一定的名称,这也是骨学名词命名的重要依据。

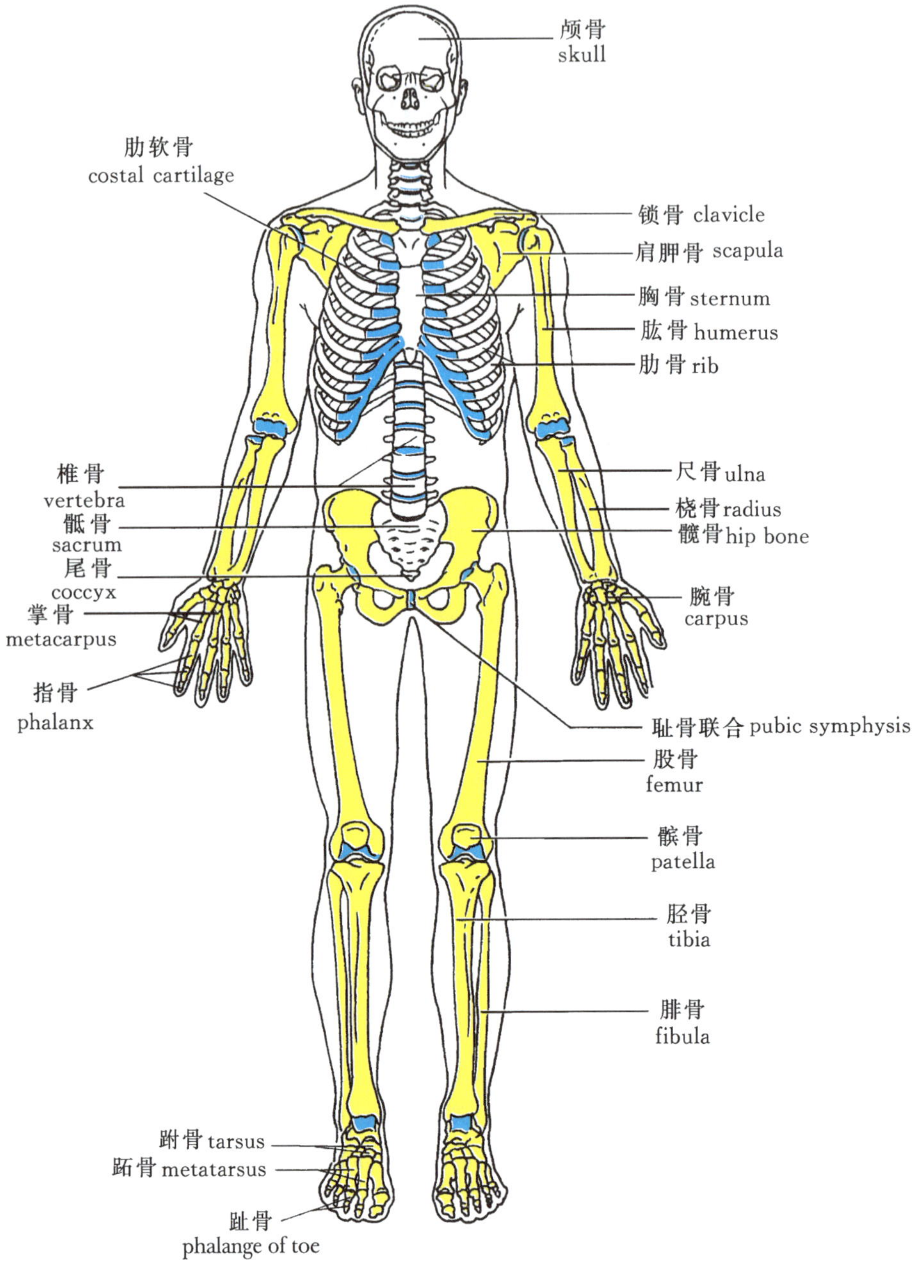

图 1-1 全身骨骼

1. 骨面突起 突然的高起称**突**(process),较尖锐的小突起称**棘**(spine),基底较广的突起称**隆起**(eminence),粗糙的隆起称**粗隆**(tuberosity),圆形的隆起称**结节**(tuber)和**小结节**(tubercle),细长的锐缘称**嵴**(crest),低而粗涩的嵴称**线**(line)。

2. 骨面的凹陷 大的凹陷称**窝**(fossa),小的称**凹**(fovea)或**小凹**(foveola),长形的凹称**沟**(sulcus),浅的凹陷称**压迹**(impression)。

3. 骨的空腔 骨内的腔洞称**腔**(cavity)、**窦**(sinus)或**房**(antrum),小的称**小房**(cellule),长形的称**管**(canal)或**道**(meatus)。腔或管的开口,称**口**(aperture)或**孔**(foramen),不整齐的口称**裂孔**(hiatus)。

4. 骨端的膨大 较圆的称**头**(head)或**小头**(capitulum)。头下略细的部分称**颈**(neck)。椭圆形的膨大称**髁**(condyle),髁上的突出部分称**上髁**(epicondyle)。

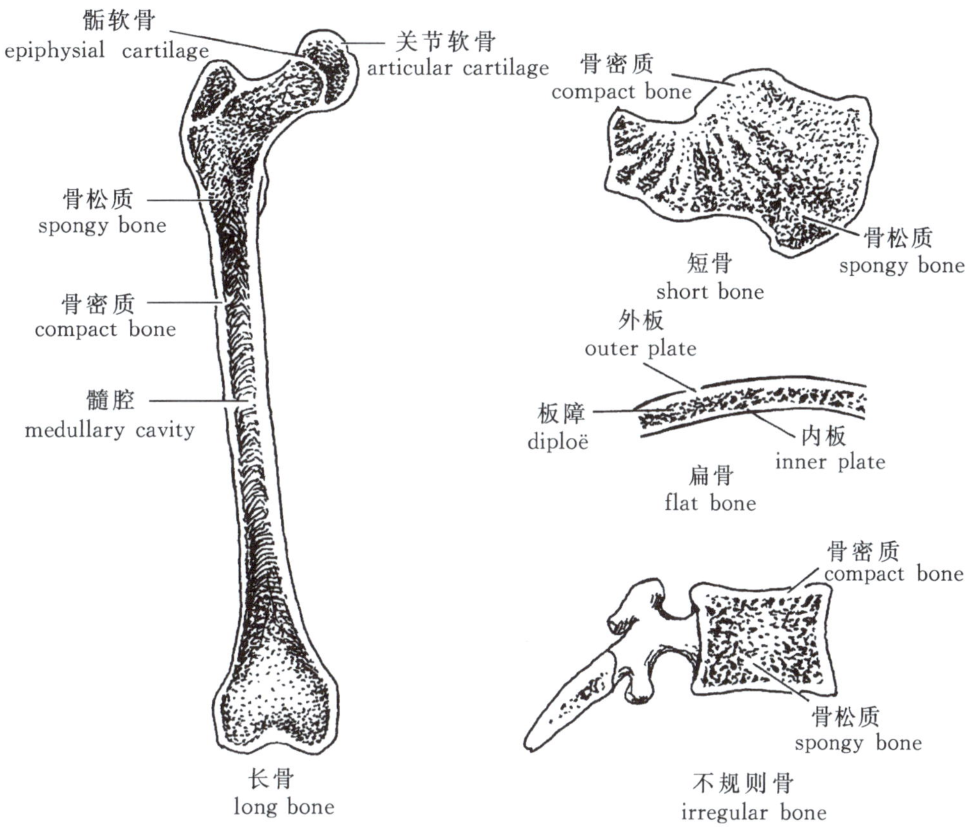

图 1-2　骨的形态和构造

5. 骨的面、缘　平滑的骨面称**面**(surface)，骨的边缘称**缘**(border)，边缘的缺损称**切迹**(notch)。

(三) 骨 的 构 造

以长骨为例，骨主要由骨质、骨膜和骨髓构成，此外还有血管、淋巴管和神经(图 1-3)。

1. 骨质　骨的主要组成部分，可分骨密质和骨松质。**骨密质**(compact bone)质地致密，耐压性较大，分布于骨的表面。**骨松质**(spongy bone)呈海绵状，由相互交织的**骨小梁**(trabeculae)排列而成，分布于骨的内部，骨小梁的排列与骨所承受的压力和张力的方向一致，故能承受较大的重量(图 1-2)。颅盖骨表层为密质，分别称外板和内板，外板厚而坚韧，富有弹性；内板较薄，故颅骨骨折多见于内板。二板之间的松质称**板障**(diploë)。

2. 骨膜(periosteum)　由纤维结缔组织构成(图 1-3)。分布于关节面以外骨表面的骨膜称**骨外膜**(periosteum)，可分为内外两层。外层致密，有许多胶原纤维束穿入骨质，使之固着于骨面；内层疏松，有成骨细胞和破骨细胞，分别具有产生新骨质和破坏骨质的功能，幼年期功能非常活跃，直接参与骨的生成；成年时转为静止状态，但是，骨一旦发生损伤(如骨折)，骨膜又重新恢复功能，参与骨折端的修复愈合。衬在髓腔内面和松质

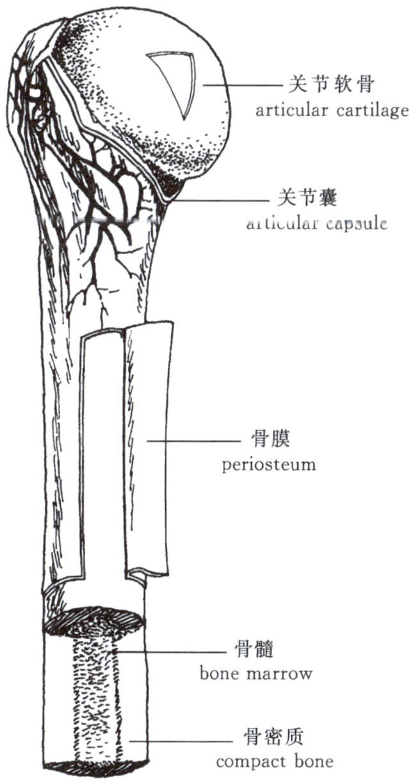

图 1-3　长骨的构造

间隙内的膜称**骨内膜**(endosteum),是菲薄的结缔组织,也含有成骨细胞和破骨细胞,有造骨和破骨的功能。骨膜富有血管和神经,对骨的营养、再生和感觉有重要作用。故在骨科手术中应尽量保留骨膜。

3. 骨髓(bone marrow) 位于髓腔和松质间隙内。胎儿和幼儿的骨髓内含有不同发育阶段的红细胞和某些白细胞,呈红色,称**红骨髓**(red bone marrow),具有造血功能。5 岁以后,长骨骨干内的红骨髓逐渐被脂肪组织代替,呈黄色,称**黄骨髓**(yellow bone marrow),失去造血活力。但在慢性失血过多或重度贫血时,黄骨髓可转化为红骨髓,恢复造血功能。在椎骨、髂骨、肋骨、胸骨及肱骨和股骨的近侧端松质内,终生保留红骨髓,因此,临床常选髂嵴、髂前上棘或髂后上棘等处进行穿刺,取骨髓检查。

4. 骨的血管、淋巴管和神经

(1) 血管:长骨的动脉包括滋养动脉、干骺端动脉、骺动脉及骨膜动脉。滋养动脉是长骨的主要动脉,一般有 1～2 支,经滋养孔进入骨髓腔,分升支和降支达骨端,分支分布到骨干密质的内层、骨髓和干骺端,成人的滋养动脉可与干骺端动脉及骺动脉的分支吻合。干骺端动脉和骺动脉起于邻近的动脉,从骺软骨附近穿入骨质。上述各动脉均有相应静脉伴行。不规则骨、扁骨和短骨有骨膜动脉或滋养动脉。

(2) 淋巴管:骨膜的淋巴管很丰富,但骨皮质、骨髓内的淋巴管是否存在尚有争议。

(3) 神经:骨的神经伴血管进入骨内,分布到哈佛管的血管周围间隙中,以内脏传出纤维较多,分布到血管壁;躯体传入纤维多分布于骨膜,骨膜对张力或撕扯刺激较为敏感,故骨脓肿和骨折常引起剧痛。

(四) 骨的化学成分和物理性质

骨主要由有机质和无机质组成。有机质主要为骨胶原纤维束和黏多糖蛋白等,构成骨的支架,赋予骨弹性和韧性。无机质主要为碱性磷酸钙,使骨坚硬挺实。脱钙骨(去掉无机质)仍具有原骨形状,但柔软有弹性(图 1-4);煅烧骨(去掉有机质)虽形状不变,但脆而易碎。两种成分比例,随年龄的增长而发生变化。幼儿骨的有机质和无机质各占一半,故弹性较大,柔软,易发生变形,在外力作用下不易骨折或折而不断,称青枝骨折。成年人骨的有机质和无机质比例约为 3∶7,最为合适,因而骨具有很大硬度和一定的弹性,较坚韧,其抗压力约为15 kg/mm^2。老年人骨的无机质所占比例更大,较脆,易发生骨折。

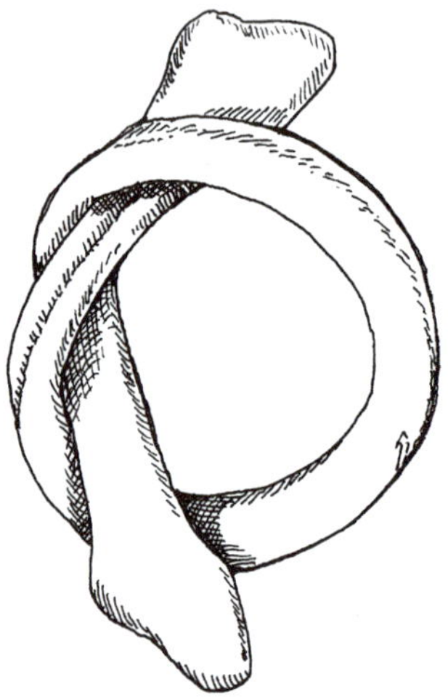

图 1-4 脱钙的腓骨可以打结

二、骨连结总论

骨与骨之间借纤维结缔组织、软骨或骨组织相连,形成骨连结。根据骨连结的方式不同,可分为直接连结(图 1-5)和间接连结两大类。

(一) 直接连结

1. 纤维连结(fibrous joint) 指两骨之间以纤维结缔组织连结,可分为两种。

(1) 韧带连结(syndesmosis):两骨间借韧带或结缔组织膜相连结,富于弹性,如椎骨棘突之间的棘间韧带、胫腓骨下端的胫腓骨间韧带、前臂骨间膜等。

(2) 缝(suture):两骨间借少量纤维结缔组织相连,见于颅骨间,相邻骨缘可呈锯齿状、鱼鳞状或平直状,如矢状缝和冠状缝等。随着年龄增长,缝可骨化,成为骨性结合。

2. 软骨连结(cartilaginous joint) 指两骨之间借软骨相连,兼有弹性和韧性,可缓冲震荡,其强度不如纤维连结,这种连结可有两种形式。

(1) 透明软骨结合(synchondrosis):两骨间借透明软骨相连结。例如,幼儿的髋骨由 3 块骨(髂骨、耻骨、坐骨)于髋臼处结合。此种软骨发育到一定年龄即骨化,形成骨性结合。

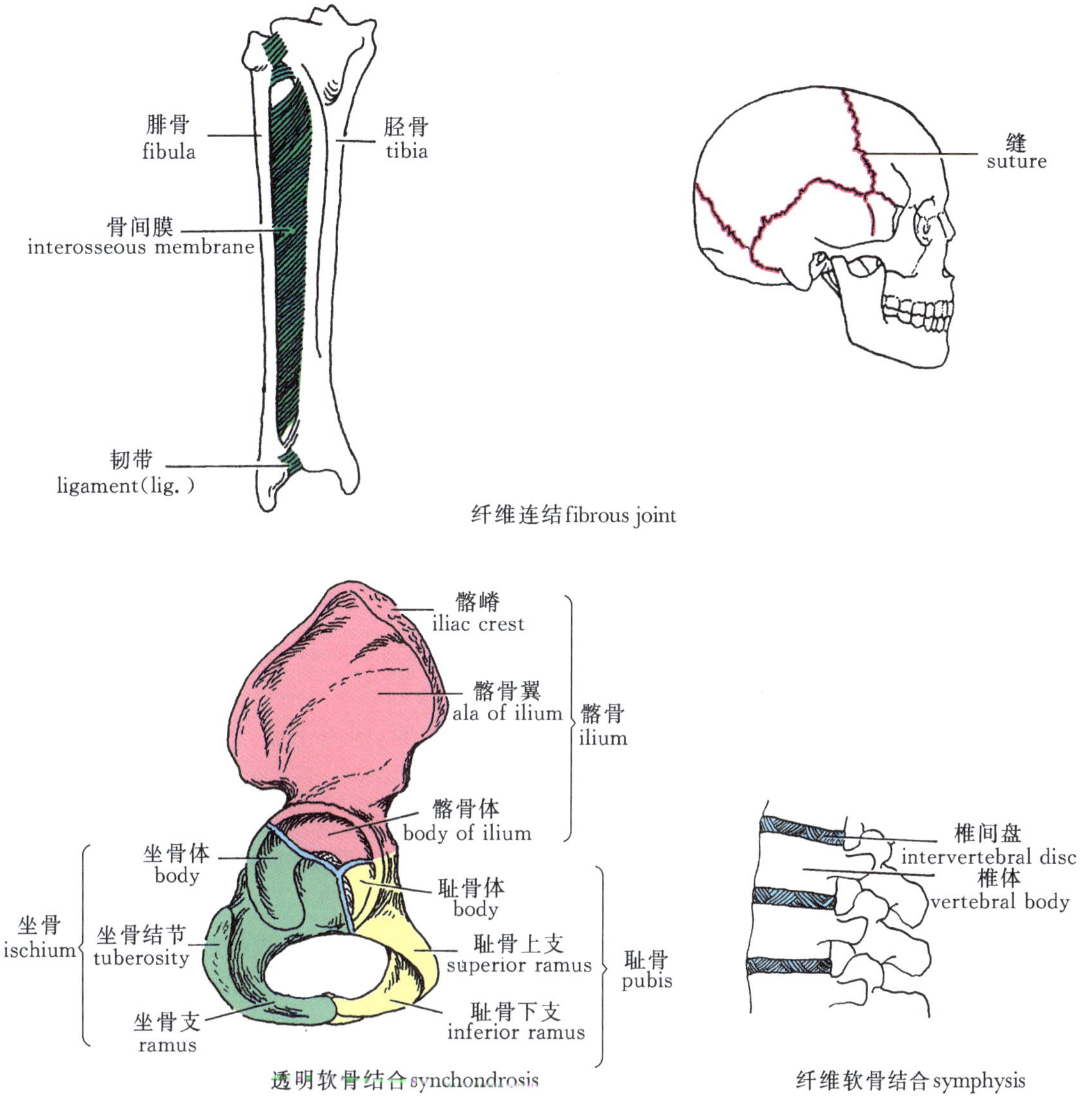

图 1-5 直接连结分类

(2) 纤维软骨结合(symphysis):两骨间借纤维软骨相连结,如相邻两椎骨之间的椎间盘及两耻骨间的耻骨联合等,此纤维软骨一般终生不骨化。

3. 骨性结合(synostosis) 两骨之间借骨组织连结,常由纤维连结或透明软骨结合骨化而成,如骶椎之间的骨性结合。

(二) 间 接 连 结

间接连结又称**滑膜关节**(synovial joint),常简称**关节**(articulation, joint),是骨连结的最高分化形式,为相对骨面互相分离,其间充以滑液的腔隙,周围借结缔组织相连结,一般具有较大活动性(图 1-6)。

1. 关节的基本构造

(1) 关节面(articular surface):是构成关节的各相关骨的接触面,每一关节至少包括两个关节面,一般为一凸一凹,凸者称为**关节头**(articular head),凹者称为**关节窝**(articular fossa)。关节面表面均覆盖软骨,称**关节软骨**(articular cartilage),多数由透明软骨构成,其厚薄不一,表面光滑且富有弹性,可减

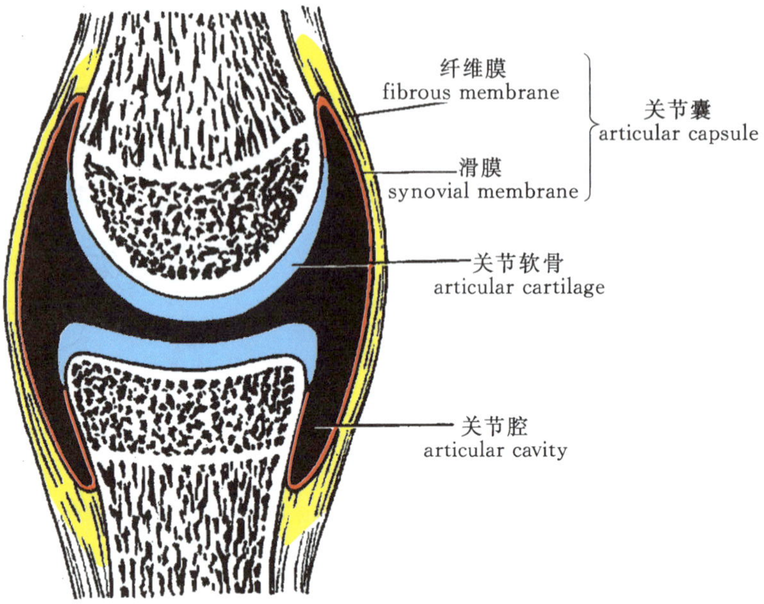

图 1-6 关节的构造

少运动时的摩擦，并能承受负荷和吸收震荡。

(2) 关节囊(articular capsule)：为纤维结缔组织膜构成的囊，附着于关节面周缘及其附近的骨面上，并与骨膜融合，密闭关节腔。关节囊可分为内、外两层。

纤维膜(fibrous membrane)：为外层，由致密纤维结缔组织构成，含有丰富的血管、淋巴管和神经。纤维膜的厚薄与关节的运动和负重大小有关，如下肢各关节的负重较大，其关节囊的纤维膜坚厚而紧张，而上肢各关节运动灵活，则纤维膜薄而松弛。

滑膜(synovial membrane)：为内层，由平滑、薄而柔润的疏松结缔组织膜构成，衬贴于纤维膜内面，其边缘附着于关节软骨的周缘，包被着关节内除关节软骨、关节唇和关节盘以外的所有结构。滑膜富有血管、淋巴管和神经，可产生滑液。**滑液**(synovial fluid)为透明蛋白样黏液，量少呈弱碱性，由于含有较多的透明质酸，故黏稠度较高，为关节提供了液态环境。滑液不仅有增加滑润、减轻摩擦和保护关节面的作用，而且有利于关节软骨、关节盘等结构的新陈代谢。

(3) 关节腔(articular cavity)：为关节软骨和关节囊滑膜层共同围成的密闭腔隙，腔内含少量滑液。关节腔内为负压，对维持关节的稳定起一定作用。

2. 关节的辅助结构 除上述基本结构外，某些关节为适应其特殊功能还形成一些特殊结构，以增加关节的灵活性或稳固性。

(1) 韧带(ligament)：为连接相邻两骨之间的致密纤维结缔组织束，可加强关节的稳固性或限制关节的过度运动。位于关节囊外的称**囊外韧带**(extracapsular ligament)，有些为关节囊纤维膜的局部增厚，如髋关节的髂股韧带；有些位于关节囊纤维膜之外，与关节囊不相连，如膝关节的腓侧副韧带。位于关节囊内的称**囊内韧带**(intracapsular ligament)，其表面有滑膜包裹。

(2) 关节盘(articular disc)：是位于两关节面之间的纤维软骨板，其周缘附着于关节囊内面，将关节腔分为两部分。关节盘多呈圆形，中央稍薄，周缘略厚，可使两关节面更为适合，减少冲击和震荡，并可增加关节的稳固性。此外，两个腔可产生不同的运动，从而增加了运动的形式和范围。有的关节盘呈半月形，称半月板。具有典型关节盘的关节有胸锁关节和颞下颌关节。

(3) 关节唇(articular labrum)：是附着于关节窝周缘的纤维软骨环，它加深关节窝，增大关节面，可增加关节的稳固性，如肩关节的盂唇和髋关节的髋臼唇。

(4) 滑膜襞(synovial fold)和滑膜囊(synovial bursa):有些关节囊的滑膜表面积大于纤维膜,重叠卷折,并突入关节腔形成滑膜襞。滑膜襞内含脂肪,则形成**滑膜脂垫**(synovial fat pad),在关节运动时,关节腔的形状、容积压力发生改变,滑膜脂垫可起调节和充填作用;同时也扩大了滑膜的面积,有利于滑液的分泌和吸收。在某些部位,滑膜从纤维膜缺如处或薄弱处形成囊状膨出,充填于肌腱与骨面之间,则形成**滑膜囊**,它可减少肌肉活动时与骨面之间的摩擦。

决定关节的灵活性与稳固性的因素主要有关节面的形状、关节面的面差、关节囊的厚薄和松紧、囊内外韧带的强弱、有无关节盘的介入以及关节周围肌肉的强弱和收缩幅度等。例如,肩关节头大、盂浅、面差大,关节囊薄弱松弛,运动灵活,但关节周围肌肉的静力收缩又保持关节面相贴而防止脱位;相反,髋关节头大、臼深、面差小,韧带多,关节囊厚而紧张,关节周围虽有强大的肌肉收缩,但运动幅度小,关节稳固。

3. 关节的运动 关节的运动形式是沿三个互相垂直的轴作三组拮抗性的运动。

(1) **屈**(flexion)和**伸**(extension):是关节沿冠状轴进行的运动。运动时,两骨之间角度变小称为屈;相反,角度增大称为伸。一般来说,关节的屈指的是向腹侧面成角。膝关节则相反,小腿向后贴近大腿的运动为膝关节屈,反之为伸。而足上抬,足背向小腿前面靠拢为踝关节的伸,亦称背屈;足尖向下为踝关节的屈,亦称跖屈。

(2) **内收**(adduction)和**外展**(abduction):是关节沿矢状轴进行的运动。运动时,骨向正中矢状面靠拢,称收或内收,反之,远离身体正中矢状面,称展或外展。但手指(2~5 指)和足趾的收展是分别以中指和第 2 趾为准的靠拢、散开运动。

(3) **旋转**(rotation):是关节沿垂直轴进行的运动。骨的前面向内侧旋转称**旋内**(medial rotation);向外侧旋转称**旋外**(lateral rotation)。前臂的桡骨是围绕通过桡骨头和尺骨头的轴线旋转,将手背转向前方的运动称**旋前**(pronation),而手背转向后方的运动称**旋后**(supination)。

(4) **环转**(circumduction):即关节头在原位转动,骨(肢体)的远侧端做圆周运动,全骨(肢体)的运动轨迹为圆锥形。能沿二轴以上运动的关节均可做环转运动,如肩关节、髋关节和桡腕关节等。环转运动实际上为屈、外展、伸和内收的依次连续运动。

(5) **移动**(translation):是一个骨关节面对另一骨关节面的滑动运动。如跗骨间关节、腕骨间关节等。

4. 关节的分类 关节有多种分类,有按构成关节的骨数目分成**单关节**(两块骨构成,如肩关节)和**复关节**(两块以上的骨构成,如肘关节)。凡单独进行活动的关节为**单动关节**(如膝关节);两个或两个以上同时活动的关节称为**联合关节**(如颞下颌关节)。

常用的关节分类则按关节运动轴的数目和关节面的形态分为以下三类(图 1-7)。

(1) 单轴关节(uniaxial joint):只有一个运动轴,关节仅能沿此轴作一组运动,有两种形式。

1) **屈戌关节**(hinge joint):又名**滑车关节**(trochoid joint)。关节头呈滑车状,另一骨有与其相应的关节窝。通常是只能在冠状轴上作屈伸运动,如手指间关节。

2) **车轴关节**(pivot joint):关节头的关节面呈圆柱状,关节窝常由骨和韧带连成的环构成,可沿垂直轴作旋转运动,如桡尺近、远侧关节和寰枢正中关节等。

(2) 双轴关节(biaxial joint):有两个互相垂直的运动轴,关节可沿此两轴作两组运动,还可进行环转运动,有两种形式:

1) **椭圆关节**(ellipsoidal joint):关节头呈椭圆形凸面,关节窝呈相应凹面。可沿冠状轴作屈伸运动,沿矢状轴作收展运动,并可作环转运动,如挠腕关节。

2) **鞍状关节**(sellar joint 或 saddle joint):相对两关节面都呈鞍状,互为关节头和关节窝,可沿两轴作屈伸、收展和环转运动,如拇指腕掌关节。

(3) 多轴关节(multiaxial joint):具有三个相互垂直的运动轴,可作各种方向的运动,亦有三种形式。

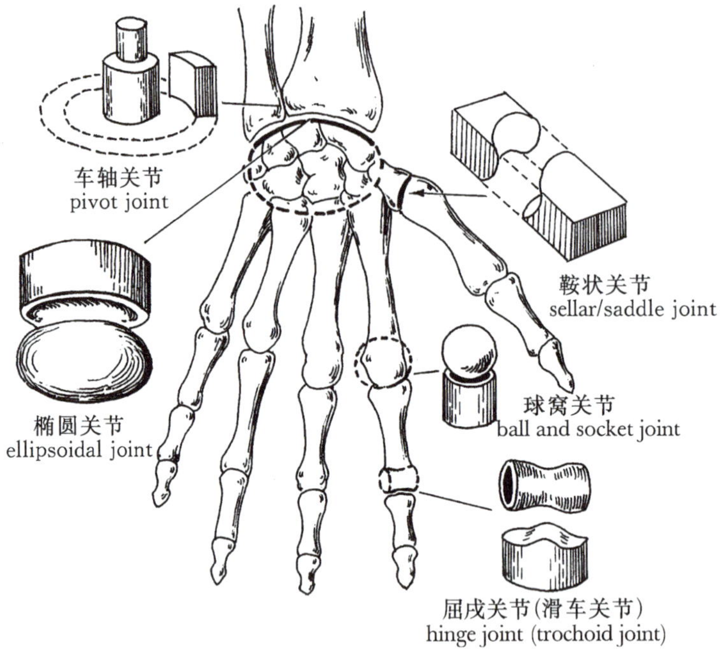

图 1-7 关节的类型

1) **球窝关节**(ball and socket joint):关节头呈球形、较大。一般将关节窝浅小的称球窝关节,如肩关节。球窝关节可作屈、伸、收、展、旋转和环转运动。也有的关节窝特深,包绕关节头的大部分,形似杵臼,如髋关节,运动形式同球窝关节,但运动幅度较小。

2) **平面关节**(plane joint):两骨的关节面均较平坦而光滑,但仍具有一定弧度,可作多轴性滑动,如肩锁关节和腕骨间关节等。

5. 关节的血管、淋巴管及神经

(1) **关节的血管**:关节的动脉主要来自附近动脉的分支,在关节周围形成动脉网,其细支直接进入关节囊,分布至纤维层和滑膜层,并与邻近骨膜的动脉吻合。在滑膜层附着缘形成关节血管环,分支供应滑膜。关节软骨无血管。

(2) **关节的淋巴管**:关节囊各层都有淋巴管网,彼此借助小淋巴管相互吻合,同时与附近骨膜的淋巴管吻合。关节囊的淋巴管汇入附近的局部淋巴结。关节软骨无淋巴管。

(3) **关节的神经**:来自运动该关节的骨骼肌的神经分支,称为关节支,分布于关节囊和韧带。不同来源的关节支支配区域可有所重叠。

第二节 躯干骨及其连结

一、躯 干 骨

躯干骨包括 24 块椎骨、1 块骶骨、1 块尾骨、1 块胸骨和 12 对肋。它们分别参与脊柱、骨性胸廓和骨盆的构成。

(一) 椎 骨

幼年时为 32 块或 33 块,分为颈椎 7 块、胸椎 12 块、腰椎 5 块、骶椎 5 块,尾椎 3～4 块。成年后骶椎融合为骶骨,尾椎融合为尾骨。

1. 椎骨的一般形态　**椎骨**(vertebrae)由前方圆柱形的椎体和后方板状的椎弓组成。椎体与椎弓共同围成**椎孔**(vertebral foramen)。当椎骨连结成脊柱时,各椎孔可连成容纳脊髓的**椎管**(vertebral canal)(图 1-8)。

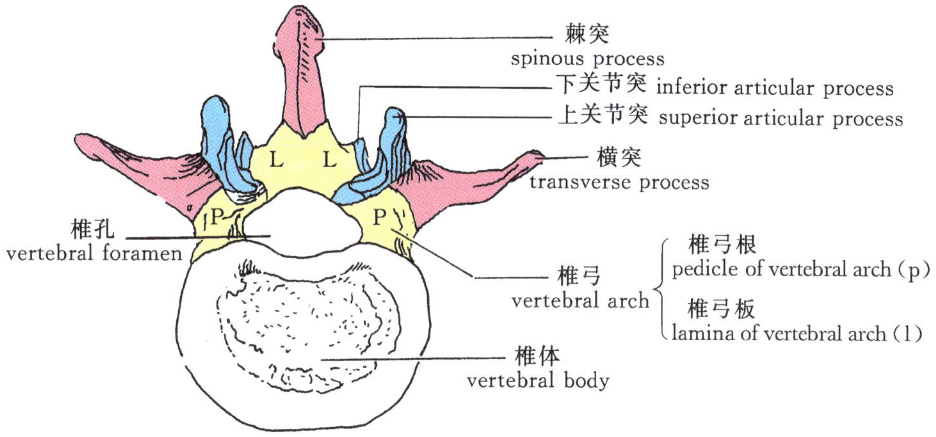

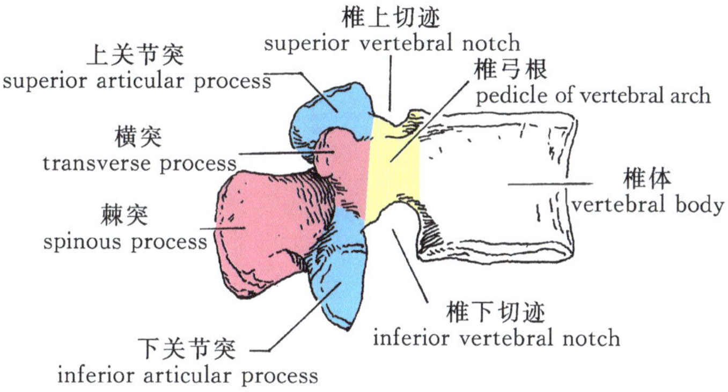

图 1-8　椎骨的一般形态(腰椎)

椎体(vertebral body)呈短的圆柱形,主要由松质组成,表面的密质较薄,上、下面平坦,是椎骨负重的主要部分。

椎弓(vertebral arch)呈弓形,由一对椎弓根和一对椎弓板及 7 个突起构成。连于椎体的缩窄部分称**椎弓根**(pedicle of vertebral arch)。根的上、下缘各有一切迹。相邻上、下切迹共同围成**椎间孔**(intervertebral foramen),有脊神经和血管等通过。两侧椎弓根向后内扩展变宽,称**椎弓板**(lamina of vertebral arch),左、右椎弓板在中线会合。由椎弓发出 7 个突起:①**棘突**(spinous process) 1 个,伸向后方或后下方,尖端可在体表摸到。②**横突**(transverse process) 1 对,伸向两侧。棘突和横突都是肌和韧带的附着处。③**关节突**(articular process) 2 对,在椎弓根与椎弓板结合处分别向上、下方突起,即上关节突(superior articular process)和下关节突(inferior articular process),相邻椎骨的关节突构成关节突关节。

2. 各部椎骨的主要特征

(1) **胸椎**(thoracic vertebrae)(图 1-9):椎体从上向下逐渐增大,横断面呈心形。在椎体的后份,近椎弓根的上、下各有一半圆形的浅凹,称**上肋凹**(superior costal fovea)、**下肋凹**(inferior costal fovea),与肋头相关节。横突末端前面有**横突肋凹**(transverse costal fovea)与肋结节相关节。第 1 胸椎与第 9 以下各胸椎的肋凹不典型。关节突的关节面几乎呈冠状位。胸椎棘突较长,向后下方倾斜,呈叠瓦状排列。

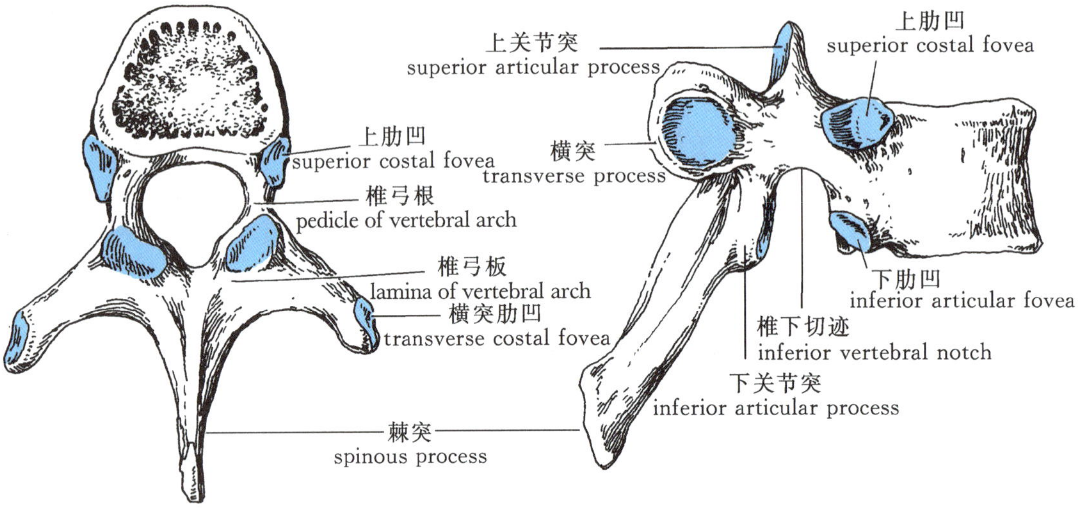

图 1-9 胸椎

(2) **颈椎**(cervical vertebrae)(图 1-10):椎体较小,横断面呈椭圆形。上、下关节突的关节面几乎呈水平面。第 3～7 颈椎体上面侧缘向上突起称**椎体钩**(uncus of vertebral body),椎体钩若与上位椎体下面的两侧唇缘相接,则形成**钩椎关节**(uncovertebral joint),又称卢施卡关节(Luschka joint)。如过度增生肥大,可使椎间孔狭窄,压迫脊神经而产生症状。颈椎的椎孔较大,呈三角形。横突根部有孔,称**横突孔**(transverse foramen),有椎动脉和椎静脉通过。横突末端分裂成前、后两个结节,称为**前结节**(anterior tubercle)及**后结节**(posterior tubercle)。第 6 颈椎的前结节特别隆起,称**颈动脉结节**(carotid tubercle),颈总动脉经其前方,当头部出血时,可将颈总动脉压于此结节,进行一时性止血。第 2～6 颈椎的棘突较短,末端分叉。

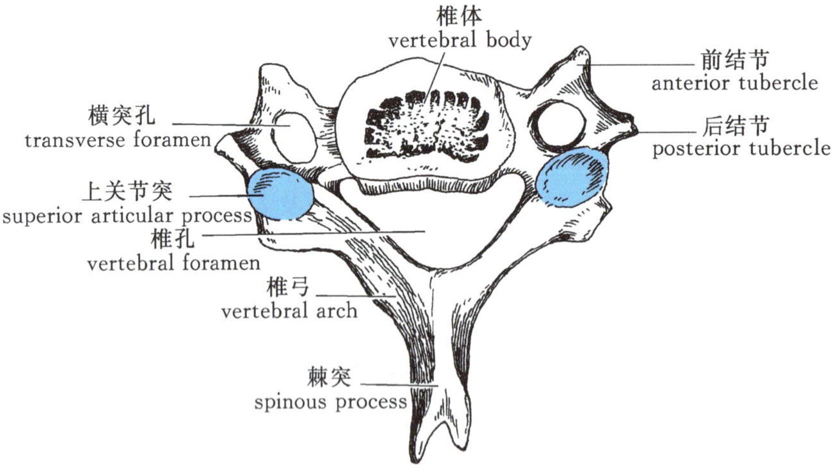

图 1-10 颈椎(上面观)

第 1 颈椎又名**寰椎**(atlas)(图 1-11),呈环状,无椎体、棘突和关节突,由前弓、后弓及两个侧块组成。前弓较短,后面正中有**齿突凹**(dental fovea),与第 2 颈椎的齿突相关节。每个侧块上面各有一椭圆形上关节凹,与枕髁相关节;下面有圆形下关节面与第 2 颈椎上关节面相关节。后弓较长,在上关节面的后方,后弓上面有横行的**椎动脉沟**(groove for vertebral artery),有同名动脉通过。

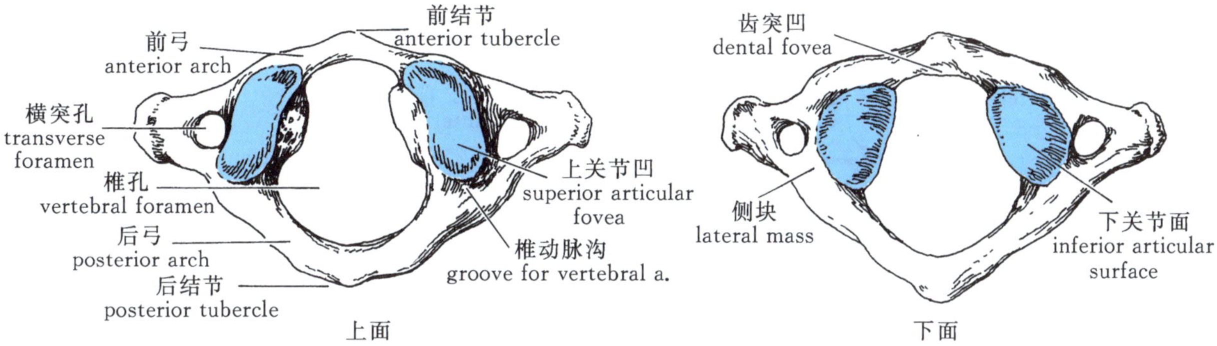

图 1-11 寰椎

第 2 颈椎又名**枢椎**(axis)(图 1-12),椎体向上伸出**齿突**(dens),与寰椎齿突凹相关节。齿突原为寰椎椎体,发育过程中脱离寰椎而与枢椎体融合。

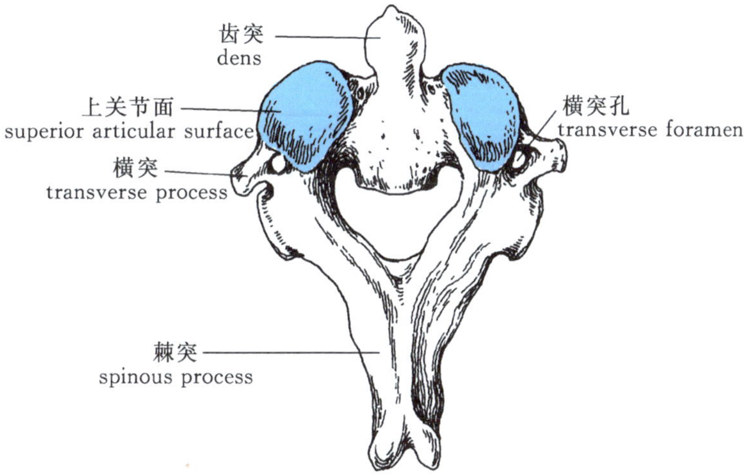

图 1-12 枢椎

第 7 颈椎又名**隆椎**(vertebra prominens)(图 1-13),棘突特长,末端不分叉,活体易于触及,常作为计数椎骨序数的标志。

(3) **腰椎**(lumbar vertebrae)(图 1-8):椎体粗壮,横断面呈肾形。椎孔呈三角形。上、下关节突粗大,关节面几乎呈矢状位,棘突宽而短,呈板状,水平伸向后方。

(4) **骶骨**(sacrum 或 sacral bone)(图 1-14、图 1-15):由 5 块骶椎融合而成,呈三角形,底向上,尖向下,盆面(前面)凹陷,上缘中份向前隆凸,称**岬**(promontory)。中部有四条横线是椎体融合的痕迹。横线两端有 4 对**骶前孔**(anterior sacral foramina)。背面粗糙隆凸,正中线上有各骶椎棘突融合而成的**骶正中嵴**(median sacral crest),可在体表触及。嵴外侧有 4 对**骶后孔**(posterior sacral foramina)。骶前、后孔均与骶管相通,有骶神经前后支通过。**骶管**(sacral canal)为骶椎的椎孔连接而成,纵贯骶骨,为椎管向下的延续,下端开口于**骶管裂孔**(sacral hiatus),裂孔两侧有向下突出的**骶角**(sacral cornu),可在体表摸到。临床上进行骶管穿刺时,常以骶角作为确定骶管裂孔的标志。骶骨外侧部上宽下窄,上份有**耳状面**(auricular surface),与髋骨的耳状面相关节,耳状面后方骨面凹凸不平,称**骶粗隆**(sacral tuberosity)。

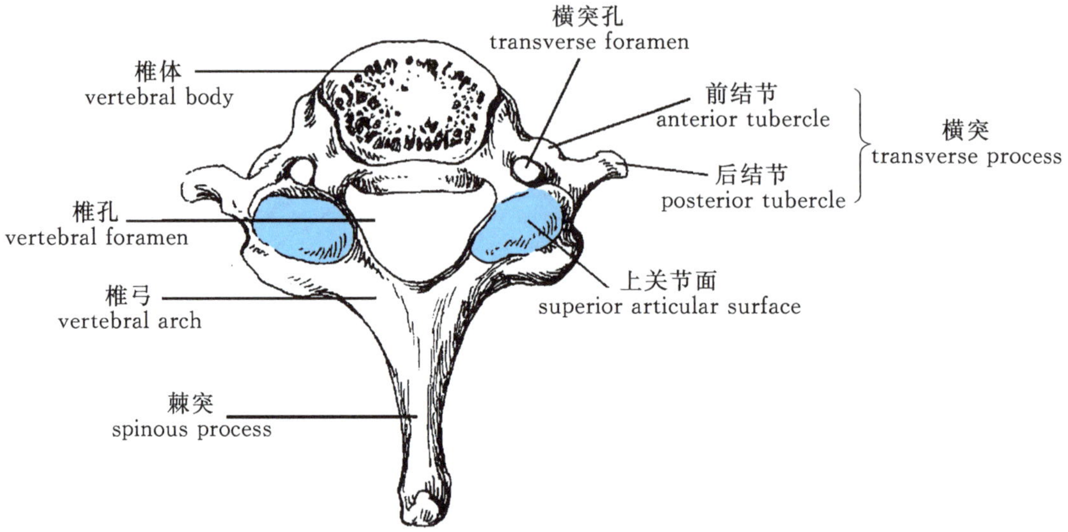

图 1-13 第 7 颈椎(隆椎)

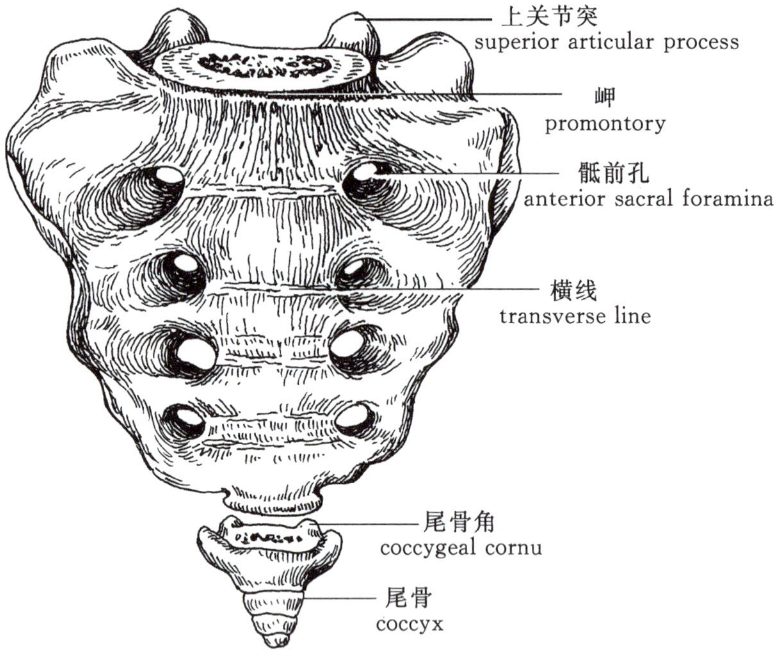

图 1-14 骶骨和尾骨(前面观)

(5) **尾骨**(coccyx)(图 1-14、图 1-15):由 3～4 块退化的尾椎融合而成。上接骶骨,下端游离为尾骨尖。

(二) 胸 骨

胸骨(sternum)(图 1-16)位于胸前壁正中,长而扁,可分柄、体和剑突三部分。**胸骨柄**(manubrium sterni)上宽下窄,上缘中份为**颈静脉切迹**(jugular notch),两侧有**锁切迹**(clavicular notch),与锁骨相关节。胸骨柄外侧缘上份接第 1 肋。胸骨柄与胸骨体连接处微向前突称**胸骨角**(sternal angle),可在体表

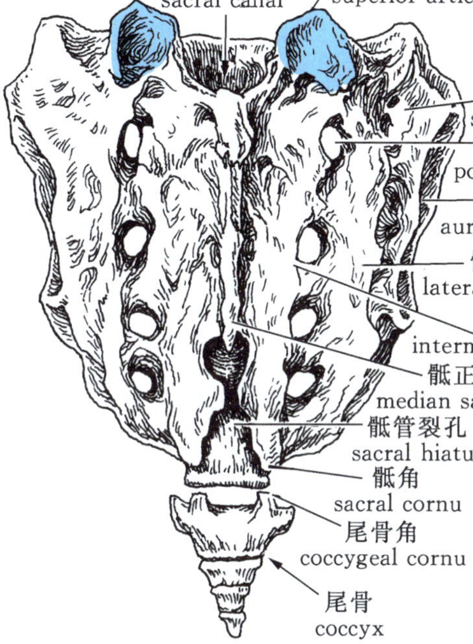

图 1-15　骶骨和尾骨(后面观)

摸到,两侧平对第 2 肋,是计数肋的重要标志。胸骨角向后平对第 4 胸椎体下缘。**胸骨体**(body of sternum)呈长方形,外侧缘有肋切迹(costal notch),接第 2～7 肋软骨。**剑突**(xiphoid process)扁而薄,形状变化较大,下端游离。

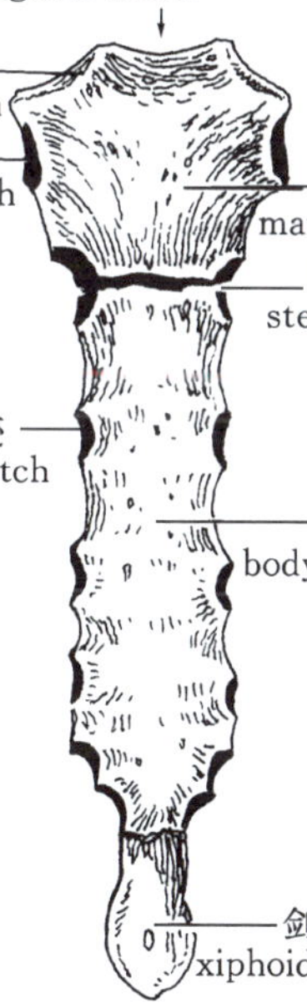

图 1-16　胸骨(前面观)

(三) 肋

肋(rib)由肋骨与肋软骨组成,共 12 对。第 1～7 对肋前端与胸骨连接,称**真肋**(true rib)。第8～12 对肋不直接与胸骨相连,称为**假肋**(false rib),其中,第 11～12 对肋前端游离于腹壁肌中,称**浮肋**(floating rib)。

1. 肋骨(costal bone)(图 1-17)　属扁骨,分为前、后两端和体 3 部分。后端膨大,称**肋头**(costal head),有关节面与胸椎的肋凹相关节。外侧稍细,称**肋颈**(costal neck)。肋颈外侧向后的粗糙突起称**肋结节**(costal tubercle),有关节面与相应胸椎的横突肋凹相关节。**肋体**(shaft of rib)长而扁,分内、外两面和上、下两缘。内面近下缘处有**肋沟**(costal groove),肋间神经和肋间后血管由此经过。肋体的后份急转处称**肋角**(costal angle)。肋骨前端稍宽,与肋软骨相接。

第 1 肋骨扁宽而短,分上、下面和内、外缘,无肋角和肋沟。内缘前份有**斜角肌结节**(scalene tubercle),为前斜角肌肌腱附着处,其前、后方分别有锁骨下静脉和锁骨下动脉经过的压迹(沟)。

第 11、第 12 肋骨无肋颈、肋结节及肋角。

2. 肋软骨(costal cartilage)　接续于各肋骨的前端,由透明软骨构成,终身不骨化。

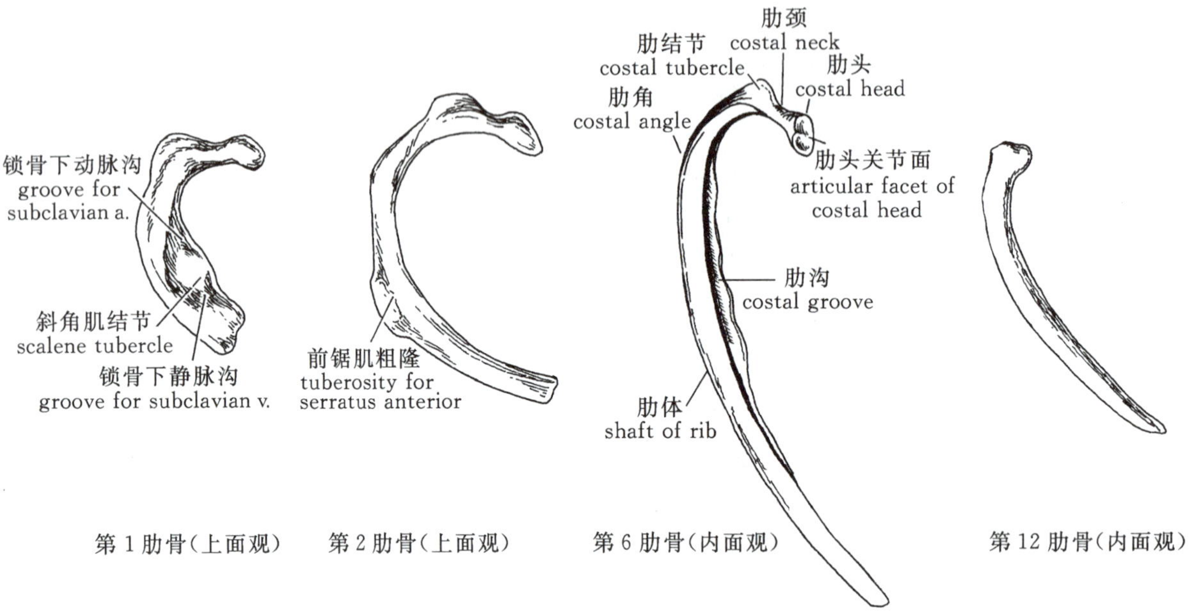

图 1-17　肋骨

二、躯干骨的连结

躯干骨借骨连结构成**脊柱**(vertebral column)和**胸廓**(thoracic cage)。

(一) 脊　柱

脊柱由 24 块椎骨、1 块骶骨和 1 块尾骨借骨连结构成,为人体的中轴,上承托颅,下接下肢带骨。

1. 椎骨间的连结(图 1-18、图 1-19)

(1) 椎体间的连结:相邻各椎体之间借椎间盘、前纵韧带和后纵韧带相连。

1) **椎间盘**(intervertebral disc):是连结相邻两个椎体的纤维软骨盘(第 1 及第 2 颈椎之间除外),成人有 23 个椎间盘。椎间盘由两部分构成,中央部为**髓核**(nucleus pulposus),是柔软而富有弹性的胶状物质,为胚胎时脊索的残留物。周围部为**纤维环**(anulus fibrosus),由多层纤维软骨环按同心圆排列组成,牢固连结各椎体上、下面,保护髓核并限制髓核向周围膨出。椎间盘既坚韧,又富有弹性,承受压力时被压缩,压力消除时又复原,具有"弹性垫"样缓冲作用,并可增加脊柱的运动幅度。椎间盘的厚薄不同,中胸部最薄,颈部较厚,腰部最厚,所以颈、腰椎活动度较大。颈腰部的纤维环前厚后薄,纤维环破裂时,髓核容易向后外侧脱出,突入椎管或椎间孔,压迫脊髓或脊神经,临床上称为椎间盘突出症,其中以第 4～5 腰椎间盘突出较为多见。

2) **前纵韧带**(anterior longitudinal ligament):为全身最长的韧带,位于椎体前面,宽而坚韧,上起枕骨大孔前缘,下达第 1 或第 2 骶椎椎体,其纤维与椎体及椎间盘牢固连结,具有防止脊柱过度后伸和椎间盘向前脱出的作用。

3) **后纵韧带**(posterior longitudinal ligament):窄而坚韧,位于椎管内,椎体后面,几乎纵贯脊柱全长,起于枢椎并与覆盖枢椎体的覆膜相续,向下达骶管,与椎间盘的纤维环及椎体上、下缘紧密连结,而与椎体结合较为疏松,具有限制脊柱过度前屈的作用。

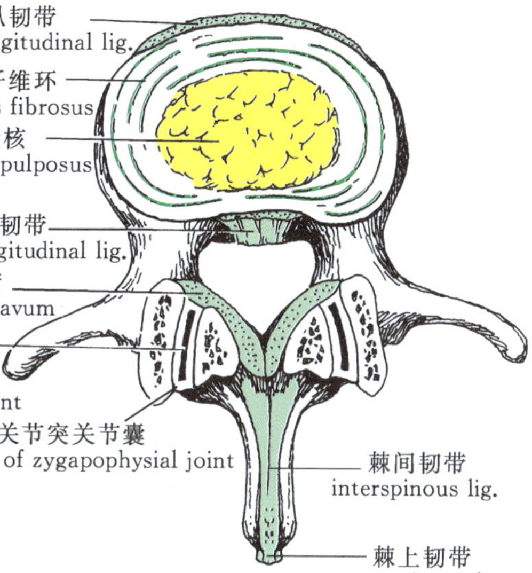

图 1-18 椎间盘和关节突关节(上面观)

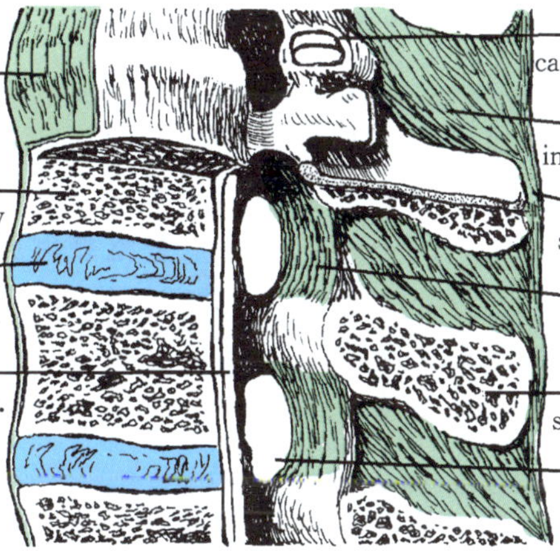

图 1-19 椎骨间的连结(腰椎)

(2) 椎弓间的连结:包括椎弓板之间和各突起之间的连结。

1) **黄韧带**(ligamentum flavum):为连结相邻椎弓板间的韧带,由黄色的弹力纤维构成。黄韧带参与围成椎管。并有限制脊柱过度前屈的作用。

2) **棘间韧带**(interspinous ligament):位于相邻各棘突之间,前接黄韧带,后方移行于棘上韧带和项韧带。

3) **棘上韧带**(supraspinous ligament):为连结胸、腰、骶椎各棘突尖之间的纵形韧带,其前方与棘间韧带融合,均有限制脊柱前屈的作用。在颈部,从颈椎棘突尖向后扩展成三角形板状的弹性膜,称**项韧带**(ligamentum nuchae)(图 1-20),向上附着于枕外隆凸及枕外嵴,向下达第 7 颈椎棘突并续于棘上韧带,起肌间隔作用,并供肌附着。

4) **横突间韧带**(intertransverse ligament):连结相邻椎骨的横突之间的纤维束,有限制脊柱过度侧屈的作用。

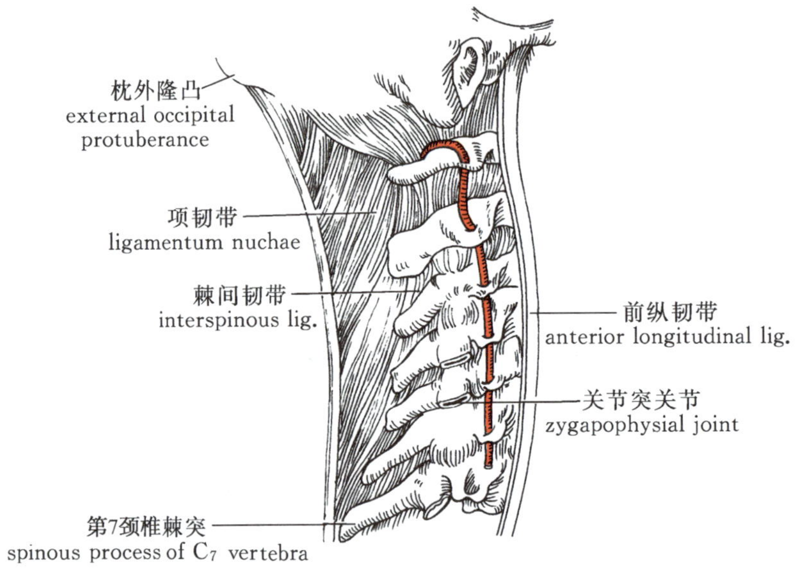

图 1-20 项韧带

5) **关节突关节**(zygapophysial joint):由相邻椎骨的上、下关节突构成,属平面关节,只能作轻微滑动,但各椎骨之间的运动幅度累加,总和可以很大。

(3) 寰椎与枕骨及枢椎的关节

寰枕关节(atlantooccipital joint)(图 1-21):为两侧枕髁与寰椎侧块的上关节凹构成的联合关节,属椭圆关节。两侧关节同时活动,可使头作俯仰和侧屈运动。

寰枢关节(atlantoaxial joint)(图 1-21):包括三个关节,两个**寰枢外侧关节**(lateral atlantoaxial joint),由寰椎侧块的下关节面与枢椎上关节面构成;**寰枢正中关节**(medial atlantoaxial joint)由齿突前、后关节面与寰椎前弓后面的齿突凹和寰椎横韧带构成。寰枢关节沿齿突垂直轴运动,使头连同寰椎旋转。寰枕、寰枢关节的联合运动能使头作俯仰、侧屈和旋转。

椎骨间的连结表现了骨连结的所有形式:

- 骨连结
  - 直接连结
    - 纤维连结——前纵韧带、后纵韧带、棘上韧带、棘间韧带、黄韧带、横突间韧带
    - 软骨连结——椎间盘
    - 骨性结合——骶椎结合为骶骨、尾椎结合为尾骨
  - 间接连结——关节突关节、寰枢外侧关节、寰枢正中关节

2. 脊柱的整体观 成年男性脊柱长约 70 cm,女性略短,其长度可因姿势不同而略有差异,静卧比站立时可长出 2~3 cm,这是由于站立时椎间盘被压缩所致。椎间盘的总厚度约占脊柱全长的 1/4,老年人由于椎间盘变薄,椎体高度减小,胸曲和颈曲的凸度增加等因素,脊柱变短。从不同方位观察脊柱,各有不同的形态特征(图 1-22)。

(1) 脊柱前面观:椎体自上而下逐渐加宽,到第 2 骶椎为最宽,这与椎体的负重逐渐增加有关,自骶骨耳状面向下,由于重力经髋骨传至下肢骨,椎体已无承重意义,体积也迅速缩小。

(2) 脊柱后面观:所有椎骨棘突连贯形成后正中线上的纵嵴。颈椎棘突短而分叉,近水平位。胸椎棘突细长,斜向后下方,呈叠瓦状。腰椎棘突呈板状,水平伸向后方。

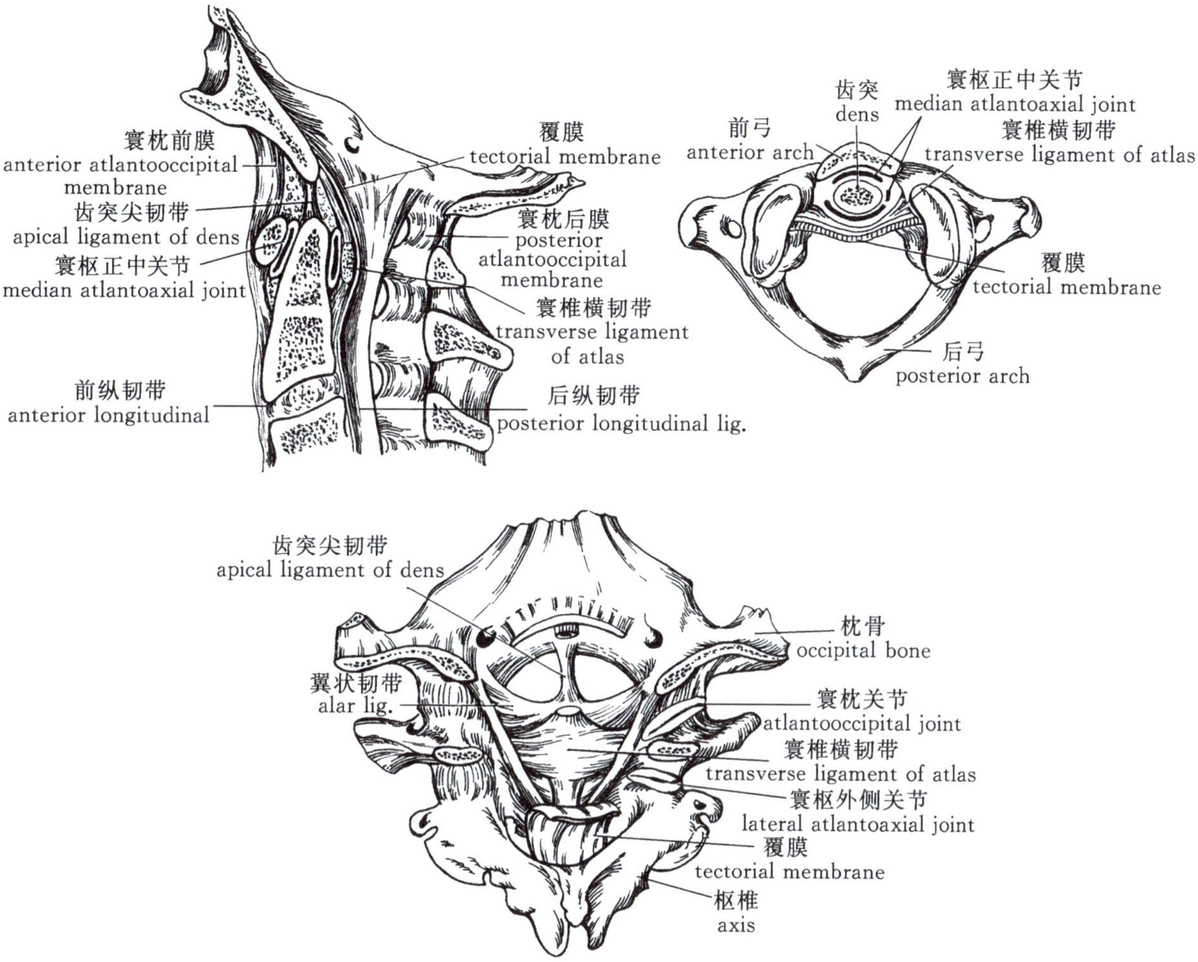

图 1-21　寰枕关节和寰枢关节

（3）*脊柱侧面观*：成人脊柱有颈、胸、腰、骶等 4 个生理性弯曲。其中，颈曲和腰曲凸向前，胸曲和骶曲凸向后。胚胎时已形成胸曲和骶曲，出生后，当婴儿开始抬头时，出现颈曲，婴儿开始坐起和站立时，出现腰曲。脊柱的这些弯曲增大了脊柱的弹性，对维持人体的重心稳定和减轻震荡有重要意义。颈曲支持头的抬起，腰曲使身体重心垂线后移，以维持身体的前后平衡，保持直立姿势，而胸曲和骶曲凸向后在一定意义上扩大了胸腔和盆腔的容积。

3. 脊柱的运动　相邻两椎骨之间的活动有限，但整个脊柱的活动范围较大，可作屈伸、侧屈、旋转和环转运动。脊柱各部的运动性质和范围不同，这主要取决于关节突关节的方向和形状、椎间盘的厚度、韧带的位置及厚薄等，同时也与年龄、性别和锻炼程度有关。颈椎关节突关节面略呈水平位，关节囊松弛，椎间盘较厚，故屈伸及旋转运动幅度较大；胸椎与肋骨相连，椎间盘较薄，关节突关节面呈冠状位，棘突呈叠瓦状，这些因素限制了胸椎的运动，故活动范围较小；腰部椎间盘最厚，屈伸运动灵活，关节突关节面几乎呈矢状位，限制了旋转运动。由于颈、腰部运动较多，故损伤较为多见。

4. 常见的脊柱变异与畸形

（1）*脊柱裂*：脊柱裂是一种先天性的椎管闭合不全。发生时两侧椎骨椎板融合不全，脊柱后正中线出现裂隙，即脊柱裂。椎管中的脊髓、脊髓被膜等可由此膨出。脊柱裂多见于腰骶部。

（2）*腰椎骶化和骶椎腰化*：前者为第 5 腰椎与骶骨相融合；后者为第 1 骶椎不与第 2 骶椎融合，而类似腰椎。

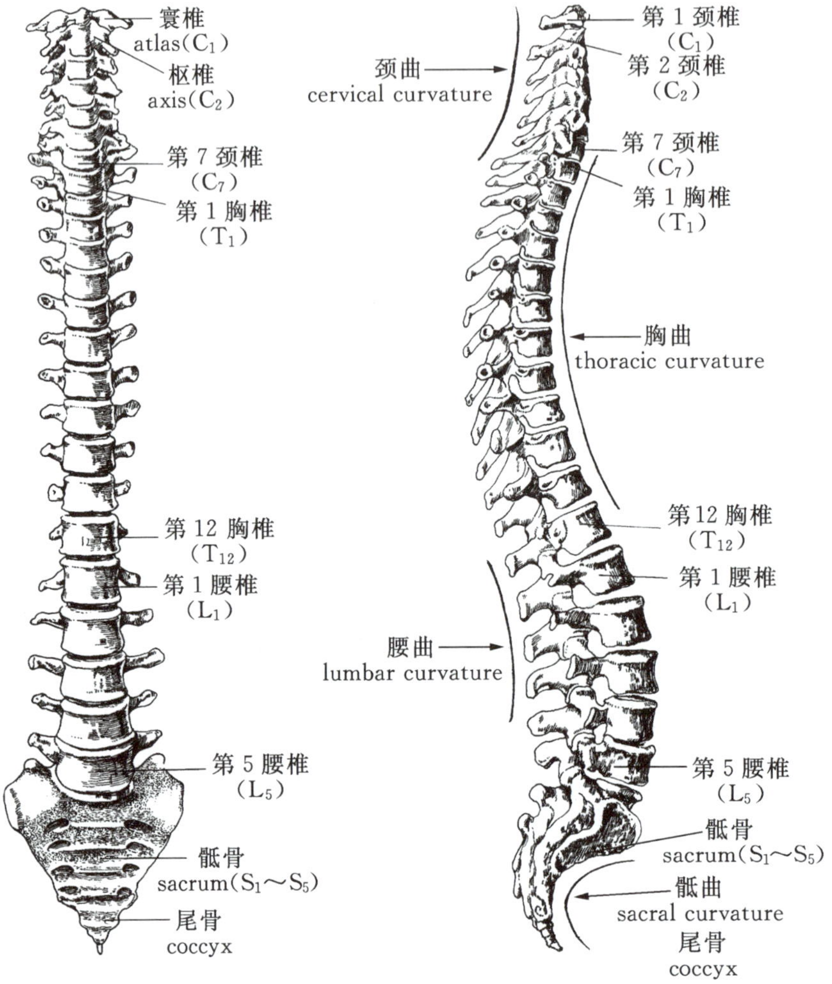

图 1-22　脊柱

(3) **椎骨数目可有异常**:如胸椎可增至 13 个或减为 11 个,腰椎可增至 6 个或减为 4 个,骶椎可出现 4～11 个,尾椎可减为 3 个或完全缺如。

(二) 胸　廓

胸廓由 12 块胸椎、12 对肋、胸骨和它们之间的连结构成,其主要功能是保护胸腔脏器、参与呼吸及支持躯干。

1. 肋椎关节(costovertebral joint)　为肋后端与胸椎之间构成的关节,包括肋头关节和肋横突关节(图 1-23)。

(1) **肋头关节**(joint of costal head):由肋头的关节面与相应的胸椎体的肋凹构成,属于微动平面关节。

(2) **肋横突关节**(costotransverse joint):由肋结节关节面与相应的横突肋凹构成,亦属微动平面关节。

这两个关节在功能上是联合关节,运动时肋骨沿肋头至肋结节的轴线旋转,使肋的前部上升或下降,以增大或缩小胸廓前后径和横径,从而改变胸腔的容积。

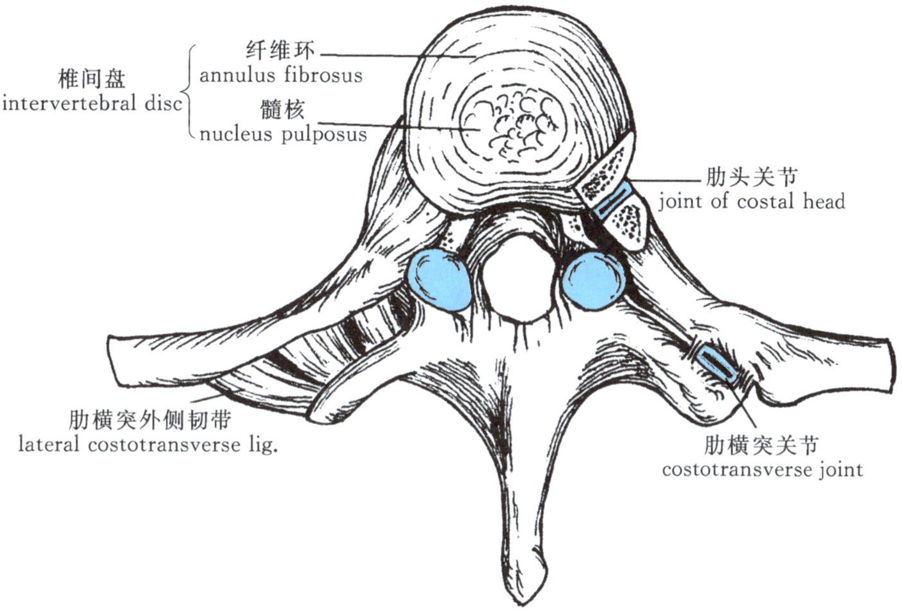

图 1-23 肋椎关节

2. 胸肋关节(sternocostal joint) 由第 2～7 肋软骨与胸骨相应的肋切迹构成(图 1-24),属微动关节。第 1 肋与胸骨柄之间为软骨结合;第 8～10 肋软骨的前端不直接与胸骨相连,而依次与上位肋软骨构成软骨连结,形成**肋弓**(costal arch),肋弓在体表能触及,为触摸肝、脾的重要标志;第 11 和第 12 肋的前端游离于腹壁肌之中。

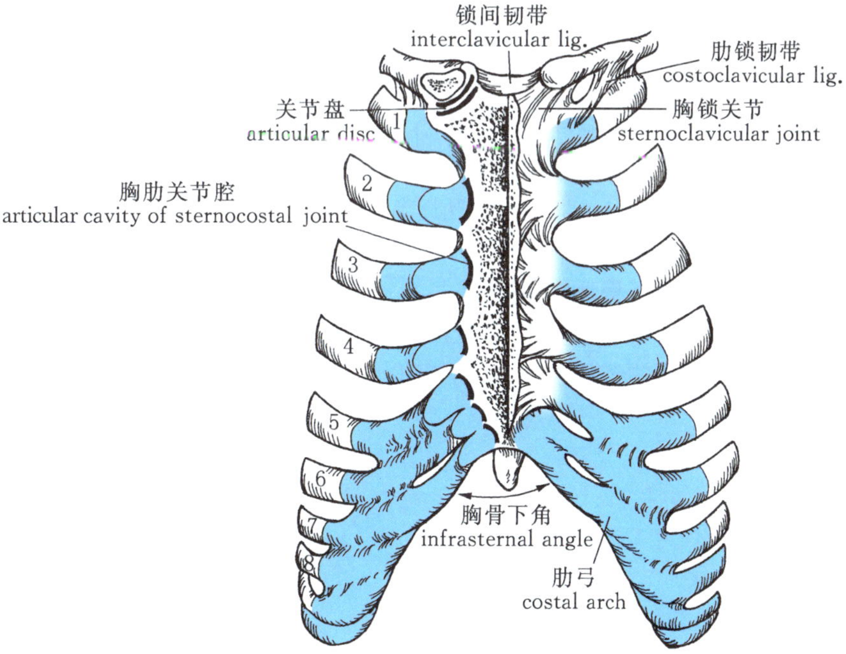

图 1-24 胸肋关节和胸锁关节

3. 胸廓的整体观及其运动 成人胸廓近似圆锥形,前后径小于横径,上窄下宽。容纳并保护胸腔脏器。胸廓有上、下两口和前、后、外侧壁(图 1-25)。**胸廓上口**较小,由胸骨柄上缘、第 1 肋和第 1 胸椎体围成,是胸腔与颈部的通道。由于胸廓上口的平面与第 1 肋的方向一致,即向前下倾斜,故胸骨柄上缘约平对第 2 胸椎椎体下缘。**胸廓下口**宽而不整,由第 12 胸椎、第 12 及第 11 对肋前端、肋弓和剑突围成。两侧肋弓在中线构成向下开放的**胸骨下角**(infrasternal angle)。角的尖部有剑突,剑突尖约平对第 10 胸椎下缘。胸廓前壁最短,由胸骨、肋软骨及肋骨前端构成;后壁较长,由胸椎和肋角内侧的部分肋骨构成;外侧壁最长,由肋骨体构成。相邻两肋之间的间隙称**肋间隙**(intercostal space)。

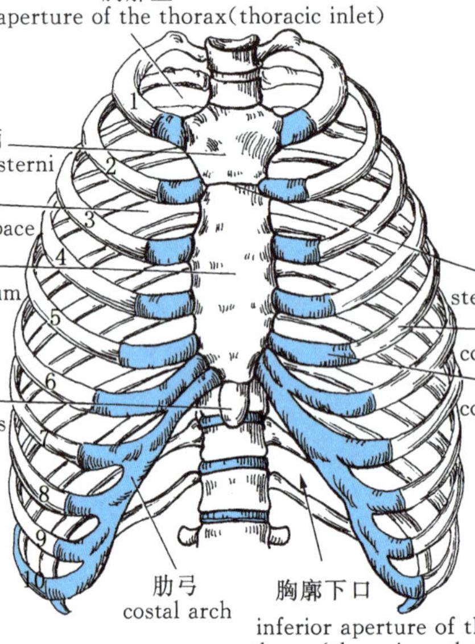

图 1-25 胸廓(前面观)

除保护和支持功能外,胸廓主要参与呼吸运动。吸气时,在肌的作用下,肋的前部抬高,肋体向外翻转,伴以胸骨上升,从而加大了胸廓前后径和横径,使胸腔容积增大。呼气时,胸廓作相反运动,使胸腔容积减小。胸腔容积的改变,促成了肺呼吸。

胸廓的形状和大小与年龄、性别、健康状况和所从事的职业等因素有关。新生儿的胸廓,横径较小,肋平举,呈桶状。随年龄的增长及呼吸运动的加强,肋逐渐下降,横径逐渐增大。13~15 岁时,外形与成人相似,开始出现性别差异,女性胸廓短而圆,胸骨较短,上口更为倾斜,胸廓容积较男性小。老年人胸廓因肋软骨钙化,弹性减小,运动减弱,胸廓下塌且变扁变长。

佝偻病儿童,因缺少钙盐而骨组织疏松,易变形,致胸廓前后径扩大,胸骨明显突出,形成“鸡胸”;患慢性支气管炎、肺气肿和气喘病的老年人,因长期咳喘,胸廓各径增大而成“桶状胸”。

(张永杰)

第三节 上肢骨及其连结

一、上 肢 骨

(一) 上 肢 带 骨

1. 锁骨(clavicle)(图 1-26) 略呈“～”形,横架于胸廓前上方,全长可在体表摸到。内侧端粗大,称**胸骨端**(sternal end),与胸骨柄的锁切迹相关节。外侧端扁平,称**肩峰端**(acromial end),末端呈卵圆形。与肩胛骨的肩峰相关节。内侧 2/3 呈三棱形,凸向前方,外侧 1/3 呈扁平形,凸向后方。肩峰端和胸骨端中间的部分,称锁骨体(shaft of clavicle)锁骨支撑肩胛骨,以保证上肢灵活运动。锁骨中、外 1/3 交界处最薄弱,易发生骨折。

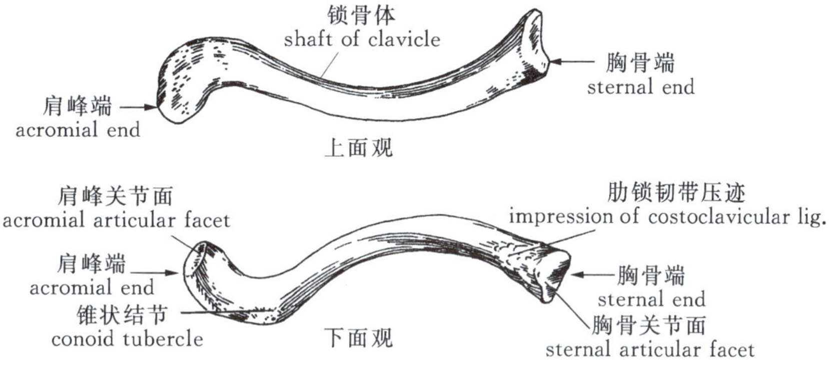

图 1-26 锁骨

2. 肩胛骨(scapula)(图 1-27、图 1-28) 位于脊柱两侧的三角形扁骨,贴于胸廓后外侧上部,介于第 2 到第 7 肋骨之间。可分两面、三缘和三角。腹侧面与胸廓相对,呈浅窝状,称**肩胛下窝**(subscapular fossa)。背侧面有一向外上方的横嵴,称**肩胛冈**(spine of scapula)。肩胛冈上、下方各有一浅窝,分别称**冈上窝**(supraspinous fossa)和**冈下窝**(infraspinous fossa)。肩胛冈外侧端向前外侧的扁平突起称**肩峰**(acromion),它位于肩关节上方,为肩部最高点。肩峰末端有朝向内侧、小而平坦的关节面与锁骨外侧端相关节。上缘短而薄,外侧份有**肩胛切迹**(scapular notch),切迹外侧有一弯曲的指状突起,称**喙突**(coracoid process)。内侧缘薄而锐利,又称**脊柱缘**(vertebral border)。外侧缘肥厚,邻近腋窝,又称**腋缘**(axillary border)。肩胛骨**上角**为上缘与脊柱缘的会合处,平对第 2 肋。肩胛骨**下角**为脊柱缘与腋缘的会合处,平对第 7 肋或第 7 肋间隙。**外侧角**为腋缘与上缘的会合处,最肥厚,朝外侧的梨形浅窝,称**关节盂**(glenoid cavity),与肱骨头相关节。关节盂上下方各有一粗糙隆起,分别称**盂上结节**(supraglenoid tubercle)和**盂下结节**(infraglenoid tubercle)。肩胛冈、肩峰、肩胛骨下角、脊柱缘及喙突都可在体表扪及。

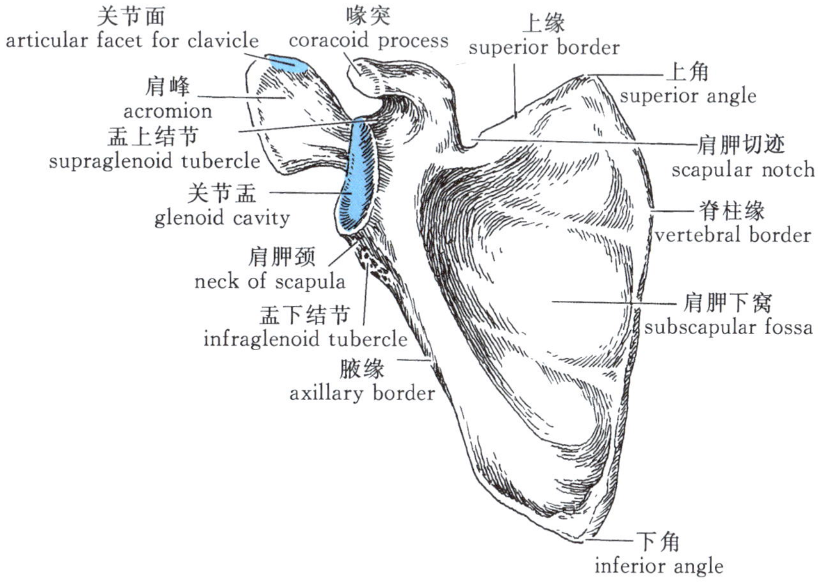

图 1-27 肩胛骨(前面观)

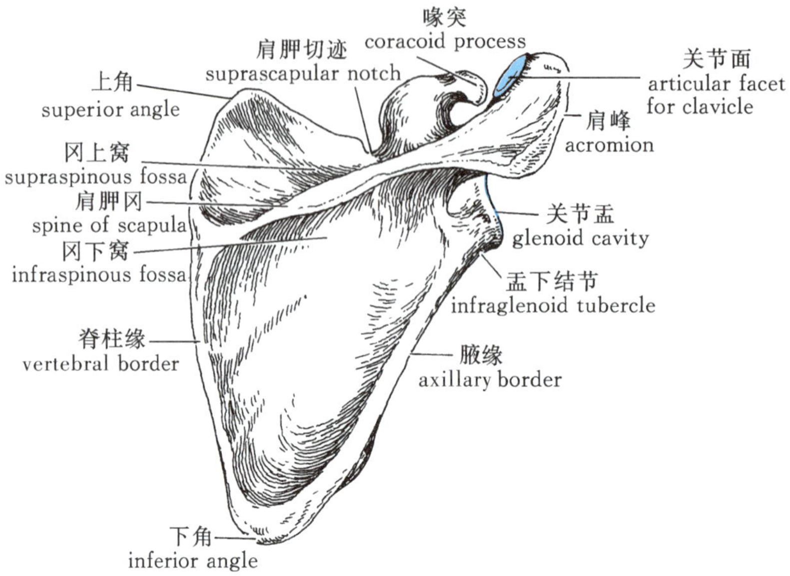

图 1-28 肩胛骨(后面观)

(二) 自由上肢骨

1. 肱骨(humerus)(图 1-29) 是上肢骨中最长的管状骨,分为一体和上、下两端。上端膨大呈半球形,称**肱骨头**(head of humerus),与肩胛骨的关节盂相关节。肱骨头周围稍细的环状浅沟,称**解剖颈**(anatomical neck)。肱骨头外侧和前下方的结节状隆起,分别称**大结节**(greater tubercle)和**小结节**

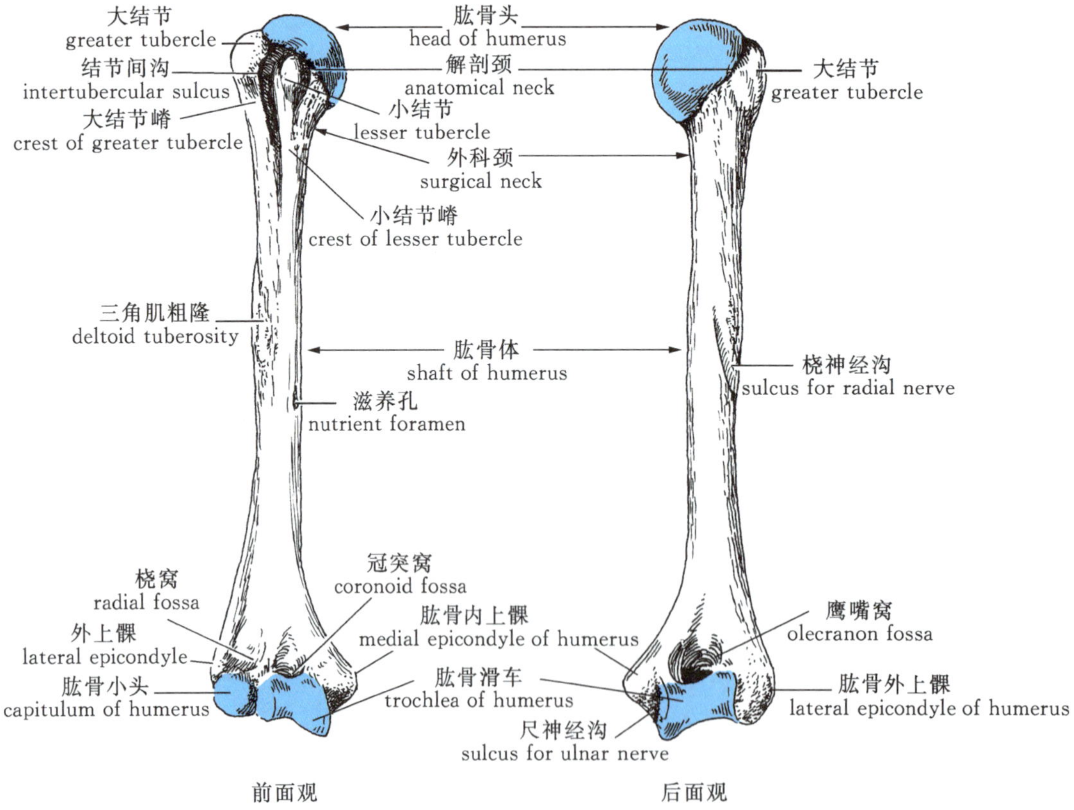

图 1-29 肱骨

(lesser tubercle)，大、小结节向肱骨远端延伸成的嵴，称**大结节嵴**(crest of greater tubercle)和**小结节嵴**(crest of lesser tubercle)。两结节间有一纵沟，称**结节间沟**(intertubercular sulcus)。肱骨上端与体交界处稍细的部分，称**外科颈**(surgical neck)，此处较易发生骨折。

肱骨体上半部呈圆柱形，下半部呈三棱柱形。肱骨体中部外侧面有粗糙的"V"形**三角肌粗隆**(deltoid tuberosity)；中部背面，有一自内上斜向外下的浅沟，称**桡神经沟**(sulcus for radial nerve)，桡神经和肱深动脉沿此经过，肱骨中部骨折可能伤及桡神经。

肱骨下端较扁，外侧部前面有半球形的**肱骨小头**(capitulum of humerus)，与桡骨相关节；内侧部有滑车状的关节面，称**肱骨滑车**(trochlea of humerus)，与尺骨形成关节。肱骨滑车前面上方的窝称**冠突窝**(coronoid fossa)，屈肘时，尺骨冠突嵌入其中；肱骨小头前面上方的窝称**桡窝**(radial fossa)时关节全屈时与桡骨小头前缘接触；滑车后面上方的深窝称**鹰嘴窝**(olecranon fossa)伸肘时，尺骨鹰嘴前端嵌入其中。肱骨小头外侧和肱骨滑车内侧各有一突起，分别称**肱骨外上髁**(lateral epicondyle of humerus)和**肱骨内上髁**(medial epicondyle of humerus)。肱骨内上髁后方有一纵形的浅沟，称**尺神经沟**(sulcus for ulnar nerve)，尺神经由此经过。肱骨大结节和肱骨内、外上髁都可在体表扪及(图 1-60)。

2. 桡骨(radius)(图 1-30)　位于前臂外侧，分为一体和上、下两端。上端膨大，呈圆盘状，称**桡骨头**(head of radius)，其上有关节凹与肱骨小头相关节，周围的环状关节面与尺骨桡切迹相关节；桡骨头下方略细，称**桡骨颈**(neck of radius)。桡骨颈内下方的突起称**桡骨粗隆**(radial tuberosity)。桡骨体呈三棱柱形，内侧缘为薄锐的**骨间缘**(interosseous border)。下端前凹后凸，外侧向下突出，称**桡骨茎突**(styloid process of radius)。下端内侧面有关节面，称**尺切迹**(ulnar notch)，与尺骨头相关节，下面为**腕关节面**(carpal articular surface)，与腕骨相关节。桡骨茎突和桡骨头在体表可扪及。

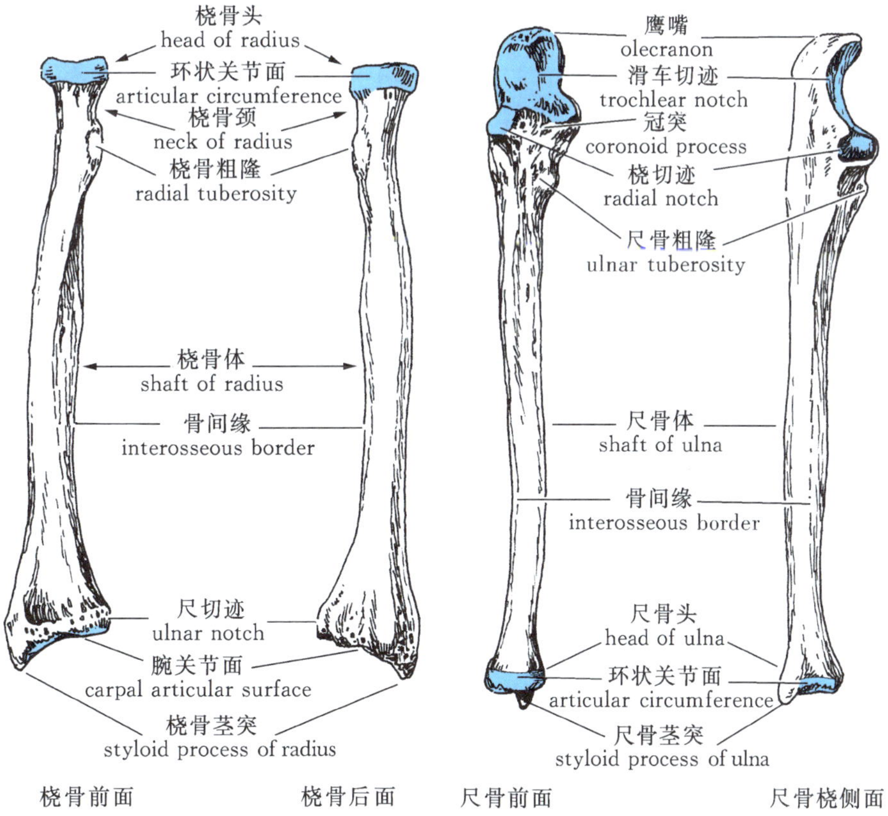

图 1-30　桡骨和尺骨

3. 尺骨(ulna)(图1-30) 位于前臂内侧,分为一体和上、下两端。上端粗大,前面半圆形深凹称**滑车切迹**(trochlear notch),与肱骨滑车相关节。滑车切迹后上方的突起称**鹰嘴**(olecranon),前下方的突起称**冠突**(coronoid process)。冠突外侧面有斜方形凹陷,称**桡切迹**(radial notch),与桡骨头相关节;冠突下方的粗糙隆起,称**尺骨粗隆**(ulnar tuberosity)。尺骨体上粗下细,上半部呈三棱柱形,下半部呈圆柱形。外侧缘为锐利的**骨间缘**,与桡骨相对。下端为**尺骨头**(head of ulna),其前、外侧、后面有环状关节面,与桡骨的尺切迹相关节,末端光滑借三角形的关节盘与腕骨相间隔。尺骨头后内侧向下的锥状突起称**尺骨茎突**(styloid process of ulna)。在正常情况下,尺骨茎突比桡骨茎突高约1 cm。尺骨鹰嘴、后缘全长、尺骨头和茎突都可在体表摸到。

4. 手骨 手骨(bone of hand)包括腕骨、掌骨和指骨,左右对称,每侧27块,共54块(图1-31)。

(1) **腕骨**(carpal bones):每侧8块,排成近侧和远侧二列。由桡侧向尺侧近侧列依次为:**手舟骨**(scaphoid bone)、**月骨**(lunate bone)、**三角骨**(triquetral bone)和**豌豆骨**(pisiform bone);远侧列为:**大多角骨**(trapezium bone)、**小多角骨**(trapezoid bone)、**头状骨**(capitate bone)和**钩骨**(hamate bone)。8块腕骨弧形排列形成向掌面凹陷的浅沟称**腕骨沟**(carpal groove)。相邻腕骨之间构成**腕骨间关节**(intercarpal joint)。手舟骨、月骨和三角骨近端形成的椭圆形关节面,参与构成**桡腕关节**。

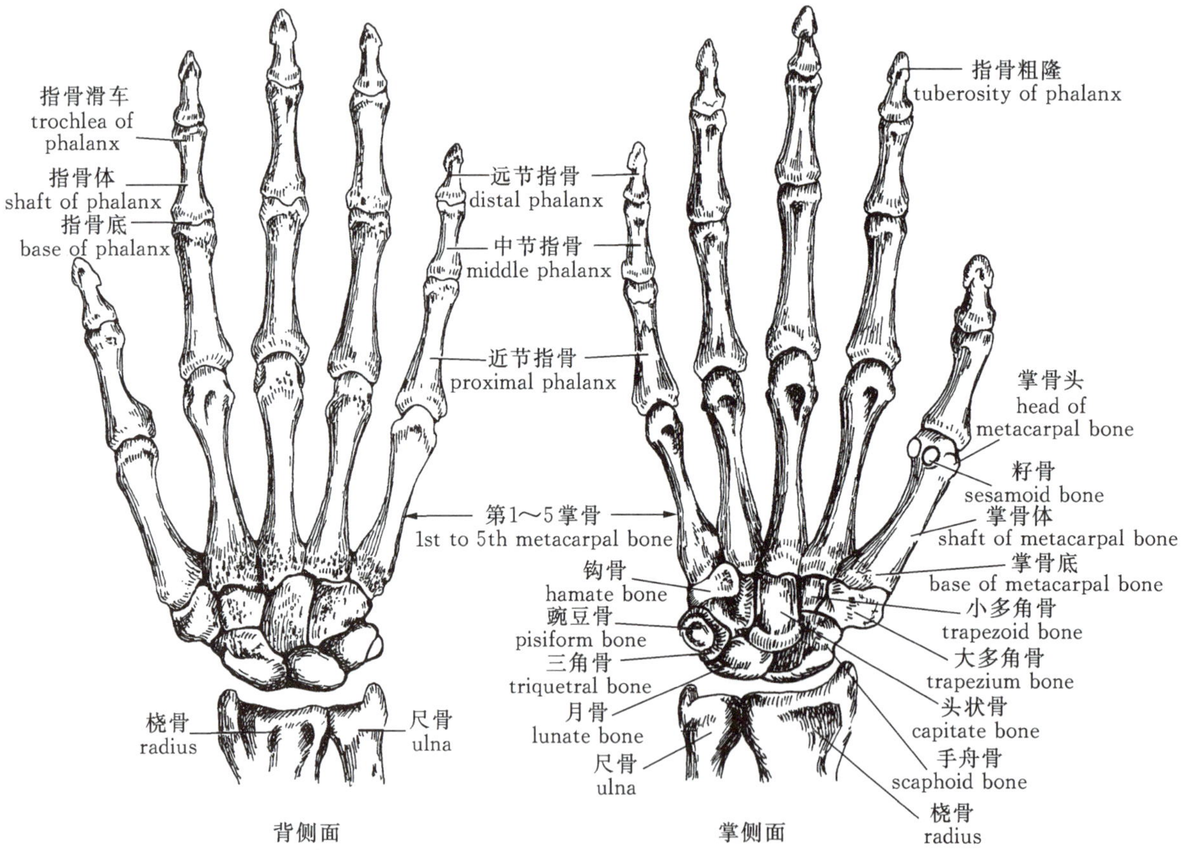

图1-31 手骨

(2) **掌骨**(metacarpal bone):每侧5块,由桡侧向尺侧分别为第1～5掌骨。掌骨近端为**掌骨底**(base of metacarpal bone),与腕骨相关节;远端为**掌骨头**(head of metacarpal bone),与指骨相关节,中间部为**掌骨体**(shaft of metacarpal bone)。第1掌骨短而粗,其底有鞍状关节面,与大多角骨的鞍状关节面相关节,组成**拇指腕掌关节**(trapeziometacarpal joint)。

(3) **指骨**(phalanx of finger):属长骨,每侧 14 块。拇指有 2 节指骨,其余各指为 3 节指骨,分别称**近节指骨**(proximal phalanx)、**中节指骨**(middle phalanx)和**远节指骨**(distal phalanx)。每节指骨的近端为底,中间部为体,远端为滑车。远节指骨远端掌面粗糙,称**远节指骨粗隆**(tuberosity of distal phalanx)。

二、上肢骨的连结

上肢骨的连结包括**上肢带骨**(shoulder girdle)的连结和**自由上肢骨**(bone of free upperlimb)的连结。

(一) 上肢带骨的连结

1. 胸锁关节(sternoclavicular joint)(图 1-32)　是上肢骨与躯干骨连结的唯一关节。

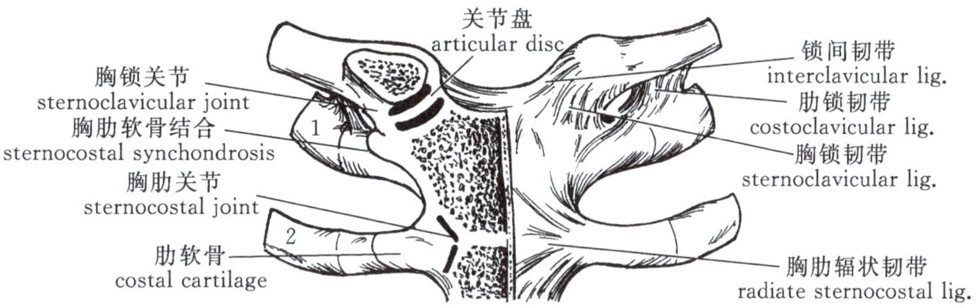

图 1-32　胸锁关节

(1) 组成:由锁骨的胸骨端与胸骨的锁切迹及第 1 肋软骨的上面构成。

(2) 特点:关节囊坚韧,周围有韧带加固,囊内有纤维软骨构成的关节盘,将关节腔分为外上和内下两部分。关节盘使关节头和关节窝相适应。关节盘下缘附着于第 1 肋软骨,能阻止锁骨向内上方脱位。

(3) 运动:胸锁关节属于多轴关节,允许锁骨外侧端向前、向后运动 20°～30°,向上、向下运动 60°,并可作环转和微小的旋转运动。胸锁关节的活动度虽小,但以此为支点,扩大了上肢的运动范围。

2. 肩锁关节(acromioclavicular joint)(图 1-33、图 1-34)

(1) 组成:由锁骨的肩峰端与肩峰的关节面构成。

(2) 特点:关节的上方有韧带加固,关节囊和锁骨下面有坚韧的**喙锁韧带**(coracoclavicular ligament)连于喙突,可加强上肢带骨的连结。

(3) 运动:肩锁关节属于平面关节,关节活动度小,它是肩胛骨活动的支点。

3. 喙肩韧带(coracoacromial ligament)　为三角形的扁韧带,连于肩胛骨的喙突与肩峰之间,它与喙突、肩峰共同构成喙肩弓,架于肩关节上方,有防止肱骨头向上脱位的作用。

(二) 自由上肢骨的连结

1. 肩关节(shoulder joint)(图 1-33、图 1-34)

(1) 组成:由肱骨头与肩胛骨关节盂构成。

(2) 特点:肱骨头大,关节盂浅而小,周缘虽有纤维软骨构成的盂唇加深,但仅容纳肱骨头的 1/4～1/3,关节面相差较大加之关节囊薄而松弛,关节腔宽大,因此,肩关节的运动幅度较大。关节囊附着于关节盂周缘和肱骨解剖颈,内侧可达外科颈。在某些部位,滑膜层可形成滑液鞘或滑膜囊,以利于肌腱的活动。肱二头肌长头起于盂上结节，行于关节囊内，经结节间沟行于关节囊外，其在关节囊内的一段被滑膜包绕。关节囊的韧带少且弱，囊的上壁有**喙肱韧带**(coracohumeral ligament)，连接喙突至肱骨大结节，与冈上肌腱交织并融入于关节囊的纤维层，囊的前壁和后壁，也有许多肌腱的纤维编入关节囊的纤维层，以增加关节的稳固性。囊的下壁没有肌腱和韧带加强，是肩关节最为薄弱之处，故肩关节脱位时，肱骨头常向前下方脱出。

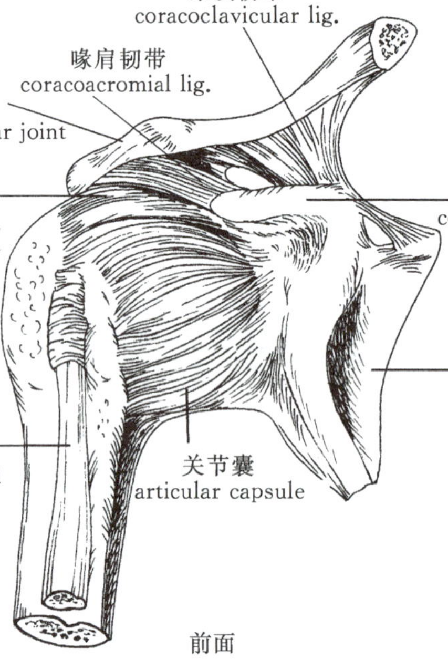

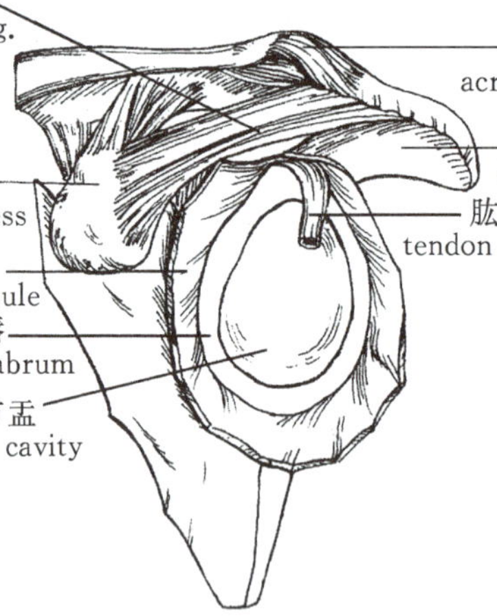

图 1-33 肩关节

(3) 运动：肩关节属球窝关节，为全身最灵活的关节，可做三轴运动：即屈伸、收展、旋内、旋外及环转运动。上臂外展超过 40°～60°继续抬高时，伴有胸锁关节与肩锁关节及肩胛骨的运动。

2. 肘关节(elbow joint)(图 1-35、图 1-36)

(1) 组成：是由肱骨下端与尺、桡骨上端构成，包括三个关节：①**肱尺关节**(humeroulnar joint)，由肱骨滑车和尺骨滑车切迹构成。②**肱桡关节**(humeroradial joint)，由肱骨小头和桡骨头关节凹构成。③**桡尺近侧关节**(proximal radioulnar joint)，由桡骨环状关节面和尺骨桡切迹构成。

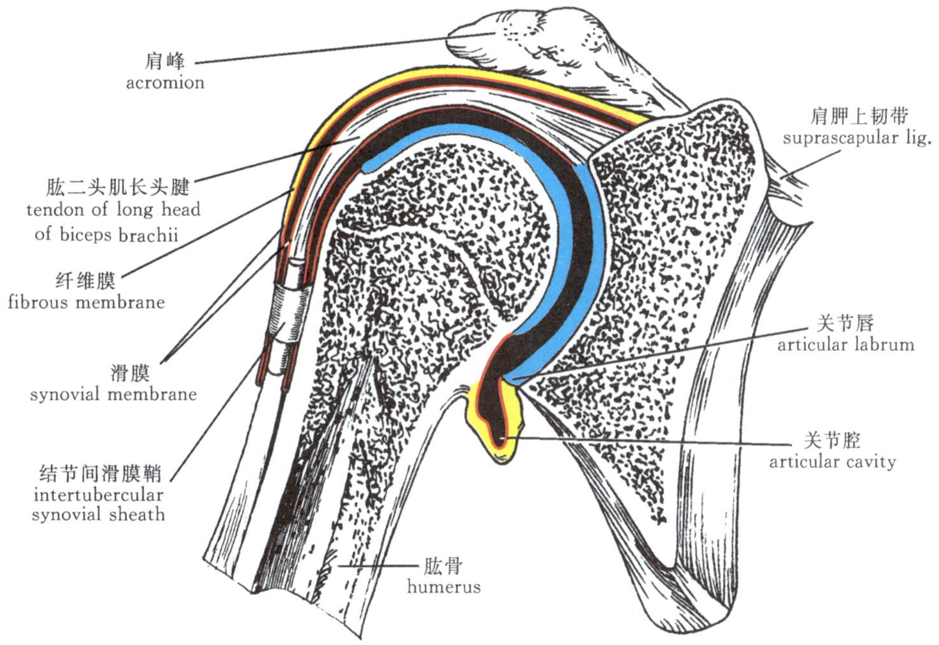

a. 肩关节冠状切面

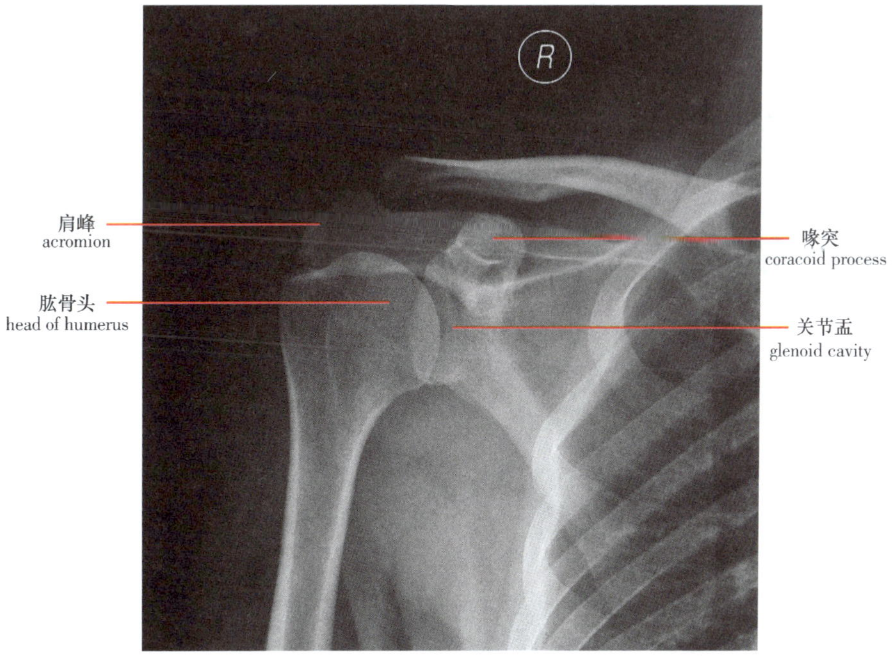

b. 右侧肩关节 X 线像

图 1-34 肩关节

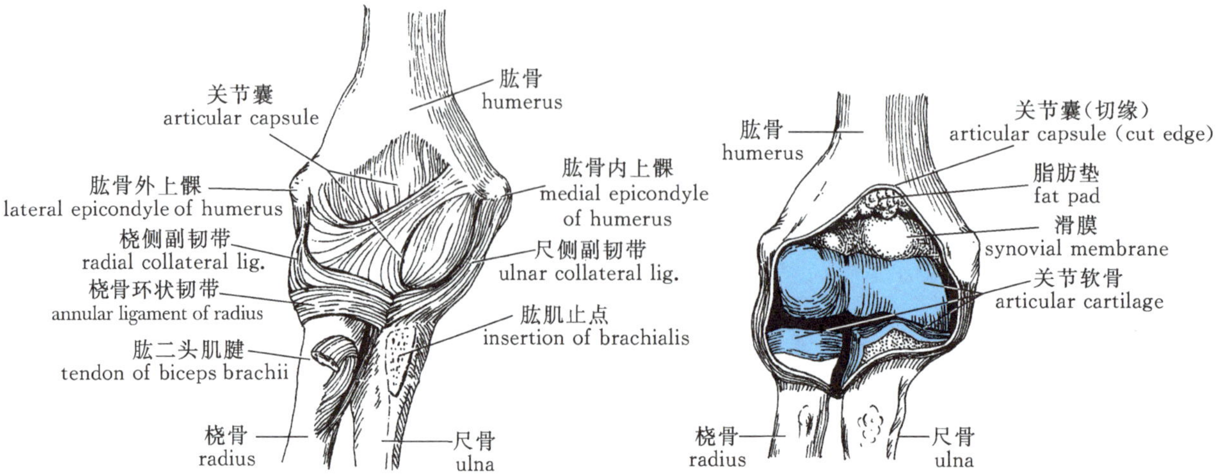

a. 肘关节前面

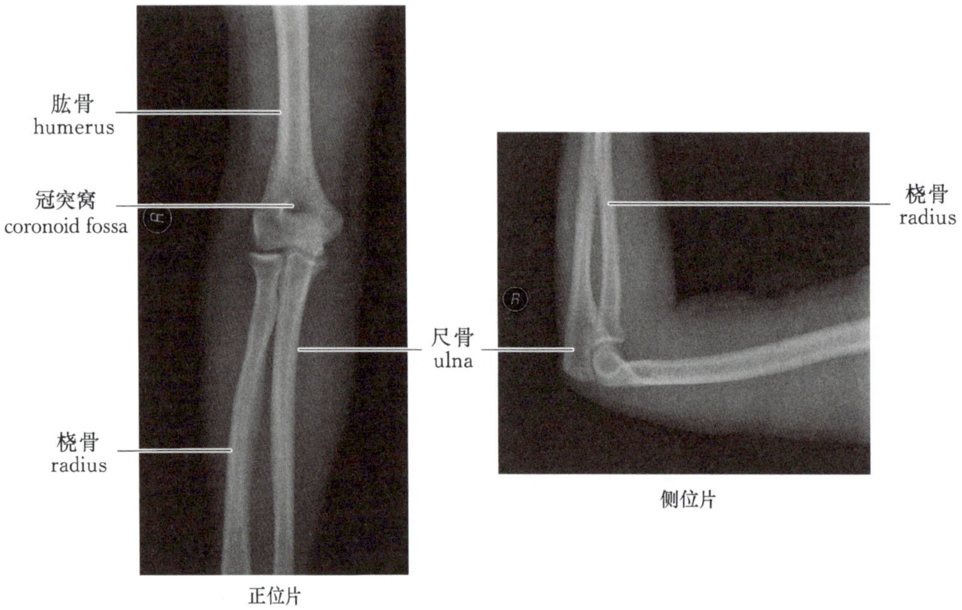

b. 右侧肘关节 X 线像

图 1-35 肘关节

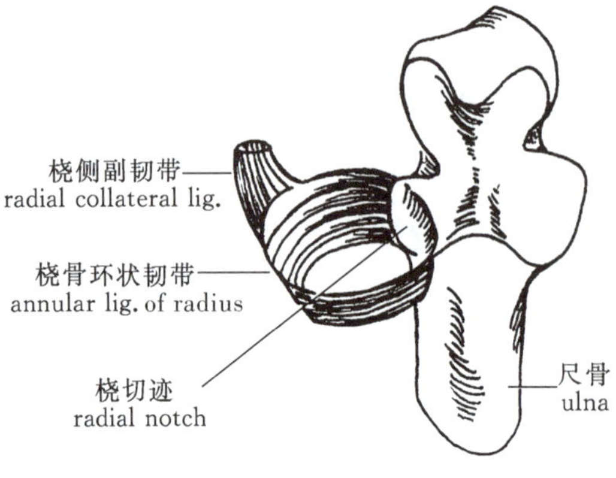

图 1-36 桡骨环状韧带

(2) 特点:上述 3 个关节包裹在同一个关节囊内。肘关节囊前、后壁薄而松弛,后壁最薄弱,故常见桡、尺两骨向后脱位,此时,桡、尺骨移向肱骨的后上方;两侧壁厚而紧张,并有韧带加强。肘关节的韧带有:①**桡侧副韧带**(radial collateral ligament),位于关节囊的桡侧,由肱骨外上髁向下扩展,止于桡骨环状韧带。②**尺侧副韧带**(ulnar collateral ligament),位于关节囊的尺侧,由肱骨内上髁向下呈扇形扩展,止于尺骨滑车切迹内侧缘。③**桡骨环状韧带**(annular ligament of radius),位于桡骨环状关节面的周围,两端附着于尺骨桡切迹的前、后缘,与尺骨桡切迹共同构成一个上口大下口小的骨纤维环,容纳桡骨头,同时防止桡骨头脱出。4 岁前的幼儿,桡骨头尚在发育中,环状韧带松弛,因此,在肘关节伸直位猛力牵拉前臂时,桡骨头易被环状韧带卡住,有时部分环状韧带还可夹在桡骨头和肱骨小头之间,即桡骨头半脱位。

(3) **运动**:肘关节的运动以肱尺关节为主,肱尺关节属滑车关节,可在冠状轴上做屈伸运动,最大屈肘可达 150°。因滑车的内侧唇较外侧唇更为向前、向下突出,使滑车的轴斜向下内,伸前臂时,前臂偏向外侧,与上臂形成 165°~170°的"提携角";关节处于屈位时,手很自然地靠近胸部,有利于生活和劳动操作。肱桡关节虽属球窝关节,但因受肱尺关节的限制,只能作屈伸和旋前、旋后运动。桡尺近侧关节属车轴关节,与肱桡关节和桡尺远侧关节共同参与前臂旋前和旋后。

肘关节伸直时,肱骨内、外上髁和尺骨鹰嘴位于一条直线上;肘关节屈至 90°时,此三点的连线构成一尖端朝下的等腰三角形。肘关节发生后脱位时,鹰嘴向上移位,三点位置关系发生改变。肱骨髁上骨折时,此三点位置关系不变。

3. 桡尺连结(radioulnar syndesmosis)(图 1-37) 桡、尺骨借桡尺近侧关节、桡尺远侧关节和前臂骨间膜相连。

(1) **前臂骨间膜**(interosseous membrane of forearm):是连于尺骨和桡骨的骨间缘之间的纤维膜。

骨间膜的纤维从桡骨斜向下内达尺骨。当前臂处于旋前或旋后时,骨间膜松弛,前臂处于半旋前(中间位)时,骨间膜最紧张,此时骨间膜的宽度最大。因此,处理前臂骨折时,应将前臂固定于中间位,以防骨间膜挛缩,影响愈后前臂的旋前、旋后功能。

(2) **桡尺近侧关节**:详见肘关节。

(3) **桡尺远侧关节**(distal radioulnar joint):由尺骨头环状关节面与桡骨的尺切迹、尺骨头下方的关节盘共同构成,关节囊松弛。关节盘为三角形纤维软骨板,附着于桡骨尺切迹下缘和尺骨茎突根部,与尺切迹共同构成关节窝,并将尺骨头与腕骨隔开。

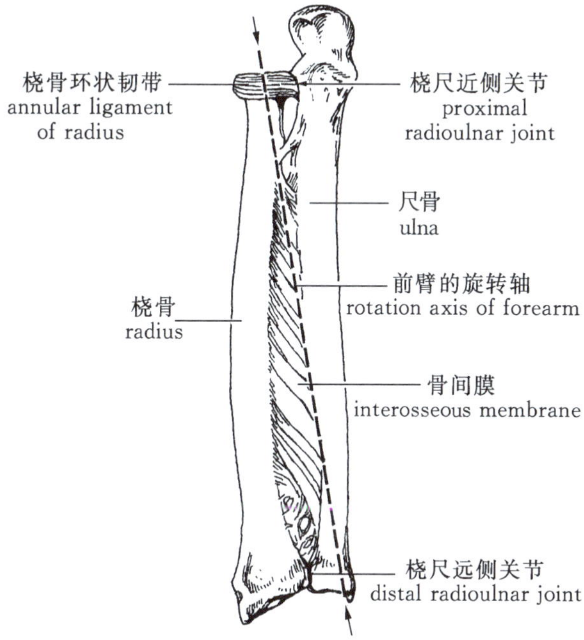

图 1-37 前臂骨的连结(前面观)

桡尺近侧和远侧关节是联合关节,均属于车轴关节。前臂可沿通过桡骨头中心至尺骨头中心的运动轴作旋转。运动时,桡骨头在原位转动,桡骨下端连同关节盘围绕尺骨头旋转,当桡骨转至尺骨前方,手背向前,称旋前。与此相反的运动,即桡骨转回到尺骨外侧,手心向前称旋后。

4. 手的关节(joints of hand)(图 1-38) 包括桡腕关节、腕骨间关节、腕掌关节、掌骨间关节、掌指关节和指间关节。

(1) **桡腕关节**(radiocarpal joint):又称**腕关节**(wrist joint)。

1) 组成:由桡骨的腕关节面和尺骨头下方的关节盘构成的关节窝与手舟骨、月骨和三角骨的近侧关节面构成的关节头相关节。

2) 特点:关节囊松弛,关节的前、后及两侧均有韧带加强,其中掌侧韧带较坚韧,因而腕背伸运动受到限制。

3) 运动:桡腕关节是典型的椭圆关节,可作屈、伸、收、展和环转运动。由于桡骨茎突比尺骨茎突低 1~1.5 cm,故腕关节尺偏的幅度大于桡偏的幅度。

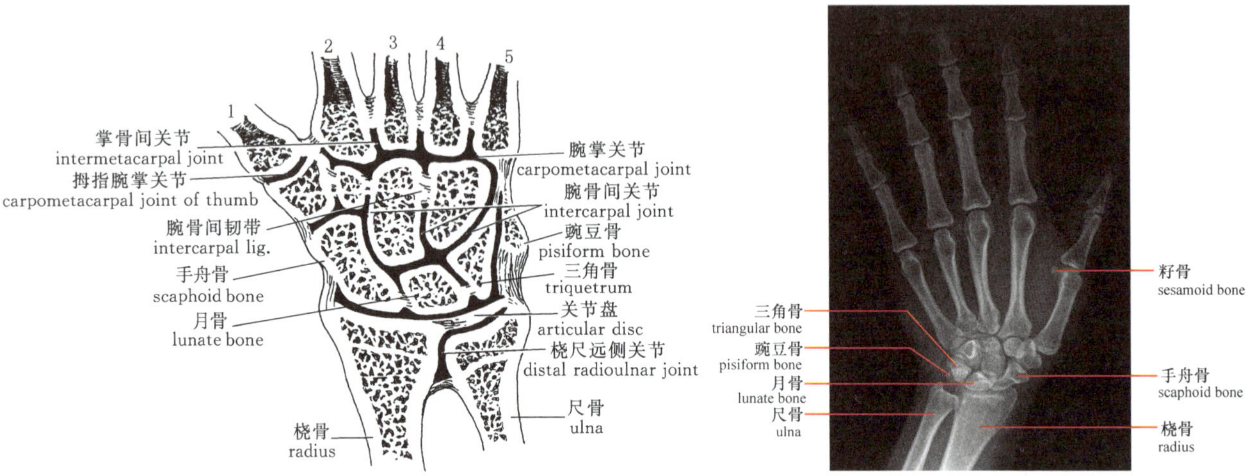

a. 手的关节冠状切面　　b. 左侧腕关节 X 线像

图 1-38　手的关节

(2) **腕骨间关节**(intercarpal joint):为相邻各腕骨之间构成的关节,可分为:①近侧列腕骨间关节。②远侧列腕骨间关节。③两腕骨之间的腕中关节。各骨又借韧带连结成一整体,关节腔彼此相通。腕骨间关节属微动关节,只能作轻微的滑动和转动。腕骨间关节和桡腕关节通常联合运动。

(3) **腕掌关节**(carpometacarpal joint):由远侧列腕骨的远侧关节面与 5 个掌骨底构成。除拇指和小指的腕掌关节外,其余腕掌关节运动范围极小。

拇指腕掌关节(capometacarpal joint of thumb):由大多角骨与第 1 掌骨底构成,是典型的鞍状关节。关节囊松弛,可作屈、伸、收、展、环转和对掌运动。由于第 1 掌骨的位置向内侧旋转了近 90°,故拇指的屈伸运动发生在冠状面上,收展运动发生在矢状面上。**对掌运动**(opposition)是拇指朝向掌心,拇指尖与其余 4 个指尖掌侧面相接触的运动,这一运动加深了手掌的凹陷,是人类进行握持和精细操作时所必需的。

(4) **掌骨间关节**(intermetacarpal joint):是第 2～5 掌骨底相互之间的平面关节,其关节腔与腕掌关节腔交通。

(5) **掌指关节**(metacarpophalangeal joint):共 5 个,由各列掌骨头与近节指骨底构成。关节囊薄而松弛,其前、后有韧带增强,掌侧韧带较坚韧,并含有纤维软骨板;两侧有侧副韧带,此韧带在屈指时紧张,伸指时松弛。当指关节处于伸位时,掌指关节可作屈、伸、收、展及环转运动,旋转运动因受韧带限制,幅度甚微。当指关节处于屈位时,侧副韧带特别紧张,仅允许作屈、伸运动。手指的收展是以通过中指的正中线为准,向中线靠拢为收,远离中线为展。握拳时,掌指关节显露于手背的凸出处是掌骨头。

(6) **指骨间关节**(interphalangeal joints):共 9 个,由相邻两节指骨的底与滑车构成,属典型的滑车关节。除拇指外,各指均有近侧和远侧两个指骨间关节。关节囊松弛,两侧有韧带加强,只能作屈、伸运动。屈指时,指背凸出的部分是指骨滑车。

(杨伟伟)

第四节 下肢骨及其连结

一、下 肢 骨

(一) 下 肢 带 骨

髋骨(hip bone)(图 1-39、图 1-40)属不规则骨,上部扁阔;中部窄厚,有一朝向下外的深窝,称**髋臼**(acetabulum);下部有一大孔,称**闭孔**(obturator foramen)。左右髋骨与骶、尾骨连接构成骨盆。髋骨由髂骨、耻骨和坐骨组成,幼年时,三骨于髋臼处由透明软骨连结,16 岁左右互相形成骨性融合(图 1-5)。

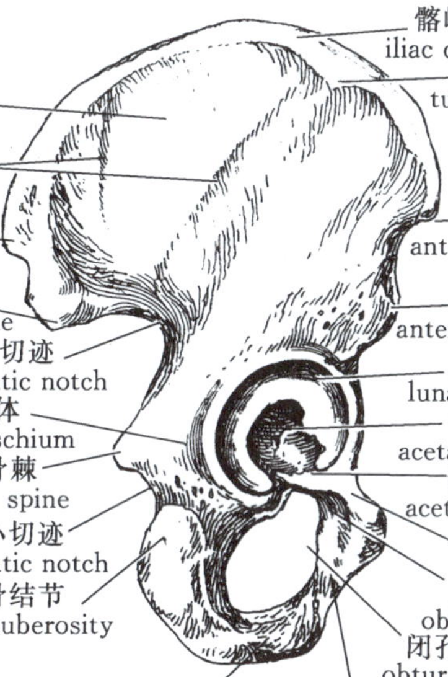

图 1-39 髋骨(外面)

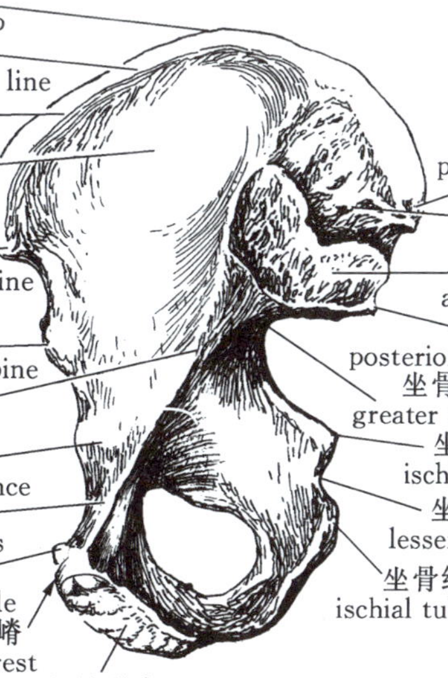

图 1-40 髋骨(内面)

1. 髂骨(ilium) 构成髋骨上部，分为**髂骨体**(body of ilium)和**髂骨翼**(ala of ilium)。髂骨体肥厚，构成髋臼的上2/5。髂骨翼扁阔，上缘肥厚，形成弓形的**髂嵴**(iliac crest)。髂嵴前端称**髂前上棘**(anterior superior iliac spine)；后端称**髂后上棘**(posterior superior iliac spine)；髂前上棘后方5～7 cm处，髂嵴向外突起，称**髂结节**(tubercle of iliac crest)，这些结构都是重要的体表标志。在髂前、后上棘的下方各有一突起，分别称为**髂前下棘**(anterior inferior iliac spine)和**髂后下棘**(posterior inferior iliac spine)。髂骨翼内面为一浅窝，称**髂窝**(iliac fossa)；髂窝后下界有一圆钝的骨嵴，称**弓状线**(arcuate line)；弓状线的后端有一呈耳状的关节面，称**耳状面**(auricular surface)，与骶骨的耳状面相关节，上方为髂粗隆(iliac tuberosity)，与骶骨借韧带相连。髂骨翼外面称臀面，供臀肌附着。

2. 坐骨(ischium) 构成髋骨后下部，分为坐骨体和坐骨支。**坐骨体**(body of ischial)组成髋臼的后下2/5，其后缘的三角形突起称**坐骨棘**(ischial spine)。坐骨棘下方的凹陷为**坐骨小切迹**(lesser sciatic notch)；坐骨棘与髂后下棘之间的较大凹陷为**坐骨大切迹**(greater sciatic notch)。坐骨体下后部向前、上、内延伸为较细的**坐骨支**(ramus of ischium)，其末端与耻骨下支结合。坐骨体与坐骨支移行处的后下部的粗糙隆起称**坐骨结节**(ischial tuberosity)，是坐骨的最低处，可在体表触及。

3. 耻骨(pubis) 构成髋骨前下部，分为体和上、下两支。**耻骨体**(body of pubis)组成髋臼前下1/5，与髂骨体的结合处前缘骨面粗糙隆起，称**髂耻隆起**(iliopubic eminence)，由体向前内伸出**耻骨上支**(superior ramus of pubis)，其末端急转向下，成为**耻骨下支**(inferior ramus of pubis)。耻骨上支上缘有一锐嵴，称**耻骨梳**(pecten pubis)，向后移行于弓状线，向前终于圆形隆起，即**耻骨结节**(pubic tubercle)，是重要体表标志。耻骨结节至中线的粗钝上缘称**耻骨嵴**(pubic crest)，可在体表摸到。耻骨上、下支相移行处内侧的椭圆形粗糙面，称**耻骨联合面**(symphysial surface)，两侧耻骨联合面借软骨相接，构成耻骨联合。耻骨下支伸向后下外，与坐骨下支结合。耻骨与坐骨共同围成闭孔。闭孔上缘可见闭孔沟(obturator groove)。

髋臼由髂、坐、耻三骨的体合成。窝内半月形的关节面称**月状面**(lunate surface)。窝中央无关节面的部分，称**髋臼窝**(acetabular fossa)。髋臼边缘下部的缺口称**髋臼切迹**(acetabular notch)。

(二) 自由下肢骨

1. 股骨(femur)(图1-41) 是人体最长最坚实的长骨，长度约为身高的1/4，分一体两端。上端有朝向内上的**股骨头**(femoral head)，与髋臼相关节。股骨头中央稍下有小的**股骨头凹**(fovea of femoral head)。股骨头下外侧的狭细部分称**股骨颈**(neck of femur)。颈与体连接处上外侧的隆起，称**大转子**(greater trochanter)，内下方的隆起，称**小转子**(lesser trochanter)。大转子是重要的体表标志，其内侧面下部有一凹陷，称**转子窝**(trochanteric fossa)。大、小转子之间，前面有**转子间线**(intertrochanteric line)，后面有隆起的**转子间嵴**(intertrochanteric crest)。

股骨体(shaft of femur)略弓向前，上段呈圆柱形，中段呈三棱柱形，下段前后略扁。体后面有纵行骨嵴，称**粗线**(linea aspera)。此线上端分叉，向上外延续于粗糙的**臀肌粗隆**(gluteal tuberosity)。向上内延续为**耻骨肌线**(pectineal line)。粗线下端也分为内、外两线，两线之间的骨面称腘面(popliteal surface)。

股骨下端有两个向后突出的膨大，分别称为**内侧髁**(medial condyle)和**外侧髁**(lateral condyle)。内、外侧髁的前面、下面和后面都是光滑的关节面。两髁前方的关节面彼此相连，形成**髌面**(patellar surface)，与髌骨相贴。两髁后份之间的深窝称**髁间窝**(intercondylar fossa)。两髁侧面最突起处，分别称为**内上髁**(medial epicondyle)和**外上髁**(lateral epicondyle)。内上髁上方有一小突起，称**收肌结节**(adductor tubercle)。

2. 髌骨(patella)(图1-42) 是人体最大的籽骨，位于股骨下端前面，股四头肌腱内，上宽下尖，前面粗糙，后面为关节面，与股骨髌面相关节。髌骨可在体表摸到。

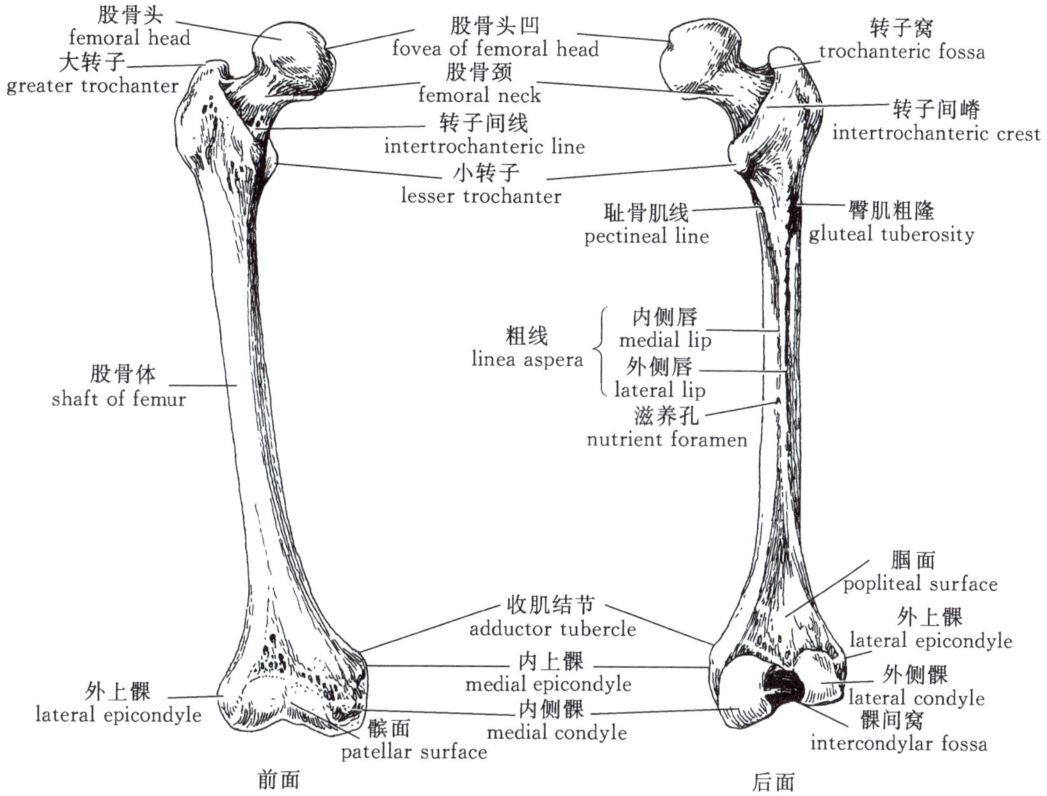

图 1-41 股骨

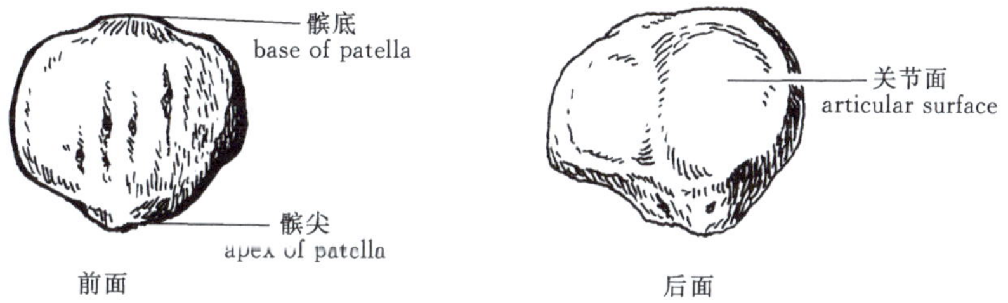

图 1-42 髌骨

3. 胫骨(tibia)(图 1-43) 居小腿内侧,为粗大的长骨,分为一体和两端。上端膨大,向两侧突出,形成**内侧髁**(medial condyle)和**外侧髁**(lateral condyle)。两髁上面各有关节面,与股骨内、外侧髁的关节面相关节。两关节面之间的粗糙隆起称**髁间隆起**(intercondylar eminence)。外侧髁后下方有**腓关节面**(fibular articular facet),与腓骨头相关节。上端的前面隆起,称**胫骨粗隆**(tibial tuberosity)。内、外侧髁和胫骨粗隆于体表可摸到。

胫骨体(shaft of tibia)呈三棱柱形,较锐的前缘和平坦的内侧面可在体表摸到,外侧缘有小腿骨间膜附着,称**骨间缘**(interosseous border)。后面上份有斜向下内的**比目鱼肌线**(soleal line)。

胫骨的下端稍膨大。其内侧向下的突起称**内踝**(medial malleolus)。下端下面和内踝外面有关节面与距骨滑车相关节。下端的外侧面有**腓切迹**(fibular notch)与腓骨相连结。内踝可在体表摸到。

4. 腓骨(fibula)(图 1-43) 细长,位于胫骨的外侧,分为一体和两端。上端稍膨大,称**腓骨头**(head of fibula),有腓骨头关节面与胫骨相关节。腓骨头下方缩窄,称**腓骨颈**(neck of fibula)。腓骨体

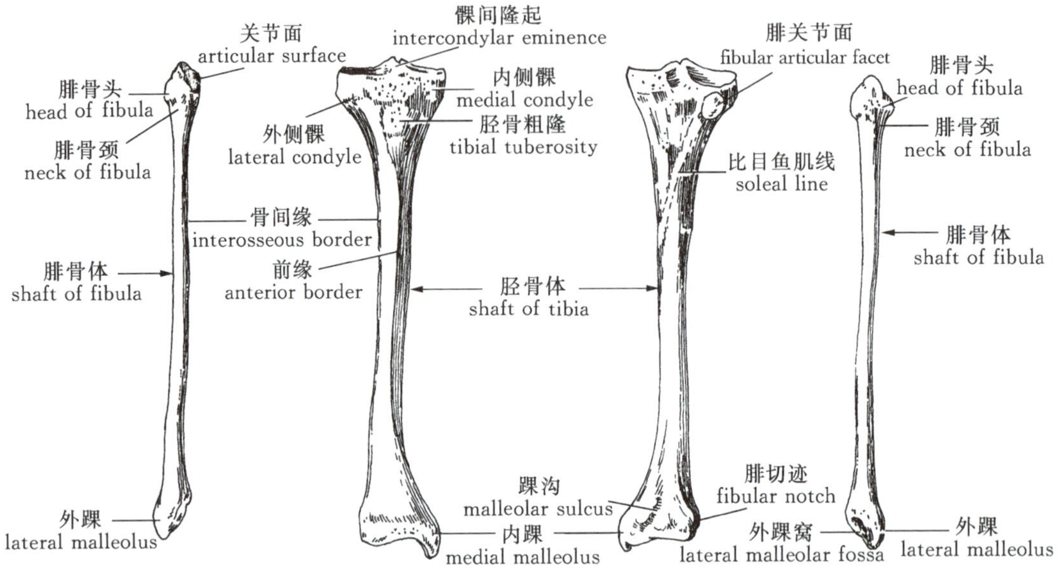

图 1-43 胫骨和腓骨

内侧缘锐利，称骨间缘，有小腿骨间膜附着。体部细长，呈柱状。下端膨大，称**外踝**(lateral malleolus)。其内侧有关节面，与距骨相关节。腓骨头和外踝都可在体表摸到。

5. 足骨 包括跗骨、跖骨和趾骨(图 1-44)。

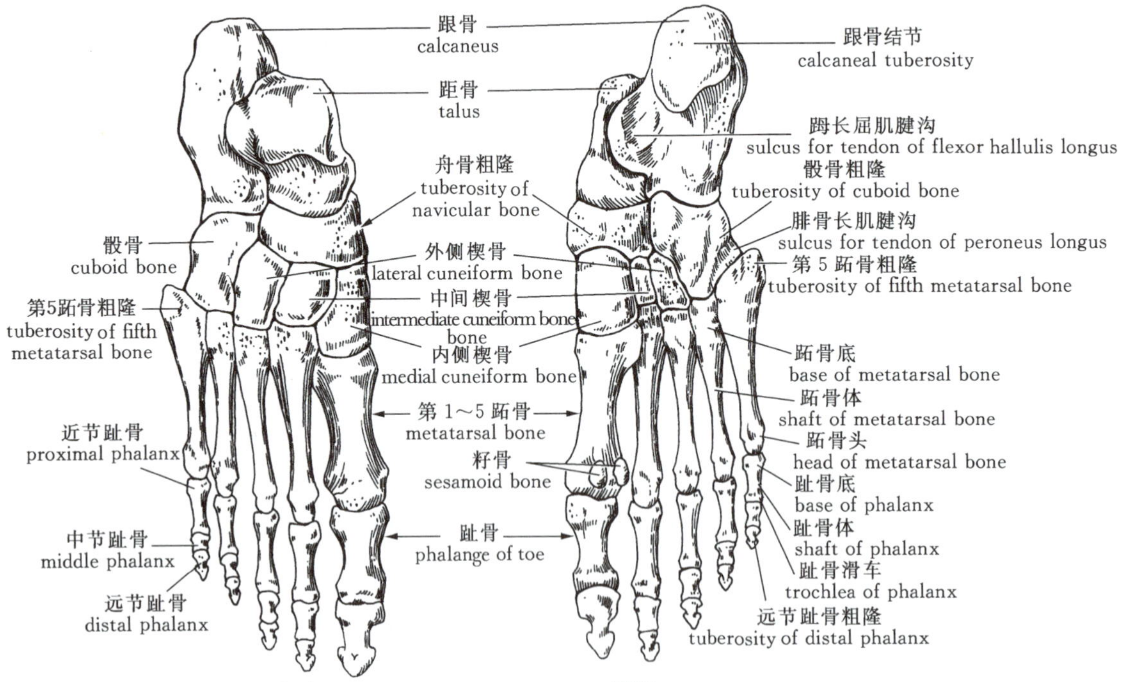

图 1-44 足骨

(1) **跗骨**(tarsal bone)：共 7 块，属短骨，分前、中、后三列。后列包括上方的**距骨**(talus)和下方的**跟**

骨(calcaneus);中列为位于距骨前方的**足舟骨**(navicular bone);前列由内侧向外侧依次称为**内侧楔骨**(medial cuneiform bone)、**中间楔骨**(intermediate cuneiform bone)、**外侧楔骨**(lateral cuneiform bone),以及跟骨的前方为**骰骨**(cuboid bone)。

距骨上面有前宽后窄的关节面,称**距骨滑车**(trochlea of talus),与胫、腓骨的下端相关节;距骨前端与足舟骨相关节;距骨下方与跟骨相关节。足舟骨内下方隆起为**舟骨粗隆**(tuberosity of navicular bone)。跟骨后端隆突,为**跟骨结节**(calcaneal tuberosity)。跟骨结节和舟骨粗隆均可在体表摸到。

(2) **跖骨**(metatarsal bone):共 5 块,与掌骨相当,但内外侧排列相反,由内侧向外侧依次为第 1～5 跖骨。每一跖骨的近端为底,与跗骨相接,中间为体,远端称头,与近节趾骨相接。第 5 跖骨底向后外侧突出,称**第 5 跖骨粗隆**(tuberosity of fifth metatarsal bone),在体表可摸到。

(3) **趾骨**(phalange of toe):共 14 块。踇趾为 2 节,其余各趾为 3 节。趾骨形态和命名与指骨相同。

二、下肢骨的连结

下肢骨的连结包括下肢带骨的连结和自由下肢骨的连结。

(一) 下肢带骨的连结

1. 骶髂关节(sacroiliac joint)(图 1-45)　由骶骨耳状面和髂骨的耳状面构成,关节面凹凸不平,彼此结合紧密。关节囊紧张,其前、后面分别有**骶髂前韧带**(anterior sacroiliac ligament)、**骶髂后韧带**(posterior sacroiliac ligament)加强。此外,关节后上方尚有强厚的**骶髂骨间韧带**(interosseous sacroiliac ligament)。骶髂关节结构牢固,活动性极小,适应下肢支持体重的功能。在妊娠后期其活动度可稍增大,以适应分娩。

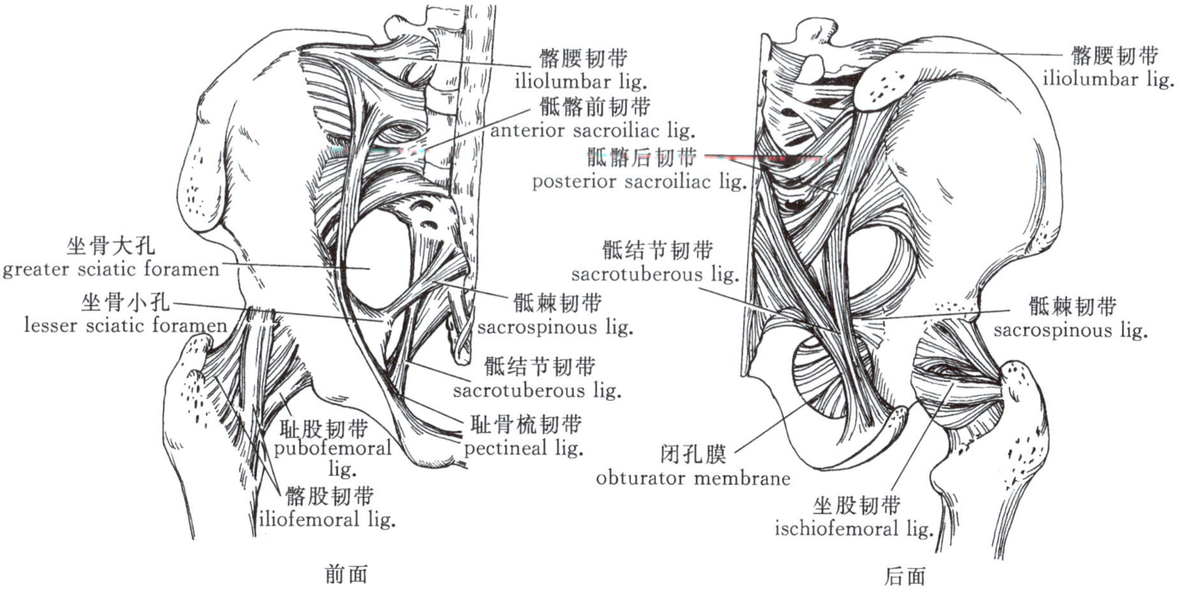

图 1-45　骶髂关节与骨盆间的韧带连结

2. 髋骨与脊柱间的韧带连结(图 1-45)

(1) **髂腰韧带**(iliolumbar ligament):强韧肥厚,由第 5 腰椎横突横行放散至髂嵴的后上部。

(2) **骶结节韧带**(sacrotuberous ligament):位于骨盆后方,起自骶、尾骨的外侧缘,呈扇形,集中附于坐骨结节的内侧缘。

(3) **骶棘韧带**(sacrospinous ligament):位于骶结节韧带的前方,起自骶、尾骨外侧缘,呈三角形,止于坐骨棘,其起始部被骶结节韧带遮掩。

骶结节韧带、骶棘韧带分别与坐骨大切迹、坐骨小切迹围成**坐骨大孔**(greater sciatic foramen)和**坐骨小孔**(lesser sciatic foramen)。肌肉、血管和神经等从盆腔经此二孔达臀部和会阴。

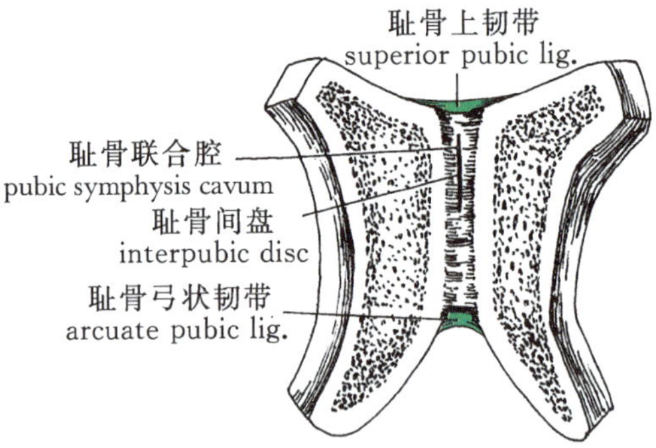

图 1-46 耻骨联合(冠状切面)

3. 耻骨联合(pubic symphysis)(图 1-46) 由两侧耻骨联合面借纤维软骨构成的**耻骨间盘**(interpubic disc)连结构成。耻骨间盘中常存在一矢状位的裂隙,称耻骨联合腔。女性耻骨间盘较男性的厚,裂隙也较大,孕妇和经产妇尤为显著。在耻骨联合的上、下方分别有连结两侧耻骨的**耻骨上韧带**(superior pubic ligament)和**耻骨弓状韧带**(arcuate pubic ligament)。耻骨联合的活动范围很小,但在分娩过程中,耻骨间盘中的裂隙增宽活动度加大,以增大骨盆的径线。

4. 髋骨的固有膜性结构(图 1-47) 即**闭孔膜**(obturator membrane),是封闭闭孔的一薄层纤维膜。闭孔膜上部与闭孔沟围成**闭膜管**(obturator canal),其内有闭孔神经、血管通过。闭孔内、外肌分别附着此膜的内、外侧面。

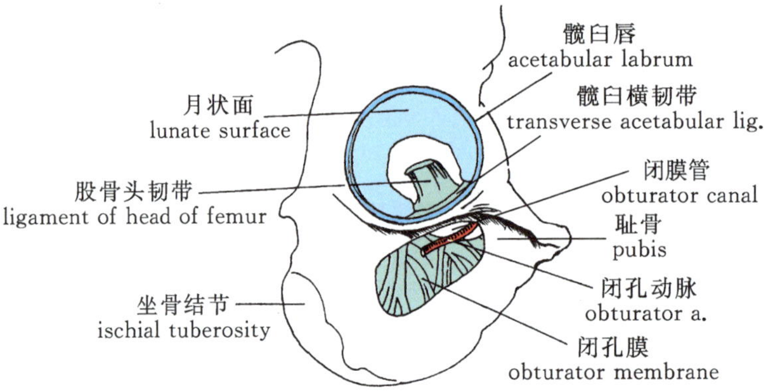

图 1-47 髋骨下部(外侧面观)

5. 骨盆(pelvis)(图 1-48) 由左、右髋骨、骶骨、尾骨及其骨连结构成。人体直立时,骨盆向前倾斜,两侧的髂前上棘与耻骨结节位于同一冠状面内;尾骨尖与耻骨联合上缘居同一水平面上。骨盆以**界线**(terminal line)为界,分为上方的大骨盆和下方的小骨盆。界线是由骶骨岬向两侧经骶骨盆面上缘、弓状线、耻骨梳、耻骨结节、耻骨嵴、耻骨联合上缘构成的环形线。

(1) **大骨盆**(greater pelvis):两侧壁是髂骨翼,后壁是第五腰椎和两侧的髂腰韧带,没有前壁。

(2) **小骨盆**(lesser pelvis):分为骨盆上口、骨盆下口和盆腔。**骨盆上口**(superior pelvic aperture)由界线围成。**骨盆下口**(inferior pelvic aperture)由尾骨尖、骶结节韧带、坐骨结节、坐骨支、耻骨下支和耻骨联合下缘围成,呈菱形。两侧坐骨支与耻骨下支连成**耻骨弓**(pubic arch),其夹角称为**耻骨下角**(subpubic angle)。骨盆上、下口之间的腔称**盆腔**(pelvic cavity),为前壁短,侧壁及后壁长的腔,其中轴为骨盆轴(骨盆上口、下口前后径中点的连线)随骶骨的曲度弯曲,分娩时,胎儿循此轴娩出。

(3) 骨盆的性别差异:全身骨骼中,性别差异最显著的是骨盆,约在 10 岁以后,男、女骨盆出现了明

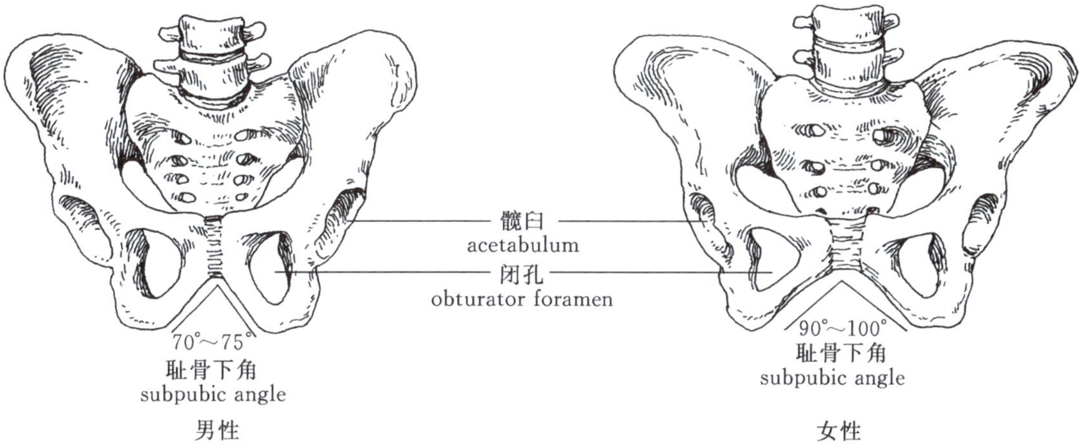

图 1-48 骨盆(前面观)

显的性别差异。女性骨盆的主要特征是:骨盆外形短而宽,骨盆上口近似圆形,较宽大,骨盆下口和耻骨下角较大,达 90°～100°(男性 70°～75°)。女性骨盆的这些特点与妊娠和分娩密切相关。

骨盆是躯干骨与自由下肢骨之间的骨性成分,起传导重力和支持、保护盆腔脏器的作用。人体直立时,体重自第 5 腰椎、骶骨经两侧的骶髂关节、髋臼传导至股骨头,再由股骨头往下到达下肢,这种弓形力传递线称为**股骶弓**(femorosacral arch);坐位时,重力由骶髂关节传导至两侧坐骨结节,此种弓形的力传递线叫作**坐骶弓**(ischiosacral arch)(图 1-49)。骨盆前部有两条约束弓,以防止上述两弓向两侧分开。一条在耻骨联合处连结两侧耻骨上支,可防止股骶弓散开;另一条为两侧耻骨下支、坐骨支连成的耻骨弓,可约束坐骶弓被压挤。约束弓不如股骶和坐骶弓坚强有力,外伤时,约束弓的耻骨上支较下支更易骨折。

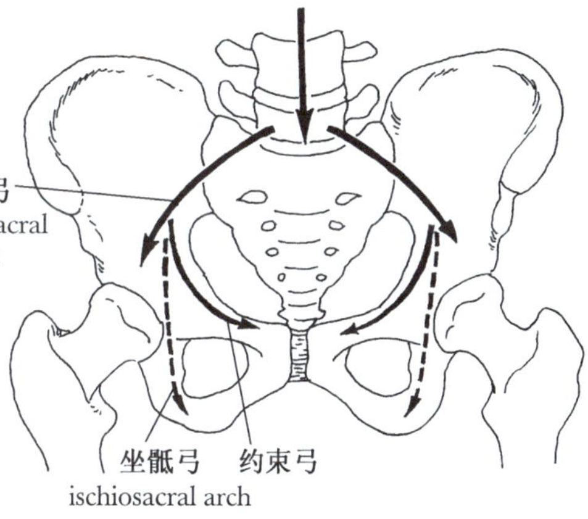

图 1-49 骨盆的力传导方向

(4) 骨盆的位置:因人体姿势的不同而变动。人体直立时,骨盆向前倾斜,骨盆上口的平面与水平面的夹角称骨盆倾斜度,男性为 50°～55°,女性角度较大,平均 60°。骨盆倾斜度的增减将影响脊柱的弯曲,例如,倾斜度增大,重心前移,必然导致腰曲前凸增大;反之,倾斜度减小,导致腰曲减小。

(二) 自由下肢骨的连结

1. 髋关节(hip joint)(图 1-47、图 1-50、图 1-51)

(1) 组成:由髋臼与股骨头构成。

(2) 特点:髋臼的周缘附有纤维软骨构成的**髋臼唇**(acetabular labrum),以增加髋臼的深度。髋臼切迹被**髋臼横韧带**(transverse acetabular ligament)封闭,从而使髋臼内的半月形的关节面扩大为环形的关节面,增大了髋臼与股骨头的接触面。股骨头的关节面约为圆球的 2/3,几乎全部位于髋臼内,与髋臼的关节面接触,髋臼窝内充填有脂肪组织。关节囊紧张而坚韧,上方附着于髋臼周缘及髋臼横韧带,下方附着于股骨颈,前面达转子间线;而后面仅包裹股骨颈的内侧2/3,故股骨颈骨折可分为囊内和囊外骨折。关节囊后下部较薄弱,股骨头易经此处脱位。髋关节有数条韧带加强:① **髂股韧带**(iliofemoral ligament)位于关节囊的前壁,最为强大,起自髂前下棘,向下外呈人字形,紧贴关节囊前方

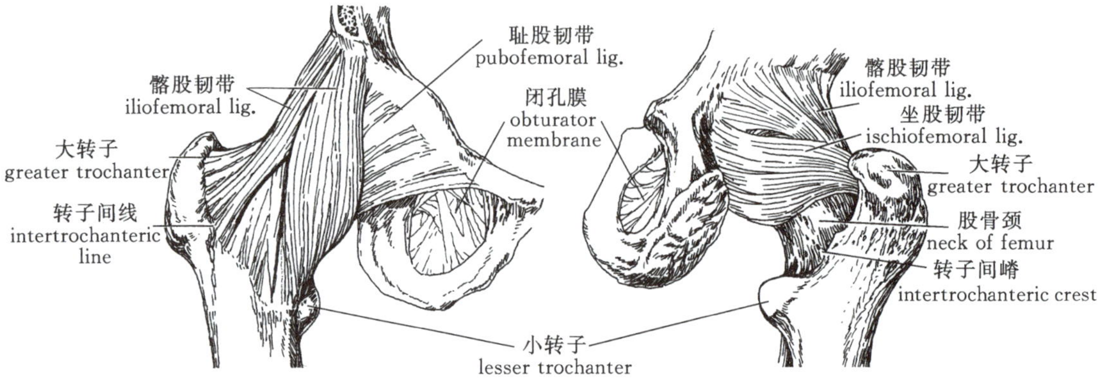

图 1-50 髋关节 1

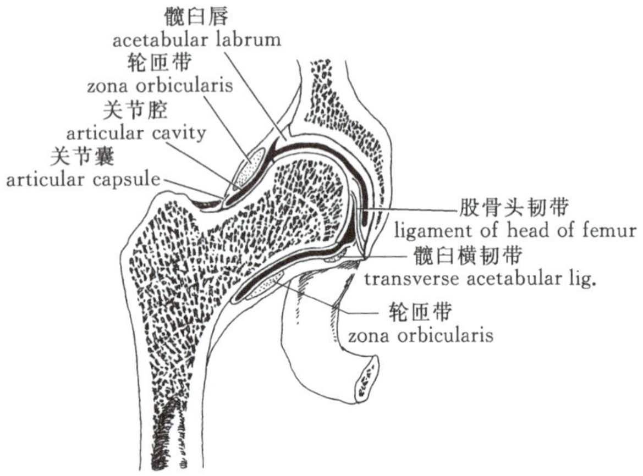

a. 冠状切面

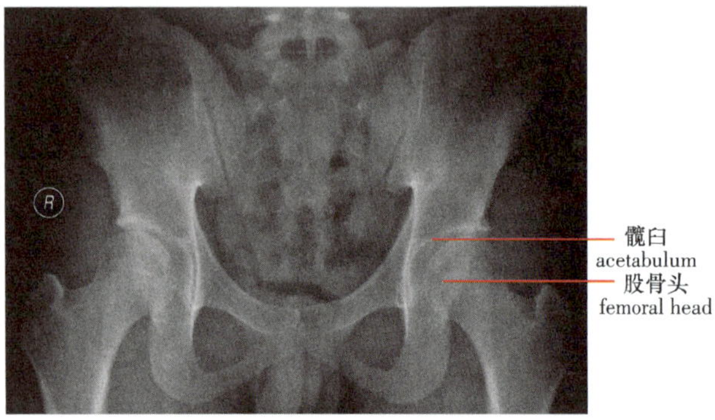

b. 双侧髋关节 X 线像

图 1-51 髋关节 2

止于转子间线。此韧带除增强关节囊外，还可限制大腿过伸，对维护人体直立姿势有很大作用。②**耻股韧带**(pubofemoral ligament)位于关节囊的内侧壁，自耻骨上支向外下融合于关节囊前下壁，可限制大腿的过度外展及旋外运动。③**坐股韧带**(ischiofemoral ligament)位于关节囊的后壁，起自坐骨体，斜向上外与关节囊融合，止于大转子根部，可限制大腿的过度旋内。④**轮匝带**(zona orbicularis)是关节囊的深层围绕股骨颈呈环形增厚的纤维束，可约束股骨头向外脱出。⑤**股骨头韧带**(ligament of head of femur)为关节囊内韧带，连结于股骨头凹和髋臼横韧带之间，为滑膜所包被，内含营养股骨头的血管。

(3) 运动：髋关节是典型的杵臼关节，可作三轴运动，即屈、伸、收、展、旋内、旋外以及环转运动。但由于股骨头深藏于髋臼内，关节囊紧张而坚韧，又受各种韧带的限制，因而具有较大的稳固性，以适应其承重和行走的功能。

2. 膝关节(knee joint)(图 1-52、图 1-53)

(1) 组成：由股骨下端、胫骨上端和髌骨构成。髌骨与股骨的髌面相接，股骨的内、外侧髁的关节面分别与胫骨的内、外侧髁的关节面相对。

(2) 特点：膝关节是人体最大最复杂的关节。

1) 关节囊和关节腔：膝关节的关节囊薄而松弛，附于各关节面的周缘，其前方由髌骨及髌韧带所取代，关节腔大。

2) 韧带：膝关节有许多韧带分别位于囊内和囊外，以增加关节的稳定性。

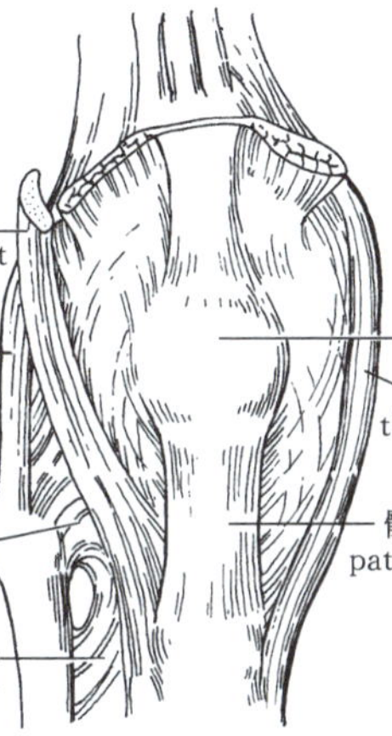

图 1-52 膝关节(前面观)

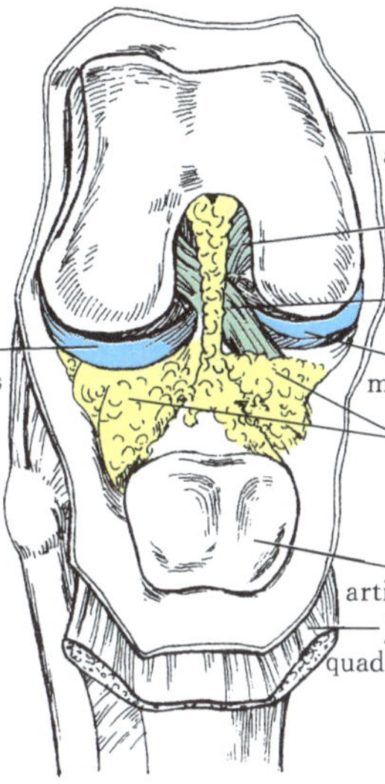

图 1-53 膝关节内部结构(屈位)

囊外韧带主要有:①**髌韧带**(patellar ligament)起于髌骨下缘,止于胫骨粗隆,它是股四头肌腱的下续部分。②**腓侧副韧带**(fibular collateral ligament)位于囊的外侧,上方附于股骨外上髁,下方附于腓骨头,是一独立的圆索状纤维束,与关节囊之间留有间隙。③**胫侧副韧带**(tibial collateral ligament)位于关节囊的内侧面,起自股骨内上髁,止于胫骨内侧髁,与关节囊和内侧半月板紧密结合。胫侧副韧带和腓侧副韧带在伸膝时紧张,屈膝时松弛,半屈膝时最松弛。④**腘斜韧带**(oblique popliteal ligament)位于关节囊的后壁,起自胫骨内侧髁,斜向上外方,与关节囊融合,止于股骨外上髁,可防止膝关节过度前伸。

囊内韧带有两条,相互交叉。①**前交叉韧带**(anterior cruciate ligament)起自胫骨髁间隆起的前方,斜向后上外侧,附着于股骨外侧髁的内侧面。②**后交叉韧带**(posterior cruciate ligament)起自胫骨髁间隆起的后方,斜向前上内侧,附着于股骨内侧髁的外侧面。膝交叉韧带牢固地连结股骨和胫骨。前交叉韧带在伸膝时最紧张,能防止胫骨前移和膝过伸,后交叉韧带在屈膝时最紧张,可防止胫骨后移。

3) 半月板:为股骨内、外侧髁与胫骨内、外侧髁的关节面之间的两块纤维软骨板,分别称为**内侧半月板**(medial meniscus)和**外侧半月板**(lateral meniscus)(图 1-54)。半月板下面平坦,上面凹陷,外缘厚,内缘薄,两端借韧带附着于胫骨髁间隆起的前、后方。内侧半月板较大,呈"C"形,前端窄后端宽,周缘与关节囊及胫侧副韧带紧密相连;外侧半月板较内侧者小,近似"O"形,周缘亦与关节囊相连。内、外侧半月板的前角借膝横韧带相连。半月板使股骨和胫骨间关节面更为相适,能缓冲压力,吸收震荡,起弹性垫作用。

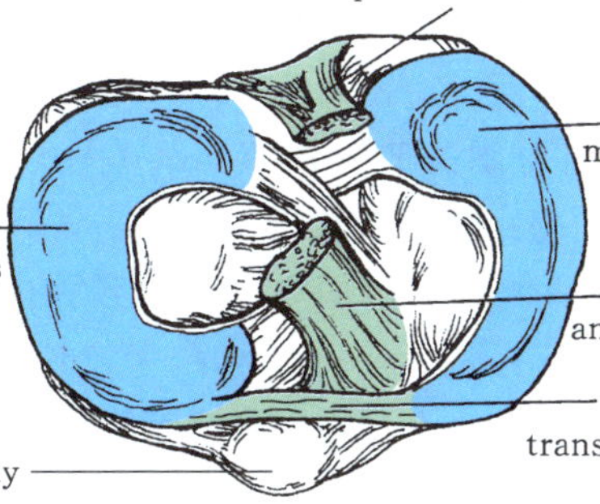

图 1-54 右膝关节半月板(上面观)

半月板的形态和位置,随膝关节的运动而改变,屈膝时,半月板滑向后方,伸膝时滑向前方;屈膝旋转时,一个半月板滑向前,另一个滑向后。由于股骨两髁关节面后部的曲度较下部的大,所以在伸膝过程中,股骨两髁与胫骨两髁的接触面积逐渐增大,与此相应,两半月板也逐渐向前方滑动。由于半月板随膝关节运动而移动,因此,在急骤强力动作时,可造成损伤。例如,当急剧伸小腿并作强力旋转(如踢足球)时,原移位的半月板尚未来得及前滑,被膝关节上、下关节面挤住,即可发生半月板挤伤或破裂。由于内侧半月板与关节囊及胫侧副韧带紧密相连,移动受限,因而内侧半月板损伤机会较多。

4) 滑膜囊与滑膜襞:膝关节滑膜层宽阔,除关节面上的关节软骨和半月板以外,覆盖关节内的所有结构。滑膜在髌骨上缘以上,沿股骨下端的前面,向上突于股四头肌腱的深面,达 5 cm 左右,形成**髌上囊**(suprapatellar bursa);还有不与关节腔相通的滑液囊,如位于髌韧带与胫骨上端之间的**髌下深囊**(deep infrapatellar bursa) (图 1-55)。在髌骨的下方髌韧带的后方有大量脂肪组织称髌下脂肪垫。脂肪垫的两侧,滑膜层部分突向关节腔内,形成一对**翼状襞**(alar fold),襞内含脂肪组织,充填于关节腔内的空隙。

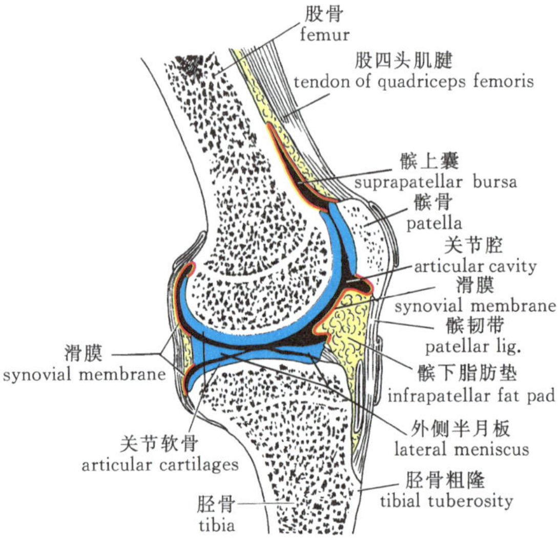

a. 经髁间隆起外侧的矢状切面

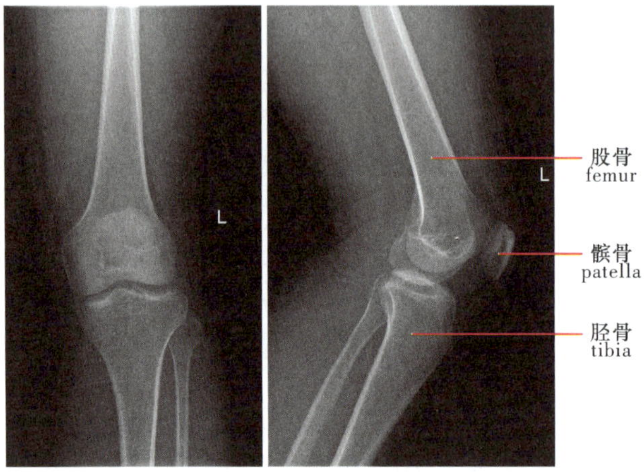

b. 左侧膝关节 X 线像

图 1-55 膝关节(矢状切面及 x 线像)

(3) 运动:膝关节属于屈戌关节,主要作屈伸运动。膝半屈位时,小腿可作旋转运动,即胫骨髁与半月板一起沿垂直轴对股骨髁的运动,幅度可达 40°。

3. 胫腓连结 胫、腓骨之间连结紧密,上端由胫骨外侧髁的腓关节面与腓骨头构成**胫腓关节**(tibiofibular joint),两骨体部之间有坚韧的**小腿骨间膜**(crural interosseous membrane)连结,下端则由胫骨的腓切迹与外踝的内侧面相连结,并借坚韧的**胫腓前韧带**(anterior tibiofibular ligaments)、**胫腓后韧带**(posterior tibiofibular ligaments)加强。因而,小腿两骨之间活动度甚小。

4. 足的关节(joint of foot) 包括距小腿关节、跗骨间关节、跗跖关节、跖骨间关节、跖趾关节和趾骨间关节(图 1-56、图 1-57)。

(1) **距小腿关节**(talocrural joint):亦称**踝关节**(ankle joint)(图 1-56b)。

1) 组成:由胫骨、腓骨下端的关节面与距骨滑车构成。

2) 特点:关节囊前、后壁薄而松弛,两侧有韧带加强。内侧者称**内侧韧带**(medial ligament)(又名**三角带**),起自内踝尖,向下呈扇形展开,止于足舟骨、距骨和跟骨,很坚韧。外侧者由三条独立的韧带组成,前为**距腓前韧带**(anterior talofibular ligament),中为**跟腓韧带**(calcaneofibular ligament),后为**距腓后韧带**(posterior talofibular ligament),三条韧带均起自外踝,分别向前、向下、向后内,止于距骨和跟骨,各韧带均较薄弱。

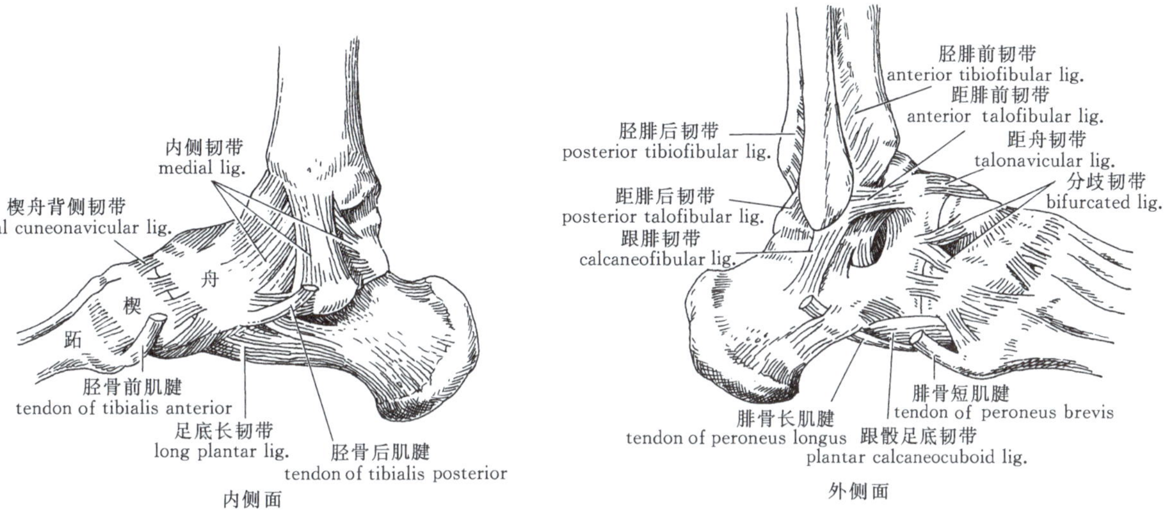

a. 距小腿关节周围韧带

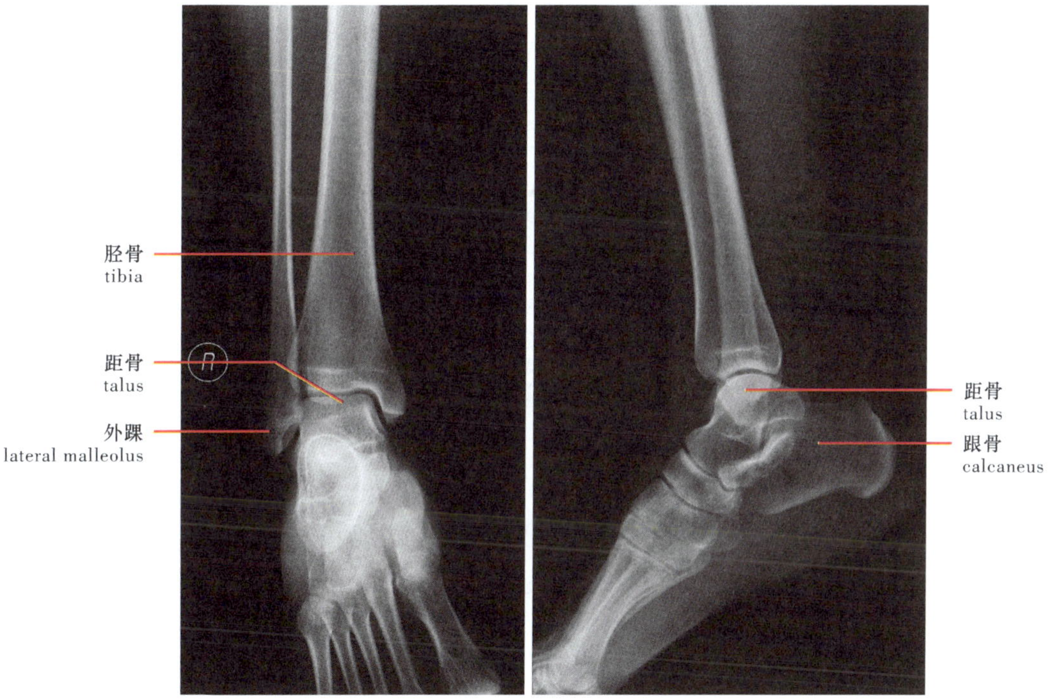

b. 右侧距小腿关节 X 线像

图 1-56 距小腿关节

3）运动：距小腿关节属屈戌关节，能作背屈（伸）和跖屈（屈）运动。由于距骨滑车前宽后窄，当背屈时，较宽的滑车前部嵌入关节窝内，关节较稳定；但在跖屈时，较窄的滑车后部进入关节窝内，于是足能作侧方运动，此时关节不够稳定，故距小腿关节扭伤多发生在跖屈（如下山、下坡、下楼梯）的情况下。

（2）**跗骨间关节**（intertarsal joint）：数目较多，以**距跟关节**（talocalcaneal joint）、**距跟舟关节**（talocalcaneonavicular joint）和**跟骰关节**（calcaneocuboid joint）较为重要。距跟关节和距跟舟关节在功能上是联合关节，可作足内翻或外翻运动。足的内侧缘提起，足底转向内侧称**内翻**（inversion），足的外侧缘提起，足底转向外侧称**外翻**（eversion）。足内、外翻通常与踝关节协同运动，内翻常伴以足的跖屈，

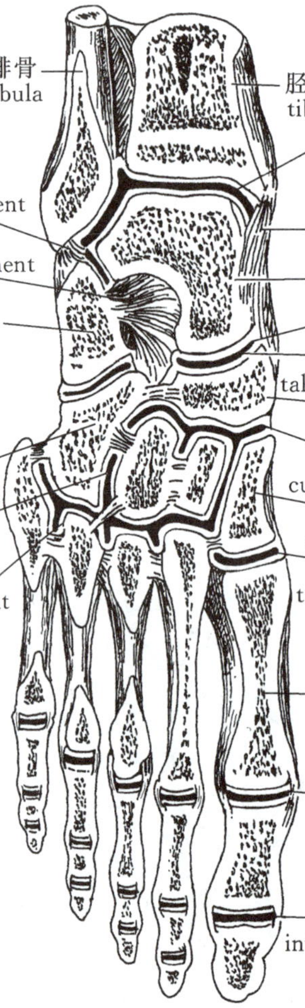

图 1-57 足关节(水平切面)

外翻常伴以足的背屈。跟骰关节和距跟舟关节联合构成**跗横关节**(transverse tarsal joint),又称肖帕尔关节(Chopart's joint),其关节线横过足背中份,呈横位的“S”形,内侧部凸向前,外侧部凸向后,实际上两关节的关节腔互不相通,在解剖学上实为两个独立的关节。临床上常沿此关节进行足的离断手术。

跗骨各骨之间还借许多坚强的韧带相连结,主要的韧带有:**跟舟足底韧带**(plantar calcaneonavicular ligament),又名**跳跃韧带**(spring ligament),位于足底,连于跟骨与足舟骨之间,对维持足弓起重要作用。**分歧韧带**(bifurcated ligament)位于足背,呈“Y”形,起自跟骨,向前分为两股,分别止于足舟骨和骰骨。在足底,尚有一些强韧的韧带,连结跟骨、骰骨和跖骨底,对维持足弓的纵弓具有重要意义。

(3) **跗跖关节**(tarsometatarsal joint):又称 Lisfranc 关节,由 3 块楔骨和骰骨的前端与 5 块跖骨的底构成,属平面关节,可作轻微滑动及屈伸运动。

(4) **跖骨间关节**(intermetatarsal joint):有三个由第 2～5 跖骨底的毗邻面构成,常与跗跖关节相通,属平面关节,连结紧密,活动度小。

(5) **跖趾关节**(metatarsophalangeal joint):共 5 个,由跖骨头与近节趾骨底构成,可作轻微的屈、伸、收、展运动。

(6) **趾骨间关节**(interphalangeal joint):共 9 个,由各趾相邻的两节趾骨的底与滑车构成,可作屈、伸运动。

5. 足弓(图 1-58、图 1-59) 跗骨和跖骨借其连结形成凸向上的弓,称**足弓**(arch of foot)。可分为前后方向的内、外侧纵弓和内外侧方向的横弓。

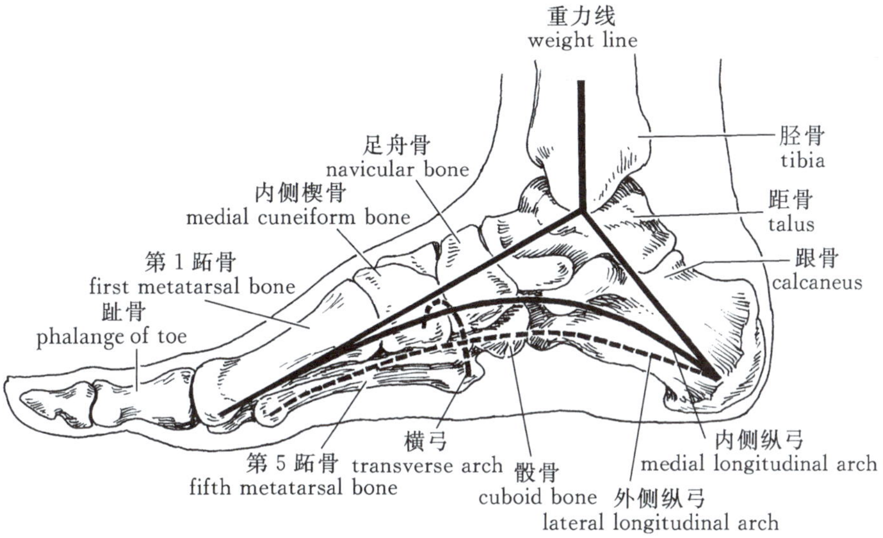

图 1-58　足弓(内侧面观)

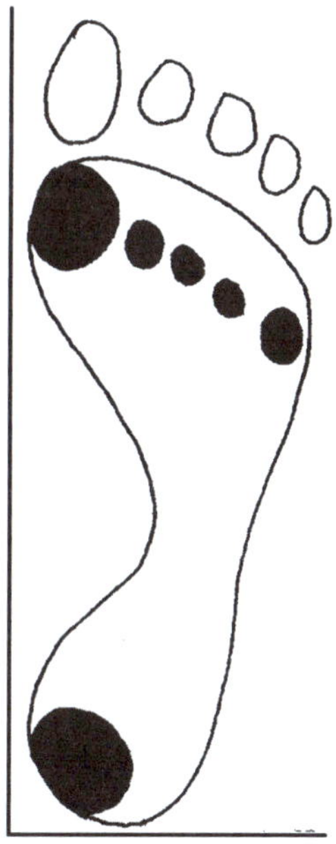

图 1-59　足的承重点

内侧纵弓(medial longitudinal arch)由跟骨、距骨、舟骨、3 块楔骨以及内侧 3 个跖骨连结构成,弓的最高点为距骨头。此弓前端的承重点在第 1 跖骨头,后端的承重点是跟骨结节。**外侧纵弓**(lateral longitudinal arch)由跟骨、骰骨和外侧 2 个跖骨构成,弓的最高点在骰骨,其前端的承重点在第 5 跖骨头。内侧纵弓较外侧纵弓高。**横弓**(transverse arch)由骰骨、3 块楔骨和跖骨构成,最高点在中间楔骨。

足弓提供了足的弹性,使足成为具有弹性的“三脚架”。人体的重力从踝关节经距骨向前传到跖骨头(主要是第 1 和第 5 跖骨头),向后传到跟骨结节,从而保证直立时足底着地支撑的稳固性,在行走和跳跃时发挥弹性和缓冲震荡的作用,同时还可保护足底的血管和神经免受压迫,减少地面对身体的冲击,以保护体内器官,特别是使脑免受震荡。

足弓的维持,除各骨的连结外,足底的韧带以及足底肌腱也对足弓的维持也起着重要作用。这些韧带虽很坚韧,但缺乏主动收缩能力,一旦被拉长或受到损伤,足弓便有可能塌陷,成为“扁平足”。

(张露青)

第五节　颅骨及其连结

一、颅　　骨

颅骨共 23 块(不包括三对听小骨),彼此借骨连结构成颅(skull),位于脊柱上方。颅骨分为后上部的脑颅骨和前下部的面颅骨。脑颅骨互相连结构成容纳脑的**颅腔**(cranial cavity);面颅骨则构成面部的支架,并形成眶、骨性鼻腔、骨性口腔,保护与支持感觉器及消化系统、呼吸系统的起始部分。

(一) 脑　颅　骨

脑颅骨共 8 块。其中不成对的有额骨、筛骨、蝶骨和枕骨,成对的有颞骨和顶骨。它们共同围成颅腔。颅腔的顶为穹隆形,称**颅盖**(calvaria),由额骨、顶骨、枕骨构成。颅腔的底部规整,由额骨、筛骨、蝶骨、枕骨和颞骨构成。

1. 额骨(frontal bone)(图 1-60) 位于颅的前上方，构成颅盖和颅底前部，分为额鳞、眶部和鼻部。**额鳞**属扁骨呈贝壳形，下部骨内有空腔，称**额窦**；**眶部**为水平向后伸出的薄板，构成眶上壁；**鼻部**位于两侧眶部之间，呈马蹄铁形，缺口处接筛骨。

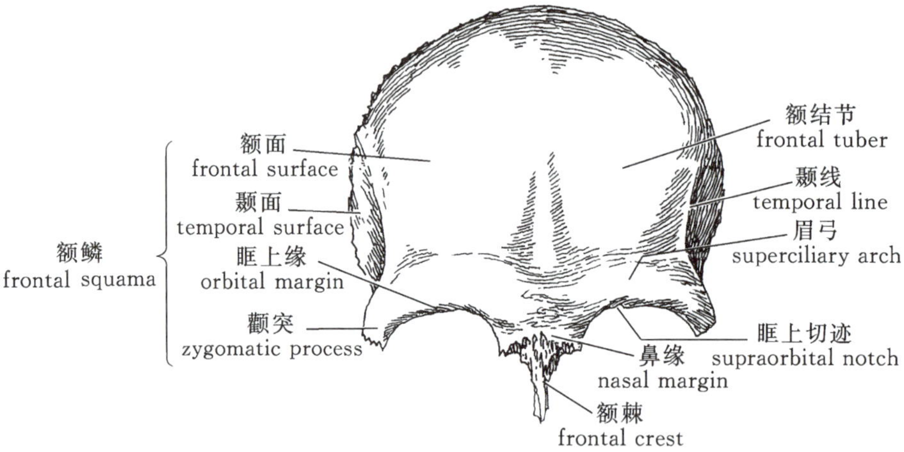

图 1-60 额骨(前面观)

2. 筛骨(ethmoid bone)(图 1-61) 为最脆弱的含气骨，位于两眶之间，构成鼻腔上部和外侧壁。此骨冠状切面呈“巾”字形，可分为水平板、垂直板和两侧的筛骨迷路。**筛骨迷路**(ethmoidal labyrinth)内含**筛窦**，筛窦为蜂窝状的小房；迷路内侧壁有两个卷曲小骨片，即**上鼻甲**和**中鼻甲**；筛骨迷路外侧壁骨质极薄，构成眶的内侧壁即眶板。水平板又称**筛板**(cribriform plate)，构成鼻腔的顶，有许多小孔，称**筛孔**(cribriform foramina)，筛板的前份有向上伸出的**鸡冠**(crista gallia)；**垂直板**构成骨性鼻中隔的前上部。

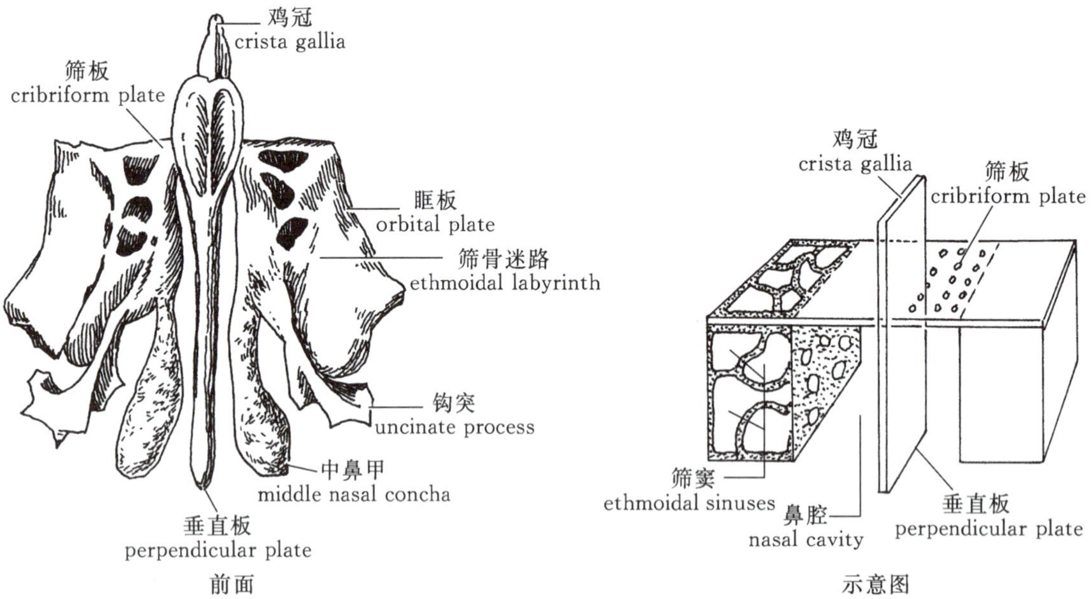

图 1-61 筛骨

3. 蝶骨(sphenoid bone)(图 1-62) 形似蝴蝶，居颅底中央，分为中部的**蝶骨体**(sphenoid body)、伸向两侧的**大翼**(greater wing)和**小翼**(lesser wing)及 1 对垂直向下的**翼突**(pterygoid process)。

(1) 蝶骨体：位居中央，内有含气腔称为**蝶窦**(sphenoidal sinus)。其上面中央的凹陷称**垂体窝**。

(2) 小翼：是蝶骨体的前上份向外侧的突起，与体交界处有**视神经管**。

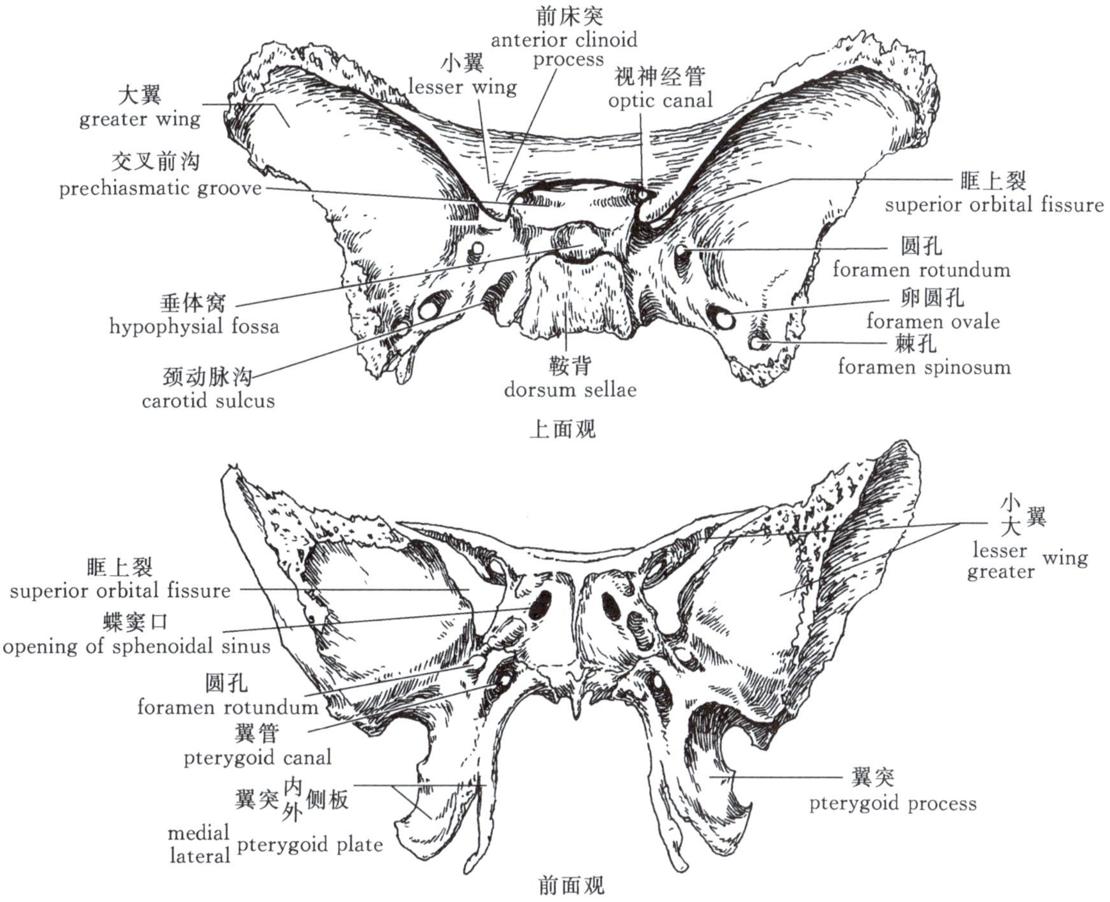

图 1-62 蝶骨

(3) 大翼:是一对由体向外侧伸出并上翘的骨片,根部由前内向后外依次有**圆孔**、**卵圆孔**和**棘孔**。大、小翼之间的裂隙为**眶上裂**。

(4) 翼突:是体和大翼结合处向下伸出的一对突起,其后向下分叉形成翼突内、外侧板;根部有一矢状位的细管称**翼管**。

4. 颞骨(temporal bone)(图 1-63) 介于顶骨、蝶骨、枕骨之间,参与构成颅底和颅腔侧壁,形状不规则。以外耳门为中心分为前上方的**鳞部**(squamous part);前、下及后方的**鼓部**(tympanic part)和内侧的**岩部**(petrous part)。

(1) 鳞部:位于外耳门前上方,呈鳞片状,前下部有伸向前的突起称**颧突**,其根部下面有一深窝,称**下颌窝**,窝前缘隆突,称**关节结节**。

(2) 鼓部:为外耳门前下方卷曲的骨板,从前、下、后三面围成外耳道。

(3) 岩部:呈三棱锥状又称锥体。锥体尖端指向前内,嵌入枕骨与蝶骨之间。岩部有三个面。前面朝向颅中窝、近尖端处有一凹陷,称**三叉神经压迹**,中央有一突起的嵴,叫**弓状隆起**;后面朝向颅后窝,中央的孔叫**内耳门**;下面凹凸不平,其后份有一大窝称**颈静脉窝**,其前方有**颈动脉管外口**;后外侧有伸向下方的细长突起,称**茎突**。外耳门后方,岩部后份向下的钝圆突起称**乳突**。乳突与茎突根部之间有**茎乳孔**。

5. 枕骨(occipital bone)(图 1-68、图 1-69) 位于颅的后下部,呈瓢状,前下部中央有**枕骨大孔**(foramen magnum of occipital bone)。枕骨借此孔分为 4 部,前为**基底部**,后为**枕鳞**,两侧为**侧部**。侧部的下方有椭圆形的突起,称**枕髁**(occipital condyle)。枕髁的关节面与寰椎上关节面相关节。

6. 顶骨(parietal bone)(图 1-70) 为典型的扁骨,外凸内凹,呈四边形,位颅顶中部,左右各一。

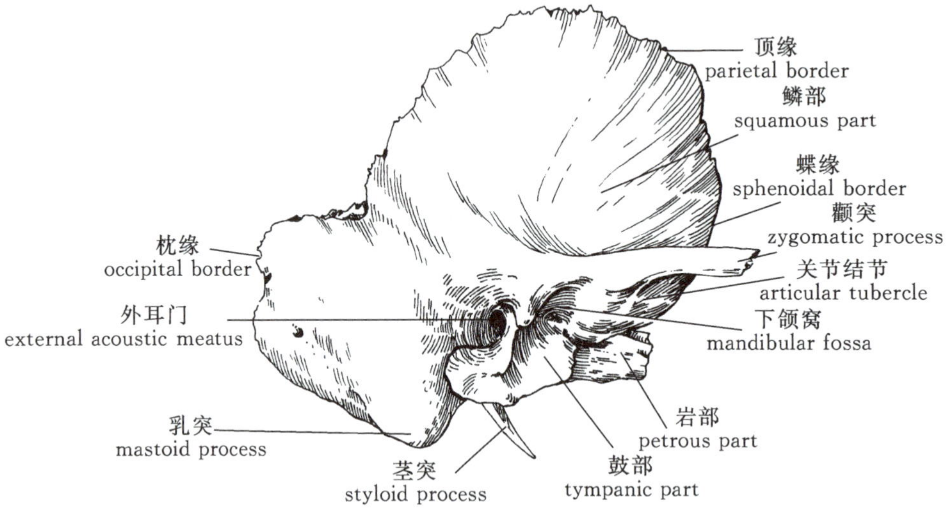

外侧面

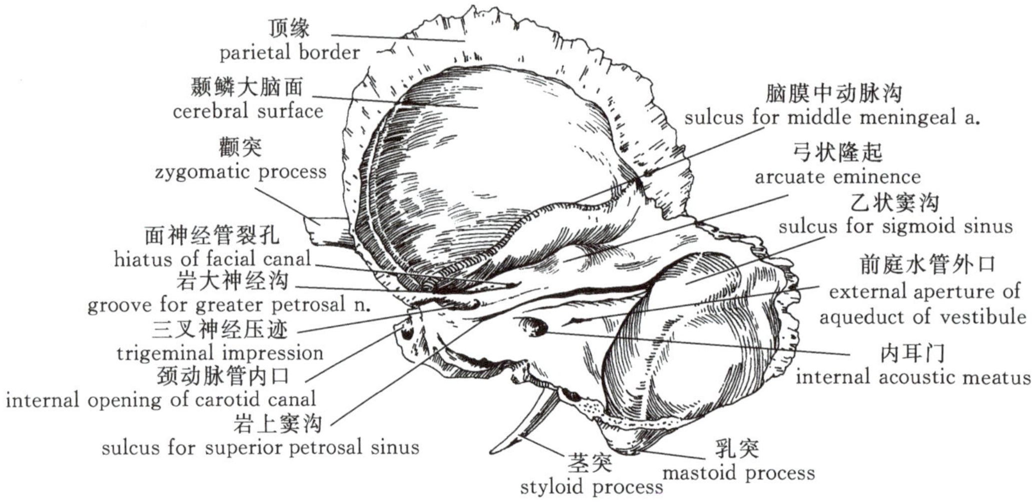

内侧面

图 1-63 颞骨

(二) 面 颅 骨

面颅骨共 15 块。成对的有上颌骨、腭骨、颧骨、鼻骨、泪骨及下鼻甲骨，不成对的有犁骨、下颌骨和舌骨。面颅骨围成眶、骨性鼻腔和骨性口腔。

1. 下颌骨(mandible)(图 1-64)　略呈马蹄铁形，有一体两支。中部呈“U”形部分，称为**下颌体**(body of mandible)。体的下缘圆钝，称为下颌底(mandibular base)；上缘构成**牙槽弓**(alveolar arch)，有容纳下颌牙根的牙槽。体前面正中下份向前突起，称**颏隆凸**(mental protuberance)。前外侧面约对第 2 前磨牙根处，有**颏孔**(mental foramen)。**下颌支**(ramus of mandible)是由体伸向后上方的方形骨板，上端有两个突起，前方的称**冠突**(coronoid process)，后方的称**髁突**(condylar process)，两突之间的凹陷为**下颌切迹**(mandibular notch)。髁突上端膨大，称**下颌头**(head of mandible)，头上有平滑的关节面，与下颌窝相关节，下颌头下方较细处是**下颌颈**(neck of mandible)。下颌支后缘与下颌底相交处，称**下颌角**(angle of mandible)，其内、外侧面均粗糙，分别为翼内肌和咬肌附着处的**翼肌粗隆**(pterygoid

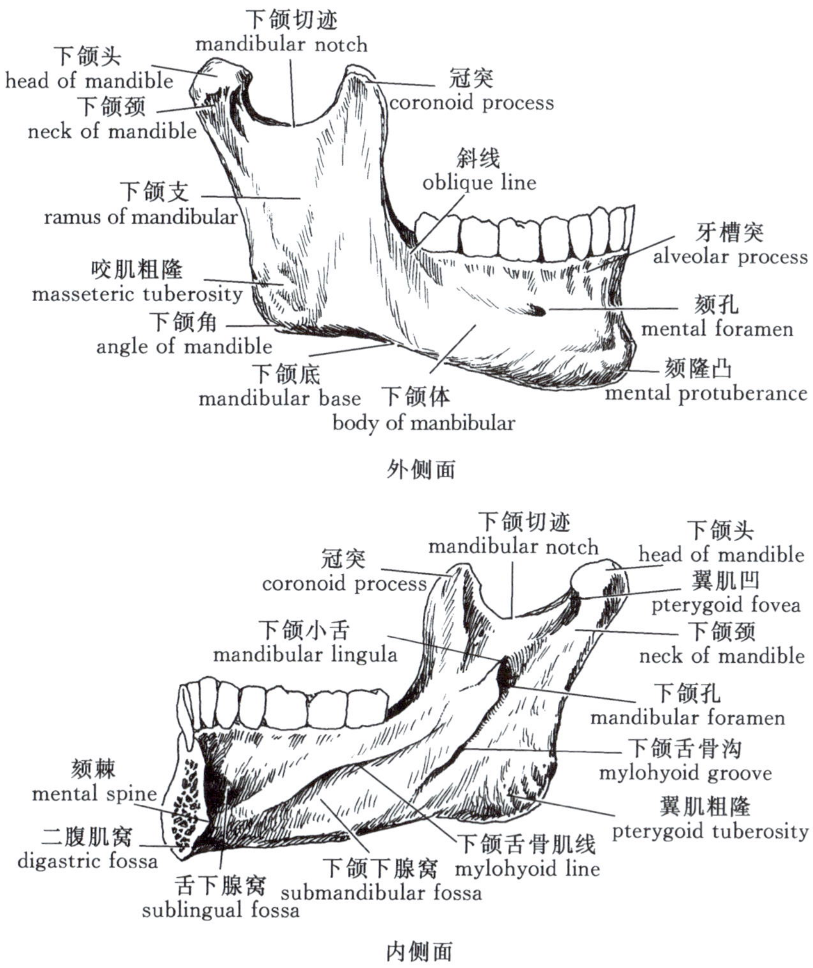

图 1-64 下颌骨

tuberosity)和**咬肌粗隆**(masseteric tuberosity)。下颌支内面中央有**下颌孔**(mandibular foramen),通入位于下颌体内的**下颌管**(mandibular canal)。下颌角、颏隆凸可在体表摸到,张、闭口时可触到下颌头的活动。

下颌体内侧面正中线上有上、下两对小棘,称为**颏棘**,分别是颏舌肌和颏舌骨肌附着处。颏棘的外下侧,左右各有一浅窝,称**二腹肌窝**,有同名肌附着。自此向后上方有一条稍高起的线,称**下颌舌骨肌线**,有同名肌附着,此线前端上方有与舌下腺相接的**舌下腺窝**。此线中份下方也有一容纳下颌下腺的**下颌下腺窝**。下颌颈的前面有一小凹称**翼肌凹**,为翼外肌的附着部。

2. 舌骨(hyoid bone)(图 1-65) 居下颌骨下后方,喉的上方呈马蹄铁形。中间部称**舌骨体**(body of hyoid bone),向后外延伸的长突为**大角**(greater horn),向上的短突为**小角**(lesser horn)。舌骨全体可在体表摸到。

3. 犁骨(vomer)(图 1-73) 为斜方形骨片,位于鼻腔正中,组成鼻中隔后下份。

4. 上颌骨(maxilla)(图 1-66) 成对,构成颜面的中央部,几乎与全部面颅骨相接。可分为 1 个体和 4 个突起。

上颌体(body of maxilla):居上颌骨中部,内有较大的含气腔,称**上颌窦**。上面后份有**眶下沟**,向前经**眶下管**通**眶下孔**;内侧面的前部与下鼻甲共同构成**鼻泪管**。

牙槽突(alveolar process):由体向下伸出,两侧合成牙槽弓,其下缘有容纳上颌牙根的牙槽。

额突(frontal process):由体向上伸出,插入鼻骨与泪骨之间,上接额骨。

颧突(zygomatic process):伸向外侧与颧骨的颞突形成颧弓。

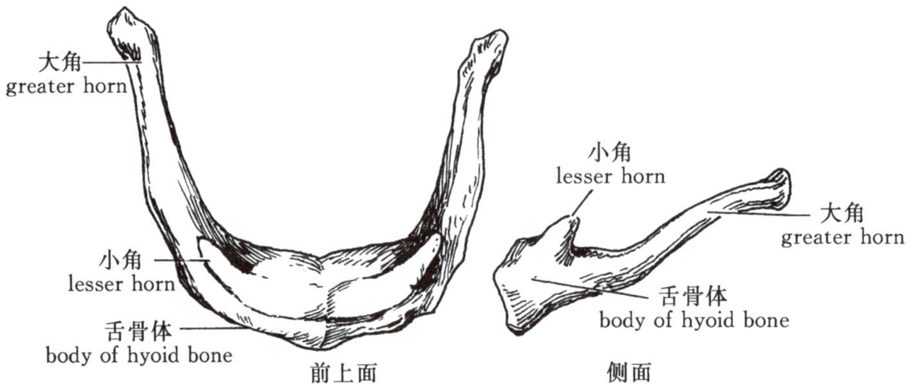

图 1-65 舌骨

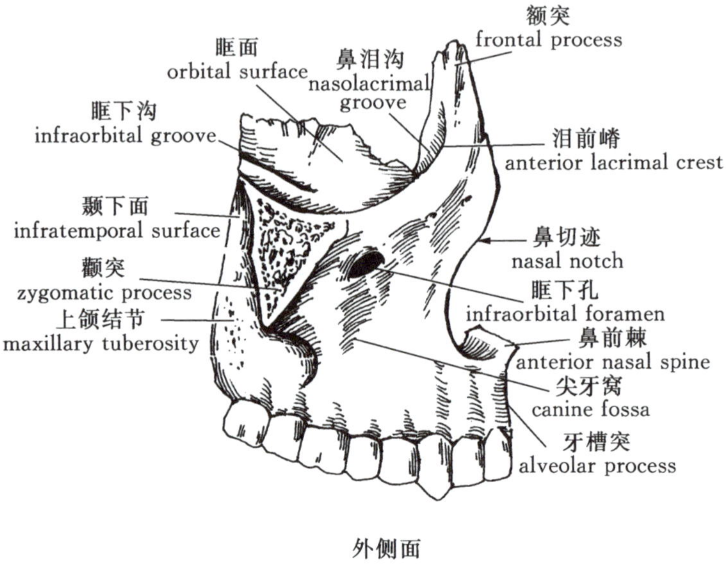

图 1-66 上颌骨

腭突(palatine process):由体向内侧伸出的水平板状突,与对侧的腭突结合,组成骨腭的前份。

5. 腭骨(palatine bone)(图 1-67) 呈"L"形,位于上颌骨腭突与蝶骨翼突之间,分水平板和垂直板两部,水平板组成骨腭的后份,垂直板构成鼻腔外侧壁的后份。

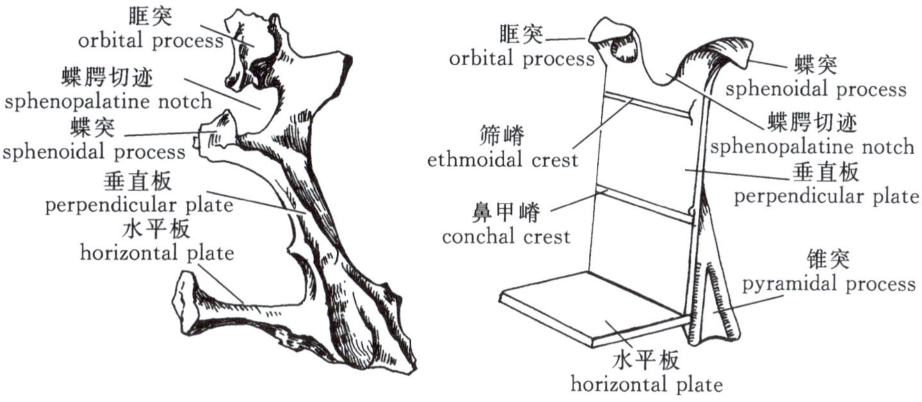

图 1-67 腭骨

6. 鼻骨(nasal bone)(图 1-72) 为成对的略长方形的骨片,上窄下宽,构成鼻背的骨性基础。

7. 泪骨(lacrimal bone)(图 1-72) 为方形骨片,位于眶内侧壁的前份。与上颌骨的额突共同构成泪囊窝。

8. 下鼻甲(inferior nasal concha)(图 1-72) 为薄而卷曲的骨片,附着于上颌体和腭骨垂直板的鼻腔面,即鼻腔外侧壁的下部。

9. 颧骨(zygomatic bone) 位于眶的外下方,呈菱形,形成面颊的骨性突起。

(三) 颅的整体观

1. 顶面观(图 1-68) 颅顶呈卵圆形,前窄后宽,光滑隆凸。顶骨中央最隆凸处,称**顶结节**(parietal tuber)。各骨之间由缝相连,额骨与两侧顶骨之间为**冠状缝**(coronal suture);两侧顶骨之间为**矢状缝**(sagittal suture);两侧顶骨与枕骨之间为**人字缝**(lambdoid suture)。

2. 后面观(图 1-69) 可见人字缝、两侧顶骨的后份、枕鳞以及颞骨的**乳突**(mastoid process)。枕鳞中央最突出部是**枕外隆凸**(external occipital protuberance),由此向两侧的弓形骨嵴称**上项线**(superior nuchal line),其下方有与上项线平行的下项线。乳突和枕外隆突是重要的骨性标志。

3. 内面观(图 1-68) 颅盖内面凹陷,有与脑沟、回对应的压迹与骨嵴。两侧有脑膜中动脉及其分支的压迹。正中线上有一条前后方向的浅沟,称**上矢状窦沟**(sulcus for superior sagittal sinus),沟两侧有许多颗粒小凹,为蛛网膜颗粒压迹。

颅底内面高低不平,以蝶骨小翼后缘、颞骨岩部上缘和鞍背为界,分为三个窝,分别称颅前、中、后窝。三窝呈阶梯状,颅前窝位置最高,颅后窝最低。

(1) **颅前窝**(anterior cranial fossa):由额骨眶部、筛板和蝶骨小翼构成,容纳端脑额叶。正中线上由前向后,有额嵴、盲孔、鸡冠等结构。鸡冠两侧为筛板,筛板上有**筛孔**(cribriform foramina)通鼻腔。此部位是颅底最薄弱处,为颅底骨折好发部位。

(2) **颅中窝**(middle cranial fossa):由蝶骨体及大翼、颞骨岩部和鳞部构成。窝的中间狭窄,两侧宽广。中央是蝶骨体,其上面有**垂体窝**(hypophysial fossa),其前外侧有**视神经管**(optic canal),通入眶,视神经管口外侧有突向后方的**前床突**(anterior clinoid process)。两视神经管之间的横沟称**交叉前沟**(prechiasmatic groove)。垂体窝后方的隆起是**鞍背**(dorsum sellae)。鞍背两侧角向前的突起为**后床突**

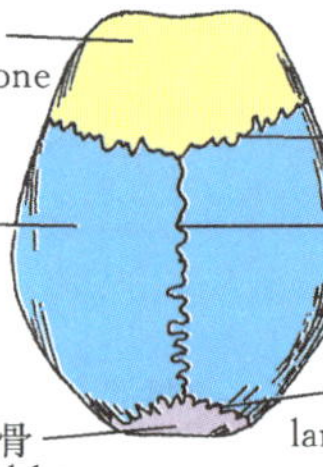

颅盖外面

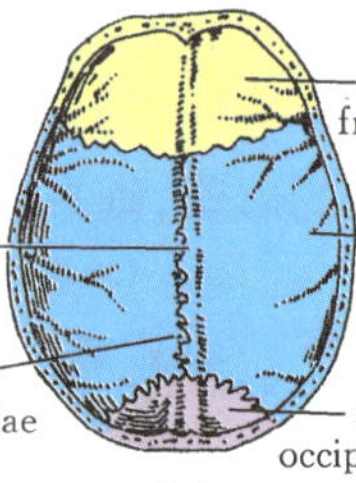

颅盖内面

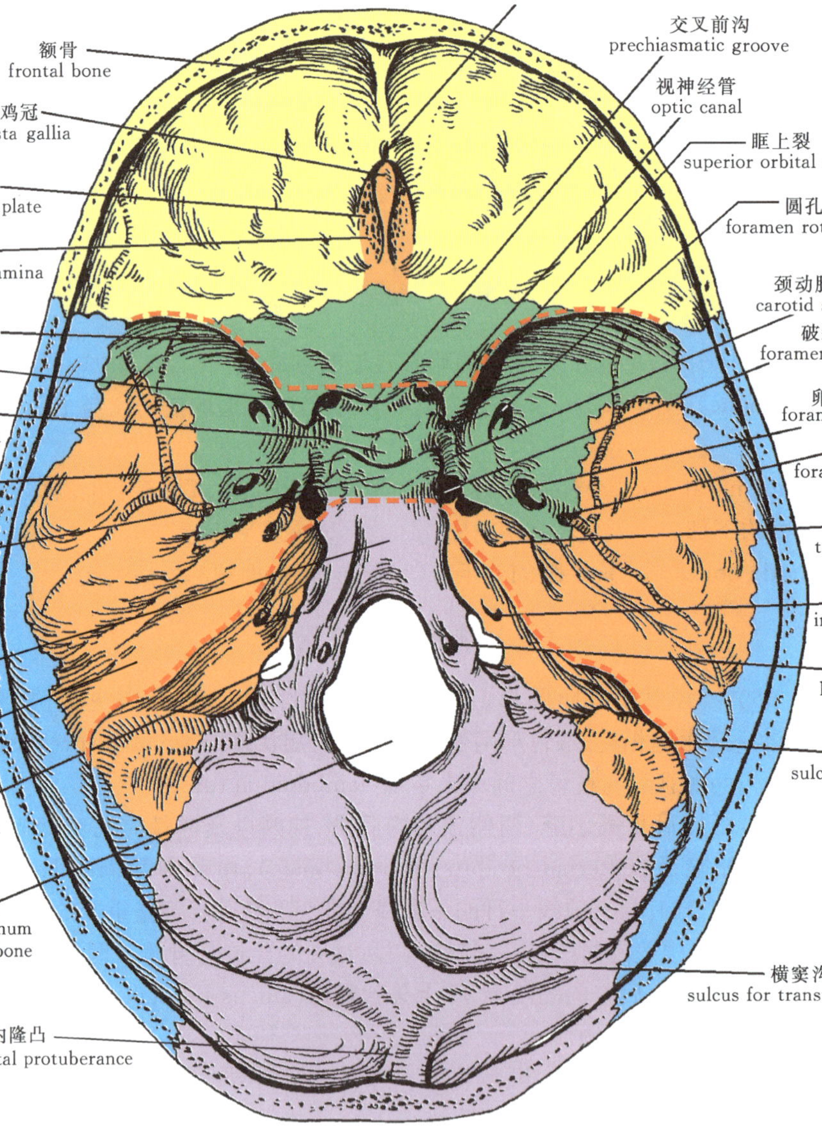

图 1-68 颅底(内面观)

红线为颅前、中及后窝的分界线

(posterior clinoid process)。垂体窝和鞍背统称**蝶鞍**(sella turcica)。蝶骨体两侧的浅沟为**颈动脉沟**(carotid sulcus),其后端续于颞骨岩部尖端的**颈动脉管内口**(internal opening of carotid canal),颈内动脉经此入颅。此处的下方,在颞骨岩部尖端与蝶骨体和枕骨体之间有不规则的**破裂孔**(foramen lacerum)。颅中窝两侧,有位于蝶骨大、小翼之间的**眶上裂**(superior orbital fissure),向前通眶,有多条神经和血管通过。眶上裂后方由前向后排列有**圆孔**(foramen rotundum)、**卵圆孔**(foramen ovale)和**棘**

孔(foramen spinosum)。脑膜中动脉自棘孔向外上方走行。颞骨岩部前面中央有**弓状隆起**(arcuate eminence),它与颞鳞之间的薄骨板为**鼓室盖**(tegmen tympani)。颞骨岩部前面的尖端有一浅窝,称**三叉神经压迹**(trigeminal impression)。

(3) **颅后窝**(posterior cranial fossa):主要由枕骨和颞骨岩部后面构成。中央有枕骨大孔。枕骨大孔前上方的平坦斜面称**斜坡**(clivus);前外缘上有**舌下神经管内口**(internal opening of hypoglossal canal);后上方有一隆起,称**枕内隆凸**(internal occipital protuberance)。枕内隆凸向上延续为上矢状窦沟,向两侧延伸的沟为**横窦沟**(sulcus for transverse sinus),此沟转向前下内改称为**乙状窦沟**(sulcus for sigmoid sinus),末端终于**颈静脉孔**(jugular foramen)。颈静脉孔内有颈内静脉和舌咽神经、迷走神经及副神经通过。颞骨岩部后面中央有一大孔,称**内耳门**(internal acoustic meatus),内通内耳道,有面神经和前庭蜗神经及血管通过。

4. 颅底外面观(图 1-69)　颅底外面凹凸不平,孔裂甚多。以翼突后缘和枕髁前缘的两条横线可大致把颅底外面分为前、中、后三区。

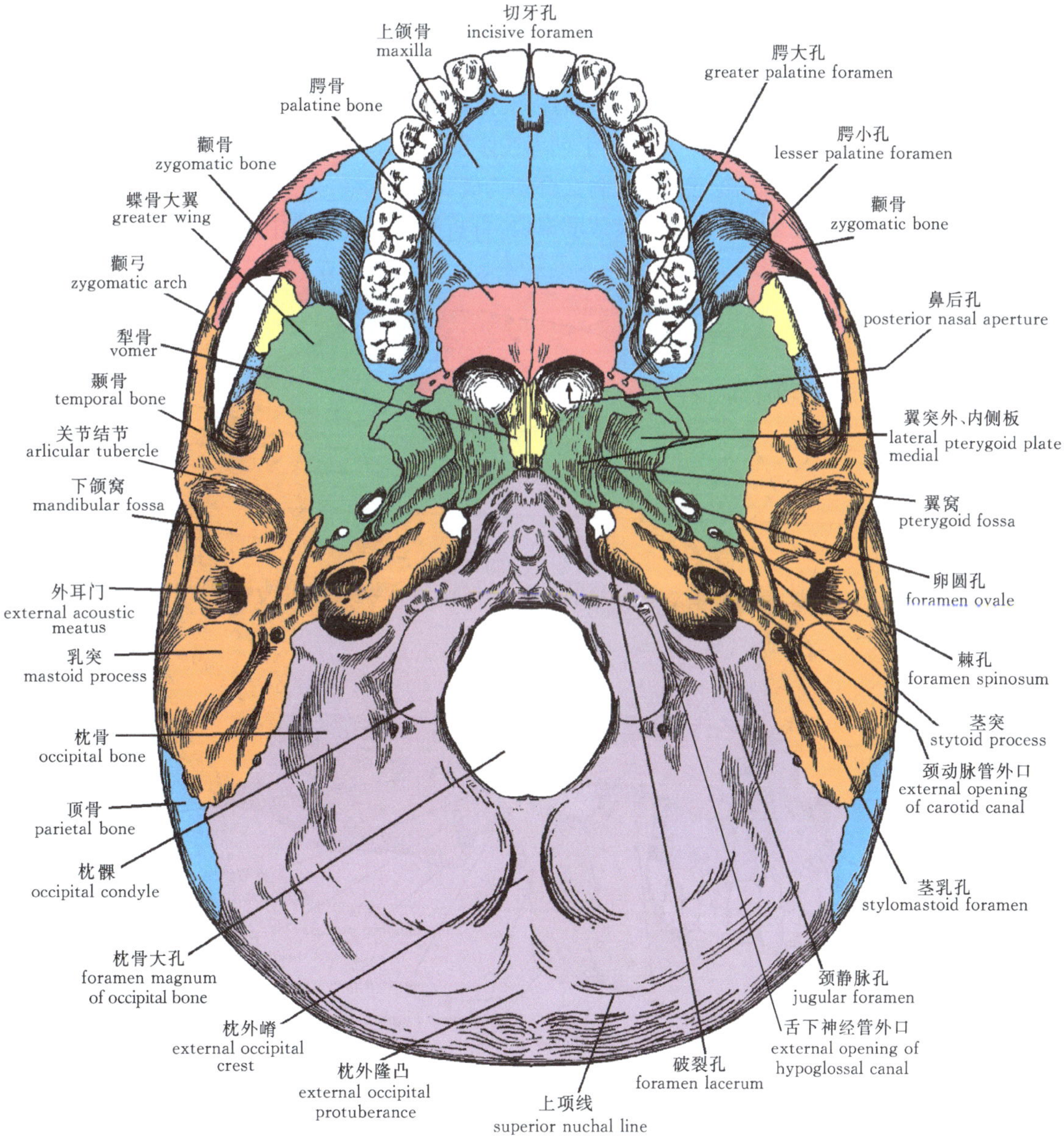

图 1-69　颅底(外面观)

(1) **前区**:中央部向下突起,由两侧上颌骨牙槽突合成的牙槽弓和由上颌骨腭突与腭骨水平板构成的**骨腭**(bony palate)。骨腭中缝前端有**切牙孔**(incisive foramen),近后缘两侧有**腭大孔**(greater palatine foramen)。骨腭后缘以上是被犁骨分隔的左、右**鼻后孔**(posterior nasal aperture),鼻后孔的两侧为翼突内侧板。其与翼突外侧板间的窝称为**翼窝**(pterygoid fossa)。外侧部由前向后为**颧弓**(zygomatic arch)、颧弓根部隆起的**关节结节**(articular tubercle)、**下颌窝**(mandibular fossa)和**外耳门**(external acoustic meatus)。

(2) **中区**:有众多的孔、裂和突起。以颞骨岩部下面中央的**颈动脉管外口**(external opening of carotid canal)为中心,前方有卵圆孔和棘孔;后方为颞骨岩部与枕骨之间不规则的颈静脉孔;内前方为蝶、枕和颞骨会合处的破裂孔,活体为软骨所封闭;后外方有**茎突**(styloid process)和**乳突**(mastoid process),两者之间有**茎乳孔**(stylomastoid foramen)。

(3) **后区**:中央有**枕骨大孔**,其前方为枕骨基底部,基底部前方与蝶骨体直接结合(25 岁以前借软骨结合);枕骨大孔两侧有椭圆形关节面,称**枕骨髁**(occipital condyle)其前外侧稍上有**舌下神经管外口**(external opening of hypoglossal canal);枕骨大孔后方的突起为**枕外隆凸**(external occipital protuberance)。

枕外隆凸向外侧弓形的线叫**上项线**(superior nachal line)。枕外隆凸至枕骨大孔后缘的嵴,称为**枕外嵴**(external occipital crest)。

5. 颅侧面观(图 1-70) 可见脑颅的额骨、蝶骨、顶骨、颞骨和枕骨以及面颅的颧骨和上、下颌骨等。侧面中部有外耳门,其后方为乳突,前上方是颧弓,两者在体表可摸到。以颧弓为界将颅侧面分为上方的颞窝和下方的颞下窝。在颞窝前下部,额、顶、颞、蝶骨会合处构成"H"形的缝,称**翼点**(pterion)。其内面为脑膜中动脉沟,沟内有同名动脉通过。此处是颅的最薄弱部位,骨折时会伤及脑膜中动脉,导致硬膜外血肿。

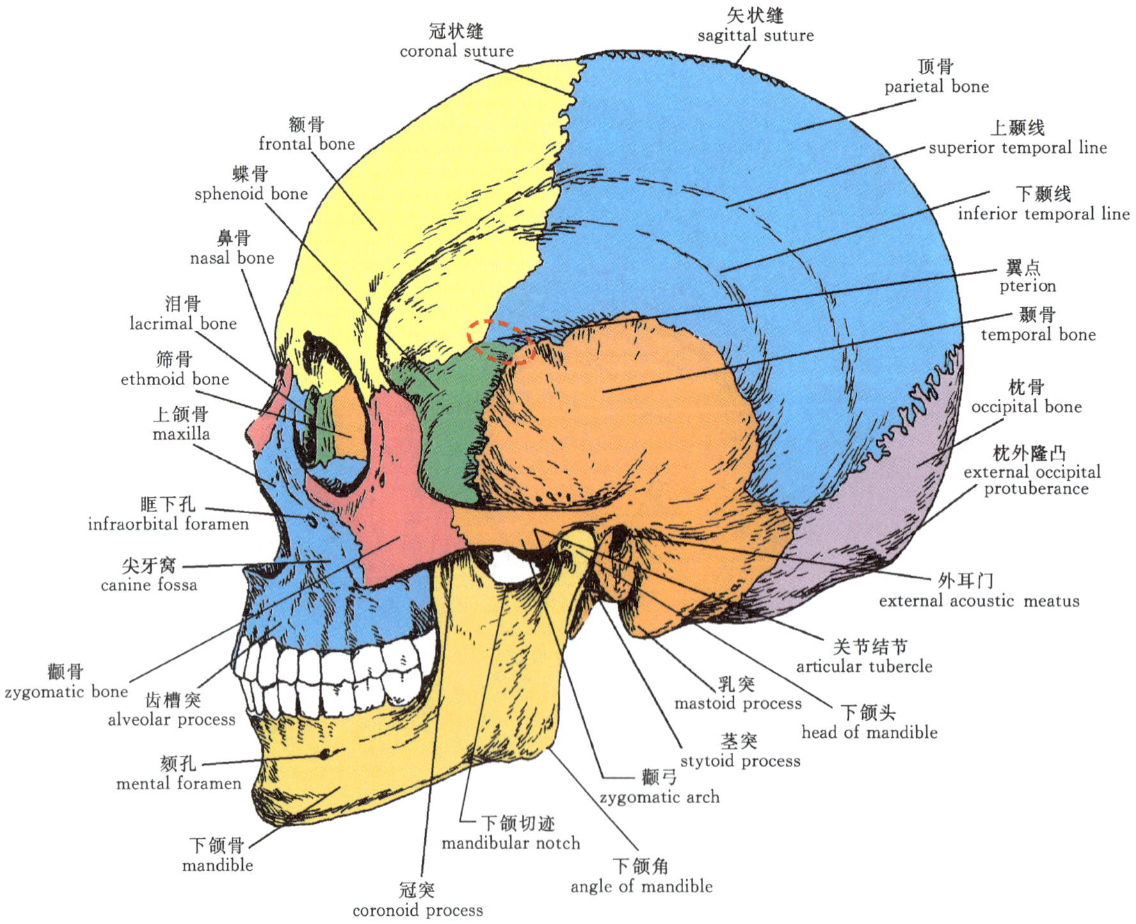

图 1-70 颅(侧面观)

颞下窝(infratemporal fossa)是位于上颌骨体和颧骨后方、下颌支内侧的不规则腔隙,容纳咀嚼肌和血管神经等。此窝向上与颞窝相通;借卵圆孔和棘孔与颅中窝相通;向前借眶下裂通眶;向内借上颌骨与蝶骨翼突之间的**翼上颌裂**(pterygomaxillary fissure)通翼腭窝。

翼腭窝(pterygopalatine fossa)(图 1-71)为翼上颌裂向内侧深入的狭窄间隙,由上颌骨体、蝶骨翼突和腭骨围成,有神经血管通过。此窝与颅腔、眶、鼻腔、口腔和颞下窝广泛相通。

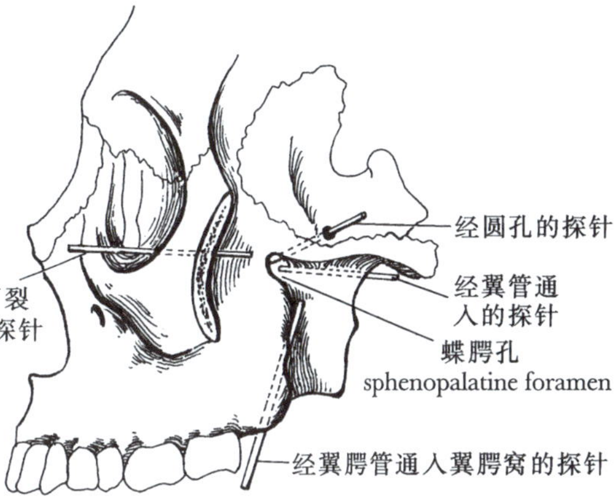

图 1-71 翼腭窝及其交通

翼腭窝向外侧借翼上颌裂通颞下窝;向前借眶下裂通眶;向内侧借腭骨与蝶骨围成的**蝶腭孔**(sphenopalatine foramen)通鼻腔;向后借圆孔通过颅中窝,借翼管通颅底外面;向下移行于翼腭管并经腭大孔通口腔。

6. 颅前面观(图 1-72) 从前面观察可见额区、眶、骨性鼻腔和骨性口腔。

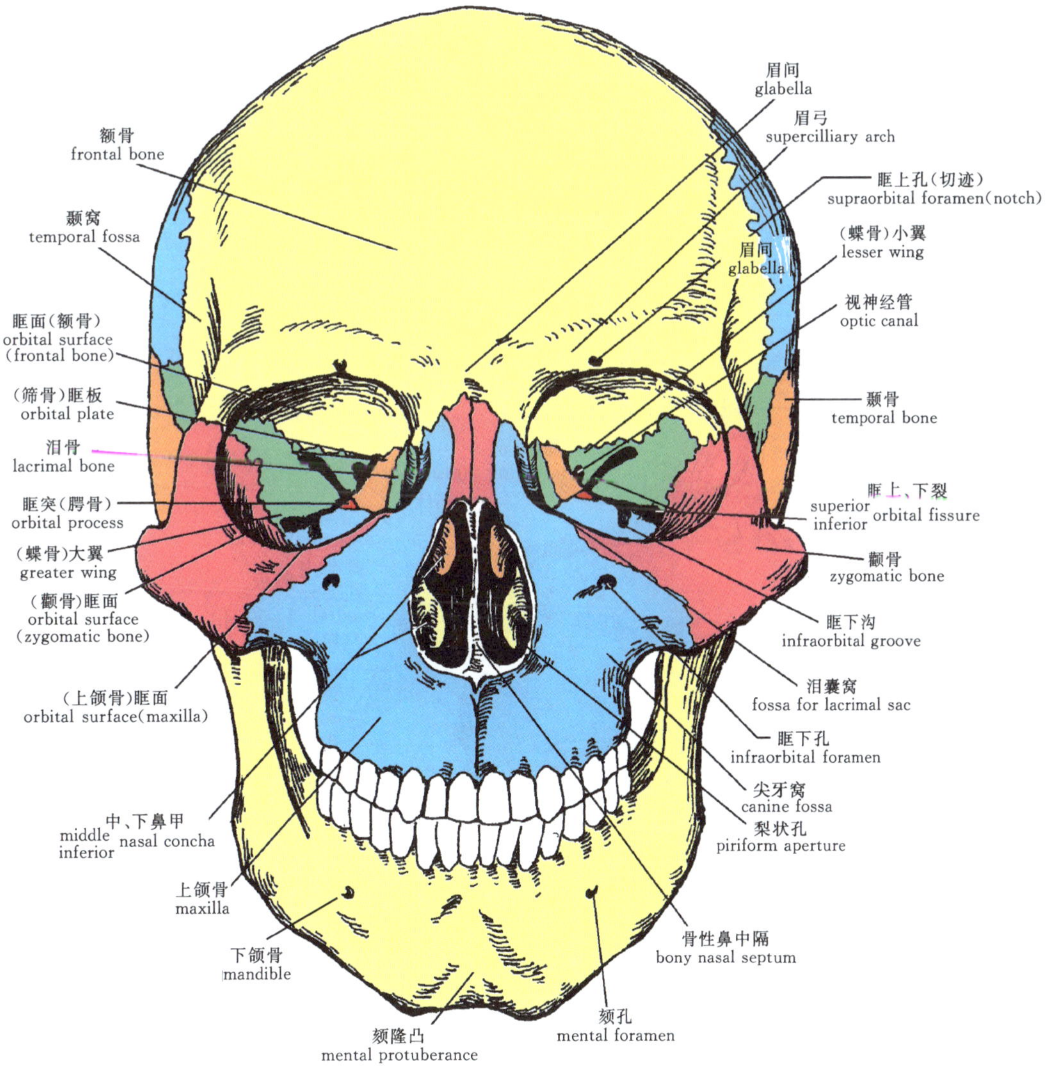

图 1-72 颅(前面观)

（1）**额区**：为眶以上的部分，由**额鳞**（frontal squama）组成。两侧的隆起为**额结节**（frontal tuber），结节下方有与眶上缘平行的隆起，称**眉弓**（superciliary arch）。左右眉弓间的平坦部，称**眉间**（glabella）。眉弓与眉间都是重要的体表标志。

（2）**眶**（orbit）：呈四棱锥体状，容纳眼球及附属结构。尖向后内，底称眶口，朝向前外。眶口上缘中内1/3交界处有**眶上孔**（supraorbital foramen）或**眶上切迹**（supraorbital notch）；眶下缘中份下方有**眶下孔**（infraorbital foramen）。眶尖经**视神经管**（optic canal）通颅中窝。眶上壁由额骨眶部及蝶骨小翼构成，上方与颅前窝相邻，前外侧份有一深窝，称**泪腺窝**（fossa for lacrimal gland），容纳泪腺。眶内侧壁非薄，由前向后为上颌骨额突、泪骨、筛骨眶板和蝶骨体，与筛窦和鼻腔相邻。前下份有一个长圆形窝，称**泪囊窝**（fossa for lacrimal sac）容纳泪囊。此窝向下经**鼻泪管**（nasolacrimal canal）通鼻腔。眶下壁主要由上颌骨构成，下方有上颌窦。下壁和外侧壁交界处后份有**眶下裂**（inferior orbital fissure），向后通颞下窝和翼腭窝。眶下裂中部有前行的**眶下沟**（inferior groove），经**眶下管**（infra orbital canal），开口于眶下孔。眶外侧壁较厚，由颧骨和蝶骨大翼构成。外侧壁与上壁交界处的后份有**眶上裂**（superior orbital fissure），向后通颅中窝。

（3）**骨性鼻腔**（bony nasal cavity）（图1-73、图1-74）：位于面颅中央，介于两眶和上颌骨之间，由犁骨和筛骨垂直板构成的**骨鼻中隔**（bony septum of nose），将其分为左右两半。骨性鼻腔上邻颅前窝，下邻口腔，外侧邻筛窦、眶和上颌窦。骨性鼻腔后方的开口称为**鼻后孔**（posterior nasal aperture），通咽，前方的开口称**梨状孔**（piriform aperture）。鼻腔顶主要由筛板构成，有**筛孔**（cribriform foramen）通颅前窝。底由骨腭构成，前端有**切牙管**（incisive canal）通口腔。外侧壁由上而下有三个向下弯曲的骨片，分别称**上鼻甲**（superior nasal concha）、**中鼻甲**（middle nasal concha）、**下鼻甲**（inferior nasal concha），每个鼻甲下方为相应的鼻道，分别称**上鼻道**（superior nasal meatus）、**中鼻道**（middle nasal meatus）、**下鼻道**（inferior nasal meatus）。上鼻甲后上方与蝶骨之间的间隙，称**蝶筛隐窝**（sphenoethmoidal recess），蝶窦开口于此隐窝。中鼻甲后方有蝶腭孔，通翼腭窝。

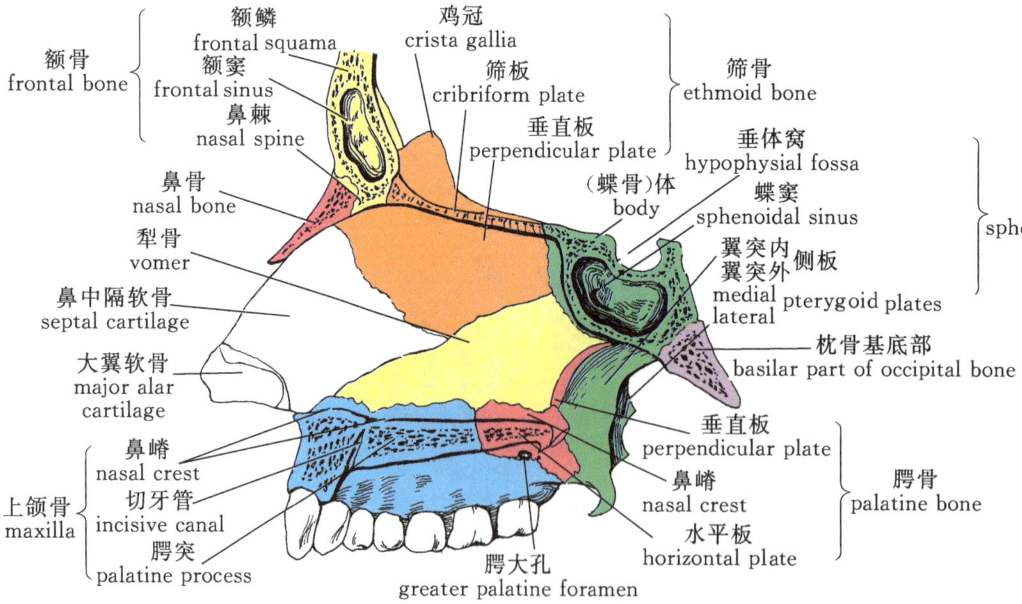

图1-73 骨性鼻中隔（左侧观）

（4）**鼻旁窦**（paranasal sinuses）（图1-74、图1-75）：位于鼻腔的周围，开口于鼻腔，有上颌窦、额窦、蝶窦及筛窦，均为同名骨内的含气腔隙。鼻旁窦对发音能起共鸣作用。

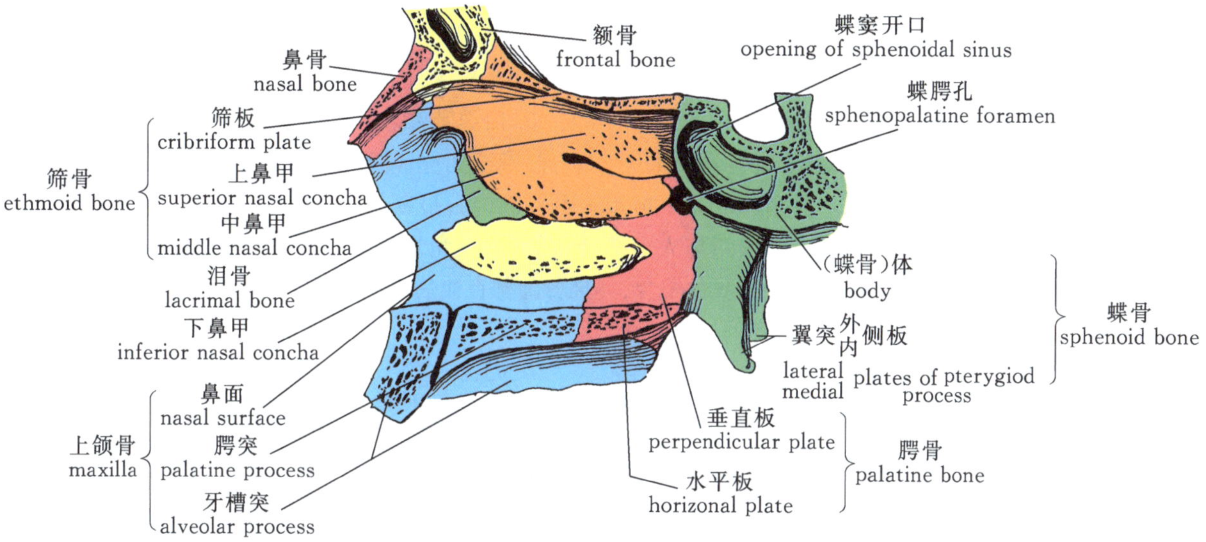

图 1-74 鼻腔外侧壁

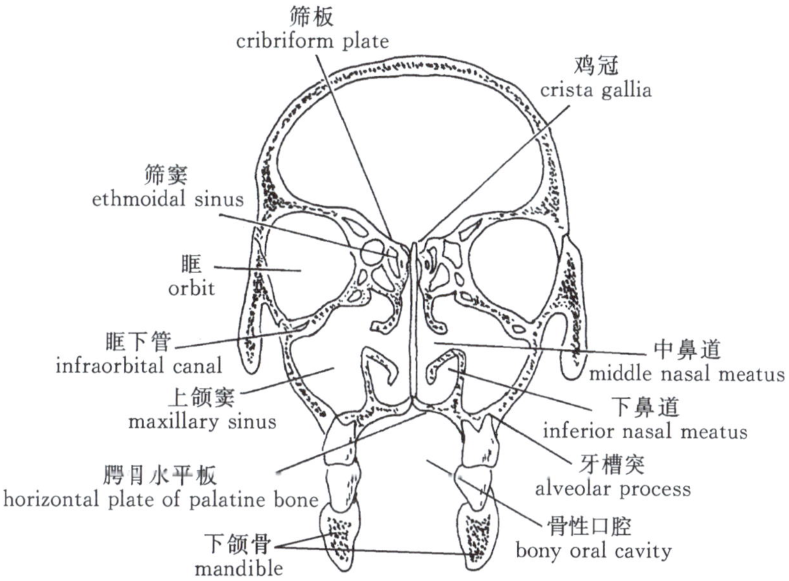

图 1-75 颅冠状节面(通过第 3 磨牙)

1) **上颌窦**(maxillary sinus):位于上颌骨体内,窦腔最大。窦顶为眶下壁,底为上颌骨牙槽突,与第 1、第 2 磨牙及第 2 前磨牙紧邻。前壁前面的凹陷处称**尖牙窝**(canine fossa),骨质较薄,上颌窦手术多由此入路。内侧壁即鼻腔外侧壁,窦口开于中鼻道。由于窦口高于窦底,上颌窦炎症有积液时直立位不易引流。

2) **额窦**(frontal sinus):居眉弓深面,左右各一,窦口向后下,开口于中鼻道前部。

3) **蝶窦**(sphenoidal sinus):居蝶骨体内,被中间的薄骨板分隔成左、右两腔,向前开口于蝶筛隐窝。

4) **筛窦**(ethmoidal sinus):又称**筛小房**(ethmoidal cellule),是筛骨迷路内蜂窝状小房的总称,分前、中、后三群,前、中筛窦开口于中鼻道,后筛窦开口于上鼻道。

(5) **骨性口腔**(bony oral cavity):由上颌骨、腭骨及下颌骨共同构成。顶为骨腭,前壁及外侧壁由上、下颌骨牙槽突及牙围成,向后通咽,底由软组织封闭。

(四) 新 生 儿 颅

胎儿时期由于脑及感觉器官发育早，而咀嚼和呼吸器官及鼻旁窦尚不发达，因此，脑颅比面颅大得多。新生儿面颅只占全颅的1/8，而成人则为1/4。额结节、顶结节和枕鳞都是骨化中心，最先发育。从颅顶观察，新生儿颅呈"五角形"。颅顶各骨尚未完全发育，骨缝间充满纤维组织膜，在多骨交接处，间隙较大，称**颅囟**(cranial fontanelle)。**前囟**(anterior fontanelle)(额囟)，呈菱形，位于矢状缝与冠状缝相接处。**后囟**(posterior fonanelle)(枕囟)位于矢状缝与人字缝会合处，呈三角形。另外，还有顶骨前下角的蝶囟和顶骨后下角的乳突囟。前囟在生后1～2岁时闭合，其余各囟都在生后不久便闭合(图1-76)。

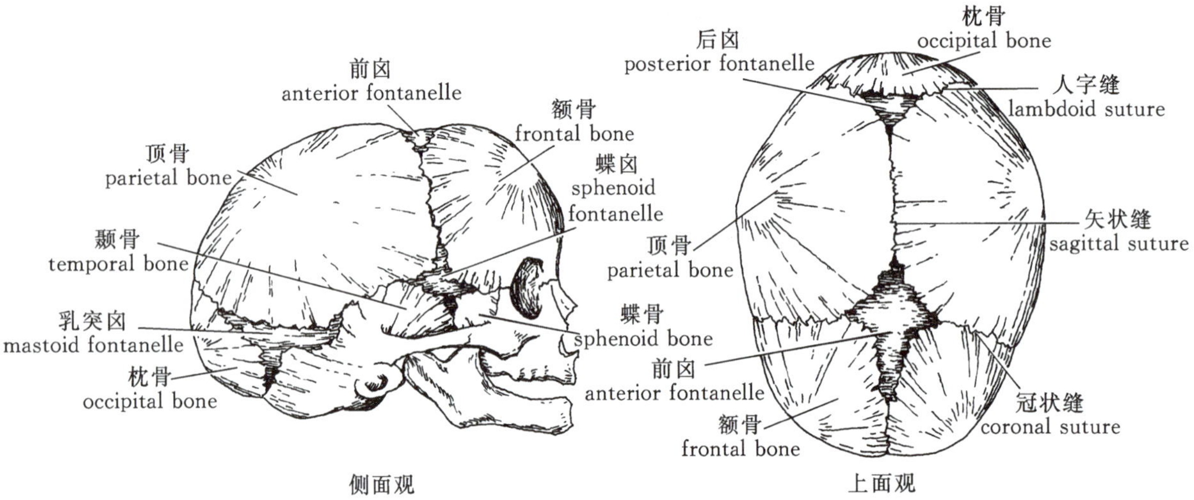

图1-76 新生儿颅

二、颅骨的连结

颅骨的连结可分为纤维连结、软骨连结和滑膜关节三种。

(一) 纤维连结和软骨连结

各颅骨之间，多为直接连结，彼此之间结合较为牢固。

颅盖诸骨是在膜的基础上骨化形成，骨与骨之间留有薄层结缔组织膜，构成缝，主要有冠状缝、矢状缝和人字缝。随着年龄增长，有的缝可发生骨化而成为骨性结合。

颅底诸骨是在软骨基础上骨化形成，骨与骨之间的连结是软骨连结，如成年前蝶骨体与枕骨基底部之间的蝶枕软骨结合，此外尚有蝶岩、岩枕软骨结合等。随着年龄的增长，成年时都先后骨化而成为骨性结合。

(二) 颅 骨 的 关 节

颅骨的唯一关节为**颞下颌关节**(temporomandibular joint)，又称下颌关节(图1-77)。

(1) **组成**：由下颌骨的下颌头与颞骨的下颌窝和关节结节构成。

(2) **特点**：关节面表面覆盖的是纤维软骨。关节囊松弛，上方附着于下颌窝和关节结节的周围，下方附着于下颌颈。囊外有从颧弓根部至下颌颈的**外侧韧带**(lateral ligment)又称颞下颌韧带(temporomandibular ligament)予以加强。囊内有纤维软骨构成的**关节盘**，呈椭圆形。关节盘上面前凹后凸，呈"～"形，与关节结节和下颌窝的形状相对应。关节盘下面中央上凹，与下颌头形状一致。关节盘

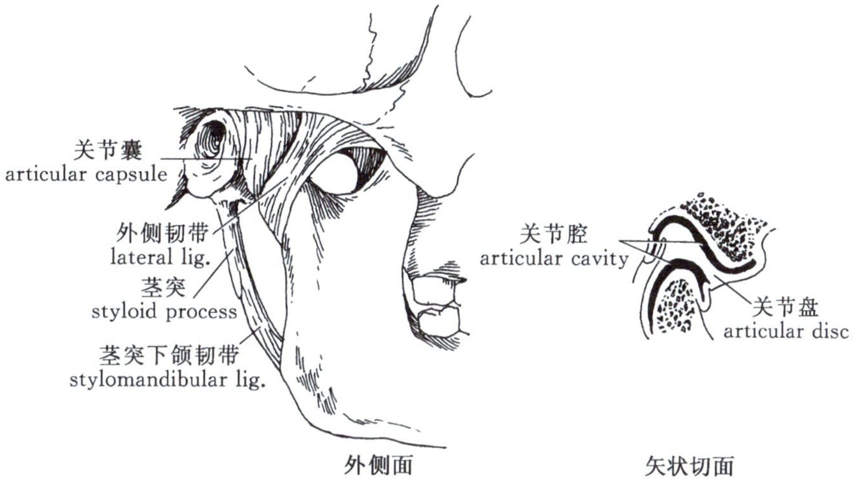

图 1-77　颞下颌关节

的周缘与关节囊相接将关节腔分成上、下两个腔。关节囊的前部较薄弱，因此，下颌关节易向前脱位。

（3）**运动**：两侧颞下颌关节属于联动关节，或称联合关节。下颌骨可作上提和下降、前进和后退以及侧方运动。

下颌骨上提和下降的运动发生在下关节腔，前进和后退的运动发生在上关节腔。侧方运动是一侧的下颌头对关节盘作旋转运动，而对侧的下颌头和关节盘一起对关节窝作前进的运动。下颌骨的下降与上提运动总是伴有一定程度的前伸与后退，即下降时伴有前伸，上提时伴有后退。张口时，下颌骨体向后下方运动，而下颌头随同关节盘滑至关节结节的下方。若张口过大，且关节囊过度松弛，下颌头可滑至关节结节的前方，而不能退回关节窝，造成下颌关节脱位。闭口则是下颌骨上提并伴下颌头和关节盘一起滑回关节窝的运动。

（田德润）

本章学习目标与练习题

第一章学习目标　　第一章练习题

第二章　肌　学

第一节　肌学总论

运动系统中叙述的**肌**(muscle)均属横纹肌，大多附着于骨骼，可随人的意志而收缩，故又称骨骼肌或随意肌。但有少数骨骼肌附着于皮肤，称为皮肌，如面部的表情肌，颈部的颈阔肌等。

骨骼肌(skeletal muscle)在人体内分布极为广泛，约占体重的40%。每块肌都具有一定的形态、结构和辅助装置，执行一定的功能，且有丰富的血管、淋巴管和神经分布，执行一定的功能，所以每块肌都可视为一个器官。

一、肌的形态和构造

每块骨骼肌都由肌腹和肌腱构成(图2-1)。**肌腹**(muscle belly)主要由肌纤维组成，色红、柔软，具有一定的收缩和舒张功能。**肌腱**(tendon)主要由平行致密的胶原纤维构成，色白、强韧而无收缩功能，其抗张强度为肌腹的100多倍。肌借腱附着于骨骼。

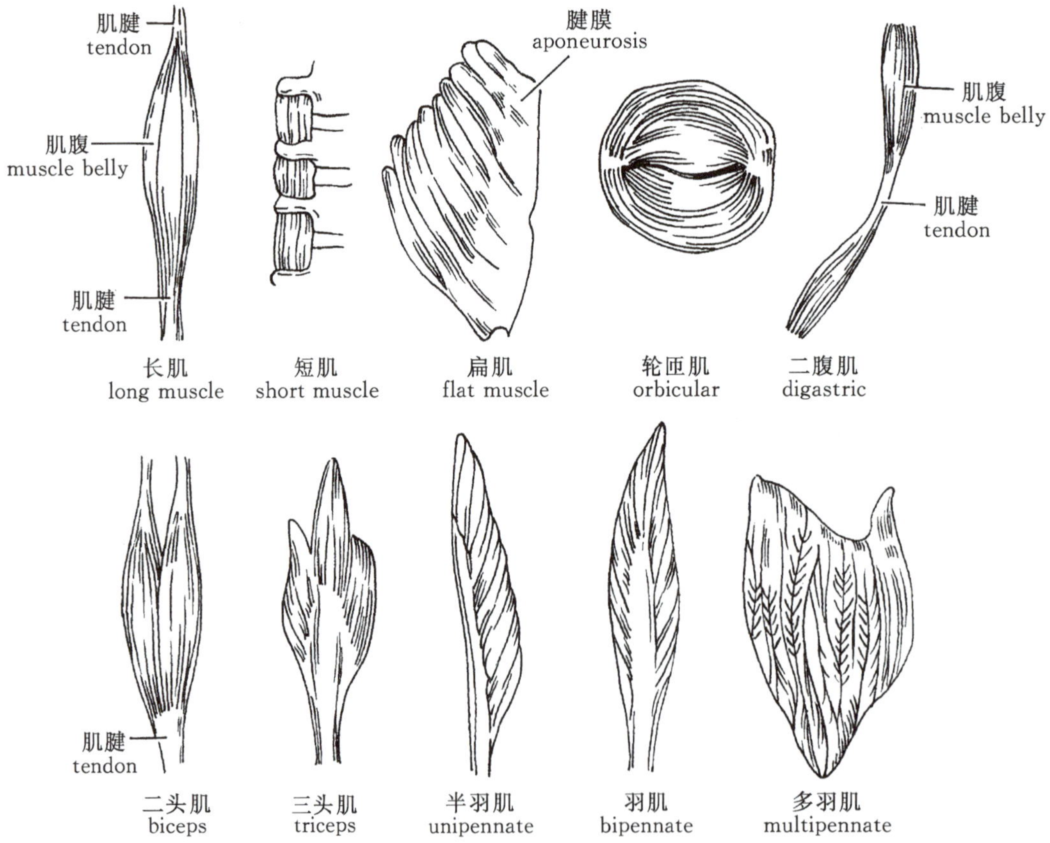

图2-1　肌的形态

骨骼肌的形态多种多样，按其外形大致可分为长肌、短肌、扁肌和轮匝肌四种。**长肌**的肌束通常与肌的长轴平行，收缩时显著缩短，可引起较大幅度的运动，多见于四肢。有些长肌的起端有几个头，附于不同的骨面如二头肌、三头肌；还有些长肌肌腹被中间腱划分成两个肌腹，称二腹肌；有的由多个肌腹融合而成，中间隔以腱划，如腹直肌。**短肌**小而短，具有明显的节段性，收缩幅度较小，多见于躯干深层。**扁肌**宽扁呈薄片状，其腱呈膜状，称**腱膜**(aponeurosis)，多见于胸腹壁，除运动功能外还兼有保护内脏的作用。**轮匝肌**主要由环形的肌纤维构成，位于孔裂的周围，收缩时可以关闭孔裂。

二、肌的起止、作用和配布

骨骼肌通常以两端附着于两块或两块以上的骨面上，中间跨过一个或多个关节。肌收缩时使两骨彼此靠近而产生运动。通常将接近身体正中面或四肢部靠近近侧的附着点看作为肌肉的**起点**(origin)或**定点**，将另一端则看作为**止点**(insertion)或**动点**(图 2-2)。一般情况下，肌肉运动时止点向起点靠拢。由于运动复杂多样化，肌肉的定点和动点在一定条件下，可以相互置换。例如胸大肌起于胸廓，止于肱骨，通常收缩时使上肢向胸廓靠拢，但在作引体向上动作时，胸大肌的动、定点易位，止于肱骨的一端被固定，而附着于胸廓的一端作为动点，收缩时使胸廓向上靠拢，故能引体向上。

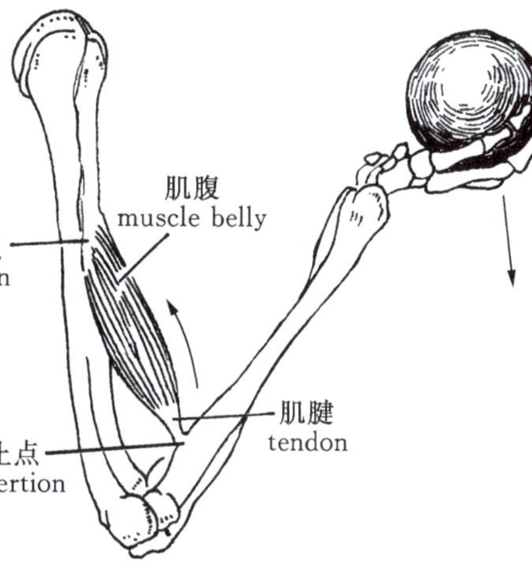

图 2-2 肌的起止点

骨骼肌的收缩受运动神经支配。一个运动神经元轴突支配的骨骼肌纤维数目多少不等，少者只有几条，多的可达上千条，而每条骨骼肌纤维通常只有一个轴突分支支配。一个运动神经元的轴突及其分支所支配的全部骨骼肌纤维合起来称为一个运动单位。运动单位是肌收缩的最小单位。一块肌可以只有其中一部分的运动单位收缩，也可众多运动单位的收缩，从而增加肌的收缩力量。通常情况下，各肌都有少量的运动单位在轮流收缩，使肌处于轻度的持续收缩状态，保持一定的张力，称为肌张力。肌张力不产生动作，但对维持躯体的姿势是必要的。肌收缩时能产生生物电，可通过肌电图测出肌活动的情况。

肌在关节周围配布的方式和数目与关节的运动类型密切相关。能作屈、伸运动的关节，如肘关节的肌配布，前方有屈肌，后方有伸肌，从而使肘关节完成屈和伸的运动。在具有屈、伸、内收和外展四类运动的关节，如桡腕关节除有屈肌和伸肌外，还配布有内收肌和外展肌。在多种运动形式的关节周围，如肩关节除屈、伸、内收和外展肌外，还配布有旋内和旋外两组肌。因此，每一个关节至少配布有两组运动方向完全相反的肌，这些在作用上相互对抗的肌称为**拮抗肌**。拮抗肌在功能上既相互对抗，又相互协调和依存。如果拮抗肌中的一组功能丧失，则该关节的有关运动也随之丧失。此外，关节在完成某一种运动时，常常不是单独一块肌收缩的结果，而是依赖于若干成群的肌配合。例如屈桡腕关节时，经过该关节前方的肌同时收缩，这些功能相同的肌称为**协同肌**。一块肌往往和两个以上的关节运动有关，可产生两个以上的动作，如前臂的尺侧腕屈肌既能屈桡腕关节，也可使桡腕关节内收，所以屈腕时，它属屈肌组；腕内收时，又属于收肌组。

在日常生活中，通常完成一个动作均有许多肌参加，且各肌作用不同。如屈肘的动作，肱肌和肱二头肌是主要的，它们是原动力，称**原动肌**；前臂的肱桡肌、桡侧腕屈肌、旋前圆肌等协助屈肘，为协同肌(合作肌)；肱三头肌是拮抗肌。还有一些肌起着固定附近一些关节的作用，以防原动肌产生不必要的动作，例如屈肘时使肩胛骨固定于脊柱的斜方肌、菱形肌等，这些肌称为**固定肌**。同一块肌在不同情况下可以是原动肌，也可以是协同肌、拮抗肌或固定肌。例如肱二头肌是屈肘时的原动肌；但在屈肩时，它是协同肌;在伸肘时为拮抗肌;在作屈腕握拳动作,需固定肘关节时,它又是固定肌。各肌在神经系统的统一支配下,互相协调又互相配合共同完成某动作。肌学各节中所介绍的各肌的作用,均是指该肌作为原动肌在收缩时所产生的作用。

肌的配布也反映人类直立和从事劳动的特点,由于身体的重力线是通过枢椎齿突、脊柱胸段的前方、髋关节中心的后方、膝、踝两关节的前方,落在足弓上。因此为适应人体的直立姿势,项背部、臀部和小腿后面以及维持足弓的肌都特别发达,以克服重力的影响,保持人体的直立平衡。由于上、下肢的分工和劳动的影响,下肢肌比上肢肌强大,上肢的屈肌比伸肌强大,手肌比足肌分化程度高。此外,由于人类有语言和思维活动,舌肌、喉肌和面肌也得到高度的分化。

三、肌的命名法

肌按形状、大小、位置、起止点或作用等命名。如斜方肌、菱形肌和三角肌等按形状命名;冈上肌、冈下肌、肋间肌等按位置命名;肱二头肌、股四头肌等按肌的形态结构和部位综合命名;胸大肌、胸小肌和腰大肌等又以大小和位置综合命名;胸锁乳突肌、胸骨舌骨肌等按其起止点命名;旋后肌、大收肌等按作用命名;前臂的桡侧腕长伸肌根据位置、长短和作用综合命名;腹外斜肌、腹横肌根据位置和肌束的方向命名。了解肌的命名原则有助于学习和记忆。

四、肌的辅助装置

骨骼肌的周围有辅助装置协助肌的活动,具有保持肌的位置、减少运动时的摩擦和保护功能,它们包括筋膜、滑膜囊、腱鞘和籽骨等。

(一) 筋　膜

筋膜(fascia)遍布全身,分浅筋膜和深筋膜两种(图 2-3)。

1. 浅筋膜(superficial fascia)　又称**皮下筋膜**,位于真皮之下,包被全身各部,由疏松结缔组织构成。内含浅动、静脉和皮神经、淋巴管及脂肪等,有些局部还可以有乳腺和皮肌。浅筋膜对位于其深部的肌、血管和神经有一定的保护作用,如手掌和足底的浅筋膜均较发达,能对加压起缓冲作用。

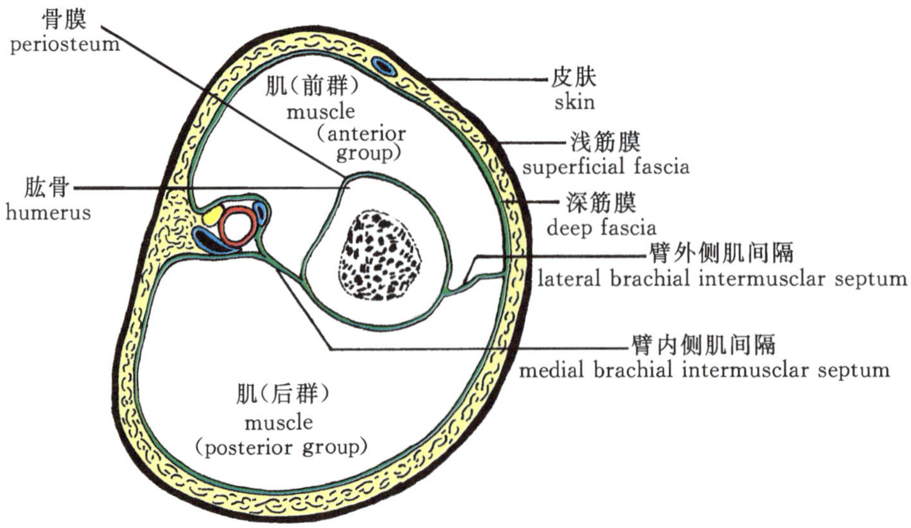

图 2-3　筋膜模式图(臂的横切面)

2. 深筋膜(deep fascia)　又称**固有筋膜**,由致密结缔组织构成,位于浅筋膜的深面,它包被体壁、四肢的肌和血管神经等。深筋膜与肌的关系非常密切,随肌的分层而分层分布。在四肢,深筋膜插入肌群之间,并附着于骨,构成**肌间隔**(intermuscular septum),它与深筋膜、骨膜共同构成**骨筋膜鞘**(osseofascial sheath),包绕肌群或单个肌。深筋膜还包绕血管、神经形成血管神经鞘;在肌数目众多而骨面不够广阔的某些部位,它可供肌的附着或作为肌的起点;深筋膜除能保护肌免受摩擦外,还可以约束肌的活动,分隔肌群或肌群中的各个肌,以保证肌群或各肌能单独进行活动。在腕部和踝部,它又增厚形成**支持带**(retinaculum),对经过其深部的肌腱有支持和约束作用,并能改变肌的牵引方向,以调节肌的作用。由于血管和神经都沿着肌间或肌群之间的筋膜间隙行走,所以了解和掌握筋膜的层次和配布有助于寻找血管和神经,在病理的情况下,还可根据筋膜间隙的交通推测炎症和积液的蔓延方向。

(二) 滑膜囊

滑膜囊(synovial bursa)为封闭的结缔组织小囊,壁薄,内有滑液,多位于肌或肌腱与骨面相接触处,以减少两者之间的摩擦,如股四头肌腱与胫骨之间的髌下深囊。有的滑膜囊在关节附近和关节腔相通,如髌上囊与膝关节相通。滑膜囊炎症可影响肢体局部的运动功能。

(三) 腱鞘

腱鞘(tendinous sheath)(图 2-4)是包围在肌腱外面的鞘管,存在于活动性较大的部位,如腕、踝、手指和足趾等处。腱鞘可分纤维层和滑膜层两部分。腱鞘的**纤维层**(fibrous layer)又称**腱纤维鞘**(fibrous sheath of tendon),位于外层,为深筋膜增厚所形成的骨性纤维性管道,对肌腱起滑车和约束作用。腱鞘的**滑膜层**(synovial layer)又称**腱滑膜鞘**(synovial sheath of tendon)位于腱纤维鞘内,由滑膜构成,为双层圆筒形的鞘。鞘的内层包在肌腱的表面,称为脏层;外层贴在腱纤维层的内面和骨面,称为壁层。脏、壁两层之间含少量滑液,故肌腱能在鞘内自由滑动。若手指不恰当地作长期、过度而快速的活动,可导致腱鞘损伤,产生疼痛并影响肌腱的滑动,临床上称为腱鞘炎。腱滑膜鞘自骨面移行到肌腱的部分,称为**腱系膜**(mesotendon),其中有供应肌腱的血管通过。

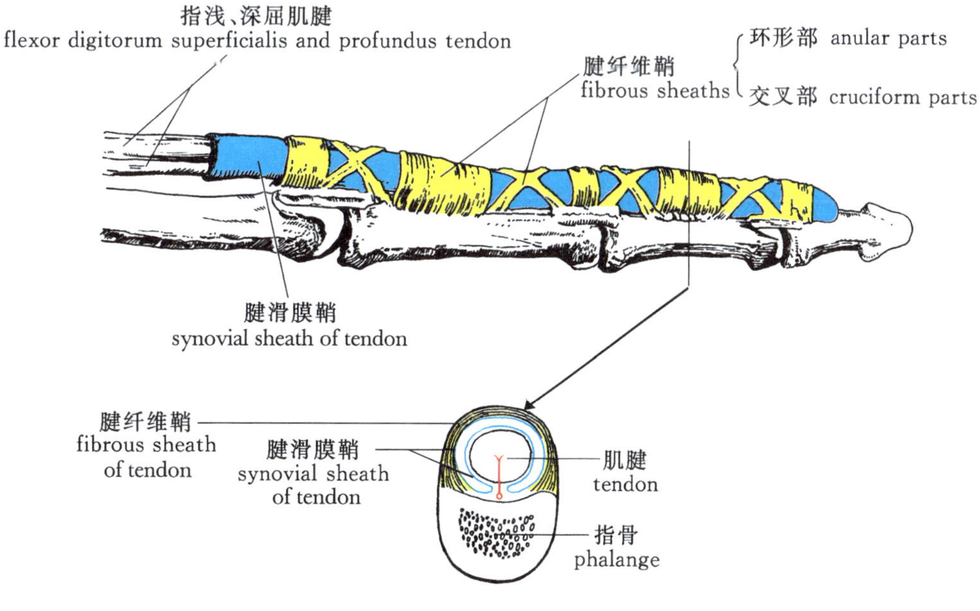

图 2-4　指腱鞘

下图是上图中节指骨的横切面

五、肌的血管、淋巴管和神经

(一) 肌的血液供应

肌的代谢旺盛，血供丰富，对缺血较为敏感，其耐受的时间较短，因此在做肌瓣移植时，应尽量争取时间，否则影响移植效果。每块肌的血供都是多源性的，它们至少有两组血管，每块肌的血管束，多与神经伴行，沿肌间隔、筋膜间隙行走。在进入肌处，血管分支进入肌“门”，经反复分支，最后在肌内膜形成包绕肌纤维的毛细血管网。然后由毛细血管网汇入微静脉和小静脉，离开肌“门”。肌内血管的分布形式与肌的位置和形态有关，如躯干浅层的胸大肌和背阔肌，一般有两组血管，主要血管束通常在肌的近肢端接受血供；另一组较为细小，为分散的节段性血管，分布于肌的内侧端；四肢的长肌通常都有一组主要的血管束，从肌的近端或中段进肌，或呈节段性分布。肌腱的血供较少，一般来自肌腹，但较长的肌腱可在其中段或止端进入血供。

(二) 肌的淋巴回流

肌的淋巴回流始于肌的毛细淋巴管，它们位于肌外膜和肌束膜内，不穿入到肌内膜。离肌后沿途伴随静脉回流，并汇入较大的淋巴管中。

(三) 肌的神经支配

进入肌肉的神经肌支，可以是一条，也可以是多条，如眼外肌，只有一条神经分支进入肌腹；而长肌如缝匠肌、肱二头肌等，则可有几条神经分支分别进入肌内。肌的神经肌支多与主要的血管束伴行，入肌部位基本一致。分布到肌的神经通常含有运动和感觉两种神经纤维。运动神经主管肌纤维的收缩和保持肌张力，其运动神经元的胞体位于脊髓的灰质前角或脑干的运动核团，轴突很长，离开中枢后到达骨骼肌，其末梢和肌纤维之间建立突触连接，称运动终板或神经肌连接。神经末梢在神经冲动到达时，释放乙酰胆碱，引起肌纤维的收缩，此为神经纤维的功能性作用。此外，神经纤维经常可由末梢释放某些营养物质，调整所支配组织的代谢活动，称为营养性作用。此营养性作用在神经切断时即明显地表现出来，这时肌内糖原合成减慢，蛋白质分解加速，肌肉逐渐萎缩，称为肌的营养性萎缩。感觉神经纤维传递肌的痛温觉和本体感觉，后者主要感受肌纤维的伸缩变化，在调节肌的活动中起重要作用。此外，还有些交感神经纤维也随肌的血管进入肌内。

第二节 头 肌

头肌可分为面肌和咀嚼肌两部分(表 2-1)。

表 2-1 头肌的名称、起止点、主要作用和神经支配

肌群	肌名	起点	止点	主要作用	神经支配
面肌	额肌	帽状腱膜	眉部皮肤	提眉，形成额部皱纹	面神经
	枕肌	枕骨	帽状腱膜	后牵帽状腱膜	
	眼轮匝肌	环绕眼裂周围		闭眼	
	口轮匝肌	环绕口裂周围		闭口	
咀嚼肌	颞肌	颧弓	下颌骨冠突	提下颌骨(闭口)	三叉神经
	咬肌	颞窝	下颌骨的咬肌粗隆		
	翼内肌	蝶骨的翼突	下颌骨内面的翼肌粗隆		
	翼外肌	蝶骨大翼下面及翼突外侧面	下颌颈	双侧收缩作张口运动；单侧收缩使下颌骨向对侧侧方运动	

一、面 肌

面肌也称**表情肌**(图 2-5),位置浅表,为扁薄的皮肌。大多起自颅骨的不同部位,止于面部皮肤,主要分布于睑裂、口裂和鼻孔周围,可分为环形肌和辐射肌两种。面肌的作用为闭合或开大孔裂,并能牵拉面部皮肤显示各种表情。人类面肌较其他动物发达,这与人类大脑皮质的高度发展,思维和语言活动有关,人耳周围肌已明显退化。

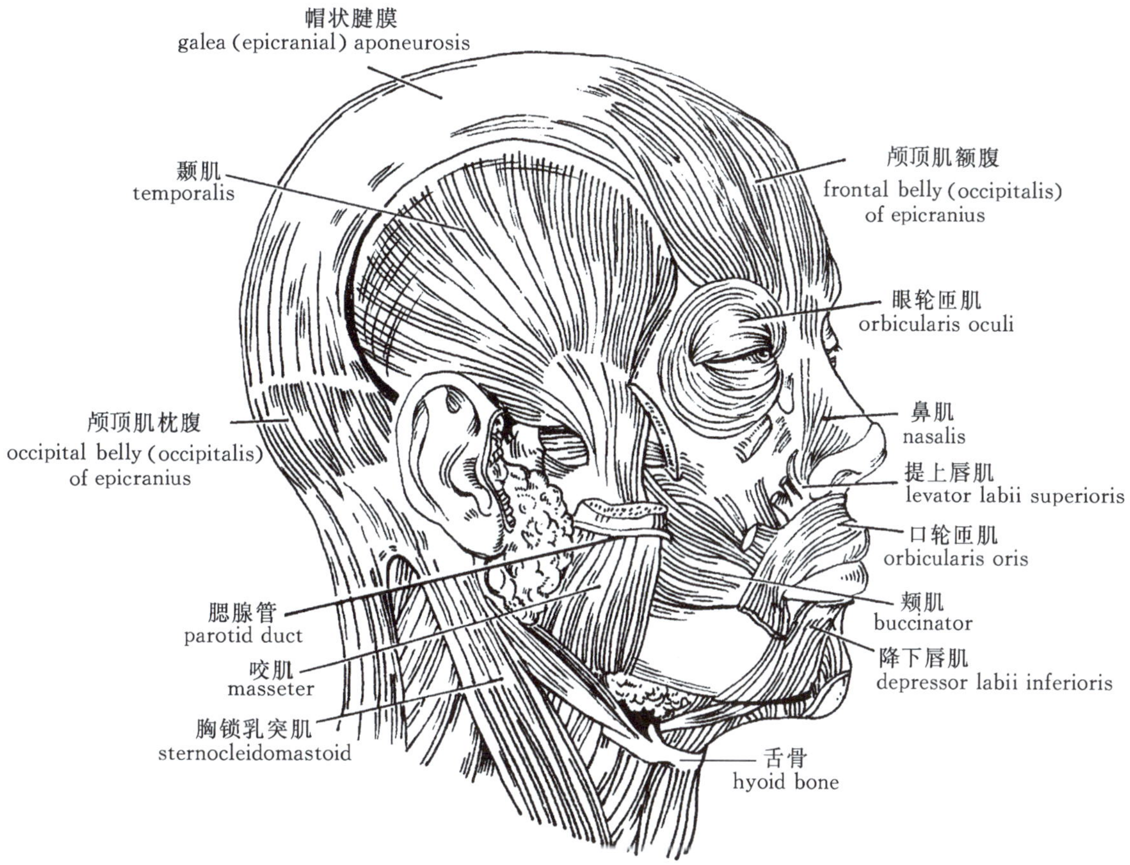

图 2-5 面肌(侧面观)

1. 颅顶肌(epicranius) 阔而薄,左右各有一块枕额肌,它由两个肌腹和中间的**帽状腱膜**(galea aponeurotica)构成。前方的肌腹位于额部皮下称**额腹**(frontal belly)又称**额肌**(frontalis),后方的肌腹位于枕部皮下称**枕腹**(occipital belly)又称**枕肌**(occipitalis)。帽状腱膜很坚韧,连于两肌腹,并与头部皮肤紧密结合,而与深部的骨膜则隔以疏松结缔组织。枕腹起自枕骨,额腹止于眉部皮肤。

作用:枕腹收缩时可向后牵拉帽状腱膜,额腹收缩时可提眉并使额部皮肤出现皱纹。

2. 眼轮匝肌(orbicularis oculi) 位于眼裂周围,呈扁椭圆形。

作用:使眼裂闭合。由于少量肌束附着于泪囊后面,故当该肌收缩闭眼时,可牵拉泪囊后壁,以扩张泪囊,促使泪液经鼻泪管流向鼻腔。

3. 口周围肌(muscles around the mouth) 位于口裂周围,包括辐射状肌和环形肌。辐射状肌分别位于口唇的上、下方,能上提上唇,降下唇或拉口角向上、向下、向外。在面颊深部有一对**颊肌**(buccinator),此肌紧贴口腔侧壁,收缩时可使唇、颊紧贴牙齿,帮助咀嚼和吸吮,还可以外拉口角。环绕口裂的环形肌称**口轮匝肌**(orbicularis oris),收缩时关闭口裂(闭嘴),并使上、下唇与牙贴紧。

4. 鼻肌(nasalis) 不发达，为几块扁薄小肌，分布在鼻孔周围，有开大或缩小鼻孔的作用。

二、咀 嚼 肌

咀嚼肌配布于颞下颌关节的周围，包括咬肌、颞肌、翼内肌和翼外肌(图 2-5、图 2-6)。

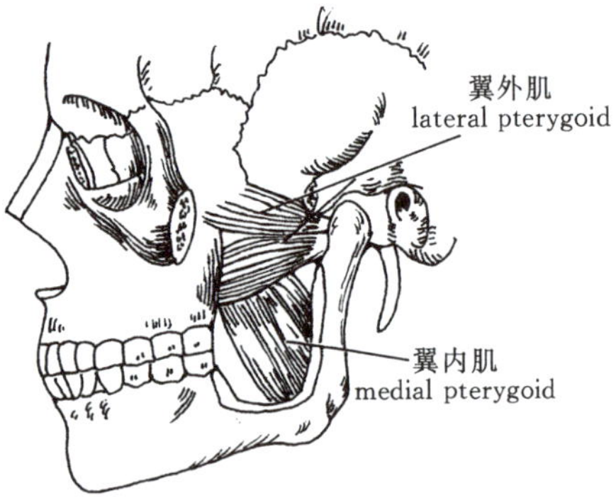

图 2-6 翼内、外肌(外侧观)

1. 咬肌(masseter) 起自颧弓的下缘和内面，向后下止于咬肌粗隆。

2. 颞肌(temporalis) 起自颞窝，肌束如扇形向下会聚，通过颧弓的深方，止于下颌骨的冠突。

3. 翼内肌(medial pterygoid) 起自翼窝，向下外方止于下颌角内面的翼肌粗隆。

4. 翼外肌(lateral pterygoid) 在颞下窝内，起自蝶骨大翼的下面和翼突外侧板的外侧，向外方止于下颌颈(翼肌凹)。

咀嚼肌的作用：咬肌、颞肌和翼内肌上提下颌骨，使上、下颌的牙齿互相咬合，这些提下颌骨的肌在力量上比降下颌骨的舌骨肌群要强得多，所以下颌关节的自然姿势是闭口，两侧翼外肌同时收缩拉下颌关节盘连同下颌头向前至关节结节的下方，故翼外肌为张口肌，是舌骨肌群的协同肌。颞肌后部肌束的作用相反，使下颌骨后退，一侧翼外肌和翼内肌同时收缩使下颌骨向对侧方向移动，因上述两肌的定点在内侧而动点偏外侧，若两侧轮换收缩，则形成下颌骨的两侧运动，即研磨运动。

第三节 颈 肌

颈肌可依其所在位置分为颈浅肌群、颈前肌群和颈深肌群三组(表 2-2)。

表 2-2 颈肌的名称、起止点、主要作用和神经支配

<table>
<tr><th colspan="2">肌群</th><th>肌名</th><th>起点</th><th>止点</th><th>主要作用</th><th>神经支配</th></tr>
<tr><td colspan="2" rowspan="2">颈浅肌群</td><td>颈阔肌</td><td>胸大肌和三角肌表面筋膜</td><td>口角等处皮肤</td><td>拉口角向下，并使颈部皮肤出现皱褶</td><td>面神经</td></tr>
<tr><td>胸锁乳突肌</td><td></td><td></td><td></td><td>副神经</td></tr>
<tr><td rowspan="8">颈前肌群</td><td rowspan="4">舌骨上肌</td><td>二腹肌</td><td>下颌骨二腹肌窝；颞骨乳突</td><td rowspan="4">舌骨</td><td rowspan="4">上提舌骨；当舌骨固定时，可张口</td><td>前腹：三叉神经
后腹：面神经</td></tr>
<tr><td>下颌舌骨肌</td><td>下颌骨体内面</td><td>三叉神经</td></tr>
<tr><td>茎突舌骨肌</td><td>茎突</td><td>面神经</td></tr>
<tr><td>颏舌骨肌</td><td>下颌骨颏棘</td><td>第 1 颈神经前支</td></tr>
<tr><td rowspan="4">舌骨下肌</td><td>胸骨舌骨肌</td><td colspan="2" rowspan="4">与名称一致</td><td rowspan="4">下降舌骨和喉</td><td rowspan="4">颈袢</td></tr>
<tr><td>肩胛舌骨肌</td></tr>
<tr><td>胸骨舌骨肌</td></tr>
<tr><td>甲状舌骨肌</td></tr>
<tr><td colspan="2" rowspan="3">颈深肌外侧群</td><td>前斜角肌</td><td rowspan="3">颈椎横突</td><td>第 1 肋上面</td><td rowspan="3">单侧收缩使颈侧屈；双侧收缩上提第 1、2 肋；如肋骨固定则使颈前屈</td><td rowspan="3">颈神经前支</td></tr>
<tr><td>中斜角肌</td><td rowspan="2">第 2 肋上面</td></tr>
<tr><td>后斜角肌</td></tr>
</table>

一、颈浅肌群

1. 颈阔肌(platysma) 位于颈部浅筋膜中，为薄而宽阔的长方形皮肌，起自胸大肌和三角肌表面的筋膜，向上止于口角等处(图 2-7)。

作用：拉口角向下，并使颈部皮肤出现皱褶。

2. 胸锁乳突肌(sternocleidomastoid) 斜位于颈部两侧，大部分为颈阔肌所覆盖，是一对强有力的肌，于体表可见其轮廓。起自胸骨柄前面和锁骨的胸骨端，两头会合斜向后上方，止于颞骨的乳突(图 2-7)。

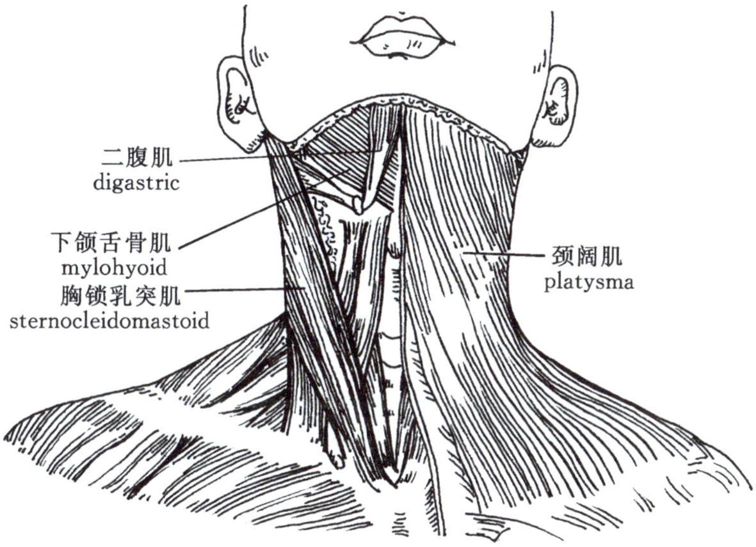

图 2-7 颈浅肌(前面观)

作用：一侧肌收缩使头向同侧倾斜，脸转向对侧；两侧收缩可使头后仰。

二、颈前肌群

颈前肌群包括舌骨上、下肌群。

(一) 舌骨上肌群

舌骨上肌群位于舌骨与下颌骨和颅底之间，每侧由 4 块肌组成(图 2-8、图 2-9)。

1. 二腹肌(digastric) 在下颌骨的下方，分前、后两腹。前腹起自下颌骨二腹肌窝，斜向后下方；后腹起自乳突内侧，斜向前下；两个肌腹以中间腱相连，中间腱借筋膜形成滑车系于舌骨。二腹肌前、后腹与下颌骨之间，共同围成下颌下三角，其底为下颌舌骨肌，内有下颌下腺等。

2. 下颌舌骨肌(mylohyoid) 宽而薄，为二腹肌前腹深部的三角形扁肌，起自下颌骨，止于舌骨，并与对侧肌在正中线会合，参与口腔底的构成。

3. 茎突舌骨肌(stylohyoid) 居二腹肌后腹之上，并与之伴行，起自茎突，止于舌骨。

4. 颏舌骨肌(geniohyoid) 在下颌舌骨肌深面，起自颏棘，止于舌骨。

舌骨上肌群的作用：上提舌骨，使舌升高，协助推进食团入咽。当舌骨固定时，下颌舌骨肌、颏舌骨肌和二腹肌前腹均能拉下颌骨向下而张口。

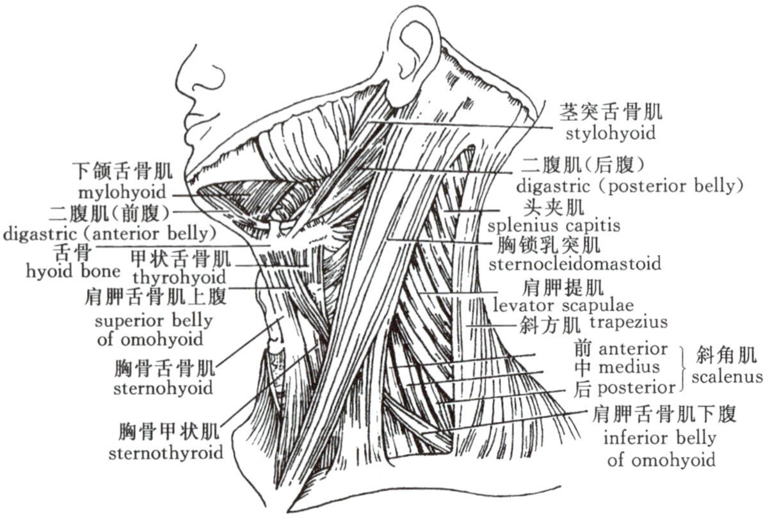

图 2-8 颈肌(侧面观)

(二) 舌骨下肌群

舌骨下肌群位于颈前部,在舌骨下方正中线的两旁,居喉、气管、甲状腺的前方。每侧有 4 块肌,分浅深两层排列,各肌均依起止点命名(图 2-9)。

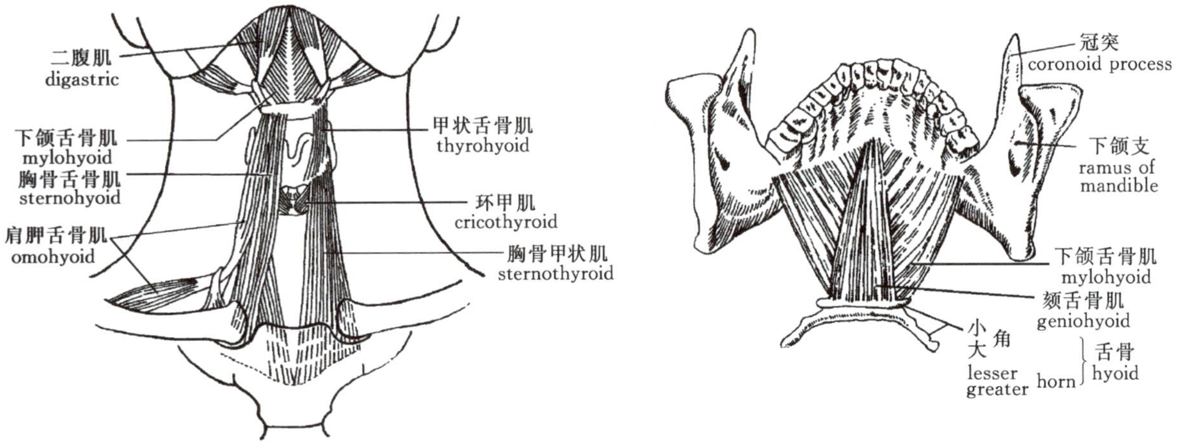

图 2-9 舌骨上、下肌群

1. 胸骨舌骨肌(sternohyoid) 为薄片带状肌,在颈部正中线的两侧。

2. 肩胛舌骨肌(omohyoid) 在胸骨舌骨肌的外侧,为细长带状肌,分为上腹、下腹,由位于胸锁乳突肌下部深面的中间腱相连。

3. 胸骨甲状肌(sternothyroid) 在胸骨舌骨肌深面。

4. 甲状舌骨肌(thyrohyoid) 为一块短小的肌,在胸骨甲状肌的上方,被胸骨舌骨肌遮盖。

舌骨下肌群的作用:下降舌骨和喉。

三、颈深肌群

颈深肌群可分成内、外侧两群肌。

(一)外 侧 群

位于脊柱颈段的两侧,有**前斜角肌**(scalenus anterior)、**中斜角肌**(scalenus medius)和**后斜角肌**(scalenus posterior)。各肌均起自颈椎横突,其中前、中斜角肌止于第1肋,后斜角肌止于第2肋,前、中斜角肌与第1肋之间的空隙为**斜角肌间隙**(scalenus interspace),有锁骨下动脉和臂丛通过(图2-10)。

作用:一侧肌收缩,使颈侧屈;两侧肌同时收缩可上提第1、第2肋,助深吸气。如肋骨固定,则可使颈前屈。

(二)内 侧 群

在脊柱颈段的前方,有头长肌和颈长肌等,合称椎前肌。

作用:一侧头长肌和颈长肌收缩使颈向同侧屈;两侧同时收缩使颈前屈。

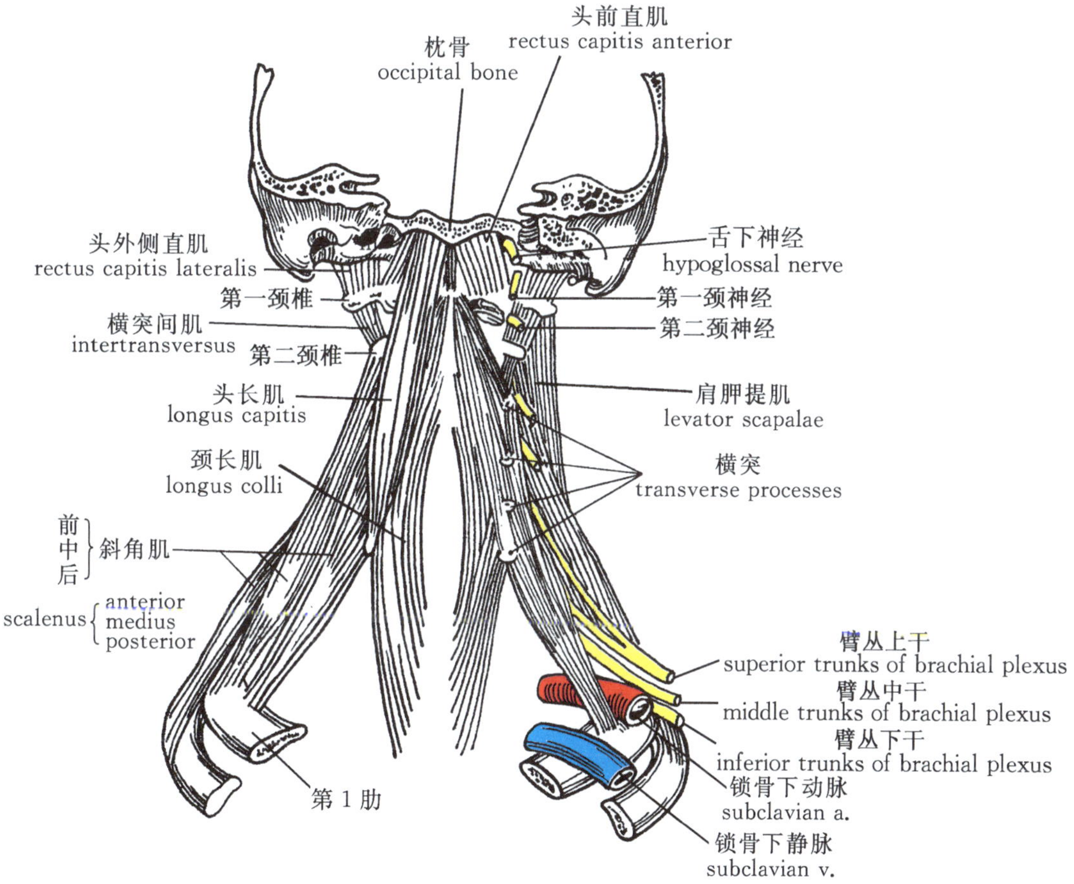

图2-10 颈深肌群

四、颈部筋膜

颈部筋膜较为复杂,可分为数层。包绕颈阔肌的浅筋膜,为全身浅筋膜的一部分;其深面的颈部深筋膜,称**颈筋膜**(cervical fascia),它围绕颈、项部的诸肌及颈部器官、血管和神经等形成筋膜鞘或间隙,可分为浅、中、深三层(图2-11)。

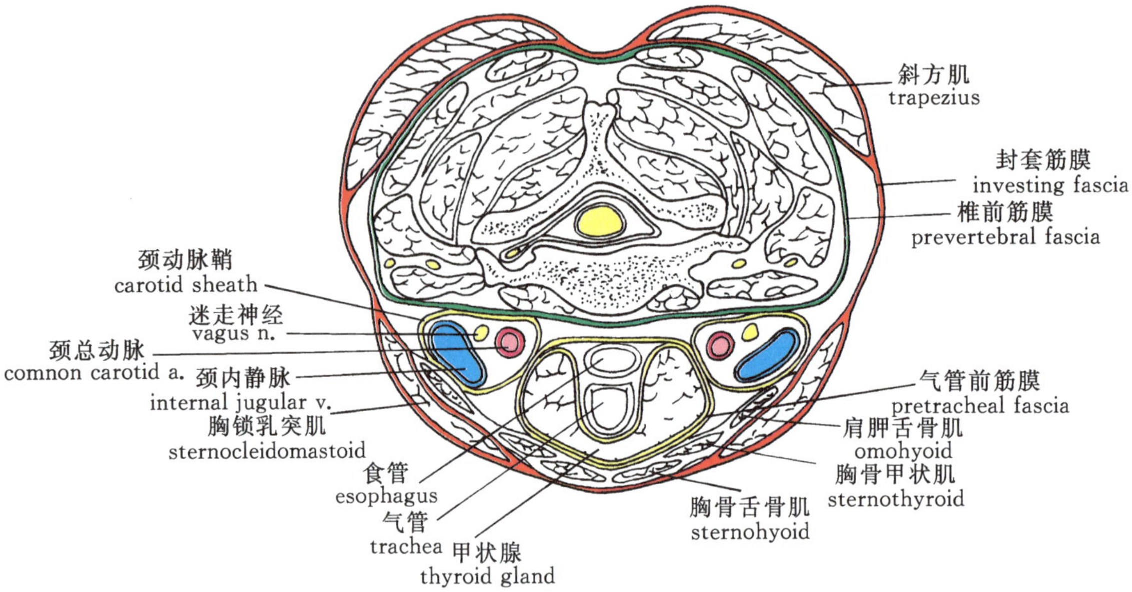

图 2-11 颈筋膜(通过甲状腺的横切面)

浅、中、深三层分别用红、黄及绿三色表示

(一) 颈筋膜浅层

颈筋膜浅层又称**封套筋膜**,包绕斜方肌和胸锁乳突肌,形成两肌的肌鞘。在下颌下腺和腮腺区又分两层,包绕着下颌下腺和腮腺,形成两腺的筋膜鞘,为下颌下腺囊和腮腺囊。封套筋膜在舌骨下方、胸锁乳突肌的深面,又分两层包绕舌骨下肌,形成舌骨下肌筋膜鞘,向下附于胸骨柄和锁骨。

(二) 颈筋膜中层

颈筋膜中层又称**气管前筋膜**或**内脏筋膜**,紧贴舌骨下肌群的后方,并与其筋膜相愈着,此层筋膜包绕颈部脏器并在甲状腺区分成两层,包绕甲状腺形成甲状腺鞘(外层被囊)。该筋膜向两侧延续包绕颈总动脉、颈内静脉和迷走神经形成**颈动脉鞘**。

(三) 颈筋膜深层

颈筋膜深层又称**椎前筋膜**。覆盖在椎前肌和斜角肌的前方,向下与胸内筋膜相续。此层筋膜深面有颈交感干、膈神经、臂丛和锁骨下动脉等,并向下外侧包绕腋血管和臂丛,形成**腋鞘**。

第四节 躯 干 肌

躯干肌包括背肌、胸肌、膈、腹肌和会阴肌。其中会阴肌(包括盆膈)将在生殖系统中描述。

背肌的名称、起止点、作用和神经支配见表 2-3。

一、背 肌

背肌可分为浅、深两层(图 2-12)。浅层主要为阔肌,它们起自脊柱的不同部位,止于上肢带骨或肱骨。深层位于棘突两侧的脊柱沟内,主要有长的竖脊肌,其深面为节段性比较明显的短肌,能运动相邻的椎骨,也能加强椎骨间的连结。

表 2-3 背肌的名称、起止点、主要作用和神经支配

肌 群	肌 名	起 点	止 点	主要作用	神经支配
背浅肌群	斜方肌	上项线、枕外隆突、项韧带和全部胸椎棘突	锁骨外侧1/3、肩胛冈、肩峰	拉肩胛骨紧靠脊柱，上部提肩胛骨，下部降肩胛骨	副神经
	背阔肌	下6位胸椎棘突、全部腰椎棘突及髂嵴后部	肱骨小结节嵴	后伸、内收及旋内肩关节	胸背神经
	肩胛提肌	上位颈椎横突	肩胛骨上角和内侧缘上部	上提肩胛骨	肩胛背神经
	菱形肌	下2位颈椎和上4位胸椎棘突	肩胛骨内侧缘	使肩胛骨向上并向脊柱靠拢	
背深肌群	夹肌	项韧带下半、下位颈椎棘突、上位胸椎棘突和棘上韧带	上位颈椎横突、乳突和上项线	单侧收缩使头转向同侧；双侧收缩使头后仰	颈神经后支
	竖脊肌	骶骨背面、髂嵴后部和腰椎棘突	肋骨、椎骨及颞骨乳突等	单侧收缩使脊柱向同侧屈；双侧收缩使脊柱后伸和仰头	脊神经后支

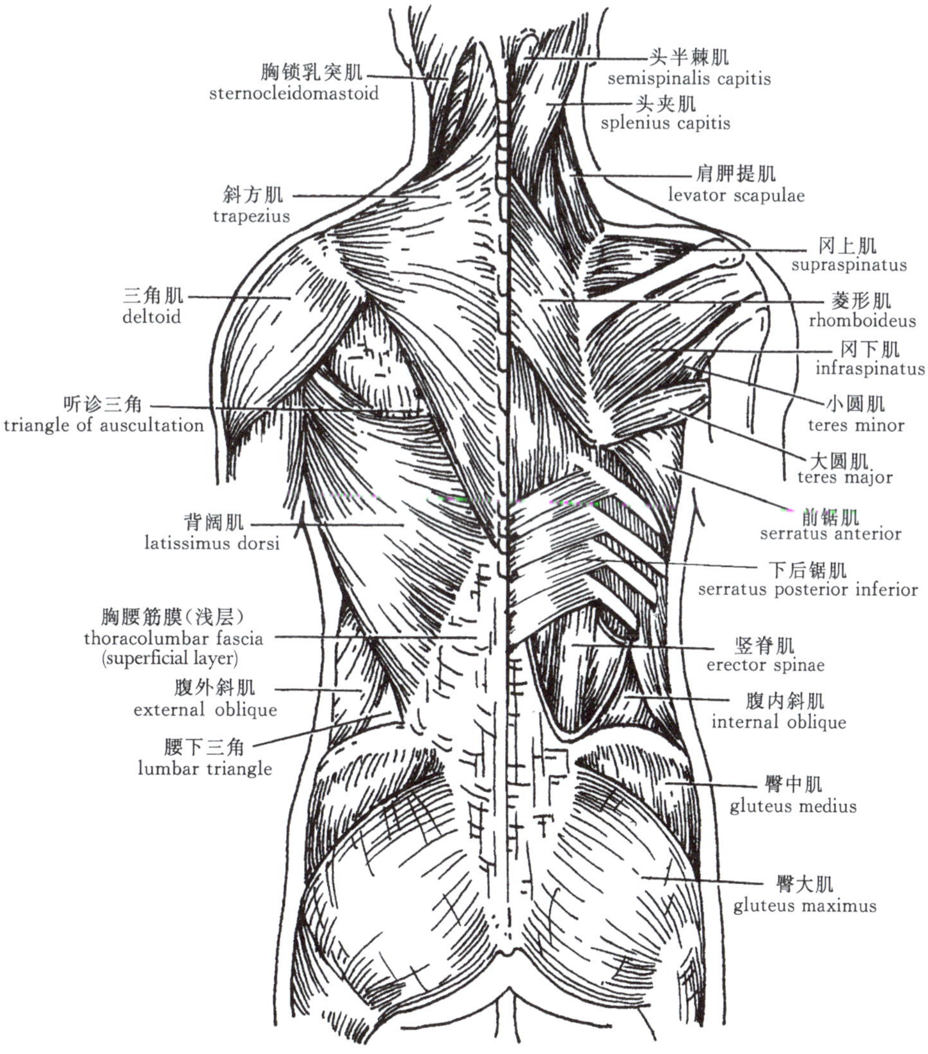

图 2-12 背肌

1. 斜方肌(trapezius) 位于项部和背上部的浅层,为三角形的阔肌,左右两侧合在一起呈斜方形。以腱膜起自上项线、枕外隆凸、项韧带、第 7 颈椎、全部胸椎的棘突及其棘上韧带,上部的肌束斜向外下方,中部的平行向外,下部的斜向外上方,止于锁骨外侧 1/3 部分、肩峰和肩胛冈(图 2-12)。

作用:使肩胛骨向脊柱靠拢;上部肌束可上提肩胛骨;下部肌束使肩胛骨下降。如果肩胛骨固定,一侧肌收缩使头向同侧屈、脸转向对侧,两侧同时收缩可使头后仰。该肌瘫痪时,表现为“塌肩”。

2. 背阔肌(latissimus dorsi) 为全身最大的扁肌,位于背的下半部及胸的后外侧,以腱膜起自下 6 个胸椎的棘突、全部腰椎棘突、骶正中嵴及髂嵴后部等处,肌束向外上方集中,以扁腱止于肱骨小结节嵴。背阔肌面积较大,临床上常取其做肌皮瓣或肌瓣行显微外科的修复术。

作用:使肱骨内收、旋内和后伸。当上肢上举被固定时,可引体向上。

3. 肩胛提肌(levator scapulae) 位于项部两侧、斜方肌的深面,起自上 4 个颈椎横突,止于肩胛骨上角和内侧缘的上部。

作用:上提肩胛骨。如肩胛骨固定,可使颈向同侧屈及后仰。

4. 菱形肌(rhomboideus) 位于背上部斜方肌的深面,为菱形的扁肌,起自第 6、第 7 颈椎和第 1～第 4 胸椎的棘突,止于肩胛骨的内侧缘。

作用:使肩胛骨向脊柱靠拢并略向上。

5. 夹肌(splenius) 位于背部深层,斜方肌和菱形肌的深面。起自项韧带下部、第 7 颈椎棘突和上部胸椎棘突,向上外止于颞骨乳突和第 1～第 3 颈椎横突。

作用:此肌如单侧收缩,使头转向同侧;两侧收缩,使头后仰。

6. 竖脊肌(erector spinae) 为背肌中最长、最大的肌,纵列于躯干的背面,脊柱两侧的沟内,居上述 5 块肌的深部。起自骶骨背面和髂嵴的后部,向上分出三群肌束,沿途止于椎骨和肋骨,并到达颞骨乳突。

作用:一侧收缩使头向同侧旋转;两侧同时收缩使脊柱后伸和仰头。

胸腰筋膜(thoracolumbar fascia)(图 2-13)包裹在竖脊肌和腰方肌的周围,可分为浅、中和深层。浅层位于竖脊肌的浅面(背面观),内侧附于棘突的棘上韧带,外侧附于肋角,与背阔肌的腱膜紧密愈合,向下附于髂嵴。中层分隔竖脊肌和腰方肌,中层和浅层在外侧会合,构成竖脊肌鞘。深层覆盖腰方肌的前面,三层筋膜在腰方肌外侧缘会合,作为腹内斜肌和腹横肌的起始部。由于腰部活动度大,在剧烈运动中,胸腰筋膜常可扭伤,成腰背劳损病因之一。

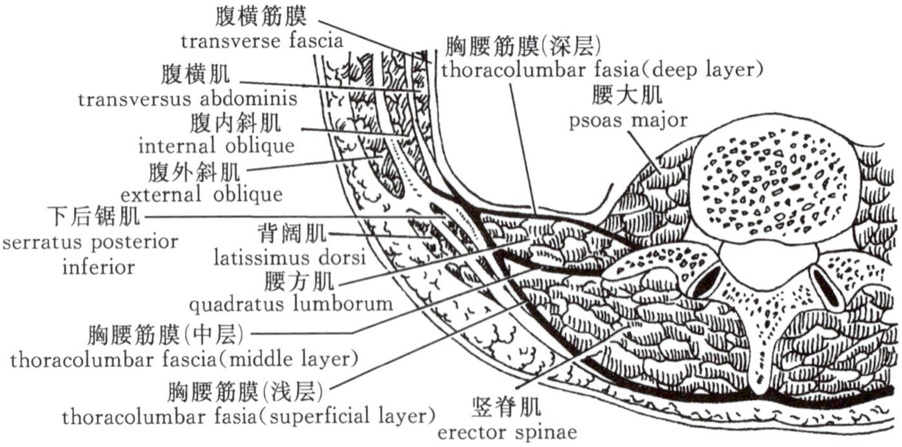

图 2-13 胸腰筋膜

二、胸　　肌

胸肌可分为胸上肢肌和胸固有肌(表 2-4)。

表 2-4 胸肌的名称、起止点、主要作用和神经支配

肌　　群	肌　　名	起　　点	止　　点	主要作用	神经支配
胸上肢肌	胸大肌	锁骨内侧 2/3、胸骨前面、第 1～6 肋软骨前面	肱骨大结节嵴	内收、旋内、前屈肩关节	胸内、外侧神经
	胸小肌	第 3～5 肋	肩胛骨喙突	拉肩胛骨向前下方	胸内侧神经
	前锯肌	上 8 或 9 位肋	肩胛骨内侧缘和下角	牵拉肩胛骨紧贴胸廓	胸长神经
胸固有肌	肋间外肌	上位肋下缘	下位肋上缘	提肋助吸气	肋间神经
	肋间内肌	下位肋上缘	上位肋下缘	降肋助呼气	

(一) 胸 上 肢 肌

胸上肢肌多为扁肌,位于胸壁的前面及侧面浅层,起自胸廓,止于上肢带骨或肱骨(图 2-14、图 2-15)。

1. 胸大肌(pectoralis major)　位置表浅,覆盖胸廓前壁的大部,呈扇形,宽而厚。起自锁骨的内侧 2/3 段、胸骨和第 1～第 6 肋软骨等处。各部肌束聚合向外,以扁腱止于肱骨大结节嵴。

作用:使肩关节内收、旋内和前屈。如上肢固定则可上提躯干,也可上提肋以助吸气。

2. 胸小肌(pectoralis minor)　位于胸大肌深面,呈三角形,起自第 3～第 5 肋骨,向上止于肩胛骨的喙突。

作用:拉肩胛骨向前下方。当肩胛骨固定时,可上提肋以助吸气。

3. 前锯肌(serratus anterior)　位于胸廓侧壁,以数个肌齿起自上 8 个或 9 个肋骨,肌束斜向后上内方,经肩胛骨的前方,止于肩胛骨内侧缘和下角。

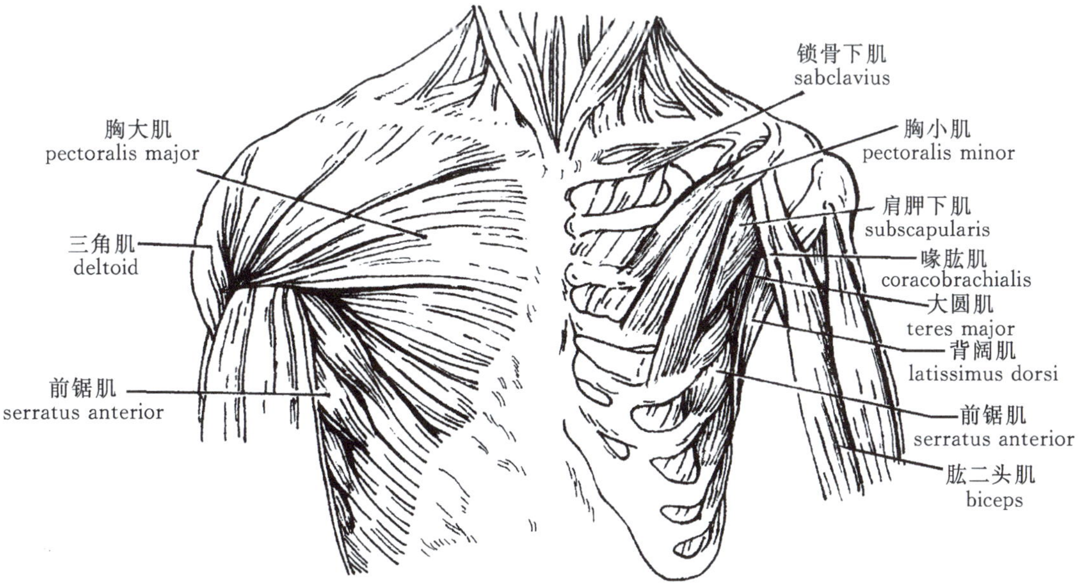

图 2-14 胸上肢肌

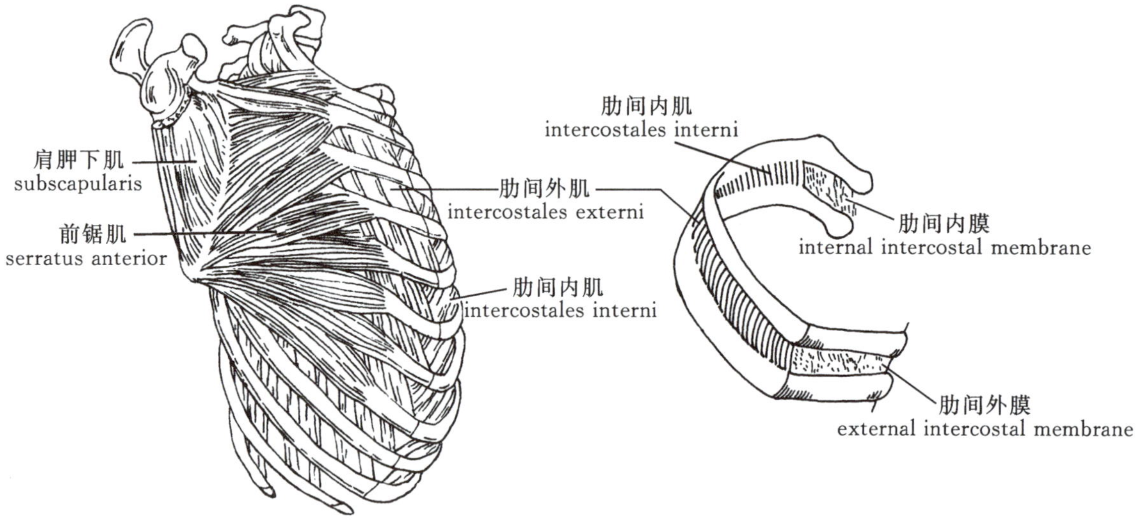

图 2-15 前锯肌与肋间肌

作用：拉肩胛骨向前并紧贴胸廓；下部肌束使肩胛骨下角旋外，助臂上举，当肩胛骨固定时，可上提肋助深吸气。若此肌瘫痪，可表现为"翼状肩"。

（二）胸固有肌

胸固有肌参与构成胸壁，如位于 11 个肋间隙内的肋间内、外肌。

1. 肋间外肌(intercostales externi) 位于各肋间隙的浅层，起自上位肋骨下缘，肌束斜行(后胸壁斜向外下，侧胸壁斜向前下，前胸壁斜向内下)，止于下一肋骨的上缘，其前部肌束仅达肋骨与肋软骨的结合处，在肋软骨间隙处，移行为结缔组织膜，称**肋间外膜**。作用：提肋，使胸廓前后径及横径均扩大，助吸气。

2. 肋间内肌(intercostales interni) 位于肋间外肌的深面，起自下位肋骨上缘，止于上一肋骨的下缘，肌束方向与肋间外肌相反，前部肌束达胸骨外侧缘，后部肌束只到肋角，自此向后为**肋间内膜**所代替。作用：降肋助呼气。

3. 肋间最内肌(intercostale intimi)(图 17-12) 肋间的中 1/3 部，肋间内肌裂为两层，内层越过肋沟，止于肋沟上缘，叫肋间最内肌。作用：降肋助呼气。

三、膈

膈(diaphragm)(图 2-16)为向上膨隆呈穹窿状的扁薄阔肌，位于胸腹腔之间，成为胸腔的底和腹腔的顶。膈的肌束起自胸廓下口的周缘和腰椎前面，可分为三部：胸骨部起自剑突后面；肋部起自下 6 对肋骨和肋软骨；腰部以左、右两个膈脚起自上 2～3 个腰椎。各部肌束均止于中央的**中心腱**(central tendon)，所以膈的外周是肌性部而中央部分是腱膜。

膈上有三个裂孔：在第 12 胸椎前方，左右两个膈脚与脊柱之间有**主动脉裂孔**(aortic hiatus)，有主动脉和胸导管通过；主动脉裂孔的左前上方，约在第 10 胸椎水平，有**食管裂孔**(esophageal hiatus)，有食管和迷走神经通过；在食管裂孔的右前上方的中心腱内有**腔静脉孔**(vena caval foramen)，它约在第 8 胸椎水平，有下腔静脉通过。

在膈的起始处，胸骨部与肋部之间以及肋部与腰部之间，往往留有三角形小空隙，没有肌束，仅有一些疏松结缔组织和膈肌筋膜，成为膈的薄弱区，称胸肋三角和腰肋三角。腹部脏器有可能经此突入胸腔，形成膈疝。

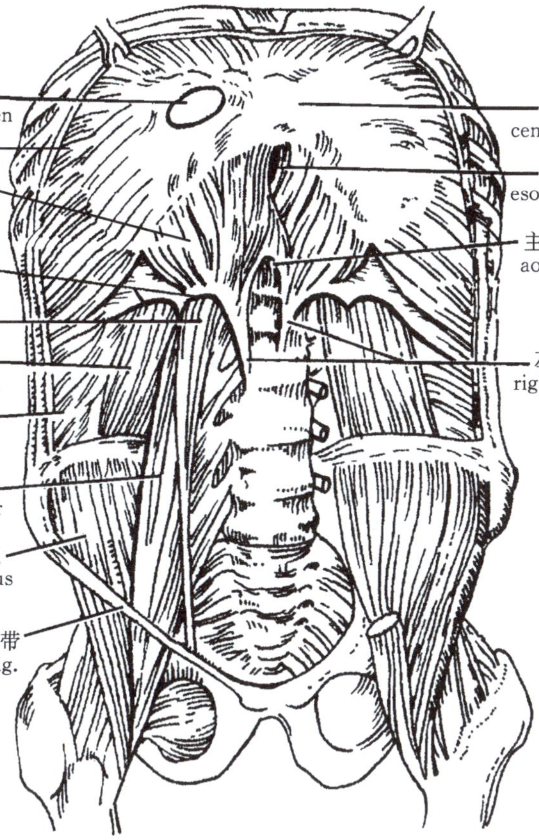

图 2-16 膈与腹后壁肌

作用：膈为主要的呼吸肌，收缩时，膈穹窿下降，胸腔容积扩大，以助吸气；松弛时，膈穹窿上升，胸腔容积减小，以助呼气。膈与腹肌同时收缩，则能增加腹压，协助排便、呕吐及分娩等活动。

四、腹　　肌

腹肌位于胸廓下部与骨盆之间，参与构成腹前壁、侧壁和后壁，可分为前外侧群和后群(表 2-5)。

表 2-5 腹肌的名称、起止点、主要作用和神经支配

肌　群	肌　名	起　点	止　点	主要作用	神经支配
腹肌前外侧群	腹直肌	耻骨联合、耻骨嵴	胸骨剑突、第 5～7 肋软骨前面	维持和增加腹压；助呼气；使脊柱前屈、侧屈及旋转	第 5～11 肋间神经、肋下神经
	腹外斜肌	下 8 位肋	髂嵴前部、腹股沟韧带、白线		第 5～11 肋间神经、肋下神经、髂腹下神经、髂腹股沟神经
	腹内斜肌	胸腰筋膜、髂嵴和腹股沟韧带外侧 1/2	白线		
	腹横肌	下 6 位肋、胸腰筋膜、髂嵴和腹股沟韧带外侧 1/3			
腹肌后群	腰方肌	髂嵴后份	第 12 肋内侧半、第 1～4 腰椎横突	降第 12 肋；使脊柱侧屈	腰神经前支

(一) 前 外 侧 群

腹肌前外侧群(图 2-17、图 2-18)形成腹腔的前外侧壁,腹前壁中线两侧有一对纵行的腹直肌,外侧是三层宽阔的扁肌,即腹外斜肌、腹内斜肌和腹横肌。三层肌的肌束方向各不相同,并在腹前壁处形成广阔的腱膜。

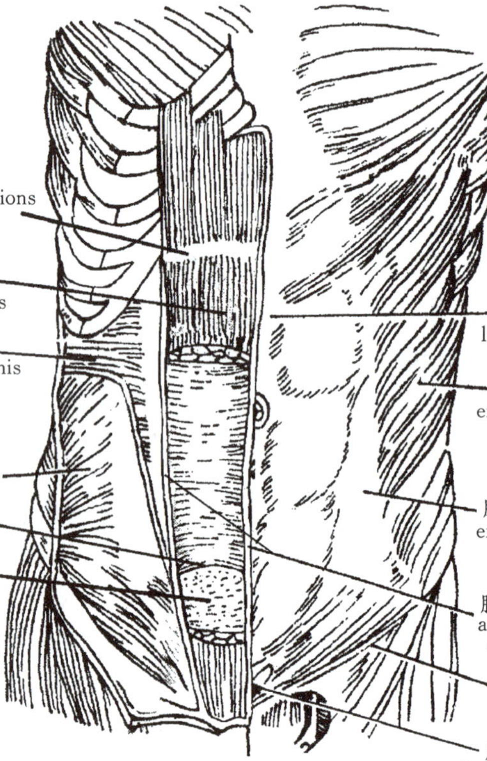

图 2-17 腹肌前外侧群

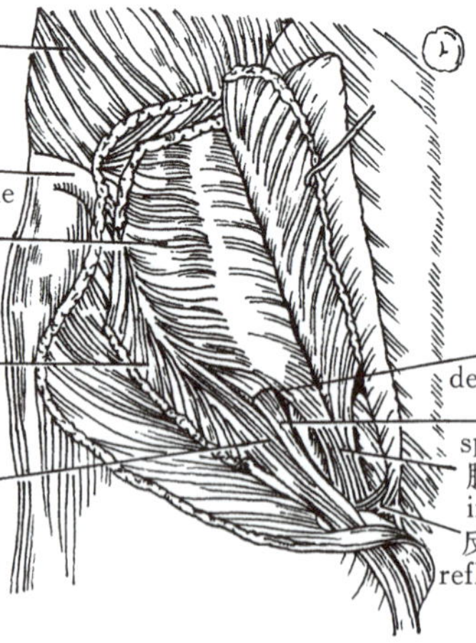

图 2-18 腹前外侧壁下部肌

1. 腹直肌(rectus abdominis) 位于腹前壁正中线的两旁,居腹直肌鞘中,为上宽下窄的带形多腹肌,起自耻骨联合和耻骨嵴,肌束向上止于胸骨剑突和第 5～第 7 肋软骨的前面。肌的全长被 3～4 条横行的**腱划**(tendinous intersection)分成多个肌腹,腱划系结缔组织构成,与腹直肌鞘的前层紧密结合,为原始肌节愈合的痕迹。在腹直肌的后面，腱划不明显，未与腹直肌鞘的后层愈合，所以腹直肌的后面是完全游离的。

2. 腹外斜肌(external oblique)　为宽阔扁肌，位于腹前外侧壁的浅层，起始部呈锯齿状，起自下位 8 个肋骨的外面，肌束由外上斜向内下方，后部肌束向下止于髂嵴前部，上中部肌束向内侧移行于腱膜，经腹直肌的前面，并参与构成腹直肌鞘的前层，至腹正中线终于白线。腹外斜肌腱膜的下缘卷曲增厚连于髂前上棘与耻骨结节之间，称为**腹股沟韧带**(inguinal ligament)。腹股沟韧带的内侧端有一小束腱纤维向下后方止于耻骨梳，为**腔隙韧带(陷窝韧带)**(lacunar ligament)。腔隙韧带延伸并附于耻骨梳的部分称**耻骨梳韧带**(pettineal ligament)。在耻骨结节外上方，腱膜形成近乎三角形的裂孔，为**腹股沟管浅环**(superficial inguinal ring)，又称腹股沟管皮下环。

3. 腹内斜肌(internal oblique)　在腹外斜肌深面。起始于胸腰筋膜、髂嵴和腹股沟韧带的外侧 1/2，肌束呈扇形，即后部肌束几乎垂直上升止于下位 3 个肋骨，大部分肌束向内上方以不同斜度发散而变成腱膜，在腹直肌外侧缘分为前后两层包裹腹直肌，参与构成腹直肌鞘的前、后两层，在腹正中线终于白线。腹内斜肌的下部肌束行向内下方，作凸向上的弓形，跨过精索后，延为腱膜，再向内侧与腹横肌腱膜会合形成**腹股沟镰**(inguinal falx)[或称**联合腱**(conjoined tendon)]，止于耻骨梳的内侧端(有一部分人的腹股沟镰，仅是由两肌的一些肌束互相融合而成，未成为腱性结构)。腹内斜肌的最下部发出一些细散的肌束，向下包绕精索和睾丸，称为**提睾肌**(cremaster)，收缩时可上提睾丸。

4. 腹横肌(transversus abdominis)　在腹内斜肌深面，较薄弱。起自下位 6 个肋骨的内面、胸腰筋膜、髂嵴和腹股沟韧带的外侧 1/3，肌束横行向内侧，延为腱膜，腱膜的上部与腹内斜肌腱膜后层愈合并经腹直肌后方至腹白线，下部则和腹内斜肌腱膜后层一起经腹直肌的前方至腹白线，分别构成腹直肌鞘的后层和前层。腹横肌最下部分的肌束和肌腱分别参与提睾肌和腹股沟镰的构成。

腹前外侧群肌的作用：共同保护腹腔脏器及维持腹内压，保持腹腔脏器位置的固定。当腹肌收缩时，可增加腹压以协助排便、分娩、呕吐和咳嗽等功能，还可降肋助呼气并能使脊柱前屈、侧屈与旋转。

(二) 后　群

后群有腰大肌和腰方肌，腰大肌将在下肢中叙述。

腰方肌(quadratus lumborum)位于腹后壁，在脊柱两侧，其后方有竖脊肌，二者之间隔有胸腰筋膜的中层。起自髂嵴的后部，向上止于第 12 肋和第 1～第 4 腰椎横突。

作用：下降和固定第 12 肋，并使脊柱侧屈。

(三) 腹肌的相关结构

1. 腹直肌鞘(sheath of rectus abdominis)(图 2-19)　包绕腹直肌，由腹外侧壁三个扁肌的腱膜构成。鞘分前后两层，前层由腹外斜肌腱膜与腹内斜肌腱膜的前层愈合而成；后层由腹内斜肌腱膜的后层与腹横肌腱膜愈合而成。脐下 4～5 cm 以下，鞘的后层完全转至腹直肌的前面参与构成鞘的前层。所以自此以下是由三个扁肌腱膜愈合成鞘的前层，而缺乏鞘的后层，但可见后层的游离下缘呈凸向上的弧形线，称**弓状线**(arcuate line)[又称半环线(semicircular line)]，此线以下腹直肌后面与腹横筋膜相贴。

2. 白线(linea alba)　位于腹前壁正中线，介于左右腹直肌鞘之间，由两侧的腹直肌鞘纤维彼此交织而成，上方起自剑突，下方止于耻骨联合。

白线坚韧而少血管，脐以上部分较宽，约 1 cm，脐以下部分，因两侧腹直肌鞘紧靠，白线变窄成线状。在白线的中部有圆形的疏松的瘢痕组织即脐环，在胎儿时期，有脐血管通过，此处为腹壁的一个薄弱点，如腹腔脏器由此处膨出，可发生脐疝。

3. 腹股沟管(inguinal canal)　为男性精索或女性子宫圆韧带所通过的一个肌和腱之间的裂隙，位于腹前外侧壁的下部。由外上斜向内下方，在腹股沟韧带内侧半的上方，长约 4.5 cm。管的内口称**腹股沟管深环**(deep inguinal ring)，又称腹股沟管腹环，在腹股沟韧带中点上方约 1.5 cm 处，为腹横筋

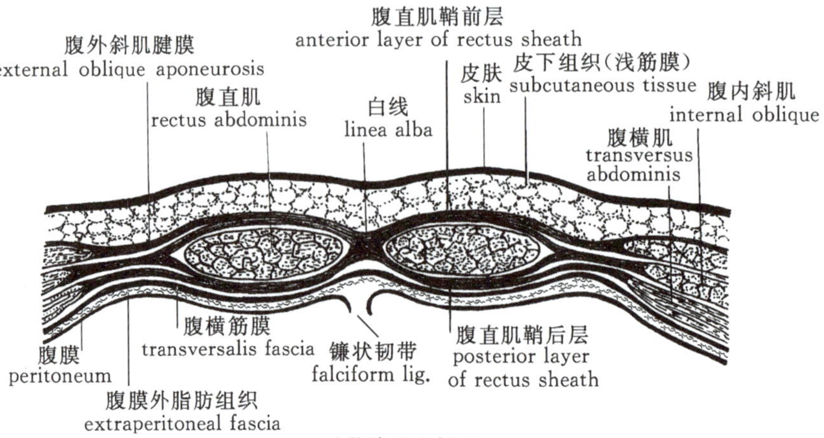

弓状线以上切面

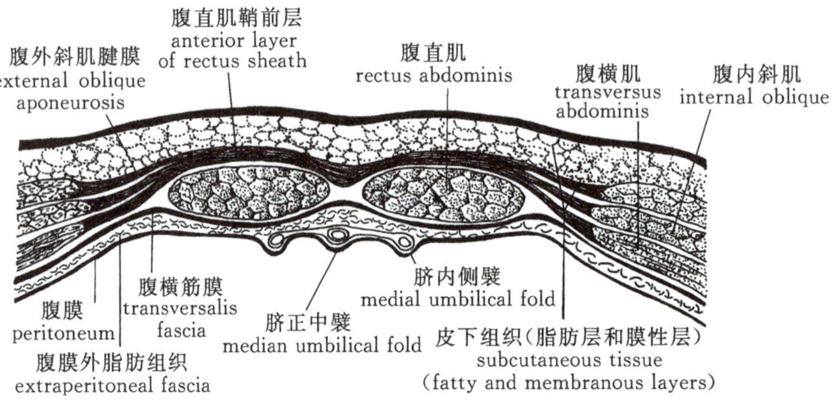

弓状线以下切面

图 2-19 腹直肌鞘(腹壁横切面)

膜向外的突口。管的外口即**腹股沟管浅环**(superficial inguinal ring)。管有四个壁,前壁是腹外斜肌腱膜和腹内斜肌;后壁是腹横筋膜和腹股沟镰;上壁为腹内斜肌和腹横肌的弓状下缘;下壁为腹股沟韧带。

4. 海氏三角(Hesselbach's triangle) 又称腹股沟三角(inguinal triangle),位于腹前壁下部,由腹直肌外侧缘、腹股沟韧带和腹壁下动脉围成的三角区。

腹股沟管和海氏三角都是腹壁下部的薄弱区。在病理情况下,腹腔内容物若经腹股沟管腹环,进入腹股沟管,还可经皮下环突出,下降入阴囊,形成腹股沟斜疝;若腹腔内容物不经腹环,而从海氏三角处膨出,则形为腹股沟直疝。

(四) 腹 部 筋 膜

腹部筋膜包括浅筋膜、深筋膜和腹内筋膜。

1. 浅筋膜 其在腹上部为一层,在脐以下分为浅、深两层。浅层内含脂肪,称坎珀筋膜(Camper's fascia);深层为膜性层,含有弹性纤维,称斯卡尔帕筋膜(Scarpa's fascia)。

2. 深筋膜 可分为数层,分别覆盖在前外侧肌群各肌的表面和深面。

3. 腹内筋膜 贴附在腹腔各壁的内面。各部筋膜的名称与所覆盖的肌相同,如膈下筋膜、腰方筋膜、髂腰筋膜、盆筋膜和腹横筋膜等。其中**腹横筋膜**(transversalis fascia)范围较大,贴在腹横肌、腹直肌鞘及腹直肌(弓状线以下)的内面。

(张卫光 方 璇)

第五节 上 肢 肌

上肢肌可按不同的部位分为上肢带肌、臂肌、前臂肌和手肌。

一、上肢带肌

上肢带肌，又称肩肌，分布于肩关节周围，均起于上肢带骨，止于肱骨。共 6 块(图 2-20、图 2-21、表 2-6)。

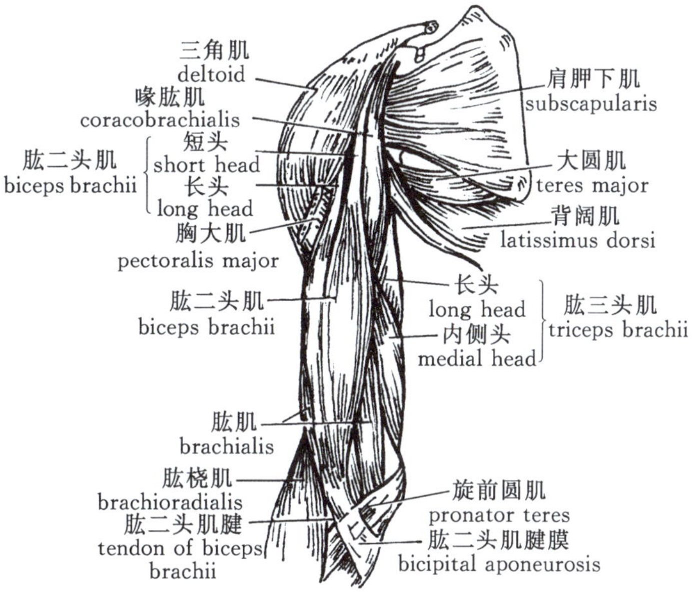

图 2-20 上肢带肌与臂肌前群

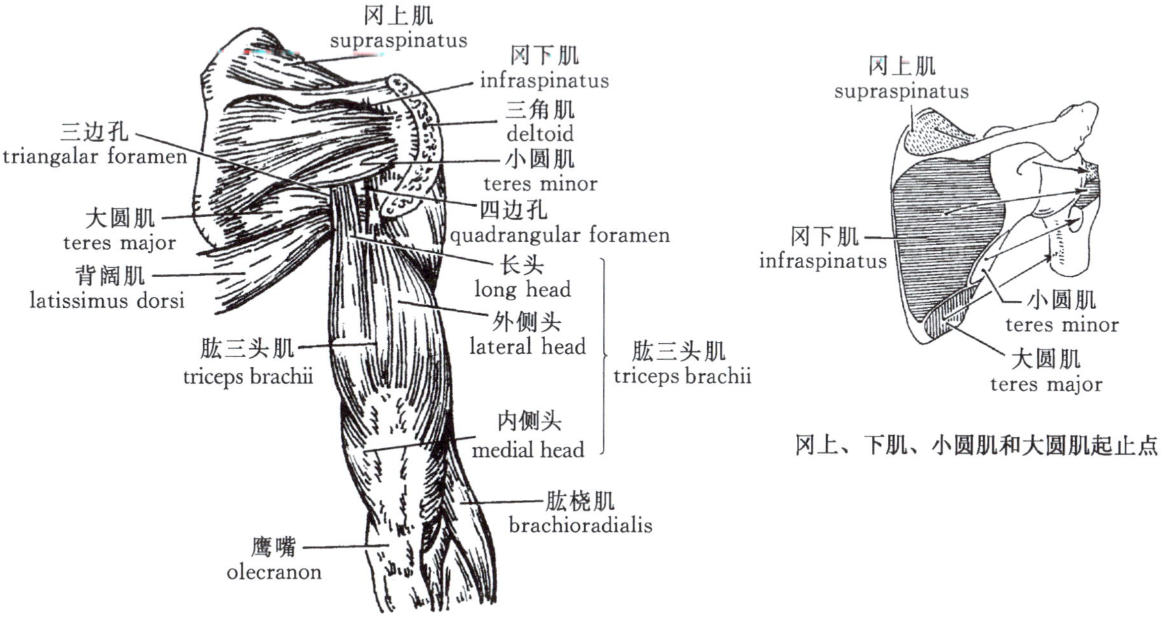

图 2-21 上肢带肌与臂肌后群

表 2-6 上肢带肌的名称、起止点、主要作用和神经支配

<table>
<tr><th>肌 名</th><th>起 点</th><th colspan="2">止 点</th><th>主要作用</th><th>神经支配</th></tr>
<tr><td>三角肌</td><td>锁骨外方，肩峰及肩胛冈</td><td colspan="2">肱骨三角肌粗隆</td><td>肩关节外展、前屈、后伸、旋内和旋外</td><td>腋神经</td></tr>
<tr><td>冈上肌</td><td>冈上窝</td><td rowspan="3">肱骨大结节</td><td>上部</td><td>肩关节外展</td><td rowspan="2">肩胛上神经</td></tr>
<tr><td>冈下肌</td><td>冈下窝</td><td>中部</td><td rowspan="2">肩关节旋外</td></tr>
<tr><td>小圆肌</td><td>冈下窝下部</td><td>下部</td><td>腋神经</td></tr>
<tr><td>大圆肌</td><td>肩胛骨下角背面</td><td colspan="2">肱骨小结节嵴</td><td>肩关节内收、旋内、后伸</td><td rowspan="2">肩胛下神经</td></tr>
<tr><td>肩胛下肌</td><td>肩胛下窝</td><td colspan="2">肱骨小结节</td><td>肩关节内收和旋内</td></tr>
</table>

1. 三角肌(deltoid) 位于肩部，呈三角形。起自锁骨的外侧段、肩峰和肩胛冈，肌束从前、外、后包裹肩关节，向外下方集中，止于肱骨体外侧的三角肌粗隆。肱骨上端由于三角肌的覆盖，使肩部呈圆隆形。

作用：使肩关节外展。三角肌的前部肌束可以使肩关节前屈和旋内，而后部肌束相反，能使肩关节后伸和旋外。

2. 冈上肌(supraspinatus) 位于斜方肌深面，起自肩胛骨的冈上窝，肌束向外经肩峰和喙肩韧带的下方，跨越肩关节，止于肱骨大结节的上部。

作用：使肩关节外展。

3. 冈下肌(infraspinatus) 位于冈下窝内，肌的一部分被三角肌和斜方肌覆盖。起自冈下窝，肌束向外经肩关节后面，止于肱骨大结节的中部。

作用：使肩关节旋外。

4. 小圆肌(teres minor) 位于冈下肌的下方，起自肩胛骨外侧缘上 2/3 的背侧面，止于肱骨大结节的下部。

作用：使肩关节旋外。

5. 大圆肌(teres major) 位于小圆肌的下方，其下缘被背阔肌包绕。起自肩胛骨下角的背侧面，肌束向上外方，止于肱骨小结节嵴。

作用：使肩关节内收和旋内。

6. 肩胛下肌(subscapularis) 扁而广阔，邻近前锯肌，起自肩胛下窝，肌束向上外经肩关节的前方，止于肱骨小结节。

作用：使肩关节内收和旋内。

肩胛下肌、冈上肌、冈下肌和小圆肌在经过肩关节的前方、上方和后方时，与关节囊紧贴，且有部分腱纤维与关节囊纤维相交织，形成肌腱袖(myotendinous cuff)，也称肩袖(shoulder cuff)。对稳定肩关节起着重要作用。

二、臂 肌

臂肌覆盖肱骨，分为前、后两群，以内侧和外侧两个肌间隔相隔。前群为屈肌，后群为伸肌(图2-20、图 2-21、表 2-7)。

表 2-7 臂肌的名称、起止点、主要作用和神经支配

<table>
<tr><th colspan="2">肌 群</th><th>肌 名</th><th>起 点</th><th>止 点</th><th>主 要 作 用</th><th>神经支配</th></tr>
<tr><td rowspan="3">臂肌前群</td><td>浅层</td><td>肱二头肌</td><td>长头：肩胛骨盂上结节
短头：肩胛骨喙突</td><td>桡骨粗隆</td><td>屈肘协助屈臂；当前臂处于旋前位时，能使前臂旋后</td><td rowspan="3">肌皮神经</td></tr>
<tr><td rowspan="2">深层</td><td>喙肱肌</td><td>肩胛骨喙突</td><td>肱骨中部内侧</td><td>屈肩及肩关节内收</td></tr>
<tr><td>肱肌</td><td>肱骨下半前面</td><td>尺骨粗隆</td><td>屈肘</td></tr>
</table>

续表

肌　群	肌　名	起　　点	止　　点	主　要　作　用	神经支配
臂肌后群	肱三头肌	长头：肩胛骨盂下结节 外侧头：桡神经沟外上方的肱骨骨面 内侧头：桡神经沟内下方的肱骨骨面	尺骨鹰嘴	伸肘 助肩关节后伸及内收（长头）	桡神经

（一）前　群

前群包括浅层的肱二头肌和深层的喙肱肌和肱肌。

1. 肱二头肌（biceps brachii）　呈梭形，起端有两个头，长头以长腱起自肩胛骨盂上结节，通过肩关节囊，经结节间沟下降；短头在内侧，起自肩胛骨喙突。两头在臂的下部合并成一个肌腹，并以一个腱止于桡骨粗隆。

作用：屈肘关节；当前臂处于旋前位时，能使其旋后。此外，还能协助屈肩关节。

2. 喙肱肌（coracobrachialis）　比较弱小，在肱二头肌短头的后内方，并与短头共同起自肩胛骨喙突，止于肱骨中部的内侧。

作用：协助肩关节前屈和内收。

3. 肱肌（brachialis）　位于肱二头肌下半部的深面，起自肱骨下半的前面，止于尺骨粗隆。

作用：屈肘关节。

（二）后　群

肱三头肌（triceps brachii）起端有三个头，长头以长腱起自肩胛骨盂下结节，向下行经大、小圆肌之间；外侧头起自肱骨后面桡神经沟的外上方的骨面；内侧头起自桡神经沟以下的骨面。肱三头肌的三个头向下会合成一个坚韧的腱，止于尺骨鹰嘴。

作用：伸肘关节，长头亦可使肩关节后伸和内收。

三、前　臂　肌

前臂肌位于尺、桡骨的周围，分为前、后两群，大多数是长肌，肌腹位于近侧，细长的腱位于远侧，所以前臂的上半部膨隆，下半部逐渐变细（表 2-8）。

表 2-8　前臂肌的名称、起止点、主要作用和神经支配

肌　群		肌　名	起　　点	止　　点	主　要　作　用	神经支配
前臂肌前群	第一层	肱桡肌	肱骨外上髁上方	桡骨茎突	屈肘	桡神经
		旋前圆肌	肱骨内上髁 前臂深筋膜	桡骨外侧面中部	屈肘，前臂旋前	正中神经
		桡侧腕屈肌		第二掌骨底	屈肘，屈腕，腕外展	
		掌长肌		掌腱膜	屈腕，紧张掌腱膜	
		尺侧腕屈肌		豌豆骨	屈腕，腕内收，屈肘	尺神经
	第二层	指浅屈肌	肱骨内上髁，尺桡骨前面	第 2～第 5 指的中节指骨体的两侧	屈肘，屈腕，屈掌指关节和近侧指间关节	正中神经
	第三层	指深屈肌	桡、尺骨上端的前面和骨间膜	第 2～第 5 指的远节指骨底	屈腕，屈第 2～第 5 指间关节和掌指关节	正中神经和尺神经
		拇长屈肌		拇指远节指骨底	屈腕，屈拇指的掌指和指间关节	正中神经
	第四层	旋前方肌	尺骨远侧端	桡骨远端	前臂旋前	正中神经

续表

肌群		肌名	起点	止点	主要作用	神经支配
前臂肌后群	浅层	桡侧腕长伸肌	肱骨外上髁	第 2 掌骨底背面	伸腕，腕外展	桡神经
		桡侧腕短伸肌		第 3 掌骨底背面		
		指伸肌		第 2～5 指的指背腱膜（中远节指骨底背面）	伸肘，伸腕，伸指	
		小指伸肌		小指指背腱膜	伸小指	
		尺侧腕伸肌		第 5 掌骨底背面	伸腕，腕内收	
	深层	旋后肌	肱骨外上髁和尺骨外侧缘的上部	桡骨前面上部	前臂旋后，伸肘	
		拇长展肌	桡、尺骨后面及骨间膜的背面	第一掌骨底	外展拇指和手	
		拇短伸肌		拇指近节指骨底	伸拇指助手外展	
		拇长伸肌		拇指远节指骨底		
		示指伸肌		示指的指背腱膜	伸腕，伸示指掌指关节及指间关节	

（一）前 群

前群位于前臂的前面，共 9 块，分四层排列（图 2-22、图 2-23）。

1. 浅层（第一层） 有 5 块肌，自桡侧向尺侧依次为：

（1）**肱桡肌**（brachioradialis）：起自肱骨外上髁的上方，向下止于桡骨茎突。

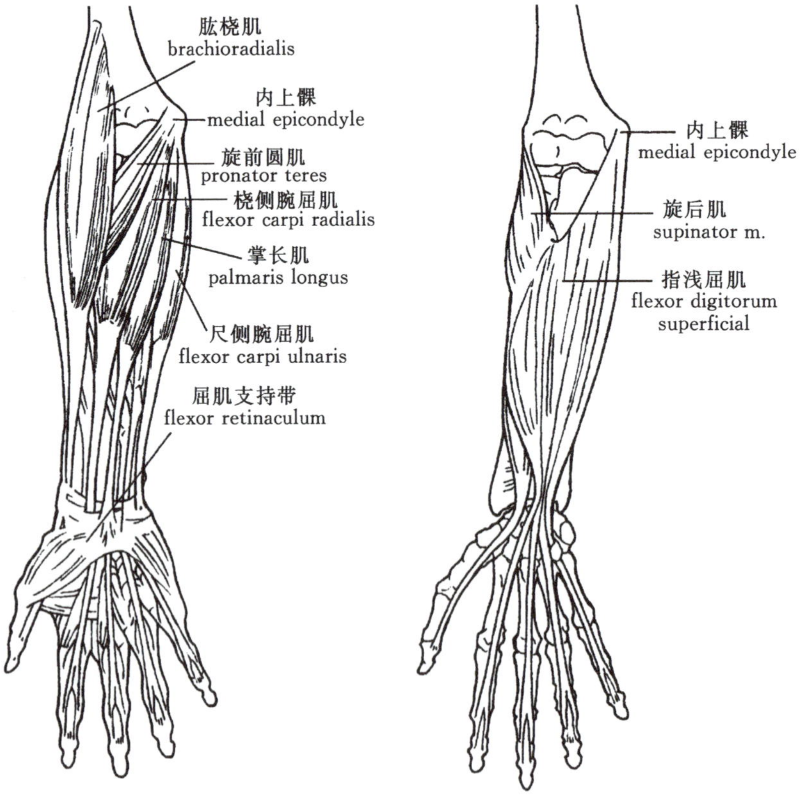

图 2-22 前臂肌前群第一、二层

作用:屈肘关节。以下四肌共同以屈肌总腱起自内上髁和前臂深筋膜。

(2) **旋前圆肌**(pronator teres):止于桡骨外侧面的中部。

作用:使前臂旋前和屈肘关节。

(3) **桡侧腕屈肌**(flexor carpi radialis):以长腱止于第 2 掌骨底。

作用:屈肘、屈腕和使桡腕关节外展。

(4) **掌长肌**(palmaris longus):肌腹很小而腱细长,连于掌腱膜。

作用:屈腕和紧张掌腱膜。

(5) **尺侧腕屈肌**(flexor carpi ulnaris):止于豌豆骨。

作用:屈腕和使桡腕关节内收,屈肘。

浅层中的肱桡肌由于位置表浅,有较恒定的血供和神经支配,又为非主要的作用肌,切除后可由其他协同肌代偿而不影响前臂功能,因此为良好的移植肌瓣供体。

2. 第二层 仅有一块肌,即**指浅屈肌**(flexor digitorum superficialis)。肌的上端为浅层肌所覆盖。起自肱骨内上髁、尺骨和桡骨前面。肌束往下移行为四条肌腱,通过腕管和手掌,分别进入第 2～第 5 指的屈肌腱鞘。每条腱在近节指骨中部分为两脚,止于中节指骨体的两侧。

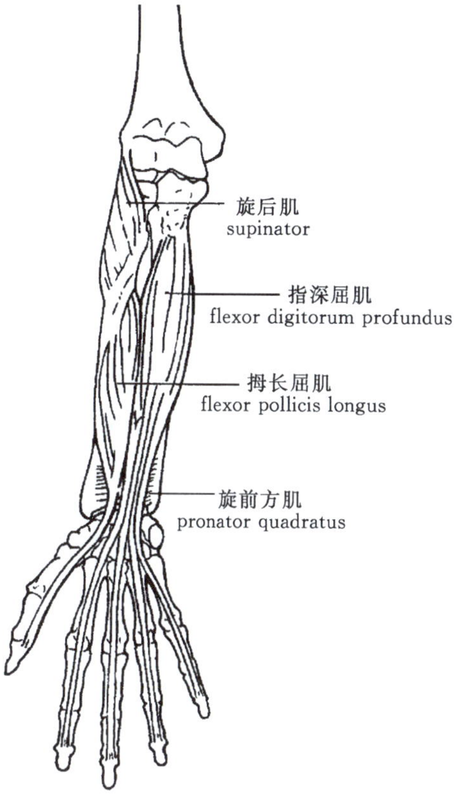

图 2-23 前臂肌前群第三、四层

作用:屈近侧指间关节、屈掌指关节、屈腕和屈肘。

3. 第三层 有两块肌,位于桡侧的**拇长屈肌**(flexor pollicis longus)和位于尺侧的**指深屈肌**(flexor digitorum profundus)。两肌起自桡、尺骨的上端的前面和骨间膜。拇长屈肌止于拇指远节指骨底,作用为屈拇指指间关节和掌指关节。指深屈肌向下分成四个腱,经腕管入手掌,在指浅屈肌腱的深面分别进入指浅屈肌腱两脚之间,止于远节指骨底。作用为屈第 2～第 5 指的远侧指间关节、近侧指间关节、掌指关节和屈腕。

4. 第四层 为**旋前方肌**(pronator quadratus),是扁平四方形的肌,贴在桡、尺骨远端的前面,起自尺骨,止于桡骨。

作用:使前臂旋前。

(二) 后 群

后群位于前臂的后面,为伸腕、伸指、腕收展和前臂旋后的肌,也分为浅、深两层(图 2-24、图 2-25)。

1. 浅层 有 5 块肌,自桡侧向尺侧依次为**桡侧腕长伸肌**(extensor carpi radialis longus)、**桡侧腕短伸肌**(extensor carpi radialis brevis)、**指伸肌**(extensor digitorum)、**小指伸肌**(extensor digiti minimi)和**尺侧腕伸肌**(extensor carpi ulnaris),这 5 块浅层肌以一个共同腱起自肱骨外上髁。桡侧腕长伸肌和腕短伸肌向下移行于长腱,分别止于第 2、第 3 掌骨底,作用主要为伸腕,还有腕的外展作用。指伸肌向下分为四条肌腱,经手背,分别到第 2～第 5 指。在手背远侧部,掌骨头附近,四条腱之间有腱间结合相连,各腱越过掌骨头后,向两侧扩展,包绕掌骨头和近节指骨的背面,称**指背腱膜**(dorsal aponeurosis)。它向远侧分为三束,分别止于中节和远节指骨底,作用为伸指和伸腕,还可协助伸肘。小指伸肌是一条细长的肌,长腱经手背到小指,止于指背腱膜,作用为伸小指。尺侧腕伸肌止于第 5 掌骨底,作用主要为伸腕,还有腕内收作用。

2. 深层 也有5块肌，一块位于前臂后面的近侧部，位置较深，称**旋后肌**(supinator)，起自肱骨外上髁和尺骨外侧缘的上部，肌束向外下，止于桡骨前面的上部。另四块肌位于此肌的下方，自桡侧向尺侧依次为**拇长展肌**(abductor pollicis longus)、**拇短伸肌**(extensor pollicis brevis)、**拇长伸肌**(extensor pollicis longus)和**示指伸肌**(extensor indicis)，它们均起自桡骨和尺骨的后面以及骨间膜。拇长展肌止于第1掌骨底，拇短伸肌止于拇指近节指骨底，拇长伸肌止于拇指远节指骨底，示指伸肌止于示指的指背腱膜。以上各肌，可按其命名，知其作用。

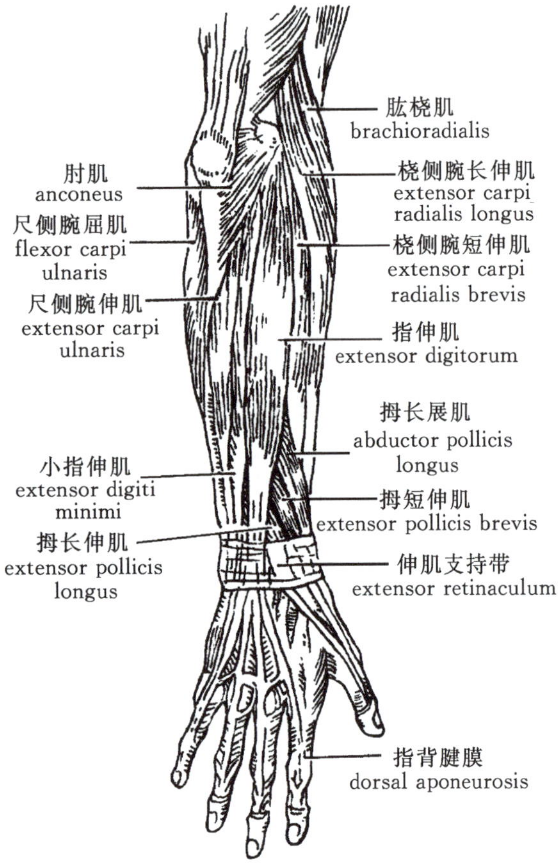

图 2-24 前臂肌后群(浅层)

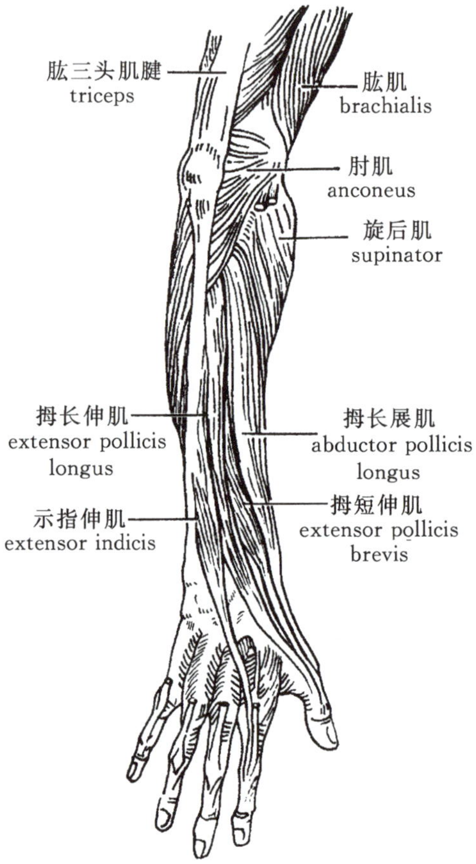

图 2-25 前臂肌后群(深层)

四、手 肌

活动手指的肌，除来自前臂的长腱外，还有很多短小的手肌，这些手肌主要集中在手的掌侧，可分为外侧、中间和内侧三群(图 2-26、表 2-9)。

表 2-9 手肌的名称、起止点、主要作用和神经支配

肌群		肌名	起点	止点	主要作用	神经支配
手肌外侧群	浅层	拇短展肌	屈肌支持带和舟骨	拇指近节指骨底	外展拇指	正中神经
		拇短屈肌	屈肌支持带和大多角骨		屈拇指近节指骨	
	深层	拇对掌肌		第一掌骨掌侧面外侧部	使拇指对撑	
		拇收肌	屈肌支持带，头状骨，第2、第3掌骨	拇指近节指骨底	内收拇指和屈拇指近节指骨	尺神经

续表

肌群	肌名	起点	止点	主要作用	神经支配
手肌中间群	蚓状肌(4块)	各指深屈肌腱桡侧	第2～第5指的指背腱膜	屈第2～第5指的掌指关节和伸指间关节	正中神经 尺神经
	骨间掌侧肌(3块)	第2掌骨的内侧,第4、第5掌骨的外侧面	分别止于第2、第4、第5指的近节指骨底和指背腱膜	使第2、第4、第5指内收并屈掌指关节,伸指间关节	尺神经
	骨间背侧肌(4块)	各掌骨间隙,以二头起自掌骨的相对侧	分别止于第2～第4指的近节指骨和指背腱膜	以中指为中轴使第2～第4指外展、屈掌指关节和伸指间关节	
手肌内侧群 浅层	小指展肌	豌豆骨和屈肌支持带	小指近节指骨底	外展小指和屈小指近节指骨	
	小指短屈肌	钩骨和屈肌支持带	小指近节指骨底	屈小指近节指骨	

(一) 外 侧 群

较为发达,在手掌拇指侧形成一隆起,称**鱼际**(thenar),有4块肌,分浅、深两层排列。

1. 拇短展肌(abductor pollicis brevis)　位于浅层外侧。

2. 拇短屈肌(flexor pollicis brevis)　位于浅层内侧。

3. 拇对掌肌(opponens pollicis)　位于拇短展肌的深面。

4. 拇收肌(adductor pollicis)　位于拇对掌肌的内侧。

上述4肌作用可使拇指作展、屈、对掌和收等动作。

(二) 内 侧 群

在手掌小指侧,也形成一隆起,称**小鱼际**(hypothenar),有3块肌,也分浅、深两层排列。

1. 小指展肌(abductor digiti minimi)　位于浅层内侧。

2. 小指短屈肌(flexor digiti minimi brevis)　位于浅层外侧。

3. 小指对掌肌(opponens digiti minimi)　位于上述两肌深面。

它们分别使小指作屈、外展和对掌等动作。

(三) 中 间 群

位于掌心,包括4块蚓状肌和7块骨间肌(图2-27、图2-28)。

1. 蚓状肌(lumbricales)　为4条细束状小肌,桡侧两条起自指深屈肌腱桡侧,尺侧两条起自两腱的相邻侧,经掌指关节的桡侧至第2～第5指的背面,止于指背腱膜,作用为屈掌指关节,伸指间关节。

2. 骨间肌(interossei)　位于掌骨间隙内。可分为**骨间掌侧肌**(palmar interossei)3块,收缩时可使第2、第4、第5指向中指靠拢(内收);**骨间背侧肌**(dorsal interossei) 4块,它们是以中指的中线为中心,能外展第2、第4指。由于骨间肌也绕至第2～第5指背面,止于指背腱膜,故能协同蚓状肌屈掌指关节、伸指间关节。

手和手指的用力运动主要靠来自前臂的长肌,而手的精细的技巧性动作则主要由手肌来完成。拇指和小指短肌的作用如其命名。屈掌指关节、伸指间关节的动作主要是蚓状肌和骨间肌收缩的结果。

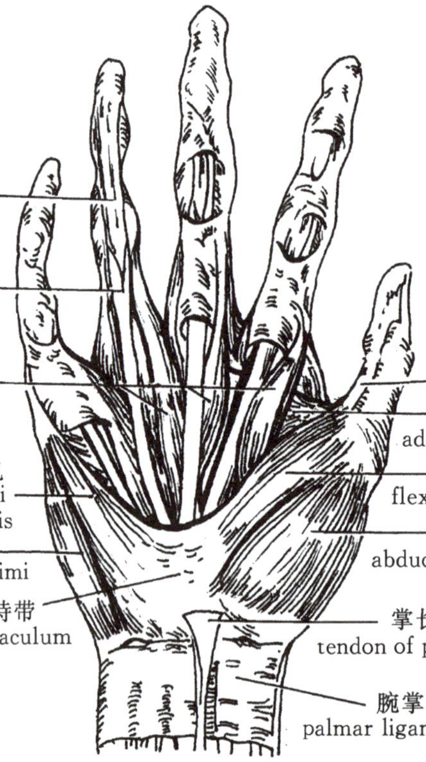

浅层

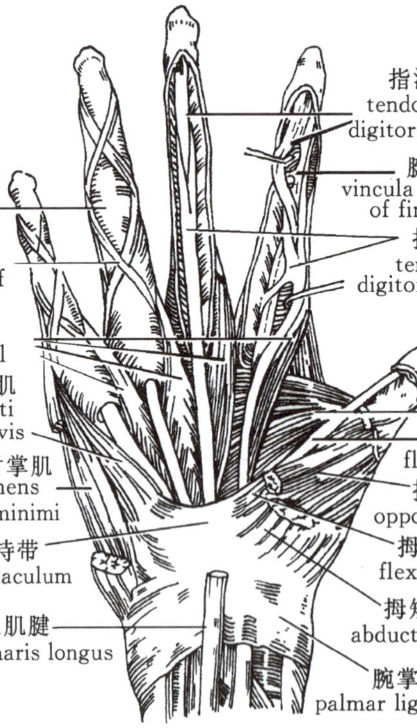

深层

图 2-26 手肌(前面观)

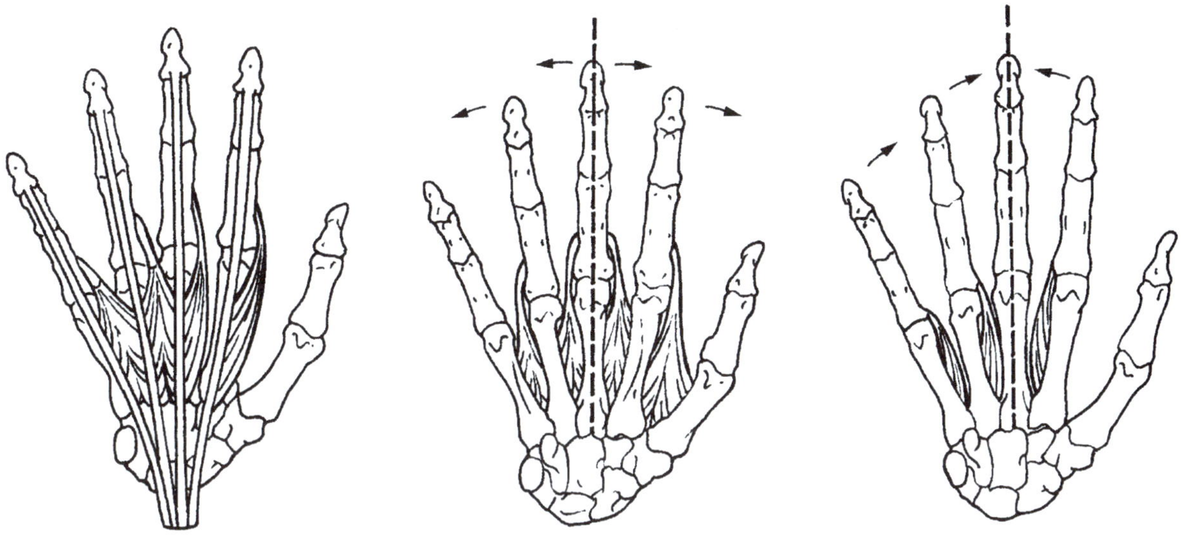

图 2-27　蚓状肌和骨间肌的起止和作用

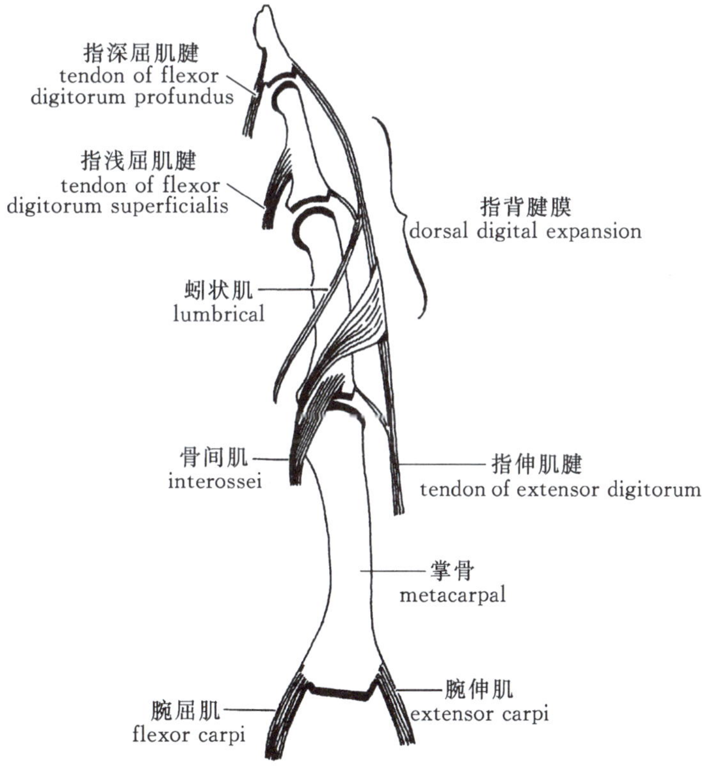

图 2-28　止于指骨和掌骨的肌腱(侧面观)

五、上 肢 筋 膜

上肢深筋膜根据其所在部位可分为肩胛筋膜、三角肌筋膜、臂筋膜、前臂筋膜和手筋膜等，各被覆于相应部位。臂筋膜呈鞘状包裹臂肌，并且发出臂内侧肌间隔和臂外侧肌间隔，深入附着于肱骨以分隔屈、伸两肌群。前臂筋膜较为坚韧,在腕部附近显著增厚形成腕掌侧韧带、**屈肌支持带**(flexor retinaculum)(**腕横韧带**)和伸肌支持带。它们具有约束肌腱,防止肌腱滑脱作用。屈肌支持带位于腕掌侧韧带的远侧,横架于腕骨沟上,与腕骨沟围成腕管。经过腕部的屈指肌腱、伸腕和伸指等肌腱均有腱滑膜鞘包绕。手掌筋膜的浅层可分为三部分,两侧的鱼际和小鱼际筋膜较薄弱,中间部分坚韧,称为**掌腱膜**(palmar aponeurosis)。手背筋膜贴附在手的伸肌腱表面,向上移行于伸肌支持带。

六、上肢的局部记载

(一) 腋 窝

腋窝(axillary fossa)为锥形空隙,位于臂上部和胸外侧壁之间,有顶、底和前、后、内侧及外侧四个壁。前壁为胸大、小肌;后壁为肩胛下肌、大圆肌和背阔肌;内侧壁为上部胸壁和前锯肌;外侧壁为喙肱肌、肱二头肌短头和肱骨。顶即上口,由锁骨、肩胛骨的上缘和第1肋围成的三角形间隙,向上与颈部相通。腋动、静脉和臂丛等即经此口与颈根部的锁骨下动、静脉和神经等相延续。底由腋筋膜和皮肤封闭。腋窝内除了有腋部血管和臂丛及其分支外,还有大量的脂肪及淋巴结、淋巴管等。

(二) 三边孔和四边孔

三边孔(trilateral foramen)和**四边孔**(quadrilateral foramen)为位于肩胛下肌、大圆肌、肱三头肌长头和肱骨上端之间的两个间隙。肱三头肌长头内侧的间隙为三边孔,外侧的间隙为四边孔,有血管和神经通过。

(三) 肘 窝

肘窝(cubital fossa)位于肘关节前面,为三角形凹窝。外侧界为肱桡肌,内侧界为旋前圆肌,上界为肱骨内、外上髁之间的连线;窝内有血管和神经通过。

(四) 腕 管

腕管(carpal canal)位于腕掌侧,由屈肌支持带(腕横韧带)和腕骨沟围成。管内有指浅、深屈肌腱,拇长屈肌腱和正中神经通过。

七、运动上肢主要关节的肌肉

运动上肢主要关节的肌肉见表2-10~表2-13。

表2-10 运动肩关节的肌肉

动 作	肌 肉
屈	肱二头肌、喙肱肌、三角肌前部肌束、胸大肌
伸	肱三头肌长头、三角肌后部肌束、大圆肌、背阔肌
内收	胸大肌、大圆肌、背阔肌、肱三头肌长头、喙肱肌、肩胛下肌
外展	三角肌、冈上肌
旋内	胸大肌、大圆肌、背阔肌、肩胛下肌、三角肌前部肌束
旋外	小圆肌、冈下肌、三角肌后部肌束

注:①三角肌除不能内收外可作其余5种运动。②大圆肌、背阔肌的作用相同(屈、内收、旋内)。③通过关节前面的肌肉有屈的功能,通过关节后面的肌肉有伸的功能。

表2-11 运动肘关节的肌肉

动 作	肌 肉
屈	肱二头肌、肱肌、肱桡肌、旋前圆肌、桡侧腕屈肌、指浅屈肌、尺侧腕屈肌
伸	肱三头肌

表 2-12 运动桡尺关节的肌肉

动 作	肌 肉
旋前	旋前圆肌、旋前方肌
旋后	旋后肌、肱二头肌

表 2-13 运动腕关节的肌肉

动 作	肌 肉
屈	桡侧腕屈肌、尺侧腕屈肌、指浅屈肌、指深屈肌、拇长屈肌、掌长肌
伸	桡侧腕长伸肌、桡侧腕短伸肌、尺侧腕伸肌、指伸肌、示指伸肌、小指伸肌
内收	尺侧腕屈肌、尺侧腕伸肌
外展	桡侧腕屈肌、桡侧腕长伸肌、桡侧腕短伸肌

第六节 下 肢 肌

下肢肌可分为髋肌、大腿肌、小腿肌和足肌。下肢肌比上肢肌粗壮强大，这与维持直立姿势、支持体重和行走有关。

一、髋 肌

髋肌主要起自骨盆的内面和外面，跨过髋关节，止于股骨上部，按其所在的部位和作用，可分为前、后两群(表 2-14)。

表 2-14 髋肌的名称、起止点、主要作用和神经支配

<table>
<tr><th colspan="2">肌 群</th><th colspan="2">肌 名</th><th>起 点</th><th>止 点</th><th>主 要 作 用</th><th>神经支配</th></tr>
<tr><td colspan="2" rowspan="3">髋肌前群</td><td rowspan="2">髂腰肌</td><td>髂肌</td><td>髂窝</td><td rowspan="2">股骨小转子</td><td rowspan="2">髋关节前屈和旋外，下肢固定时，使躯干和骨盆前屈</td><td rowspan="2">腰丛分支</td></tr>
<tr><td>腰大肌</td><td>腰椎体侧面和横突</td></tr>
<tr><td colspan="2">阔筋膜张肌</td><td>髂前上棘</td><td>经髂胫束至胫骨外侧髁</td><td>紧张阔筋膜并屈髋关节</td><td>臀上神经</td></tr>
<tr><td rowspan="7">髋肌后群</td><td>浅层</td><td colspan="2">臀大肌</td><td>髂骨翼外面和骶骨背面</td><td>臀肌粗隆及髂胫束</td><td>髋关节后伸和旋外</td><td>臀下神经</td></tr>
<tr><td rowspan="4">中层</td><td colspan="2">臀中肌</td><td>髂骨翼外面</td><td rowspan="2">股骨大转子</td><td>髋关节外展、旋内(前部肌束)和外旋(后部肌束)</td><td>臀上神经</td></tr>
<tr><td colspan="2">梨状肌</td><td>骶骨前面骶前孔外侧</td><td>髋关节旋外和外展</td><td>骶丛分支</td></tr>
<tr><td colspan="2">闭孔内肌</td><td>闭孔膜内面及其周围骨面</td><td>股骨转子窝</td><td rowspan="2">髋关节旋外</td><td rowspan="2">骶丛分支</td></tr>
<tr><td colspan="2">股方肌</td><td>坐骨结节</td><td>转子间嵴</td></tr>
<tr><td rowspan="2">深层</td><td colspan="2">臀小肌</td><td>髂骨翼外面</td><td>股骨大转子前缘</td><td>髋关节外展、旋内(前部肌束)和外旋(后部肌束)</td><td>臀上神经</td></tr>
<tr><td colspan="2">闭孔外肌</td><td>闭孔膜外面及其周围骨面</td><td>股骨转子窝</td><td>髋关节旋外</td><td>闭孔神经和骶丛分支</td></tr>
</table>

(一) 前 群

前群有髂腰肌和阔筋膜张肌(图 2-16、图 2-29)。

1. 髂腰肌(iliopsoas) 由腰大肌和髂肌组成。**腰大肌**(psoas major)起自腰椎体侧面和横突。

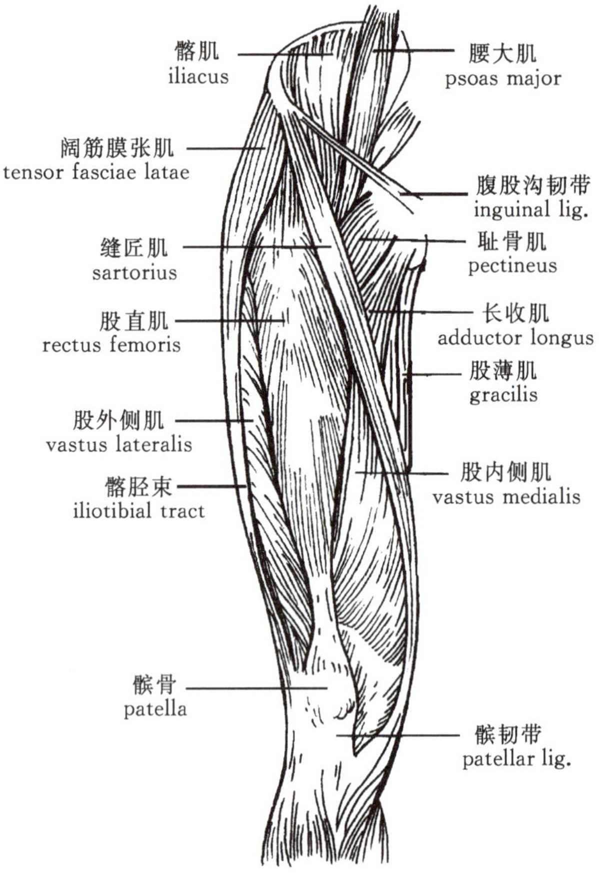

图 2-29 髋肌和大腿肌前群

髂肌(iliacus)呈扇形,位于腰大肌的外侧,起自髂窝。两肌向下相互结合,经腹股沟韧带深面和髋关节的前内侧,止于股骨小转子。髂腰肌被髂腰筋膜覆盖,此筋膜与髂窝和脊柱腰部共同形成一骨性筋膜鞘,当患腰椎结核或腰大肌脓肿时,脓液可沿此鞘流入髂窝和大腿根部。

作用:使髋关节前屈和旋外。下肢固定时,可使躯干和骨盆前屈。

2. 阔筋膜张肌(tensor fasciae latae)

位于大腿上部前外侧,起自髂前上棘,肌腹在阔筋膜两层之间,向下移行于髂胫束,后者止于胫骨外侧髁。

作用:使阔筋膜紧张并屈大腿。

(二)后 群

后群主要位于臀部,故又称臀肌,包括臀大、中、小肌和经过髋关节囊后面的其他小肌(图 2-30、图 2-31)。

1. 臀大肌(gluteus maximus) 位于臀部浅层,大而肥厚,形成特有的臀部隆起,覆盖臀中肌下半部及其他小肌。起自髂骨翼外面和骶骨背面,肌束斜向外下,止于髂胫束和股骨的臀肌粗隆。

作用:使髋关节后伸和外旋。下肢固定时,能伸直躯干,防止躯干前倾,以维持身体的平衡。

2. 臀中肌(gluteus medius) 位于臀大肌的深面。

3. 臀小肌(gluteus minimus) 位于臀中肌的深面。臀中、小肌都呈扇形,皆起自髂骨翼外面,肌束向下集中形成短腱,止于股骨大转子。作用:两肌共同使大腿外展,两肌的前部肌束能使大腿旋内,而后部肌束则使大腿旋外。

4. 梨状肌(piriformis) 起自盆内骶骨前面骶前孔的外侧,外出坐骨大孔达臀部,止于股骨大转子。作用:髋关节外展和旋外。

5. 闭孔内肌(obturator internus) 起自闭孔膜内面及其周围骨面,肌束向后集中成为肌腱,由坐骨小孔出骨盆转折向外,止于转子窝。作用:髋关节旋外。

6. 股方肌(quadratus femoris) 起自坐骨结节,向外止于转子间嵴。作用:使髋关节旋外。

7. 闭孔外肌(obturator externus) 在股方肌深面,起自闭孔膜外面及其周围骨面,经股骨颈的后方,止于转子窝。作用:使大腿旋外。

二、大 腿 肌

大腿肌位于股骨周围,可分为前群、后群和内侧群(表 2-15)。

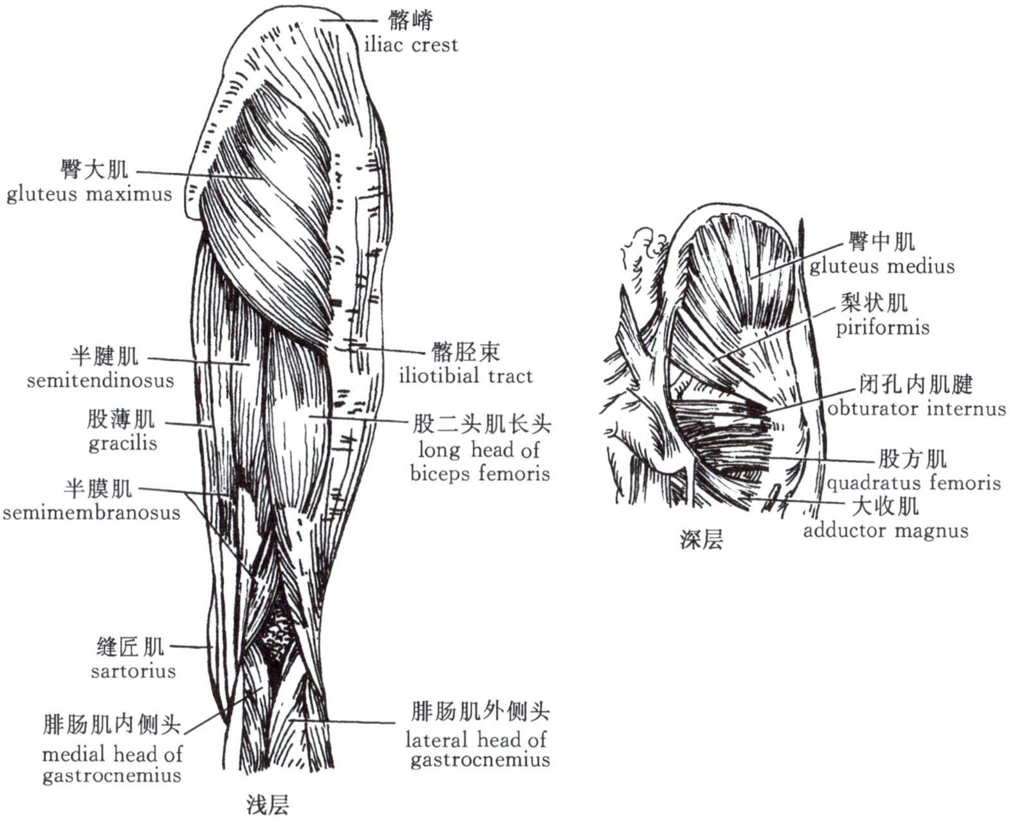

图 2-30 髋肌后群和大腿肌后群

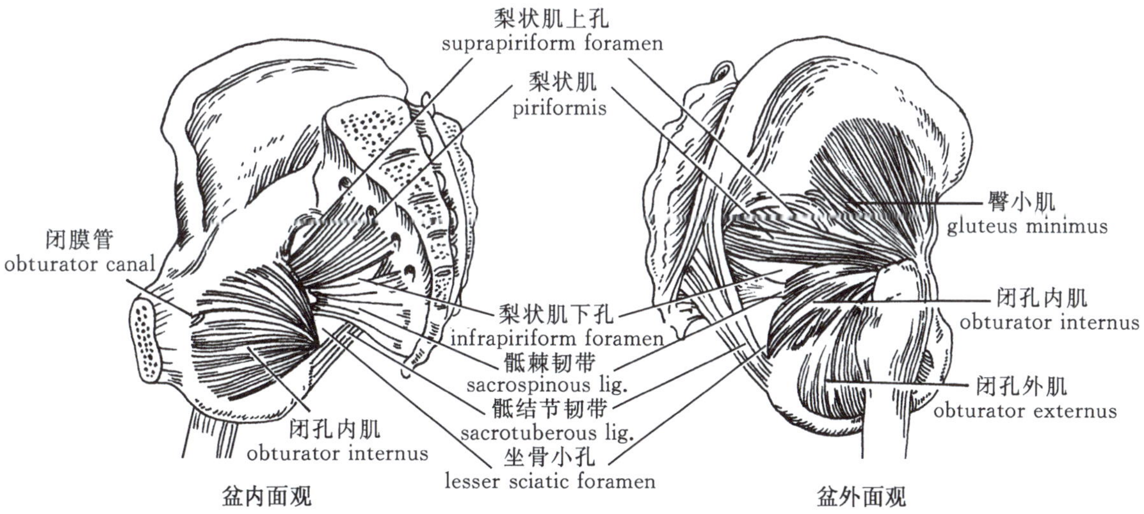

图 2-31 梨状肌和闭孔内、外肌

表 2-15 大腿肌的名称、起止点、主要作用和神经支配

肌群	肌名	起点	止点	主要作用	神经支配
大腿肌前群	缝匠肌	髂前上棘	胫骨上端的内侧面	屈髋关节，屈膝关节，使已屈的膝关节旋内	股神经
	股四头肌	髂前下棘，股骨粗线内外侧唇，股骨体的前面	经髌骨及髌韧带止于胫骨粗隆	伸膝，股直肌有屈髋关节作用	

续表

肌群		肌名	起点	止点	主要作用	神经支配
大腿肌内侧群	浅层	耻骨肌	耻骨支和坐骨支前面	股骨耻骨肌线	主要使髋关节内收和旋外	股神经及闭孔神经
		长收肌		股骨粗线		闭孔神经
		股薄肌		胫骨上端内侧面		
	深层	短收肌		股骨粗线		
		大收肌	耻、坐骨支坐骨结节	股骨粗线和内上髁的收肌结节		
大腿肌后群		股二头肌	长头起自坐骨结节，短头起自股骨粗线	腓骨头	在屈膝时，可使小腿旋外，伸髋关节	坐骨神经
		半腱肌	坐骨结节	胫骨上端内侧	屈膝，伸髋关节，使小腿旋内屈膝	
		半膜肌		胫骨内侧髁的后面		

(一) 前 群

前群有缝匠肌和股四头肌(图 2-29)。

1. 缝匠肌(sartorius) 是全身中最长的肌，呈扁带状，起于髂前上棘，经大腿的前面，转向内侧，止于胫骨上端的内侧面。

作用：屈髋关节和屈膝关节，并使已屈的膝关节旋内。

2. 股四头肌(quadriceps femoris) 是全身中体积最大的肌，有四个头即：股直肌、股内侧肌、股外侧肌和股中间肌。股直肌位于大腿前面，起自髂前下棘；股内侧肌和股外侧肌分别起自股骨粗线内、外侧唇；股中间肌位于股直肌的深面，在股内、外侧肌之间，起自股骨体的前面。四个头向下形成一个腱，包绕髌骨的前面和两侧，继而下延为**髌韧带**(patellar ligament)，止于胫骨粗隆。

作用：是膝关节强有力的伸肌，股直肌还有屈髋关节的作用。

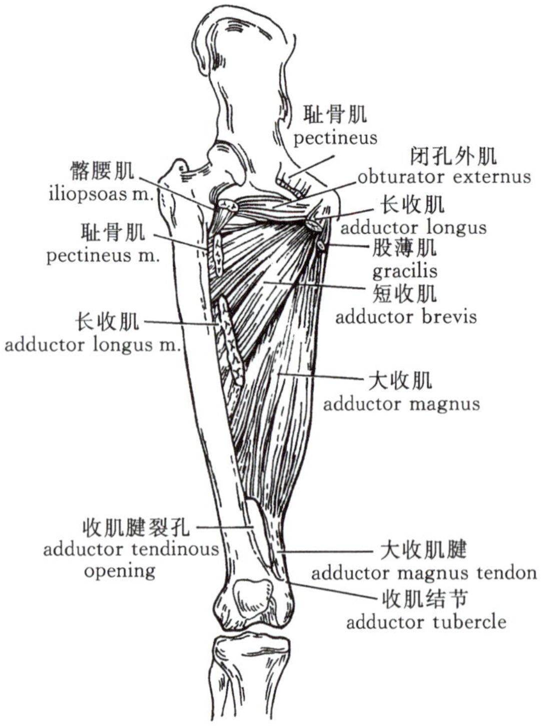

图 2-32 大腿肌内侧群(深层)

(二) 内 侧 群

内侧群共有 5 块肌，位于大腿的内侧，分层排列。浅层自外侧向内侧有**耻骨肌**(pectineus)、**长收肌**(adductor longus)和**股薄肌**(gracilis)。在耻骨肌和长收肌的深面，为**短收肌**(adductor brevis)。在上述肌的深面有一块呈三角形的宽而厚的**大收肌**(adductor magnus)(图 2-29、图 2-32)。

内侧群肌均起自闭孔周围的耻骨支、坐骨支和坐骨结节等骨面，除股薄肌止于胫骨上端的内侧以外，其他各肌都止于股骨粗线。大收肌还有一个腱止于股骨内上髁上方的收肌结节，此腱与股骨之间有一裂孔，称为**收肌腱裂孔**(adductor tendinous opening)，有大血管通过。

作用：主要使髋关节内收。

股薄肌位置表浅，是内收肌群中的非主要作用肌，切除后对功能影响不大，它有其主要的血管神经束，故为临床常用的移植肌瓣的供体。

（三）后　群

后群位于大腿后面，共有 3 块肌(图 2-30)。

1. 股二头肌(biceps femoris)　位于股后的外侧，有长、短两个头。长头起自坐骨结节，短头起自股骨粗线，两头合并后，以长腱止于腓骨头。

2. 半腱肌(semitendinosus)　位于股后的内侧，肌腱细长，几乎占肌的一半。与股二头肌长头一起起自坐骨结节，止于胫骨上端的内侧。

3. 半膜肌(semimembranosus)　在半腱肌的深面，以扁薄的腱膜起自坐骨结节，此薄腱膜几乎占肌的一半，肌的下端以腱止于胫骨内侧髁的后面。

作用：后群三块肌可以屈膝关节，伸髋关节。屈膝时股二头肌可以使小腿旋外，而半腱肌和半膜肌使小腿旋内。

三、小　腿　肌

小腿肌的分化程度不如前臂，肌数目较少，但一般比较粗大，参与维持人体的直立姿势和行走，小腿肌可分为三群，前群在骨间膜的前面，后群在骨间膜的后面，外侧群在腓骨的外侧面(图 2-33、表 2-16)。

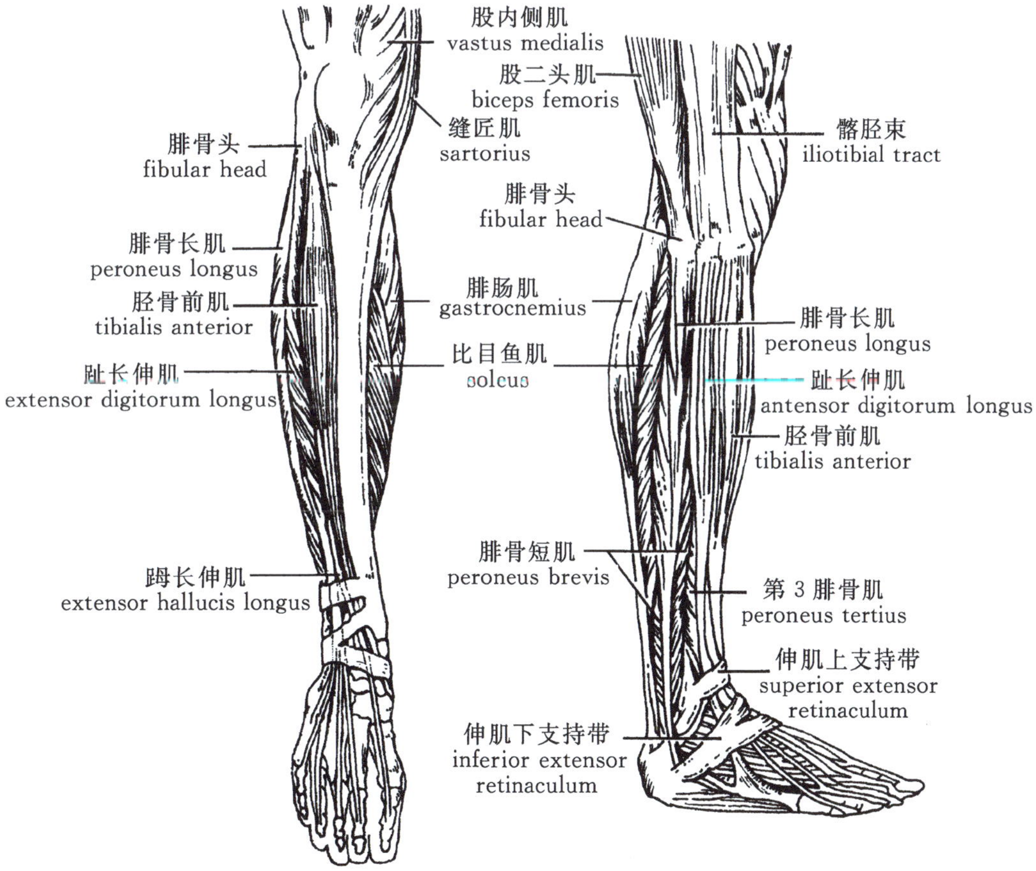

前面　　外侧面

图 2-33　小腿肌前群和外侧群

表 2-16 小腿肌的名称、起止点、主要作用和神经支配

肌群	肌名	起点	止点	主要作用	神经支配
小腿肌前群	胫骨前肌	胫腓骨上端和骨间膜	内侧楔骨和第一跖骨的足底面	背屈、足内翻	腓深神经
	踇长伸肌		踇趾远节趾骨底	背屈，伸踇趾	
	趾长伸肌（第三腓骨肌）		第2～第5趾背腱膜第5跖骨底	背屈伸第2～第5趾，足外翻	
小腿肌外侧群	腓骨长肌	腓骨外侧	内侧楔骨 第1跖骨底	足外翻，跖屈维持足横弓	腓浅神经
	腓骨短肌		第5跖粗隆		
小腿肌后群 浅层	腓肠肌	股骨内、外侧髁后面	会合成跟腱止于跟骨结节	屈膝，足跖屈站立时固定膝踝关节，防止身体前倾	胫神经
	比目鱼肌	胫骨比目鱼肌线和腓骨后面			
深层	腘肌	股骨外侧髁的外侧份	胫骨比目鱼肌线以上的骨面	屈膝及旋内小腿	
	趾长屈肌	胫腓骨后面及骨间膜	第2～第5趾的远节趾骨底	跖屈和屈第2～第5趾	
	踇长屈肌		踇趾的远节趾骨底	跖屈和屈踇趾	
	胫骨后肌		舟骨粗隆，内、中间和外侧楔骨	足跖屈及内翻	

（一）前 群

前群由内侧向外侧排列，有三块。

1. 胫骨前肌(tibialis anterior) 起自胫骨外侧面，肌腱向下经踝关节前方，至足的内侧缘，止于内侧楔骨和第一跖骨的足底面。

2. 趾长伸肌(extensor digitorum longus) 起自腓骨内侧面的上 2/3 和小腿骨间膜，向下至足骨分为四条肌腱，分别在第 2～第 5 趾背移行为趾背腱膜，止于中节和远节趾骨底。由此肌另外分出一个腱，经足背外侧止于第 5 跖骨底，称为第三腓骨肌。

3. 踇长伸肌(extensor hallucis longus) 位于前二肌之间，起自腓骨内侧面的中份和骨间膜，肌腱经足背，止于踇趾远节趾骨底。

作用：前群各肌都伸踝关节（背屈）。此外，胫骨前肌可使足内翻，踇长伸肌能伸踇趾，趾长伸肌能伸第 2～第 5 趾，而第三腓骨肌可使足外翻。

（二）外 侧 群

外侧群为**腓骨长肌**(peroneus longus)和**腓骨短肌**(peroneus brevis)。短肌在长肌的深面。两肌皆起自腓骨的外侧面，腓骨长肌起点较高，并覆盖腓骨短肌。两肌的腱经外踝的后面转向前，在跟骨外侧面分开，短肌腱向前止于第 5 跖粗隆，长肌腱绕至足底，斜行至足的内侧缘，止于内侧楔骨和第 1 跖骨底。

作用：使足外翻和屈踝关节（跖屈）。此外，腓骨长肌腱和胫骨前肌腱共同形成“腱环”，有维持足横弓的作用。

（三）后 群

后群分浅、深两层（图 2-34）。

1. 浅层

(1) 有强大的**小腿三头肌**(triceps surae)，它的两个头位于浅表称**腓肠肌**(gastrocnemius)，另一个

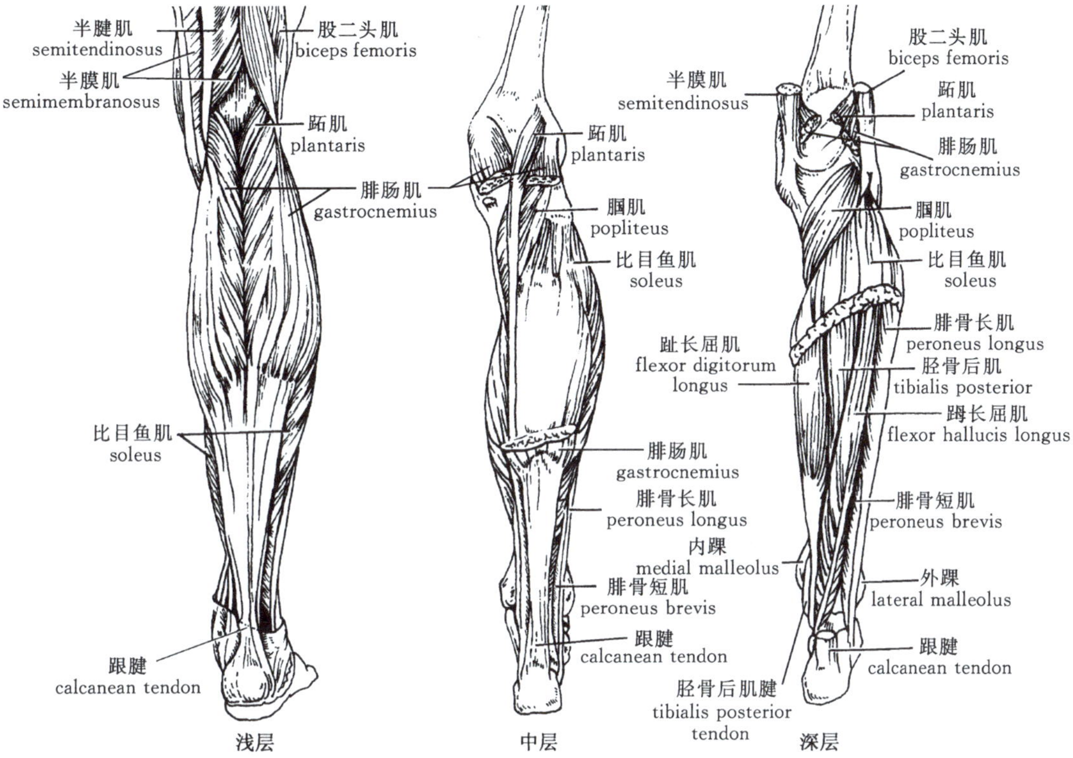

图 2-34　小腿肌后群

头位置较深的是**比目鱼肌**(soleus)。腓肠肌的内、外侧头起自股骨内、外侧髁的后面,两头相合,约在小腿中点移行为腱。比目鱼肌起自腓骨后面的上部和胫骨的比目鱼肌线。三个头会合,在小腿的上部形成膨隆的肌腹,向下续为人体最粗大的**跟腱**(calcanean tendon),止于跟骨结节。

作用:屈踝关节(跖屈)和屈膝关节。在站立时,能固定踝关节和膝关节,以防止身体向前倾斜。

(2) 跖肌(plantaris)起于腓肠肌外侧头上方。肌腹细小,位于腓肠肌和比目鱼肌之间,肌腱细长,和跟腱一起止于跟骨结节。

2. 深层　有 4 块肌,腘肌在上方,另 3 块在下方。

(1) **腘肌**(popliteus):斜位于腘窝底,起自股骨外侧髁的外侧部分,止于胫骨的比目鱼肌线以上的骨面。

作用:屈膝关节并使小腿旋内。

(2) **趾长屈肌**(flexor digitorum longus):位于胫侧,起自胫骨后面,它的长腱经内踝后方至足底,在足底分为 4 条肌腱,止于第 2～第 5 趾的远节趾骨底。

作用:屈踝关节(跖屈)和屈第 2～第 5 趾。

(3) **踇长屈肌**(flexor hallucis longus):起自腓骨后面,长腱经内踝之后至足底,止于踇趾远节趾骨底。

作用:屈踝关节(跖屈)和屈踇趾。

(4) **胫骨后肌**(tibialis posterior):位于趾长屈肌和踇长屈肌之间,起自胫骨、腓骨和小腿骨间膜的后面,长腱经内踝之后,到足底内侧,止于舟骨粗隆和内侧、中间及外侧楔骨。

作用:屈踝关节(跖屈)和使足内翻。

四、足　　肌

足肌可分为足背肌和足底肌。足背肌较弱小,有踇短伸肌和趾短伸肌,为伸踇趾和伸第 2～第 4 趾的小肌。足底肌的配布情况和作用与手掌肌相似,例如足底肌也分为内侧群、外侧群和中间群,但没有与拇指和小指相当的对掌肌。在中间群，由浅入深有趾短屈肌、足底方肌、4 条蚓状肌、3 块骨间足底肌和 4 块骨间背侧肌。足底方肌，它与其他足底肌一起维持足弓；骨间足底肌和骨间背侧肌，它们以第 2 趾为中心，分别使足趾相互靠拢或彼此分开(图 2-35、表 2-17)。

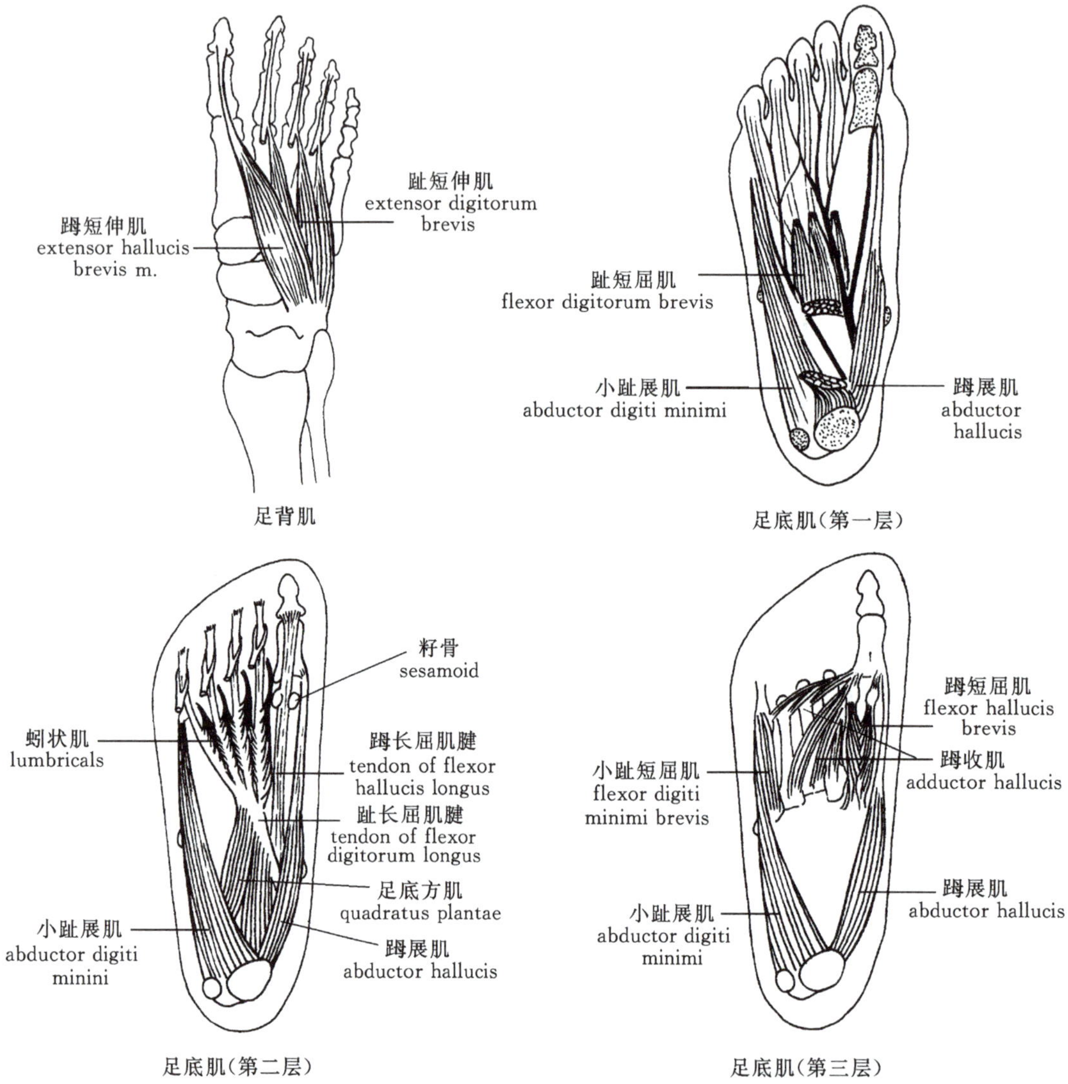

图 2-35　足肌

表 2-17　足肌的名称、起止点、主要作用和神经支配

<table>
<tr><th colspan="2">肌　群</th><th>肌　　名</th><th>起　　　点</th><th>止　　　点</th><th>主　要　作　用</th><th>神 经 支 配</th></tr>
<tr><td colspan="2" rowspan="2">足背肌</td><td>踇短伸肌</td><td rowspan="2">跟骨前端的上面和外侧面</td><td>踇趾近节趾骨底</td><td>伸踇趾</td><td rowspan="2">腓深神经</td></tr>
<tr><td>趾短伸肌</td><td>第 2～第 4 趾近节趾骨底</td><td>伸第 2～第 4 趾</td></tr>
<tr><td rowspan="6">足底肌</td><td rowspan="3">内侧群</td><td>踇展肌</td><td>跟骨、舟骨</td><td rowspan="3">踇趾近节趾骨底</td><td>外展踇趾</td><td rowspan="3">足底内侧神经</td></tr>
<tr><td>踇短屈肌</td><td>内侧楔骨</td><td>屈踇趾</td></tr>
<tr><td>踇收肌</td><td>第 2、第 3、第 4 跖骨底等</td><td>内收和屈踇趾</td></tr>
<tr><td rowspan="3">中间群</td><td>趾短屈肌</td><td>跟骨</td><td>第 2～第 5 趾的中节趾骨底</td><td rowspan="2">屈第 2～第 5 趾</td><td>足底内侧神经</td></tr>
<tr><td>足底方肌</td><td>跟骨</td><td>趾长屈肌腱</td><td>足底外侧神经</td></tr>
<tr><td>蚓状肌</td><td>趾长屈肌腱</td><td>趾背腱膜</td><td>屈跖趾关节，伸趾关节</td><td>足底内、外侧神经</td></tr>
</table>

续表

肌　群		肌　　名	起　　　点	止　　　点	主　要　作　用	神经支配
足底肌	中间群	骨间足底肌	第 3～第 5 跖骨内侧半	第 3～第 5 趾近节趾骨底和趾背腱膜	内收第 3～第 5 趾	足底外侧神经
		骨间背侧肌	跖骨的相对面	第 2～第 4 趾近节趾骨底和趾背腱膜	外展第 2～第 4 趾	
	外侧群	小趾展肌	跟骨	小趾近节趾骨底	屈和外展小趾	足底外侧神经
		小趾短屈肌	第 5 跖骨底		屈小趾	

五、下 肢 筋 膜

下肢的深筋膜比较发达。大腿的深筋膜为全身最厚的筋膜，称**阔筋膜**(fascia lata)，呈鞘状包裹大腿诸肌，并向肌群之间突入形成三个肌间隔。阔筋膜的外侧部分，因有阔筋膜张肌的腱纤维编入而特别加厚，呈扁带状，称**髂胫束**(iliotibial tract)。在耻骨结节的外下方约 3 cm 处，阔筋膜形成一卵圆形的薄弱区，称卵圆窝[或称**隐静脉裂孔**(saphenous hiatus)]。窝的表面被覆的筋膜被大隐静脉等血管、淋巴管和神经穿行，形如筛状，称为**筛筋膜**(cribriform fascia)。

小腿深筋膜包裹小腿肌，在踝关节附近，筋膜增厚形成数条支持带。在小腿下端前面有伸肌上支持带；在踝关节的前方有伸肌下支持带；在内踝的后下方有屈肌支持带；在外踝的后下方，还有腓骨肌上、下支持带。这些支持带对经过踝关节前、后方的肌腱有约束作用。小腿肌的肌腱在经过踝关节周围时，也都有腱滑膜鞘包绕。

足底深筋膜在足底中间部增厚形成**足底腱膜**(plantar aponeurosis)，此腱膜有增强足底纵弓的作用。

六、下肢的局部记载

(一) 梨状肌上孔和梨状肌下孔

梨状肌上孔(suprapiriform foramen)和**梨状肌下孔**(infrapiriform foramen)位于臀大肌的深面，在梨状肌上、下两缘和坐骨大孔之间。盆部的血管和神经通过此两孔供应臀部、会阴和下肢。

(二) 股　三　角

股三角(femoral triangle)在大腿前面的上部。上界为腹股沟韧带，内侧界为长收肌内侧缘，外侧界为缝匠肌的内侧缘。股三角的前壁为阔筋膜，底壁为髂腰肌、耻骨肌和长收肌。三角内有股神经、股血管和淋巴结等。

(三) 收　肌　管

收肌管(adductor canal)位于大腿中部，缝匠肌的深面，大收肌与股内侧肌之间。前壁有一腱板自股内侧肌架至大收肌。管的上口为股三角尖，下口为收肌腱裂孔，通至腘窝。管内有股血管等通过。

(四) 腘　　窝

腘窝(popliteal fossa)在膝关节的后方，呈菱形。窝的上外侧界为股二头肌，上内侧界为半腱肌和半膜肌，下外侧界和下内侧界分别为腓肠肌的外侧头和内侧头，窝底为膝关节囊。内有腘血管、神经、脂肪和淋巴结等。

七、运动下肢主要关节的肌肉

运动下肢主要关节的肌肉见表 2-18～表 2-21。

表 2-18 运动髋关节的肌肉

动　作	肌　肉
屈	髂腰肌，股直肌，阔筋膜张肌，缝匠肌，臀中肌、臀小肌前部肌束
伸	臀大肌，半腱肌，半膜肌，股二头肌，臀中肌、臀小肌后部肌束
内收	大腿肌内侧群
外展	臀中肌，臀小肌
旋内	臀中肌、臀小肌前部肌束
旋外	臀大肌，闭孔内肌，闭孔外肌，梨状肌，股方肌，臀中肌、臀小肌后部肌束

注：①臀中肌、臀小肌相当上肢的三角肌除不能内收外有 5 种作用。②髋肌后群所有肌均有旋外作用。③通过关节前方者有屈的功能，通过关节后方的肌肉有伸的功能。

表 2-19 运动膝关节的肌肉

动　作	肌　肉
屈	缝匠肌，半腱肌，半膜肌，股二头肌，腓肠肌；膝关节半屈时，半腱肌、半膜肌和缝匠肌可使其旋内，股二头肌可使其旋外。
伸	股四头肌

注：通过关节后面的肌肉有屈的功能，通过关节前面的肌肉有伸的功能。

表 2-20 运动踝关节的肌肉

动　作	肌　肉
屈(跖屈)	小腿三头肌，胫骨后肌，踇长屈肌，趾长屈肌，腓骨长肌，腓骨短肌
伸(背屈)	胫骨前肌，踇长伸肌，趾长伸肌

注：通过关节后方的肌肉有跖屈的功能，通过关节前方的肌肉有背屈的功能。

表 2-21 运动距跟关节和距跟舟关节

动　作	肌　肉
内翻	胫骨前肌，胫骨后肌
外翻	腓骨长肌，腓骨短肌

第七节 体表的肌性标志

一、头 颈 部

咬肌：当牙咬紧时，在下颌角的前上方，颧弓下方可摸到坚硬的块状隆起。

颞肌：当牙咬紧时，在颞窝，于颧弓上方可摸到坚硬的隆起。

胸锁乳突肌：当面部转向外侧时，可明显看到从前下方斜向后上方呈长条状的隆起。

二、躯 干 部

斜方肌：在项部和背上部，可见斜方肌的外上缘的轮廓。

背阔肌:在背下部可见此肌的轮廓,它的外下缘参与形成腋后壁。

竖脊肌:脊柱两旁的纵形肌性隆起。

胸大肌:胸前壁较膨隆的肌性隆起,其下缘构成腋前壁。

前锯肌:在胸部外侧壁,发达者可见其肌齿。

腹直肌:腹前正中线两侧的纵形隆起,发达者可见脐以上有三条横沟,即为腹直肌的腱划。

三、上 肢

三角肌:在肩部形成圆隆的外形,其止点在臂外侧中部呈现一小凹。

肱二头肌:当屈肘握拳时,此肌收缩可明显在臂前面见到膨隆的肌腹。在肘窝中央,当屈肘时可摸到此肌的肌腱。

肱三头肌:在臂的后面,三角肌后缘的下方可见到肱三头肌长头。

掌长肌:当手握拳、屈腕并使外展时,在腕掌面的中份、腕横纹的上方,可明显见到或摸到此肌的肌腱。

桡侧腕屈肌:同上述掌长肌的动作,在掌长肌腱的桡侧,可见到或摸到此肌的肌腱。

尺侧腕屈肌:用力外展手指,在腕横纹上方的尺侧,豌豆骨的上方,可见到或摸到此肌的肌腱。

鼻烟窝:在腕背桡侧面,当拇指伸直外展时,自桡侧向尺侧可见拇长展肌腱、拇短伸肌腱和拇长伸肌腱。在后二肌腱之间有深的凹陷,称鼻烟窝。

指伸肌腱:在手背,伸至第 2～5 指,可见此肌至第 2～5 指的肌腱。

四、下 肢

臀大肌:在臀部形成圆隆外形。

股四头肌:在大腿前方,股直肌在缝匠肌和阔筋膜张肌所组成的夹角内。股内侧肌和股外侧肌在大腿前面的下部,分别位于股直肌的内、外侧。

股二头肌:在腘窝的外上界,可摸到它的肌腱止于腓骨头。

半腱肌、半膜肌:在腘窝的内上界,可摸到它们的肌腱止于胫骨,其中半腱肌肌腱较窄,位置浅表且略靠外,而半膜肌肌腱粗而圆钝,它位于半腱肌腱的深面和靠内。

踇长伸肌:当用力伸踇趾时,在踝关节前方和足背可摸到此肌的肌腱。

胫骨前肌:在踝关节的前方,踇长伸肌腱的内侧可摸到此肌的肌腱。

趾长伸肌:当背屈时,在踝关节前方,踇长伸肌腱的外侧可摸到此肌的肌腱。伸趾时,在足背可清晰见到第 2～第 5 趾的肌腱。

小腿三头肌(腓肠肌和比目鱼肌):在小腿后面,可明显见到该肌膨隆的肌腹,并向下形成粗索状的跟腱,可凭两指对捏摸到。

(李文婷)

本章学习目标与练习题

第二章学习目标

第二章练习题

第二篇

内 脏 学

研究内脏各器官形态、结构和位置的科学称为内脏学，内脏包括消化、呼吸、泌尿和生殖四个系统。某些与内脏密切有关的结构，如胸膜、腹膜和会阴等也归于内脏学范畴。

第三章　内脏学总论

内脏学(splanchnology)包括消化、呼吸、泌尿和生殖四个系统。它们主要位于胸腔、腹腔和盆腔内,其中消化、呼吸两系统的部分器官则位于头颈部。**内脏**(viscera)的主要机能是进行物质代谢和繁殖后代。各系统不断地摄入外界物质或将某些物质排出体外,因此都有孔道与外界相通。

一、内脏的一般结构

内脏各器官虽然各有其特征,但从基本构造来看,一般可分为中空性器官和实质性器官两大类:

(一) 中空性器官

这类器官内部均为空腔(图 3-1)。它们的壁由多层结构构成,其中消化管道的壁由内向外可分为四层,第一层称**黏膜**,第二层称**黏膜下层**,第三层称**肌织膜**,多由平滑肌组成,一般分为内环、外纵两层,最外面的一层称**外膜**(不少器官外面覆有间皮称为浆膜)。呼吸、泌尿和生殖系统中的中空性器官的壁,一般由黏膜、肌织膜和外膜三层构成。

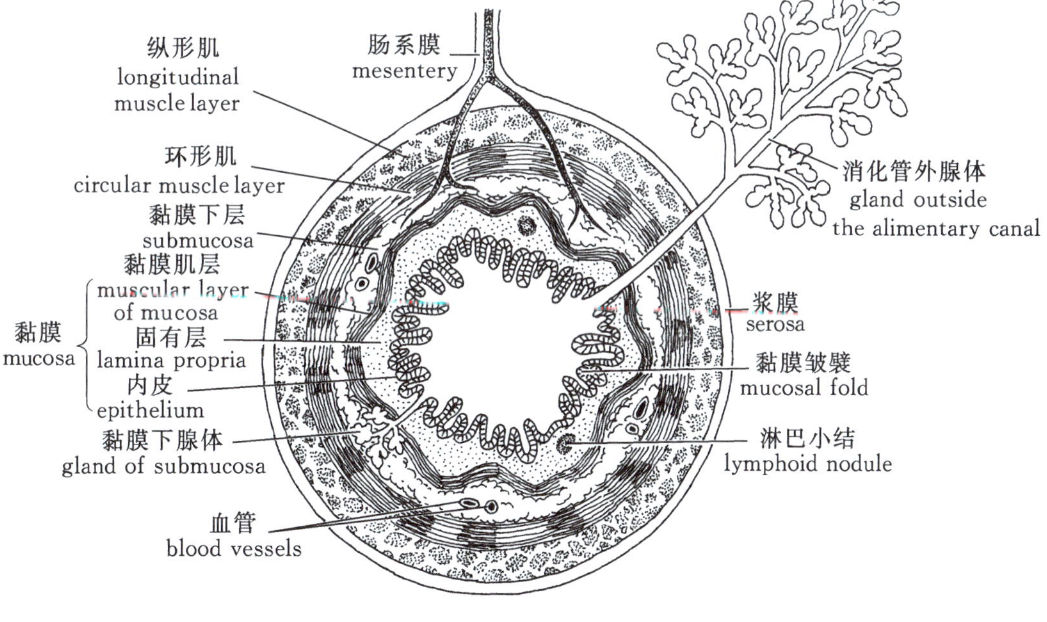

图 3-1　肠壁的一般构造

(二) 实质性器官

这类器官没有空腔,多属腺组织,表面包以结缔组织的被膜或浆膜,被膜深入器官实质内,将器官的实质分割成若干个小叶(如肝、胰、唾液腺、性腺、前列腺等)。这些器官的血管、淋巴管、神经和导管出入处为一凹陷,称门,如肺门和肾门。

二、胸腹部的标志线和腹部的分区

为了便于描述胸、腹腔内器官的位置和体表投影，以适应临床应用的需要（如记录体征、病变和损伤部位等），可在胸腹部作出若干标志线（或平面），由此将胸、腹部分成若干区域（图 3-2）。

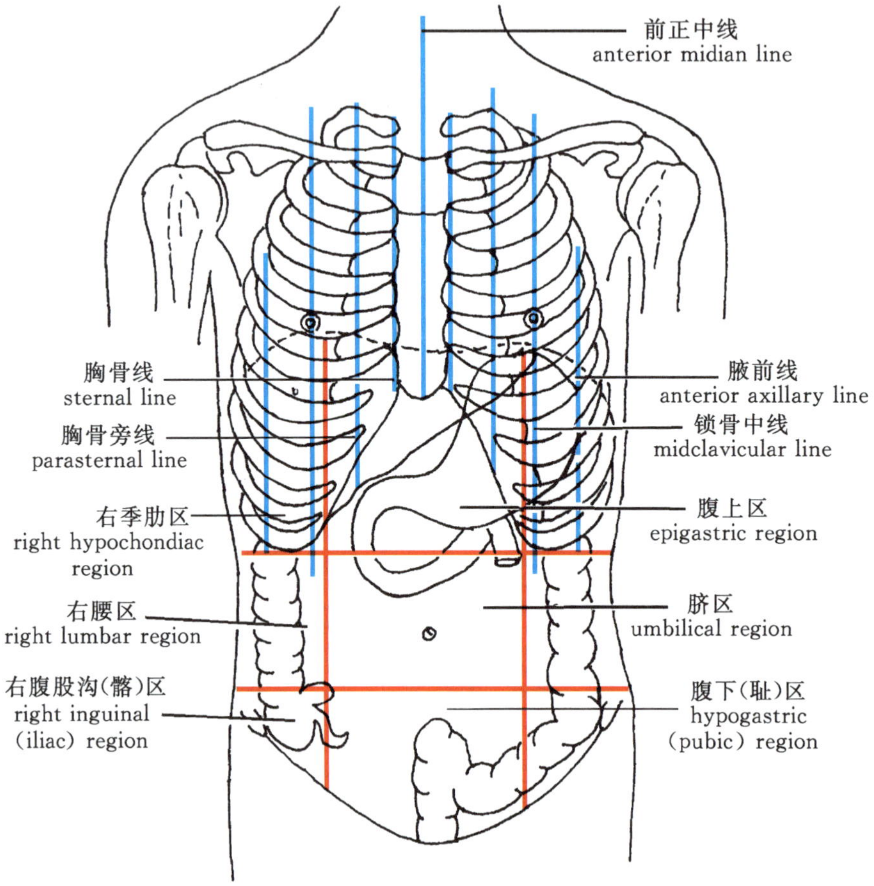

图 3-2 胸腹部标志线及分区

（一）胸部的标志线

1. **前正中线**（anterior median line） 经身体前面正中的垂直线。
2. **胸骨线**（sternal line） 沿胸骨最宽处的外侧缘所作的垂直线。
3. **锁骨中线**（midclavicular line） 经过锁骨中点的垂直线。在男性一般通过乳头。
4. **胸骨旁线**（parasternal line） 经胸骨线与锁骨中线之间连线的中点所作的垂直线。
5. **腋前线**（anterior axillary line） 沿腋前襞向下的垂直线。
6. **腋后线**（posterior axillary line） 沿腋后襞向下的垂直线。
7. **腋中线**（midaxillary line） 腋前线与腋后线中间的垂直线。
8. **肩胛线**（scapular line） 通过肩胛骨下角的垂直线。
9. **后正中线**（posterior median line） 经身体后面正中的垂直线。即沿椎骨棘突所作的垂直线。

（二）腹部的分区

1. **九分法** 用两条垂直线和两条水平线，将腹部划分为九个区。

两条垂直线是通过两侧腹股沟韧带中点向上所作的垂直线。

两条水平线是两侧肋弓最低点的连线和两侧髂嵴最高点的连线(或通过两侧髂前上棘的连线)。

由上述四条线(或平面)所划分的九个区的名称如下：

右季肋区	腹上区	左季肋区
右腰区	脐区	左腰区
右髂区(右腹股沟区)	腹下区(耻区)	左髂区(左腹股沟区)

2. 四分法　临床上有时应用较为简单的“四分法”，即通过脐的纵横两条互相垂直的线将腹部分为左、右上腹部和左、右下腹部四个区。

(刘培党　曲德伟)

本章学习目标与练习题

第三章学习目标

第三章练习题

第四章　消 化 系 统

消化系统(alimentary system)由消化管和消化腺两部分组成(图 4-1)。**消化管**(alimentary canal)包括口腔、咽、食管、胃、小肠(十二指肠、空肠和回肠)和大肠(盲肠、阑尾、结肠、直肠和肛管)。临床上通常把从口腔到十二指肠这段消化管称为**上消化道**，空肠以下的消化管称为**下消化道**。**消化腺**(alimentary gland)有大消化腺和小消化腺两种。大消化腺位于消化管壁外，包括大唾液腺、肝和胰；小消化腺分布于消化管壁内，如唇腺、胃腺和肠腺等。

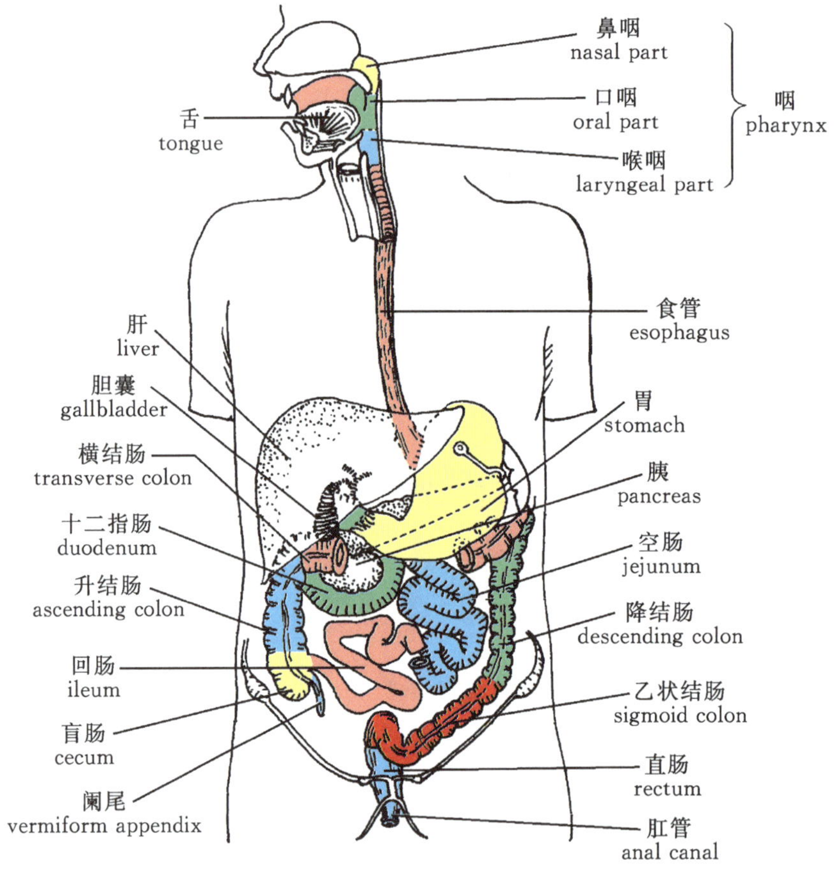

图 4-1　消化系统模式图

消化系统主要功能是摄取食物进行物理和化学消化，吸收其中的营养物质，最后将食物的残渣以粪便的形式排出。

第一节　消　化　管

一、口　　腔

口腔(oral cavity)为消化管的始端，向前经口裂与外界相通，向后借咽峡与咽相通(图 4-2)。口腔分为前壁、侧壁、上壁和下壁。前壁为上、下唇,两侧壁为颊,上壁(顶)为腭,下壁(底)为封闭口腔底的软组织。口腔内有牙、舌等器官。口腔借上、下牙弓(包括牙槽突和牙列)和牙龈分为**口腔前庭**(oral vestibule)和**固有口腔**(oral cavity proper)两部分。当上、下牙列咬合时,口腔前庭仅可经第三磨牙后方的间隙与固有口腔相通,如病人牙关紧闭时可经此插管。

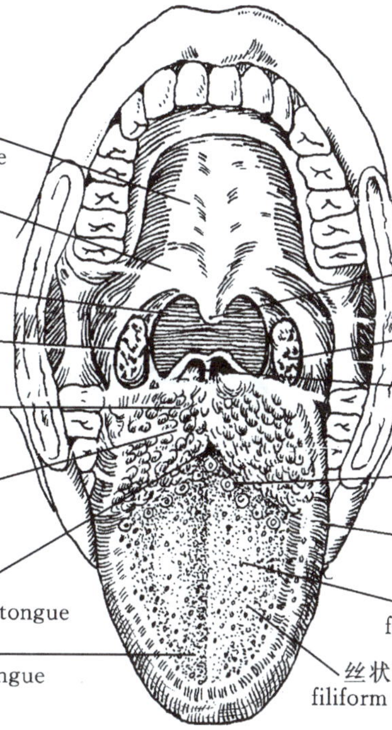

图 4-2 口腔及腭

(一) 口 唇 和 颊

口唇(oral lips)和**颊**(cheek)的构造由外向内均由皮肤、皮下组织、肌(口轮匝肌、颊肌等)及黏膜组成。上、下唇间的裂隙称为口裂,其左右结合处称**口角**。上唇的两侧以弧形的**鼻唇沟**与颊分界,在上唇外面正中线处有一纵行浅沟称**人中**(philtrum),为人类特有,对昏迷病人急救时,常在此处进行指压或针刺。口唇游离面黏膜与皮肤移行处,内含有丰富的微血管,呈鲜红色,当机体缺氧时,呈暗紫色,临床上称为发绀。唇黏膜在上、下牙槽的中线处各形成一条纵形皱襞连于上、下牙龈的前面,称**上唇系带**(superior labialfremulum)和**下唇系带**(inferior labialfremulum)。唇、颊黏膜深面分别有唇腺和颊腺,为口腔腺的一部分。在颊黏膜上平对上颌第二磨牙处,有腮腺管开口的黏膜乳头。

(二) 腭

腭(palate)(图 4-2)是口腔的上壁,分隔口腔和鼻腔,包括前 2/3 的硬腭及后 1/3 的软腭。**硬腭**(hard palate)以骨腭为基础,表面覆以黏膜,黏膜厚而致密,与骨膜紧密相贴。**软腭**(soft palate)是硬腭向后延伸的柔软部分,由横纹肌和黏膜构成。其后部斜向后下为**腭帆**(velum palatinum)。腭帆后缘游离,中部有垂向下方的突起称**腭垂**(uvula)或**悬雍垂**。自腭帆向两侧各向下方分出两条黏膜皱襞,前方一对为**腭舌弓**(palatoglossal arch),延续于舌根的外侧,后方的一对为**腭咽弓**(palatopharyngeal arch),向下延至咽侧壁。腭垂、腭帆游离缘、两侧的腭舌弓及舌根共同围成**咽峡**(isthmus of fauces),它是口腔和咽的分界。软腭在静止状态时垂向下方,吞咽或说话时,软腭上提,贴咽后壁,从而将鼻咽与口咽隔离开来。

(三) 舌

舌(tongue)位于口腔底,其基本结构是骨骼肌和表面覆盖的黏膜。舌具有协助咀嚼、吞咽食物、感受味觉和辅助发音等功能。

1. 舌的形态 舌分上、下两面。上面称为舌背,其后部有一向前开放的"V"字形浅沟,称**界沟**(terminal sulcus)。此沟将舌分为前、后两部,前 2/3 为**舌体**(body of tongue),后 1/3 为**舌根**(root of tongue)。舌体的前端称**舌尖**(apex of tongue)。舌下面中线处有连于口腔底的黏膜皱襞,称**舌系带**(frenulum of tongue)(图 4-3)。如系带过短,可影响舌的运动。舌系带根部两侧各有一小黏膜隆起,称**舌下阜**(sublingual caruncle),是下颌下腺管和舌下腺大管的开口。由舌下阜向后外侧延续成带状黏膜皱襞称**舌下襞**(sublingual fold),其深面有舌下腺。舌下腺小管开口于舌下襞表面。

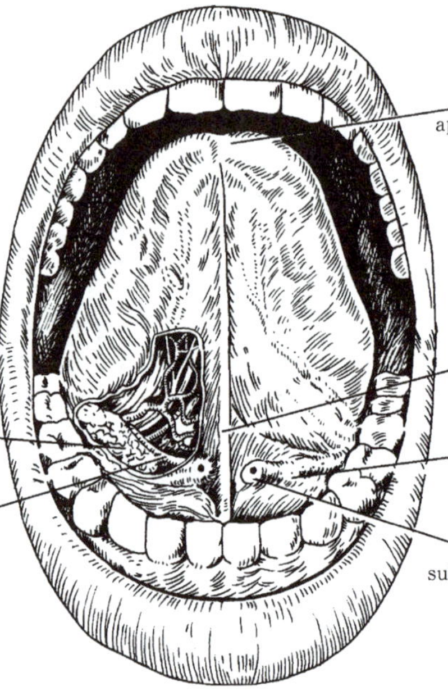

图 4-3 舌下面(右侧舌黏膜剥离,显示舌下腺等结构)

2. 舌的构造 分为浅层的舌黏膜和深层的舌肌两部分。

(1) 舌黏膜:淡红色,覆于舌的表面(图 4-2)。在舌体上面及两侧缘的黏膜上有许多小突起称**舌乳头**(papillae of tongue),按形状可分为四种:**丝状乳头**(filiform papillae)数量最多,体积最小,呈白色丝绒状,遍布于舌背前 2/3;**菌状乳头**(fungiform papillae)形体较大,数目较少,呈红色,钝圆形,多见于舌尖和舌侧缘;**轮廓乳头**(vallate papillae)最大,乳头中央隆起,周围有环状沟,7～11 个,排列于界沟前方;**叶状乳头**(foliate papillae)呈皱襞状位于舌的外侧缘后部,人类已退化。除丝状乳头外,其他舌乳头均含有味蕾,有感受甜、酸、苦、咸等味觉的功能。

舌根背部的黏膜内,有淋巴组织集聚而成的大小不等的突起,称为**舌扁桃体**(lingual tonsil)。

正常情况下,丝状乳头表层的上皮细胞不断角化、脱落并与食物残渣、细菌等相混,附着于舌黏膜表面,形成一层薄而白色的舌苔。病理情况下舌苔的厚薄、色泽可有改变,中医常观察舌象作为诊断的依据。

(2) 舌肌:为骨骼肌(图 4-4),可分为**舌内肌**(intrinsic lingual muscles)和**舌外肌**(extrinsic lingual muscles)。舌内肌的起止均在舌内,有纵肌、横肌和垂直肌,收缩时可改变舌的形态。舌外肌有三对,起自舌外止于舌内,主要的是一对**颏舌肌**(genioglossus),其起自下颌骨的颏棘,呈扇状进入舌内,止于舌中线两侧。两侧颏舌肌同时收缩拉舌向前(伸舌);一侧收缩时使舌尖伸向对侧。如一侧颏舌肌瘫痪,伸舌时健侧颏舌肌收缩使舌外伸，而患侧颏舌肌不能收缩，故使舌尖偏向瘫痪侧。此外，还有**舌骨舌肌**和**茎突舌肌**(图 17-34)。

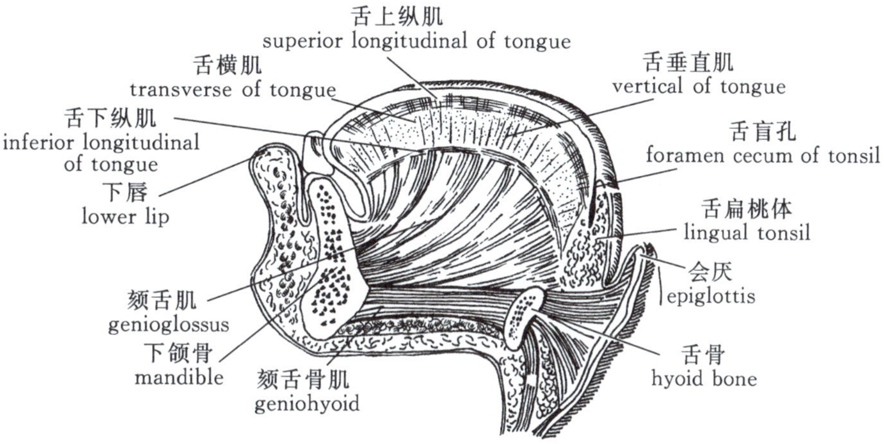

图 4-4 舌(矢状切面)

(四) 牙

牙(teeth)嵌于上、下颌骨的牙槽内，是人类最坚硬的器官(图 4-5)。

1. 牙的形态和构造 每个牙在外形上可分为三部分：暴露在口腔内的称**牙冠**(crown of tooth)；嵌在牙槽内的称**牙根**(root of tooth)；牙冠与牙根之间缩细的部分称**牙颈**(neck of tooth)，它被牙龈所包绕。牙冠内部的腔隙称**牙冠腔**(pulp chamber)。牙根内的细管称**牙根管**(root canal)，牙冠腔与牙根管合成**牙腔**(dental cavity)，其内容纳**牙髓**(dental pulp)。牙髓是由牙的神经、血管和结缔组织构成，其中的血管和神经经牙根尖孔出入。牙髓发炎时常可引起剧烈疼痛。

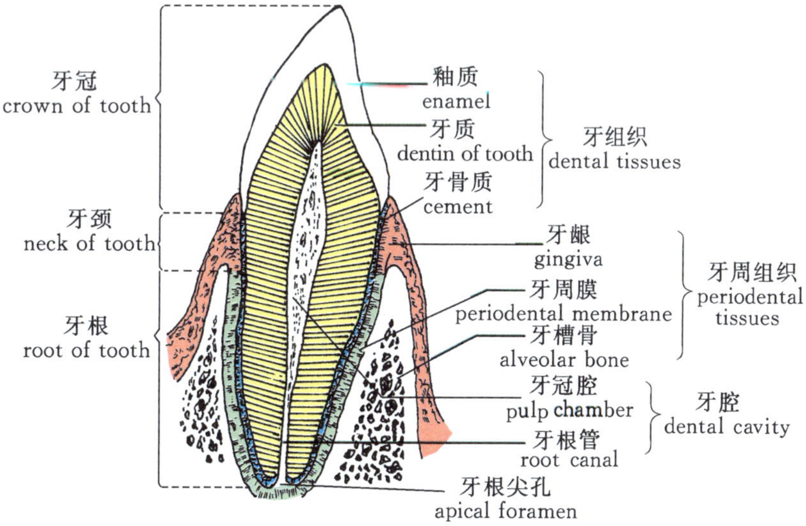

图 4-5 牙的构造(切牙矢状切面)

每个牙冠可分为五个面，咀嚼食物的一面称嚼面，其余为前庭面(分唇面、颊面)、舌面和两个邻接面。

牙组织：除了牙腔内的牙髓外，由牙质、釉质、牙骨质组成。**牙质**(dentine of tooth)构成牙的主体。

在牙冠部牙质表面覆有坚硬洁白的**釉质**(enamel),在牙颈和牙根部牙质的表面覆有**牙骨质**(cement),所以牙质不暴露在表面,当釉质磨损而露出黄色牙质,可引起感觉过敏。

牙周组织:包括牙周膜、牙槽骨和牙龈三部分,具有保护、固定和支持牙的功能。**牙槽骨**(alveolar bone)属于上、下颌骨的牙槽突。**牙周膜**(periodental membrane)是介于牙根与牙槽骨之间的致密结缔组织,使牙根固定在牙槽内。**牙龈**(gingiva)是口腔黏膜覆盖在牙颈及牙槽突的部分,血管丰富,呈淡红色,直接与牙槽骨的骨膜紧密相连。

2. 牙的分类 牙是对食物进行机械加工的器官并有协助发音的作用。人类的牙适应不同的功能需要,具有不同的形态特点,可分为切牙、尖牙、前磨牙和磨牙(图4-6、图4-7)。**切牙**(incisors)牙冠呈凿形,**尖牙**(canine)牙冠呈锥形,它们都只有一个牙根。**前磨牙**(premolars)牙冠呈方圆形,其嚼面有2个尖,一般也只有1个牙根。**磨牙**(molars)牙冠最大呈方形,牙面有4～5个尖,上颌磨牙有3个牙根,而下颌磨牙只有2个牙根。

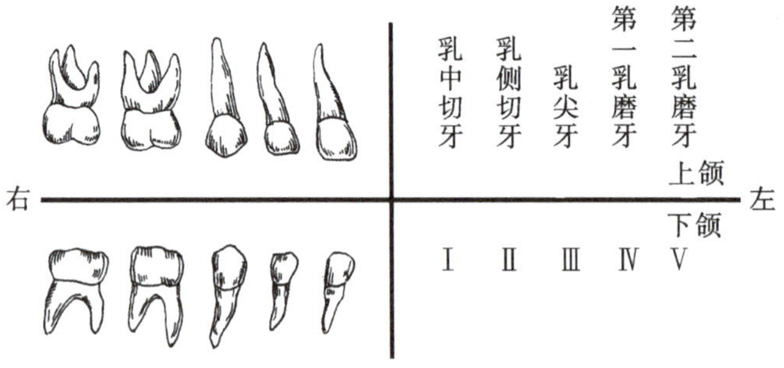

图4-6 乳牙的名称及符号

在人的一生中,先后有两副牙齿。第一副牙称**乳牙**(deciduous teeth),一般在出生后6个月开始萌出,到3岁出齐,共20个,6岁开始脱落更换。第二副牙称为**恒牙**(permanent teeth),在6～7岁第一磨牙萌出,12～14岁逐步出全并替换全部乳牙。但第三磨牙往往在18～28岁或更晚的时间才萌出,故又称**迟牙**或**智牙**(wisdom tooth),有的终生不出此牙。从而恒牙数为28～32个均属正常。

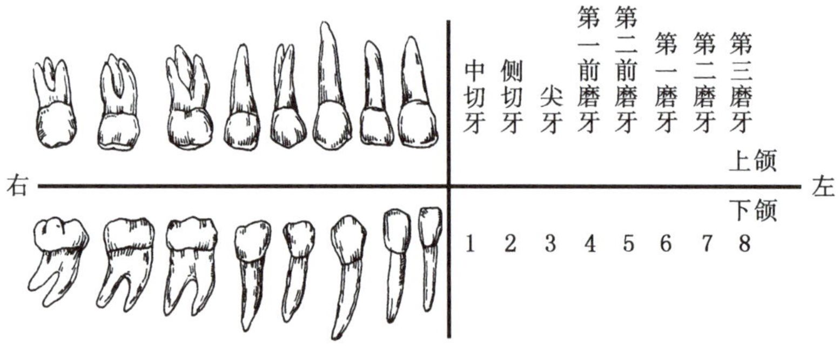

图4-7 恒牙的名称及符号

3. 牙式 乳牙上、下颌左右各5个,共20个。恒牙上、下颌左右各8个,共32个。临床上为了记录牙的位置,是以被检查者的方位为准,以"十"记号划分四区表示左、右侧上、下颌的牙位,并以罗马数字Ⅰ～Ⅴ标示乳牙,用阿拉伯数字1～8标示恒牙,如Ⅳ┘表示右上颌第一乳磨牙,└7表示左上颌第二磨牙。

(五)口 腔 腺

口腔腺(oral gland)又称**唾液腺**(salivary gland),分泌唾液。有清洁和帮助消化食物的功能。可分为大、小两种。小唾液腺甚多(如唇腺、颊腺、腭腺等),大唾液腺有3对(图4-8)。

1. 腮腺(parotid gland) 是最大的一对,呈不规则的三角形,位于耳郭的前下方,上达颧弓,下至

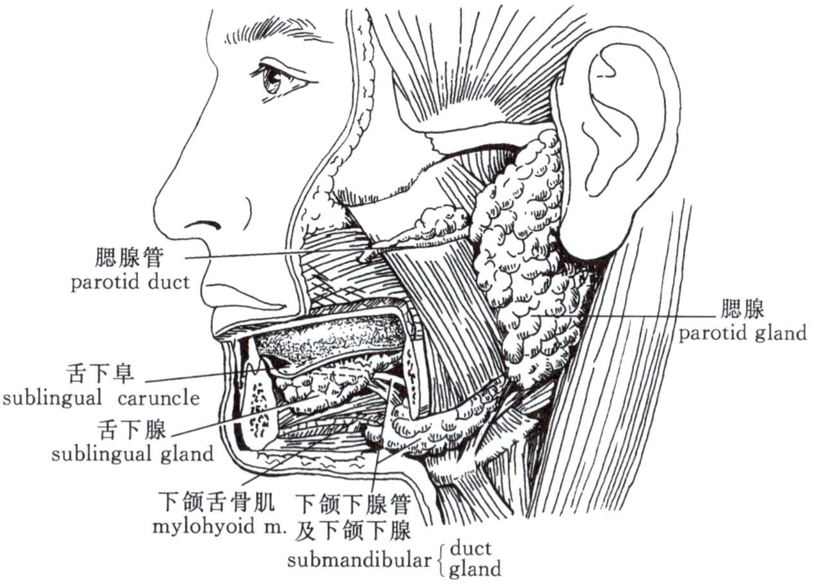

图 4-8 大唾液腺

下颌角附近，向深层伸入下颌支与胸锁乳突肌之间。**腮腺管**(parotid duct)由腮腺前缘穿出，在颧弓下方一横指处横过咬肌表面，在咬肌前缘弯向内侧，斜穿颊肌，开口于平对上颌第二磨牙的颊黏膜上的腮腺管乳头处。

2. 下颌下腺(submandibular gland) 呈卵圆形，位于下颌体内面的下颌下腺凹处，其腺管沿舌下腺内侧前行，开口于舌下阜。

3. 舌下腺(sublingual gland) 为最小的一对，位于口腔底，舌下襞深面，腺管分为大、小两种，小管有 5～15 条，开口于舌下襞；大管只有一条，常与下颌下腺管共同开口于舌下阜。

二、咽

(一) 咽的位置和形态

咽(pharynx)是一个前后略扁的漏斗形肌性管道，位于颈椎的前方，上起颅底，向下于第 6 颈椎下缘平面移行于食管，全长约 12 cm。咽有前壁、后壁和侧壁，后壁扁平，贴近上 6 个颈椎体；前壁不完整，分别与鼻腔、口腔和喉腔相通(图 4-9、图 4-10)。

(二) 咽 的 分 部

咽腔是消化道与呼吸道的共同通道，以软腭后缘和会厌上缘为界，自上而下依次分为鼻咽、口咽和喉咽。

1. 鼻咽(nasopharynx) 位于鼻腔的后方，上达颅底，下至软腭平面，向前经鼻后孔与鼻腔相通。鼻咽部的两侧壁，相当于下鼻甲后方 1 cm 处，有**咽鼓管咽口**(pharyngeal opening of auditory tube)，咽腔借此经咽鼓管与中耳鼓室相通。该口的前、上、后方的半环形隆起，称**咽鼓管圆枕**(tubal torus)，它是寻找咽鼓管咽口的标志。在咽鼓管咽口附近黏膜内的淋巴组织称**咽鼓管扁桃体**(tubal tonsil)。圆枕的后方有一纵形的深沟称**咽隐窝**(pharyngeal recess)，是鼻咽癌的好发部位。上壁后部的黏膜内有丰富的淋巴组织聚集，称**咽扁桃体**(pharyngeal tonsil)。它在婴幼儿较发达，6～7 岁后开始萎缩。

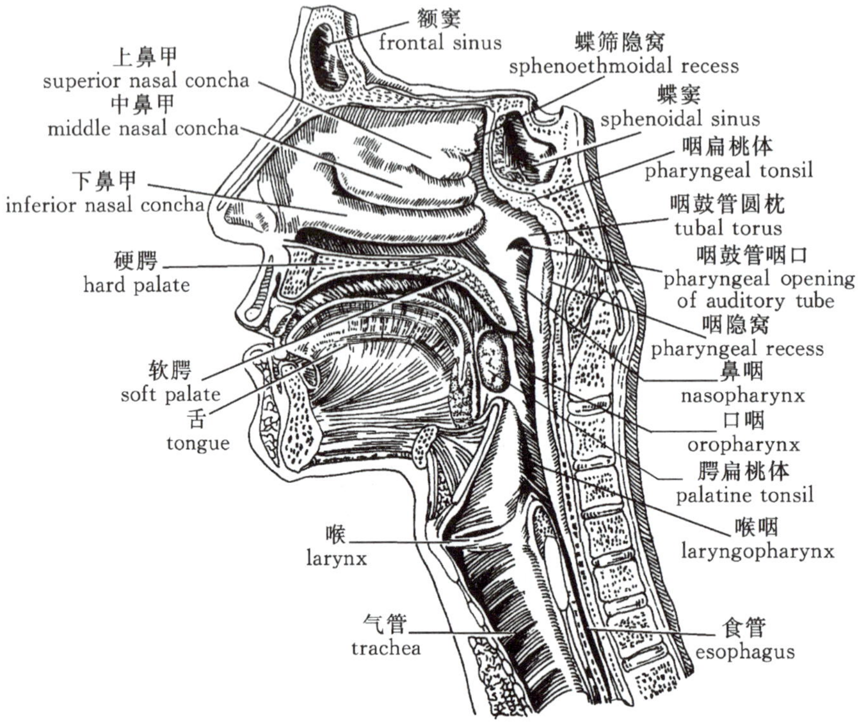

图 4-9 头、颈部正中矢状切面

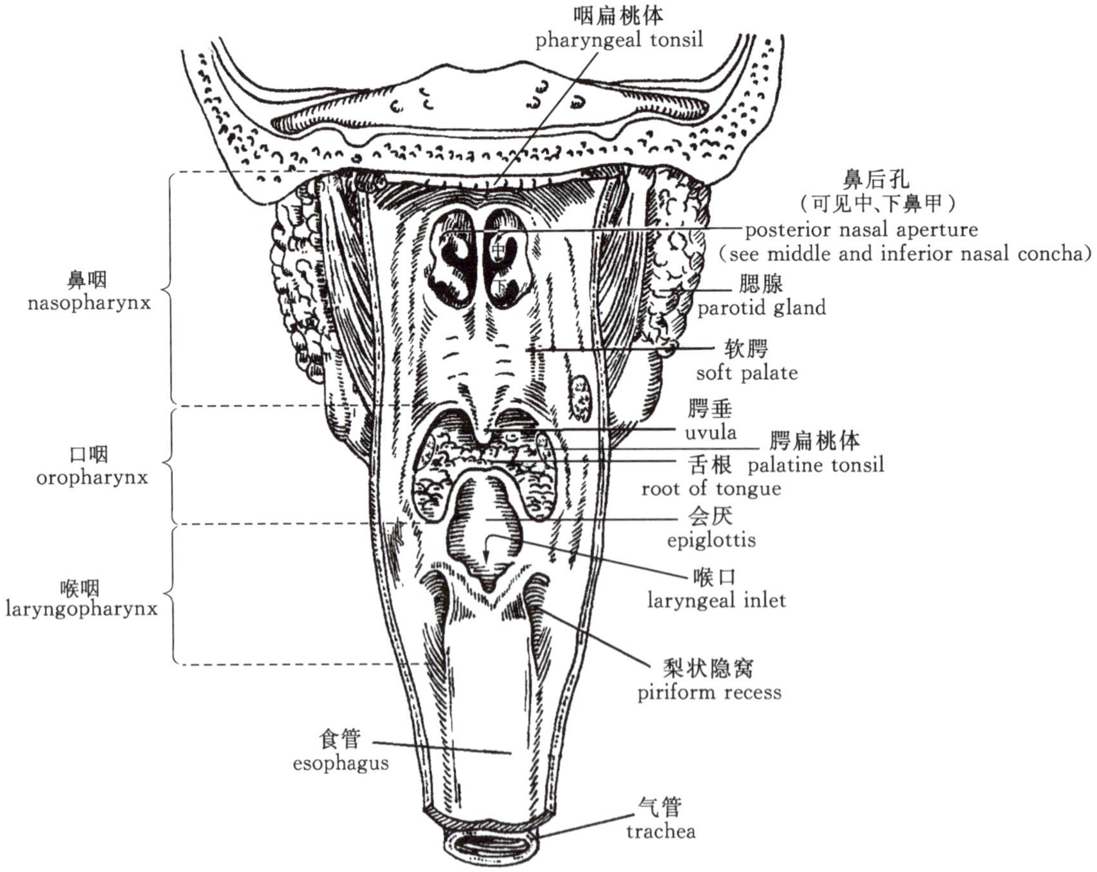

图 4-10 咽腔(切开咽后壁)

2. 口咽(oropharynx) 位于口腔的后方,软腭与会厌上缘之间,向前经咽峡与口腔相通,上续鼻咽部,下通喉咽部。口咽的前壁主要为舌根后部,口咽侧壁上有腭扁桃体。**腭扁桃体**(palatine tonsil)位于腭舌弓与腭咽弓之间的扁桃体窝内,由淋巴组织构成,其内侧面朝向咽腔,表面有黏膜被覆,黏膜内陷形成 10～20 个小凹,称**扁桃体小窝**(tonsillar fossulae),细菌易在此存留繁殖,成为感染病灶。腭扁桃体外侧面和前后两面均被结缔组织构成的扁桃体囊包绕,囊与咽壁连结疏松,故扁桃体切除时,易于剥离。

咽扁桃体、咽鼓管扁桃体、腭扁桃体和舌扁桃体等共同围成**咽淋巴环**,对呼吸道和消化道具有防御功能。

3. 喉咽(laryngopharynx) 位于喉的后方,上起会厌上缘平面,下至第 6 颈椎体下缘平面与食管相续,向前经喉口通喉腔。喉咽是咽腔最狭窄的部分,在喉口两侧各有一个深凹,称**梨状隐窝**(piriform recess),常为异物滞留的部位。

(三) 咽 壁 的 构 造

咽壁由黏膜、黏膜下层、肌层和外膜四层结构组成。肌层是由横纹肌组成,分咽缩肌和咽提肌两种(图 4-11)。**咽缩肌**包括咽上缩肌、咽中缩肌、咽下缩肌共三对,左右对称。三者由下而上依次重叠掩盖,共同收缩时可缩小咽腔,各咽缩肌自上而下依次进行收缩即将食团推入食管。**咽提肌**包括茎突咽肌和腭咽肌等,收缩时可以上提咽和喉,以封闭喉口,协助吞咽。

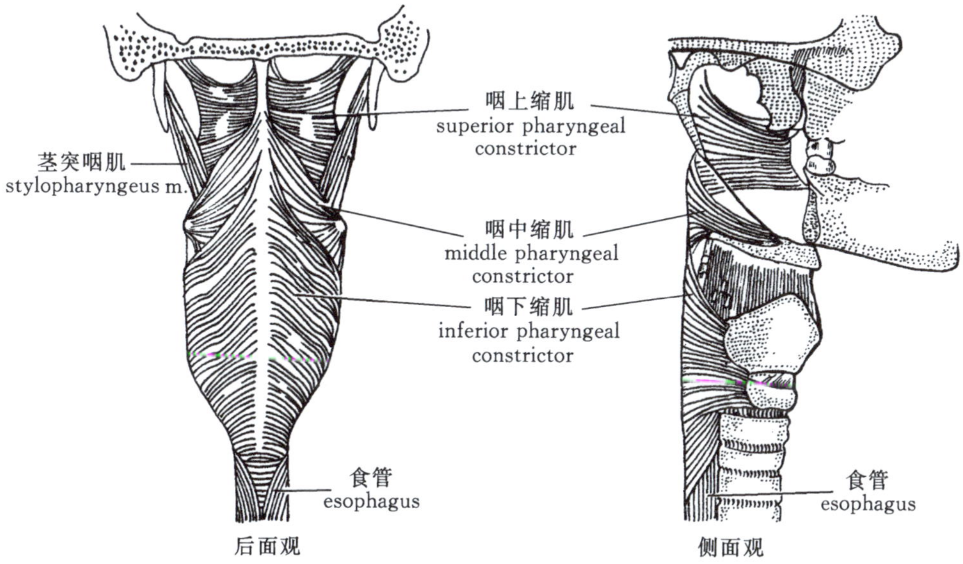

图 4-11 咽肌(后面观)

三、食 管

(一) 食管的形态和位置

食管(esophagus)为前后扁平的肌性管状器官,介于气管与脊柱之间,上端于第 6 颈椎体下缘平面续咽,下行穿过膈的食管裂孔,约于第 11 胸椎左侧与胃的贲门相连,全长约 25 cm。按其行程可分为颈部、胸部、腹部三段(图 4-12)。**颈部**较短,约 5 cm,自始端至胸骨颈静脉切迹平面之间。**胸部**较长,为 18～20 cm,自颈静脉切迹平面至食管裂孔。进入胸腔后先行于气管与胸椎体之间,稍偏左,后沿脊柱前方下行，至第 9 胸椎平面转向左前斜越胸主动脉前方，穿过膈的食管裂孔，移行为食管腹部。**腹部**最短，长 1～2 cm，自食管裂孔至贲门。其前方与肝左叶相邻。

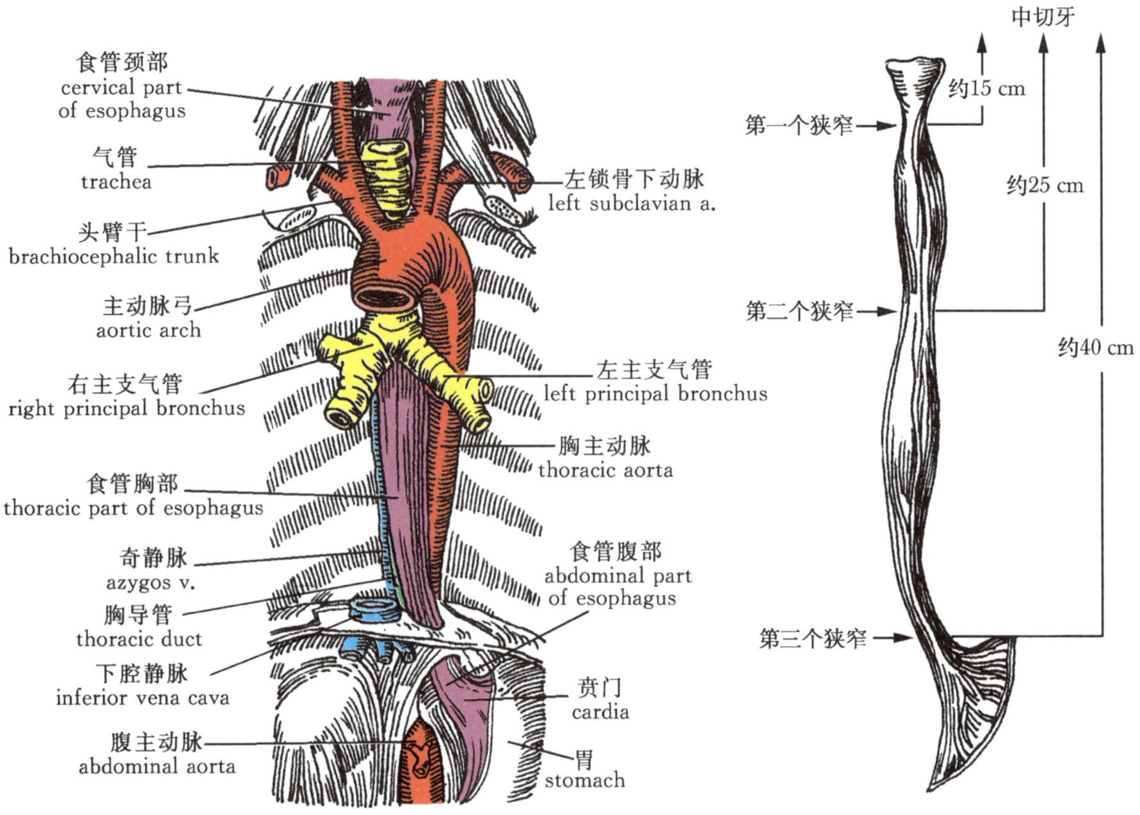

图 4-12 食管位置及三个狭窄

（二）食 管 的 狭 窄

食管有三个生理性狭窄，第一个狭窄在食管的起始处，距中切牙约 15 cm；第二个狭窄在食管与左主支气管交叉处，相当于第 4、第 5 胸椎之间水平，距中切牙约 25 cm；第三个狭窄为食管穿过膈的食管裂孔处，相当于第 10 胸椎水平，距中切牙约 40 cm。这些狭窄常为异物滞留和肿瘤的好发部位。当进行食管内插管时，要注意这三个狭窄。

（三）食 管 的 构 造

食管壁具有消化管典型的四层结构。食管空虚时，前后壁贴近，**黏膜**形成 7～10 条纵行皱襞，当食团通过时皱襞舒张变平。**黏膜下层**中含有大量黏液腺。**肌层**分为内环、外纵两层，其中食管的上 1/3 段为横纹肌，下 1/3 段为平滑肌，中 1/3 段由横纹肌和平滑肌混合组成。**外膜**由结缔组织构成。

四、胃

胃(stomach)是消化管中最膨大的部分，上连食管，下续十二指肠。成人胃的容积约 1 500 mL。除有容纳食物、分泌胃液和初步消化食物的功能外，还有内分泌功能。

（一）胃的形态和分部

胃分前、后两壁，上、下两缘和入、出两口（图 4-13）。上缘凹而短，朝向右上，称**胃小弯**(lesser

curvature of stomach),该弯最底处呈角状,称**角切迹**(angular incisure)。下缘凸而长,朝向左下,称**胃大弯**(greater curvature of stomach)。胃的入口称**贲门**(cardia),与食管相接;其出口称**幽门**(pylorus),与十二指肠相连(图 4-14)。在幽门的表面常有缩窄的环形沟,为幽门括约肌所在之处。在活体,幽门前方可见幽门前静脉,是手术时确认幽门的标志。

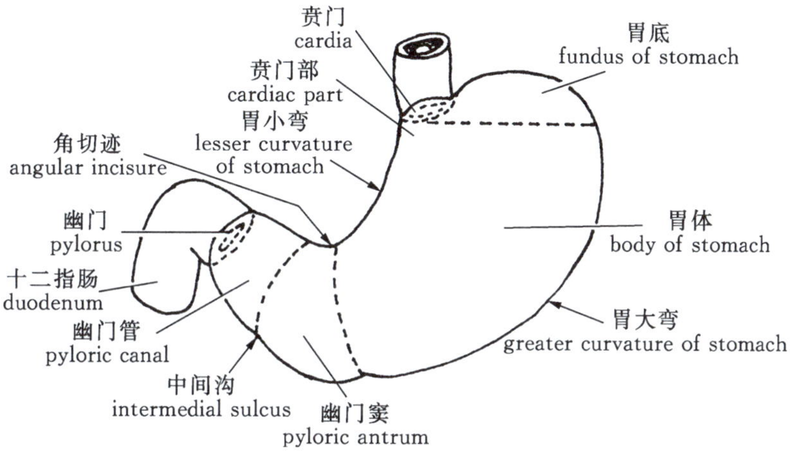

图 4-13 胃的形态和分部

通常将胃分为四部:贲门附近的部分称**贲门部**(cardiac part);在贲门平面以上,向左上方凸出的部分称**胃底**(fundus of stomach);胃的中间部分称**胃体**(body of stomach)。位于角切迹与幽门之间的部分称**幽门部**(pyloric part)。在幽门部大弯侧有一不太明显的浅沟,称**中间沟**(intermedial sulcus),此沟将幽门部分为右侧缩窄的**幽门管**(pyloric canal)和左侧扩大的**幽门窦**(pyloric antrum)。胃溃疡和胃癌多发生于幽门窦和胃小弯。临床所称的“胃窦”即幽门窦,或是包括幽门窦在内的幽门部。

X 线钡餐检查可将胃分为三型(图 4-15)。

1. 钩形胃 胃底和胃体呈斜位或垂直位,角切迹明显呈钩形,为最常见的类型。

2. 角形胃 位置较高,胃底和胃体近于横位,角切迹不明显,常见于矮胖体形和儿童。

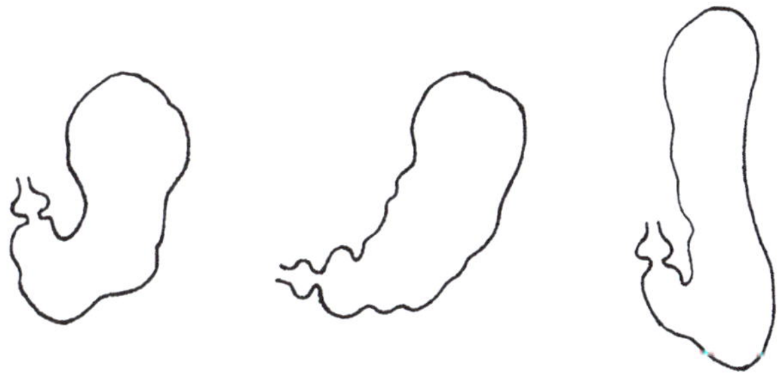

图 4-14 胃的 X 线钡餐检查示意图

3. 长胃 近似钩形胃,全胃几乎在脊柱左侧,角切迹明显,胃大弯下缘低于髂嵴水平甚至可入盆腔,多见于瘦长型的人。

(二) 胃的位置和毗邻

胃的位置因体型、体位和充盈程度不同而有较大变化。通常胃在中等度充盈时,大部分位于左季肋区,小部分位于腹上区。贲门位于第 11 胸椎体左侧,幽门在第 1 腰椎体右侧。胃前壁右侧与肝左叶靠近;左侧与膈相邻,并为左肋弓所遮掩;在剑突下方的胃前壁部分直接与腹前壁相贴,是临床上进行胃触诊的部位。胃后壁与胰、左肾和左肾上腺等相邻。胃底与膈和脾相邻。

(三) 胃 的 构 造

胃壁分 4 层(图 4-15)。活体胃的**黏膜层**为淡红色,空虚时形成很多皱襞。在胃小弯处黏膜形成4~

5条纵行皱襞，襞间的沟称胃道，贲门和幽门处的皱襞呈放射状排列，其余部位呈不规则排列，随着胃充盈程度，胃皱襞减少甚至展平。当胃有病变时，X线下可见胃皱襞的排列规律破坏，借此帮助诊断。幽门处的黏膜形成环形的皱襞称**幽门瓣**(pyloric valve)。**黏膜下层**由疏松结缔组织构成，内有丰富的血管。胃的**肌层**较厚，由外纵、中环、内斜三层平滑肌构成。在幽门瓣的深面，中层环行平滑肌增厚称**幽门括约肌**(pyloric sphincter)，有延缓胃内容物排空和防止肠内容物逆流至胃的作用。在婴儿，如果幽门括约肌肥厚，可造成先天性幽门梗阻。胃的**外膜层**为浆膜。

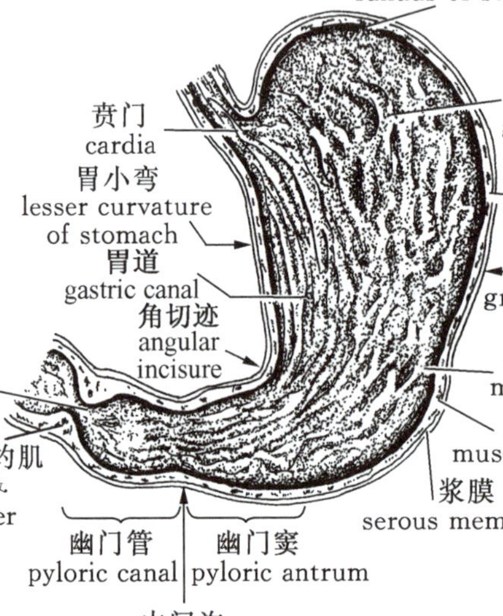

图4-15 胃的黏膜

五、小　肠

小肠(small intestine)是消化管中最长的一段，上起幽门，下连盲肠，成人全长5～7 m，分为十二指肠、空肠和回肠三部，是消化吸收的重要器官。

(一) 十二指肠

十二指肠(duodenum)长约25 cm，呈"C"形环抱胰头，可分为上部、降部、水平部和升部四部(图4-16)。

1. 十二指肠上部(superior part of duodenum)　起自胃的幽门，行向右后，达肝门下方急转弯向下移行为降部，上部与降部转折处形成的弯曲，称**十二指肠上曲**(superior duodenal flexure)。上部近侧与幽门相接的一段肠壁较薄，黏膜面光滑无环状襞，临床上称为**十二指肠球**(duodenal bulb)，是十二指肠溃疡及穿孔的好发部位。

2. 十二指肠降部(descending part of duodenum)　起自十二指肠上曲，沿第1～3腰椎体的右侧及右肾内侧缘前面下降，达第3腰椎体右侧折向左续水平部，转折处称**十二指肠下曲**(inferior duodenal flexure)。降部内面黏膜环状皱襞发达，在中份后内侧壁上有一纵行皱襞称**十二指肠纵襞**(longitudinal fold of duodenum)，其下端有一突起称**十二指肠大乳头**(major duodenal papilla)，胆总管和胰管共同开口于此，其距中切牙约75 cm。有时在大乳头上方1～2 cm处可见**十二指肠小乳头**(minor duodenal papilla)，是副胰管的开口处。

3. 十二指肠水平部(horizontal part of duodenum)　又称下部，在第3腰椎体平面横过下腔静脉在腹主动脉前面，移行为升部。

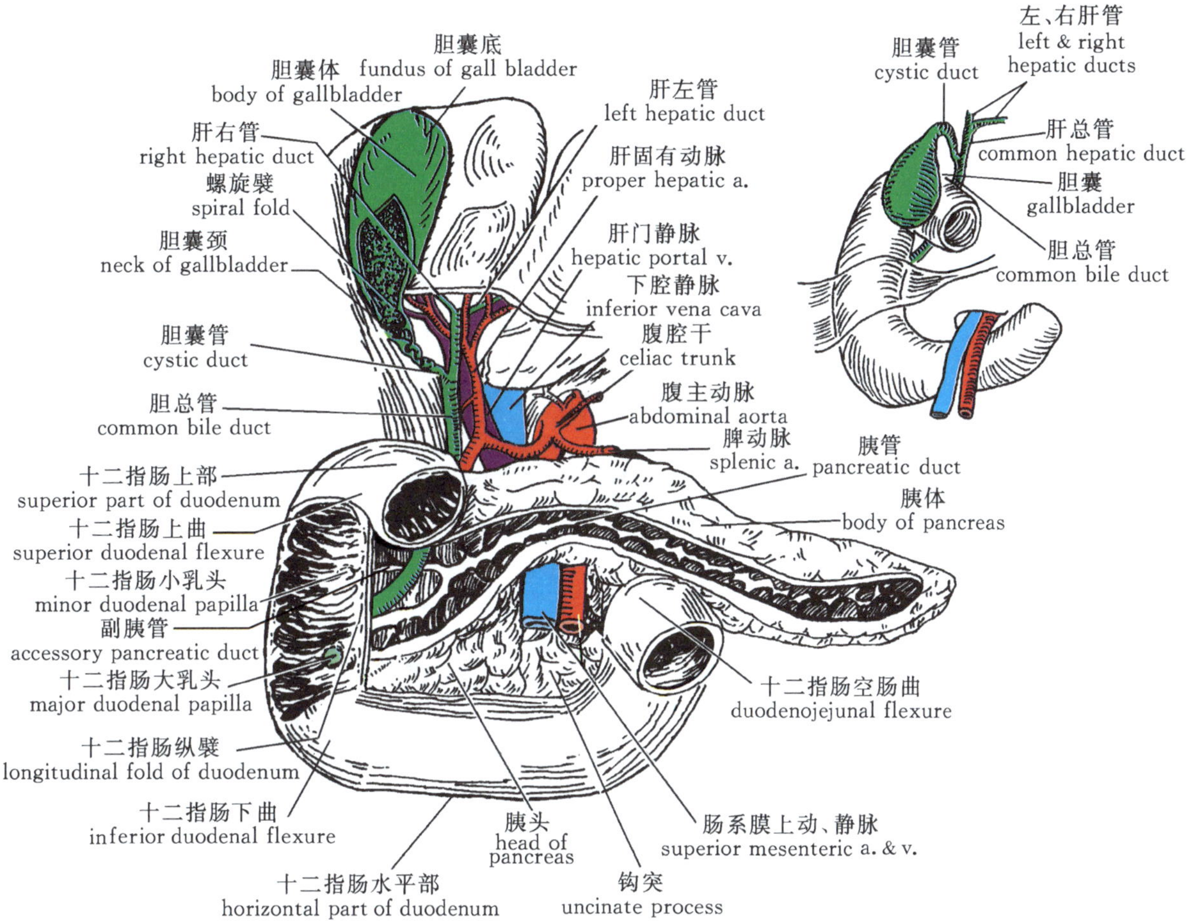

图 4-16 胆道、十二指肠和胰

4. **十二指肠升部**(ascending part of duodenum) 最短，自水平部末端起始，斜向左上方，达第 2 腰椎体左侧弯向前下，形成**十二指肠空肠曲**(duodenojejunal flexure)，下续空肠。十二指肠空肠曲被**十二指肠悬肌**固定于腹后壁的右膈脚上，十二指肠悬肌和包绕其下段的腹膜皱襞共同构成**十二指肠悬韧带**(suspensory ligament of duodenum)，又称屈氏韧带(ligament of Treitz)(图 4-17)，是手术中确定空肠起始的重要标志。

(二) 空肠和回肠

空肠(jejunum)和**回肠**(ileum)全部为腹膜包被，迂曲盘旋形成肠襻，位于腹腔的中下部，结肠所围成的方框内，借腹膜形成的小肠系膜固定于腹后壁，故又称**系膜小肠**(图4-18)。系膜附着边缘称**系膜缘**，其相对缘称为**游离缘**或**对系膜缘**。空肠上端起自十二指肠空肠曲，回肠的下端接盲肠。空、回肠之间无明显界线，一般来说，空肠约占全长近侧的 2/5，位于腹腔左腰区和脐区，肠壁较厚，管径较大，血供丰富，在活体颜色较红，肠系膜内血管弓少，直血管长，黏膜环状襞密而高，绒毛较多，有散在的**孤立淋巴滤泡**(solitary lymphatic follicle)；而回肠约占全长远侧的 3/5，大多位于腹腔脐区、右腹股沟区和盆腔内，肠壁较薄，管径较小，颜色较淡，环状襞和绒毛疏而低，肠系膜内血管弓多，直血管短，除有孤立淋巴滤泡外，还有**集合淋巴滤泡**(aggregated lymphatic follicle)，集合淋巴滤泡多见于回肠下部，对系膜缘的肠壁内有 20～30 个，呈椭圆形，其长轴与肠管的长轴一致。患肠伤寒时，病变多侵犯集合淋巴滤泡，易形成溃疡，易并发肠出血、肠穿孔。

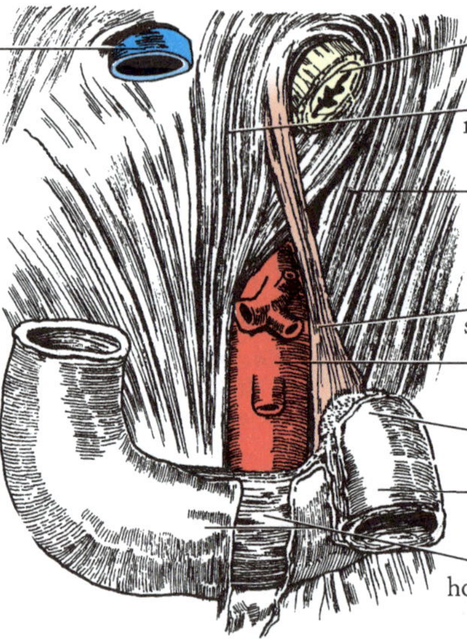

图 4-17 十二指肠悬肌

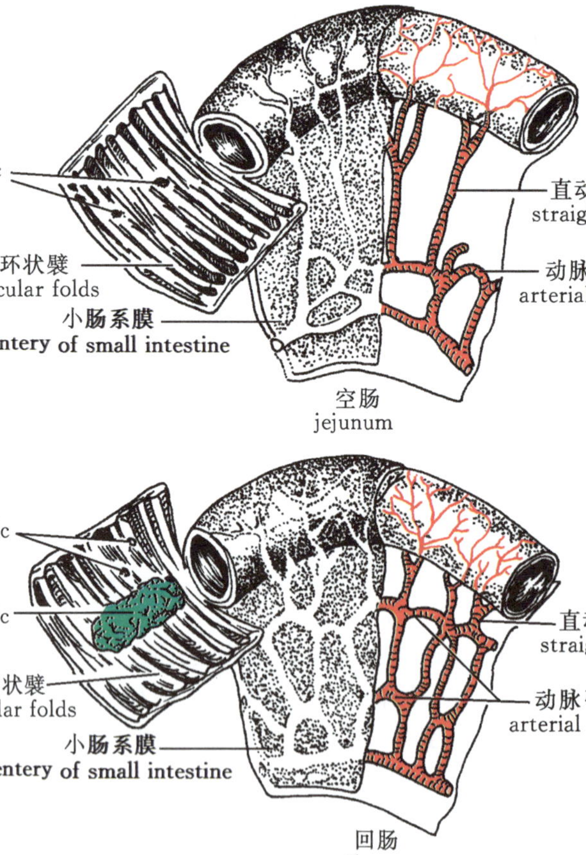

图 4-18 空肠和回肠

约 2%的人在回肠末段距回盲瓣 0.4～1.0 m 范围内的肠壁对系膜缘处，可见一囊状突起，称为**梅克尔憩室**(Meckel diverticulum)，是胚胎时期卵黄囊管未完全消失的遗迹，发炎时易误诊为阑尾炎。

六、大　　肠

大肠(large intestine)全长约 1.5 m,起自右髂窝处的回肠末端,止于肛门。全程围绕于空、回肠的周围,分盲肠、阑尾、结肠、直肠和肛管 5 部分(图 15-1)。大肠的功能是吸收水分,分泌黏液,并将食物残渣形成粪便排出体外。

除直肠、肛管和阑尾外,结肠和盲肠具有三种特征性结构,即结肠带、结肠袋和肠脂垂(图 4-19)。**结肠带**(colic band)有三条,由肠壁的纵行肌增厚形成的,三条结肠带均汇集于阑尾根部。**结肠袋**(haustra of colon)是由横沟隔开肠腔向外膨出的囊状突起,是因为结肠带短于肠管的长度使肠管皱缩形成的。**肠脂垂**(epiploicae appendice)是结肠带附近的许多脂肪突起。在正常情况下,大肠管径较粗,肠壁较薄,但在疾病的情况下可有较大的变化,因此在手术中,这三个形态特点是鉴别大、小肠的主要依据。此外在肠壁内面,相当于结肠袋之间横沟处环行肌增厚,黏膜也向肠腔内突起形成许多皱襞,称为结肠半月襞。

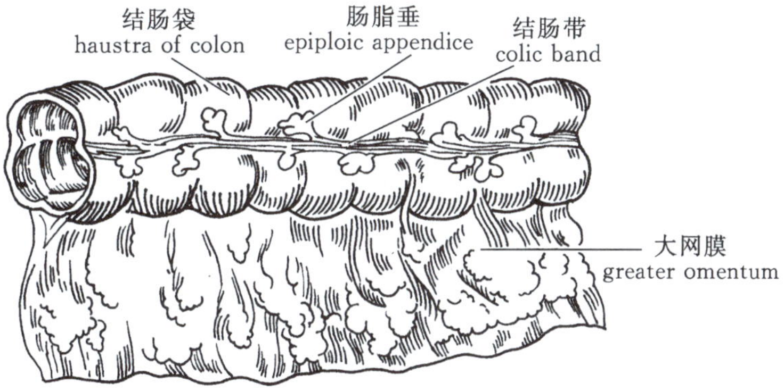

图 4-19　结肠的特征性结构

(一) 盲　　肠

盲肠(caecum)位于右髂窝内,是大肠的起始部,下端呈盲囊状,左接回肠,长 6～8 cm,大部分被腹膜包绕,向上与升结肠相续(图 4-20)。回肠末端开口于盲肠,开口处有上、下两片唇样黏膜皱襞,称**回盲瓣**(ileocecal valve),此瓣的作用为阻止小肠内容物过快地流入大肠,以便食物在小肠内充分消化吸收,又可防止大肠内容物的逆流。在回盲瓣下方约 2 cm 处,有阑尾的开口。

(二) 阑　　尾

阑尾(vermiform appendix)为一蚓状突起,又称蚓突,一般长 6～8 cm,阑尾根部较固定,连于盲肠的后内侧壁,其腔经阑尾孔通盲肠腔(图 4-20)。阑尾尖端为游离的盲端,位置不固定。

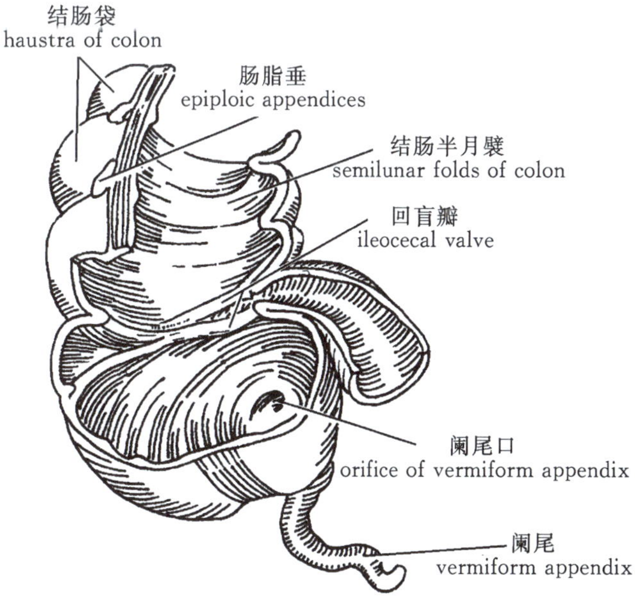

图 4-20　盲肠和阑尾

阑尾的位置，一般常与盲肠一起位于右髂窝内，但变化甚大（图 4-21），由于盲肠的位置有高低之分，因此阑尾可高达肝下，亦可低达盆腔内，甚至越过中线至左侧。阑尾本身也有多种位置，根据国内体质调查统计，阑尾以回肠前位最多见，占 28%；其次是盆位和盲肠后位，分别占 26%和 24%。阑尾位置变化较多，手术中有时寻找困难，但由于三条结肠带汇集点与阑尾根部相连，故可沿结肠带向下追踪，是寻找阑尾的可靠方法。

阑尾根部体表投影位于脐与右髂前上棘连线的外、中 1/3 交点处，称**麦克伯尼点**（McBurney point），简称麦氏点。有时也以**兰茨点**（Lanz point）表示，即左、右髂前上棘连线的右、中 1/3 交点处。急性阑尾炎时，此点附近有明显压痛，具有一定的诊断价值。

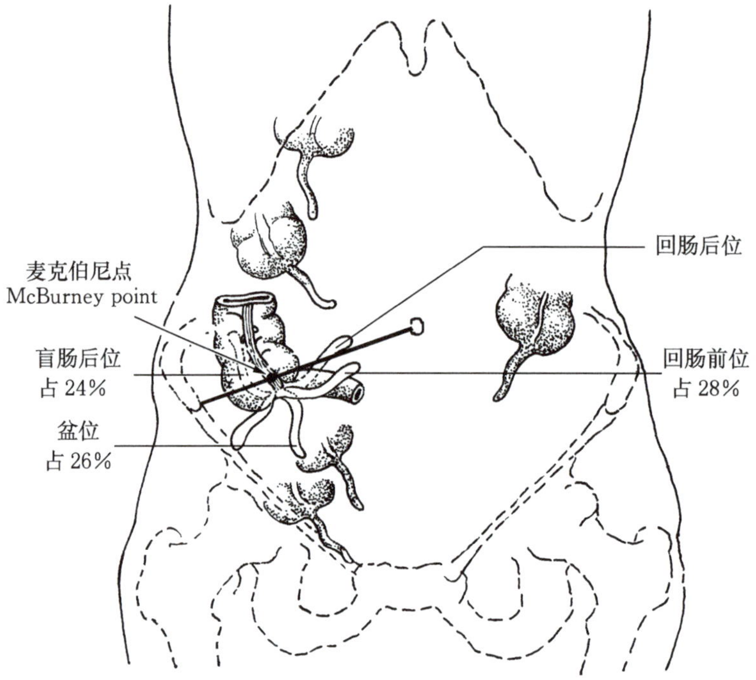

图 4-21 阑尾的位置

（三）结　　肠

结肠（colon）围绕在小肠周围，介于盲肠与直肠之间。可分为升结肠、横结肠、降结肠和乙状结肠四部（图 4-1）。

1. 升结肠（ascending colon）　在右髂窝处起于盲肠，沿右侧腹后壁上升，至肝右叶下面，转向左移行于横结肠，转折处的弯曲称**结肠右曲**（right colic flexure）或称**肝曲**。

2. 横结肠（transverse colon）　起自结肠右曲，向左横行至脾下方续于降结肠，转折处的弯曲称**结肠左曲**（left colic flexure）或称**脾曲**。横结肠全部为腹膜包被，以系膜固定于腹后壁，活动性大，其中间部常形成一下垂的弓形弯曲。

3. 降结肠（descending colon）　起自结肠左曲，沿左侧腹后壁向下，在左髂嵴处移行于乙状结肠。

4. 乙状结肠（sigmoid colon）　呈“乙”字状弯曲，于左髂嵴处上接降结肠，下行于腹腔下部及盆腔，至第 3 骶椎前面续于直肠。乙状结肠系膜较长，活动性较大，有时可造成乙状结肠扭转。

（四）直　　肠

直肠（rectum）是消化管位于盆腔下部的一段（图4-22、图 4-23），全长约 16 cm。直肠在第 3 骶椎前方续乙状结肠，沿骶骨前面下行穿过盆膈，移行于肛管。直肠并不直，在矢状面上有两个弯曲：上段与骶骨前面曲度一致，凸向后，称**骶曲**（sacral flexure）；下段绕尾骨尖转向后下方，凸向前，称**会阴曲**（perineal flexure）。在冠状面上有轻度的弯曲。临床上进行直肠镜或乙状结肠镜检查时，必须注意这些弯曲部位，以免损伤肠壁。

直肠下段肠腔膨大，称**直肠壶腹**（ampulla of rectum）。直肠腔内常有 2～3 个由黏膜和环形肌构成的半月形皱襞，称为**直肠横襞**（transverse fold of rectum）或称豪斯顿瓦瓣（Houston's valve），其中最大且恒定的一个横襞在直肠右侧壁上，距肛门约 7 cm，可作为直肠镜检查的定位标志。

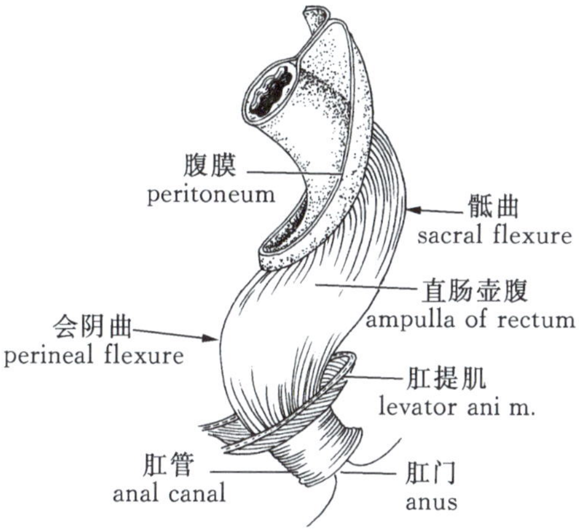

图 4-22 直肠和肛管

男女直肠的毗邻不同，男性直肠的前方有膀胱、精囊腺和前列腺；女性直肠的前方有子宫及阴道，直肠指诊可触到这些器官。

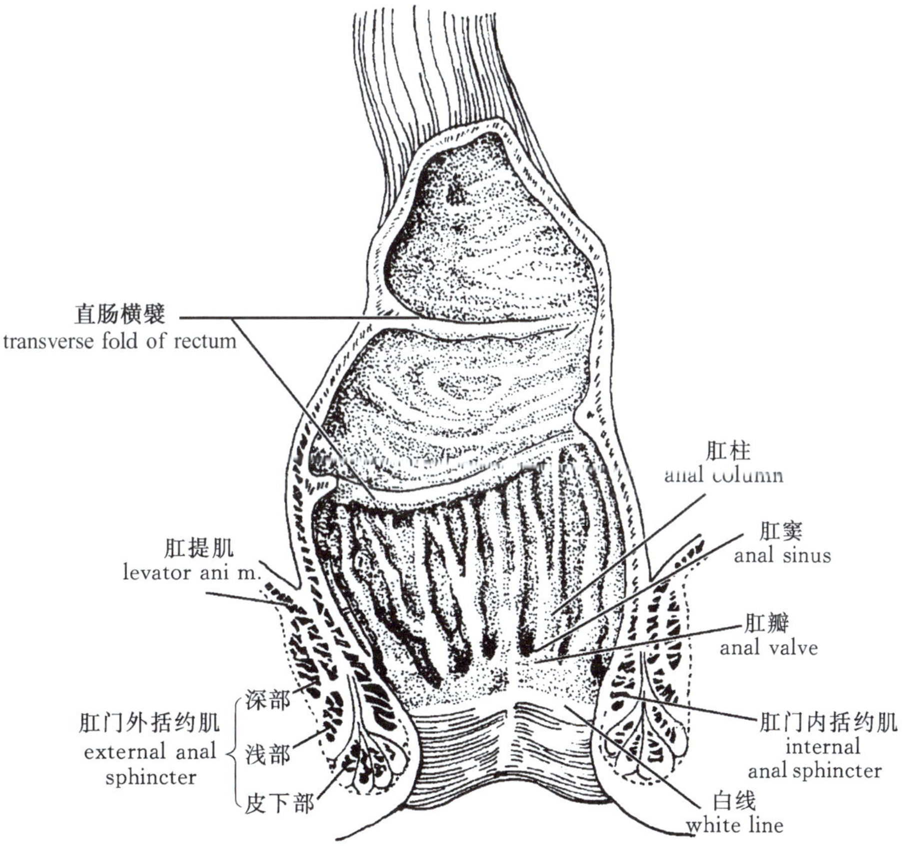

图 4-23 直肠和肛管腔面的形态

（五）肛 管

肛管（anal canal）是盆膈以下的消化管，长约 4.5 cm，上续直肠，末端终于肛门（图 4-23）。肛管内面有 6～10 条纵行黏膜皱襞，称**肛柱**（anal column）。各肛柱下端彼此借半月形黏膜皱襞相连，称**肛瓣**(anal valve)。肛瓣与相邻两个肛柱下份之间形成开口向上的小隐窝，称**肛窦**(anal sinus)。粪便易积存在窦内，如发生感染可引起肛窦炎，甚至可发展为直肠肛管周围脓肿或肛瘘等。

通常将各肛柱上端的连线称**肛直肠线**(anorectal line)，是直肠与肛管的分界线。肛瓣与肛柱的下端共同形成锯齿状的环行线称**齿状线**(dentate line)或**肛皮线**(anocutaneous line)，此线以上为黏膜，以下为皮肤。齿状线上、下部分的肠管在动脉来源、静脉回流、淋巴引流以及神经支配等方面都不相同，这在临床上具有很大的实际意义。

齿状线下方，有宽约1 cm的环状区域称**肛梳**(anal pecten)或**痔环**(haemorrhoidal ring)。肛梳下缘有一不甚明显的环形线，称**白线**(white line)[或称希尔顿氏白线(Hilton's white line)]。活体肛门指诊检查时可触知此白线处有一条环行浅沟，是肛门内、外括约肌的分界处。白线以下不远处，即是肛管的最下端，称为**肛门**(anus)，通外界。

在肛管黏膜下和皮下有丰富的静脉丛，病理情况下静脉曲张向肛管腔内突起称为**痔**。发生在齿状线以上的称**内痔**，齿状线以下为**外痔**，也有跨越于齿状线上、下的称**混合痔**。

肛管周围有内、外两种括约肌环绕。**肛门内括约肌**(internal anal sphincter)为肠壁环行平滑肌增厚而成，有协助排便的作用，但无括约的功能。**肛门外括约肌**(external anal sphincter)为骨骼肌，围绕于肛门内括约肌的外下方，可分为皮下部、浅部和深部。肛门外括约肌受意识支配，可随意括约肛门，控制排便。手术时应防止损伤，以免造成大便失禁。

肛门外括约肌的浅部和深部、直肠下份的纵形肌、肛门内括约肌，以及肛提肌的耻骨直肠肌等，共同构成围绕肛管的强大肌环称**肛直肠环**。此环有控制排便的作用，若手术损伤，将导致大便失禁。

(刘培党　曲德伟)

第二节　消　化　腺

人体的大消化腺除上述的三对大唾液腺外，还有肝和胰。

一、肝

肝(liver)是人体最大的腺体，红褐色，质软而脆。具有分泌胆汁、参与代谢、贮存糖原、解毒及吞噬、防御等功能。在胚胎时期还有造血功能。我国成人肝约重1 250 g(男性为1 154～1 447 g，女性为1 029～1 379 g)。

(一) 肝的形态

肝呈不规则的楔形，右端圆钝，左端扁薄，可分为上、下两面，前、后两缘。肝上面膨隆，与膈相贴，又称**膈面**(diaphragmatic surface)(图4-24)。膈面上有矢状位的**镰状韧带**(falciform ligament of liver)附着，借此将肝分为大而厚的**肝右叶**(right lobe of liver)和小而薄的**肝左叶**(left lobe of liver)。肝的下面凹凸不平，与腹腔器官邻接，又称**脏面**(visceral surface)(图4-25)。脏面有略呈"H"形的3条沟，即有两条矢状位的纵沟和一条冠状位的横沟。左纵沟的前部有**肝圆韧带**(ligamentum teres hepatis)通过，肝圆韧带是胎儿时期的脐静脉闭锁而成，经肝镰状韧带的游离缘内行至脐；左纵沟的后部容纳**静脉韧带**(ligamentum venosum)。右纵沟的前部为一凹窝，称**胆囊窝**(fossa for gallbladder)，容纳胆囊；右纵沟的后部为**腔静脉沟**(sulcus for vena cava)，有下腔静脉经过。横沟又称为**肝门**(porta hepatis)，是肝固有动脉、肝门静脉、肝左、右管、神经和淋巴管等出入之处。出入肝门的这些结构被结缔组织包绕，称为**肝蒂**。肝的脏面借"H"形沟分为四叶，右纵沟右侧为右叶；左纵沟左侧为左叶；左、右纵沟之间在横沟前方为**方叶**(quadrate lobe);横沟后方为**尾状叶**(caudate lobe)。从形态上看脏面左叶与膈面左叶位置一致;而脏面的右叶、方叶和尾状叶则相当于膈面的右叶。

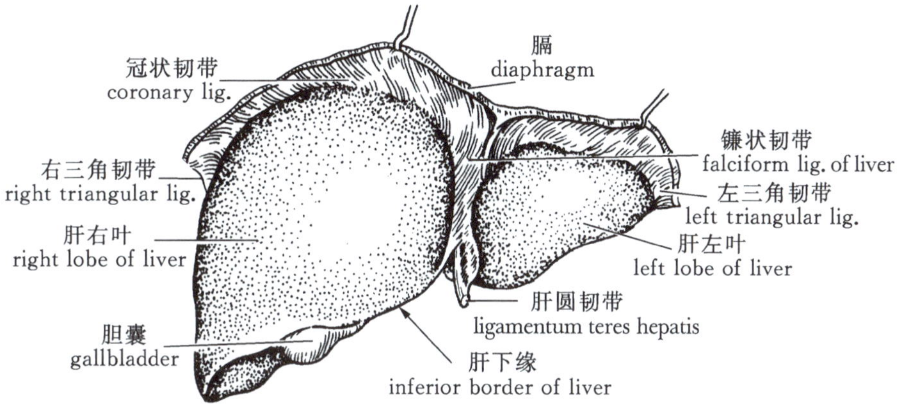

图 4-24 肝(膈面)

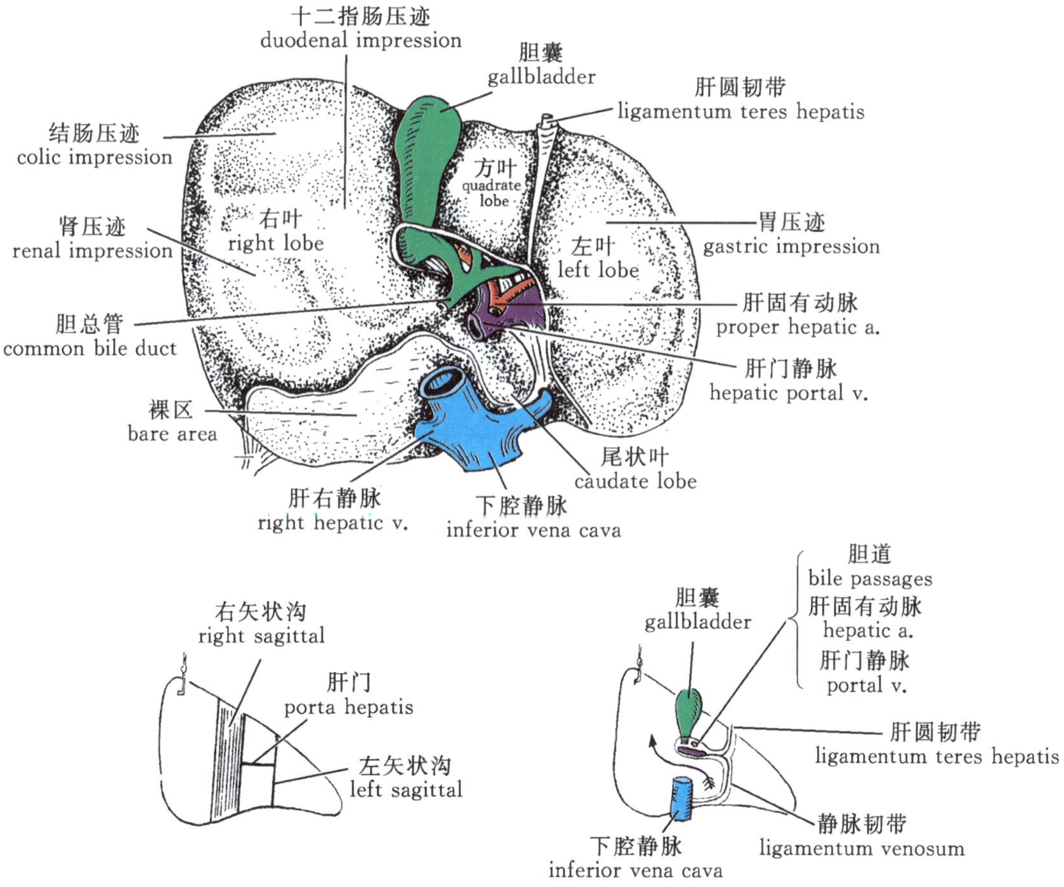

图 4-25 肝(脏面)

肝的**下缘**亦称**前缘**,是膈面与脏面的分界线,薄而锐利。在胆囊窝处,肝前缘上有一**胆囊切迹**,在肝圆韧带通过处,肝前缘上有一**肝圆韧带切迹**或称**脐切迹**。肝后缘钝圆、朝向脊柱,在近腔静脉沟处有 3 条肝静脉注入下腔静脉,临床上常称此处为**第二肝门**(secondary porta of liver)。肝大多覆以腹膜,属于腹膜间位器官。上面后部没有腹膜被覆的部分称**裸区**(bare area)(图 4-26)。

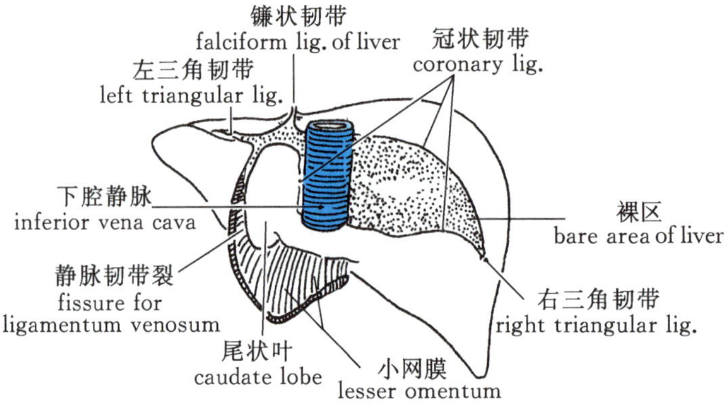

图 4-26 肝(后面观)

(二) 肝的位置和毗邻

肝主要位于右季肋区及腹上区,小部分可达左季肋区。大部分被肋弓覆盖,仅在腹上区的左、右肋弓间有一小部分直接与腹前壁接触。

肝下界与肝前缘一致,右侧与右侧肋弓一致,中部超出剑突下约 3 cm,左侧被肋弓掩盖。因此,成人在右肋弓下缘不应触及肝,但在左右肋弓间(剑突下方约 3 cm)可触及。幼儿的肝下缘位置较低,可低于右肋弓下缘 1~2 cm。到 7 岁以上儿童已不能触及。

由于肝贴附于膈下,呼吸时肝的位置能随膈上下移动而有改变。肝下面邻近腹腔器官,右叶下面从前向后分别邻接结肠右曲、十二指肠、右肾和右肾上腺,左叶下面大部分与胃前壁相接触。

肝的体表投影:肝的上界与膈穹隆一致,可用下述四点的连线来表示,即右腋中线平第 7 肋,右锁骨中线平第 5 肋,正中线平胸骨体下端,至左锁骨中线稍内侧平第 5 肋间隙。

(三) 肝的分叶与分段

肝内有四套管道,即肝固有动脉、肝静脉、肝门静脉及肝管,它们形成两个系统,即格利森系统(Glisson's system)和肝静脉系统(图 4-27)。肝门静脉、肝固有动脉及肝管的各级分支在肝内的走行、分支和配布基本一致,并由结缔组织包裹,共同组成格利森系统。肝静脉系统的主干为肝左、中、右静脉,其相应地行走于各肝裂中,最后在腔静脉沟的上端出肝,分别注入下腔静脉。按照格利森系统在肝

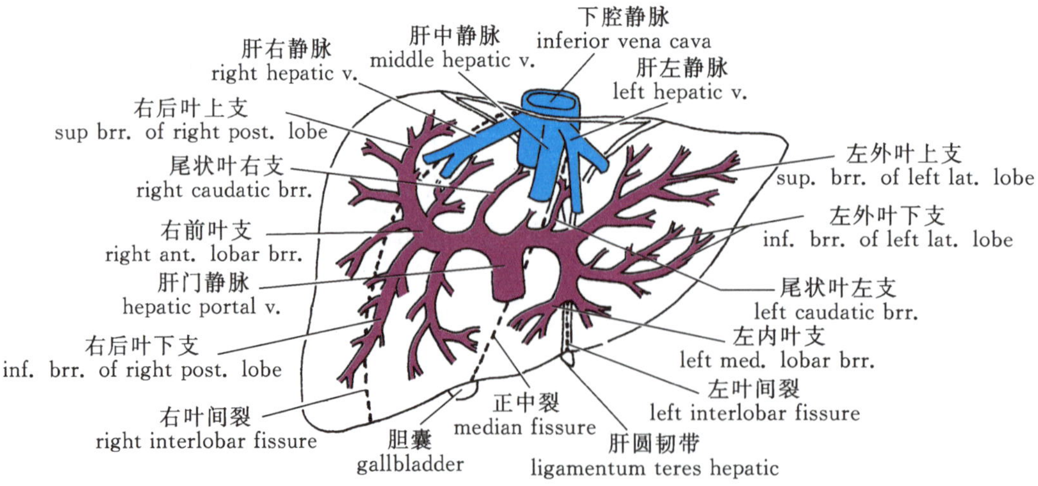

图 4-27 格利森系统和肝静脉系统

内的分支和分布情况，将肝分成左、右两半肝，五叶，六段(图 4-28)。肝外科就是根据这些分叶、分段进行定位诊断和肝段、肝叶或半肝的切除术。

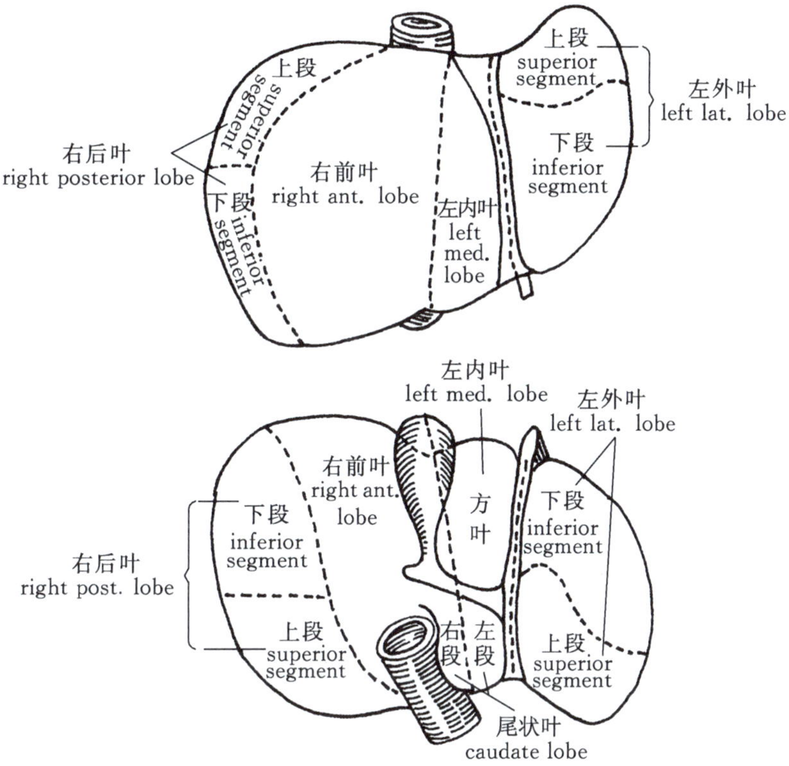

图 4-28 肝叶与肝段

关于肝的分段问题，我国一般如下划分：以纵贯全肝的正中裂(从胆囊切迹中点至下腔静脉左缘的斜行裂隙，裂内有肝中静脉走行)将肝分为近乎等大的左、右半肝，并将尾状叶也同时分为左右两半(即尾状叶左、右段)。左半肝被左叶间裂(自肝圆韧带切迹至肝左静脉汇入下腔静脉处，裂内有肝左静脉走行)分为左内叶和左外叶。右半肝被右叶间裂(由肝前缘胆囊切迹右侧部的外、中 1/3 交界处，斜行至下腔静脉右缘，裂内有肝右静脉走行)分为右前叶和右后叶。左外叶和右后叶又被一段间裂分为上、下两段。因此 5 个叶，即右前叶、右后叶、左内叶、左外叶与尾状叶；6 个段，即左外叶上、下段，右后叶上、下段，尾状叶左、右段。

二、肝 外 胆 道

肝外胆道是指肝门之外的胆道系统而言，包括胆囊和输胆管道(肝左管、肝右管、肝总管和胆总管)。

(一) 胆 囊

胆囊(gallbladder)是贮存和浓缩胆汁的囊状器官，似长茄形，容量 40～60 mL。胆囊(图 4-29)位于肝右叶下面的胆囊窝内，上面借结缔组织与肝相连，下面游离，有腹膜覆盖。胆囊可分成四部分：前端钝圆称**胆囊底**(fundus of gallbladder)，中间称**胆囊体**(body of gallbladder)和后端狭细的**胆囊颈**(neck of gallbladder)，颈常以直角向左下弯转，移行于**胆囊管**(cystic duct)，管长 3～4 cm。胆囊内面为黏膜，其中胆囊底和胆囊体的黏膜呈蜂窝状。而胆囊颈和胆囊管的黏膜形成**螺旋襞**(spiral fold)(图 4-16)，可控制胆汁的进出，胆囊结石易嵌顿于此。

胆囊底露出肝前缘，并与腹前壁相贴。其体表投影点在右锁骨中线与右肋弓相交处，当胆囊病变时，此处常出现明显压痛。

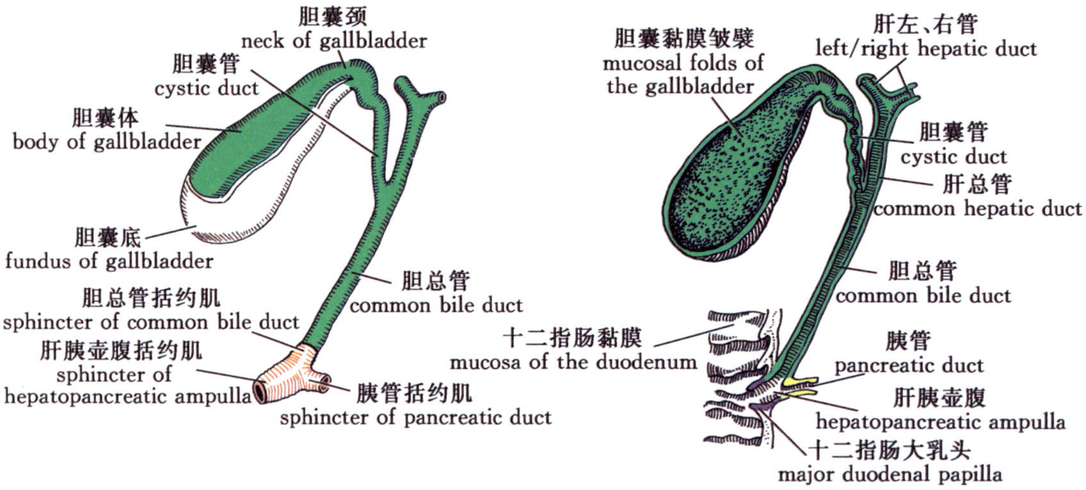

图 4-29 胆囊和输胆管道

（二）输 胆 管 道

输胆管道是将肝分泌的胆汁输送至十二指肠的管道（图 4-29、图 4-30）。肝内的毛细胆管逐步汇合成**肝左管**（left hepatic ducts）和**肝右管**（right hepatic ducts），两管在肝门附近合成一条长约 3 cm 的**肝总管**（common hepatic duct）。肝总管和胆囊管以锐角汇合成**胆总管**（common bile duct），其长 4～8 cm，直径 0.6～0.8 cm，它在肝十二指肠韧带内下降，经十二指肠上部的后方，至胰头与十二指肠降部之间与胰管

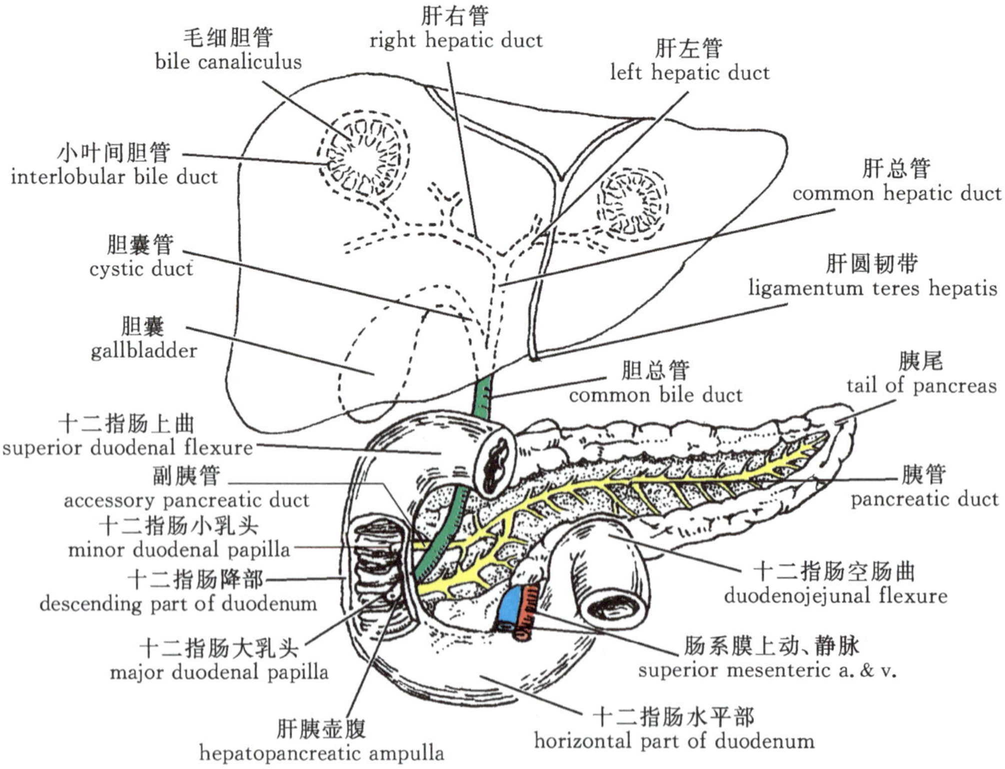

图 4-30 胆道、十二指肠和胰

汇合(占 82%),形成略膨大的**肝胰壶腹**(hepatopancreatic ampulla)[或称法特壶腹(Vater ampulla)],斜穿十二指肠降部的后内侧壁,开口于十二指肠大乳头,胆汁和胰液经此进入十二指肠。肝胰壶腹周围有增厚的环形平滑肌环绕称**肝胰壶腹括约肌**(sphicter of hepatopancreatic ampulla)[或称奥狄括约肌(Oddi sphincter)]。在胆总管末端和胰管末端的周围也有少量的括约肌环绕。平时肝胰壶腹括约肌保持收缩状态,而胆囊舒张,肝细胞分泌的胆汁经肝左、右管、肝总管、胆囊管进入胆囊储存和浓缩。进食后,尤其进高脂食物,刺激消化液的分泌,反射性地引起胆囊收缩,肝胰壶腹括约肌舒张,使胆囊储存的浓缩胆汁,经胆囊管、胆总管排入十二指肠,参与食物的消化。输胆管道可因胆道结石、胆道蛔虫或肿瘤等造成阻塞,使胆汁排出受阻,并诱发胆囊炎或阻塞性黄疸等。

肝总管、胆囊管与其上方的肝下面之间共同围成一三角区,称为**胆囊三角**(Calot triangle)(图 4-16)。三角内有胆囊动脉通过,该三角是胆囊手术中寻找胆囊动脉的标志。

三、胰

胰(pancreas)是人体第二大消化腺体(图 4-30),分泌胰液,内含多种蛋白质、脂肪、糖等消化酶,在消化过程中起重要作用。此外它有内分泌部,即胰岛,主要分泌胰岛素,调节血糖浓度。

胰呈长条形,质软,灰红色。位于第 1、2 腰椎水平,横贴于腹后壁。胰重 80~110 g,分为头、颈、体、尾 4 部。**胰头**(head of pancreas)较膨大,位于第 2 腰椎右侧,被十二指肠所围绕,并向左下方伸出一**钩突**(uncinate process),胰头后面与胆总管、门静脉相邻。**胰颈**(neck of pancreas)位于胰头与胰体之间的狭窄扁薄部分。**胰体**(body of pancreas)位于胰颈与胰尾之间,占胰的大部分,约位于第 1 腰椎平面,前面隔网膜囊与胃后壁相邻,后面与下腔静脉、腹主动脉、左肾和左肾上腺相邻,上缘有脾血管通过。**胰尾**(tail of pancreas)为伸向左上较细的部分,紧邻脾门。在胰的实质内,贯穿胰全长的排泄管,称**胰管**(pancreatic duct),它与胆总管汇合后,共同开口于十二指肠大乳头。有时在胰头上部有一条**副胰管**(accessory pancreatic duct),开口于十二指肠小乳头。

(王　悦)

本章学习目标与练习题

第四章学习目标

第四章练习题

第五章 呼 吸 系 统

呼吸系统(respiratory system)由呼吸道和肺组成(图 5-1)。其主要功能是从外界吸入氧,呼出二氧化碳,进行气体交换。呼和吸是节律性而不间断的,是生命现象的重要体征。在人类由于受劳动、语言和思维的影响,除呼吸功能外,鼻还是嗅觉器官,喉具有发音功能。

呼吸道包括鼻、咽、喉、气管和支气管等。临床上通常把鼻、咽、喉称为**上呼吸道**,气管、支气管及其在肺内各级分支称为**下呼吸道**。肺由实质和间质组成。肺实质包括支气管树和肺泡,间质包括结缔组织、血管、淋巴管、淋巴结和神经等。

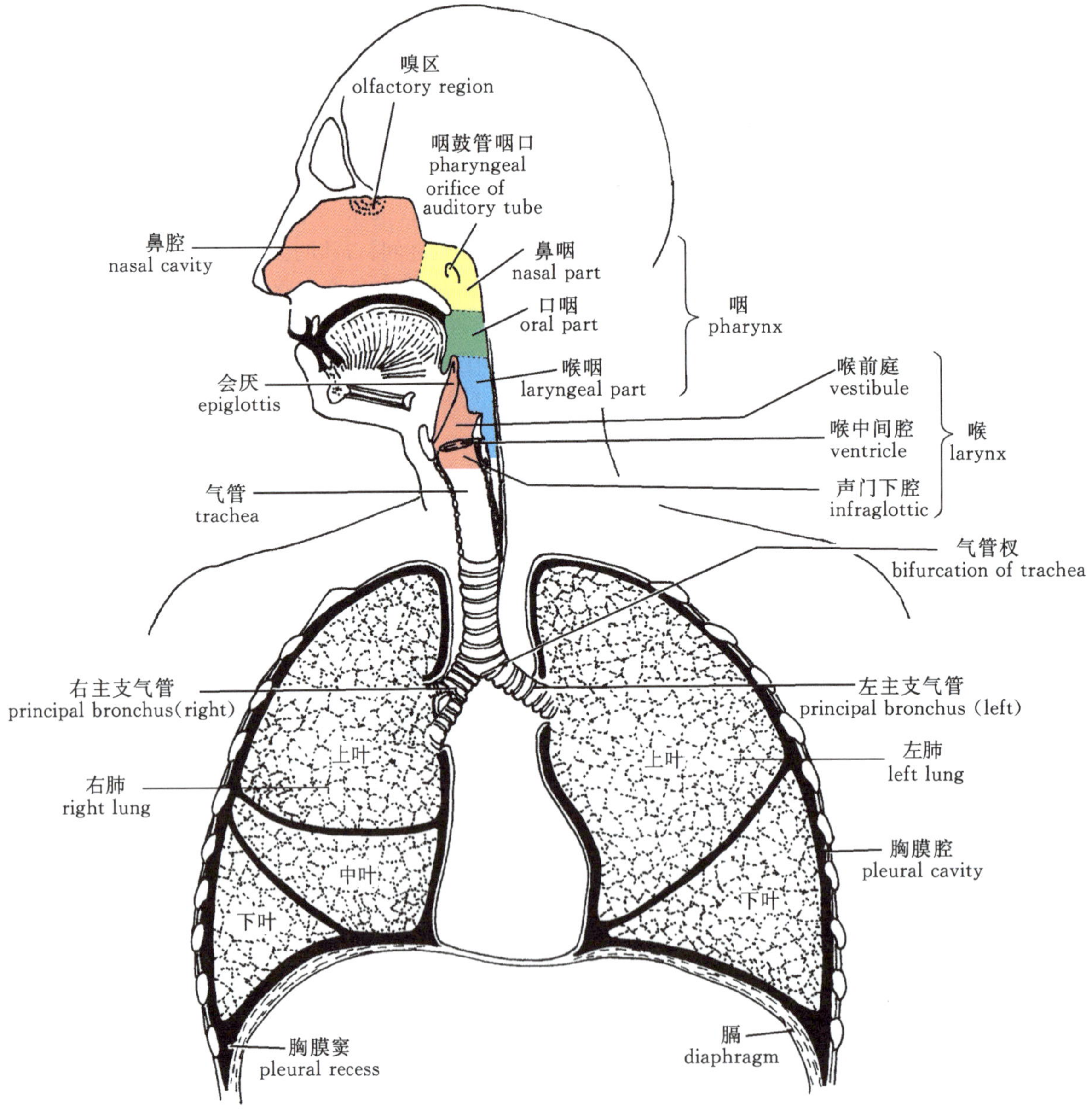

图 5-1 呼吸系统全貌

第一节 呼 吸 道

一、鼻

鼻(nose)是呼吸道的起始部,又是嗅觉器官。分为外鼻、鼻腔和鼻旁窦三部。

(一) 外 鼻

外鼻(external nose)位于面部中央,呈三棱锥体形,外鼻上端与额相连的狭窄部分称**鼻根**,向下延续为**鼻背**,末端称**鼻尖**,鼻尖两侧扩大称**鼻翼**(nasal ala)。从鼻翼向外下至口角的浅沟称**鼻唇沟**(nasolabial sulcus)。

外鼻以鼻骨和软骨为支架,外被皮肤,内覆黏膜。可分为骨部和软骨部。软骨部的皮肤因富含皮脂腺和汗腺,成为痤疮、酒渣鼻及疖肿等疾病的好发部位。

(二) 鼻 腔

鼻腔(nasal cavity)是以骨性鼻腔为基础,内面覆以黏膜和皮肤构成(图 5-2、图 5-3)。鼻腔被**鼻中隔**(nasal septum)分为左、右两半。鼻中隔由犁骨、筛骨垂直板和鼻中隔软骨等覆以黏膜组成。鼻腔向前经**鼻孔**(nostril)通外界,向后经**鼻后孔**(choanae)通鼻咽。每侧鼻腔以一弧形隆起的**鼻阈**(nasal limen)为界分为前后两部,前部称为**鼻前庭**(nasal vestibule),后部称为**固有鼻腔**(nasal cavity proper)。鼻前庭是由鼻翼围成,内衬以皮肤,生有鼻毛,它有阻挡灰尘吸入的作用。固有鼻腔,由骨性鼻腔覆以黏膜而成。**鼻中隔**是两侧鼻腔的共同内侧壁,垂直并稍偏向一侧,或呈"S"状偏曲,所以两侧鼻腔不对称。鼻中隔的前下部黏膜较薄,内有丰富的血管吻合丛,容易出血,故称为**易出血区**,即利特尔区(Little area),约 90%的鼻出血发生于此处。在外侧壁上可见三个鼻甲突向鼻腔,分别称**上鼻甲**(superior nasal concha)、**中鼻甲**(middle nasal concha)和**下鼻甲**(inferior nasal concha),三个鼻甲下方各有一裂隙分别称**上鼻道**(superior nasal meatus)、**中鼻道**(middle nasal meatus)和**下鼻道**(inferior nasal meatus)。在上鼻甲的后上方与鼻腔顶壁间有一凹陷称**蝶筛隐窝**(sphenoethmoidal recess)。上、中鼻道及蝶筛隐窝分别有鼻旁窦的开口,下鼻道前部有鼻泪管的开口。鼻腔顶壁邻接颅前窝,当颅前窝(筛板)骨折时,血液和脑脊液可从鼻腔流出。

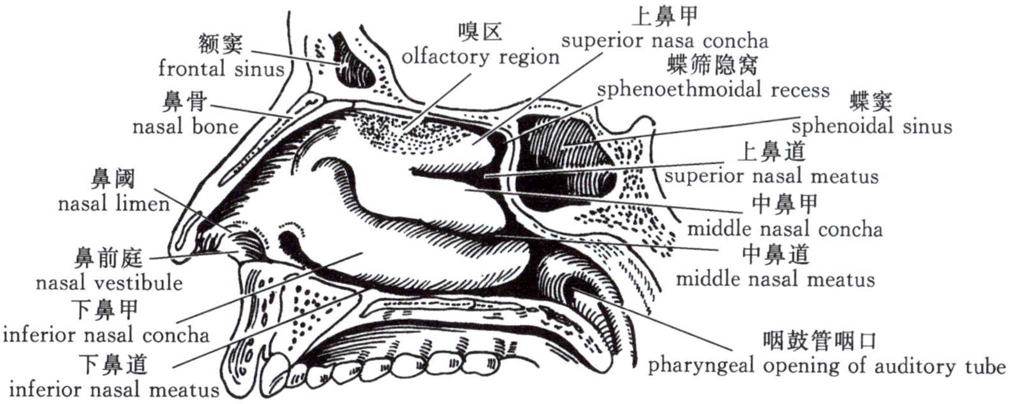

图 5-2 鼻腔外侧壁

覆盖固有鼻腔的黏膜分为两部分,位于上鼻甲内侧面以上和其相对应的鼻中隔上部黏膜称**嗅区**(olfactory region),活体呈苍白色或淡黄色,内含有嗅细胞,具有嗅觉功能。除嗅区以外的黏膜内含丰富的血管、黏液腺和纤毛,对吸入的空气有加温、湿润和净化的作用,称**呼吸区**(respiratory region)。其范围较大,并与各鼻旁窦黏膜延续,活体呈淡红色。

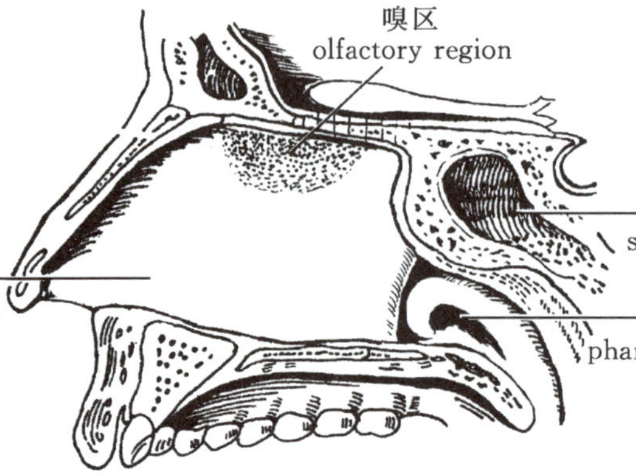

图 5-3 鼻腔内侧壁

(三) 鼻 旁 窦

鼻旁窦(paranasal sinuses)是位于鼻腔周围的颅骨内且开口于鼻腔的含气空腔(图5-4~图 5-6、图 1-75)。腔内衬以黏膜并与鼻腔黏膜相移行,能调节吸入空气的湿、温度,并对发音起共鸣作用。鼻旁窦包括额窦、筛窦、蝶窦和上颌窦四对。

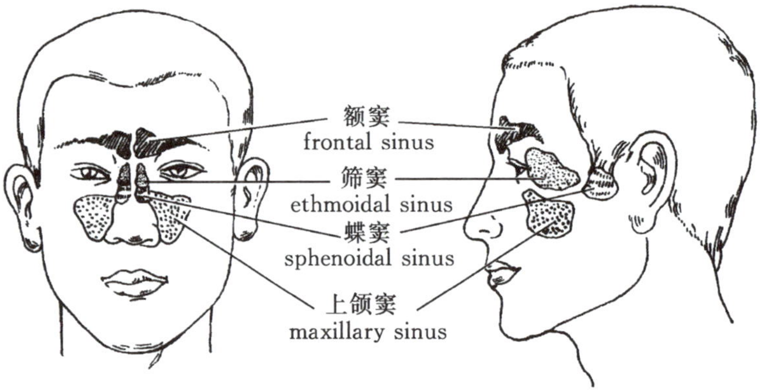

图 5-4 鼻旁窦的体表投影

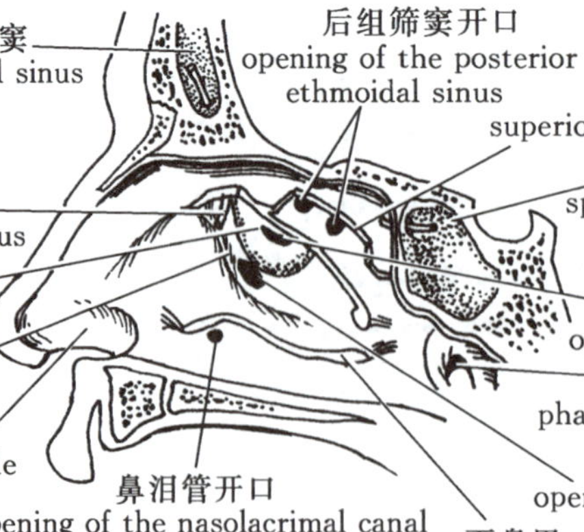

图 5-5 鼻旁窦开口(鼻甲切除)

1. 额窦(frontal sinus)　位于额骨眉弓的深方,左右各一,底向下,尖向上呈三棱锥形,额窦口位于窦底部,开口于中鼻道。眼眶的内上角为额窦底部,骨质最薄,急性额窦炎时此处有压痛。

2. 筛窦(ethmoidal sinus)　位于鼻腔外侧壁上方与两眶之间,由筛骨迷路的小气房组成,可分为三组,前筛窦、中筛窦开口于中鼻道,后筛窦开口于上鼻道。

3. 蝶窦(sphenoidal sinus)　位于蝶骨体内,左右各一,各通过其前壁的孔开口于蝶筛隐窝。

4. 上颌窦(maxillary sinus)　是鼻旁窦中最大的一个,位于上颌骨体内,开口于中鼻道。因开口位于其内侧壁最高处,远高于窦底,故感染积液时液体不易排出,同时窦腔大,窦底邻接上颌磨牙牙根,此处骨质菲薄,有时牙根可突入窦内,仅以黏膜与窦相隔,故牙与上颌窦炎症均可互相累及。由于这些解剖学关系,鼻旁窦的炎症中以上颌窦炎为多见。

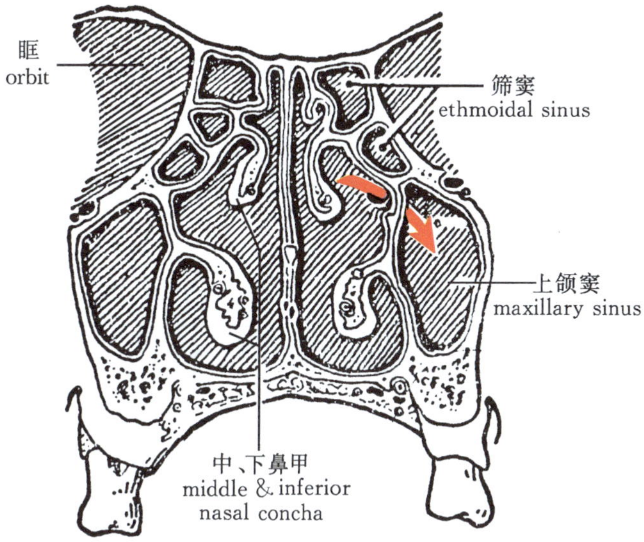

图 5-6　鼻腔冠状切面

箭头示鼻腔经上颌窦的开口

二、喉

喉(larynx)既是呼吸的通道,又是发音的器官。喉位于颈前部中份,在舌骨下方,上通喉咽部,下接气管。成年人的喉在第 3～第 6 颈椎之间。女性略高于男性,小儿比成人高,老年人则较低。喉的活动性较大,可随吞咽或发音而上下移动。

喉前方由皮肤、颈筋膜、舌骨下肌群等覆盖,后方邻接咽,两侧有甲状腺侧叶、颈部大血管和神经。喉由软骨、软骨间的连结、喉肌和黏膜组成。

(一) 喉　软　骨

喉软骨构成喉的支架,由甲状软骨、环状软骨、会厌软骨和成对的杓状软骨等构成(图 5-7)。

1. 甲状软骨(thyroid cartilage)　最大,位于舌骨下方,由两块四方形软骨板在前正中线结合而成,构成喉的前壁和两侧壁。两板前缘在前正中线相连,愈着处称**前角**,其上端向前突出称**喉结**(laryngeal prominence),成年男性特别显著,在体表可明显看到。板的后缘游离,并向上、下各发出一对突起,上方的一对较长称**上角**,借韧带与舌骨大角相连;下方的一对较短称**下角**,与环状软骨构成关节。

2. 环状软骨(cricoid cartilage)　位于甲状软骨下方,向下借韧带与气管相接。它形似指环,前部低窄称**环状软骨弓**(cricoid arch),后部高阔称**环状软骨板**(cricoid lamina)。板上缘两侧各有一与杓状软骨形成环杓关节的关节面。在弓与板交界处的两侧面各有一与甲状软骨下角形成环甲关节的关节面。环状软骨是呼吸道中唯一完整的软骨环,对维持呼吸道的通畅有重要作用,损伤后易引起喉狭窄。

3. 会厌软骨(epiglottic cartilage)　形似树叶,下端狭细附于甲状软骨前角的内面,上端宽阔而游离,外覆黏膜构成**会厌**(epiglottis)。会厌位于喉口的前方,当吞咽时,喉升高,会厌盖住喉口,可防止食物误入喉腔。

4. 杓状软骨(arytenoid cartilage)　成对,位于环状软骨板上方,形似三棱锥体,尖向上,底朝下与环状软骨板上缘构成关节。底部有2个突起，向前方的为**声带突**(vocal process)，有声韧带附着；向外侧的称**肌突**(muscular process)，有喉肌附着。

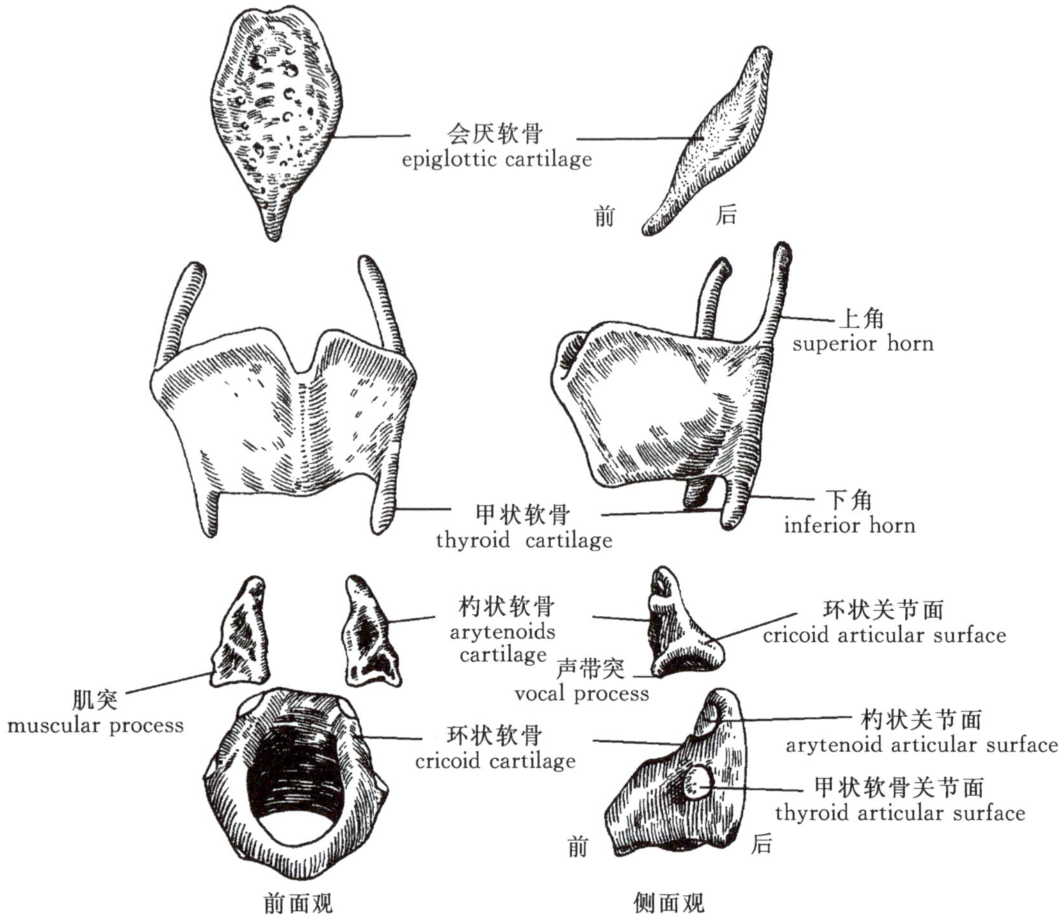

图5-7 分离的喉软骨

(二) 喉软骨的连结

喉软骨的连结有关节和膜性连结两种(图5-8～图5-10)，关节包括环杓关节和环甲关节；膜性连结主要有弹性圆锥和甲状舌骨膜。

1. 环杓关节(cricoarytenoid joint) 由环状软骨板上缘关节面和杓状软骨底构成。在该关节上杓状软骨可沿垂直轴作内、外侧旋转。内旋使声带突互相靠近，缩小声门；外旋则开大声门。

2. 环甲关节(cricothyroid joint) 由环状软骨侧方关节面和甲状软骨下角构成。甲状软骨在冠状轴上可做前倾或复位活动，致甲状软骨前角与杓状软骨之间的距离增大或缩小，从而使声带紧张或松弛。

3. 弹性圆锥(conus elasticus) 又称环甲韧带，下缘附于环状软骨弓上缘；上缘游离，紧张于甲状软骨前角的后面至杓状软骨声带突之间，称**声韧带**(vocal ligament)。一侧近似三角形，整体上呈上窄下宽的圆锥状，又因由弹力纤维构成故称弹性圆锥。弹性圆锥前部较厚，称**环甲正中韧带**(median cricothyroid ligament)，位于甲状软骨下缘和环状软骨弓上缘之间，位置较浅，在体表可触及，当急性喉阻塞时，可在此处进行穿刺或切开以建立暂时性的呼吸通道。

4. 方形膜(quadrangular membrane) 位于会厌软骨侧缘，甲状软骨前角后面和杓状软骨前内侧缘之间，左右各一，略成斜方形。上缘位于杓会厌襞内，下缘游离形成大致与声韧带平行的**前庭韧带**

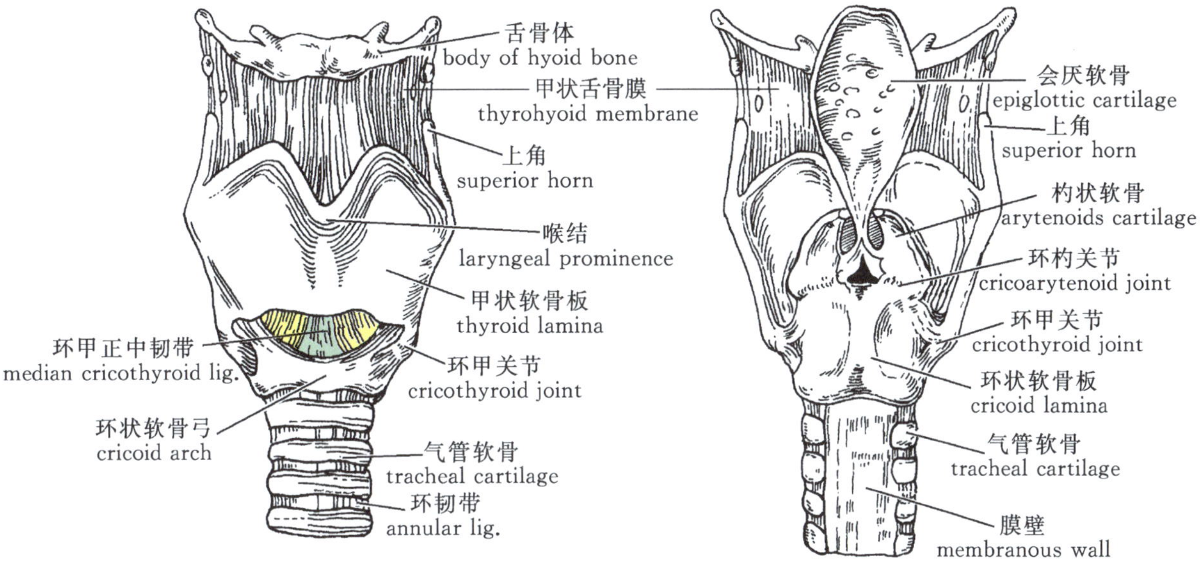

图 5-8 喉软骨的连结

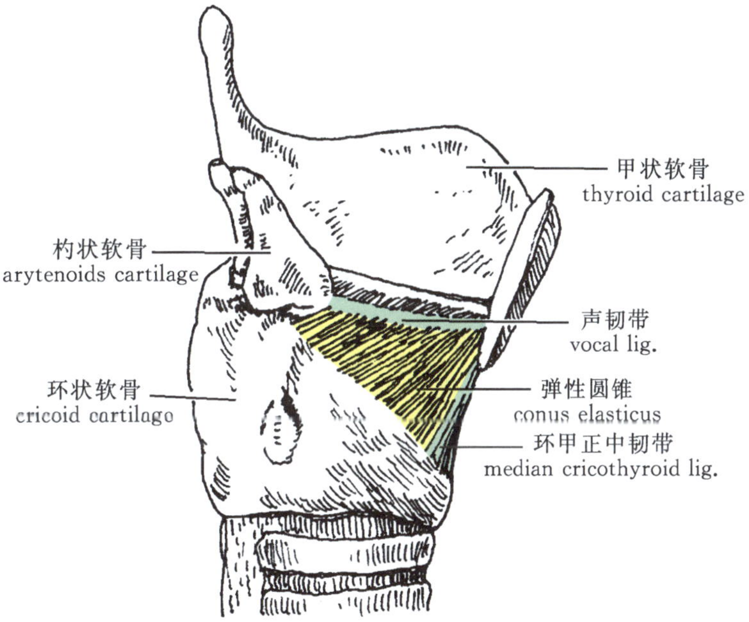

图 5-9 弹性圆锥

(vestibular ligament),构成前庭襞的基础。

5. 甲状舌骨膜(thyrohyoid membrane) 是连于甲状软骨上缘与舌骨之间的膜。

(三) 喉 肌

喉肌(laryngeal muscle)为骨骼肌,按功能可分为两群(图 5-11、图 5-12、表 5-1)。一群作用于环甲关节,使声韧带紧张或松弛;另一群作用于环杓关节,使声门裂或喉口开大或缩小,因此喉肌的运动可控制发音的强弱和调节音调的高低。按其部位分内、外两群,**环甲肌**(cricothyroid)是唯一的一对外群喉肌。

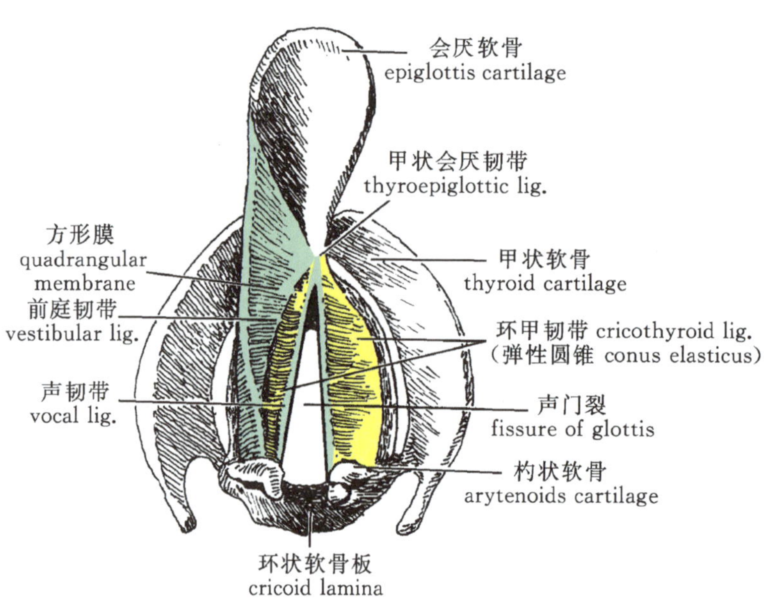

图 5-10 弹性圆锥和方形膜(上面观)

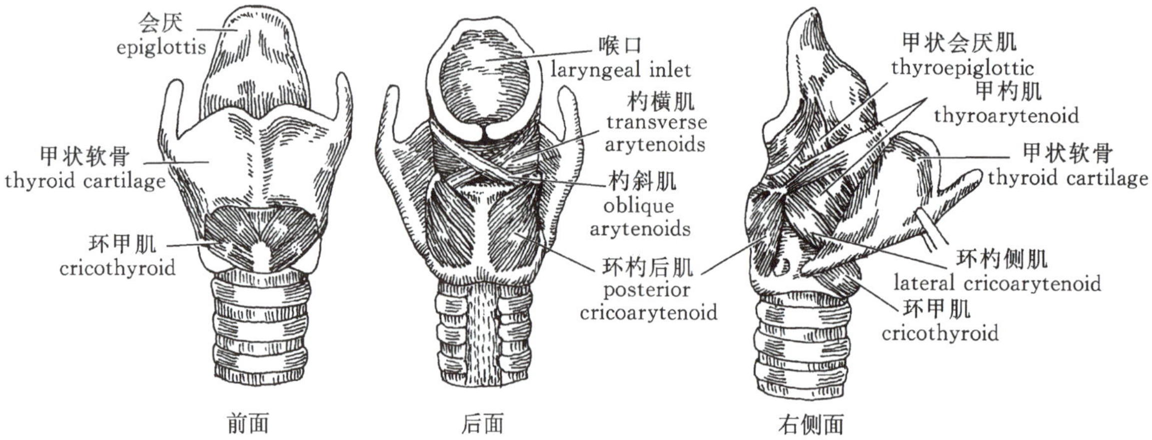

图 5-11 喉肌

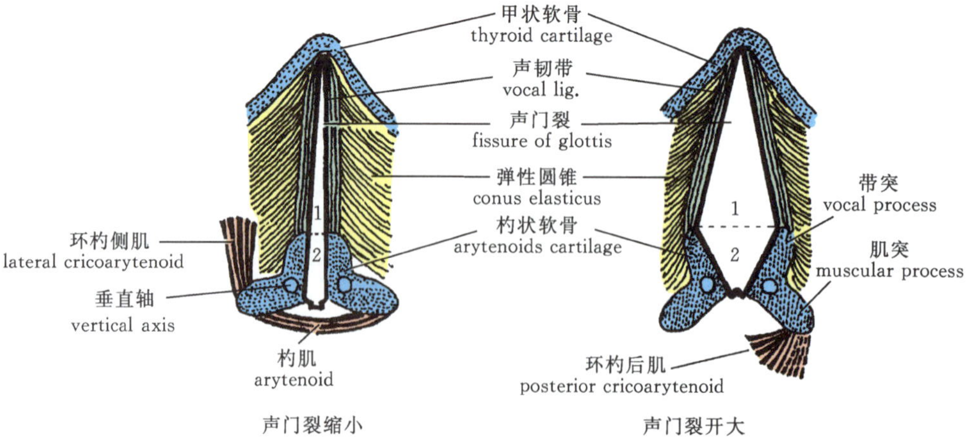

图 5-12 声门裂(上面观)和喉肌作用示意图

1、2 分别示声门裂的膜间部和软骨间部

表 5-1 喉肌的名称、起止点及主要作用

肌名	起止点	主要作用
环甲肌	起自环状软骨弓前外侧面，止于甲状软骨下缘	紧张声韧带
环杓后肌	起自环状软骨板后面，止于杓状软骨肌突	开大声门裂并紧张声韧带
环杓侧肌	起自环状软骨弓侧面，止于杓状软骨肌突	缩小声门裂
杓横肌	肌束横行连于两侧杓状软骨后面	缩小声门裂和喉口
杓斜肌	起自杓状软骨肌突，止于对侧杓状软骨尖	缩小声门裂和喉口
甲杓肌	起自甲状软骨前角的内面，止于杓状软骨声带突及外侧面，止于声带突的肌束紧贴声韧带，特称声带肌。	松弛声韧带并缩小声门裂

（四）喉　腔

喉腔(laryngeal cavity)上与咽腔相通，下连气管(图 5-12～图 5-14)。喉腔的入口为**喉口**(laryngeal inlet)，由会厌上缘，杓会厌襞(连接杓状软骨尖与会厌软骨的皱襞称杓会厌襞)和杓间切迹围成。喉腔的黏膜与咽和气管的黏膜相延续，喉腔中部侧壁的上、下分别有一对突入腔内呈前后方向的黏膜皱襞，上方的一对黏膜皱襞称**前庭襞**(vestibular fold)，活体呈粉红色，自甲状软骨前角中部连到杓状软骨声带突上方。下方一对黏膜皱襞称**声襞**(vocal fold)，在活体颜色较白，比前庭襞更突向喉腔。由声襞及其襞内的声韧带和声带肌等构成**声带**(vocal cord)。左右前庭襞间的裂隙称**前庭裂**(vestibular fissure)；左右声襞及杓状软骨底部之间的裂隙称**声门裂**(fissure of glottis)，是喉腔最狭窄的部位。声门裂又分为位于两侧声襞之间与发音有关的**膜间部**(intermembranous part)和位于杓状软骨之间的**软骨间部**(intercartilaginous part)两部分。

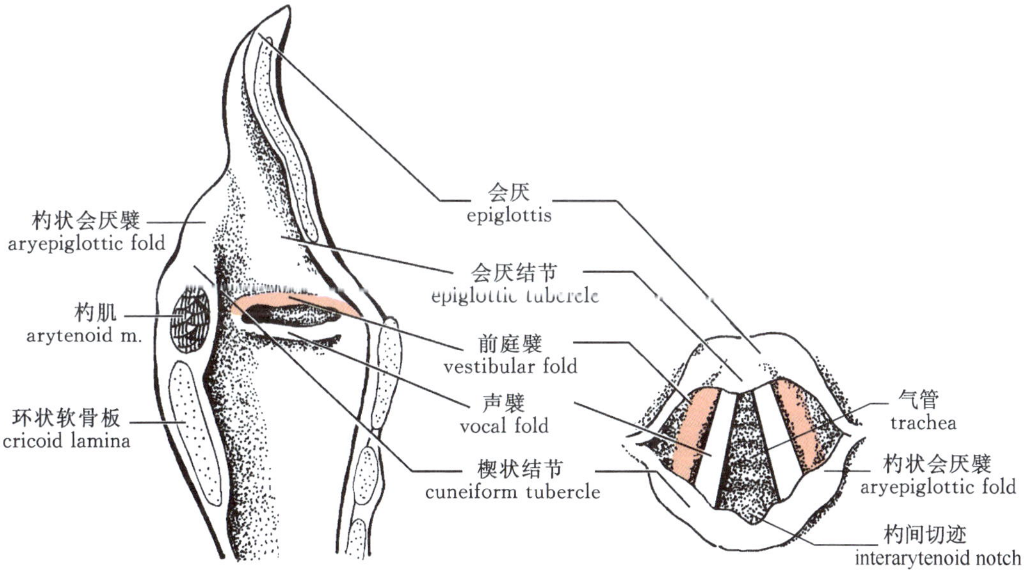

图 5-13 喉正中矢状切面及喉镜检查所见

喉腔借两个裂隙分为三部分：①从喉口至前庭裂之间的部分为**喉前庭**(laryngeal vestibule)，呈上宽下窄的漏斗状，前壁中央部有会厌软骨柄附着，其上方呈结节状隆起处称**会厌结节**(epiglottic tubercle)。②前庭裂与声门裂之间的部分为**喉中间腔**(intermedial cavity of larynx)，是喉腔中容积最小的部分。喉中间腔经前庭襞和声襞之间的裂隙向两侧突出的腔隙称**喉室**(ventricle of larynx)。③声门裂以下的部分称**声门下腔**(infraglottic cavity)，上窄下宽，略成圆锥形。此区黏膜下组织比较疏松，炎症时易引起水肿。尤其是幼儿喉腔较小，常因水肿引起喉阻塞，从而产生呼吸困难。

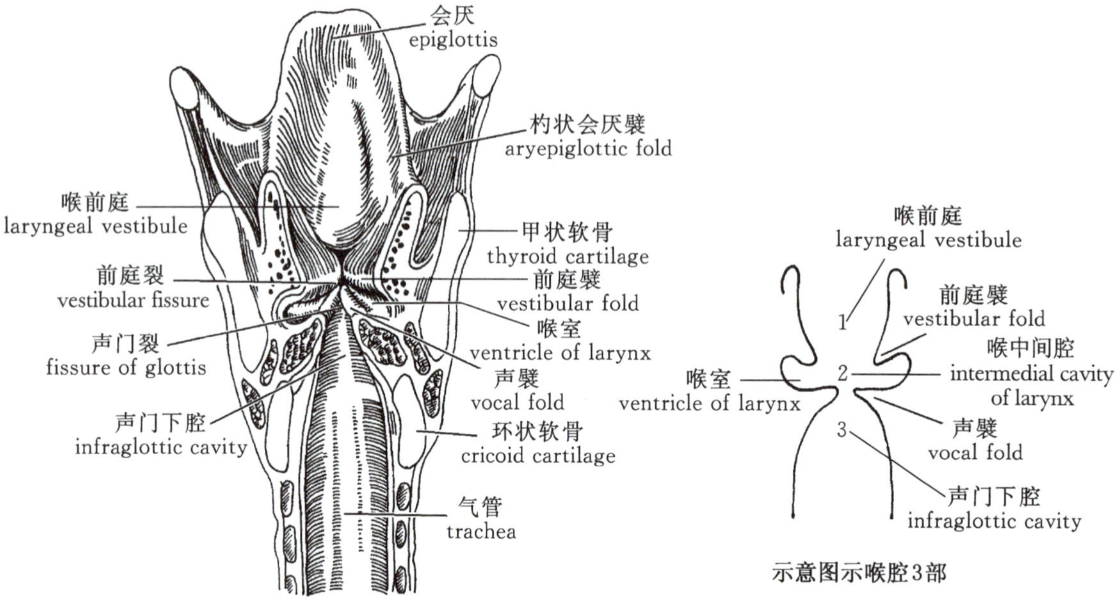

图 5-14 喉冠状切面

三、气管及支气管

气管及支气管是连接喉与肺之间的管道，它们以“C”形的气管软骨为支架，从而保持管腔的开张状态，软骨的缺口向后，由平滑肌和结缔组织构成的膜壁封闭。各气管软骨间以环状韧带相连结（图 5-15、图 5-16）。

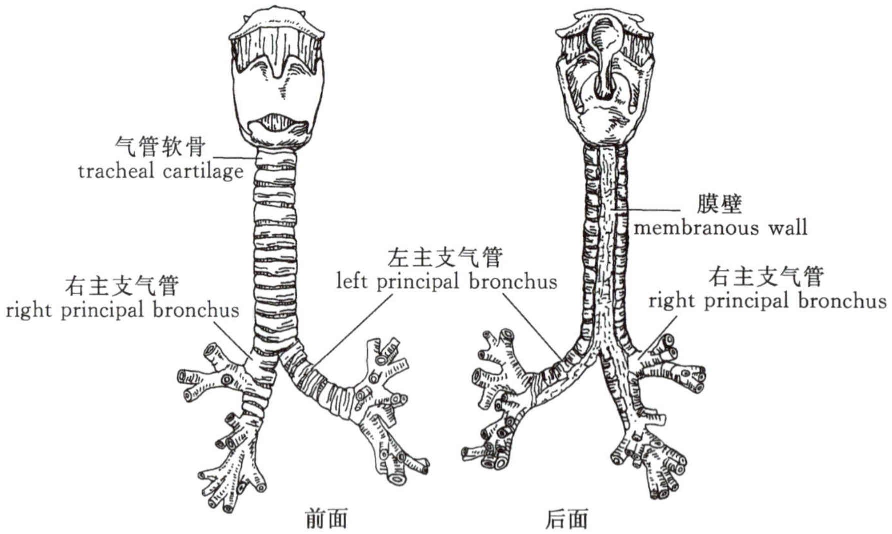

图 5-15 气管及支气管

（一）气　　管

气管(trachea)上起环状软骨下缘，向下至胸骨角平面分为左、右主支气管。气管由 14～17 个气管软骨构成，分杈处称气管杈，在气管杈内面形成一向上凸的略偏向左侧的半月状嵴称**气管隆嵴**(carina

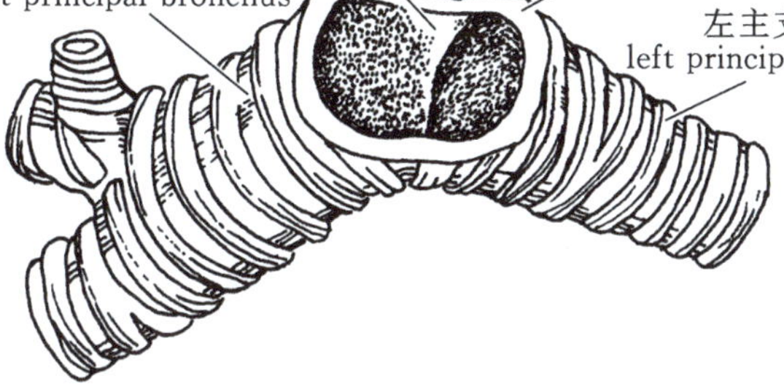

图 5-16 气管、支气管与气管隆嵴(上面观)

of trachea),是支气管镜检查的重要标志。

根据气管行程,可分为颈部和胸部。**颈部**短而表浅,沿颈前正中线下行,在胸骨颈静脉切迹的上方可触及。前面除舌骨下肌群外,在第 2～第 4 气管软骨环的前方有甲状腺峡部,两侧有甲状腺侧叶和颈部大血管;后方与食管相贴。临床遇急性喉阻塞时,常在第 3～第 5 气管软骨环处沿正中线作气管切开术。**胸部**较长,位于上纵隔后部,前方有胸腺,左头臂静脉、主动脉弓等;后方仍紧靠食管。

(二) 支 气 管

支气管(bronchi)是由气管分出的各级分支,其中一级分支为左、右主支气管。在左、右主支气管的下方形成一个约 60°的夹角。

左主支气管(left principal bronchus)细而长,平均长度为 4～5 cm,与气管中线延长线的夹角为 35°～40°,走行较倾斜,经左肺门入左肺。

右主支气管(right principal bronchus)短而粗,平均长度为 2～3 cm,与气管中线延长线之间形成 22°～25°角,走行较陡直,经右肺门进入右肺。由于右主支气管具有以上结构特征,以及气管隆嵴偏向左侧、右肺通气量较大等因素,故气管内异物多坠入右主支气管。

第二节 肺

一、肺的位置和形态

肺(lung)是进行气体交换的器官。位于胸腔内,纵隔的两侧。两肺下面借膈与腹腔器官相隔。右肺因肝的影响,位置相对较高,故宽而短;左肺因心偏左,所以窄而长。右肺的体积与重量均大于左肺。肺质软呈海绵状,富有弹性,内含空气,比重小于 1,故浮水不沉。胎儿和未经呼吸过的初生儿,肺内不含空气,质实而重,比重大于 1,入水则沉。法医常据此特点来判断新生儿系生前死亡或生后死亡。

肺表面覆有脏胸膜,光滑湿润,透过脏胸膜可见多边形的**肺小叶**(pulmonary lobule)轮廓。婴幼儿肺呈淡红色,随年龄增长,吸入空气中的尘埃沉积,肺逐渐变为暗红色或深灰色,并出现若干蓝黑色斑,吸烟者尤甚。

肺形似半圆锥形,分一尖、一底、三面、三缘(图 5-17、图 5-18)。**肺尖**(apex of lung)钝圆,经胸廓上口伸入颈根部,高出锁骨内侧 1/3 上方 2～3 cm。**肺底**(base of lung)呈凹入的半月形,位于膈上面,故又称**膈面**(diaphragmatic surface)。**肋面**(costal surface)隆凸而广阔,与胸廓的外侧壁和前、后壁相邻。内侧面[又称**纵隔面**(mediastinal surface)]邻贴纵隔,中份凹陷处称**肺门**(hilum of lung),有主支气管、肺动脉、肺静脉、淋巴管和神经等出入，这些进出肺门的结构被结缔组织包绕，称**肺根**(root of lung)。肺根内各结构的排列自前向后依次为上肺静脉、肺动脉和主支气管。左肺根的结构自上而下是肺动脉、主支气管、肺静脉，右肺根为主支气管、肺动脉、肺静脉。此外，在肺门附近有几个肺门淋巴结。肺的**前缘**锐利，左肺前缘下部有凹陷的**心切迹**(cardiac notch)，切迹下方有一向内下的舌状突起称**左肺小舌**(lingula of left lung)。肺**后缘**钝圆，位于脊柱两侧，肺**下缘**在肋面与膈面交界处也较锐薄，其位置可随呼吸而上、下移动。

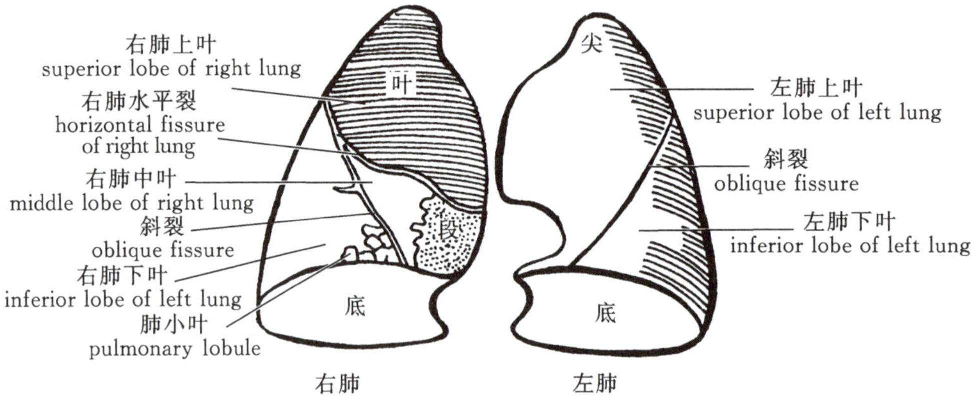

图 5-17 肺的形态

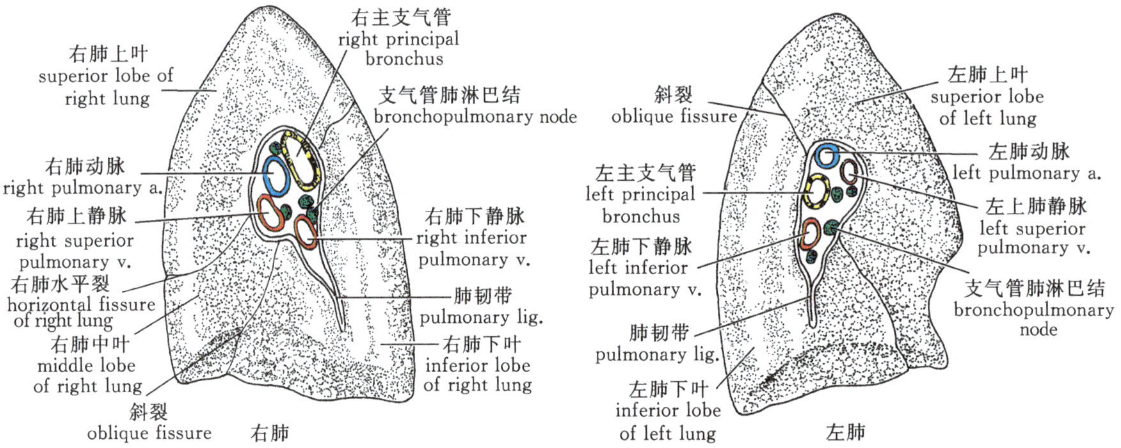

图 5-18 肺的纵隔面

左肺由从后上斜向前下的一条**斜裂**(oblique fissure)，将左肺分为上、下二叶。右肺除斜裂外，还有一条近于水平方向的**右肺水平裂**(horizontal fissure of right lung)，将右肺分为上、中、下三叶。

二、肺内支气管与肺段

在肺门处，左、右主支气管分为**肺叶支气管**(lobar bronchi)，左侧分为二支肺叶支气管，右侧分为三支肺叶支气管，肺叶支气管入肺后再分为**肺段支气管**(segmental bronchi)，每一肺段支气管及其分支和它所属的肺组织，构成一个**支气管肺段**(bronchopulmonary segment)，简称**肺段**(pulmonary segment)(图 5-19)。按肺段支气管的分支分布，一般将左右肺各分为 10 个肺段(上叶 3 段、中叶 2 段、下叶 5 段，左肺因上叶尖段和后段合成尖后段，下叶前底段和内侧底段合成前内底段，故左肺一般分为 8 个肺段。)肺段整体呈圆锥形，尖向肺门，底在肺的表面。各肺段有其固有位置，相邻肺段间仅以薄层结缔组织分

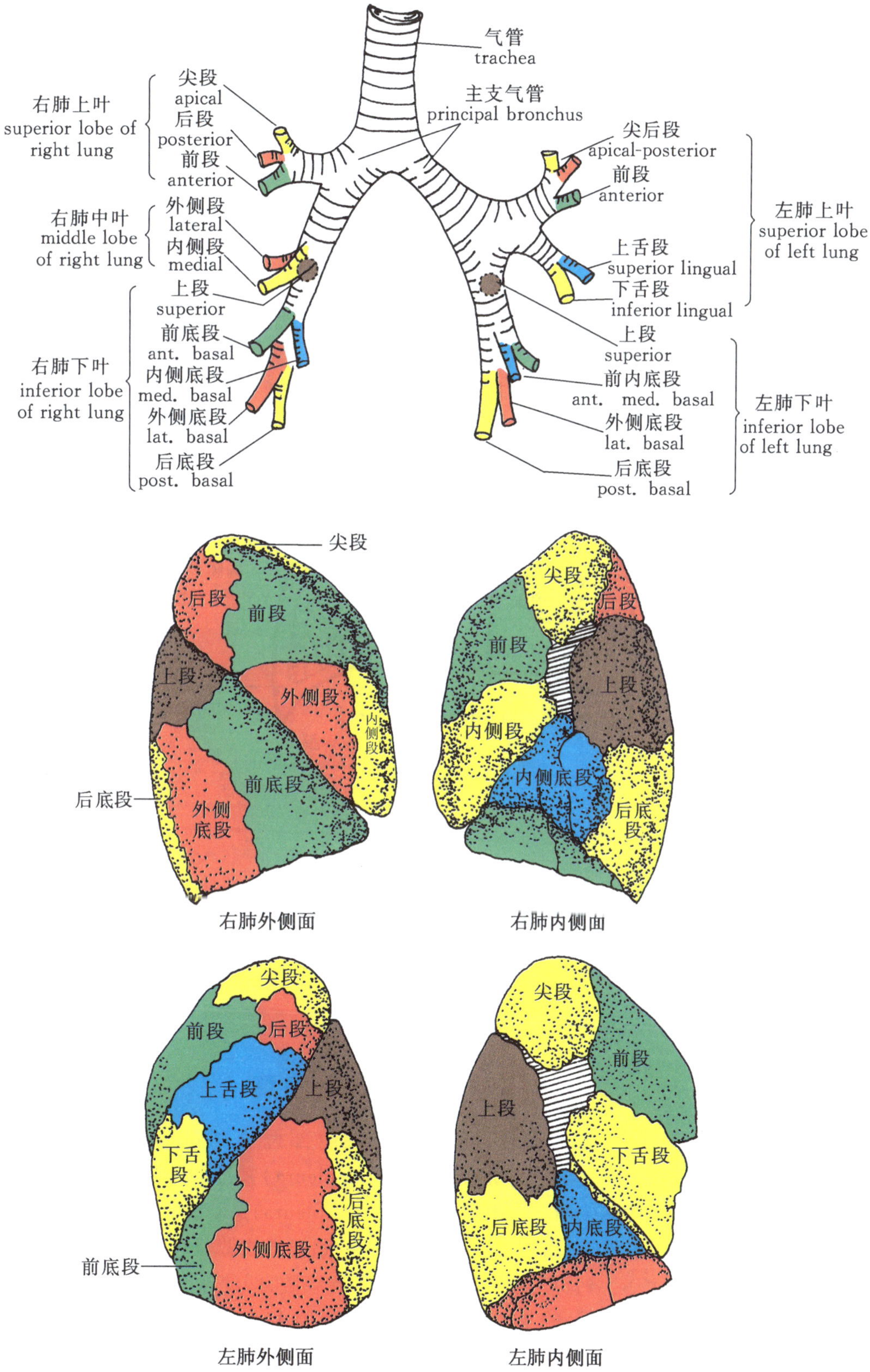
气管
trachea
主支气管
principal bronchus
右肺上叶
superior lobe of right lung
尖段
apical
后段
posterior
前段
anterior
右肺中叶
middle lobe of right lung
外侧段
lateral
内侧段
medial
右肺下叶
inferior lobe of right lung
上段
superior
前底段
ant. basal
内侧底段
med. basal
外侧底段
lat. basal
后底段
post. basal
左肺上叶
superior lobe of left lung
尖后段
apical-posterior
前段
anterior
上舌段
superior lingual
下舌段
inferior lingual
左肺下叶
inferior lobe of left lung
上段
superior
前内底段
ant. med. basal
外侧底段
lat. basal
后底段
post. basal
尖段
后段
前段
上段
外侧段
内侧段
前底段
后底段
外侧底段
右肺外侧面
尖段
后段
前段
上段
内侧段
内侧底段
后底段
右肺内侧面
尖段
前段
后段
上舌段
上段
下舌段
后底段
外侧底段
前底段
左肺外侧面
尖段
前段
上段
下舌段
后底段
内底段
左肺内侧面

图 5-19 肺段

隔。根据肺段结构和功能的相对独立性，临床上可以肺段为单位进行定位诊断及肺段切除。肺段支气管在肺内再进一步分支，呈树枝状，称**支气管树**（bronchial tree）。支气管分支总共可达 23～25 级，最后连于肺泡。

第三节 胸 膜

一、胸腔、胸膜与胸膜腔的概念

胸腔由胸廓与膈围成，上界为胸廓上口，与颈部通连；下界借膈与腹腔分隔。胸腔内容可分三部分，即左右两侧为胸膜腔和肺，中间为纵隔。**胸膜**（pleura）分互相移行的脏、壁两层（图 5-20）。紧贴肺表面的部分称**脏胸膜**（visceral pleura）或称肺胸膜。衬贴胸壁内面、膈上面和纵隔两侧的部分称**壁胸膜**（parietal pleura）。脏、壁两层胸膜于肺根处互相移行，并在肺根下方前、后两层重叠，形成一条双层皱襞状结构称**肺韧带**（pulmonary ligament），对肺有固定作用，也是肺手术的标志。

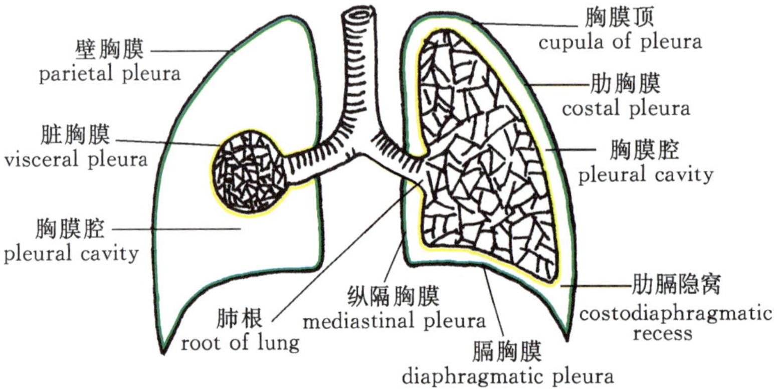

图 5-20 胸膜与胸膜腔
绿色示壁胸膜；黄色示脏胸膜

胸膜腔（pleural cavity）是由脏、壁两层胸膜在肺周围形成密闭性的腔隙。左右各一，互不相通，腔内呈负压，仅有少量浆液，可减少呼吸时两层胸膜间的摩擦。由于胸膜腔内的负压和液体的吸附作用，使脏胸膜与壁胸膜紧密贴附在一起，胸膜腔从而成为潜在的腔隙，这使肺在呼吸时呈被动扩张状态。

二、胸膜的分部及胸膜隐窝

脏胸膜紧贴于肺的表面，并深入肺裂。壁胸膜因贴附部位不同可分为四部分：① **膈胸膜**（diaphragmatic pleura）覆于膈的上面。② **肋胸膜**（costal pleura）覆于胸壁的内面。③ **纵隔胸膜**（mediastinal pleura）覆于纵隔的两侧面。④**胸膜顶**（cupula of pleura）是肋胸膜和纵隔胸膜向上延续的部分，覆盖于肺尖，其高出锁骨内侧 1/3 的上方 2～3 cm，针刺颈根部或做臂丛神经麻醉时，应注意胸膜顶的位置，勿穿破胸膜伤及肺尖。各部壁胸膜相互移行处的胸膜腔，即使在肺深吸气时，肺缘也不能伸入其内，故名**胸膜隐窝**。其中最大的胸膜隐窝位于肋胸膜和膈胸膜的转折处，称**肋膈隐窝**（costodiaphragmatic recess），又称**肋膈窦**（costodiaphragmatic sinus）。此窦左右各一，整体呈半环状，是直立或坐位时胸膜腔位置最低的部分。胸膜发生炎症时，渗出液首先积聚于此处。此外，在相当于肺的心切迹处，左侧肋胸膜与纵隔胸膜在前方反折处还有**肋纵隔窦**（costomediastinal sinus）。

三、胸膜与肺的体表投影

胸膜的体表投影是指壁胸膜各部互相移行形成的反折线在体表的投影，其中有意义的是胸膜前界和胸膜下界(表 5-2)。胸膜**前界**为肋胸膜与纵隔胸膜前缘的反折线(图 5-21)。两侧起自胸膜顶，向内下方经胸锁关节后方至第 2 胸肋关节水平，两侧互相靠拢，在中线附近垂直下行。左侧在第 4 胸肋关节斜向外下，沿胸骨侧缘外侧 2～2.5 cm 处下行，至第 6 肋软骨后方与胸膜下界移行。右侧于第 6 胸肋关节处与胸膜下界移行。由于左、右胸膜前反折线上、下两端相互分开，所以在胸骨后面形成两个三角形间隙，上方的间隙称**胸腺区**(region of thymus)，内有胸腺。下方的间隙称**心包区**(pericardial region)，其间显露心包。此区位于胸骨体下份的左半和左侧第 4～第 6 肋软骨后方。

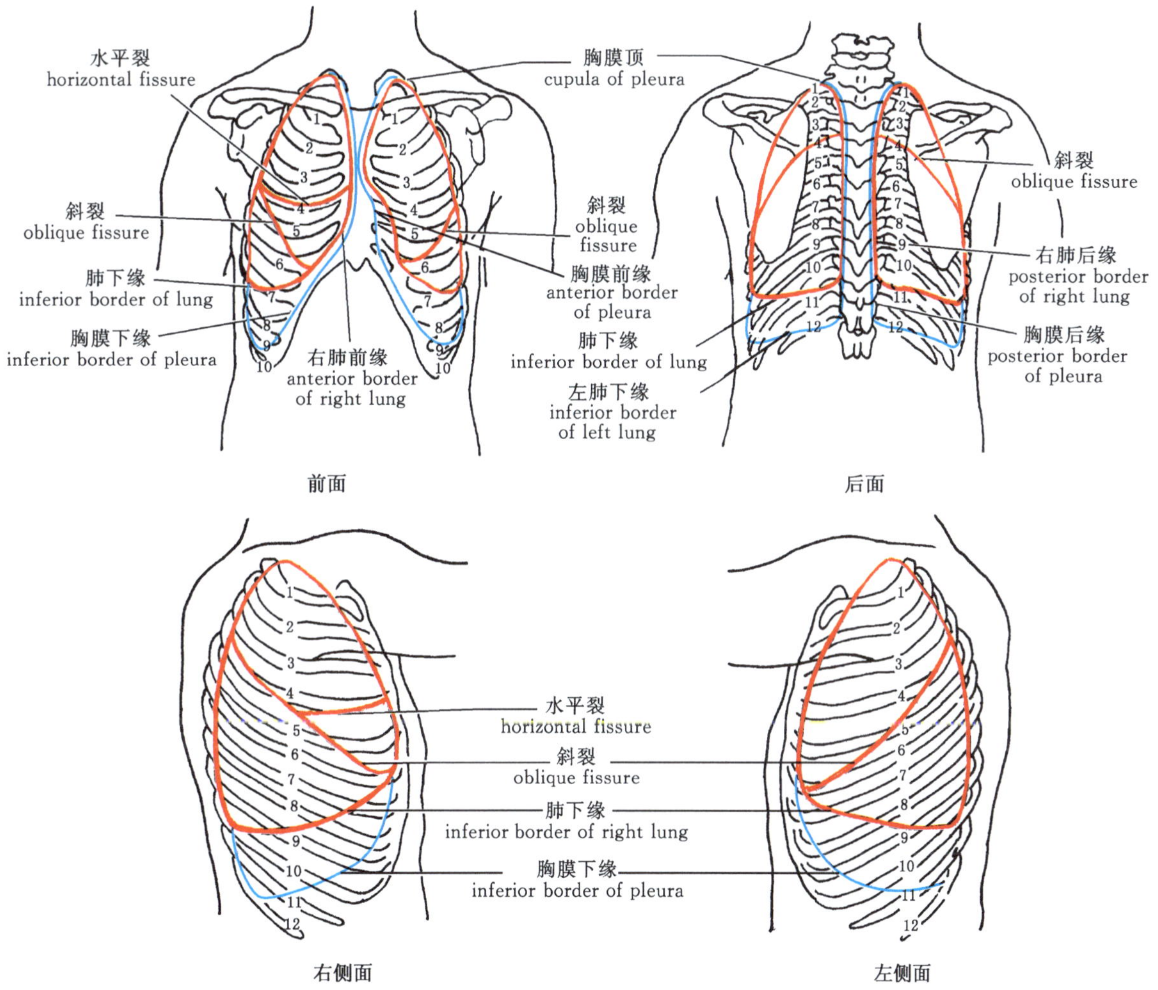

图 5-21 胸膜与肺的体表投影

表 5-2 肺和胸膜下界的体表投影

	锁骨中线	腋中线	肩胛线	后正中线
肺下界	第 6 肋	第 8 肋	第 10 肋	第 10 胸椎棘突
胸膜下界	第 8 肋	第 10 肋	第 11 肋	第 12 胸椎棘突

胸膜**下界**是肋胸膜与膈胸膜的反折线，右侧起自第 6 胸肋关节处，左侧起于第 6 肋软骨处，两侧均

斜向外下,在锁骨中线与第 8 肋相交,腋中线与第 10 肋相交,肩胛线与第 11 肋相交,终止于第 12 胸椎高度。两肺下缘的投影相同,一般比胸膜的下界高出约两个肋骨,在接近后正中线处高两个胸椎。肺的前界几乎与胸膜前界相同。

第四节 纵 隔

纵隔(mediastinum)是两侧纵隔胸膜之间的全部器官、结构与结缔组织的总称。纵隔的境界:前为胸骨,后为脊柱胸段,两侧为纵隔胸膜,上为胸廓上口,下为膈。

纵隔分区方法较多,解剖学常用四分法。该方法是在胸骨角水平面将纵隔分为上纵隔和下纵隔(图 5-22)。

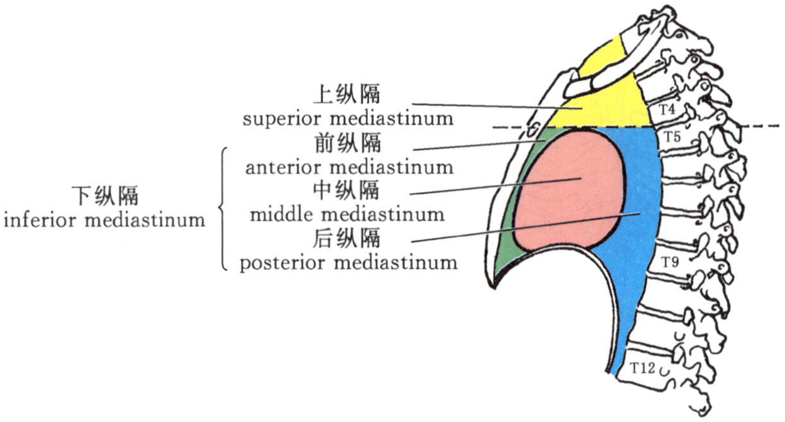

图 5-22 纵隔分区示意图

上纵隔(superior mediastinum):上界为胸廓上口,下界为胸骨角与第 4 胸椎体下缘平面,前方为胸骨柄,后方为第 1~4 胸椎体。其内容由前向后为胸腺(小儿)、大血管、神经以及气管、食管等。

下纵隔(inferior mediastinum):其上界是上纵隔的下界,下界是膈,两侧为纵隔胸膜。下纵隔分三部,胸骨体与心包前壁之间为**前纵隔**(anterior mediastinum);心包前、后壁之间是**中纵隔**(middle mediastinum);心包后壁后方与脊柱胸段之间为**后纵隔**(posterior mediastinum)。前纵隔内有胸腺(小儿)或胸腺遗迹、纵隔前淋巴结、胸廓内动脉纵隔支、疏松结缔组织等。中纵隔在前后纵隔之间,容纳心及出入心的大血管、奇静脉末端、心包、心包膈动脉、膈神经及淋巴结等。后纵隔内有气管杈及左右支气管、食管、胸主动脉、迷走神经、胸导管、奇静脉、半奇静脉和淋巴结等。纵隔各器官间均由疏松结缔组织所填充。

(任振华)

本章学习目标与练习题

第五章学习目标　　第五章练习题

第六章 泌尿系统

泌尿系统(urinary system)包括肾、输尿管、膀胱和尿道四部分(图 6-1)。人体的代谢产物,如尿素、尿酸等,通过血液循环由肾动脉到达肾,经肾的生理作用(滤过、重吸收和分泌)而形成尿液,由输尿管送入膀胱贮存,排尿时即通过尿道排出体外。

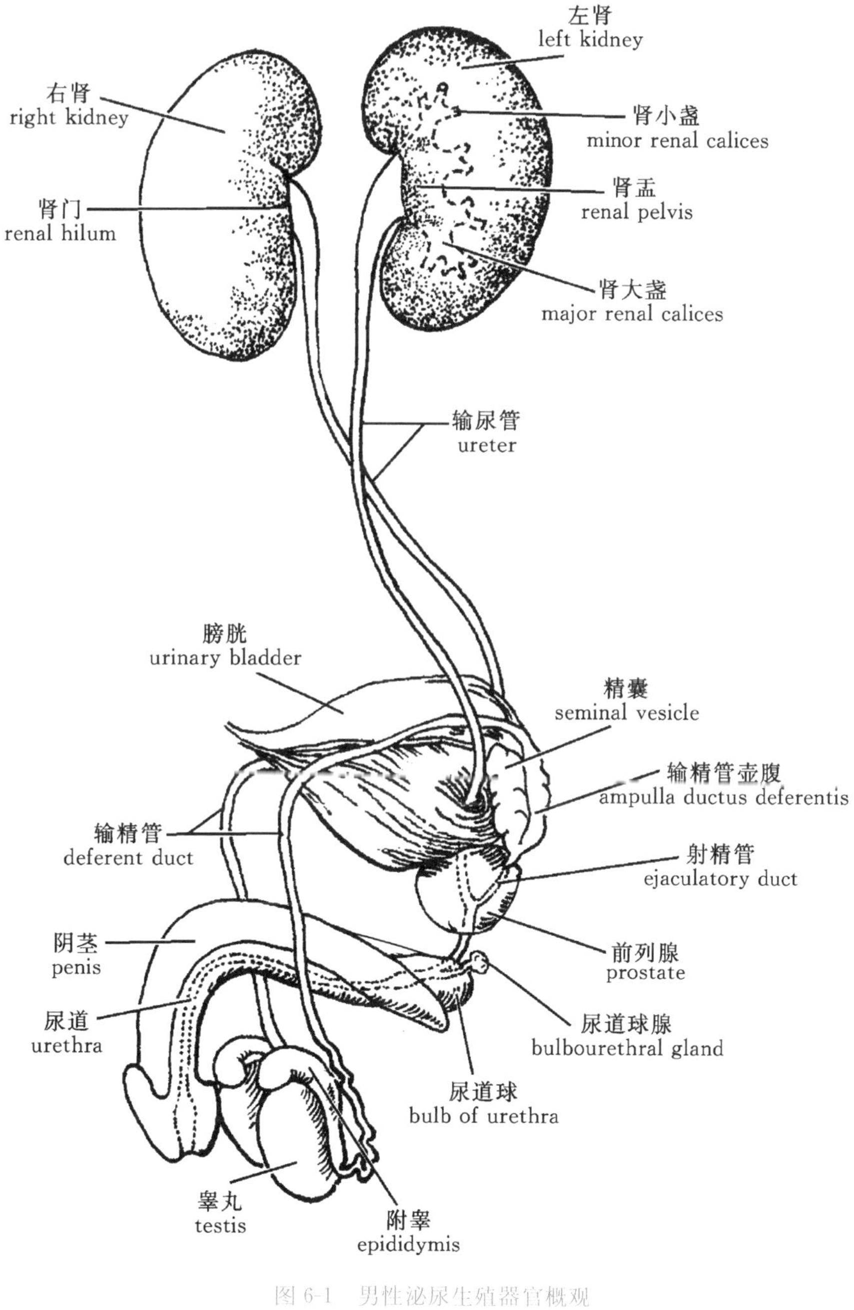

图 6-1 男性泌尿生殖器官概观

第一节 肾

一、肾的外形

肾(kidney)是产生尿液的器官,左、右各一,呈红褐色,每个肾重 130～150 g。肾分为上、下两端,前、后两面,内侧与外侧两缘。上端与肾上腺相接,内侧缘的中央部凹陷,称**肾门**(renal hilum),是肾动、静脉、肾盂、淋巴管和神经出入之处。这些出入肾门的结构被结缔组织包裹称为**肾蒂**(renal pedicle),肾蒂内的主要结构由前到后依次为肾静脉、肾动脉和肾盂,由上到下依次为肾动脉、肾静脉和肾盂。因下腔静脉紧靠右肾,故右肾蒂较左肾蒂短。肾门伸入肾实质的空隙称**肾窦**(renal sinus),窦内有**肾盂**、**肾大盏**和**肾小盏**、肾血管的分支及神经、淋巴管和脂肪组织。

二、肾的内部结构

在肾的额状切面上,肾实质可分为浅层的皮质和深层的髓质(图 6-2)。

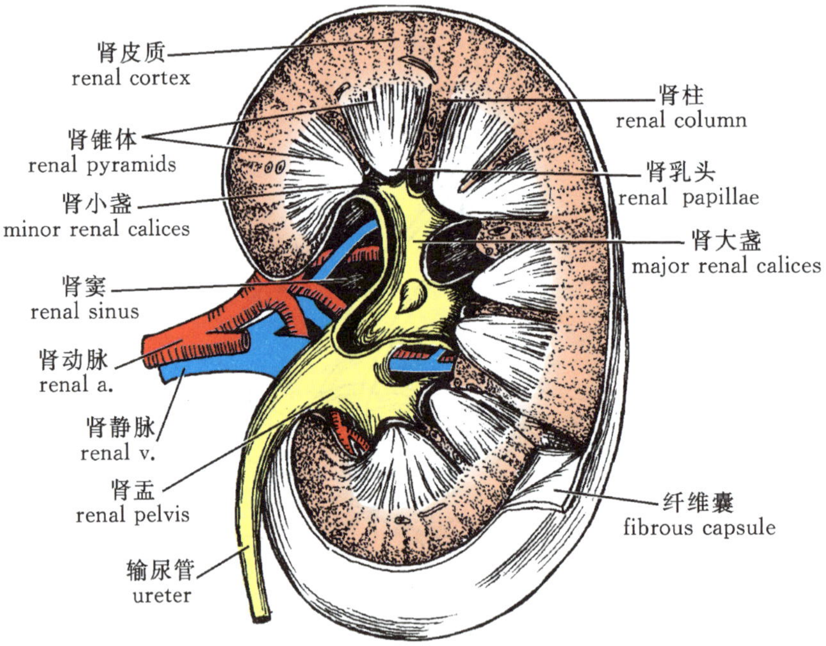

图 6-2 右肾冠状切面(后面观)

肾皮质(renal cortex)血管丰富,色暗红,主要由肾小体和肾小管组成,是肾的泌尿部。皮质深入髓质的部分称**肾柱**(renal column)。**肾髓质**(renal medulla)由集合管和乳头管组成,色较浅,是肾的排泄部。髓质由 15～20 个圆锥形的**肾锥体**(renal pyramid)构成,肾锥体的底朝向肾皮质,其尖端圆钝,朝向肾窦,称**肾乳头**(renal papillae),每个肾有 7～12 个肾乳头。肾乳头尖端有乳头管的开口,尿液由此流入肾小盏。**肾小盏**(minor renal calices)是包绕肾乳头呈漏斗状的膜性短管。2～3 个肾小盏合成一个肾大盏,每个肾有 2～3 个**肾大盏**(major renal calices),所有肾大盏合并成一个扁平漏斗状的**肾盂**(renal pelvis),出肾门后变窄移行为输尿管。

三、肾 的 位 置

肾位于脊柱两侧，紧贴腹后壁(图 6-3)。两肾上端相距较近，下端较远。右肾因膈下肝脏占据，所以比左肾低 1～2 cm(约半个椎体)。左肾上端平第 11 胸椎，下端平第 2 腰椎；右肾上端平第 12 胸椎，下端平第 3 腰椎；第 12 肋斜过左肾后面的中部和右肾后面的上部。由于胸膜最低点附着于第 12 肋，在进行肾手术时要防止误伤膈和胸膜。左肾门约平第 1 腰椎，(右肾门约低半个椎体)距正中线约 5 cm。在腰背部，肾门的体表投影点位于竖脊肌外侧缘和第 12 肋的夹角处，称**肾区**(renal region)。肾炎和肾盂肾炎时肾区可有叩击痛。肾的位置随年龄、性别、体型、体位的不同而有差异。

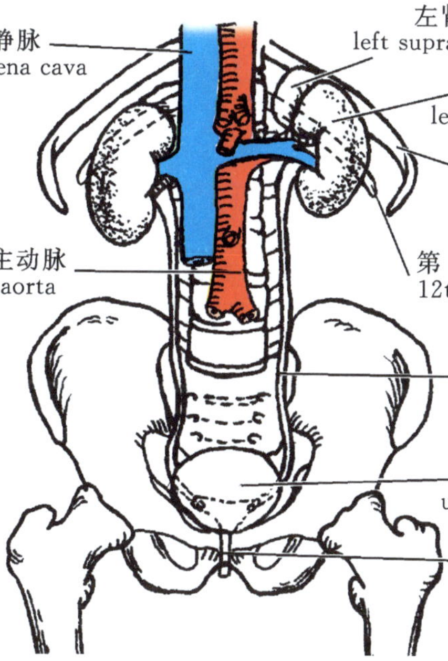

图 6-3 肾与肋骨、椎骨的位置关系

四、肾的被膜和固定装置

肾的外面，由内向外依次有纤维囊、脂肪囊和肾筋膜三层被膜(图 6-4)。

1. 纤维囊(fibrous capsule) 即肾包膜，为薄而致密的结缔组织膜，贴于肾的表面。正常情况下，纤维膜与肾实质连接疏松，易于剥离，在病理情况下，则与肾实质粘连，不易剥离。

2. 脂肪囊(adipose capsule) 位于纤维膜与肾筋膜之间的脂肪组织，包被肾和肾上腺，称肾脂肪囊，起保护和支持作用，临床上又称**肾床**。作肾囊封闭时，即将药液注入此囊内。

3. 肾筋膜(renal fascia) 为致密的结缔组织膜，分前、后两层，包裹肾、肾上腺和脂肪囊。在肾上腺上方和肾外侧，前、后两层互相融合。向内侧，前层延至腹主动脉和下腔静脉前面与对侧的相连续，后层与腰大肌和腰方肌的筋膜相融合，并向内附着于腰椎体和椎间盘。在肾的下方，前、后两层分离，其间有输尿管通过，病理状况下，炎症或脓液可沿此向下蔓延。

肾的三层被膜、肾血管、肾周围脏器、腹膜及腹内压等因素对维持肾的正常位置有重要作用，影响到上述固定因素的病理情况，可导致肾下垂(游走肾)，严重者可下垂至盆腔。

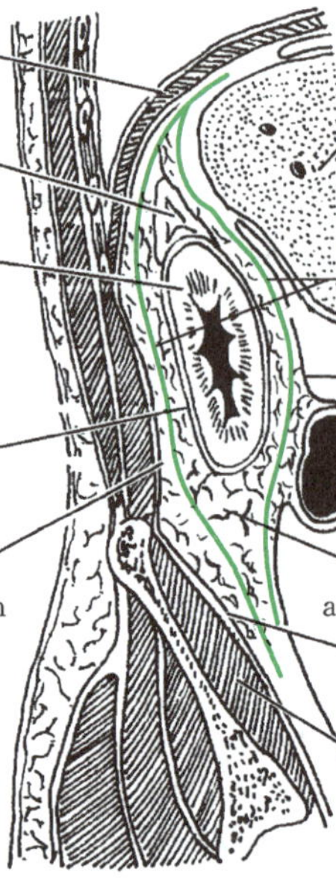

经右肾矢状切面

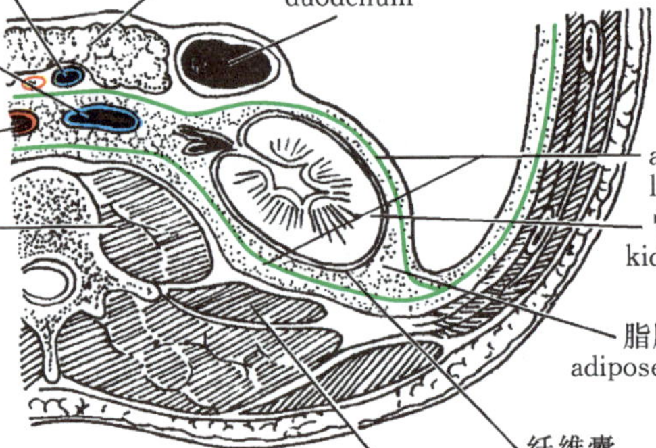

平第1腰椎水平切面

图 6-4 肾的被膜

第二节 输 尿 管

输尿管(ureter)为一对细长的肌性管道,上接肾盂,下通膀胱。成人长 20～30 cm,平均管径 5～10 mm(图 6-5)。

依其走行,输尿管可分为腹段、盆段和壁内段三段。**腹段**沿腰大肌前面下行,逐渐转向内侧,降至小骨盆入口处,右侧输尿管越过右侧髂外血管前面、左侧输尿管越过左侧髂总血管前面,进入盆腔,即移行为盆段。**盆段**沿盆腔侧壁向后下,在男性绕过输精管后方进入膀胱;在女性,则于子宫颈外侧 2 cm 处,行经子宫动脉的后下方,与之交叉。这一毗邻关系在妇产科极为重要,施行子宫手术结扎子宫动脉时,切勿损伤其后下方的输尿管。输尿管的盆段经膀胱底外上角处进入膀胱,向内下方斜穿膀胱壁,开口于膀胱底内面的**输尿管口**。输尿管在膀胱壁内的一段即为**壁内段**,长约 1.5 cm,当膀胱充盈时,壁内段受压,管腔闭合,阻止尿液逆流。

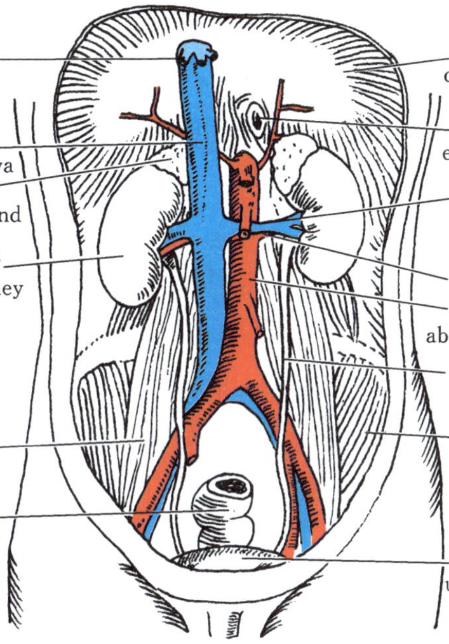

图 6-5 肾和输尿管

输尿管有三个生理性狭窄，第一个狭窄为肾盂移行于输尿管处，管径约 2 mm；第二个狭窄在越过小骨盆入口处，管径约 3 mm；第三个狭窄即壁内段，管径 1～2 mm。输尿管在走行中形成三个弯曲，第一个弯曲在第一个狭窄处，第二个弯曲在第二个狭窄处，第三个弯曲在盆段。输尿管结石常嵌顿在输尿管的狭窄和弯曲处，引起输尿管绞痛，甚至肾积水。

第三节 膀 胱

膀胱(urinary bladder)是贮存尿液的肌性囊状器官，伸缩性很大，成人容尿量 350～500 mL，最大可达 800 mL，女性膀胱容量较男性的略小。

一、膀胱的外形和分部

成人膀胱在空虚时呈锥体形，分尖、底、体和颈四部(图 6-6)。**膀胱尖**(apex of bladder)，又称膀胱

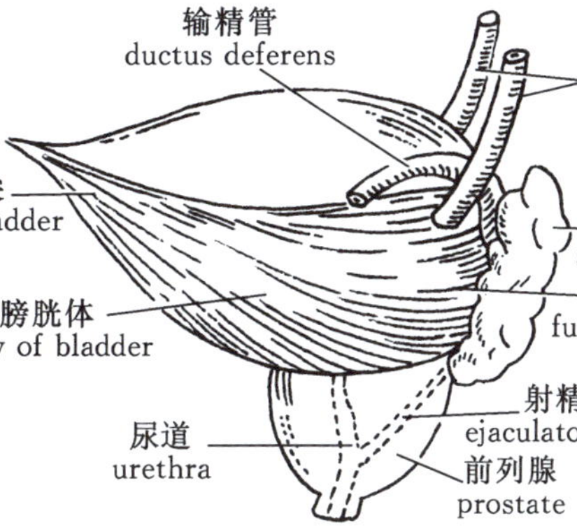

图 6-6 膀胱外形(男性)

顶,朝向前上方,与**脐正中襞**相连;**膀胱底**(fundus of bladder)朝向后下方,呈三角形,包括左、右输尿管末端和膀胱出口之间的三角区,膀胱底的两个外上角处有左、右输尿管穿入膀胱;膀胱底与膀胱尖之间,即**膀胱体**(body of bladder),占据膀胱的大部分;膀胱的最下部缩细,为**膀胱颈**(neck of bladder),颈的下端即尿道的开口,称**尿道内口**(internal urethral orifice)。但是,膀胱各部之间缺乏明显界限。当膀胱充盈时,则呈卵圆形。

二、膀胱的位置和毗邻

成人膀胱位于小骨盆内,耻骨联合的后面(图 6-7)。当其空虚时膀胱顶不超过耻骨联合上缘,充盈时则超过此缘,并可在下腹部触及膀胱。膀胱的上面、两侧和后面均有腹膜覆盖,而前面并无腹膜。当膀胱充盈而上升时,腹前壁下部的腹膜也随膀胱的上升而向上推移,故膀胱的前壁直接与腹前壁相贴,此时在耻骨联合上方经腹前壁进行耻骨联合上缘膀胱穿刺或膀胱手术,可不经腹膜腔而直达膀胱,以避免损伤腹膜。

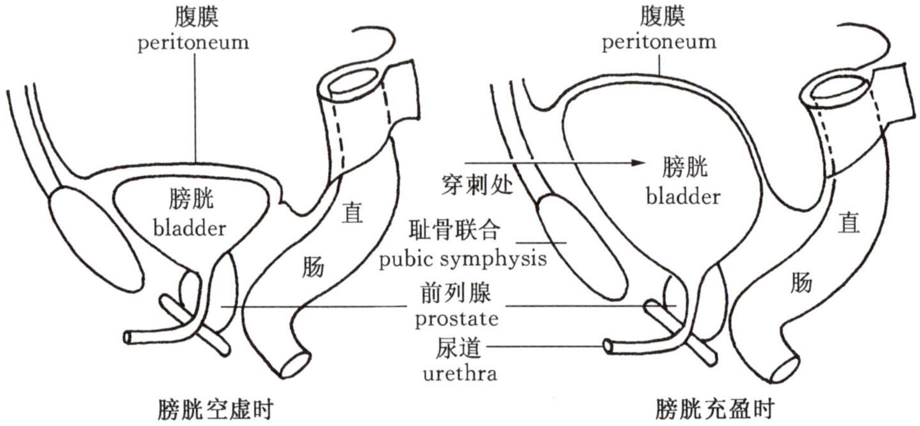

图 6-7 膀胱与腹膜关系示意图(男性骨盆正中矢状切面)

膀胱的前下壁与耻骨联合后面之间的间隙称**耻骨后隙**,有结缔组织和静脉丛。膀胱底在男性与精囊和输精管壶腹接触,后上邻接直肠;在女性借疏松结缔组织与阴道上段和子宫颈邻接。膀胱颈在男性邻接前列腺,在女性与尿生殖膈相接。

胎儿和新生儿的膀胱,位置比成人高,一半在小骨盆腔内,一半在腹腔内。6 岁以后,膀胱逐渐降入小骨盆腔。老年人因盆膈承托力减弱,膀胱的位置更低。

三、膀胱壁的结构

膀胱壁自外向内,由外膜(一部分覆以浆膜)、肌层、黏膜下层(不发达)和黏膜层所组成(图 6-8)。肌层为平滑肌,统称**逼尿肌**(detrusor of bladder),有外纵、中环和内纵三层。在尿道内口周围,环形肌增厚形成**膀胱括约肌**(sphincter of bladder)(即**尿道内括约肌**)。

膀胱空虚时,黏膜有很多皱襞,充盈时皱襞消失。在膀胱底的内面,其外上角的两个输尿管口与其下角的尿道内口之间的三角区域,黏膜始终平滑而无皱襞,称为**膀胱三角**(trigone of bladder),是肿瘤、结核和炎症的好发部位。两侧输尿管口之间的黏膜形成一横行皱襞,称**输尿管间襞**(interureteric fold),临床上作膀胱镜检查时,此间襞为一苍白带,是寻找输尿管口的标志。

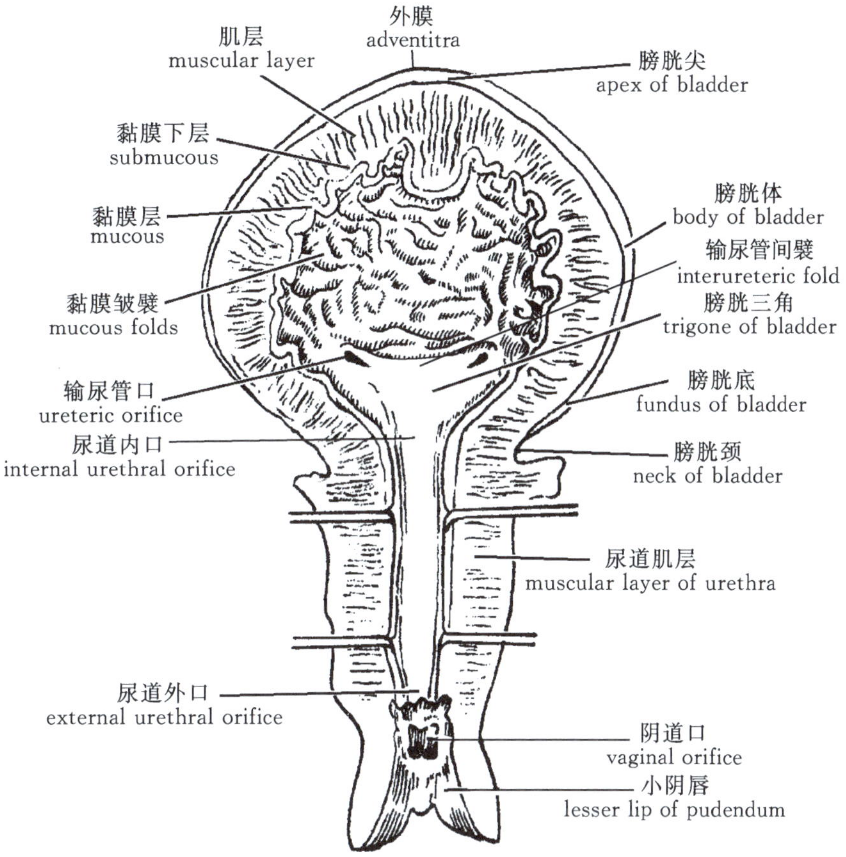

图 6-8 女性膀胱与尿道的额状切面(前面观)

第四节 尿 道

尿道(urethra)是排尿的管道,在男性兼有排精的功能,故男性尿道将在男性生殖器中叙述。

女性尿道(female urethra)(图 6-8、图 7-13)起于膀胱的**尿道内口**(internal urethral orifice),止于阴道前庭的**尿道外口**(external urethral orifice),长约 4 cm,管径 6 mm,易于扩张。女性尿道前方为耻骨联合,后方紧贴阴道前壁,穿过尿生殖膈时,被**尿道阴道括约肌**(urethrovaginal sphincter)(尿道外括约肌)环绕,此肌为横纹肌,可受意识支配,控制排尿。尿道下端有**尿道旁腺**(paraurethral glands),其导管开口于尿道外口附近。当这些腺体感染时可形成囊肿,阻塞尿路。由于女性尿道短而直,且开口于阴道前庭,距阴道口和肛门较近,故尿路逆行感染,以女性较为多见。

(张晓明)

本章学习目标与练习题

第六章学习目标　　第六章练习题

第七章　生殖系统

生殖系统(reproductive system)的功能是繁殖后代和产生性激素。男性生殖系统和女性生殖系统都包括内生殖器和外生殖器两部分(表 7-1)。内生殖器由生殖腺、生殖管道和附属腺组成,外生殖器主要是两性的交接器官。

表 7-1　生殖系统的组成

组　成　部　分		男性生殖系统	女性生殖系统
内生殖器	生殖腺	睾　丸	卵　巢
	生殖管道	附睾、输精管、射精管、男性尿道	输卵管、子宫、阴道
	附属腺	精囊、前列腺、尿道球腺	前庭大腺
外生殖器		阴囊、阴茎	女阴

第一节　男性生殖系统

男性内生殖器(male internal genital organ)由生殖腺(睾丸)、生殖管道(附睾、输精管、射精管、男性尿道)和附属腺(精囊、前列腺、尿道球腺)组成。睾丸产生精子和分泌男性激素,精子先贮存于附睾内,当射精时经输精管、射精管和尿道排出体外。精囊、前列腺和尿道球腺的分泌液参与精液的组成,并供给精子营养及有利于精子的活动。**男性外生殖器**(male external genital organ)为阴茎和阴囊,前者是男性交接的器官,后者容纳睾丸和附睾。

一、男性内生殖器

(一)睾　丸

睾丸(testis)通过精索悬吊于阴囊内,左、右各一,为男性生殖腺,是产生男性生殖细胞——精子和分泌男性激素的器官。

1. 形态　睾丸(图 7-1)是微扁的椭圆体,表面光滑,分前、后缘,上、下端和内、外侧面。前缘游离;后缘有血管、神经和淋巴管出入,并和附睾和输精管睾丸部相接触。上端被附睾头遮盖,下端游离。

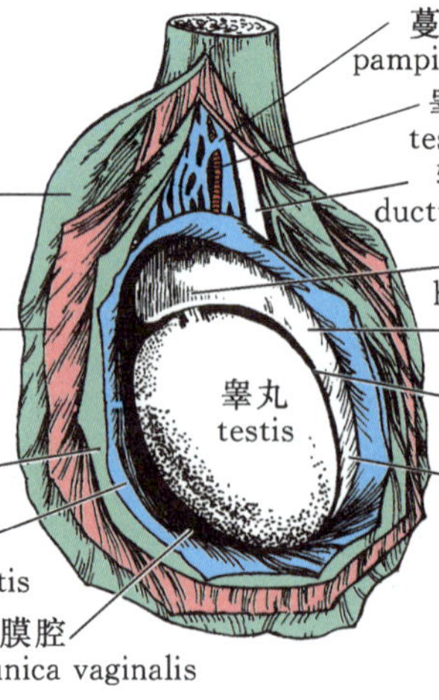

图 7-1　睾丸、附睾及其被膜

睾丸随着性成熟迅速生长，老年人的睾丸随着性机能的衰退而萎缩变小。

2. 结构 睾丸(图 7-2)表面有一层坚厚的纤维膜，称为**白膜**(tunica albuginea)。白膜在睾丸后缘增厚，并凸入睾丸内形成**睾丸纵隔**(mediastinum testis)。从纵隔发出许多**睾丸小隔**(septula testis)，呈扇形伸入睾丸实质并与白膜相连，将睾丸实质分为 100～200 个**睾丸小叶**(lobules of testis)。每个小叶内含有 2～4 条盘曲的**精曲小管**(seminiferous tubules)，其上皮能产生精子。小管之间的结缔组织内有分泌男性激素的间质细胞。精曲小管汇合成**精直小管**(straight seminiferous tubules)，进入睾丸纵隔后交织成**睾丸网**(rete testis)。从睾丸网发出 12～15 条**睾丸输出小管**(efferent ductules of testis)，出睾丸后缘的上部进入附睾。白膜的外层还有一腹膜鞘突的延续为鞘膜。鞘膜从睾丸表面反折，到阴囊的内表面，形成在睾丸的两端都延续的脏层和壁层。脏层覆盖睾丸除后面的每个面，此处在与壁层延续之前，就反折入附睾。脏层和壁层间潜在腔隙为鞘膜腔。

鞘膜形成先于胎儿睾丸从腹部下降到阴囊。睾丸迁入阴囊后，鞘状突在内侧腹股沟环和睾丸之间下降的部分，收缩并闭塞，剩下一远端囊包含睾丸。鞘状突的闭塞失败会导致其与阴囊和腹膜腔的持续沟通，这可导致阴囊积水和腹股沟斜疝。

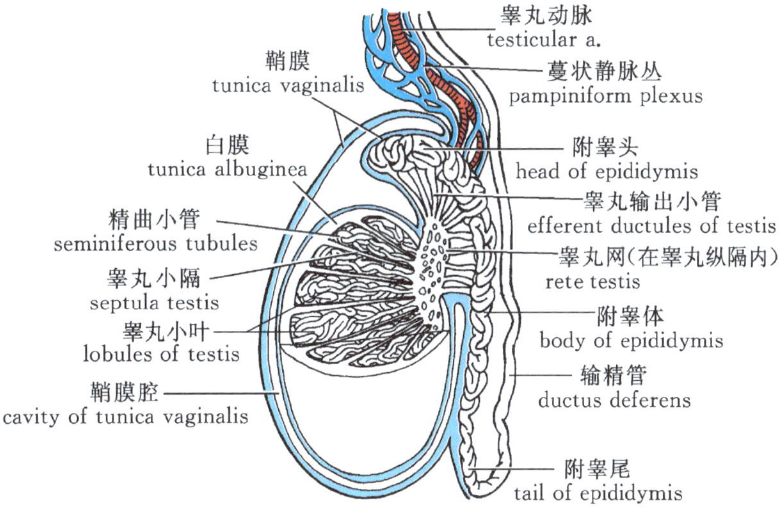

图 7-2 睾丸和附睾的结构

(二) 附 睾

附睾(epididymis)呈新月形，紧贴睾丸的上端和后缘，并稍微向外(图 7-1、图 7-2)。上端膨大为附睾头，中部为附睾体，下端为附睾尾。睾丸输出小管进入附睾后，弯曲盘绕形成膨大的附睾头，末端汇合成一条附睾管。附睾管迂曲盘回而成附睾体和尾，附睾尾向上弯曲移行为输精管。附睾由鞘膜构成，与覆盖睾丸的部分延续。附睾与睾丸后缘之间的间隙称附睾窦。

附睾为暂时储存精子的器官，并分泌附睾液供精子营养，促使精子进一步成熟。附睾为结核的好发部位。

(三) 输精管、射精管和精索

1. 输精管(ductus deferens)(图 7-2、图 7-3) 是附睾管的直接延续，长度约 50 cm，管径约3 mm，管壁较厚，肌层较发达而管腔细小。活体触摸时，呈坚实的圆索状。

输精管依其行程可分为四部：①**睾丸部**：最短，较迂曲，始于附睾尾，沿睾丸后缘上行至睾丸上端。②**精索部**：介于睾丸上端与腹股沟管皮下环之间的一段，位于精索其他结构的后内侧，此段位于皮下，又称皮下部，易于经皮肤以手触知。③**腹股沟管部**：位于腹股沟管的精索内，疝修补术时，注意勿伤及输精

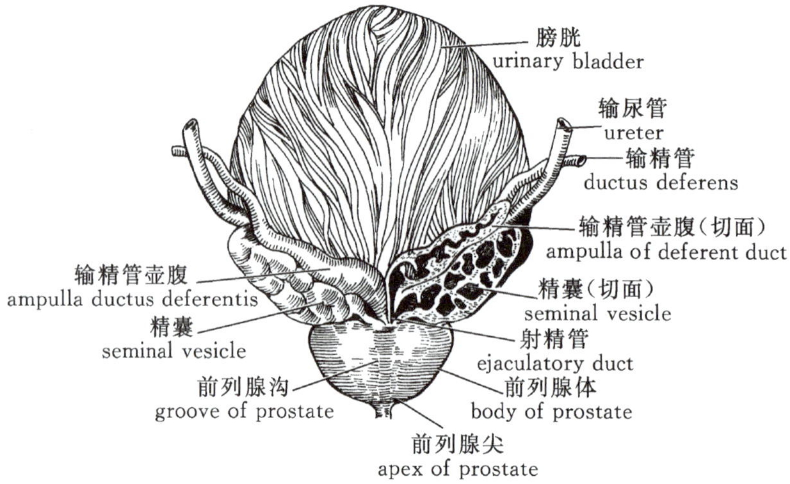

图 7-3 膀胱、前列腺及精囊腺(后面观)

管。④**盆部**:为最长的一段,由腹环出腹股沟管后,弯向内下,沿盆侧壁行向后下,经输尿管末端前方转至膀胱底的后面,在此两侧输精管逐渐接近,并膨大成**输精管壶腹**(ampulla of deferent ductus)。输精管末端变细,与精囊的排泄管汇合成射精管。

2. 射精管(ejaculatory duct) 由输精管末端与精囊的排泄管汇合而成,长约 2 cm,向前下斜穿前列腺实质,开口于尿道的前列腺部(图 7-4)。

3. 精索(spermatic cord)(图 7-1) 为柔软的圆索状结构,从腹股沟管腹环穿经腹股沟管,出皮下环后延至睾丸上端。精索内主要有输精管、睾丸动脉、输精管血管、神经、淋巴管和腹膜鞘突的残余(鞘韧带)等。精索表面包有三层被膜,由外向内依次为精索外筋膜、提睾肌和精索内筋膜。

(四) 精 囊

精囊(seminal vesicle)(图 7-3)又称精囊腺,为长椭圆形的囊状器官,表面凹凸不平,位于膀胱底的后方,输精管壶腹的下外侧,左右各一,由迂曲的管道组成,其排泄管与输精管壶腹的末端汇合成射精管。精囊分泌的液体参与精液的组成。

(五) 前 列 腺

前列腺(prostate)是不成对的实质性器官,主要由腺组织构成,其表面包有筋膜鞘,称前列腺囊,囊与前列腺之间有前列腺静脉丛。前列腺的外膜和间质中含有丰富的平滑肌和弹性纤维。前列腺的分泌物是精液的重要组成部分。

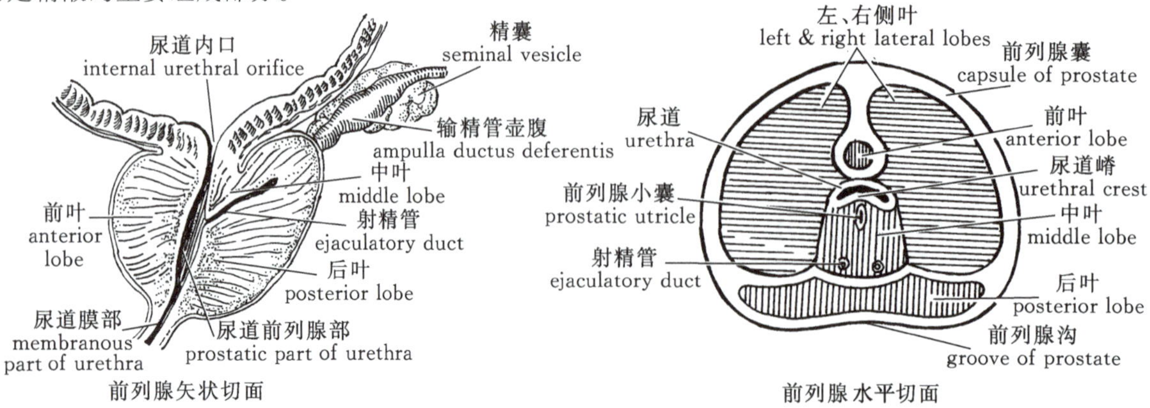

图 7-4 前列腺分叶

1. 形态 前列腺呈前后稍扁的栗子形(图 7-3、图 7-4),上端宽大称为**前列腺底**,邻接膀胱颈;下端尖细,称为**前列腺尖**,位于尿生殖膈上。底与尖之间的部分为**前列腺体**。体的后面平坦,中间有一纵行浅沟,称**前列腺沟**,活体直肠指诊可扪及此沟,患前列腺肥大时,此沟消失。男性尿道在前列腺底近前缘处穿入前列腺即为尿道前列腺部,该部经腺实质前部下行,由前列腺尖穿出。近底的后缘处,有一对射精管穿入前列腺,斜向前下方,开口于尿道前列腺部后壁的精阜上。前列腺的排泄管开口于尿道前列腺部后壁上的尿道嵴两侧(图 7-6)。与尿道相通,性交过程中病菌极易经过尿道、排泄管的开口进入前列腺使其受到感染导致前列腺炎,可直接影响精子的数量和质量,严重情况下可导致男性不育。

前列腺一般分为 5 叶:前叶、中叶、后叶和两侧叶。前叶很小,位于尿道前方,左、右侧叶之间。中叶呈楔形,位于尿道前列腺部、射精管和两侧叶之间。左、右侧叶分别位于前叶、尿道前列腺部和中叶的两侧。老年人因激素平衡失调,前列腺结缔组织增生而引起的前列腺肥大,常发生在中叶和侧叶,从而压迫尿道,造成排尿困难和尿潴留。后叶位于中叶和侧叶的后方,是前列腺肿瘤的易发部位。

2. 位置 前列腺位于膀胱颈与尿生殖膈之间(图 7-5),前列腺底与膀胱颈、精囊腺和输精管壶腹相邻。前列腺的前方为耻骨联合,后方为直肠壶腹。直肠指诊时可触及前列腺的后面,向上并可触及输精管壶腹和精囊。

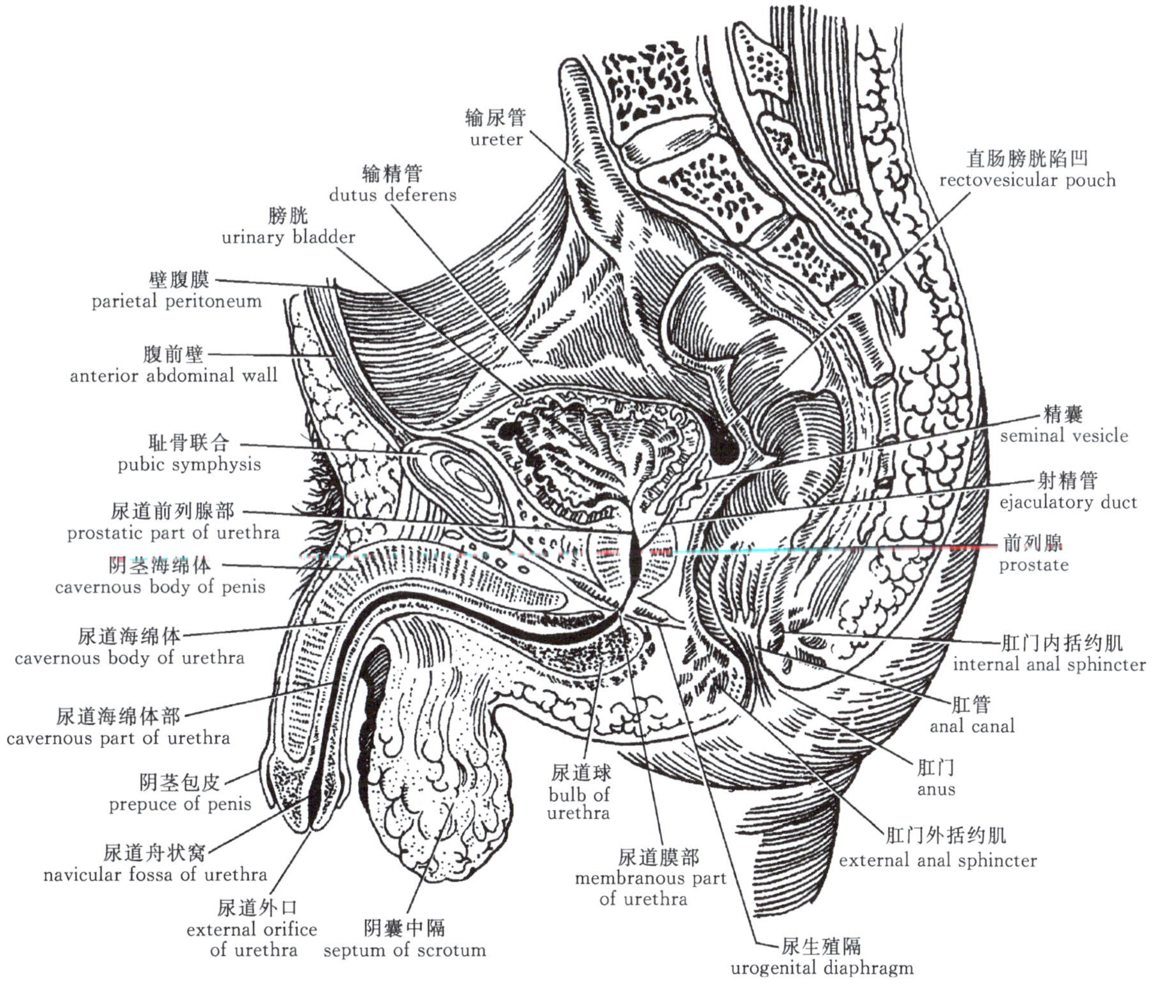

图 7-5 男性骨盆正中矢状切面

小儿前列腺较小,腺部不甚明显,性成熟期腺部迅速生长。中年以后腺部逐渐退化,老年时,结缔组织增生,常形成前列腺肥大。

(六) 尿道球腺

尿道球腺(bulbourethral gland)是一对豌豆大小的球形腺体(图 7-6),位于会阴深横肌内。腺的排泄管细长,开口于尿道球部。尿道球腺的分泌物参与精液的组成。

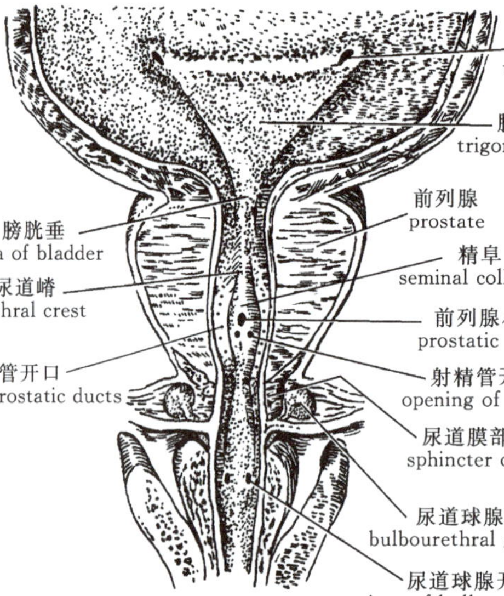

图 7-6 尿道前列腺部及尿道球部(前面观)

精液(semen)由精子和附属腺的分泌物及生殖管道的分泌物组成,呈乳白色,弱碱性,适于精子的生存和活动。正常成年男性一次射精 2～5 mL,含精子 3 亿～5 亿个。

二、男性外生殖器

(一) 阴囊

阴囊(scrotum)是位于阴茎后下方的囊袋状结构。阴囊壁由皮肤和肉膜组成(图 7-7)。阴囊的皮肤薄而柔软,有少量阴毛,色素沉着明显,分布有丰富的感觉神经,反应皮肤和毛的刺激,以及感受温度的变化。**肉膜**(dartos coat)为浅筋膜,与腹前外侧壁的斯尔卡帕筋膜和会阴部的会阴浅筋膜相续连。肉膜内含有平滑肌纤维,可随外界温度的变化而舒缩,以调节阴囊内的温度,有利于精子的发育与生存。阴囊皮肤表面沿中线有纵行的**阴囊缝**(raphe of scrotum),其对应的肉膜向深部发出**阴囊中隔**(septum of scrotum)将阴囊分为左、右两腔,分别容纳左、右睾丸、附睾、输精管睾丸部、精索及其被膜和血管、神经、淋巴管等。

睾丸下降(图 7-8):睾丸和附睾在胚胎发育中来源于中胚层的生肾节,胚胎初期位于腹后壁肾的下方,至出生前后不久才经腹股沟管降入阴囊。在睾丸下降之前,腹膜向外突出形成一个囊袋,称为**腹膜鞘突**。随着睾丸的下降,腹膜鞘突顶着腹前外侧壁各层下降至阴囊,遂形成睾丸和精索的被膜和腹股沟管。同时,在睾丸下降之前,睾丸下端与阴囊之间有一条索状的结缔组织,即**睾丸引带**。引带不断缩短,睾丸逐渐下降。至胚胎第 3 个月末,睾丸降至髂窝,第 7 个月达腹股沟管腹环,第 7～第 9 个月,降至皮下环,出生前后降入阴囊。此后,腹膜鞘突上部闭锁,形成鞘韧带;下部不闭锁而围绕睾丸和附睾形成**睾丸鞘膜**(tunica vaginalis of testis),其中的腔隙形成鞘膜腔。如腹膜鞘突不闭锁,可形成先天性腹股沟斜疝和交通性鞘膜积液。睾丸有时在出生后仍未降入阴囊而停滞于腹腔或腹股沟管等处,称为**隐睾**,此时因腹腔内温度较高,不利于精子的发生,而影响生殖能力,并可发生恶性变。故宜在儿童期即行手术,将睾丸纳入阴囊。阴囊的发育异常：阴囊的先天性不发生为一罕见的异常，特点为阴囊的缺如。在会阴处，没发现皮肤皱褶；阴茎阴转位指的是阴囊位于阴茎的上方和前方，为异常的生殖结节发育的结果，并与尿道下裂、肾不发生或发育异常及肛门闭锁有关。

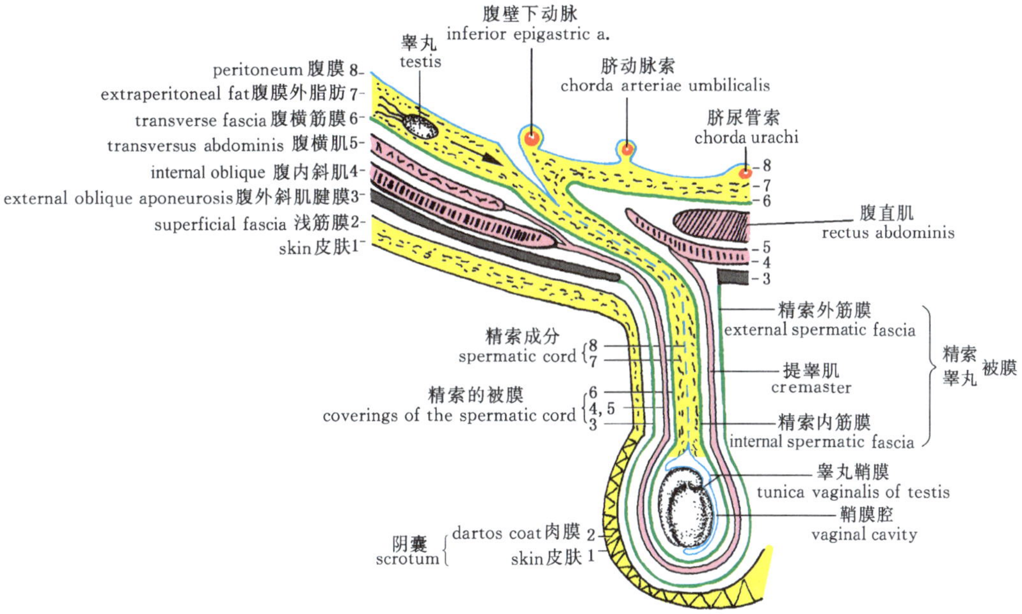

图 7-7　睾丸下降及腹前壁各层延伸入阴囊的图解

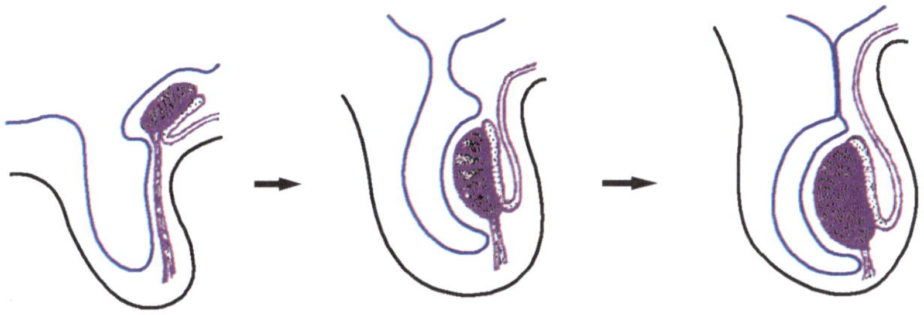

图 7-8　睾丸下降示意图

蓝色线为腹膜，紫色自下而上依次为睾丸引带、睾丸、附睾和输精管，黑色线为阴囊

阴囊深面有包被睾丸和精索的被膜（图 7-1、图 7-8），由外向内有：①**精索外筋膜**（external spermatic fascia）：为腹外斜肌腱膜的延续。②**提睾肌**（cremaster）：来自腹内斜肌和腹横肌的肌纤维束，排列稀疏呈襻状，可反射性地提起睾丸。③**精索内筋膜**（internal spermatic fascia）：为腹横筋膜的延续，较薄弱。④**睾丸鞘膜**（tunica vaginalis of testis）：来源于腹膜，分为壁层和脏层，壁层紧贴精索内筋膜内面，脏层包贴睾丸和附睾表面。脏、壁两层在睾丸后缘处互相反折移行，两者之间的腔隙即为**鞘膜腔**（vaginal cavity），内有少量浆液，炎症时浆液增多，可形成鞘膜积液。

（二）阴　　茎

阴茎（penis）（图 7-9～图 7-11）为男性的性交器官，可分为头、体和根三部分（图 7-9）。后端为**阴茎根**（root of penis），藏于阴囊和会阴部皮肤的深面，固定于耻骨下支和坐骨支，为固定部。中部为**阴茎体**（body of penis），呈圆柱形，以韧带悬于耻骨联合的前下方，为可动部。阴茎前端膨大，称**阴茎头**（glans penis），头的尖端有较狭窄的**尿道外口**（external orifice of urethra），呈矢状位。头后较细的部分称**阴茎颈**（neck of penis）。

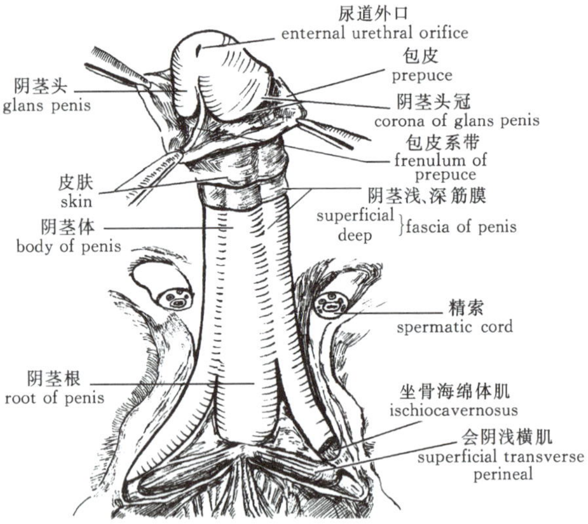

图 7-9 阴茎

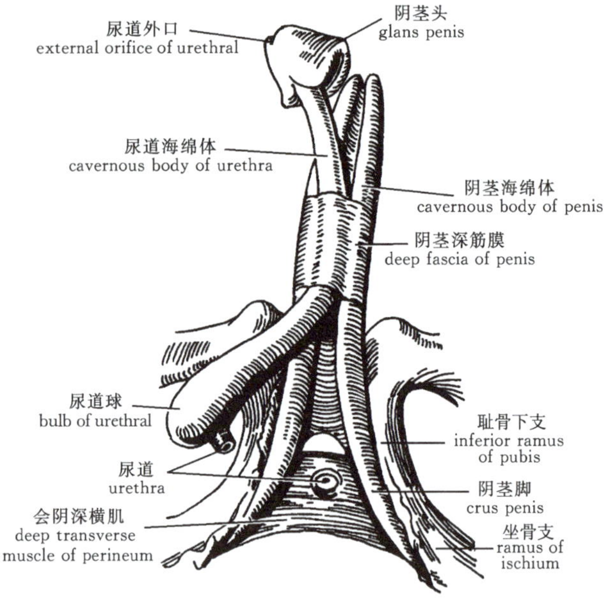

图 7-10 阴茎的海绵体

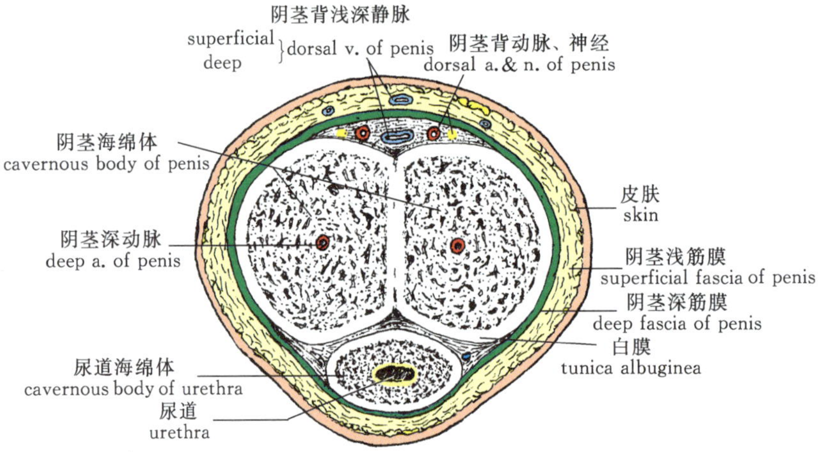

图 7-11 阴茎中部横切面

阴茎主要由两条阴茎海绵体和一条尿道海绵体组成。**阴茎海绵体**(cavernous body of penis)位于阴茎的背侧,为两端细的圆柱体,左、右各一,两者紧密并列,向前伸延,尖端变细,嵌入阴茎头内面的凹陷内;阴茎海绵体的后端左、右分离,称**阴茎脚**(crus penis),分别附于两侧的耻骨下支和坐骨支。**尿道海绵体**(cavernous body of urethra)位于阴茎海绵体的腹侧,尿道贯穿其全长。尿道海绵体中部呈圆柱形,前端膨大为阴茎头,后端膨大称为**尿道球**(bulb of urethra),位于两侧的阴茎脚之间,固定于尿生殖膈的下面。每个海绵体的外面都包有一层厚而致密的纤维膜,称为**白膜**(tunica albuginea)。海绵体内部由许多海绵体小梁和腔隙构成,腔隙与血管相通。当腔隙充血时,阴茎即变粗变硬而勃起。

三个海绵体的外面共同包有深、浅筋膜和皮肤(图 7-11)。阴茎的皮肤薄而柔软,富有伸展性,它在阴茎颈的前方形成双层游离的环形皱襞,包绕阴茎头,称为**阴茎包皮**(prepuce of penis)。包皮与阴茎头之间的腔隙称包皮腔,包皮前端游离缘围成的口称包皮口。阴茎包皮与阴茎头的腹侧中线处连有一条皮肤皱襞,称**包皮系带**(frenulum of prepuce)(图 7-9)。阴茎头处的皮肤敏感性最大。

幼儿的包皮较长，包着整个阴茎头，随着年龄的增长，包皮逐渐向后退缩，包皮口逐渐扩大，阴茎头显露于外。如果至成年以后，阴茎头仍被包皮包覆，或包皮口过小，包皮不能退缩暴露阴茎头时，则分别称为包皮过长或包茎。在这两种情况下，包皮腔内易存留污物而导致炎症，也可能成为阴茎癌的诱发因素。因此，应行包皮环切术，手术时须注意勿伤及包皮系带，以免术后影响阴茎正常的勃起。

阴茎的浅筋膜不明显，无脂肪组织，且与阴囊肉膜、斯尔卡帕筋膜和会阴浅筋膜相延续。阴茎的深筋膜在阴茎前端变薄并消失，在阴茎根处形成**阴茎悬韧带**(suspensory ligament of penis)，将阴茎悬吊于耻骨联合前面和腹白线。

三、男 性 尿 道

男性尿道(male urethra)兼有排尿和排精的功能。起自膀胱的尿道内口，止于阴茎头的尿道外口(图 7-5、图 7-6)。成人长 16～22 cm，管径平均 5～7 mm。男性尿道可分三部分。

1. 前列腺部　为尿道穿过前列腺的部分，长约 3 cm，是尿道中最宽和最易扩张的部分。此部后壁上有一纵行隆起，称为**尿道嵴**(urethral crest)，嵴中部隆起的部分称为**精阜**(seminal colliculus)。精阜中央有小凹陷，称**前列腺小囊**(prostatic utricle)，其两侧各有一个细小的**射精管开口**。尿道嵴两侧的尿道黏膜上有许多细小的前列腺排泄管的开口。

前列腺小囊为副中肾管远侧部退化的残留物，无生理功能。与女子的阴道子宫相当。

2. 膜部　为尿道穿过尿生殖膈的部分，长约 1.5 cm，是三部中最短最窄的部分，其周围有**尿道膜部括约肌**环绕，该肌为横纹肌，有控制排尿的作用，又称**尿道外括约肌**。膜部位置比较固定，当骨盆骨折时，易损伤此部。临床上将尿道的前列腺部和膜部合称**后尿道**。

3. 海绵体部　为尿道穿过尿道海绵体的部分，是尿道最长的一段，长 12～17 cm，临床上称为**前尿道**。在尿道海绵体尿道球内的尿道最宽，称**尿道球部**，尿道球腺开口于此。阴茎头内的尿道扩大称**尿道舟状窝**(navicular fossa of urethra)。尿道的黏膜下层有许多黏液腺，称尿道腺，其排泄管开口于尿道黏膜。

尿道在行径中，有三个狭窄、三个膨大和二个弯曲。三个狭窄分别位于尿道内口、尿道膜部和尿道外口，以外口最窄。尿道结石常易嵌顿在这些狭窄部位。三个膨大分别位于尿道前列腺部、尿道球部和舟状窝。二个弯曲是凸向下后方的**耻骨下弯**和凸向上前方的**耻骨前弯**。耻骨下弯是恒定的，位于耻骨联合下方 2 cm 处，包括尿道的前列腺部、膜部和海绵体部的起始段。耻骨前弯位于耻骨联合前下方，阴茎根与阴茎体之间，阴茎勃起或将阴茎向上提起时，此弯曲即可变直而消失。临床上行膀胱镜检查或导尿时应注意这些解剖学特点。

（杨　鲲）

第二节　女性生殖系统

女性生殖系统(female genital system)也分内生殖器和外生殖器(图 7-12)。女性内生殖器包括生殖腺(卵巢)、生殖管道(输卵管、子宫和阴道)以及附属腺(前庭大腺)。卵巢和输卵管位于子宫的两侧，临床上统称子宫附件。女性外生殖器即女阴。卵巢产生的卵子成熟后，即突破卵巢表面的生殖上皮排至腹膜腔，再经输卵管腹腔口进入输卵管，在输卵管内受精后游移至子宫，植入子宫内膜发育成胎儿。分娩时，胎儿出子宫口，经阴道娩出。

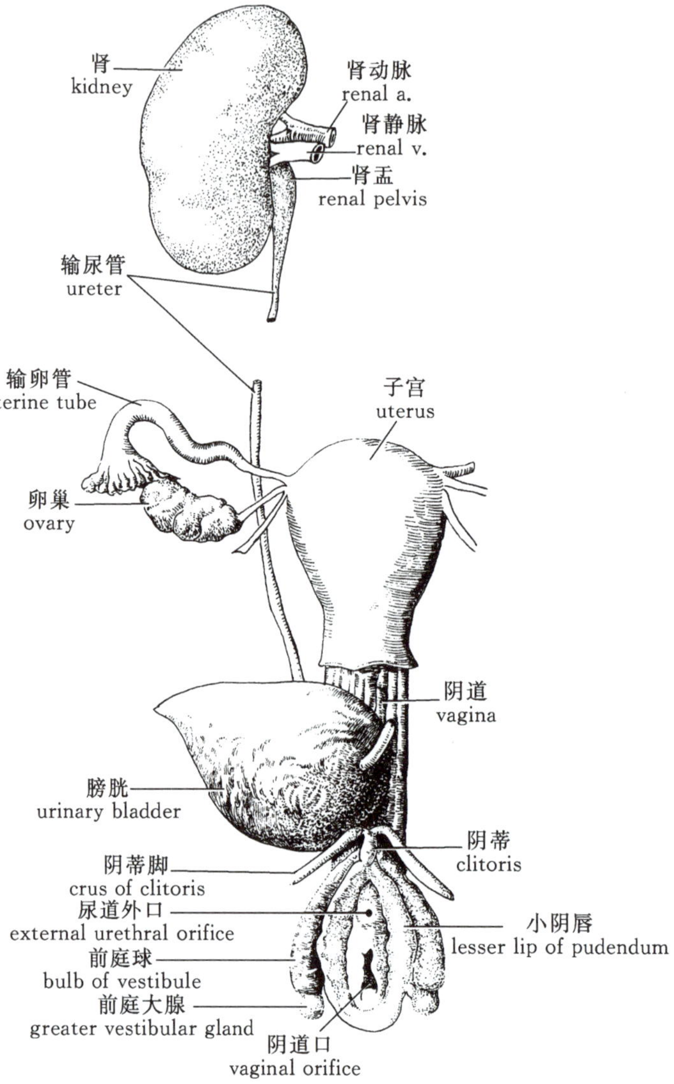

图 7-12 女性泌尿生殖器官概观

一、女性内生殖器

(一) 卵巢

卵巢(ovary)为女性生殖腺,是产生女性生殖细胞——卵子和分泌女性激素的器官。卵巢左、右各一,位于盆腔内,贴靠小骨盆侧壁的卵巢窝(相当于髂内、外动脉的夹角处)。

1. 形态 成年女性卵巢(图 7-13～图 7-15)呈扁卵圆形,灰红色,大小如拇指头,被子宫阔韧带后层所包绕。可分为内、外侧两面,前、后两缘和上、下两端。外侧面与卵巢窝相贴;内侧面朝向盆腔,与小肠相邻;后缘游离,称独立缘;前缘借卵巢系膜连于子宫阔韧带,称系膜缘,其中部有血管、神经等出入,称**卵巢门**(hilum of ovary);上端与输卵管伞相接触,又称输卵管端,并有卵巢悬韧带相连;下端借卵巢固有韧带连于子宫,又称子宫端。

成年女子的卵巢大小约 4 cm×3 cm×1 cm,重 5～6 g。卵巢的大小和形状随年龄而改变:幼女的卵巢较小,表面光滑;性成熟期卵巢最大,以后由于多次排卵,卵巢表面出现瘢痕,显得凹凸不平;35～40

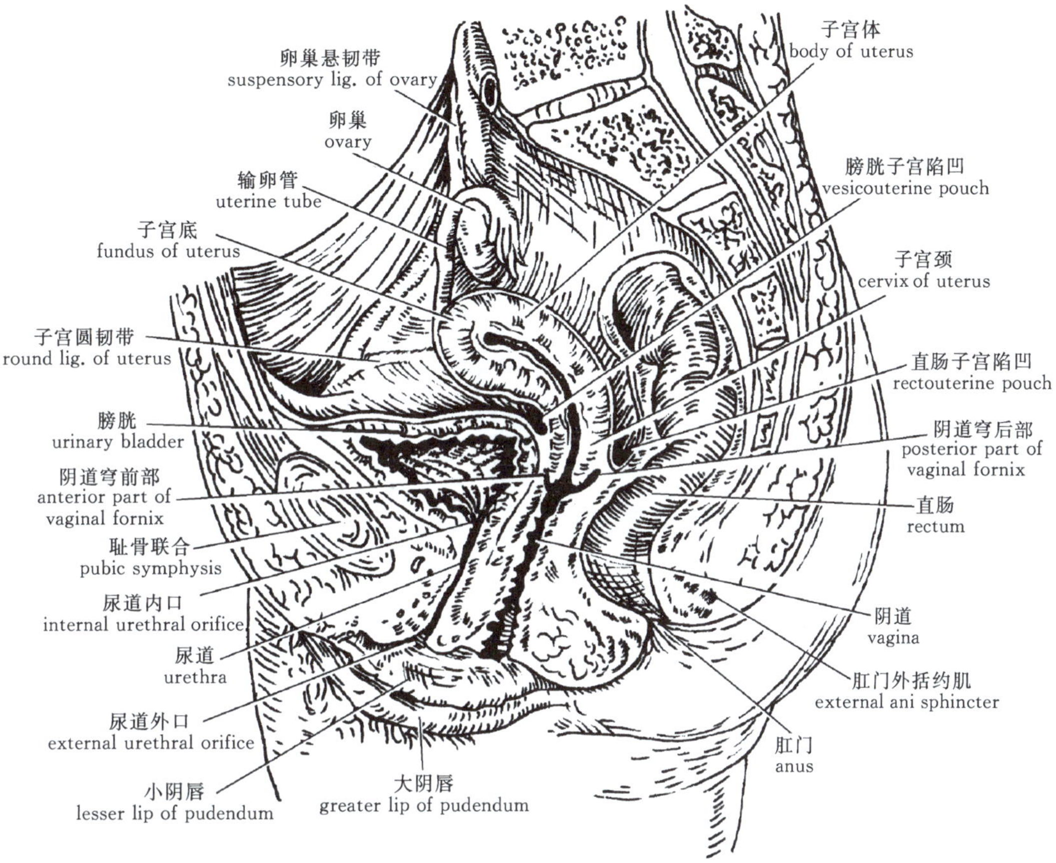

图 7-13 女性盆腔正中矢状切面

岁卵巢开始缩小,50 岁左右随月经停止而逐渐萎缩。

2. 固定装置 卵巢在盆腔内的正常位置主要靠韧带维持。**卵巢悬韧带**(suspensory ligament of ovary)又称**骨盆漏斗韧带**,是由腹膜形成的皱襞,起自小骨盆侧缘,向内下至卵巢的上端。韧带内含有卵巢动、静脉,淋巴管,神经丛,少量结缔组织和平滑肌纤维。它是寻找卵巢动、静脉的标志。**卵巢固有韧带**(proper ligament of ovary)又称**卵巢子宫索**,由结缔组织和平滑肌纤维构成,连于卵巢下端与子宫角之间,表面盖以腹膜,形成一腹膜皱襞。此外,子宫阔韧带的后层覆盖卵巢和卵巢固有韧带,对卵巢也起固定作用。

3. 细微结构 卵巢表面的上皮在胚胎时期为立方上皮,是卵细胞的生发处,成年后变为扁平上皮。上皮的深面为一层致密的结缔组织,称为卵巢白膜。卵巢的实质分为浅层的皮质和深层的髓质。皮质内含有大小不等,数以万计的不同发育阶段的卵泡。成熟的卵泡经卵巢表面以破溃的方式将卵细胞(卵子)排至腹膜腔。卵巢的髓质位于卵巢的中央部,由疏松结缔组织、血管、淋巴管和神经等组成。

(二) 输 卵 管

输卵管(uterine tube)是输送卵子的肌性管道,长 10～14 cm,左、右各一,连于子宫底的两侧(图 7-14、图 7-15)。输卵管较为弯曲,由内侧向外侧分为四部:①**输卵管子宫部**:为输卵管穿过子宫壁的部分,直径最细,约 1 mm,以**输卵管子宫口**(uterine ostium)通子宫腔。②**输卵管峡**(isthmus of uterine tube):短直而狭窄,壁较厚,血管较少。③**输卵管壶腹**(ampulla of uterine tube):约占输卵管全长的 2/3,粗而弯曲,血管丰富,卵细胞通常在此部受精,与精子结合后的受精卵,经输卵管子宫口入子宫,植入子宫内膜中发育成胎儿。若受精卵未能迁移入子宫而在输卵管或腹膜腔内发育,即成为异位妊娠。④**输卵管漏**

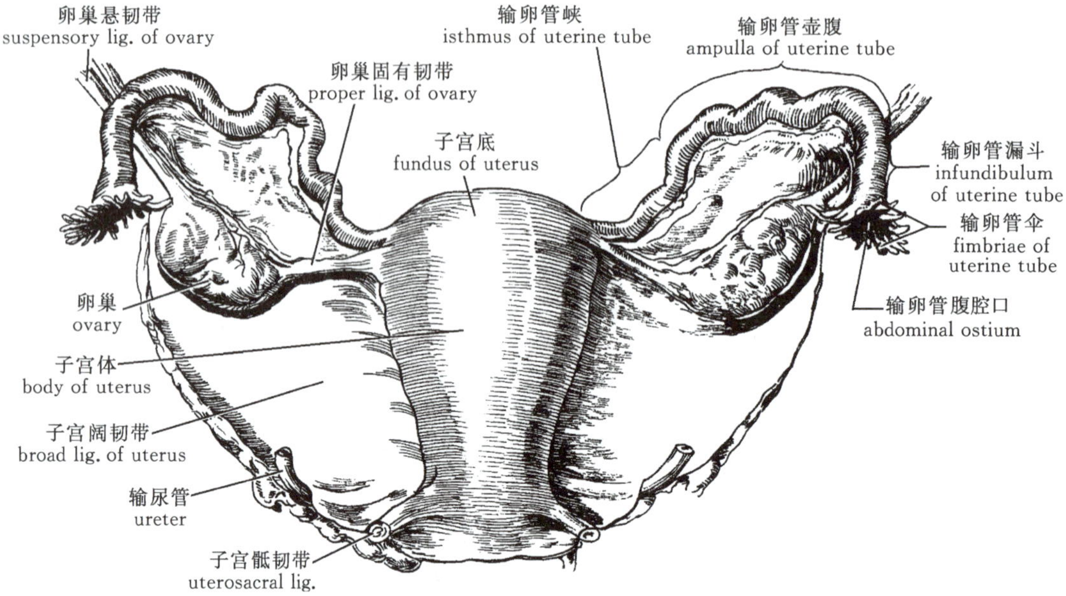

图 7-14 女性内生殖器(后面观)

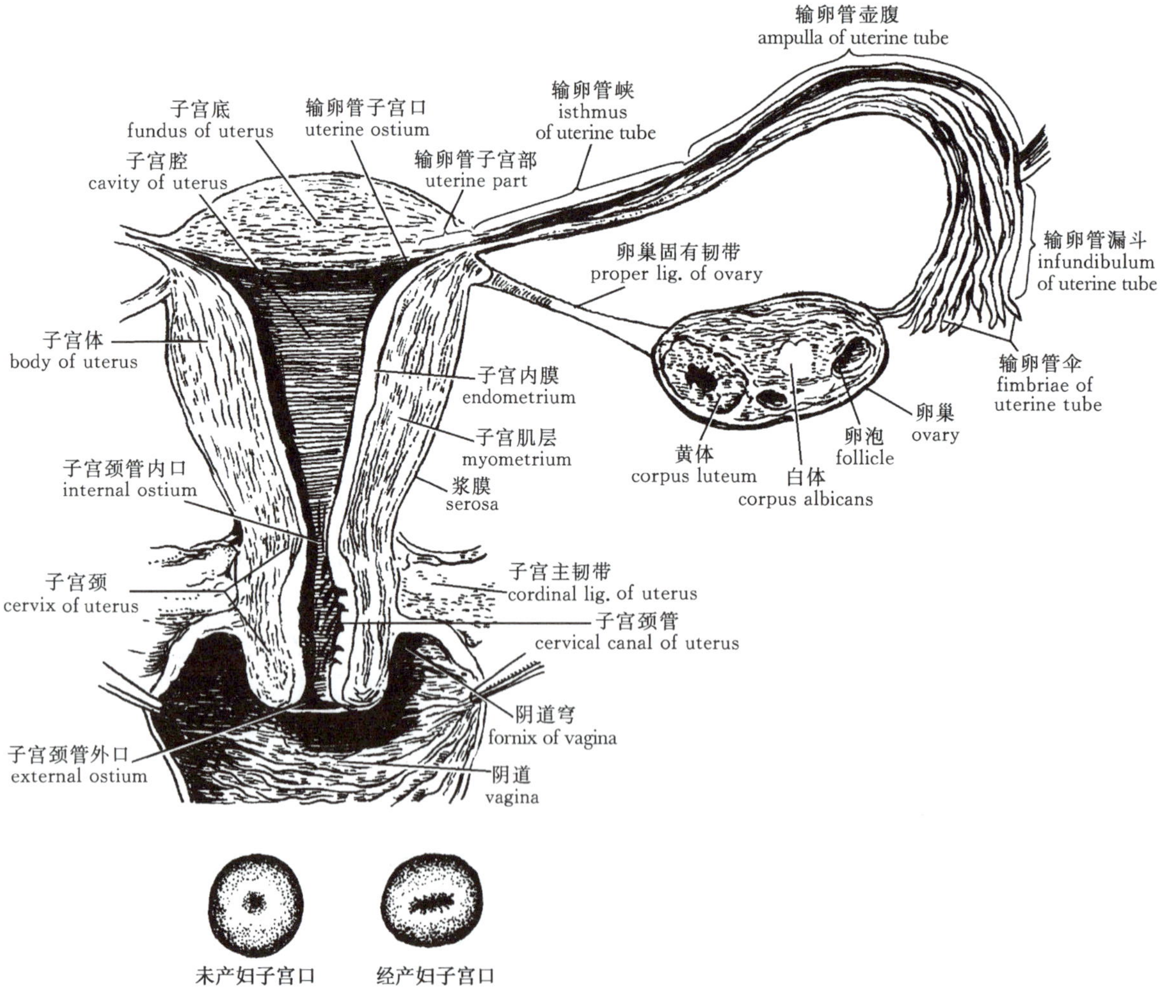

图 7-15 女性内生殖器(冠状切面)

斗(infundibulum of uterine tube):为输卵管外侧端呈漏斗状膨大的部分,向后下弯曲覆盖在卵巢上端。漏斗末端的中央有**输卵管腹腔口**(abdominal ostium)开口于腹膜腔,卵巢排出的卵子即由此进入输卵管。腹腔口周围,输卵管漏斗的边缘形成许多细长的指状突起,称为**输卵管伞**(fimbriae of uterine tube),盖于卵巢表面,其中一条较大的突起连于卵巢,称**卵巢伞**(ovarian fimbria),有人认为此伞有引导卵子进入输卵管漏斗的作用。输卵管伞是在手术中识别输卵管的标志。

(三)子 宫

子宫(uterus)是壁厚腔小的肌性器官,是孕育胎儿的地方(图 7-14～图 7-17)。

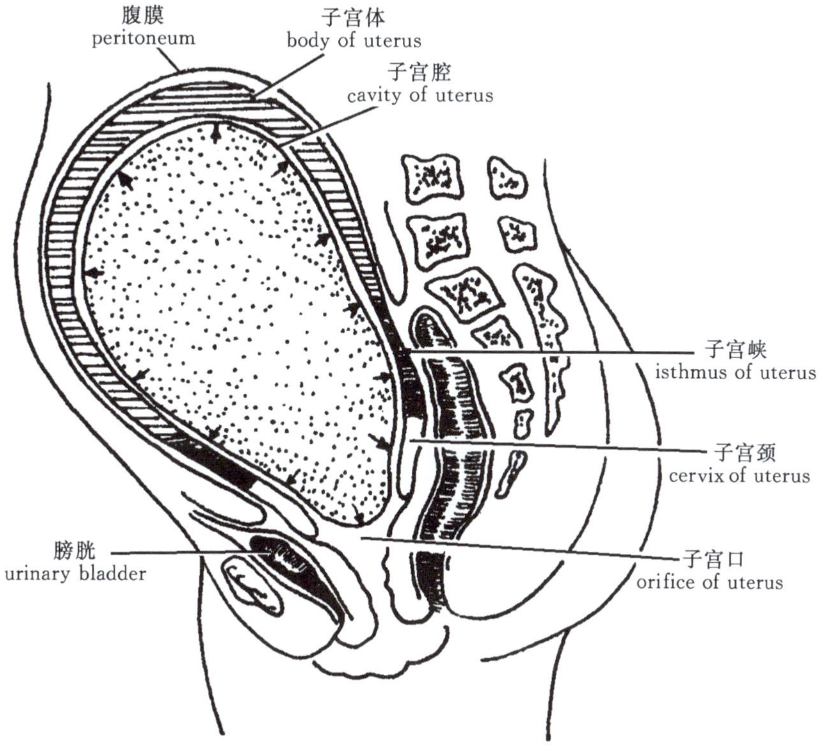

图 7-16 妊娠和分娩时的子宫(矢状切面)

1. 形态 成人未孕子宫呈前后稍扁,倒置的梨形。子宫分为底、体、颈三部:**子宫底**(fundus of uterus)为输卵管子宫口以上的部分,宽而圆凸。**子宫颈**(cervix of uterus)为下端较窄而呈圆柱状的部分,成人长 2.5～3.0 cm,由突入阴道的**子宫颈阴道部**(vaginal part of cervix)和阴道以上的**子宫颈阴道上部**(supravaginal part of cervix)组成。子宫底与子宫颈之间为**子宫体**(body of uterus)。子宫与输卵管相接处称**子宫角**(horn of uterus)。子宫体与子宫颈之间较为狭细的部分称**子宫峡**(isthmus of uterus)。非妊娠时,子宫峡不明显,长约 1 cm;妊娠期,子宫峡逐渐伸展变长,形成"子宫下段",至妊娠末期,此部可延长至 7～11 cm,峡壁逐渐变薄,产科常在此处进行剖腹取胎术,可避免进入腹膜腔,减少感染的机会。

子宫内的腔隙较为狭窄,可分为两部:上部在子宫体内,称**子宫腔**(cavity of uterus),呈底在上,前后略扁的三角形。底的两端为输卵管子宫口,尖端向下通子宫颈管。下部在子宫颈内,呈梭形,称**子宫颈管**(canal of cervix)。其上端通子宫腔,下口通阴道,称子宫颈管外口,又称**子宫口**(orifice of uterus),未产妇的子宫口为圆形,边缘光滑整齐,经产妇的,则为横裂状,其前、后缘分别称为**前唇**和**后唇**,后唇较长,位置也较高。

成人未孕子宫的大小长 7～9 cm,最宽径 4～5 cm,厚 2～3 cm,其内腔从子宫口到子宫底长 6～7 cm,子宫腔长约 4 cm,其最宽处为 2.5～3.5 cm。

2. 结构 子宫壁分三层：外层为浆膜，为腹膜的脏层；中层为强厚的肌层，由平滑肌组成；内层为黏膜，称子宫内膜。子宫腔的内膜随着月经周期而有增生和脱落的变化。脱落的内膜由阴道流出成为月经，约 28 天为一个月经周期。

3. 位置 子宫位于小骨盆中央，膀胱与直肠之间，下端接阴道。两侧为输卵管和卵巢。未妊娠时，子宫底位于小骨盆入口平面以下；子宫颈的下端在坐骨棘平面稍上方。当膀胱空虚时，成人子宫呈轻度的前倾前屈位，人体直立时，子宫体伏于膀胱上面。**前倾**指整个子宫向前倾斜，子宫的长轴与阴道的长轴形成一个向前开放的钝角，稍大于 90°。**前屈**指子宫体与子宫颈之间形成的一个向前开放的钝角，约为 170°。子宫位置异常，是女性不孕的原因之一，常见为后倾后屈，即子宫后倒。但子宫有较大的活动性，膀胱和直肠的充盈程度可影响子宫的位置。

子宫与腹膜的关系：膀胱上面的腹膜向后折转到子宫前面，转折处形成**膀胱子宫陷凹**（vesicouterine pouch），此处约在子宫峡的水平。子宫后面的腹膜从子宫体向下覆盖子宫颈，再转至阴道后穹的上面，然后反折至直肠的前面，转折处形成一个较深的**直肠子宫陷凹**（rectouterine pouch），它是女性腹膜腔最低的部位，有较大的临床意义。

4. 子宫的固定装置 子宫借韧带、阴道、尿生殖膈和盆底肌等保持其正常位置（图 7-17、图 7-18）。子宫的韧带有：

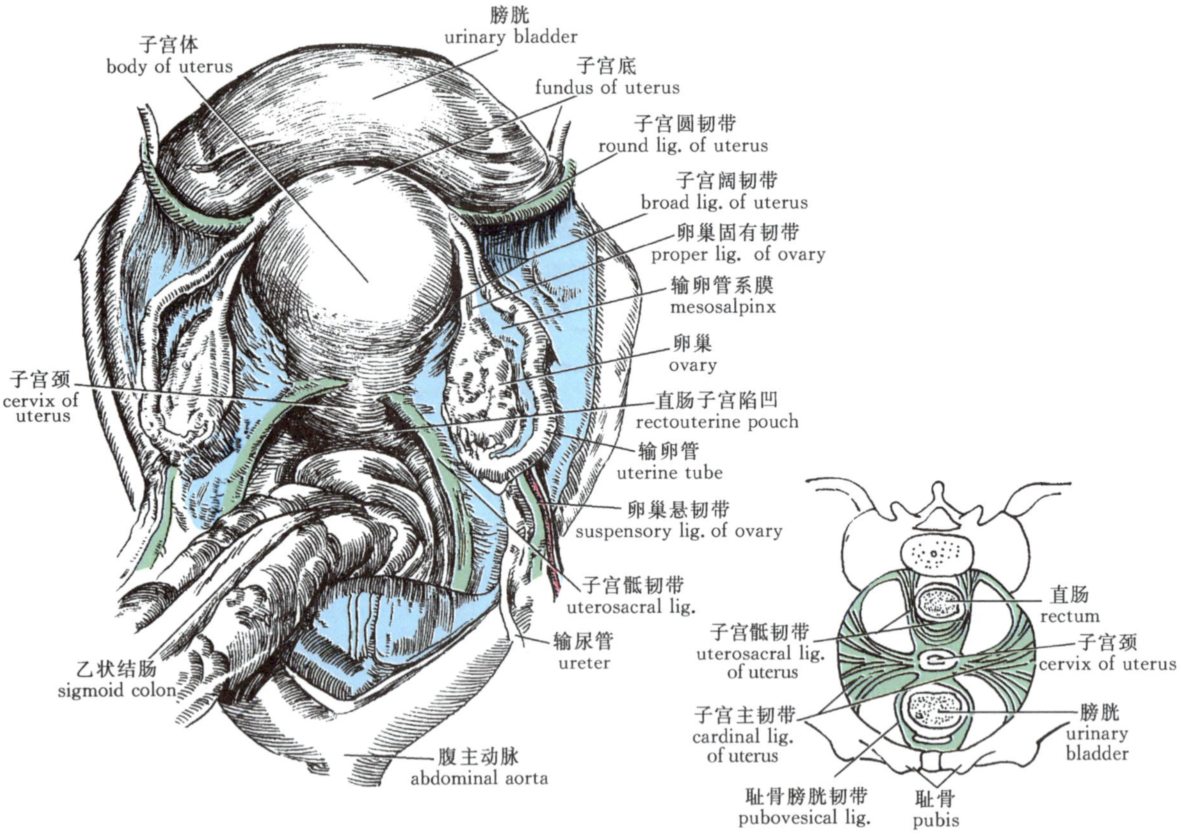

上面观　　盆底的韧带（水平切面）

图 7-17 子宫固定装置

(1) **子宫阔韧带**（broad ligament of uterus）：位于子宫两侧，略呈冠状位，由子宫前、后面的腹膜自子宫侧缘向两侧延伸至盆侧壁和盆底的双层腹膜构成，可限制子宫向两侧移动。子宫阔韧带的上缘游离，包裹输卵管，上缘外侧 1/3 为卵巢悬韧带。阔韧带的前叶覆盖子宫圆韧带，后叶覆盖卵巢和卵巢固有韧带。

前、后叶之间的疏松结缔组织内还有子宫动、静脉、神经、淋巴管等。

子宫阔韧带依其附着，可分为卵巢系膜、输卵管系膜和子宫系膜三部分(图 7-17)：①**卵巢系膜**：为卵巢前缘与阔韧带后叶间的双层腹膜皱襞，其内有卵巢血管通过。②**输卵管系膜**：为输卵管与卵巢系膜根之间的部分，两层腹膜间有输卵管血管。③**子宫系膜**：为阔韧带的其余部分，其中有子宫动、静脉等。

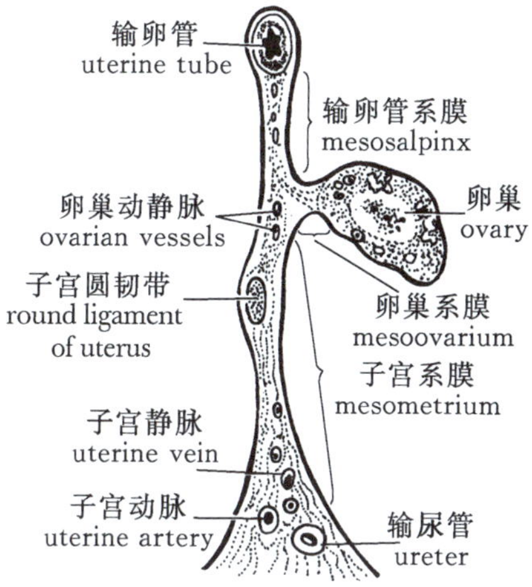

图 7-18 子宫阔韧带(矢状面)

(2) **子宫圆韧带**(round ligament of uterus)：为一对扁索状韧带，由结缔组织和平滑肌构成，起于子宫体前面的上外侧，子宫角的下方，在阔韧带前叶的覆盖下向前外侧弯行，经由腹环进入腹股沟管，出皮下环后分散为纤维束止于阴阜和大阴唇皮下。子宫圆韧带有淋巴管分布，子宫的恶性肿瘤可经此韧带转移至腹股沟淋巴结。子宫圆韧带对维持子宫的前倾位有一定作用。

(3) **子宫主韧带**(cardinal ligament of uterus)：又称**子宫旁组织**(parametrium)，位于子宫阔韧带的基部，从子宫颈两侧缘延至盆侧壁。子宫主韧带由纤维结缔组织和平滑肌纤维构成，较强韧，它是维持子宫颈正常位置，不至向下脱垂的重要结构。

(4) **子宫骶韧带**(uterosacral ligament)：由结缔组织和平滑肌纤维构成，从子宫颈后面的上外侧向后弯行，绕过直肠的两侧，止于第 2、3 骶椎前面的筋膜。其表面盖以腹膜形成弧形的**直肠子宫襞**(rectouterine fold)。此韧带向后上牵引子宫颈，与子宫圆韧带协同，维持子宫的前屈位。

如果子宫的固定装置薄弱或受损伤，可导致子宫位置异常。如子宫口低于坐骨棘平面，甚至脱出阴道，则形成子宫脱垂。

5. 子宫的年龄变化 新生儿子宫高出小骨盆上口，输卵管和卵巢位于髂窝内，子宫颈较子宫体长而粗。性成熟前期，子宫迅速发育，壁增厚。性成熟期，子宫颈和子宫体的长度几乎相等。经产妇的子宫较大，除各径和内腔都增大外，重量可增加一倍。绝经期后，子宫萎缩变小，壁也变薄。

(四) 阴 道

阴道(vagina)(图 7-12、图 7-18)为连接子宫和外生殖器的肌性管道，是女性的交接器官，也是排出月经和娩出胎儿的管道，由黏膜、肌层和外膜组成，富伸展性。阴道有前壁、后壁和侧壁，前、后壁互相贴近。阴道的长轴由后上方伸向前下方，下部较窄，下端以**阴道口**(vaginal orifice)开口于阴道前庭。处女的阴道口周围有**处女膜**(hymen)附着，处女膜可呈环形、半月形、伞状或筛状，处女膜破裂后，阴道口周围留有处女膜痕。阴道的上端宽阔，包绕子宫颈阴道部，两者之间的环形凹陷称**阴道穹**(fornix of vagina)。阴道穹分为互相连通的前部、后部和侧部，以阴道穹后部最深，其后上方即为直肠子宫陷凹，两者间仅隔以阴道后壁和覆盖其上的腹膜。临床上可经阴道后穹穿刺以引流直肠子宫陷凹内的积液或积血，进行诊断和治疗。

阴道位于小骨盆中央，前有膀胱和尿道，后邻直肠。临床上可借手指伸入肛管内隔直肠前壁触诊直肠子宫陷凹、子宫颈和子宫口的情况。阴道下部穿过尿生殖膈，膈内的尿道阴道括约肌以及肛提肌均对阴道有括约作用。

(五) 前 庭 大 腺

前庭大腺(greater vestibular gland)，又称巴氏腺(Bartholin gland)，形如豌豆，位于前庭球后端的深面，其导管向内侧开口于阴道前庭，阴道口的两侧(图 7-19)。该腺相当于男性的尿道球腺，分泌物有润滑阴道口的作用。如因炎症导致导管阻塞，可形成前庭大腺囊肿。

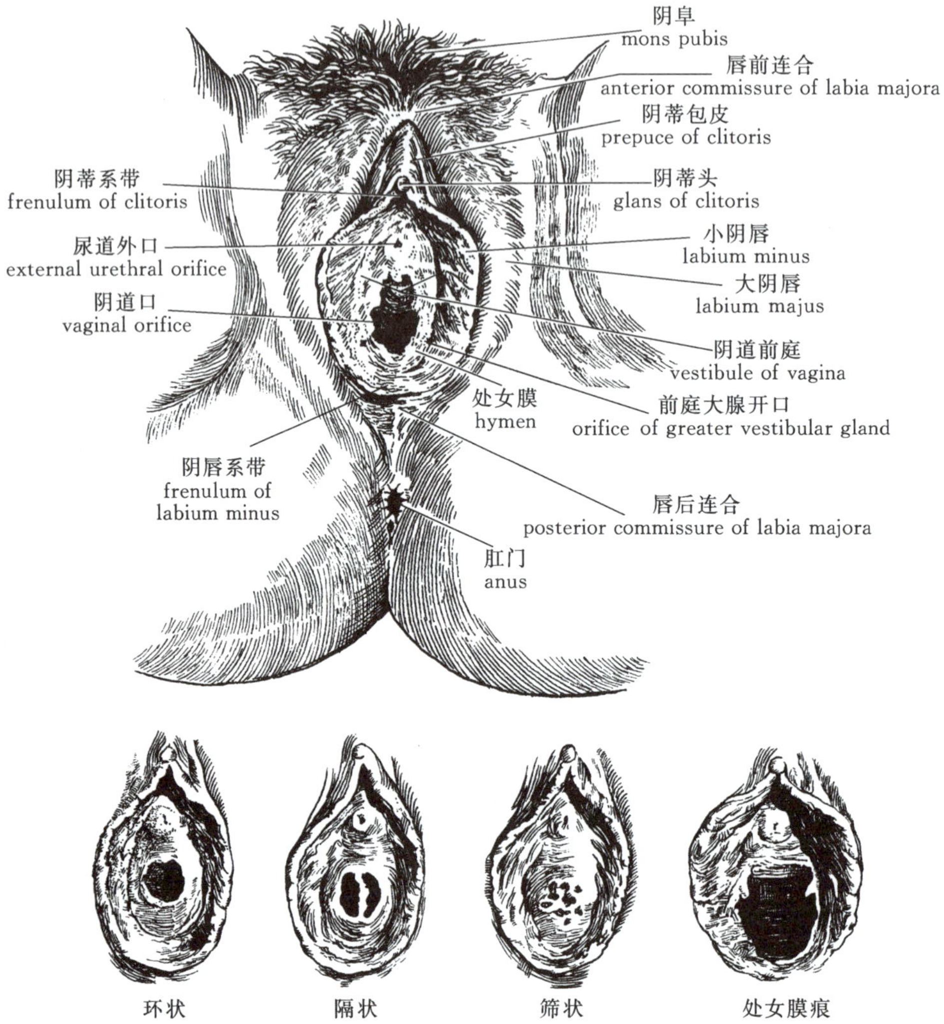

图 7-19 女性外生殖器

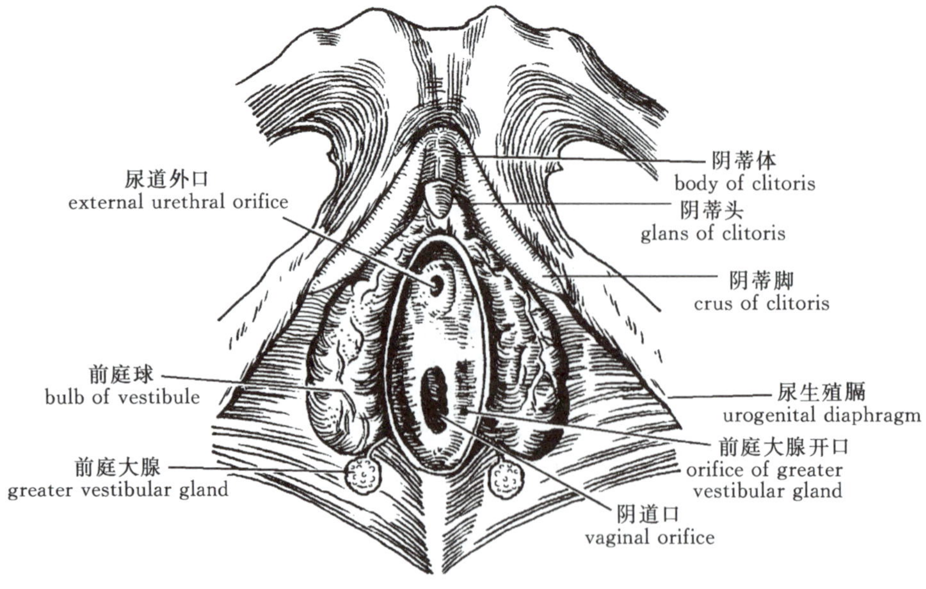

图 7-20 阴蒂、前庭球和前庭大腺

二、女性外生殖器

女性外生殖器(pudendum),即**女阴**(vulva)(图 7-19、图 7-20),包括以下结构。

1. 阴阜(mons pubis) 为耻骨联合前方的皮肤隆起,皮下富有脂肪。性成熟期以后,生有阴毛。

2. 大阴唇(labium majus) 为一对纵长隆起的皮肤皱襞。大阴唇的前端和后端左右互相连合,形成**唇前连合**和**唇后连合**。

3. 小阴唇(labium minus) 位于大阴唇的内侧,为一对较薄的皮肤皱襞,表面光滑无毛。其前端延伸为**阴蒂包皮**和**阴蒂系带**,后端两侧互相会合,形成**阴唇系带**。

4. 阴道前庭(vestibule of vagina) 是位于两侧小阴唇之间的裂隙。阴道前庭的前部有尿道外口,后部有阴道口,阴道口两侧各有一个前庭大腺导管的开口。

5. 阴蒂(clitoris) 由两个**阴蒂海绵体**组成,后者相当于男性的阴茎海绵体,亦分脚、体、头三部。**阴蒂脚**埋于会阴浅隙内,附于耻骨下支,向前与对侧者结合成**阴蒂体**,表面有阴蒂包皮包绕;**阴蒂头**露于表面,含有丰富的神经末梢。

6. 前庭球(bulb of vestibule) 相当于男性的尿道海绵体,呈马蹄铁形,分为较细小的中间部和较大的外侧部。中间部位于尿道外口与阴蒂体之间的皮下,外侧部位于大阴唇的皮下。

附:乳 房

乳房(mamma, breast)或乳腺(mammary gland)为哺乳动物特有的结构(图 7-21、图 7-22)。男性乳房不发达,女性乳房于青春期后开始发育生长,妊娠和哺乳期有分泌活动。

1. 位置 成年女子乳房位于胸前部,胸大肌和胸筋膜的表面,在第 3～第 6 肋之间,内侧至胸骨旁线,外侧可达腋中线。

2. 形态 成年未产妇女的乳房呈半球形,紧张而有弹性。乳房中央有**乳头**(mammary papilla),其位置因发育程度和年龄而异,通常在第 4 肋间隙或第 5 肋与锁骨中线相交处。乳头顶端有输乳管的开口。乳头周围皮肤色素较多的环形区称**乳晕**(areola of breast),表面有许多小隆起,其深面为**乳晕腺**,可分泌脂性物质滑润乳头。乳头和乳晕的皮肤较薄,易受损伤而感染。

妊娠和哺乳期,乳腺增生,乳房增大;停止哺乳后,乳腺萎缩,乳房变小;老年时,乳房萎缩而下垂。有些人的乳腺外上部常有一突出部分伸入腋窝,称**腋突**,在乳腺癌检查或手术时应予注意。

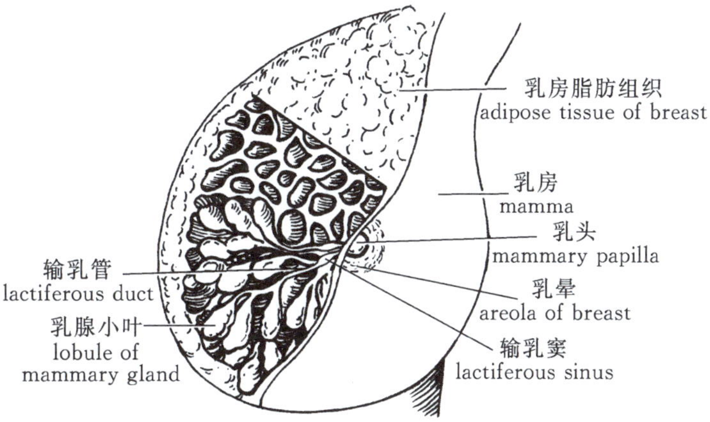

图 7-21 成年女性乳房

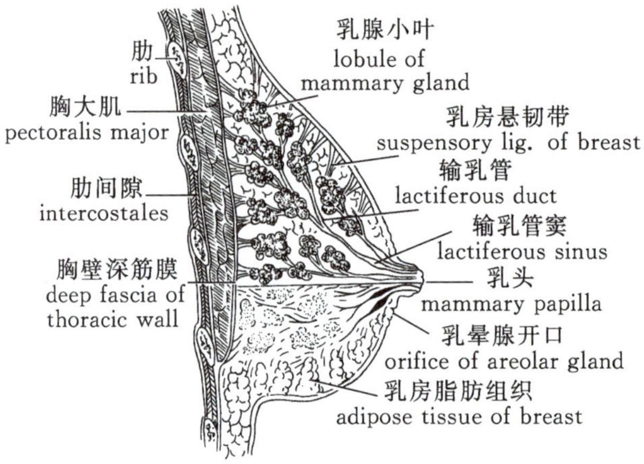

图 7-22　女性乳房(矢状切面)

3. 结构　乳房由皮肤、皮下脂肪、纤维组织和乳腺构成。纤维组织主要包绕乳腺，形成不完整的囊，并嵌入乳腺内，将腺体分割成 15～20 个**乳腺叶**(lobes of mammary gland)，叶又分为若干**乳腺小叶**(lobule of mammary gland)。一个乳腺叶有一个排泄管，称为**输乳管**(lactiferous duct)，行向乳头，在近乳头处膨大为**输乳管窦**(lactiferous sinus)，其末端变细，开口于乳头。乳腺叶和输乳管均以乳头为中心呈放射状排列，乳腺手术时宜作放射状切口，以减少对乳腺叶和输乳管的损伤。乳腺周围的纤维组织还发出许多小的纤维束，分别向深面连于胸筋膜，向浅面连于皮肤和乳头，对乳房起支持和固定作用，称为**乳房悬韧带**(suspensory ligament of breast)，或库珀韧带(Cooper ligament)。当乳腺癌侵及此韧带时，纤维组织增生，韧带缩短，牵引皮肤向内凹陷，致使皮肤表面出现许多点状小凹，类似橘皮，临床上称橘皮样变，是乳腺癌早期常有的一个征象。

第三节　会　　阴

会阴(perineum)(图 7-23)有狭义和广义之分。狭义的会阴即产科会阴，指肛门与外生殖器之间狭小区域的软组织。由于分娩时此区承受的压力较大，易发生撕裂(会阴撕裂)，助产时应注意保护此区。广义的会阴指封闭小骨盆下口的所有软组织，呈菱形，其前界为耻骨联合下缘；后界为尾骨尖；两侧为耻骨下支、坐骨支、坐骨结节和骶结节韧带。以两侧坐骨结节的连线为界，可将会阴分为前、后两个三角形的区域。前方的是**尿生殖三角**(urogenital triangle)，男性有尿道通过，女性有尿道和阴道通过；后方的是**肛门三角**(anal triangle)，其中央有肛管通过。会阴的结构，除男、女生殖器和肛管外，主要是肌和筋膜。

一、肛三角的肌

肛三角肌群包括**肛提肌**、**尾骨肌**(图 7-24)和**肛门外括约肌**。

1. 肛提肌(levator ani)　为一对宽的扁肌，两侧会合后呈尖向下的漏斗状，封闭小骨盆下口的大部分。它起自耻骨后面、坐骨棘及张于两者之间的肛提肌腱弓(由闭孔筋膜增厚而成)，纤维行向后下及内侧，止于会阴中心腱、肛尾韧带(肛门和尾骨之间的结缔组织束)和尾骨尖。肛提肌靠内侧的肌束，左、右结合形成“U”形袢，从后方套绕直肠和阴道。两侧肛提肌的前内侧之间留有一个三角形的裂隙，称为**盆膈裂孔**，位于直肠和耻骨联合之间，男性有尿道通过，女性有尿道和阴道通过。盆膈裂孔下方被尿生殖膈封闭。

肛提肌的作用是加强盆底，承托盆腔器官，并对肛管和阴道有括约作用。

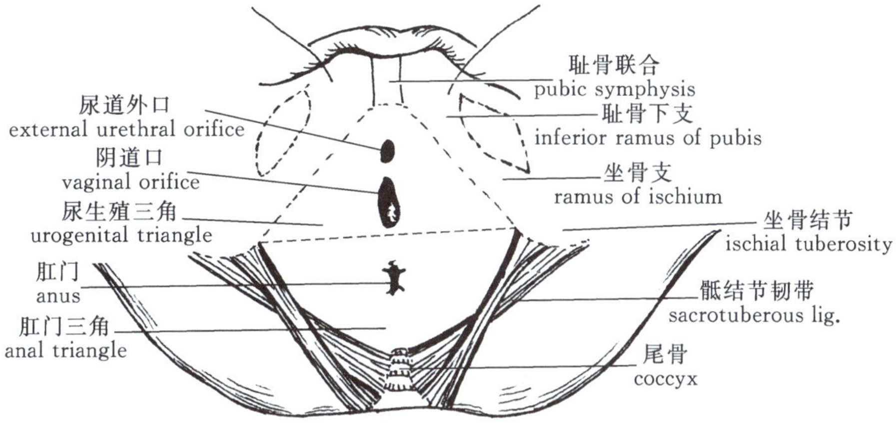

图 7-23 会阴的境界和分部

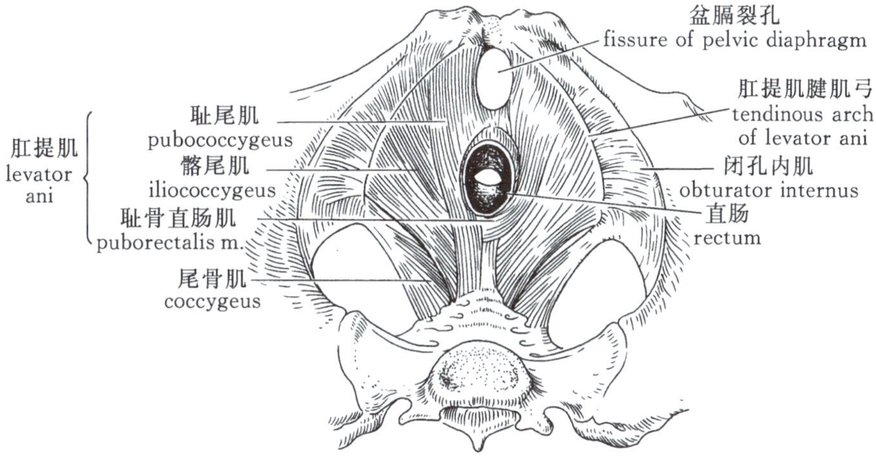

图 7-24 肛提肌和尾骨肌(上面观)

2. 尾骨肌(coccygeus) 位于肛提肌后方,骶棘韧带上面。起于坐骨棘,呈扇形止于骶、尾骨的侧缘。具有协助封闭小骨盆下口、承托盆腔脏器及固定骶、尾骨的作用。

3. 肛门外括约肌(external anal sphincter) 为环绕肛门的骨骼肌,分为皮下部、浅部和深部(见直肠)。

二、尿生殖三角的肌

尿生殖三角的肌群位于肛提肌前部的下方,封闭尿生殖三角,可分为浅、深两层(图 7-25、图 7-26)。

(一) 浅 层 肌

1. 会阴浅横肌(superficial transverse perineal) 起自坐骨结节,止于会阴中心腱,有固定会阴中心腱的作用。

2. 球海绵体肌(bulbocavernosus) 起自会阴中心腱和尿道球下面的中缝,围绕尿道球和尿道海绵体后部,止于阴茎背面的筋膜。收缩时可使尿道缩短变细,协助排尿和射精,并参与阴茎勃起。在女性,此肌覆盖于前庭球表面,称**阴道括约肌**,可缩小阴道口。

3. 坐骨海绵体肌(ischiocavernosus) 覆盖在阴茎脚的表面,起自坐骨结节,止于阴茎脚下面。收缩时压迫阴茎海绵体根部,阻止静脉血回流,参与阴茎勃起,又名阴茎勃起肌。此肌在女性较薄弱,覆盖于阴蒂脚的表面,收缩时使阴蒂勃起,又称阴蒂勃起肌。

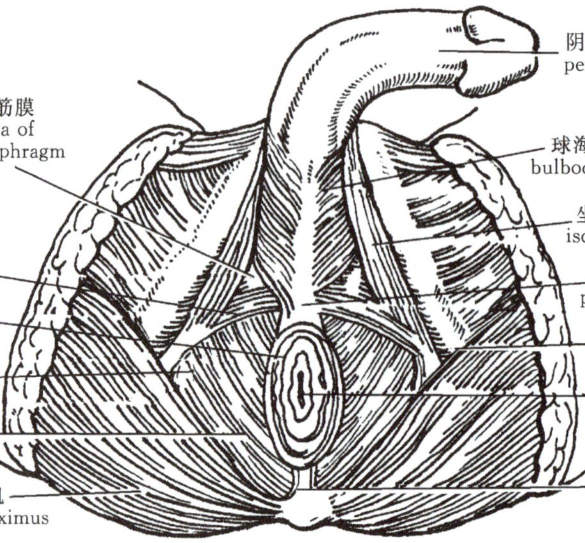

图 7-25 男性会阴(浅层)

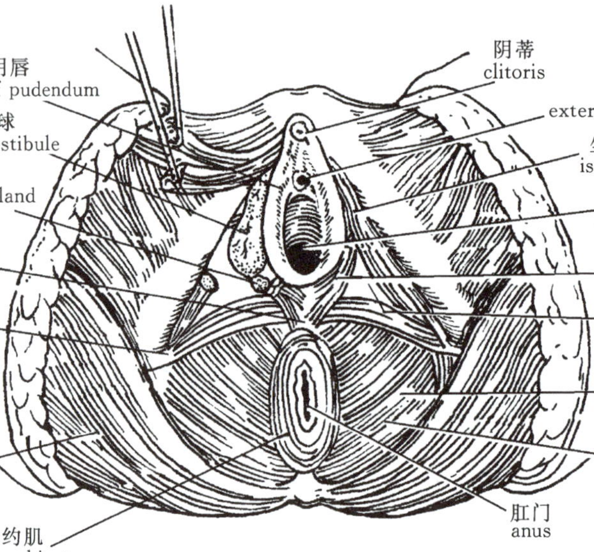

图 7-26 女性会阴(浅层)

(二)深 层 肌

1. 会阴深横肌(deep transverse perineal) 位于尿生殖膈上、下筋膜之间,肌束横行,张于两侧坐骨支之间,肌纤维在中线上互相交织,部分纤维止于会阴中心腱,收缩时可稳定会阴中心腱。在男性此肌中埋有尿道球腺。

2. 尿道括约肌(sphincter urethra) 位于尿生殖膈上、下筋膜之间,会阴深横肌前方,肌束呈环形围绕尿道膜部,是随意的尿道外括约肌。在女性,此肌还围绕阴道,称**尿道阴道括约肌**(urethrovaginal sphincter),可缩紧尿道和阴道。尿道括约肌和会阴深横肌不能截然分开,有人将二者合称尿生殖三角肌。

会阴中心腱(perineal central tendon)又称**会阴体**(perineal body),是狭义会阴深面的一个腱性结构,长约 1.3 cm,许多会阴肌(会阴浅横肌、球海绵体肌、会阴深横肌、肛门外括约肌)附着于此,有加固盆底的作用。在女性,此腱较大且有韧性和弹性,在分娩时有重要作用。

三、会阴的筋膜

(一) 浅 筋 膜

肛三角的浅筋膜为富含脂肪的结缔组织,充填在坐骨肛门窝内。**坐骨肛门窝**(ischioanal fossa)(图 7-27)旧称**坐骨直肠窝**,位于坐骨结节与肛门之间,为底朝下尖朝上的锥形间隙。窝的外侧壁为闭孔内肌及闭孔筋膜,内侧壁为肛管和盆膈,前界为尿生殖膈后缘,后界为臀大肌下缘。两侧的坐骨肛门窝在肛管后方相通。窝内有大量脂肪组织和会阴部的血管、神经、淋巴管等。坐骨肛门窝是脓肿的好发部位,大量积脓时,脓液可扩散到对侧,形成马蹄形脓肿,亦可穿过盆膈形成盆腔脓肿;若穿过直肠并与皮肤贯通时,可形成肛瘘。

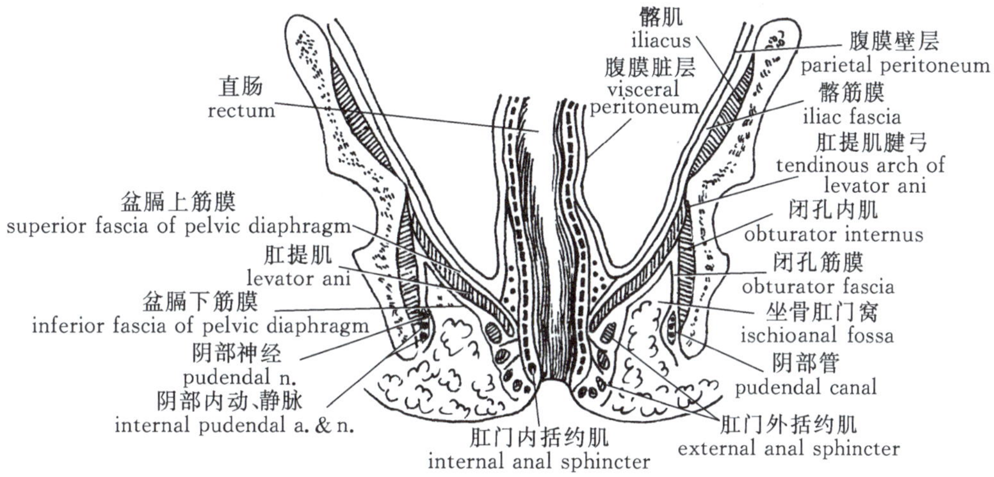

图 7-27 盆腔的冠状切面

尿生殖三角的浅筋膜分为两层:浅层富含脂肪,与腹下部和股部的浅筋膜相延续。深层呈膜状,称为**会阴浅筋膜**(superficial fascia of perineum),又称科利斯筋膜(Colles' fascia)。

会阴浅筋膜向后附于尿生殖膈后缘,向两侧附于耻骨下支和坐骨支;向前与阴囊肉膜、阴茎浅筋膜及腹壁浅筋膜的膜性层(斯尔卡帕筋膜)相延续(图 7-28)。

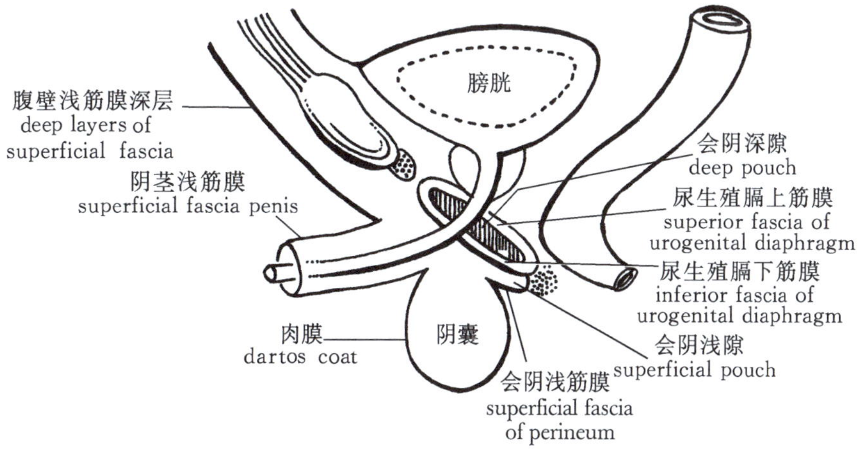

图 7-28 会阴筋膜(矢状切面)

(二)深 筋 膜

肛门三角的深筋膜覆盖于坐骨肛门窝的各壁(图 7-29、图 7-30)。衬于肛提肌和尾骨肌之下者称**盆膈下筋膜**(inferior fascia of pelvic diaphragm);覆盖于肛提肌和尾骨肌之上者称**盆膈上筋膜**(superior fascia of pelvic diaphragm),为盆筋膜壁层的一部分。盆膈上、下筋膜及其间的肛提肌和尾骨肌共同组成**盆膈**(pelvic diaphragm),封闭小骨盆下口的大部分,对承托盆腔脏器有重要作用。盆膈中央有直肠穿过。

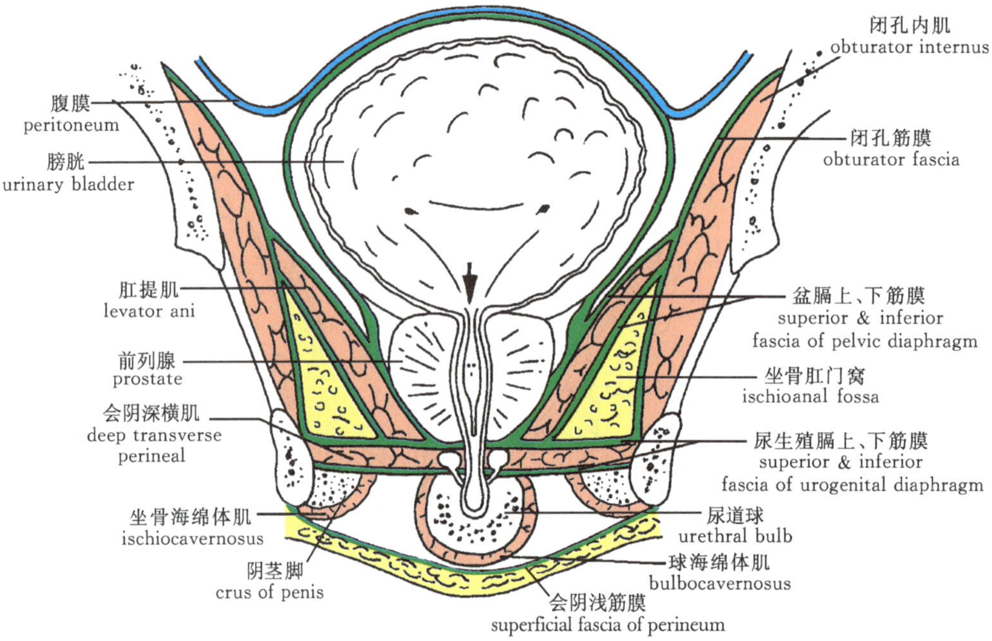

图 7-29 男性盆腔(冠状切面)(通过膀胱)

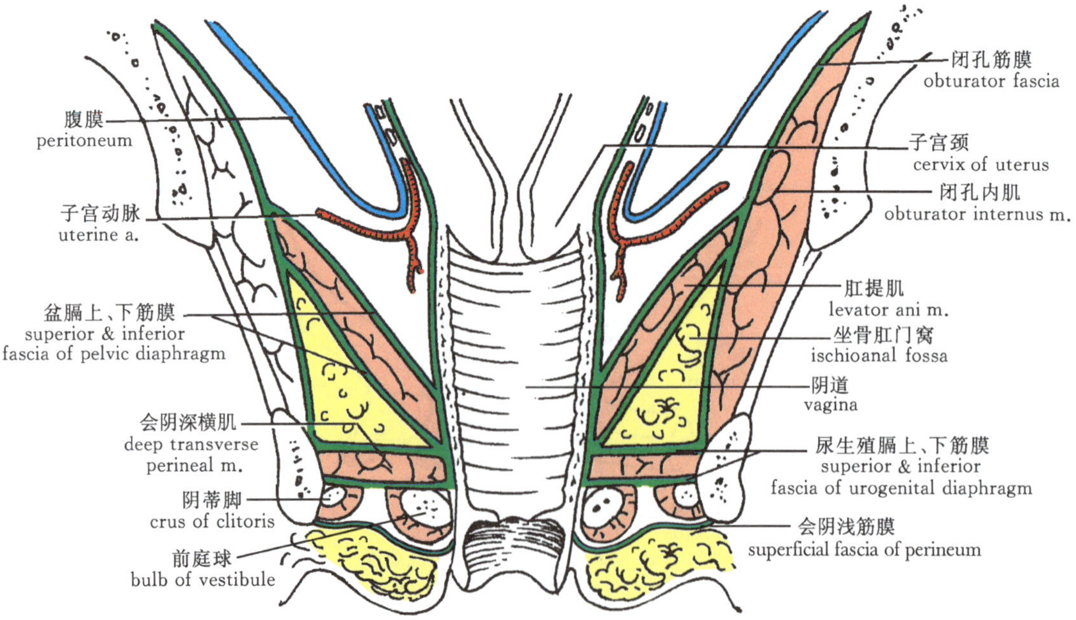

图 7-30 女性盆腔(冠状切面)(通过阴道)

尿生殖三角的深筋膜亦分两层，分别覆盖在会阴深横肌和尿道括约肌的下面和上面，称为**尿生殖膈下筋膜**（inferior fascia of urogenital diaphragm）和**尿生殖膈上筋膜**（superior fascia of urogenital diaphragm）；两侧附着于耻骨下支和坐骨支，前缘和后缘两层互相愈合。尿生殖膈上、下筋膜及其间的会阴深横肌和尿道括约肌共同组成**尿生殖膈**（urogenital diaphragm），封闭尿生殖三角。男性的尿道及女性的尿道和阴道穿过尿生殖膈。尿生殖膈有加强盆底，协助承托盆腔脏器的作用。

会阴浅筋膜与尿生殖膈下筋膜之间围成**会阴浅隙**（superficial perineal space），内有尿生殖三角的浅层肌、男性的阴茎根、女性的阴蒂脚、前庭球和前庭大腺等结构。尿生殖膈上、下筋膜之间的间隙称**会阴深隙**（deep perineal space），内有尿生殖三角的深层肌，在男性还有尿道膜部和尿道球腺等结构。在女性有尿道、阴道穿过。

（刘树伟）

本章学习目标与练习题

第七章学习目标

第七章练习题

第八章　腹　　膜

一、概　　述

腹膜(peritoneum)为覆盖于腹、盆腔壁内和腹、盆腔脏器表面的一层薄而光滑的浆膜，由间皮和少量结缔组织构成，呈半透明状(图 8-1)。

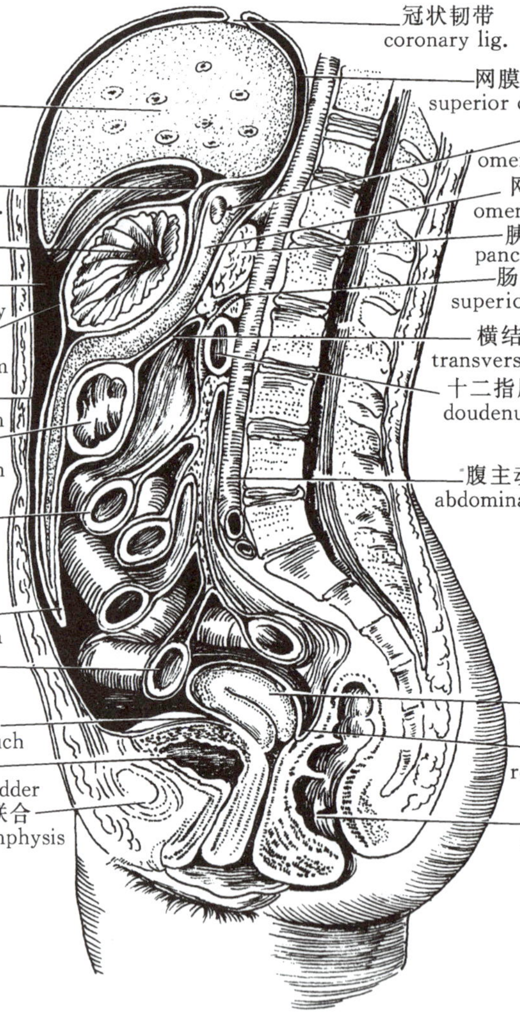

图 8-1　女性腹腔(正中矢状面)(示腹膜垂直配布)

衬于腹、盆腔壁内的腹膜称为**壁腹膜**(parietal peritoneum)或**腹膜壁层**，由壁腹膜反折并覆盖于腹、盆腔脏器表面的腹膜称为**脏腹膜**(visceral peritoneum)或**腹膜脏层**。壁腹膜和脏腹膜互相延续、移行，共同围成不规则的潜在性腔隙，称为**腹膜腔**(peritoneal cavity)，腔内仅有少量浆液。男性腹膜腔为一封闭的腔隙；女性腹膜腔则借输卵管腹腔口，经输卵管、子宫、阴道与外界相通。壁腹膜较厚，与腹、盆壁之间还有一层疏松结缔组织，称为**腹膜外组织**。腹后壁和腹前壁下部的腹膜外组织中含有较多脂肪，临床上亦称腹膜外脂肪。脏腹膜紧贴脏器表面,从组织结构和功能方面都可视为脏器的一部分,如胃和肠壁的脏腹膜即为该器官的外膜。

腹膜腔和腹腔在解剖学上是两个不同而又相关的概念。**腹腔**(abdominal cavity)是指膈以下、盆膈以上,腹前壁和腹后壁之间的腔;而腹膜腔则指脏腹膜和壁腹膜之间的潜在性腔隙,腔内仅含少量浆液。实际上,腹膜腔是套在腹腔内,腹、盆腔脏器均位于腹腔之内、腹膜腔之外。临床应用时,对腹膜腔和腹腔的区分常常并不严格,但有的手术(如对肾和膀胱的手术)常在腹膜外进行,并不需要打开腹膜腔,因此手术者应对两腔有明确的概念。

腹膜具有分泌、吸收、保护、支持、修复等功能:①分泌少量浆液(正常情况下 100~200 mL),可润滑和保护脏器,减少摩擦。②腹膜形成的韧带、系膜等结构有支持和固定脏器的作用。③吸收腹腔内的液体和空气等。一般认为,上腹部,特别是膈下区的腹膜吸收能力较强,这是因为该部的腹膜面积较大,腹膜外组织较少,微血管较丰富,淋巴孔(又称腹膜孔)较多,以及呼吸运动的影响较明显。所以腹腔炎症或腹腔手术后的患者多采取半卧位,使有害液体流至下腹部,以减缓腹膜对有害物质的吸收。④防御功能。腹膜和腹膜腔内浆液中含有大量的巨噬细胞,可吞噬细菌和有害物质。⑤腹膜有较强的修复和再生能力。腹膜分泌的浆液中含有纤维素,其粘连作用可促进伤口的愈合和炎症的局限化。但若手术操作粗暴,或腹膜在空气中暴露时间过久,可造成肠粘连等后遗症。

二、腹膜与腹、盆腔脏器的关系

根据脏器被腹膜覆盖的范围大小,可将腹、盆腔脏器分为以下三类(图 8-2)。

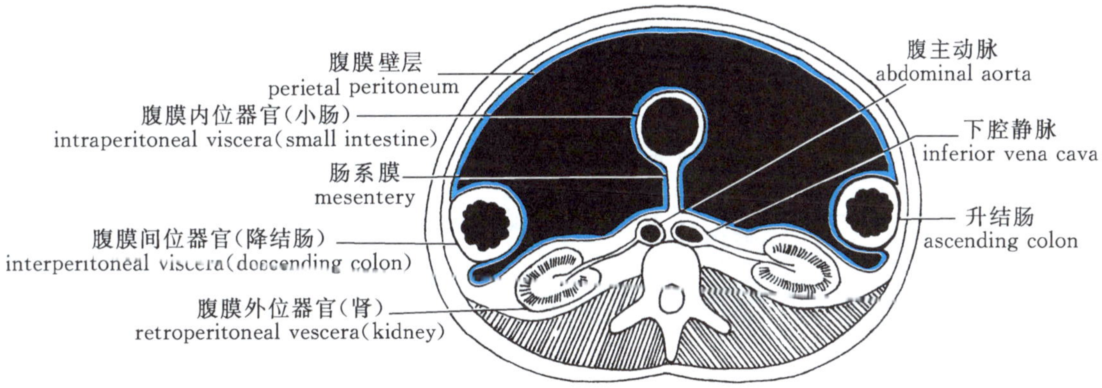

图 8-2 腹膜与脏器的关系(横切面)

(一) 腹膜内位器官

表面几乎都被腹膜所覆盖的器官为腹膜内位器官,有胃、十二指肠上部、空肠、回肠、盲肠、阑尾、横结肠、乙状结肠、脾、卵巢和输卵管。

(二) 腹膜间位器官

表面大部分被腹膜覆盖的器官为腹膜间位器官,有肝、胆囊、升结肠、降结肠、子宫、膀胱和直肠上段。

(三) 腹膜外位器官

仅一面被腹膜覆盖的器官为腹膜外位器官,有肾,肾上腺,输尿管,十二指肠降部和下部,直肠中、下段及胰。这些器官大多位于腹膜后间隙,临床上又称腹膜后位器官。

了解脏器与腹膜的关系，有重要的临床意义，如腹膜内位器官的手术必须通过腹膜腔；而肾、输尿管等腹膜外位器官则不必打开腹膜腔便可进行手术，从而避免腹膜腔的感染和术后粘连。

三、腹膜形成的结构

壁腹膜与脏腹膜之间，或脏腹膜之间互相反折移行，形成许多结构。这些结构不仅对器官起着连接和固定的作用，也是血管、神经等进入脏器的途径。

（一）网 膜

网膜(omentum)是与胃小弯和胃大弯相连的双层腹膜皱襞，其间有血管、神经、淋巴管和结缔组织等(图 8-3)。

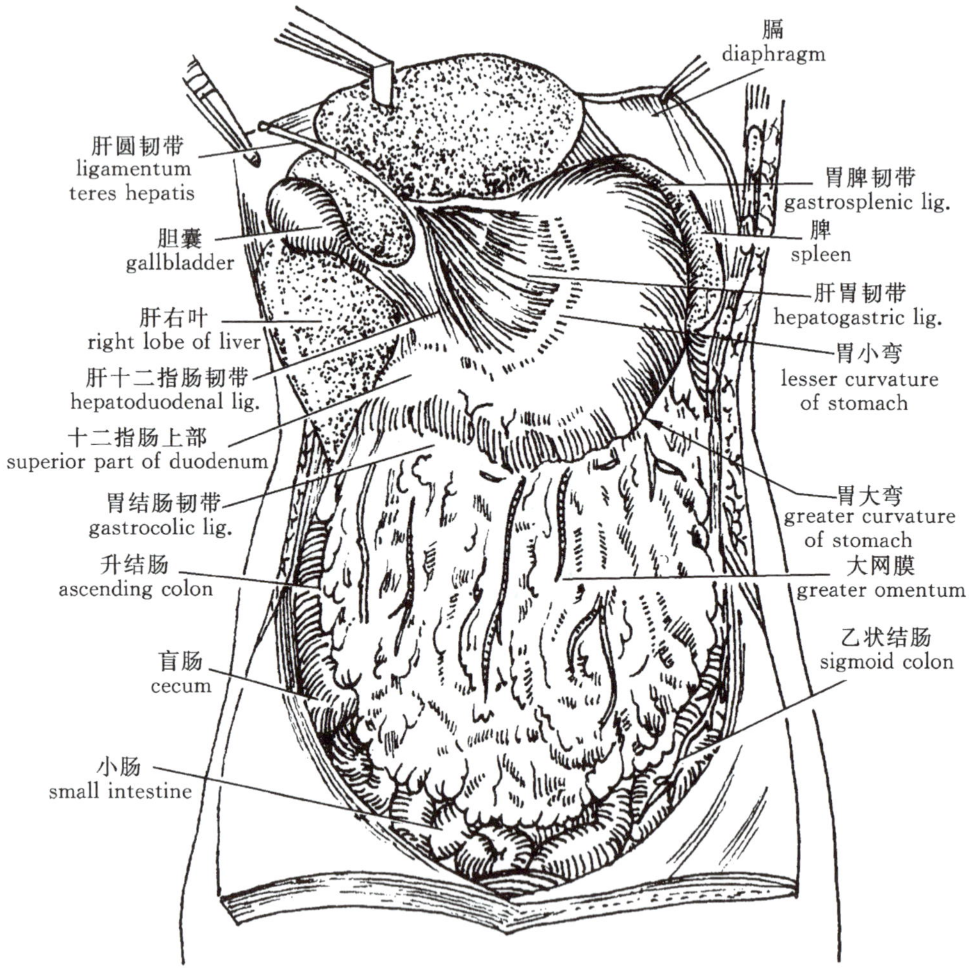

图 8-3 大网膜和小网膜

1. **小网膜**(lesser omentum) 是由肝门向下移行于胃小弯和十二指肠上部的双层腹膜结构。从肝门连于胃小弯的部分称**肝胃韧带**(hepatogastric ligament)，其内含有胃左、右血管，胃上淋巴结及至胃的神经等。从肝门连于十二指肠上部的部分称**肝十二指肠韧带**(hepatoduodenal ligament)，其内有进出肝门的三个重要结构通过：胆总管位于右前方，肝固有动脉位于左前方，两者之后为肝门静脉。上述结构周围伴有淋巴管、淋巴结和神经丛。外伤性肝破裂时，可压迫小网膜的右侧部分(即肝十二指肠韧带)以暂时减少肝的出血量。小网膜的右缘游离，其后方为网膜孔，经此孔可进入网膜囊。

2. 大网膜(greater omentum) 为连于胃大弯和横结肠之间的四层腹膜结构,形似围裙覆盖于空、回肠和横结肠的前方,其左缘与胃脾韧带相连续。构成小网膜的两层腹膜分别贴被胃和十二指肠上部的前、后两面向下延伸,至胃大弯处互相愈合,形成大网膜的前两层,降至脐平面稍下方,然后向后反折向上,形成大网膜的后两层,连于并包绕横结肠后叠合成横结肠系膜,贴于腹后壁。大网膜前两层与后两层之间的潜在性腔隙是网膜囊的下部,随着年龄的增长,大网膜前两层和后两层常粘连愈着,致使其间的网膜囊下部消失,由于胃大弯下延的两层腹膜常与横结肠愈着,这时连于胃大弯和横结肠之间的大网膜前两层则称**胃结肠韧带**(gastrocolic ligament)。大网膜前两层或后两层的腹膜间含有许多血管分支,胃大弯下约 1 cm 处有胃网膜左、右血管,它们分别向胃大弯和大网膜发出许多分支(胃支和网膜支)。沿大网膜的血管附近有丰富的脂肪和巨噬细胞,后者有重要的防御功能。大网膜的长度因人而异,活体上大网膜的下垂部分常可移动位置,当腹膜腔内有炎症时,大网膜可移动至病变部位并包围病灶以防止炎症扩散蔓延,故有“腹腔卫士”之称。小儿的大网膜较短,一般在脐平面以上,因此当阑尾炎或其他下腹部炎症时,病灶区不易被大网膜包裹而局限化,常导致弥漫性腹膜炎。大网膜的血管常用作心冠状动脉搭桥术中的供体血管。整形外科常使用带血管蒂的大网膜片铺盖胸、腹壁或颅骨创面,作为植皮的基础。

3. 网膜囊和网膜孔 **网膜囊**(omental bursa)是小网膜和胃后壁腹膜与腹后壁腹膜之间的一个扁窄间隙(图 8-1、图 8-4),又称小腹膜腔,为腹膜腔的一部分。网膜囊的前壁为小网膜、胃后壁的腹膜和胃结肠韧带;后壁为横结肠及其系膜以及覆盖在胰、左肾、左肾上腺等处的腹膜;上壁为肝尾状叶和膈下方的腹膜;下壁为大网膜前两层和后两层的愈着处。网膜囊的左侧为脾、胃脾韧带和脾肾韧带;右侧藉网膜孔通腹膜腔的其余部分。**网膜孔**(omental foramen)[又称温斯洛孔(Winslow foramen)]的高度约在第 12 胸椎至第 2 腰椎体的前方,成人可容 1～2 个手指通过。其上界为肝尾叶,下界为十二指肠上部,前界为肝十二指肠韧带,后界为覆盖在下腔静脉表面的腹膜。手术时,遇有肝门附近动脉出血,可将示、中指伸入孔内,拇指在小网膜游离缘前方加压,进行暂时止血。

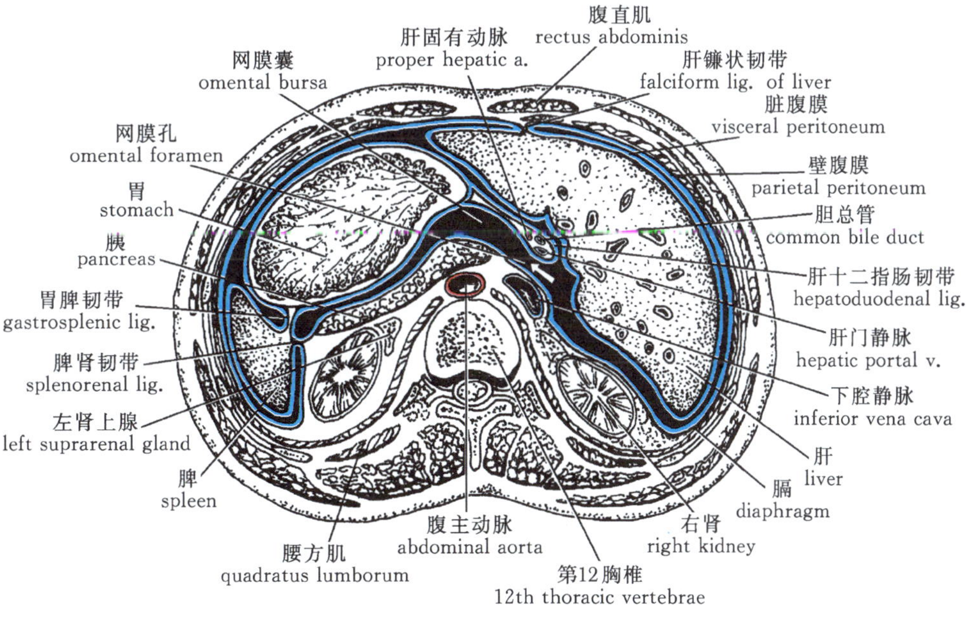

图 8-4 腹腔横断面(平网膜孔)

网膜囊是腹膜腔的一个盲囊,位置较深,周邻关系复杂,有关器官的病变相互影响。当胃后壁穿孔或某些炎症导致网膜囊内积液(脓)时,早期常局限于囊内,给诊断带来一定困难,晚期,或因体位变化,可经网膜孔流到腹膜腔的其他部位,引起炎症扩散。

（二）系 膜

系膜是与腹膜内位器官相连的双层腹膜结构，其内含有出入该器官的血管、神经及淋巴管和淋巴结等。主要的系膜如下（图 8-5）。

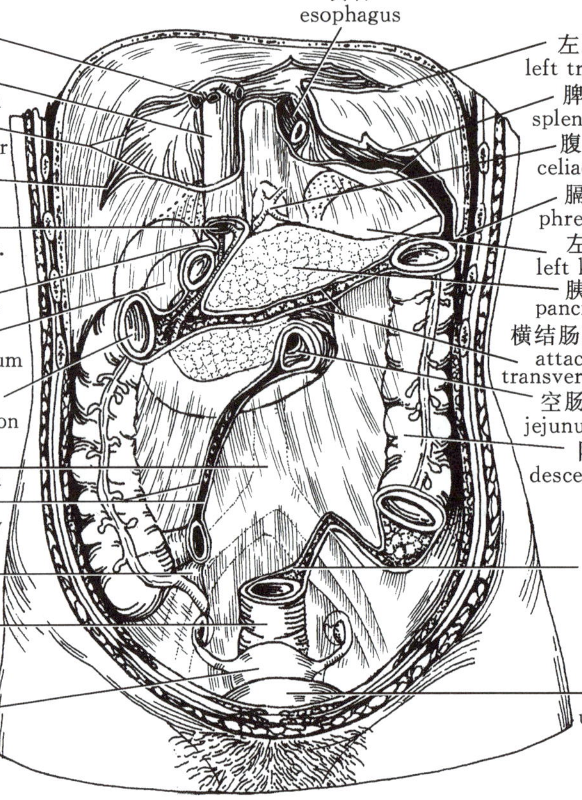

图 8-5 腹后壁腹膜的配布

1. 肠系膜（mesentery） 是空肠和回肠连于腹后壁的双层腹膜，面积较大，整体呈扇形，其附着于腹后壁的部分称为**小肠系膜根**（radix of mesentery），起自第 2 腰椎左侧，斜向右下跨过脊柱及其前方结构，止于右骶髂关节前方。由于小肠系膜根仅长 15 cm，而小肠缘长达 5～7 m，故肠系膜形成许多皱褶。肠系膜长而宽，使空、回肠具有较大的活动度，这对消化和吸收有促进作用，但活动异常时也易发生肠扭转、肠套叠等。肠系膜的两层腹膜间含有肠系膜上血管的分支和属支、淋巴管、淋巴结、神经丛和脂肪等。

2. 阑尾系膜（mesoappendix） 呈三角形，将阑尾系连于肠系膜下方。阑尾的血管行走于系膜的游离缘，故阑尾切除时，应从系膜游离缘进行血管结扎。

3. 横结肠系膜（transverse mesocolon） 是将横结肠系连于腹后壁的横位双层腹膜结构，其根部右侧起自结肠右曲，向左行，主要沿胰前缘到达左肾前方，直至结肠左曲。横结肠系膜内含有中结肠血管分支和属支、淋巴管、淋巴结和神经丛等。通常以横结肠系膜为标志将腹膜腔划分为结肠上区和结肠下区。

4. 乙状结肠系膜（sigmoid mesocolon） 是将乙状结肠固定于左下腹的双层腹膜结构，其根部附着于左髂窝和骨盆左后壁。该系膜较长，故乙状结肠活动度较大，易发生肠扭转。系膜内含有乙状结肠血管、直肠上血管、淋巴管、淋巴结和神经丛等。

（三）韧 带

腹膜形成的韧带指连接腹、盆壁与脏器之间或连接相邻脏器之间的腹膜结构，多数为双层，少数为单层腹膜构成，对脏器有固定作用。有的韧带内含有血管和神经等。

1. 肝的韧带 肝的下方有肝胃韧带、肝十二指肠韧带（已如前述），上方有镰状韧带，冠状韧带，左、右三角韧带，前方有肝圆韧带（图 4-24、图 4-26）等。

镰状韧带（falciform ligament of liver）是腹前壁上部和膈下面连于肝上面的双层腹膜结构。呈矢状位，位于前正中线右侧，侧面观形似镰刀。镰状韧带前下缘游离，内含有脐至肝门的**肝圆韧带**（ligameutum teres hepatis），是胚胎时脐静脉闭锁后的遗迹。由于镰状韧带偏中线右侧，脐以上腹壁正中切口需向下延长时，应偏向中线左侧，以避免损伤肝圆韧带及伴其内行走的附脐静脉。

冠状韧带（coronary ligament）呈冠状位，由膈下面的壁腹膜反折至肝上面所形成的双层腹膜组成。前层向前与镰状韧带相延续，前、后两层之间无腹膜被覆的肝表面称为肝**裸区**（bare area of liver）。冠状韧带左、右两端，前、后两层彼此会合形成**左三角韧带**（left triangular ligament）、**右三角韧带**（right triangular ligament）。

2. 脾的韧带 包括胃脾韧带、脾肾韧带、膈脾韧带。**胃脾韧带**（gastrosplenic ligament）是连于胃底和胃大弯上份与脾门之间的双层腹膜结构，向下与大网膜左侧部相延续。内含胃短血管和胃网膜左血管及淋巴管、淋巴结等。**脾肾韧带**（splenorenal ligament）为脾门至左肾前面的双层腹膜结构，内含胰尾、脾血管，以及淋巴、神经等。**膈脾韧带**（phrenicosplenic ligament）为脾肾韧带的上部，由脾上极连至膈下。偶尔在脾下极与结肠左曲之间，有**脾结肠韧带**（splenocolic ligament）。

3. 胃的韧带（图 8-6） 包括肝胃韧带、胃脾韧带、胃结肠韧带和胃膈韧带，前三者已如前述。**胃膈韧带**（gastrophrenic ligament）是胃贲门左侧和食管腹段连于膈下面的腹膜结构。

此外，在膈与结肠左曲之间还有**膈结肠韧带**（phrenicocolic ligament），固定结肠左曲并从下方承托脾。

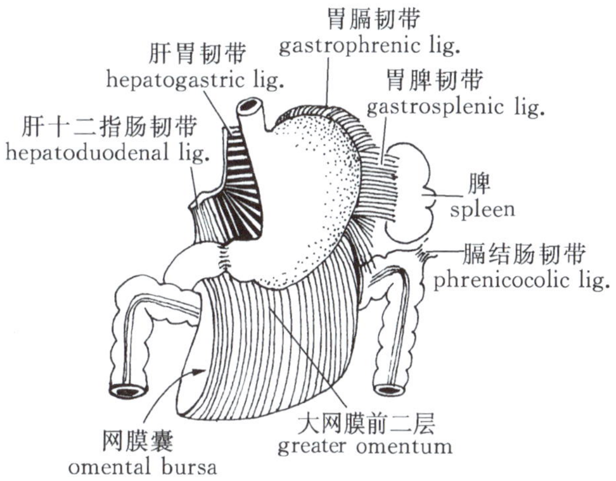

图 8-6 胃的韧带

（四）腹膜皱襞、隐窝和陷凹

腹膜皱襞是腹、盆壁与脏器之间或脏器与脏器之间腹膜形成的隆起，其深部常有血管走行。在皱襞之间或皱襞与腹、盆壁之间形成的腹膜凹陷称隐窝，较大的隐窝称陷凹。

1. 腹后壁的皱襞和隐窝 **肝肾隐窝**（hepatorenal recess）位于肝右叶与右肾之间，其左界为网膜孔和十二指肠降部，右界为右结肠旁沟。在仰卧时，肝肾隐窝是腹膜腔的最低部位，腹膜腔内的液体易积存于此。

在胃后方、十二指肠、盲肠和乙状结肠周围有较多的皱襞和隐窝（图 8-5）。隐窝的大小、深浅和形态，个体间差异甚大。隐窝很深时，小肠可突入其中形成内疝。常见的皱襞和隐窝有：**十二指肠上襞**（superior duodenal fold）位于十二指肠升部左侧，相当第 2 腰椎平面，呈半月形，下缘游离。皱襞深面为口朝下方的**十二指肠上隐窝**（superior duodenal recess）（中国人出现率 50%），其左侧有肠系膜下静脉通行于壁腹膜深面。此隐窝下方为三角形的**十二指肠下襞**（inferior duodenal fold），其上缘游离。此皱襞深面为口朝上的**十二指肠下隐窝**(inferior duodenal recess)(中国人出现率 75%)。**盲肠后隐窝**(retrocecal recess)位于盲肠后方,盲肠后位的阑尾常在其内。**乙状结肠间隐窝**(intersigmoid recess)位于乙状结肠左后方,乙状结肠系膜与腹后壁之间,其后壁内有左侧的输尿管经过。

2. 腹前壁的皱襞和隐窝(图 8-7) 腹前壁内面有 5 条腹膜皱襞,均位于脐下。脐与膀胱尖之间为**脐正中襞**(median umbilical fold),内含脐尿管闭锁后形成的脐正中韧带又称脐尿管索。一对**脐内侧襞**(medial umbilical fold)位于脐正中襞的两侧,内含脐动脉闭锁后形成的脐内侧韧带又称脐动脉索。一对**脐外侧襞**(lateral umbilical fold)分别位于脐内侧襞的外侧,内含腹壁下动脉和静脉,故又称**腹壁动脉襞**。在腹股沟韧带上方,上述 5 条皱襞之间形成 3 对隐窝,由中线向外侧依次为**膀胱上窝**(supravesical fossa)、**腹股沟内侧窝**(medial inguinal fossa)和**腹股沟外侧窝**(lateral inguinal fossa)。腹股沟内侧窝和外侧窝分别与腹股沟管皮下环和腹环的位置相对应。在腹股沟内侧窝下方,腹股沟韧带之下,有一浅凹,称为**股凹**(femoral fossa),与股环相对应,是易发生股疝的部位。

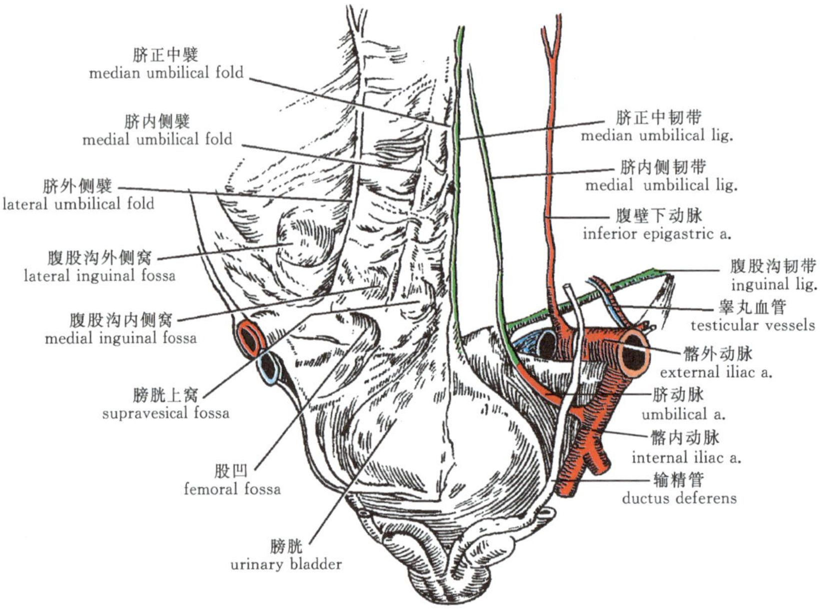

图 8-7 腹前壁内面的腹膜皱襞和隐窝

3. 腹膜陷凹 主要的腹膜陷凹位于盆腔内,为腹膜在盆腔脏器之间移行反折形成。男性在膀胱与直肠之间有**直肠膀胱陷凹**(rectovesical pouch),凹底距肛门约 7.5 cm。女性在膀胱与子宫之间有**膀胱子宫陷凹**(vesicouterine pouch),在直肠与子宫之间有**直肠子宫陷凹**(rectouterine pouch),后者又称道格拉斯腔(Douglas pouch),较深,凹底距肛门约 3.5 cm,与阴道后穹之间仅隔以阴道后壁和腹膜。站立或坐位时,男性的直肠膀胱陷凹和女性的直肠子宫陷凹是腹膜腔的最低部位,故腹膜腔内的积液多聚存于此,临床上可进行直肠穿刺或阴道后穹穿刺以进行诊断和治疗。

(薛延军)

本章学习目标与练习题

第八章学习目标

第八章练习题

第三篇

脉管系统

脉管系统(angiology)是运输体液的封闭管道,同时有重要的内分泌和免疫功能,它包括心血管系统和淋巴系统。心血管系统运输血液,由心、动脉、毛细血管和静脉组成。淋巴系统运输淋巴,由淋巴管道、淋巴器官和淋巴组织构成。淋巴器官和组织产生淋巴细胞和抗体,构成重要的免疫防御体系。

第九章　心血管系统

第一节　心血管系统总论

一、心血管系统的组成

心血管系统(cardiovascular system)(图 9-1)由心、动脉、毛细血管和静脉组成。

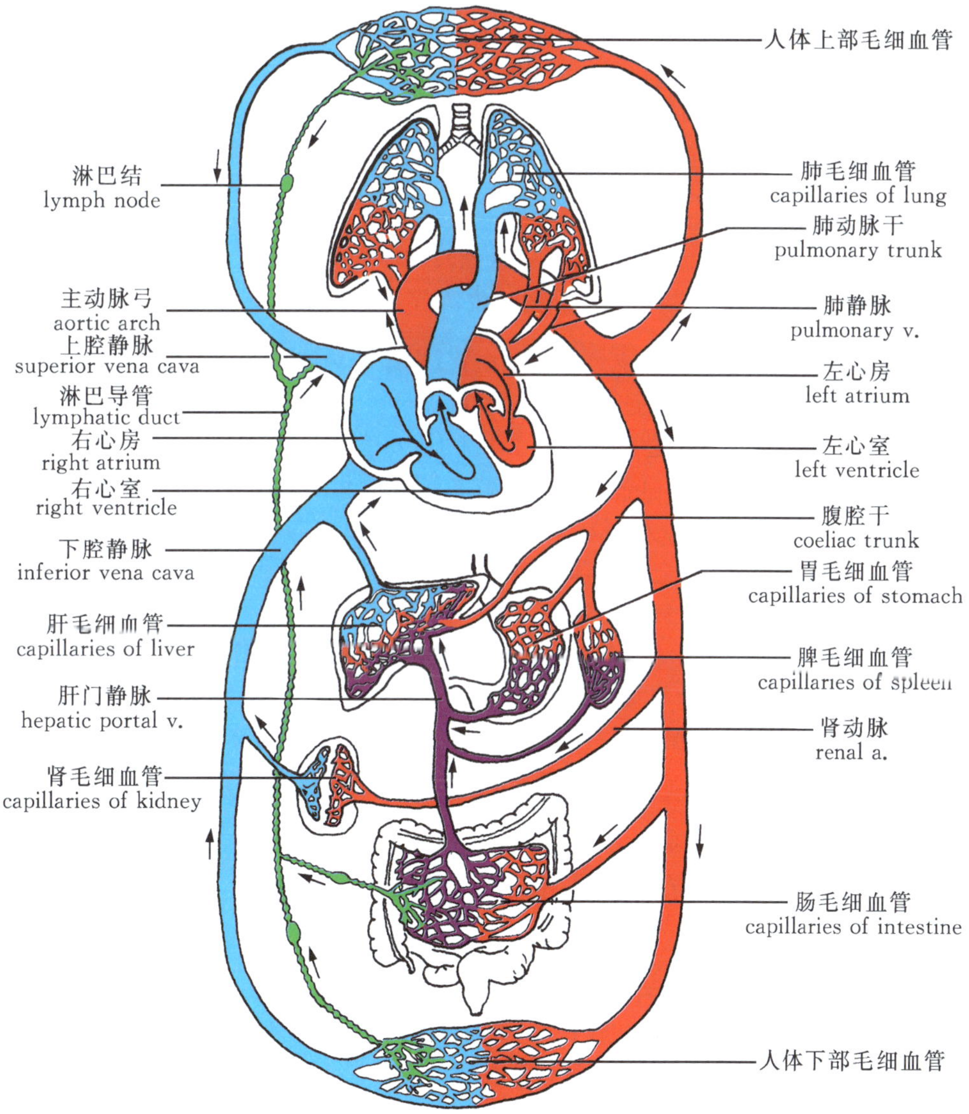

图 9-1　心血管系统组成及血液循环示意图

1. 心(heart)　心是血液循环的动力器官。在神经体液调节下，心有节律地收缩与舒张，像泵一样将血液由静脉导入，由动脉射出，促使血液在心血管内循环流动。心是中空肌性器官，心房回收血液，房壁薄，张力小，位于后上方。心室排出血液，室壁厚，张力大，位于前下方。心房和心室借房室口相通，房室口和动脉口处有瓣膜,起到阀门的作用,顺血流开放,逆血流关闭,保证血液定向流动。心被房间隔、室间隔分为左、右心房和左、右心室四个腔。

2. 动脉(artery) 动脉是运送血液离心的血管。由心室发出后不断分支,最后移行于毛细血管。动脉呈圆管形,管壁较厚,含较多平滑肌,具有一定的弹性,可随心的舒张、收缩而有明显的搏动。大动脉的管壁弹性纤维较多,弹性大,心室射血时管壁扩张,心室舒张时管壁回缩,促使血液继续流动。中、小动脉含平滑肌较多,可在神经体液作用下收缩或舒张,改变管径大小,调节局部血流量和血流阻力,以维持和调节血压。

3. 毛细血管(capillary) 毛细血管是连于动、静脉末梢之间极细微的血管,是血液与血管外组织液之间进行物质交换和气体交换的场所。除关节软骨、角膜、晶状体、玻璃体、毛发、指(趾)甲、被覆上皮和牙釉质外,遍布于全身各处。毛细血管壁薄,主要为单层内皮细胞组成,有一定的通透性,其内血流缓慢,毛细血管破裂后表现为渗血。随生理情况的不同,毛细血管内的血流量可发生变化,当组织处于静息状态时,部分毛细血管开放;当器官组织功能旺盛时,毛细血管大量开放和扩张,血流量增加。

4. 静脉(vein) 静脉是导血回心房的血管,协同心房回收血液。小静脉起于毛细血管,不断汇合成中静脉、大静脉,最后注入心房。与动脉相比,静脉管壁薄,缺乏弹性和张力,其内血流缓慢,其内压较动脉低,损伤后表现为溢血或冒泡样出血。全身静脉的数量较动脉多,以保证回心的血流量。

二、血 液 循 环

血液自心室射出,经过各级动脉分支续于毛细血管、再经各级静脉汇合后返回心房,这一过程称**血液循环**(图 9-1)。这一循环包括互相衔接的体循环和肺循环。

体循环(systemic circulation)当心室收缩时,动脉血(富含氧及营养物质)自左心室射出,经主动脉各级分支输送到全身各部的毛细血管。血液在此与周围的组织和细胞之间进行物质和气体交换,再经各级静脉,最后由上、下腔静脉及冠状窦流回右心房。这一过程称体循环,其特点是循环途径长,流经范围广,故又称大循环,为全身各部提供氧和营养物质,并将其代谢产物运回心,故又称**营养性循环**。

肺循环(pulmonary circulation)当心室收缩时,静脉血自右心室射出,经肺动脉干及其各级分支,到达肺泡壁的毛细血管网。血液在此与极薄的肺泡壁之间进行气体交换,最后经左、右肺静脉流回左心房,这一途径称肺循环。其特点是循环途径短,仅通过肺,故又称为**小循环**,将静脉血转变为含氧丰富的动脉血,故又称**功能性循环**。

三、血管的吻合和侧支循环

体内血管除经动脉—毛细血管—静脉连通外,在动脉与动脉,静脉与静脉,甚至动脉与静脉之间,可借血管支(吻合支或交通支)彼此连接,形成**血管吻合**(vascular anastomosis)(图 9-2)。

动脉间的吻合在体内广泛存在,形式多样(图 9-2)。连接两条动脉之间的血管称**交通支**(communicating branch);较大的动脉主干发出 1～2 条与其平行的细支称**侧副支**(collateral branch);同一主干的上、下侧副支之间或两条主干的侧副支之间互相吻合称**侧副吻合**(collateral anastomosis);动脉干末端直接相通称**动脉弓**(arterial arch);但更多的形式是几条动脉的分支之间互相吻合成**动脉网**(arterial rete)。正常情况下,这些吻合具有保证局部血液供应,调节血流量的作用。在病理情况下,如某一动脉干发生阻塞(血栓形成、结扎等),阻塞部位近侧端的血液,可经侧副吻合流入阻塞部位的远侧端。此时侧副支血流量逐渐增加,吻合管变粗,代偿主干的功能,使远侧缺血部位获得足够的血供,不致发生坏死。这种通过侧副吻合管（支）重新建立起来的循环称**侧支循环**（collateral circulation）（图9-3）。由此可见，侧支循环的建立显示了血管的适应能力和可塑性，对保证器官在病理情况下的血液供应有重要意义。

静脉之间的吻合比动脉更丰富，形式更多样。在某些部位，特别是器官容量较大的脏器周围或壁内常形成静脉丛，从而保证器官受挤压时的血流通畅。

体内某些部位小动脉与小静脉之间可借血管直接相通，称为**动静脉吻合**（arteriovenular anastomosis）。吻合管壁厚而腔小，管壁的平滑肌受交感神经支配，调控管腔关闭或开放。动静脉吻合主要存在于指尖、趾端、唇、鼻尖、耳郭皮肤、消化道的黏膜、肾皮质和生殖器勃起组织和甲状腺等处。动静脉吻合的功能意义是缩短循环途径，调节局部血流量，以适应局部功能之需要，并可提高静脉压和调节体温。

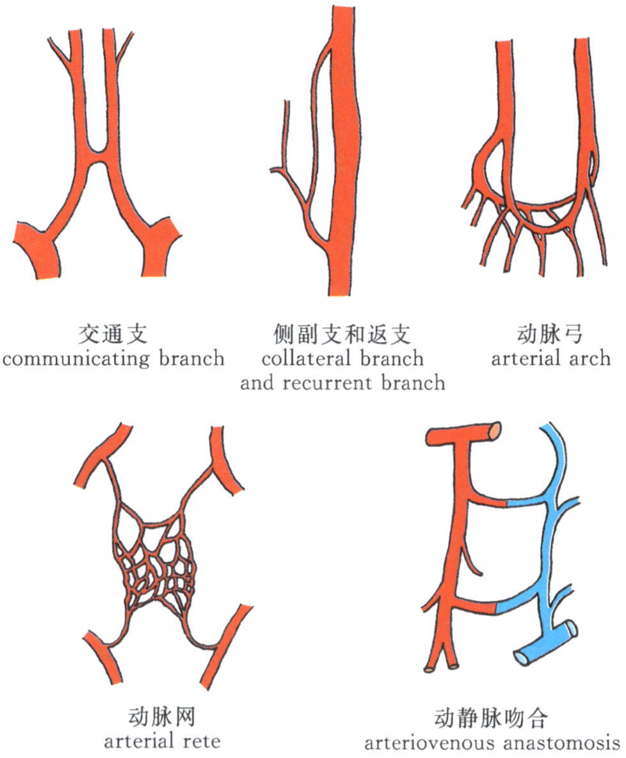

图 9-2　血管吻合的形式

体内少数器官内的动脉分支与邻近动脉之间没有吻合，这种动脉称为**终动脉**（end-artery）。终动脉一旦被阻塞，可使其供血区的组织缺血甚至坏死。视网膜中央动脉、股骨头滋养动脉被认为是典型的终动脉。如果某一动脉与邻近动脉虽有吻合，但当该动脉阻塞后，邻近动脉不足以代偿其血液供应，这种动脉称功能性终动脉，如心、内耳、脑、脾和肾内的一些动脉分支。

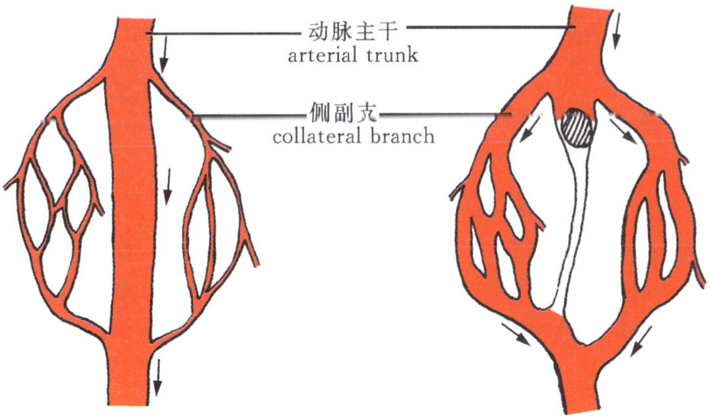

图 9-3　侧支吻合和侧支循环

第二节　心

心是一个肌性器官，如同泵，在生命过程中，它始终不停地、有节律地搏动，推动血液不断地循环。心的形状、大小和位置受年龄、性别、体型和体位等多种因素的影响，并随生理功能状态的不同而变化。

一、心的位置和外形

心呈圆锥体形，位于胸腔的中纵隔内，外面裹以心包。约 2/3 位于人体正中面的左侧，1/3 居正中面的右侧(图 9-4)。心前面与胸骨体和第 2～第 6 肋软骨相对，心前面大部分被肺和胸膜遮盖，仅有下部一小区域与胸骨体下部和左侧第 4～第 6 肋软骨的后面直接相毗邻，称心包裸区。临床上进行心内注射多在胸骨左缘第 4 或第 5 肋间隙进针，以免损伤胸膜和肺。心的两侧与纵隔胸膜和肺相邻。心的后方与食管、迷走神经和胸主动脉相邻，平对第 5～第 8 胸椎体；下方邻膈，上方为出入心的大血管(主动脉、肺动脉干和上腔静脉)。

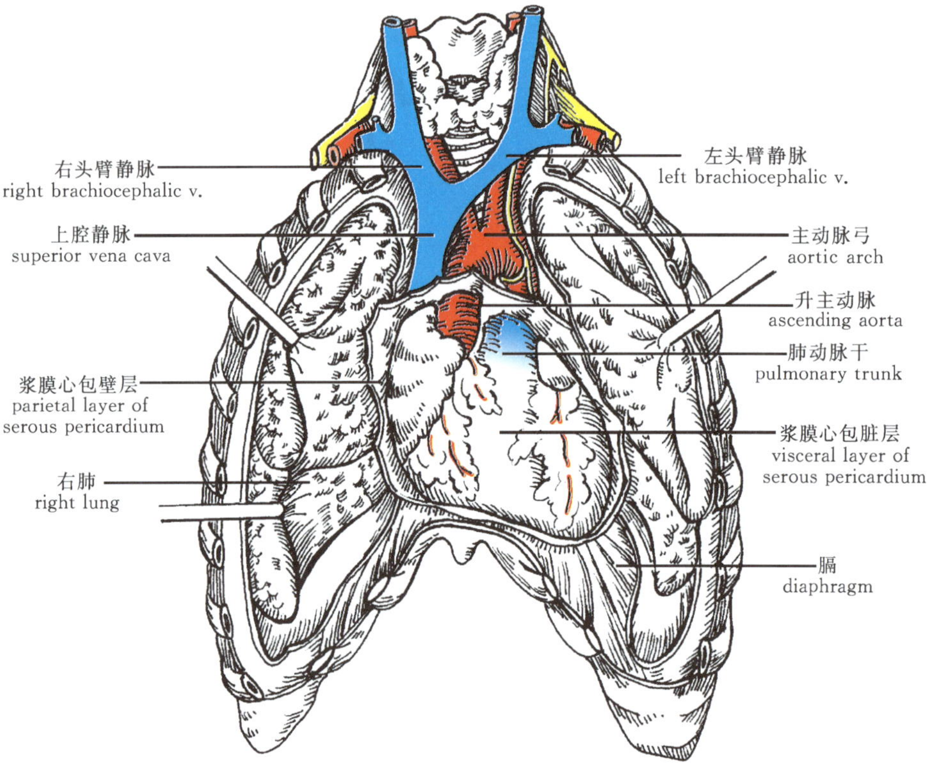

图 9-4　心的位置

心的外形似前后略扁的圆锥体形，分为一尖(心尖)、一底(心底)、两面、三缘(图 9-5、图 9-6)。心的大小与本人拳头大小相当，男性重 280～340 g，女性重 250～280 g。心横径不超过胸腔横径的一半。心在胚胎发育过程中，心纵轴发生轻度逆时针旋转，故成人心的长轴与人体正中矢状面成 45°。受到外力推挤时，心脏可平移和旋转移位，造成心血管扭曲。

心的表面有四条浅沟，沟内大多有脂肪组织和血管填充，可作为四个心腔的表面分界。**冠状沟**(coronary sulcus)是近心底处的环形沟，前部被肺动脉干隔断，它是心房与心室的表面分界线(房室沟)。**前室间沟**(anterior interventricular groove)位于心的胸肋面，为自冠状沟肺动脉干左侧缘沿胸肋面至心尖稍右侧的浅沟，是左、右心室在心前面的分界线。**后室间沟**(posterior interventricular groove)位于膈面，为自冠状沟至心尖右侧的浅沟，是左、右心室在膈面的分界线。前、后室间沟在心尖右侧汇合，汇合处稍凹陷，称为**心尖切迹**。后室间沟与冠状沟的交汇处称**房室交点**(crux)。房间沟(interatrial groove)位于心底，为右心房与右上、下肺静脉交界处的浅沟，是左、右心房的表面分界。

心尖(cardiac apex)圆钝、游离，朝向左前下方，由左心室构成，在左侧第 5 肋间隙锁骨中线内侧 1～2 cm 处，活体可扪到心尖搏动。

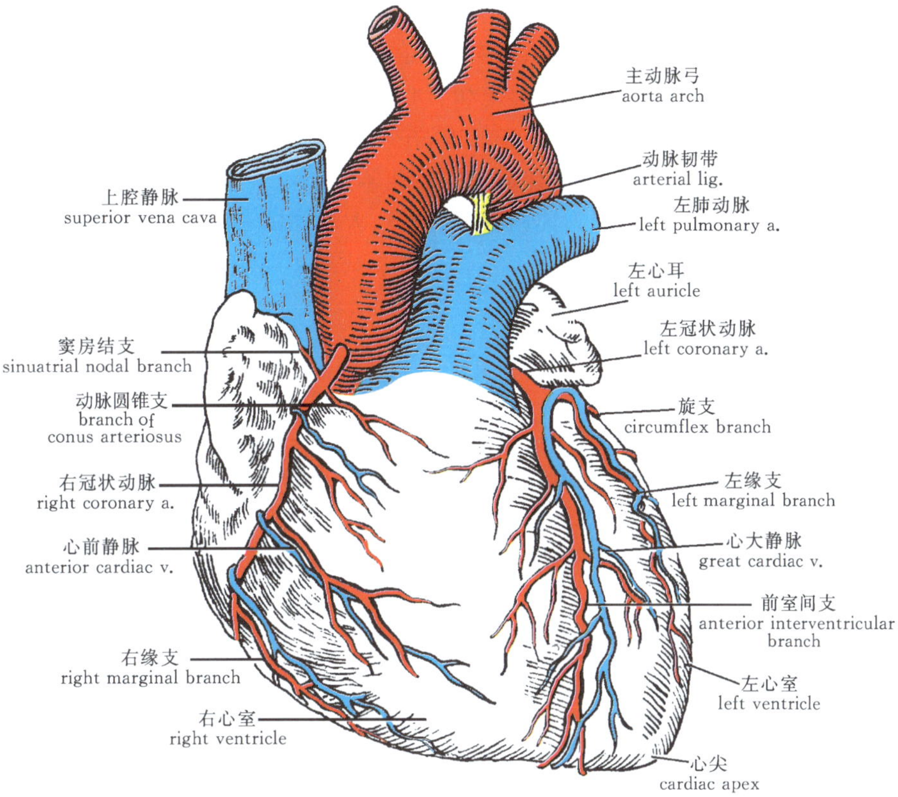

图 9-5 心的外形和血管(胸肋面)

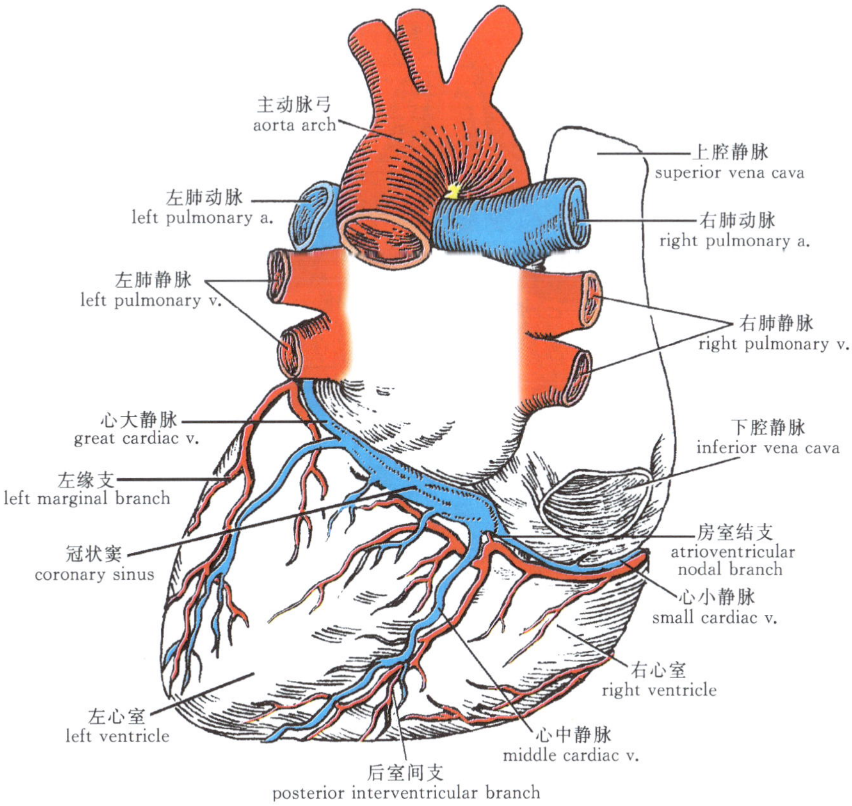

图 9-6 心的外形和血管(隔面)

心底(cardiac base)朝向右后上方,大部分由左心房,小部分由右心房组成。右心房上、下部分别有上腔静脉和下腔静脉注入。左心房两侧有左、右两对肺静脉注入。

胸肋面(前面),朝向前上方,大部分由右心室和右心房构成,小部分由左心室和左心耳构成。肺动脉起自右心室,行向左后上方。升主动脉起于左心室,在肺动脉干后方行向右前上方。**膈面**(下面)朝向后下方。大部分由左心室、小部分由右心室构成。隔心包紧贴膈。

右缘近垂直位,由右心房形成;**左缘**圆钝,斜向左下方,大部分由左心室、小部分由左心耳构成;**下缘**近水平位,较锐,由右心室及心尖构成。

二、心　　腔

心被房间隔、室间隔分为左、右两半心,左、右半心各又分成心房和心室,共四个腔。同侧的心房和心室借房室口相通。右半心容纳静脉血;左半心容纳动脉血。心房壁薄,张力小,位于后上方;心室壁厚,张力大,位于前下方。

心在发育过程中出现心纵轴的轻度向左旋转,故左半心位于右半心左后方。

(一) 右　心　房

右心房(right atrium)(图 9-7)是心腔最右侧的部分,壁薄(平均厚 0.2 cm),腔大。可分为前方的固有心房和后方的腔静脉窦,两者以表面位于上、下腔静脉前缘间的浅沟即界沟(terminal sulcus)为界。与界沟对应的腔内面的纵形肌肉隆起称**界嵴**(terminal crest)。

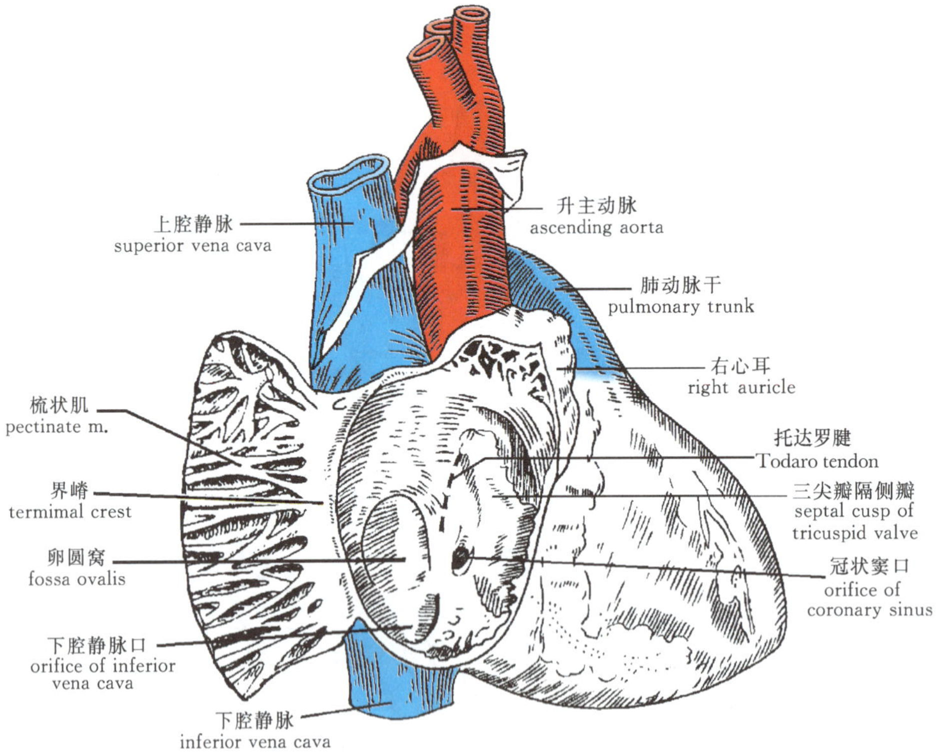

图 9-7　右心房

1. 固有心房(atrium proper)　固有心房由原始心房衍变而来,为心房流出道。腔面凹凸不平,有许多大致平行的肌隆起,称**梳状肌**(pectinate muscle),它们起自界嵴,止于右房室口和心耳。固有心房的左前下方有**右房室口**(right atrioventricular orifice),通向右心室。固有心房前壁向前内侧呈锥形突出,从右侧面遮盖升主动脉根部，称**右心耳**(right auricle)，心耳内血流缓慢，加之梳状肌交织成网状，易导致血栓形成。

2. 腔静脉窦 腔静脉窦由原始静脉窦发育而成，为心房流入道。腔面光滑，有 3 个入口，上方有**上腔静脉口**(orifice of superior vena cava)，下方有**下腔静脉口**(orifice of inferior vena cava)。下腔静脉口的前缘有**下腔静脉瓣**，呈半月形，延伸至卵圆窝前缘，此瓣在胎儿时期有引导来自下腔静脉血液经卵圆孔流入左心房的作用。在下腔静脉口与右房室口之间有**冠状窦口**(orifice of coronary sinus)，口的下缘有半月形的**冠状窦瓣**。冠状窦口前内侧缘、三尖瓣隔瓣附着缘和托达罗腱(Todaro tendon)(心内膜下的腱性纤维索，由心的中心纤维体至下腔静脉瓣前缘)围成的三角区，称科赫三角(Koch triangle)，三角前部的心内膜深面有房室结，因此该三角是心脏外科手术中确定房室结位置的一个重要标志。

右心房的后内侧壁为房间隔，其下部有一浅凹，称卵圆窝(fossa ovalis)，为胎儿时期卵圆孔闭合后的遗迹，其边缘隆起称卵圆窝缘，前上缘更明显，可作为心导管术时从房间隔进入左心房的标志。窝底较薄，厚约 0.1 cm，缺乏心肌纤维，房间隔缺损多发生于此。

(二) 右 心 室

右心室(right ventricle)(图 9-8)是心腔最靠前的部分，壁较厚(0.3～0.4 cm)。在右房室口与肺动脉口之间有一横行的肌隆起称**室上嵴**(supraventricular crest)，将右心室分为流入道和流出道两部分。

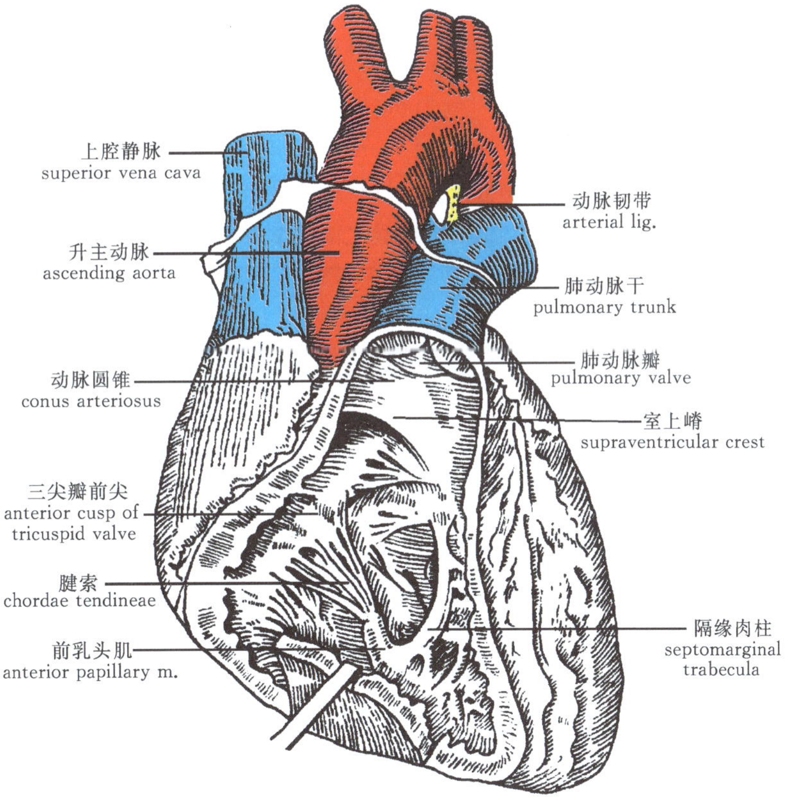

图 9-8 右心室

1. 流入道(窦部) 腔面凹凸不平。流入道入口为右房室口，大小容纳 3 个指尖，呈卵圆形，周缘有三尖瓣环围绕。**三尖瓣**(tricuspid valve)基底附于该环，瓣游离缘突入室腔，三尖瓣呈三角形，依其位置可分为前瓣、后瓣和隔侧瓣(内侧瓣)。各瓣的心室面和边缘连有多条结缔组织细索,称**腱索**(chordae tendineae)。腱索向下连于室壁上的乳头肌。**乳头肌**(papillary muscles)是室壁突向室腔的乳头状肌隆起,分为前、后和隔侧3组乳头肌,分别附着于右室前壁、后壁和室间隔,每个乳头肌顶部的数条腱索与相邻的两个尖瓣相连(图9-9)。纤维环(三尖瓣环)、三尖瓣、腱索和乳头肌在功能上是一个整体,合称**三尖瓣复合体**(tricuspid complex),共同保证血液的单向流动。当心室收缩时,三尖瓣受血液的冲击互相对合,封闭右房室口。因乳头肌的收缩和腱索的牵拉,使瓣膜紧密闭合而不至于翻向心房,从而防止血液向心房逆流。三尖瓣复合体的任一部分发生病变,均可造成三尖瓣闭锁不全或狭窄,导致心内的血流动力学改变。流入道室壁有许多交错排列的肌隆起,称**肉柱**(trabeculae carneae)。从室间隔下部右侧面连于前乳头肌根部的弓形肌束,称**隔缘肉柱**(septomarginal trabeculae),是最大的肉柱,形成流入道的下界,有防止心室过度扩张的作用,故称为节制索(moderator band)。房室束的右束支及供应前乳头肌的血管通过该肉柱至前乳头肌。

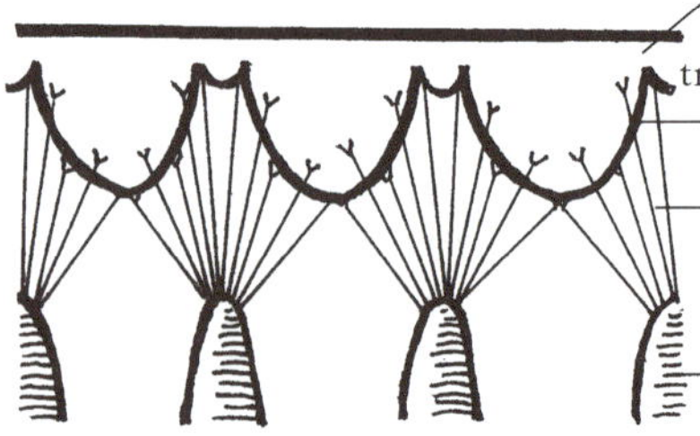

展开的三尖瓣

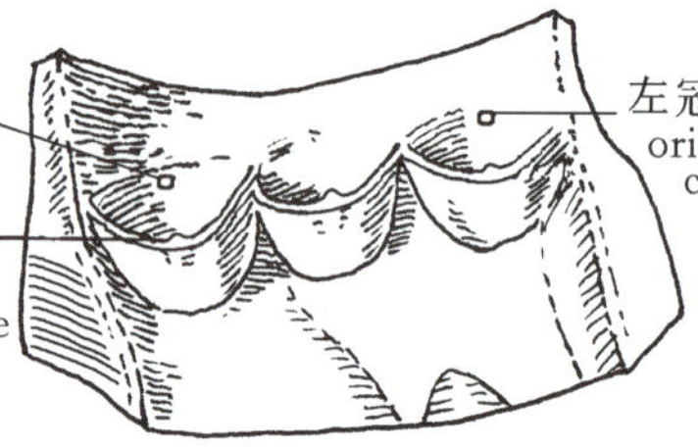

展开的主动脉瓣

图9-9 瓣膜

2. 流出道(漏斗部) 腔面光滑无肉柱。其向上逐渐变细,形似圆锥形,又称**动脉圆锥**(conus arteriosus)。出口为**肺动脉口**(orifice of pulmonary trunk),口周缘有纤维环,称肺动脉环。环上附有3个袋口向上的半月形瓣膜,称**肺动脉瓣**(pulmonary valve)。每瓣游离缘的中央有一小结,称**半月瓣小结**(nodule of semilunary valve)。肺动脉瓣与肺动脉壁之间的袋状间隙称**肺动脉窦**。当心室收缩时,血液冲开肺动脉瓣进入肺动脉干,当心室舒张时,肺动脉窦被血液充盈,瓣膜相互靠拢,关闭肺动脉口,防止血液逆流入心室。

(三)左 心 房

左心房(left atrium)(图9-10)是心腔中最靠后上方的部分,后方与食管毗邻,经食管钡餐X线造影,可诊断有无左心房扩大。根据胚胎发育来源,左心房可分为前部的左心耳和后部的左心房窦。**左心耳**(left auricle),覆盖于肺动脉干根部左侧及左冠状沟前部,与二尖瓣邻近,故为心外科常用手术入路的部位之一。左心耳腔面梳状肌小梁交织成网,心功能障碍时,血流缓慢易形成血栓。左心房窦腔面光滑,有5个开口:入口为两对肺上、下静脉开口,口周无静脉瓣;出口为**左房室口**(left atrioventicular orifice)通左心室。

(四)左 心 室

左心室(left ventricle)(图9-10、图9-11)位于右心室的左后下方,是心腔最靠左侧的部分。壁最厚(0.9~1.2 cm),约为右心室壁厚度的3倍。左心室以二尖瓣前瓣为界分为流入道和流出道。

1. 流入道(窦部) 腔面因肉柱而凹凸不平。流入道入口为左房室口,其周缘有**二尖瓣环**(mitral annulus)。该环较三尖瓣环略小。**二尖瓣**(mitral valve)基底附于二尖瓣环,游离缘突入室腔。二尖瓣分为前、后瓣。前瓣大,位于左房室口与主动脉口之间,临床上常称大瓣。后瓣较小,位于前瓣的左后

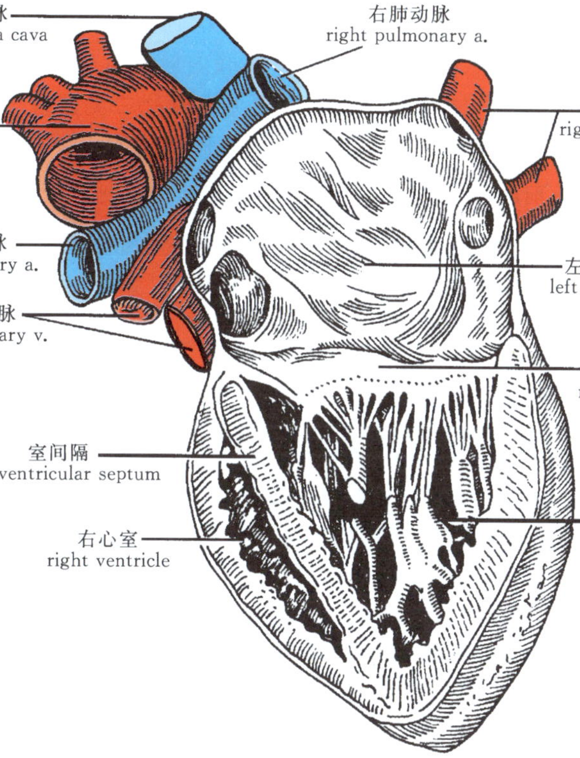

图 9-10 左心房及左心室

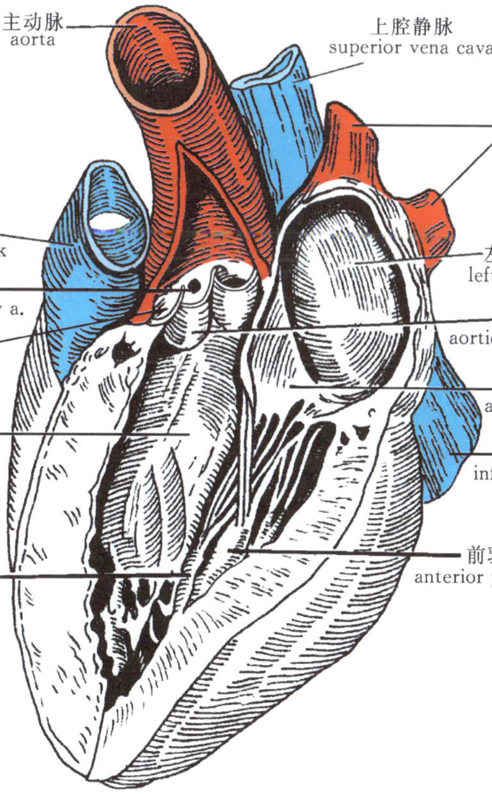

图 9-11 左心室(流出道)

方,临床上常称小瓣。两瓣的基部在内、外侧端互相融合,称**前外侧连合**和**后内侧连合**,融合部长 0.5～1.0 cm。二尖瓣的边缘及室面也有数条腱索连于乳头肌。左心室的乳头肌较右室粗大,有前、后两个(组)。前乳头肌位于左室前壁中部,后乳头肌位于左室后壁内侧。每个乳头肌尖端发出数条腱索连于两个相邻的瓣膜。纤维环(二尖瓣环)、二尖瓣、腱索和乳头肌合称**二尖瓣复合体**(mitral complex)。其中任一部分发生病变,可引起二尖瓣狭窄或闭锁不全。左室腔面也有肉柱,但较右室细小。

2. 流出道 又称**主动脉前庭**(aortic vestibule)。左室腔的前内上部分,室壁平滑无肉柱,缺乏收缩性与伸展性。出口为**主动脉口**(aortic orifice),位于左房室口的前内侧。口周缘纤维环,为主动脉瓣环,瓣环上附有三个袋口向上的半月形瓣膜,称**主动脉瓣**(aortic valve)。根据瓣的方位分别称主动脉左、右、后半月瓣,每瓣游离缘的中央也有一半月瓣小结。瓣膜与主动脉壁之间的间隙,称**主动脉窦**(aortic sinus)[又称瓦氏窦(Valsalva antrum)],可区分为左、右、后三个窦。其中左、右窦的主动脉壁上,分别有左、右冠状动脉开口。

心腔内的瓣膜,是保障血液定向流动的结构基础。两侧心房和心室的收缩与舒张是同步的,当心室收缩时,二尖瓣和三尖瓣分别关闭左、右房室口,而主动脉瓣和肺动肺瓣开放,血液射入动脉。当心室舒张时,由于主动脉、肺动脉壁的弹性回缩,血液充满主动脉窦和肺动脉窦,使瓣膜关闭,防止血液逆流入心室。同时二、三尖瓣开放,使心房内的血液流入心室,随即进入下一个心动周期。由此可见,心如同一个"动力泵",各瓣膜如同泵的"阀门",它们顺血流开,逆血流关。当病变引起各瓣膜闭锁不全或狭窄时,会导致心腔内血流动力学改变,产生病理性心脏杂音和其他症状。

三、心的构造

(一) 心脏纤维支架

心脏纤维支架(心纤维骨骼,fibrous skeleton of heart)位于房室口、肺动脉口和主动脉口的周围,由致密结缔组织构成,坚韧而富有弹性,提供了心肌纤维和心瓣膜的附着处,在心肌运动中起支持和稳定作用。主要包括四个瓣纤维环、二个纤维三角和圆锥韧带等 (图 9-12)。

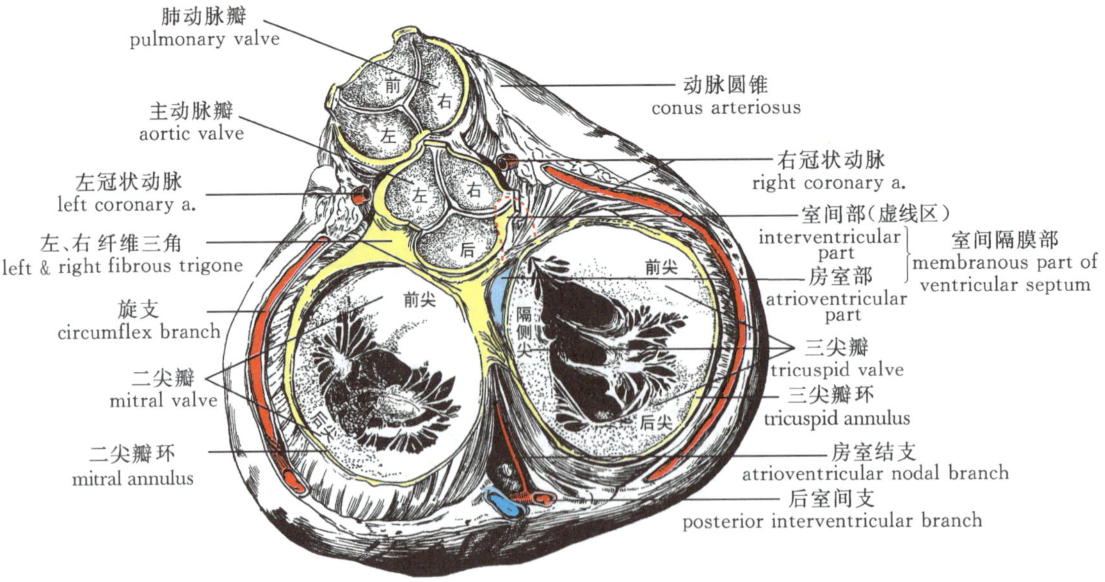

图 9-12 瓣纤维环和纤维三角

心脏舒张时瓣膜显示

1. 瓣纤维环(fibrous ring) 即二尖瓣环、三尖瓣环、主动脉瓣环和肺动脉瓣环,它们分别位于左、右房室口和主、肺动脉口周围,为心房肌、心室肌和各瓣膜的附着处。

四个瓣纤维环的方位不一,肺动脉瓣环位于较高平面,朝左前方,借圆锥韧带连于主动脉瓣环。主动脉瓣环位于心纤维骨骼的中央部位,肺动脉瓣环的右后下方,朝向右前方,几乎与肺动脉瓣环垂直相交。二尖瓣环位于主动脉瓣环的左后方,与人体正中面约呈 45°。三尖瓣环位于主动脉瓣环的右后方,与人体正中面约呈 45°。

2. 左纤维三角(left fibrous trigone) 位于二尖瓣环与主动脉瓣环之间,较小,是三角形,其外侧与左冠状动脉旋支相邻近,是二尖瓣手术时的重要标志,也是易于损伤冠状动脉的部位。

3. 右纤维三角(right fibrous trigone) 位于二尖瓣环、三尖瓣环和主动脉瓣环之间,较大,三角形,又称中心纤维体,三角内有房室束穿行,其心房面有房室结和托达罗腱,心室面有室间隔膜部相连。

右纤维三角前方与室间隔膜部延续,向后发出一圆形纤维束称托达罗腱,或称腔静脉瓣腱膜,位于右心房心内膜的深面终于下腔静脉瓣膜前端。房室结位于三角前部。房室束穿右纤维三角前行,当三角变性硬化时,可压迫房室束,造成房室传导阻滞。心内手术,尤其在处理二尖瓣后内连合、主动脉瓣后瓣以及室间隔缺损时,应特别注意避免损伤房室束。

(二)心 壁

心壁由心内膜、心肌层和心外膜三层组成。

1. 心内膜(endocardium) 是衬贴于心腔内面的一层光滑薄膜,并与大血管内膜相延续。心内膜向心腔内折叠形成心瓣膜。瓣膜由双层内皮及其间薄层结缔组织形成。

2. 心肌层(myocardium)(图 9-13) 为构成心壁的主体,由心肌和心肌间质(包括心肌胶原、血管、神经纤维等)组成。心肌分心房肌和心室肌,心房肌较薄,心室肌较厚,两者之间由心的纤维性支架隔开而互不延续,故心房肌、心室肌不同时收缩。

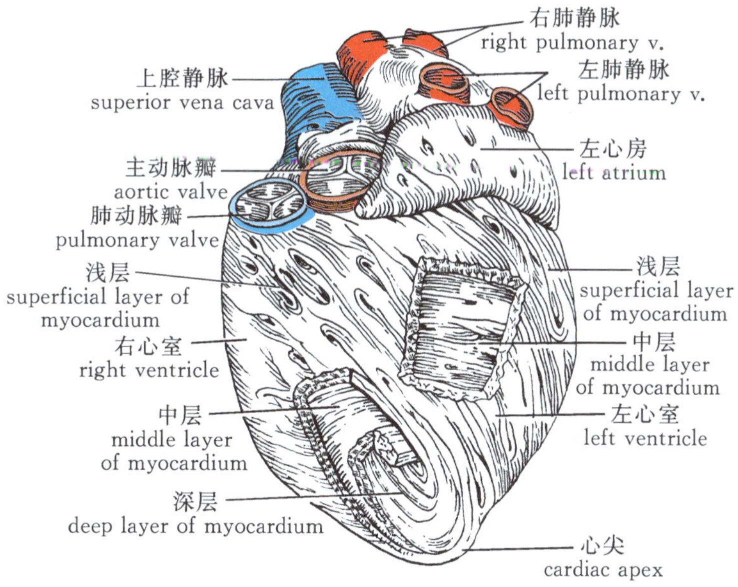

图 9-13 心肌层

心房肌,分浅、深二层。浅层为环绕二个心房的横行肌束,深层为各心房所固有,厚 0.1～0.3 cm。心室肌较厚,分浅、中、深三层。浅层肌束起自纤维环和纤维三角,斜行向心尖。前面的肌束自上斜向左下,后面的肌束自左斜向右,在心尖处捻转形成心涡后即进入深部移行为纵行的深层肌,形成肉柱和乳头肌。中层亦起自纤维环,肌束呈环形,为各室所固有,左心室环形肌特别发达。

3. 心外膜(epicardium) 为浆膜性心包的脏层,被覆于心肌层和大血管根部的表面,其深面有血管、淋巴管和神经纤维分布。

(三) 房间隔和室间隔

1. 房间隔(interatrial septum)(图 9-14) 较薄,由双层心内膜夹以结缔组织和少量心房肌所组成。向左前方倾斜,与人体正中平面约呈 45°角。房间隔在卵圆窝处最薄,缺乏心肌,是房间隔缺损的常见部位。

2. 室间隔(interventricular septum)(图 9-14) 呈 45°倾斜,其前部较弯曲,后部较平直,中部凸向右心室。室间隔可分为肌部和膜部,**肌部**(muscular part)占室间隔的大部分,较厚,由心肌和心内膜组成。其左侧面心内膜深面有左束支通过,右侧面有右束支通过。**膜部**(membranous part)为肌部上方不规则的膜性结构,面积约 0.8 cm^2,缺乏肌质,是室间隔缺损的常见部位。其向后上方附着于右纤维三角。其右侧面被三尖瓣隔瓣附着缘分为上下二部,后上部介于右心房与左心室之间,称房室部;前下部介于左、右心室之间,称室间部。室间隔膜部后下缘处有房室束通过,其位置关系具有重要的临床意义。

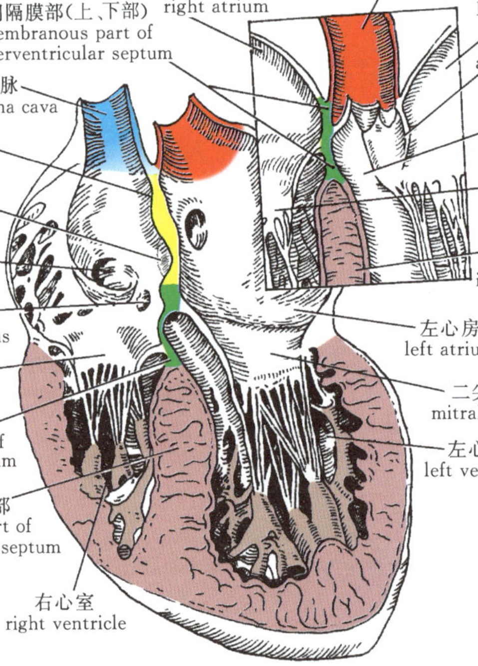

图 9-14 房间隔(黄色)和室间隔(膜部绿色)

四、心传导系

心传导系(conduction system of heart)位于心壁内,主要由特殊分化的心肌细胞组成,包括窦房结、房室结、房室束及其分支和浦肯野纤维(Purkinje fiber)四部分(图 9-15)。其功能是产生并传导兴奋,维持心的节律性活动。

(一) 窦 房 结

窦房结(sinuatrial node)(图 9-15、图 9-16)位于上腔静脉根部与右心耳交界处,界沟上部的心外膜深面,略呈长椭圆形或梭形,大小约 1.5 cm×0.5 cm×0.15 cm,质地稍硬,颜色较浅,有窦房结动脉穿行。

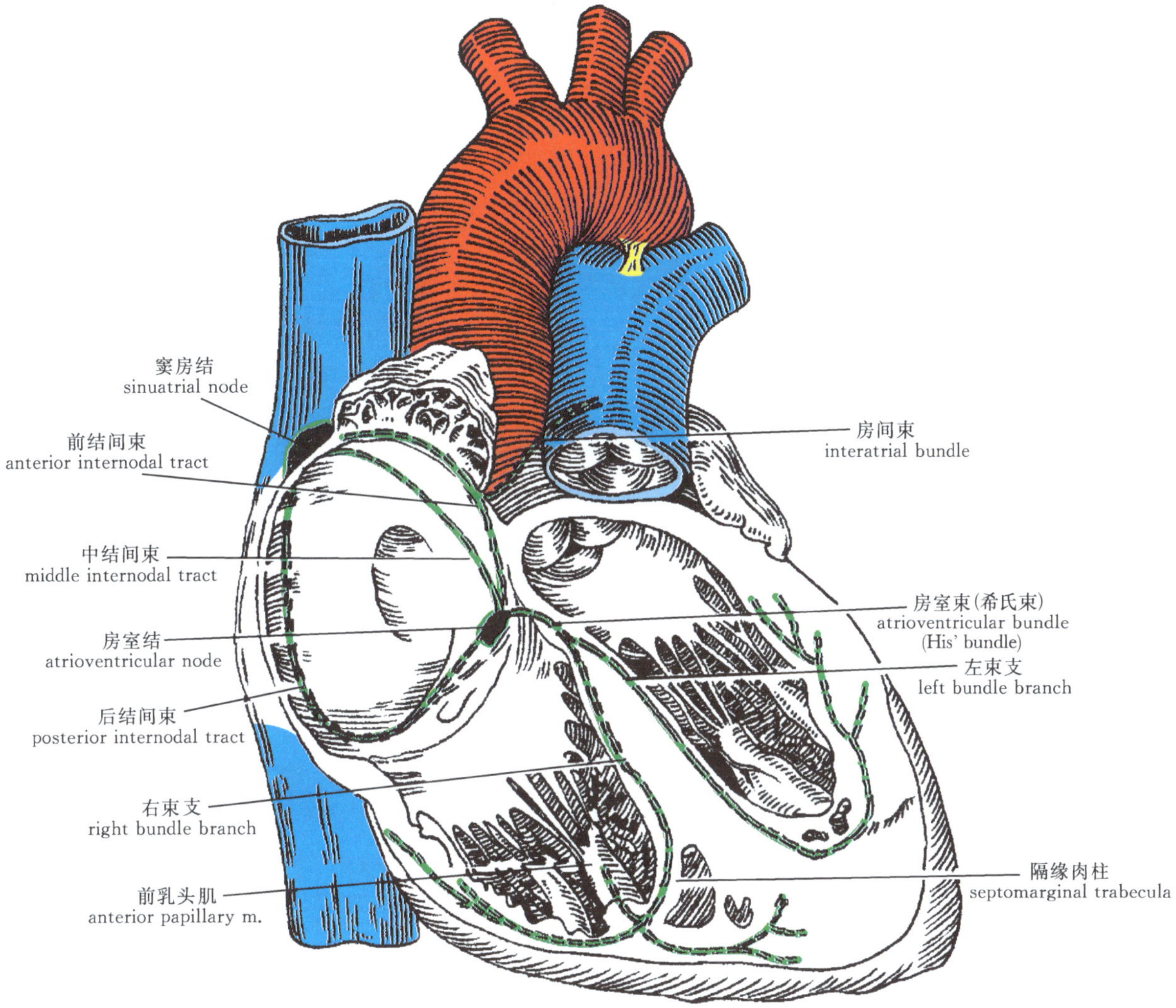

图 9-15 心传导系

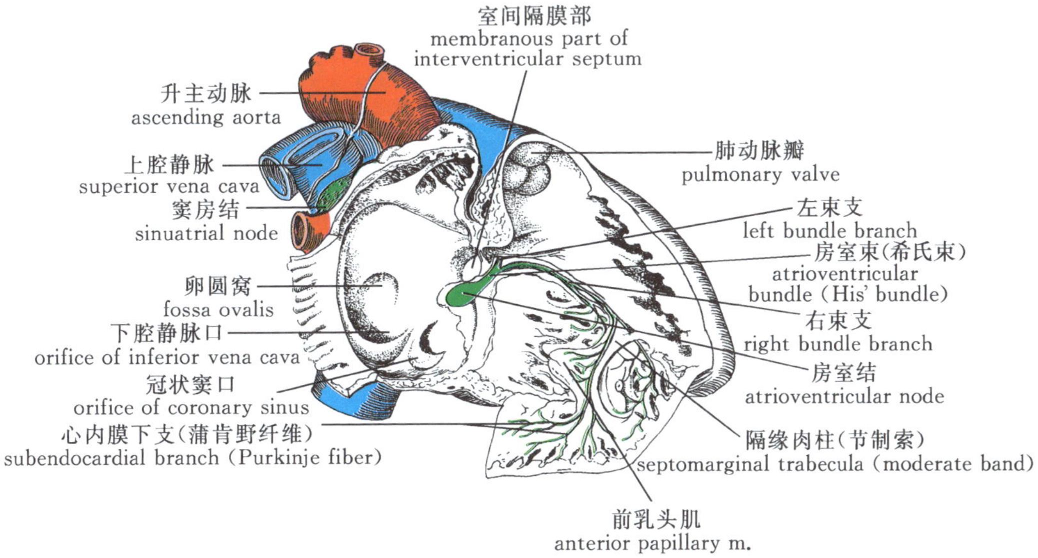

图 9-16 右束支

窦房结是心的正常起搏点，具有较高自律性、兴奋性、传导性，结细胞发放的节律性冲动传向心房肌使心房收缩，同时向下传至房室结。

（二）房 室 结

房室结(atrioventricular node)（图9-15、图9-16）位于冠状窦口的前上方，科赫三角前部的心内膜深面。呈扁椭圆形，大小约 0.6 cm×0.3 cm×0.1 cm，其后端接收数条来自窦房结的纤维束，前端发出房室束。房室结的作用是将窦房结传来的冲动经短暂延搁再传至心室，保证心房肌和心室肌依次分开收缩。正常情况下房室结不产生冲动，当窦房结病变时，房室结也可产生节律较慢的冲动，即所谓的室性心律。

对窦房结产生的冲动如何传导到心房肌和房室结的问题，仍有争议。有学者认为，二结之间存在特殊的结间通路，即**结间束**(internodal tracts)，但形态学方面的证据尚不充分。通常认为结间束有三条（图9-15)：①前结间束由窦房结上端分出，经上腔静脉前方弓形向前方，在右心房前壁分为二支。一支延伸至左心房，称**房间束**[也称巴克曼束(Bachmann bundle)]；另一支为降支，向下入房间隔，经卵圆窝前方下行至房室结上缘。②中结间束由窦房结后缘发出，向右绕过上腔静脉口后面，经卵圆窝前方（前结间束降支后方）止于房室结上端。③后结间束由窦房结右端发出，向下经界嵴和下腔静脉瓣止于房室结后部。

近年许多学者将房室结的概念扩大为**房室结区**(atrioventricular nodal region)，或称房室连接区，该区包括房结区、房室结、结束区（结希区）三部分。房结区位于房室结的上部。结束区位于房室结的前方，为房室束的近侧部。房室传导交界区的细胞传导性很低，来自窦房结的兴奋在此延搁一段时间（房-室延搁），才传向心室。房室延搁的生理意义在于心房收缩完毕后，心室才开始收缩，使心房内的血液有充分的时间流入心室。

（三）房 室 束

房室束(atrioventricular bundle)又称**希氏束**(His' bundle)，起自房室结前端，穿右纤维三角，沿室间隔膜部后下缘前行，至室间隔肌部上缘分为左、右束支，分别入左、右心室。

1. 右束支(right bundle branch)（图9-16） 为单一的圆索状纤维束，在室间隔右侧面的心内膜深面，沿节制索至前乳头肌根部，分支分布于右心室壁。

2. 左束支(left bundle branch)（图9-17） 呈扁带状，在室间隔左侧面心内膜深面走行，肌性室间隔上、中1/3交界平面分为前支、后支和间隔支，分别至前、后乳头肌根部和室间隔下部。

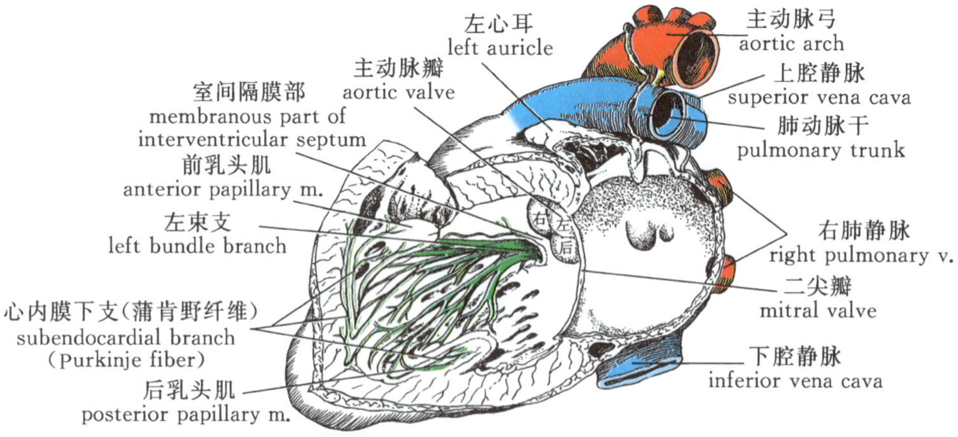

图9-17 左束支

（四）浦肯野纤维

浦肯野纤维(Purkinje fiber)是左、右束支在心内膜深面的终末纤维，互相交织成心内膜下浦肯野纤维网，与普通心肌纤维相连。房室束、左右束支和浦肯野纤维的功能是将房室结传来的兴奋迅速传播到整个心室。

（五）变异的副传导束

正常情况下，房室束是心房的房室结到心室肌的兴奋传导唯一通路。少数人除房室束外尚存在副房室束，副房室束有以下几种：由后结间束的部分纤维和前、中结间束的少量纤维合并组成副传导束称**詹姆士束**（**James bundle**），它绕过房室结主体，止于房室结远侧或房室束近侧。一条穿越右纤维三角进入房室束远侧端的心房肌纤维，称**房束旁道**（atriofascicular tract；Brechenmacher tract）；还有从心房肌直接与心室肌相连的**肯特束**（bundle of Kent）或从房室结、房室束发出直接到室间隔的**马海姆纤维**（Mahaim fiber）等。它们可使心室肌提前接受兴奋而收缩。

五、心的血管

（一）动　　脉

营养心的动脉来自升主动脉根部的左、右冠状动脉（图 9-5、图 9-6、图 9-18）。

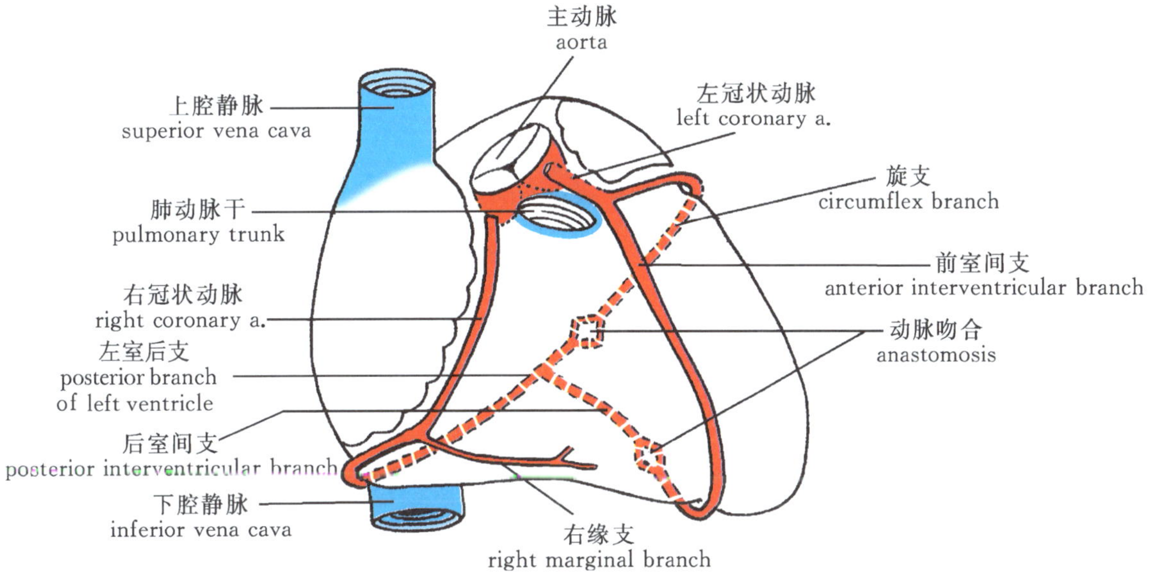

图 9-18　心的动脉

1. 左冠状动脉（left coronary artery）　起自主动脉左窦，经左心耳与肺动脉干根部之间进入冠状沟分支分布。主干短（长约1.0 cm），随即分为前室间支和旋支，在分叉处常发出对角支，分布于左室前壁。

（1）**前室间支**（anterior interventricular branch）：沿前室沟下行，绕过心尖切迹转向心脏膈面，与来自右冠状动脉的后室间支吻合。前室间支向左侧、右侧和深面发出 3 组小分支，分布于左室前壁大部、右室前壁小部分及室间隔前上 2/3 以及右束支及左束支的前支。若前室间支发生梗死，会导致左室前壁和室间隔前部心肌缺血（心肌梗死），并可发生束支传导阻滞。

前室间支全长包埋于前室间沟心外膜下的脂肪组织中，位置表浅。但有时中段表面可有薄层心肌包绕，称**壁冠状动脉**，当选择性冠状动脉造影时，由于包绕该段动脉的心肌收缩压迫动脉管壁，会出现收缩期狭窄的假象，应引起临床注意。

（2）**旋支**（circumflex branch）：也称左旋支，沿冠状沟继续左行，绕过心左缘至膈面，分支分布于左房、左室侧壁及左室膈面。

2. 右冠状动脉(right coronary artery)　起自主动脉右窦，经右心耳与肺动脉根部之间进入右冠状沟分支分布，至房室交点处形成倒"U"形弯曲，分为两个终支：

(1) **后室间支**(posterior interventricular branch)：也称后降支，较粗，是右冠状动脉主干的延续，沿后室间沟下行，终末支与来自左冠状动脉的前室间支吻合。后室间支分支分布于左、右心室后壁，室间隔后下 1/3 以及左束支的后支。

(2) **左室后支**(posterior branch of left ventricle)：较细，是右冠状动脉另一终末支，向左向下分布于左心室后壁。

右冠状动脉本干还依次发出以下分支：①**窦房结支**，近 60％的人起于右冠状动脉起始部的 0.1～1.0 cm 段内，沿右心耳与主动脉根部之间向后上行，至上腔静脉口处分布于窦房结。②**右圆锥支**，从右冠状动脉发出后，行向左下方，与来自前室间支的左圆锥支吻合，该吻合为左、右冠状动脉之间最重要的侧支循环通路之一。此支可直接起于主动脉窦(绝大多数是右窦)，称副冠状动脉。③**右缘支**(right marginal branch)是右冠状动脉在心右缘下端处的分支，较恒定且粗大。沿心下缘由右向左走行，是冠状动脉造影时辨认血管分支的重要标志。分支布于右室前壁。④**房室结支**，90％的人起于右冠状动脉房室交点处的"U"形弯曲的顶点，发出后向深部分布于房室结和房室束。

冠状动脉的分布类型：左、右冠状动脉在心的胸肋面分布形式比较恒定，在膈面的分布范围变异较大。通常根据左、右冠状动脉在膈面分布区域的大小将冠状动脉分为 3 型。

(1) 右优势型：右冠状动脉除发出后室间支外，还发支分布于左室膈面一部分或全部，约占 71.4％。

(2) 均衡型：左、右冠状动脉以后室间沟为分界，分别分布于左、右室膈面，约占 23％。

(3) 左优势型：左冠状动脉除分支分布于左室膈面外，还发出分支分布于右室膈面一部分，约占 5.6％。

不同类型的人，冠状动脉主干闭塞后，出现症状也不同。如左优势型的患者左冠状动脉受阻后，后果比较严重，不但左室各壁及室间隔发生大面积心肌梗死，而且会影响心传导系的大部分血供，造成严重心律失常。

(二) 静　脉

心的静脉血经三个途径回心(图 9-5、图 9-6)。

1. 心最小静脉(smallest cardiac veins)　亦称特贝西乌斯静脉(Thebesius' vein)，是心壁内的一些小静脉，直接开口于各心腔。

2. 心前静脉(anterior cardiac veins)　起于右心室前壁，有 2～3 支，跨越冠状沟，直接开口于右心房。

3. 冠状窦(coronary sinus)　位于心膈面左冠状沟内，是心大静脉末段在左心房和左心室之间的膨大部分，长约 4.6 cm，其右端借冠状窦口开口于右心房。其主要属支有：

(1) **心大静脉**(great cardiac vein)：与左冠状动脉的前室间支伴行，向上至冠状沟，向左绕过心左缘至心膈面，向右行，注入冠状窦左端。

(2) **心中静脉**(middle cardiac vein)：与右冠状动脉后室间支伴行，向上注入冠状窦右端。主要收纳心膈面静脉血。

(3) **心小静脉**(small cardiac vein)：与右冠状动脉本干伴行，绕过心右缘向左注入冠状窦右端。

(三) 冠状血管的吻合

冠状动脉并非终动脉，同侧冠状动脉各分支和左、右冠状动脉分支之间均有广泛的吻合，即存在于整个心壁，在右室前壁、心尖部、心房壁、房间隔和室间隔吻合更为丰富，但多为功能性终动脉。此外，冠状动脉与心外动脉，如支气管动脉和胸廓内动脉等也有吻合。心静脉之间的吻合远较冠状动脉丰富，冠状窦属支之间以及属支与心前静脉之间均有丰富的吻合。

六、心的神经

心的运动神经有交感神经和副交感神经。交感神经来自两侧的颈上、中、下交感神经节，副交感神经来自双侧的迷走神经。两者下行，在主动脉弓下缘和气管杈前方交织构成心浅丛和心深丛。再由心浅、深丛发出的纤维支配心脏。交感神经分布于窦房结、房室结和左、右冠状动脉主干，并随动脉分支至心室肌。交感神经兴奋使窦房结发放的冲动频率增加，房室传导加快，心肌收缩力加强，并使冠状动脉扩张。副交感神经分布于窦房结、房室结、心房肌和冠状动脉。也有人认为副交感神经也延至心室肌。副交感神经兴奋可抑制房室传导，使心跳变慢，心房、心室肌收缩力降低，冠状动脉收缩。

心的感觉神经有两个途径：①迷走神经中的感觉纤维，主要传导心的内脏感觉信息至延髓的孤束核、迷走神经背核、疑核和网状结构，其作用是反射性地使心跳减慢。②传导心脏痛觉的感觉纤维与交感神经伴行。痛觉信息经心感觉纤维传至脊髓胸1～6节段的后角灰质。因此临床上可采用阻断上胸部交感干的手术，治疗严重心绞痛。

七、心　包

心包（pericardium）是包裹心及大血管根部的锥形纤维浆膜囊（图9-19）。心包的功能：一是减少心脏搏动时的摩擦，二是防止心过度扩张，三是作为一种屏障，可有效防止邻近部位的感染波及心脏。心包分为外层的纤维心包和内层的浆膜心包两部分。

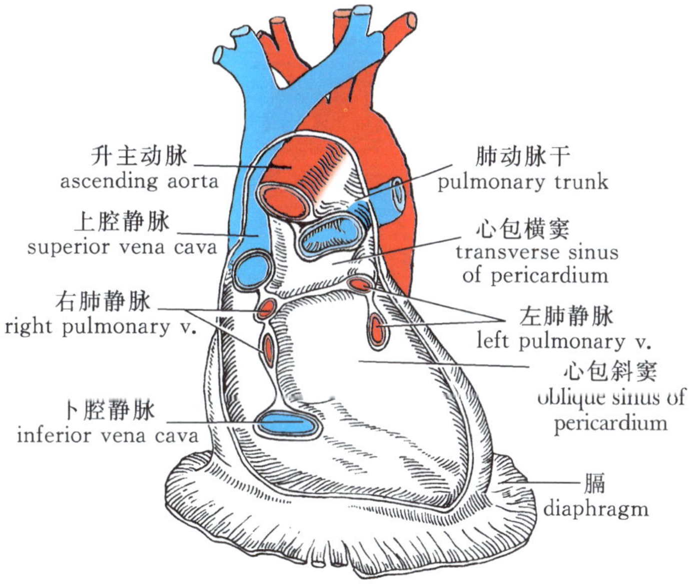

图9-19　心切除后心包

（一）纤维心包

纤维心包（fibrous pericardium）是坚韧的纤维结缔组织囊，向上包裹出入心的大血管根部，并与这些大血管的外膜相移行。向下与膈中心腱相愈着。

（二）浆膜心包

浆膜心包（serous pericardium）与胸膜、腹膜相似，分壁、脏两层。壁层紧贴于纤维心包的内面，脏层覆于心肌层的表面，即心外膜。两层在出入心的大血管根部互相移行。脏、壁层之间的潜在腔隙为**心**

包腔(pericardial cavity),内含少量浆液,起润滑作用,以减少心搏动时的摩擦。心包腔内,浆膜心包脏、壁两层反折处的间隙为心包窦,主要有①**心包横窦**(transverse sinus of pericardium)为心包腔在主动脉升部、肺动脉干后方与上腔静脉、左心房前壁之间的间隙,在心直视手术需阻断主动脉和肺动脉血流时,可通过此窦从前后钳夹动脉。②**心包斜窦**(oblique sinus of pericardium)为位于左心房后壁、左右肺静脉和下腔静脉与心包后壁之间的心包腔,手术时可经此窦下部钳夹下腔静脉。③心包前下窦(anterior inferior sinus of pericardium)为位于壁层心包前壁与下壁之间的转折间隙,人体直立时,该窦为心包腔的最低处。为从左剑肋角行心包穿刺的安全部位。

八、心的体表投影

心在胸前壁的体表投影可用下列 4 点连线来确定(图 9-20):①左上点,在左侧第 2 肋软骨下缘,距胸骨左缘 1.2 cm 处。②右上点,在右侧第 3 肋软骨上缘,距胸骨右缘 1.0 cm 处。③左下点,在左侧第 5 肋间隙距前正中线 7~9 cm(或左锁骨中线内侧 1~2 cm)处,此点相当于心尖部。④右下点,在右第 6 胸肋关节处。左、右上点连线为心上界;左、右下点连线为心下界;右上、下点间微凸向右侧的连线为心右界;左上、下点间微凸向左侧的连线为心左界。心外形体表投影的个体差异较大,了解心脏的正常体表投影,对判断心的大小和位置有实用意义。

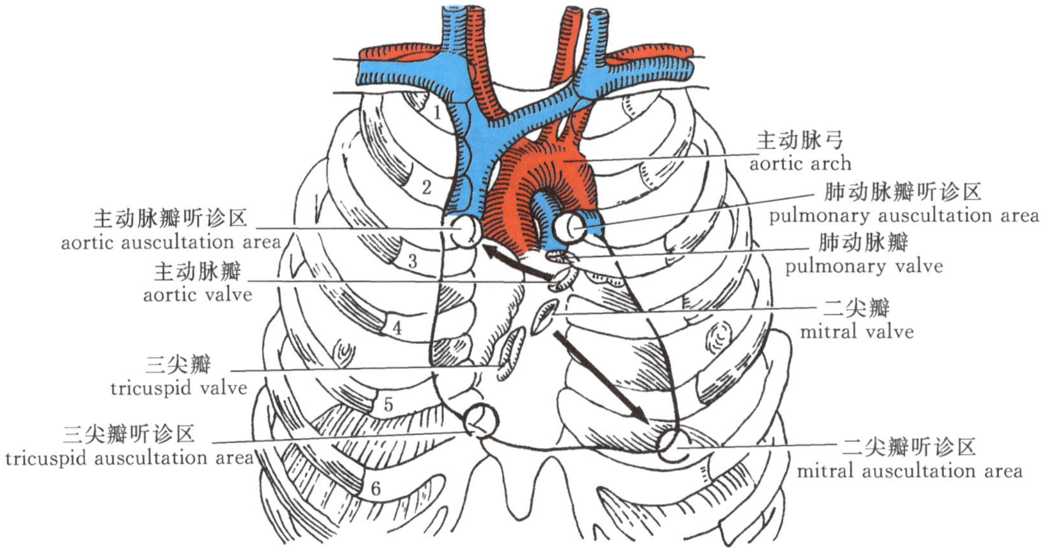

图 9-20 心的体表投影

由于心内血流方向、瓣膜位置深浅以及组织传音性质等因素的影响,心各瓣膜的体表投影和最佳听诊部位并不完全一致,列表比较见表 9-1。

表 9-1 各瓣膜的体表投影与听诊部位

瓣膜名称	体表投影	听诊部位
二尖瓣	左侧第 4 胸肋关节处	心尖处
三尖瓣	前正中线平第 4 肋间处	胸骨下端偏右
主动脉瓣	胸骨左半第 3 肋间隙	胸骨右缘第 2 肋间隙
肺动脉瓣	左侧第 3 胸肋关节处	胸骨左缘第 2 肋间隙

(袁琼兰)

第三节 动 脉

动脉(artery)是从心室运送血液到全身的血管。由左心室发出的主动脉及其各级分支运送着动脉血(即含氧饱和的血液)至全身组织器官的毛细血管进行物质交换。而由右心室发出的肺动脉干及其分支则输送静脉血(含二氧化碳较多的血液)至肺进行气体交换。

动脉在器官外的分布规律一般有如下几点:①动脉的分布与人体的结构相一致,如左右基本对称分布。②躯干部动脉有壁支、脏支之分。其中壁支仍保留分节状态分布,如腰动脉、肋间后动脉。③动脉常有静脉、神经伴行,构成血管神经束,有的还包有结缔组织鞘,在四肢的血管神经束的分布走向多与长骨平行。④人体的每一局部至少有一条动脉主干,如头颈部有颈总动脉,胸部有胸主动脉,上肢有腋动脉、肱动脉等。⑤多数动脉干位于身体的屈侧、深部和隐蔽的部位。⑥动脉常以最短距离到达它所分布的器官,个别例外(如睾丸动脉等)。⑦动脉配布的形式与器官的形态有关,容积常变化的器官如胃、肠道等,动脉多形成动脉弓,再从弓上发出进入器官的节段性分支;一些实质性器官如肝、肾等,动脉常从门处进入。⑧器官动脉的口径与数量有时不完全决定于它所供血器官的大小,而是取决于器官的功能,如肝、肾等器官动脉很粗,甲状腺、肾上腺、脾的动脉数量至少两支。

动脉在器官内的配布也有其不同的特点。实质性器官动脉常从其凹陷穿入,呈放射型(如肾)、纵走型(如肌)和集中型(如骨骺)分布;具有分叶结构的器官(如肺、肝、肾等)动脉经“门”进入,呈放射型分支分布到各叶,动脉的分支分布常作为该器官分叶、分段的基础;中空性或管状器官,其动脉呈辐辏型(如脊髓)、横行型(如肠)或纵行型(如输尿管)分布(图 9-21)。

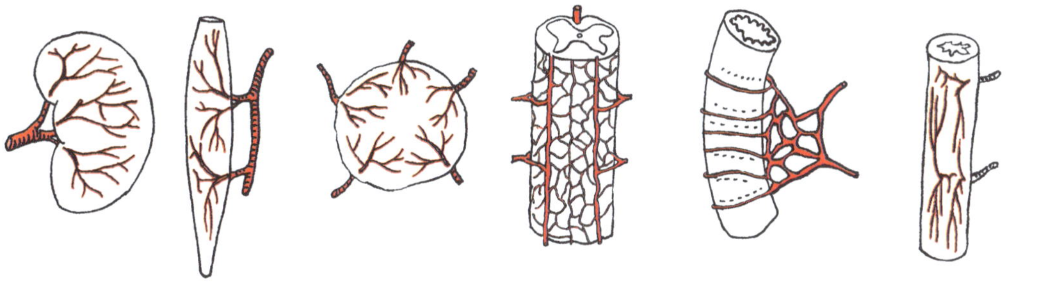

图 9-21 实质性器官和中空性器官内部的血管分布

一、肺循环的动脉

肺动脉干(pulmonary trunk)为一短而粗的动脉干,长约 5 cm(图 9-5)。起自右心室肺动脉口,居主动脉起始部的右前方,向后上方斜行,至主动脉弓的下方,分为左、右肺动脉。

左肺动脉(left pulmonary artery)较短,经左主支气管和胸主动脉的前方,横行向左至左肺门,分二支入左肺上、下叶。**右肺动脉**(right pulmonary artery)较长,经主动脉弓下方,进入右肺根,然后至右肺门分三支进入右肺的上、中、下三叶。左、右肺叶动脉在肺叶内进一步反复分支,与支气管的分支伴行,最终将血液输送至肺泡壁上的毛细血管网。

在肺动脉干分叉处的稍左侧,有一短的纤维结缔组织索连于主动脉弓的下缘,称为**动脉韧带**(arterial ligament),是胚胎时期动脉导管闭锁后的遗迹(动脉导管是胎儿时期连接肺动脉干与主动脉的一条交通型动脉管道,将来自右心室、肺动脉干内的血液导向主动脉)。动脉导管在出生后不久即闭锁,若出生 6 个月后仍未闭锁,则属于先天性心脏病的一种,称动脉导管未闭。

二、体循环的动脉

(一) 主动脉分段

主动脉(aorta)是体循环的动脉主干(图 9-22)。主动脉分为升主动脉、主动脉弓和降主动脉。

1. 升主动脉(ascending aorta)　又称主动脉升部(ascending part of aorta),于胸骨左缘后方平对第 3 肋间处,起自左心室的主动脉口,在心包内行向右前上方,至右侧第 2 胸肋关节后方移行为主动脉弓,在起始部主动脉左、右窦分别发出左、右冠状动脉。

2. 主动脉弓(aortic arch)　是升主动脉的延续,呈弓形弯向左上后方,跨过左肺根,向下转扩至第 4 胸椎体左侧,移行为降主动脉,其弓的最高处相当胸骨柄中部。主动脉弓管壁内有丰富的内脏感觉神经末梢称为压力感受器,能感知主动脉血压并通过反射弧参与血压调节。主动脉弓下方有 2～3 个粟粒状小体,称**主动脉小球**(aortic glomera)为化学感受器。

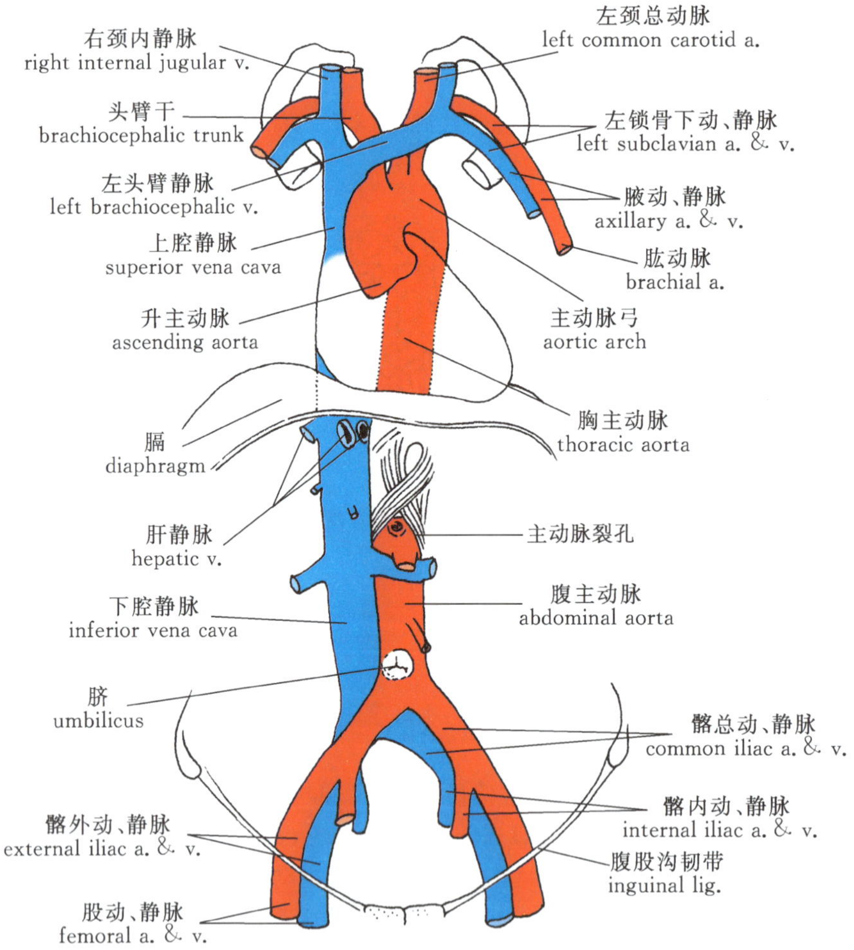

图 9-22　主动脉分部

主动脉弓的分支:主动脉弓的凸面发出三大分支,自右向左依次为头臂干、左颈总动脉和左锁骨下动脉。**头臂干**(brachiocephalic trunk)[又称**无名动脉**(innominate artery)]短而粗,上行至右侧胸锁关节的后方,分为右颈总动脉和右锁骨下动脉。

3. 降主动脉(descending aorta)　平第 4 胸椎体下缘续于主动脉弓,沿脊柱左前方下行穿过膈的主动脉裂孔入腹腔。下行至第 4 腰椎下缘处分为左、右髂总动脉。降主动脉因经过胸、腹腔并借主动脉裂孔分为胸主动脉和腹主动脉。

（二）头颈部的动脉

头颈部的动脉主要来源于颈总动脉，部分来自锁骨下动脉（图 9-22）。

1. 颈总动脉（common carotid artery） 是头颈部的主要动脉干（图 9-22～图 9-24）。右侧起自头臂干，左侧直接起自主动脉弓。两侧颈总动脉经胸锁关节后方上行于胸锁乳突肌深面，食管、气管和咽、喉的外侧，与其外侧的颈内静脉、后方的迷走神经共同包在颈动脉鞘内，在行至胸锁乳突肌中份内侧时，其位置表浅。头颈部大出血时，在胸锁乳突肌的前缘，相当于环状软骨平面，将颈总动脉向后内压向第 6 颈椎的颈动脉结节，可暂时急救止血。颈总动脉上行至甲状软骨上缘水平，分为颈内动脉和颈外动脉，在其分叉处有两个重要结构，即颈动脉窦和颈动脉小球。

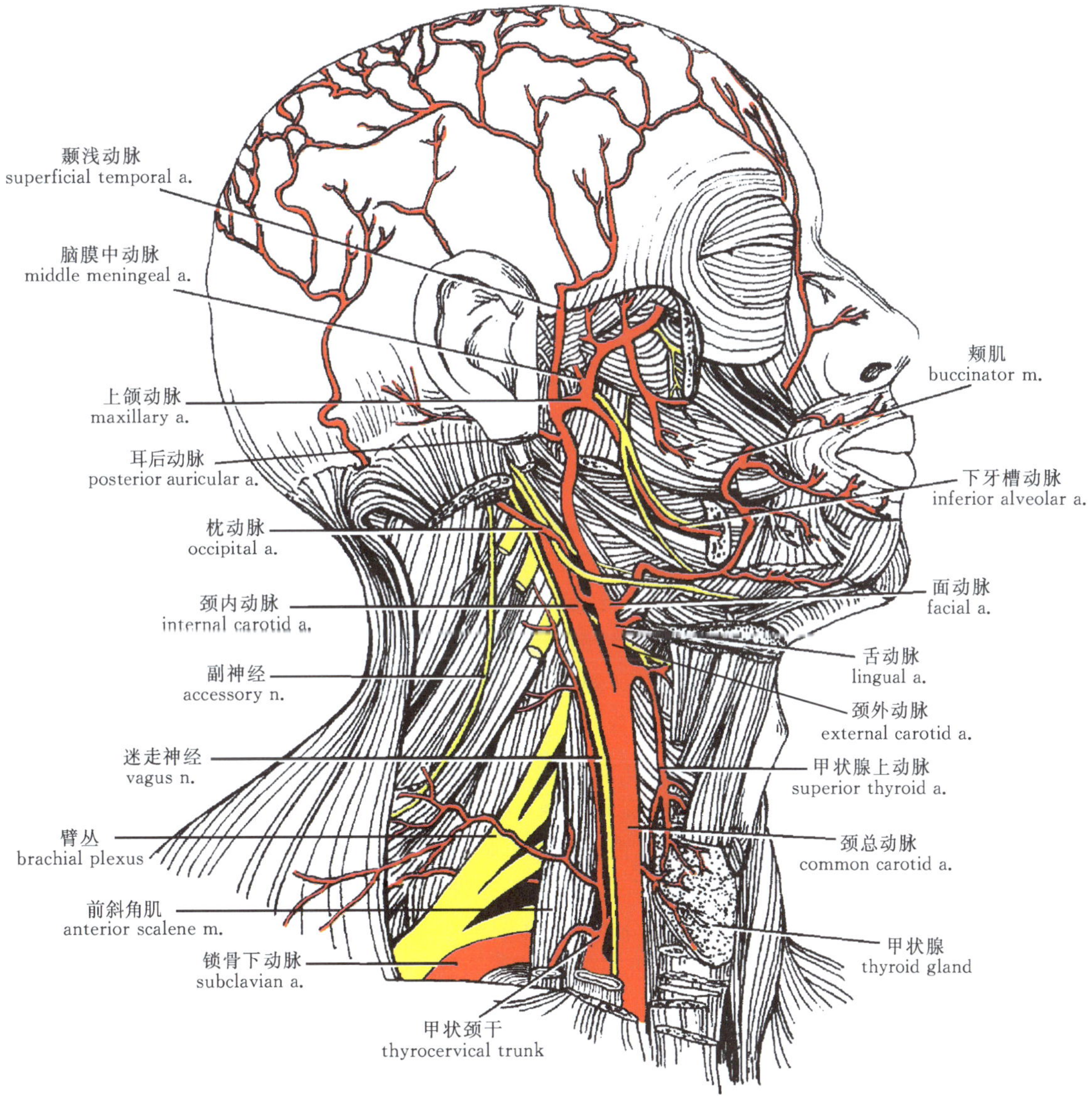

图 9-23 头颈部的动脉

颈动脉窦（carotid sinus）为颈总动脉末端和颈内动脉起始处的膨大部分（图 9-24），窦壁外膜较厚，其

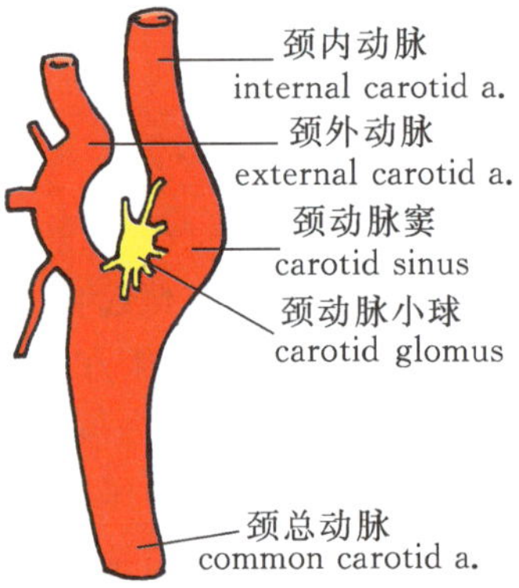

图 9-24 颈动脉窦和颈动脉小球(后面观)

中有感受压力的内脏感觉神经末梢称压力感受器。当动脉血压变化过大时,经窦壁而刺激感受器,通过神经反射性地调节心跳以及动脉血管的平滑肌张力大小,使血压保持平稳。

颈动脉小球(carotid glomus)是一个扁椭圆形小体,借结缔组织连于颈总动脉分杈处后方,它同主动脉小球一样,属化学感受器,感受血液中二氧化碳和氧分压的变化。当血液中二氧化碳分压升高或氧分压降低时,反射性地促使呼吸加深加快以恢复两者的稳定。

(1) **颈外动脉**(external carotid artery):平甲状腺软骨上缘,起自颈总动脉(图 9-23、图 9-24)。先位于颈内动脉的前内侧,后经其前方绕至其外侧,向上穿腮腺至下颌颈处分为颞浅动脉和上颌动脉两个终支。颈外动脉分支分布到颈部、面部、颅骨及硬脑膜等处。主要分支有:

1) **甲状腺上动脉**(superior thyroid artery):起自颈外动脉起始部,偶尔由颈总动脉发出,行向前下分布于喉和甲状腺上部。

2) **舌动脉**(lingual artery):平舌骨大角处发出,行向前内,经舌骨舌肌深面入舌,分布于舌、舌下腺和腭扁桃体等。

3) **面动脉**(facial artery):在舌动脉稍上方发出,向前经下颌下腺深面,绕下颌骨体下缘至咬肌前缘到达面部,沿口角和鼻翼外侧迂曲上行至内眦,改名为**内眦动脉**。面动脉分布于腭扁桃体、下颌下腺和面部等。

面动脉在绕下颌骨下缘,咬肌前缘处位置表浅,在活体可摸到动脉搏动,当面颊部出血时,可在此处压迫止血。

4) **颞浅动脉**(superficial temporal artery):穿腮腺上行于外耳门前方及颧弓根部浅面至颞部皮下,分布于腮腺和额、颞、顶部软组织以及眼轮匝肌等。在耳屏前方可触及该动脉搏动,当头前外侧部出血时,可在此处压迫止血。

5) **上颌动脉**(maxillary artery):在腮腺实质内,平下颌颈处自颈外动脉分出,经下颌颈深面入颞下窝,在翼内、外肌之间行向前内至翼腭窝,沿途发出分支。其中主要有:在下颌颈深面的前方,向下发出**下牙槽动脉**(inferior alveolar artery)经下颌孔入下颌管,自颏孔穿出后改名为**颏动脉**。分布于下颌骨、牙龈等处;向上发出**脑膜中动脉**(middle meningeal artery),经翼外肌深面,穿棘孔入颅中窝,分前、后二支紧贴颞骨鳞部内面行走,分布于颅骨和硬脑膜。前支较粗,经颅侧面的翼点内面,颞区骨折可伤及该支,导致硬脑膜外血肿。此外,上颌动脉尚发出分支至上颌牙及牙龈、鼻腔、腭、颊、咀嚼肌、外耳道和鼓室等处。

颈外动脉向后还发出**枕动脉**和**耳后动脉**分布于枕部和耳后。**咽升动脉**发自起始部的内侧壁沿咽侧壁上升达颅底分布于咽、颅底。

同侧颈外动脉分支间、两侧颈外动脉分支间有丰富吻合,且与颈内动脉及锁骨下动脉分支间亦有吻合,故一侧颈外动脉或其分支结扎,其分布区血供可通过侧副循环建立得到代偿。

(2) **颈内动脉**(internal carotid artery):上升达颅底,经颞骨岩部的颈动脉管入颅腔,分布于脑和视器。颈内动脉在颈部没有分支,在颅内的行程和分支见中枢神经系统。

2. 锁骨下动脉(subclavian artery)(图 9-25~图 9-27) 左、右起点不同,左侧直接起自主动脉弓,右侧起自头臂干,从胸锁关节后方斜向外至颈根部,呈弓形跨经胸膜顶前方,向外穿斜角肌间隙,下行至第 1 肋外缘延续为腋动脉。在颈根部,锁骨下动脉最高点超出锁骨内侧半上缘约1.5 cm。当上肢动脉外伤大出血时,可在锁骨中点上方的锁骨上窝处向后下方压闭该动脉至第 1 肋上,可行止血。锁骨下动脉主要分支有:

(1) **椎动脉**(vertebral artery):在前斜角肌内侧起自锁骨下动脉上壁,向上穿第6~1 颈椎横突孔,经枕骨大孔入颅,分布脑和脊髓(颅内的行程和分支见中枢神经系统)。

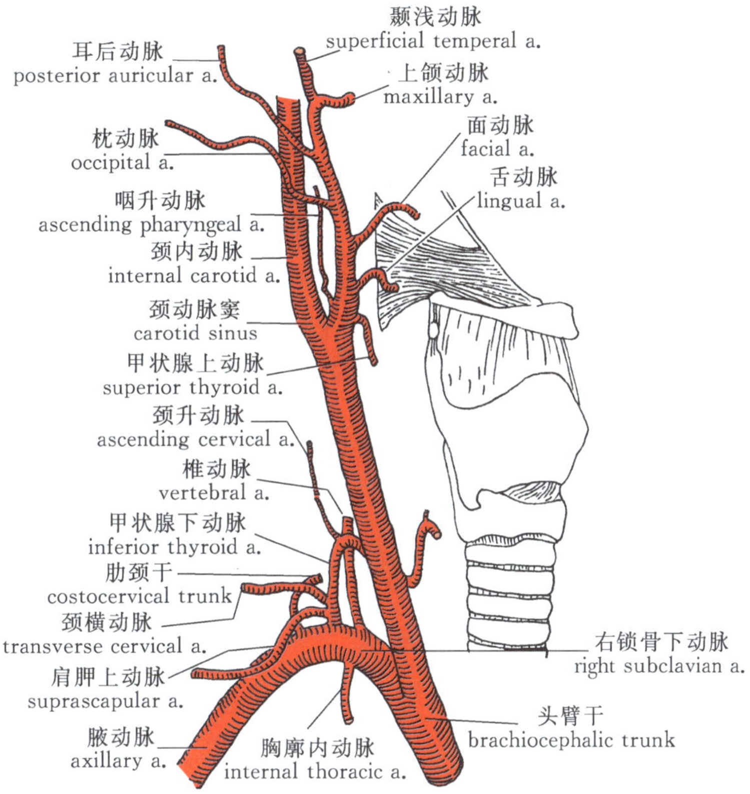

图 9-25 锁骨下动脉及其分支

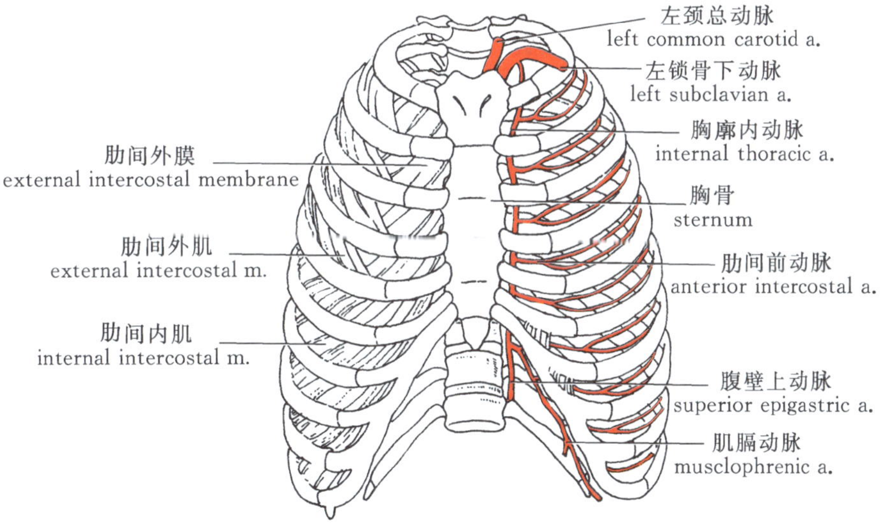

图 9-26 胸廓内动脉

（2）**胸廓内动脉**(internal thoracic artery)：起点与椎动脉起点相对，向下进入胸腔，沿第 1～第 6 肋软骨后方距胸骨外侧缘约 1 cm 处下行，分布于胸前壁、乳房、心包和膈。在第 6 肋间隙附近分为肌膈动脉和腹壁上动脉两终支，行径中还发出 6 条肋间前动脉。**腹壁上动脉**(superior epigastric artery)经胸肋三角穿膈至腹直肌鞘内，沿腹直肌后面下行，与腹壁下动脉吻合，沿途分支至腹直肌和腹膜等。**肌膈动脉**分布到下 5 个肋间隙、膈和腹壁肌。

（3）**甲状颈干**(thyrocervical trunk)：为一短干，在前斜角肌内侧缘附近起始，立即分为数支，其中主

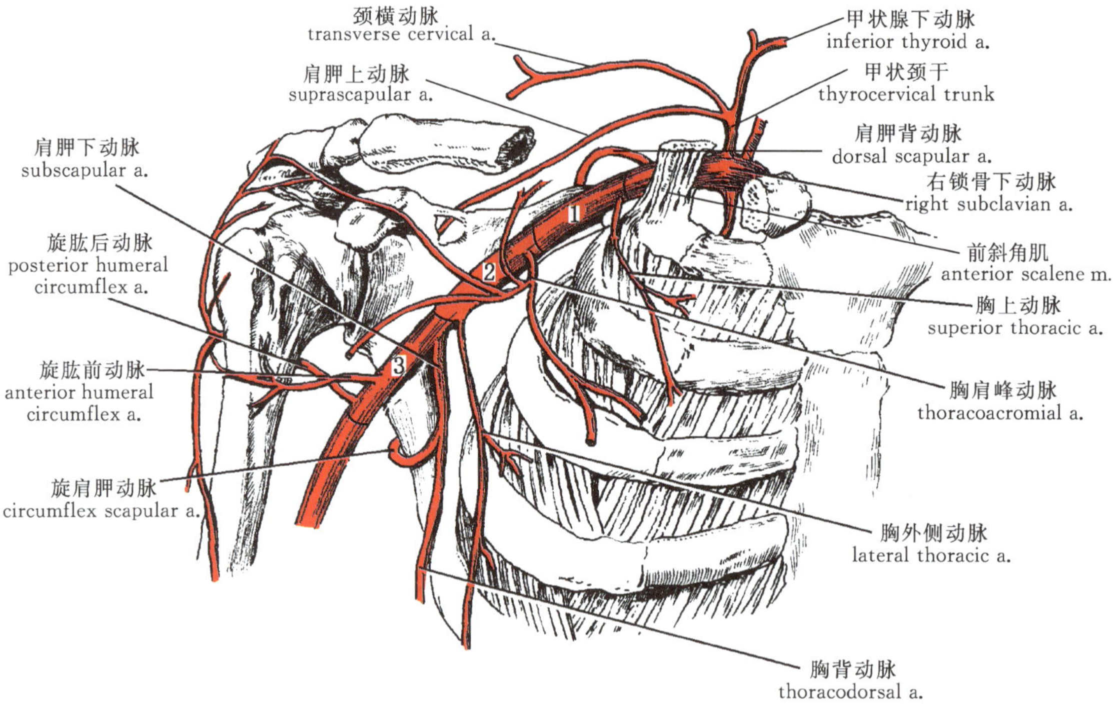

图 9-27 腋动脉及其分支

1、2、3 为腋动脉三段；2 为胸小肌深面的一段

要有：**甲状腺下动脉**(inferior thyroid artery)向内上行走，在环状软骨水平，横过颈动脉鞘后方，折向下内至甲状腺侧叶下极，分数支进入腺体。分布于甲状腺、咽和食管上部等。**肩胛上动脉**行向外下，跨前斜角肌及臂丛，经冈上窝至冈下窝，分布于冈上、下肌等。**颈横动脉**(或直接起自锁骨下动脉)向外行，经前斜角肌前至肩胛提肌前缘，分布于项背部肌。

(4) **肋颈干**(costocervical trunk)：向后行至第 1 肋颈处，分布于颈深部肌和第 1、2 肋间隙等。

(5) **肩胛背动脉**(dorsal scapular artery)：(有时起于颈横动脉，也称颈横动脉降支)向外行走至肩胛提肌深面，分支营养附近的背、项肌和肩带肌。

(三) 上肢的动脉

1. 腋动脉(axillary artery)(图 9-27)　　是锁骨下动脉的延续，行于腋窝内，至大圆肌下缘移行为肱动脉。当上肢外展 90°，自锁骨中点至肘窝中点连线为腋动脉、肱动脉的体表投影。主要分支有：

(1) **胸肩峰动脉**(thoracoacromial artery)：在胸小肌上缘起自腋动脉，穿出锁胸筋膜后即分为数支，分布于三角肌、胸大肌、胸小肌和肩关节。

(2) **胸外侧动脉**(lateral thoracic artery)：沿胸小肌下缘行走，分布于胸大肌、胸小肌、前锯肌和乳房。

(3) **肩胛下动脉**(subscapular artery)：在肩胛下肌下缘附近起自腋动脉，行向后下方，分为**胸背动脉**和**旋肩胛动脉**。前者伴胸背神经行走，分布于前锯肌和背阔肌，后者穿三边孔至冈下窝，分布于冈下肌群、肩胛下肌。肩胛上动脉、旋肩胛动脉及肩胛背动脉(颈横动脉的降支，行于肩胛骨内侧缘)相互吻合形成**肩胛动脉网**，在肩胛区构成良好的侧支循环(图 9-28)。

(4) **旋肱后动脉**(posterior humeral circumflex artery)：伴腋神经穿四边孔后行，绕肱骨外科颈至三角肌、肩关节等处。

(5) 胸上动脉：为腋动脉的第 1 个分支，至第 1、第 2 肋间隙。

(6) 旋肱前动脉：经肱骨外科颈前方至肩关节。

2. 肱动脉(brachial artery)(图 9-29)　　沿肱二头肌内侧沟下行转至肘关节前方达肘窝，平桡骨

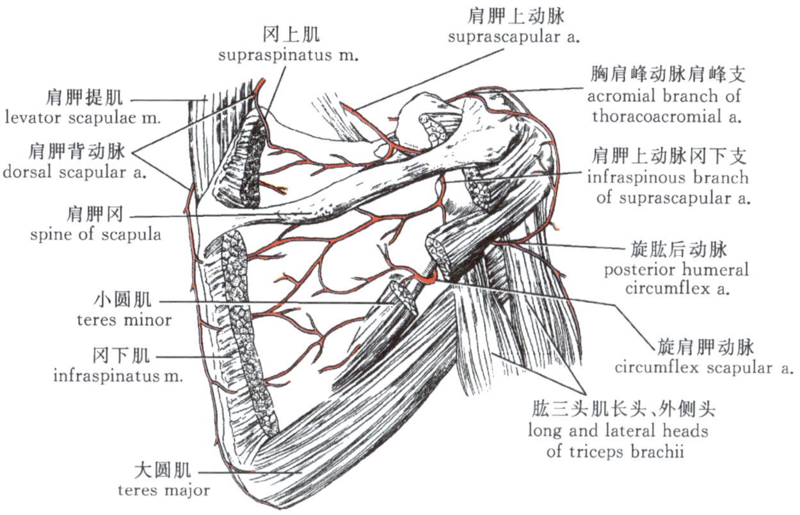

图 9-28 肩胛动脉网

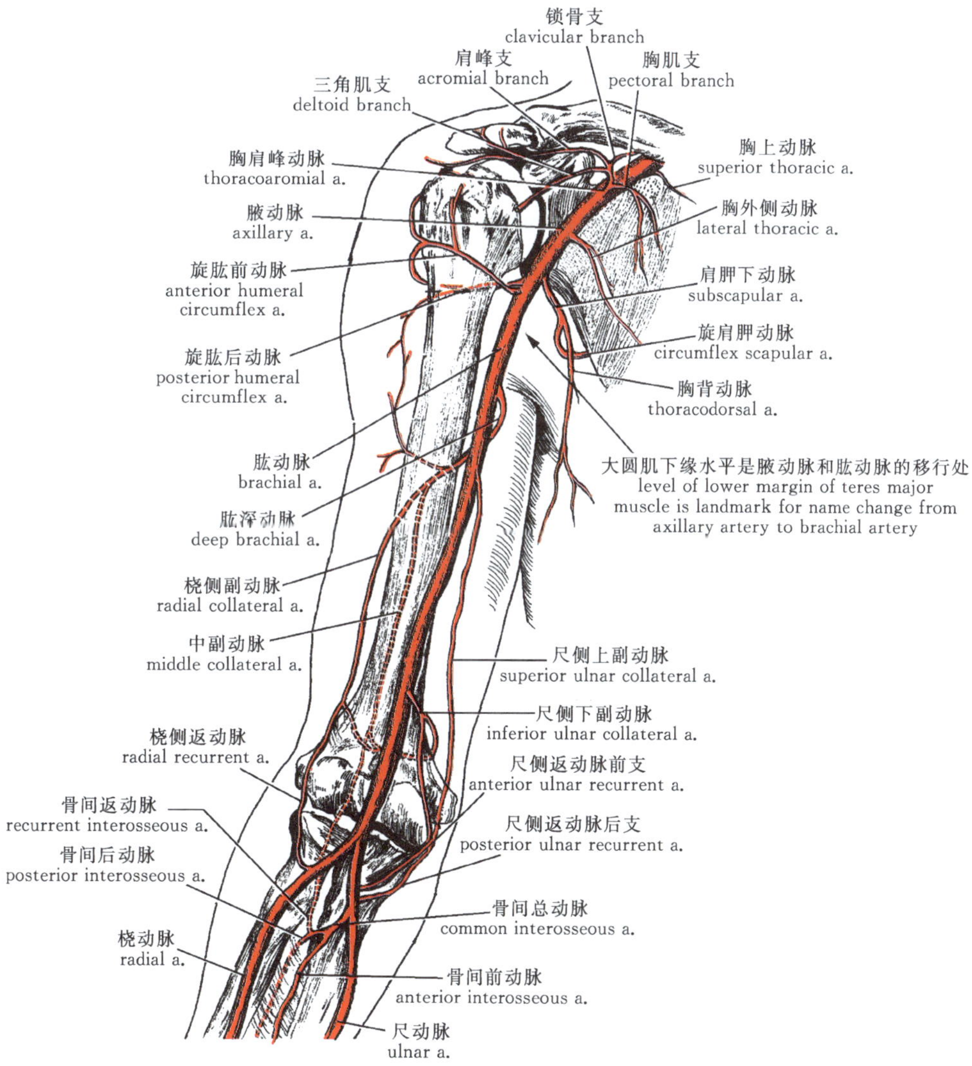

图 9-29 肱动脉及其分支

颈高度分为桡动脉和尺动脉。肘部肱二头肌腱的内侧,可触到肱动脉搏动,该处常为测量血压的听诊部位。当前臂、手外伤动脉性大出血时,可将该动脉压向肱骨以暂时止血。肱动脉的主要分支有:

(1) **肱深动脉**(deep brachial artery):由肱动脉的起始部发出,斜向后外下方沿桡神经沟下行,分布于肱三头肌和肱骨,并参与肘关节动脉网的组成。所以,前臂及以下截肢术结扎肱动脉时,应在肱深动脉起点的下方结扎,易于建立侧支循环。

(2) **尺侧上副动脉**:在肱深动脉起点的稍下方自肱动脉发出,伴尺神经下行,参与肘关节动脉网。

(3) **尺侧下副动脉**:在肱骨内上髁上方起于肱动脉,横过肱肌前面向内侧行走,参与肘关节网。

3. 桡动脉(radial artery)(图 9-29、图 9-30)　与桡骨平行下降,经桡侧腕屈肌腱的桡侧下行,绕桡骨茎突,转向手背,穿第 1 掌骨间隙至手掌深部,分出拇主要动脉后,其末端与尺动脉掌深支吻合成掌深弓。桡动脉在腕上部(桡骨末段前面)位置表浅,可摸其搏动,为切脉的部位。桡动脉的主要分支有:

(1) **掌浅支**(superficial palmar branch):在桡腕关节处发出,沿鱼际肌表面或穿拇短展肌下行达手掌,与尺动脉末端吻合成掌浅弓。

(2) **拇主要动脉**(principal artery of thumb):于手掌深部分出三支指掌侧固有动脉,分布于拇指掌面两侧缘和示指桡侧缘。

(3) **桡侧返动脉**:从桡动脉起始处发出,参与肘关节动脉网。

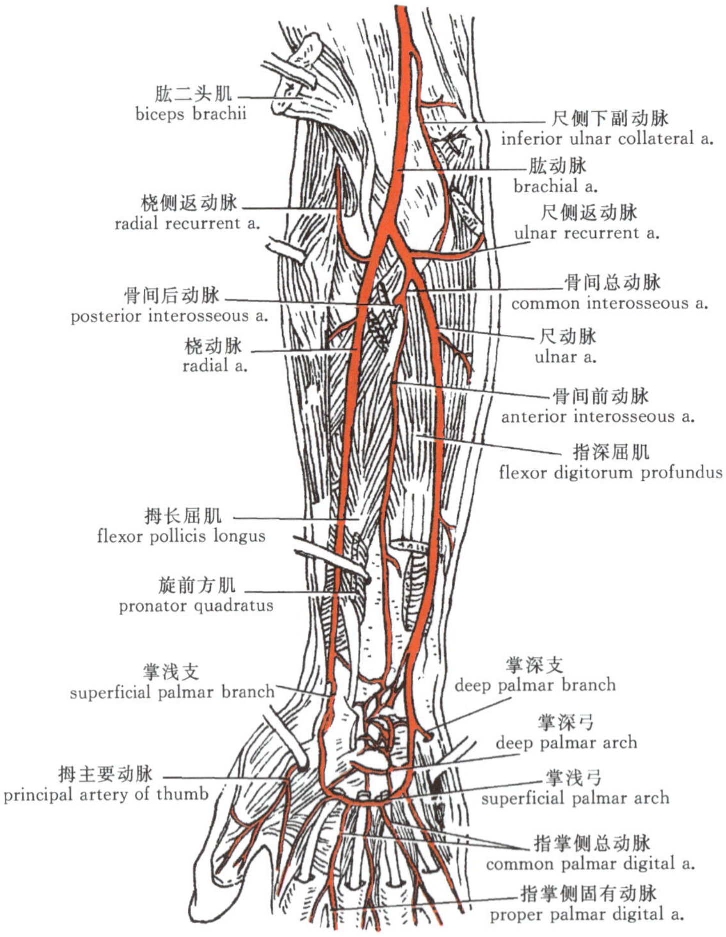

图 9-30　前臂的动脉(前面观)

4. 尺动脉(ulnar artery)(图 9-29、图 9-30)　斜向内下,在旋前圆肌深面,经尺侧腕屈肌与指浅屈肌间下行,经豌豆骨桡侧和腕横韧带浅面至手掌。其末端在掌腱膜深面与桡动脉掌浅支吻合成掌浅弓。

尺动脉沿途发出肌支至前臂尺侧诸肌，有以下二条主要分支：

(1) **骨间总动脉**(common interosseous artery)：为一短干，平桡骨粗隆处起自尺动脉，经指深屈肌和拇长屈肌之间达前臂骨间膜近侧，分为**骨间前动脉**和**骨间后动脉**，分别沿骨间膜的前、后面下行，分布前臂肌和桡、尺骨。

(2) **掌深支**(deep palmar branch)：在豌豆骨的远侧自尺动脉分出，穿小鱼际肌至掌深部，与桡动脉末端吻合成掌深弓。

5. 掌浅弓(superficial palmar arch)(图 9-30、图 9-31)　位于掌腱膜的深面，由尺动脉的末端和桡动脉的掌浅支吻合构成。在弓的凸缘发出三条**指掌侧总动脉**和一条**小指尺掌侧固有动脉**。前者每条再分二支**指掌侧固有动脉**至第 2～第 5 指的相对缘。后者分布于小指掌面尺侧缘。

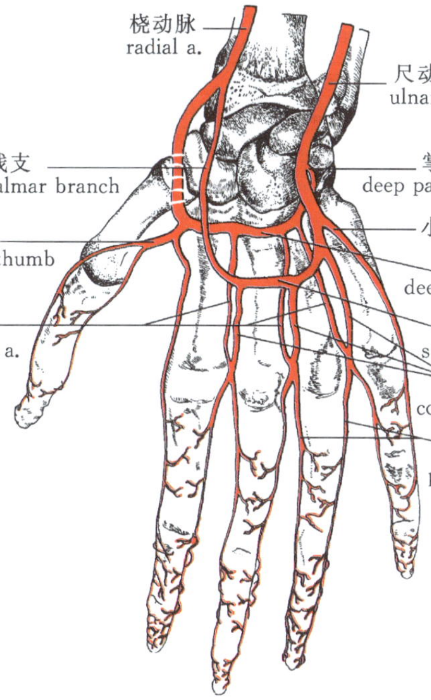

图 9-31　掌浅弓和掌深弓

6. 掌深弓(deep palmar arch)(图 9-30、图 9-31)位于屈指肌腱深面，由桡动脉的末端和尺动脉的掌深支吻合构成。弓凸缘在掌浅弓近侧，约平腕掌关节高度由弓发出 3 条掌心动脉，沿第 2～第 4 掌骨间隙至掌指关节附近，分别与相应的指掌侧总动脉末端吻合。

当手自然握拳时，中指尖与掌面所触的位置约为掌浅弓投影，其稍近侧为掌深弓投影。

(四) 胸部的动脉

胸主动脉(thoracic aorta)又称**主动脉胸部**(thoracic part of aorta)(图 9-32、图 9-33)，平第 4 胸椎体下缘左侧续于主动脉弓，先沿脊柱左侧下行逐渐转至其前方，达第 12 胸椎高度穿膈的主动脉裂孔，移行为腹主动脉(主动脉腹部)。其分支有脏支和壁支。

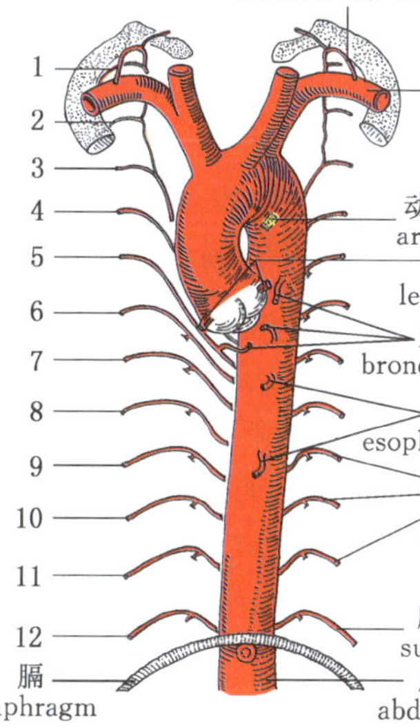

图 9-32　胸主动脉及其分支

1. 脏支 细小，包括支气管支、食管支和心包支分别分布于气管、支气管、食管、心包等处。

2. 壁支 主要有分布第3～第11肋间隙的9对**肋间后动脉**(posterior intercostal arteries)(第1、第2肋间动脉来自锁骨下动脉的肋颈干)和1对**肋下动脉**(沿第12肋下缘走行)。它们由胸主动脉后壁发出后，在脊柱两侧分为前、后两支，后支小，分布于脊髓及其被膜、背深肌和背部皮肤；前支在肋角处分为上、下两支。上支行走在肋沟内与同名静脉和神经伴行；下支沿肋骨上缘走行。两支末端在胸前壁与胸廓内动脉的肋间前支吻合。分布于第3肋间以下胸壁和腹壁上部(由下5对肋间后动脉分布)。

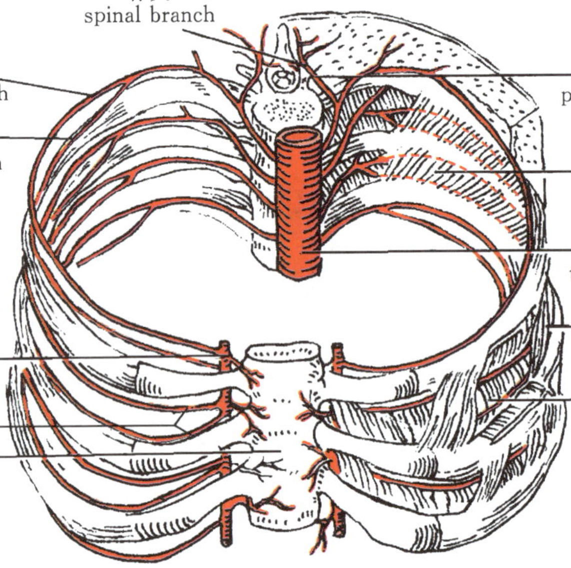

图9-33 胸壁的动脉

(五) 腹部的动脉

腹主动脉(abdominal aorta)又称**主动脉腹部**(abdominal part of aorta)，在膈的主动脉裂孔处续于胸主动脉，沿脊柱前方下降，至第4腰椎体下缘前方分为左、右髂总动脉和骶正中动脉(图9-34、图9-35)。腹主动脉的右侧有下腔静脉，前方有胰、十二指肠水平部和肠系膜根。

腹主动脉亦分出脏支和壁支。

1. 脏支 多而粗，可分为成对和不成对两类。

成对的脏支：

(1) **肾上腺中动脉**(middle suprarenal artery)：平第1腰椎起自腹主动脉的侧壁，分布到肾上腺。与肾上腺上动脉(发自膈下动脉)和肾上腺下动脉(起自肾动脉)相吻合。

(2) **肾动脉**(renal artery)：较粗大，平第1～第2腰椎之间起自腹主动脉的侧壁，横行向外至肾门处分前、后干入肾，在肾窦内再分支为肾段动脉，分布于肾实质。在入肾门前还发出肾上腺下动脉至肾上腺。

除肾动脉及其分支自肾门入肾外，有时可有1～2条**副肾动脉**不经过肾门，在肾的上端或下端入肾实质。在肾手术时要注意副肾动脉，以免发生大出血，也要注意不任意结扎此动脉，因为它常是变异的肾段动脉，结扎后可能引起局部缺血性坏死。

(3) **生殖腺动脉**(genital artery)：在男性为睾丸动脉(testicular artery)，又称**精索内动脉**，细而长，平第4腰椎处跨输尿管前面，由腹股沟管深环进入腹股沟管，参与精索组成，分布于睾丸和附睾等。在女性为**卵巢动脉**(ovarian artery)，跨髂外血管后经卵巢悬韧带入盆腔，分布于卵巢和输卵管，并与子宫动脉的卵巢支吻合。

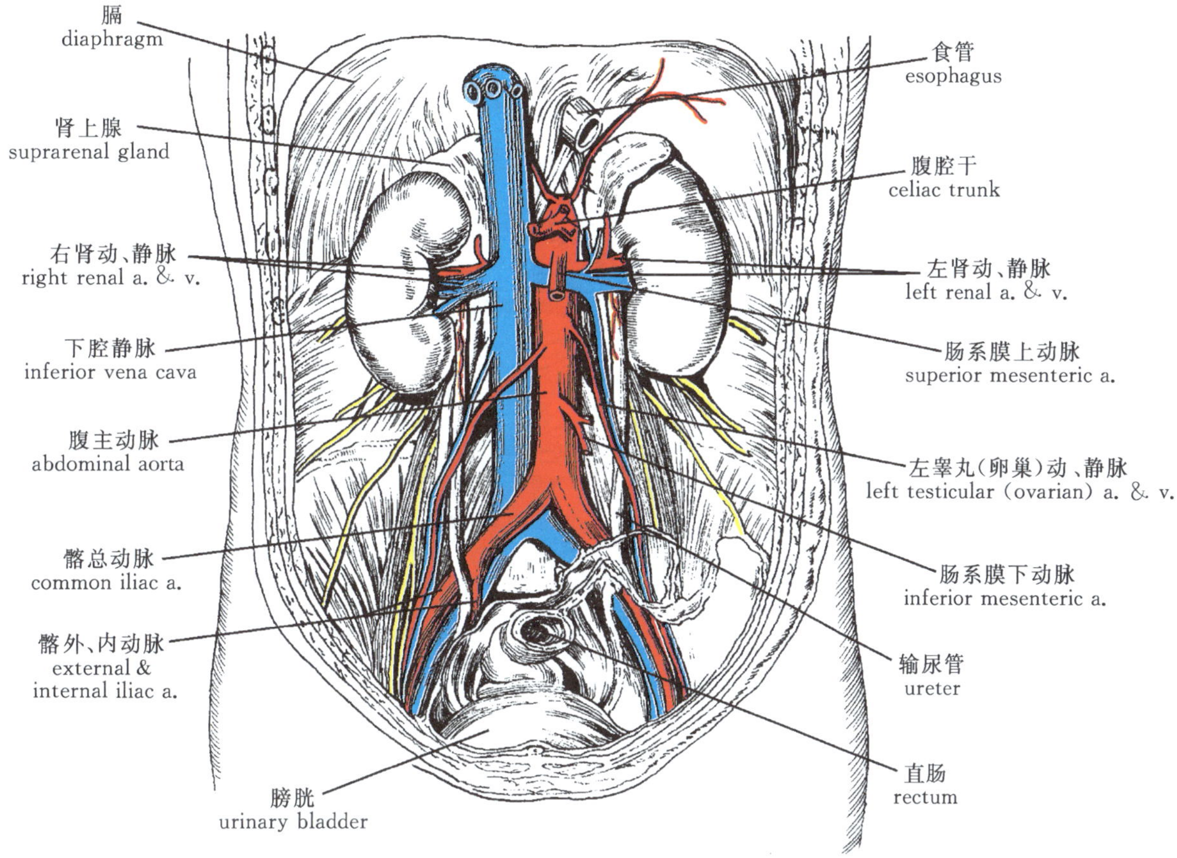

图 9-34　腹主动脉分支 1

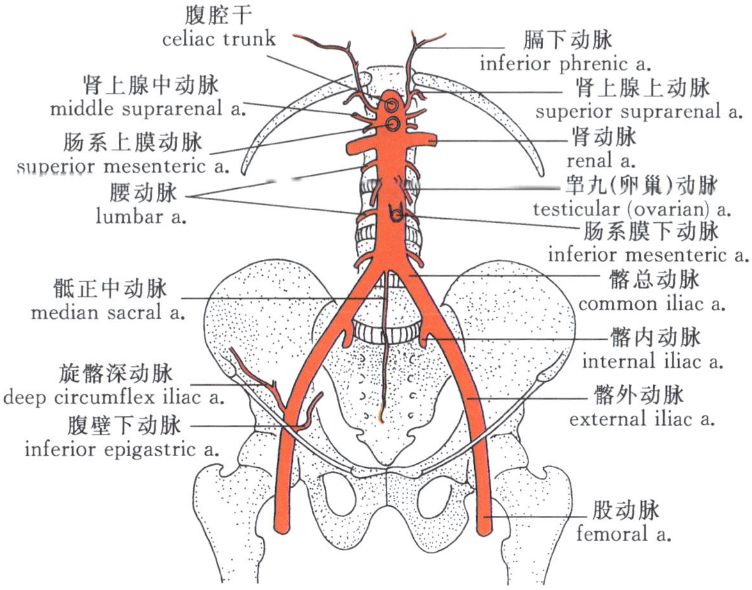

图 9-35　腹主动脉分支 2

不成对的脏支：

(1) **腹腔干**(celiac trunk)(腹腔动脉)：在膈的主动脉裂孔稍下方，约平第 12 胸椎高度起自腹主动脉前壁，腹腔干很短，长 1～2 cm，分为三条分支(图 9-36)。

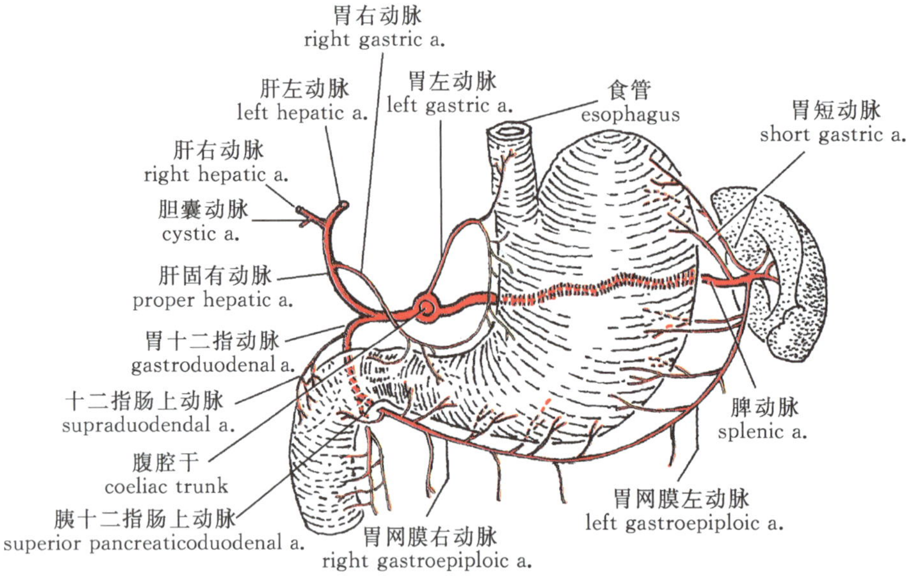

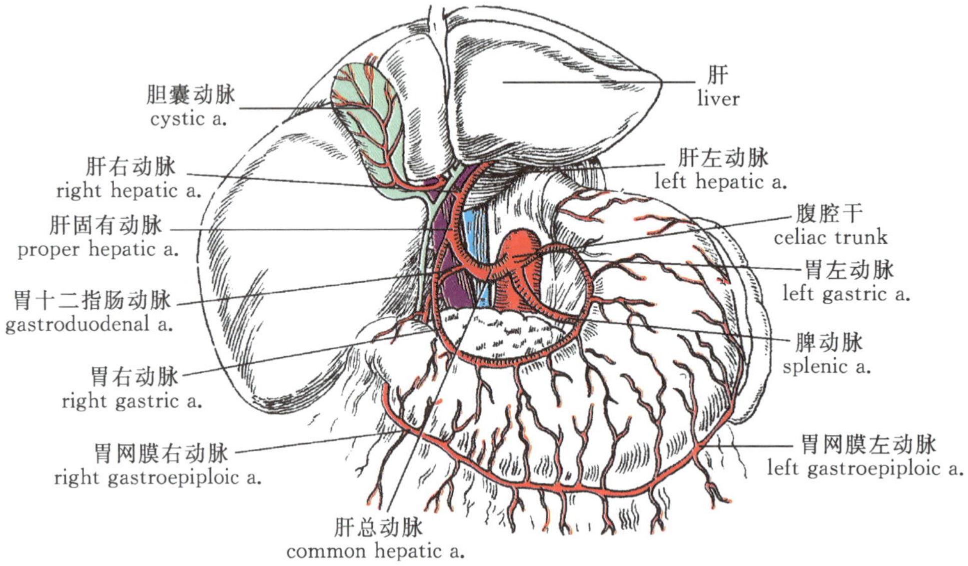

图 9-36 腹腔干及其分支

1）**胃左动脉**(left gastric artery)：较细，行向左上方至贲门附近，在小网膜二层之间沿胃小弯转向右行与胃右动脉吻合。沿途分出食管支和胃前、后支，分布于食管腹段、贲门和胃小弯侧及胃前、后壁。

2）**肝总动脉**(common hepatic artery)：自腹腔干发出后，在网膜囊后沿胰头上方右行，至十二指肠上部的上缘进入肝十二指肠韧带内，分为肝固有动脉和胃十二指肠动脉。**肝固有动脉**(proper hepatic artery)行于肝十二指肠韧带内，在门静脉的前方、胆总管的左侧上行至肝门附近，分为左、右支入肝左、右叶。右支在入肝门前发出**胆囊动脉**(cystic artery)经胆囊三角至胆囊。多数肝固有动脉又分出**胃右动脉**(right gastric artery)，在小网膜内行至幽门上缘，沿胃小弯自右向左，与胃左动脉吻合，分支至十二指肠上部和胃小弯侧胃壁。

胃十二指肠动脉(gastroduodenal artery)在十二指肠上部后方下行，至幽门下缘处分为胃网膜右动脉和胰十二指肠上动脉。**胃网膜右动脉**(right gastroepiploic artery)行于大网膜前两层之间，沿胃大弯自右向左与胃网膜左动脉吻合，分支至胃和大网膜。**胰十二指肠上动脉**(superior pancreaticoduodenal artery)又分前、后两支，在胰头与十二指肠降部之间的前、后方下行，与胰十二指肠下动脉吻合，分布于胰头和十二指肠。

3）**脾动脉**（splenic artery）：沿胰的上缘迂曲向左，经脾肾韧带至脾门，分数支入脾。它沿途发出多条细小的**胰支**分布于胰体和胰尾。入脾门前发出 4～7 条胃短动脉和 1 条胃网膜左动脉。**胃短动脉**经胃脾韧带至胃底。**胃网膜左动脉**（left gastroepiploic artery）在大网膜前 2 层之间，沿胃大弯自左向右，与胃网膜右动脉吻合，分支至胃和大网膜。

从脾动脉的中 1/3 段向上发出 1～2 条细小的**胃后动脉**（中国人出现率为 72%），经胃膈韧带分布到胃贲门部后壁，行胃大部分切除术时，保留该动脉可作为残胃的供血来源。

（2）**肠系膜上动脉**（superior mesenteric artery）：在腹腔干下约 1 cm，约平第 1 腰椎平面起自腹主动脉前壁（图 9-37、图 9-39）。在胰颈的后方下行，跨过十二指肠水平部的前面进入肠系膜根，斜行至右髂窝，其分支有：

1）**空肠动脉**（jejunal artery）和**回肠动脉**（ileal artery）：由肠系膜上动脉的左侧壁发出，共 13～18 支，行于小肠系膜内，分布于空肠和回肠。动脉分支间吻合成弓，各级动脉弓的分支再吻合形成3～5级动脉弓。空肠的动脉弓多为 1～2 级，回肠多为 3～5 级，末级动脉弓发出许多直行小支进入肠壁。

2）**回结肠动脉**（ileocolic artery）：为肠系膜上动脉右侧壁发出的最下方的一支动脉（图 9-37、图 9-38），在壁层腹膜后面行向右下至盲肠附近，分数支至回肠末段、盲肠、阑尾和升结肠。至阑尾的分支称**阑尾动脉**（appendicular artery），经回肠末端的后面进入阑尾系膜，沿系膜游离缘行至阑尾尖端分支营养阑尾。

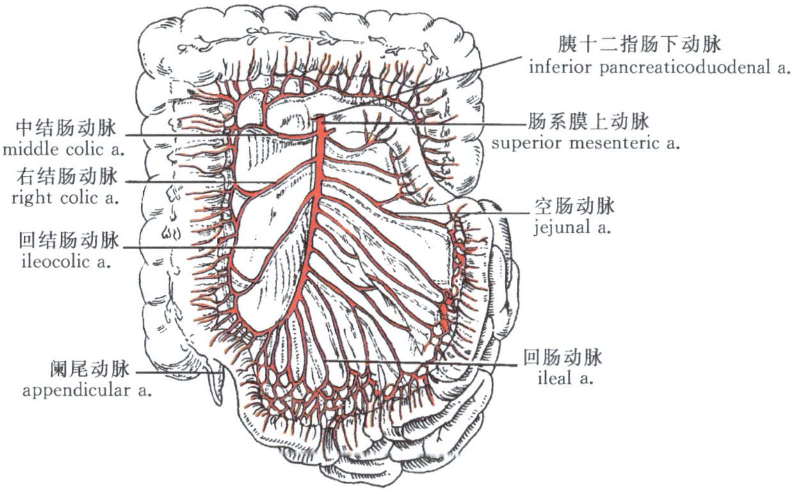

图 9-37 肠系膜上动脉及其分支

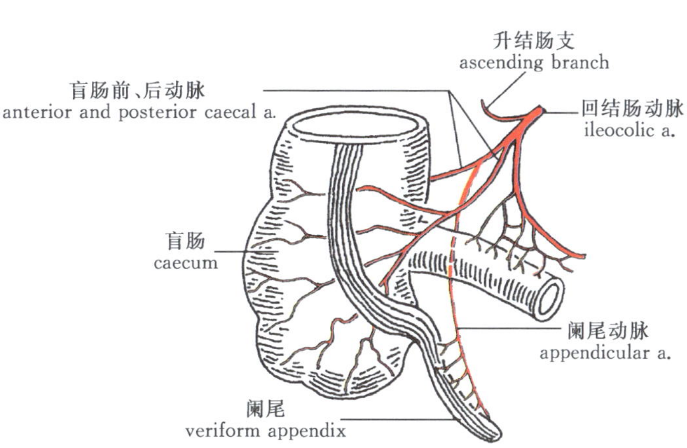

图 9-38 回结肠动脉的分支

3）**右结肠动脉**(right colic artery)：在回结肠动脉的上方发自肠系膜上动脉的右侧壁，在壁层腹膜后沿腹后壁行向右，分升、降二支分布升结肠，并与回结肠动脉和中结肠动脉吻合。

4）**中结肠动脉**(middle colic artery)：在胰的下缘起自肠系膜上动脉，向前稍偏右侧进入横结肠系膜，分左、右二支与右结肠动脉和左结肠动脉吻合分支营养横结肠。

5）**胰十二指肠下动脉**：较细小，为肠系膜上动脉第1个分支。分前、后两支与胰十二指肠上动脉的前、后支吻合，分布于胰和十二指肠。

(3) **肠系膜下动脉**(inferior mesenteric artery)：平第3腰椎处起自腹主动脉的前壁(图9-39)，沿壁层腹膜的深面行向左下至左髂窝后入乙状结肠系膜，并随其根部进入盆腔到直肠上部，分支有：

1）**左结肠动脉**(left colic artery)：沿壁层腹膜后面向左行，跨左侧输尿管前方至降结肠附近，分升、降支与中结肠动脉和乙状结肠动脉吻合，分支分布降结肠。

2）**乙状结肠动脉**(sigmoid artery)：常为2～3支，在腹膜壁层后行向左下方入乙状结肠系膜内，互相吻合成动脉弓，分支到乙状结肠，并与左结肠动脉吻合。

3）**直肠上动脉**(superior rectal artery)：为肠系膜下动脉的终支，在乙状结肠系膜根内下行至盆腔在第3骶椎处分左、右支，沿直肠两侧分布于直肠上部，并与直肠下动脉吻合。

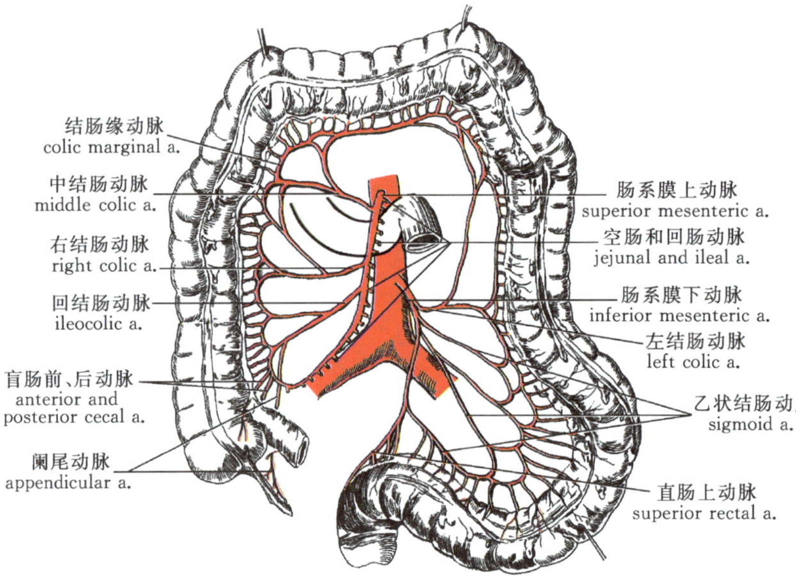

图9-39 肠系膜下动脉

2. 壁支 主要有**腰动脉**(lumbar artery)共四对(图9-35)，起自腹主动脉的后外壁，分布于腹后、侧壁肌群及皮肤、脊髓及其被膜。

腹主动脉的壁支还有成对的**膈下动脉**，其除分支至膈下面以外，还发出肾上腺上动脉至肾上腺。自腹主动脉下端分叉处后壁发出一支**骶正中动脉**。沿骶骨前面下降分布盆腔后壁组织。

(六) 盆部的动脉

髂总动脉(common iliac artery)左、右各一，平第4腰椎体下缘由腹主动脉分出，沿腰大肌内侧向外下方斜行，至骶髂关节处分为髂内动脉和髂外动脉(图9-40)，分别至盆部和下肢。

1. 髂内动脉(internal iliac artery) 为一短干，沿盆侧壁下行，分出脏支和壁支(图9-40)。

(1) 脏支

1）**脐动脉**(umbilical artery)：由髂内动脉的起始部发出，走向内下方，在胎儿时期为动脉干，出生后其远侧段闭锁形成脐内侧韧带(或称脐动脉索)，近侧段未闭与髂内动脉相通，发出数支**膀胱上动脉**(superior vesical arteries)，分布于膀胱中、上部。

2) **膀胱下动脉**(inferior vesical artery)：男性分布于膀胱底、精囊、前列腺和输尿管末段。女性分布于膀胱底和阴道，它与膀胱上动脉分支有较多吻合。

3) **直肠下动脉**(inferior rectal artery)：为细小分支，分布于直肠下部及其周围组织结构，如男性至精囊和前列腺，女性至阴道等处。

4) **子宫动脉**(uterine artery)：沿盆侧壁下行，进入子宫阔韧带底部二层腹膜间，在子宫颈外侧约 2 cm 处，跨输尿管的前上方与之交叉(图 9-41)，其本干沿子宫侧缘迂曲上行至子宫底，分支营养子宫、阴道、输卵管和卵巢，并与卵巢动脉吻合。

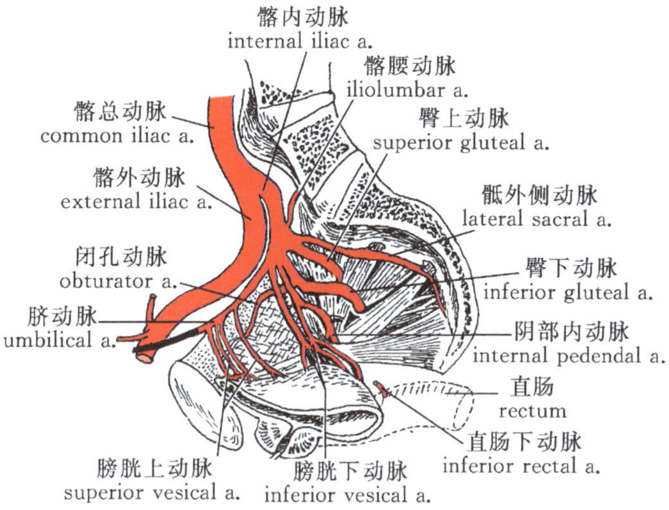

图 9-40　盆部的动脉(男性，右侧)

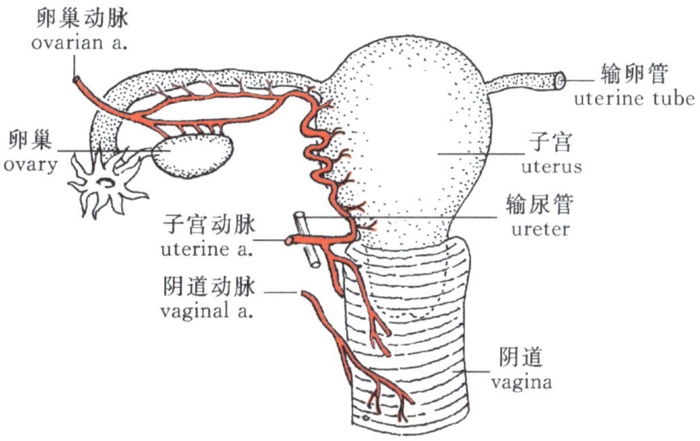

图 9-41　子宫动脉

5) **阴部内动脉**(internal pudendal artery)：沿梨状肌和骶丛前方下行，经梨状肌下孔出盆腔，又穿坐骨小孔入坐骨肛门窝，发出肛动脉、会阴动脉、阴茎(蒂)动脉等分支，分布于肛门、会阴和外生殖器等处(图 9-40、图 9-42、图 17-17)。

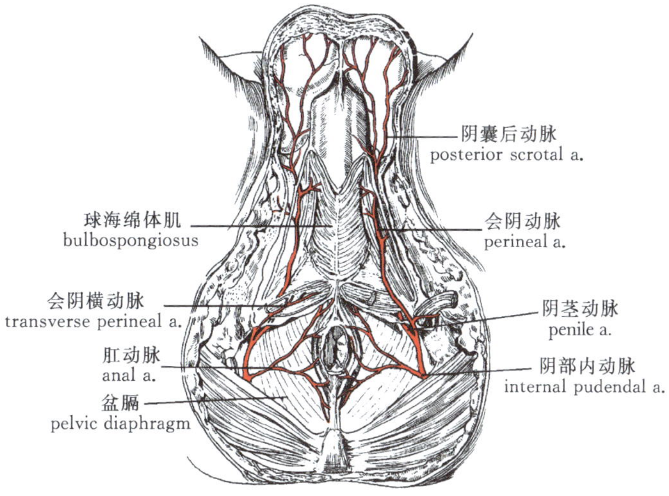

图 9-42　阴部动脉(男性)

6）**阴道动脉**(vaginal artery)：与男性膀胱下动脉相当。阴道动脉沿阴道向下行，供应阴道、前庭球、膀胱底和直肠的相邻部。

（2）壁支（图 9-40、图 17-17）

1）**闭孔动脉**(obturator artery)：沿骨盆侧壁行向前下，穿闭膜管至大腿内侧群肌和髋关节等处。

闭孔动脉在穿闭膜管之前尚发出耻骨支，在股环附近，可与腹壁下动脉的分支（耻骨支）吻合，有时这一吻合支较粗大。闭孔动脉被扩大的腹壁下动脉耻骨支代替形成异常闭孔动脉（出现率为 17%～18%）。在股疝手术时应注意防止误伤，以免导致大出血。

2）**臀上动脉**(superior gluteal artery)和**臀下动脉**(inferior gluteal artery)，分别经梨状肌上、下孔穿出至臀部肌群和髋关节处。

此外，髂内动脉沿盆壁还发出**髂腰动脉**和**骶外侧动脉**，分支至髂腰肌、盆后壁和骶管内结构。

2. 髂外动脉(external iliac artery)　沿腰大肌内侧缘向外行至腹股沟韧带中点，穿其深面至股前部移行为股动脉。它在腹股沟韧带稍上方发出：

（1）**腹壁下动脉**(inferior epigastric artery)：经腹股沟管腹环内侧斜向内上，入腹直肌鞘内，沿腹直肌后面与腹壁上动脉吻合。分支至腹直肌等处。

（2）**旋髂深动脉**：在腹股沟韧带外侧半的后方斜向外上，至髂前上棘沿髂嵴行向后，分布于邻近肌和髂嵴。

（七）下肢的动脉

1. 股动脉(femoral artery)（图 9-43、图 9-44）　在腹股沟韧带中点深面续于髂外动脉，其外侧为股神经，内侧为股静脉，在股三角内下行，入收肌管，穿收肌腱裂孔至腘窝，移行为腘动脉。该动脉在股三角处位置表浅，在活体上可触及搏动，当下肢动脉外伤大出血时，在腹股沟韧带中点稍下方可压迫股动脉止血。股动脉的主要分支：

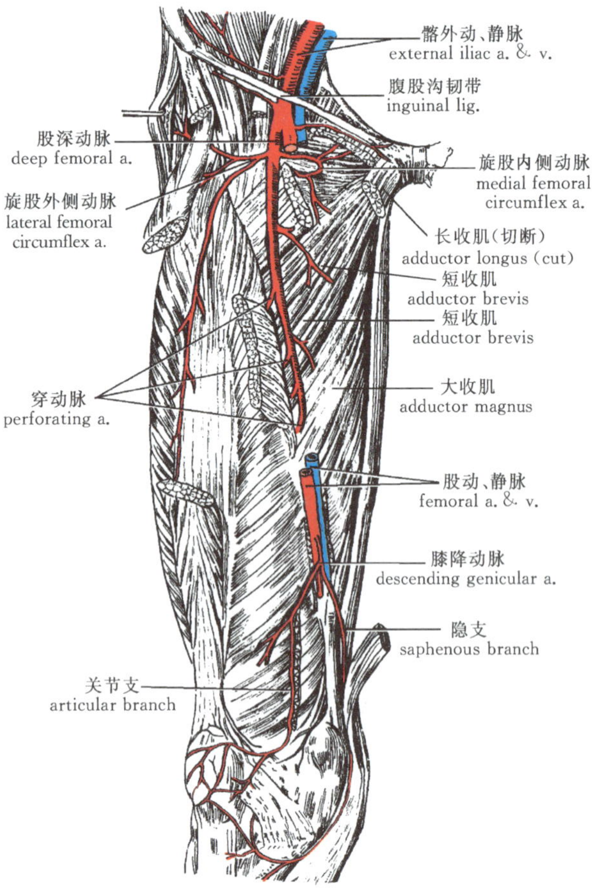

图 9-43　股动脉及其分支

（1）**腹壁浅动脉**：在腹股沟韧带的稍下方自股动脉发出，穿至皮下，分布腹前壁下部浅筋膜和皮肤。

（2）**旋髂浅动脉**：在腹股沟韧带稍下方穿出阔筋膜斜向外上方分布髂前上棘附近的皮肤、浅筋膜和淋巴结。

（3）**阴部外动脉**：分布于外阴部。

（4）**股深动脉**(deep femoral artery)：是股动脉的最大分支，在腹股沟韧带下方 2～5 cm 处发自股动脉的后壁或外侧壁，在股动脉的深面行向后内下方，至长收肌深面（图 9-43、图 9-44）。分支有**旋股内侧动脉**至内收肌群和髋关节；**旋股外侧动脉**在股直肌深面分支至大腿前群肌及膝关节；**穿动脉**（3～4 条）分别在不同高度穿大收肌止点至股后部，分布于大腿后、内侧群肌和股骨。

2. 腘动脉(popliteal artery)　在收肌腱裂孔处续于股动脉，在腘窝深部，紧靠膝关节囊后壁下行，至腘肌下缘分为胫前动脉和胫后动

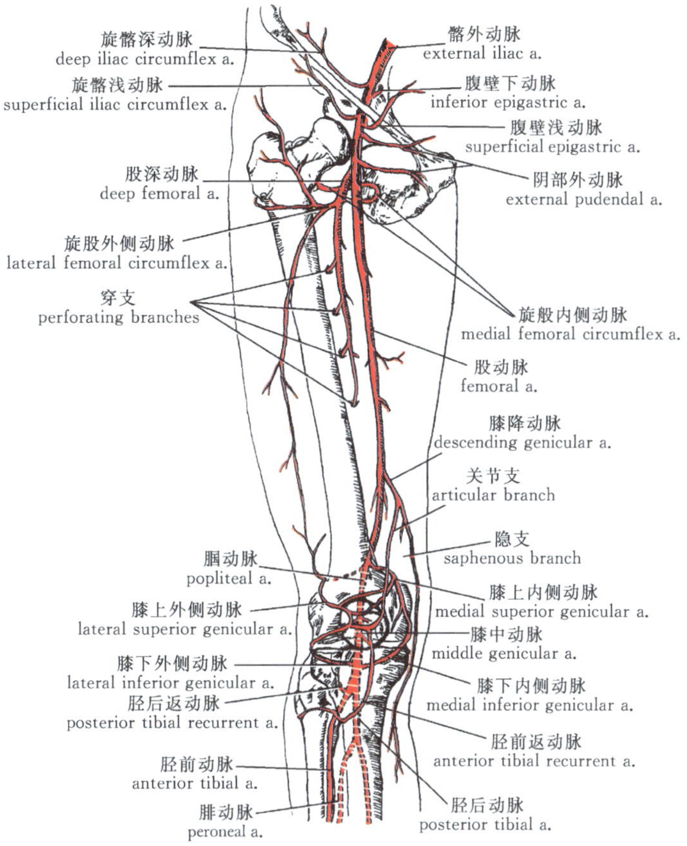

图 9-44 大腿、膝部动脉

脉(图 9-45)。腘动脉在腘窝内分支至膝关节和附近诸肌,并参与膝关节动脉网的组成。

3. 胫后动脉(posterior tibial artery)(图 9-45) 沿小腿后面浅、深屈肌间下行,穿经踝管至内踝与跟骨结节间转至足底,分为足底内侧动脉和足底外侧动脉两个终支。胫后动脉除分支小腿后群肌外,其主要分支有:

(1) **腓动脉**(peroneal artery):在腘肌下缘 2～3 cm 处起自胫后动脉,沿腓骨内侧下行至外踝,分布于腓骨及附近肌。临床上常取腓骨中段带腓动脉和腓骨滋养动脉作为带血管游离骨移植的供骨。

(2) **足底内侧动脉**:较细,沿足底内侧前行,分布于足底内侧部。

(3) **足底外侧动脉**:较粗,沿足底外侧前行,至第 5 跖骨底、转向内达第 1 跖骨间隙与足背动脉的足底深支吻合,形成**足底动脉弓**。由弓发出 4 条跖足底总动脉,向前至跖趾关节处,又分为两支趾足底固有动脉,分布于足趾。

4. 胫前动脉(anterior tibial artery)(图 9-46) 是腘动脉的另一终支,穿小腿骨间膜上部裂孔至小腿前群肌深面,经踝关节前方达足背移行为足背动脉,分布于小腿前群肌,并发小支(胫前返动脉)参与膝关节动脉网的构成。

5. 足背动脉(dorsal artery of root) 在踝关节的前方,内、外踝前连线中点下方续于胫前动脉,它前行沿踇长伸肌腱外侧至第 1 跖骨间隙处,分为第 1 跖背动脉和足底深支。足背动脉位置表浅,活体可触及搏动,其主要分支有:

(1) **弓状动脉**:沿跖骨底弓形向外,并发出 3 支跖背动脉,分布于足背和第 2～第 5 趾背侧的相对缘。

(2) **足底深支**:由足背动脉发出,穿第 1 跖骨间隙至足底,与足底外侧动脉末端吻合成足底弓。

(3) **第 1 跖背动脉**:是足背动脉的终支。沿第 1 跖骨间隙向前,分布于第 1 趾背侧两缘和第 2 趾背内侧缘。

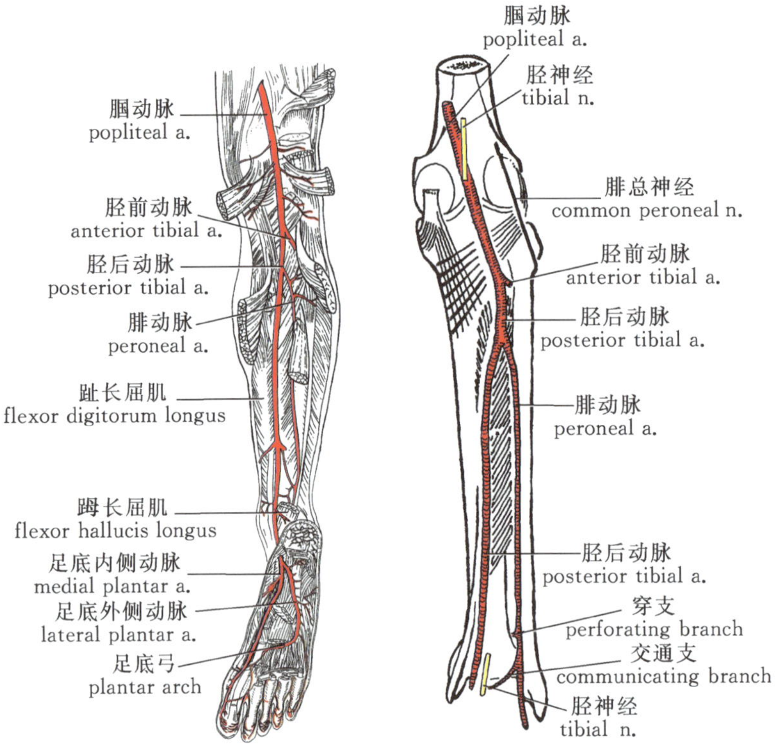

图 9-45 小腿后部的动脉(右侧)

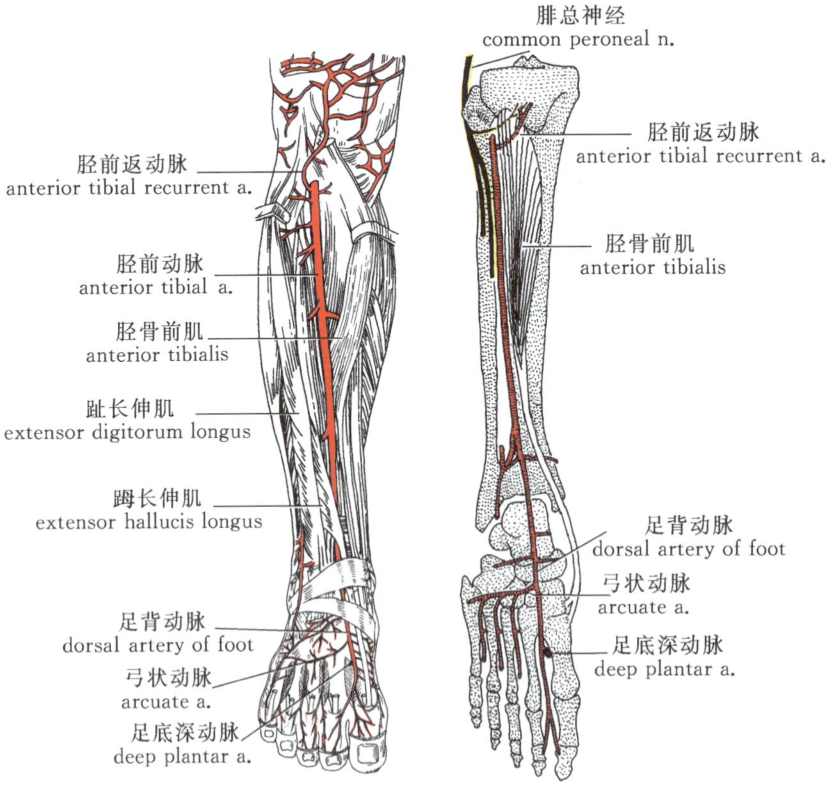

图 9-46 小腿和足背的动脉(右侧,前面)

（孙国刚）

第四节 静 脉

静脉(vein)是导血回心的血管,起于毛细血管,止于心房。全身的静脉可分为肺循环的静脉和体循环的静脉。

静脉在结构和配布上与动脉有许多相似之处,但因其功能不同而有自身的特点。①在向心汇集的过程中,接受各级属支,逐渐增粗。②静脉管壁薄,腔大,弹性小,收缩力弱,故管腔内压力较低,血流缓慢,静脉数目比动脉多,总容积超过动脉的1倍,借此使动脉与静脉的血流总量在单位时间内保持平衡。③体循环的静脉分为浅、深两组。**浅静脉**(superficial vein)又称**皮下静脉**,位于皮下,位置表浅,常用来静脉注射、输液和采血,最终注入相应部位的深静脉。**深静脉**(deep vein)多数与动脉伴行,称伴行静脉,与动脉同名,行于深筋膜的深面或体腔内,其收集范围与伴行动脉分布的范围一致。一般中等动脉(如尺动脉、胫前动脉等)有两条静脉伴行。④静脉之间有丰富的吻合,可在浅静脉之间,深静脉之间以及浅、深静脉之间。浅静脉之间常吻合成**静脉网**(venous rete),深静脉之间常吻合成静脉丛,尤其是在容积经常变化的脏器(如膀胱、食管、直肠等)周围形成丰富的**静脉丛**(venous plexus)。⑤静脉管壁内常有成对**静脉瓣**(venous valve),形如半月状小袋(图9-47),袋口向心,利于血液回流,防止其逆流。人体凡受重力影响较大,血液回流困难的部位(如四肢,尤其是下肢)静脉瓣较多。反之,则静脉瓣少或完全缺如,如头颈部的静脉和肝门静脉等。⑥在某些部位形成特殊的静脉,如**硬脑膜窦**(sinus of dura mater)是位于颅腔硬脑膜内两层之间的特殊静脉,硬脑膜参与窦壁的构成,腔面衬有内皮,窦壁无平滑肌,无瓣膜,窦腔常处于开放状态,利于颅内血液回流,但外伤时易导致出血不止;**板障静脉**(diploic vein)位于颅骨板障的沟槽内,壁薄无瓣膜,与颅内、外静脉相交通(图9-48)。

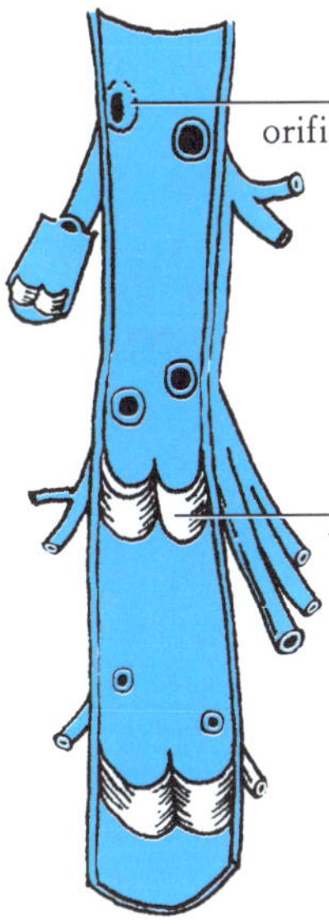

图9-47 静脉瓣

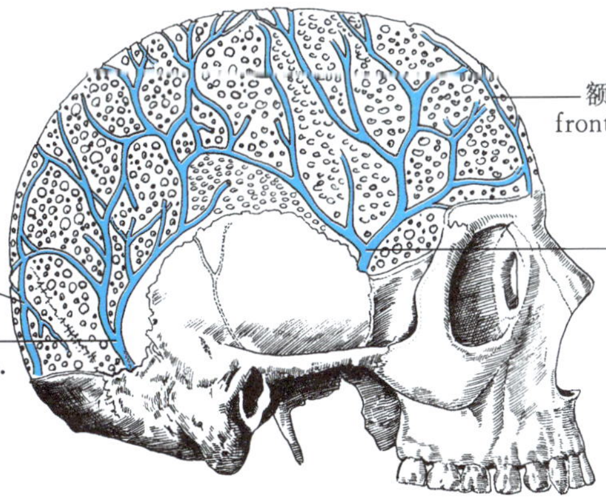

图9-48 板障静脉

一、肺循环的静脉

肺静脉(pulmonary vein)左、右各1对,分别为左、右肺上静脉和肺下静脉。肺静脉起自肺门,横行向内侧将含氧丰富的血送回左心房。

二、体循环的静脉

体循环的静脉主要包括上腔静脉系、下腔静脉系(含肝门静脉系)和心静脉系(见第九章第三节"五、心的血管"相关内容)。

(一) 上腔静脉系

上腔静脉系由上腔静脉及其属支所组成,收集头颈、上肢和胸部(心除外)的静脉血(图 9-49)。

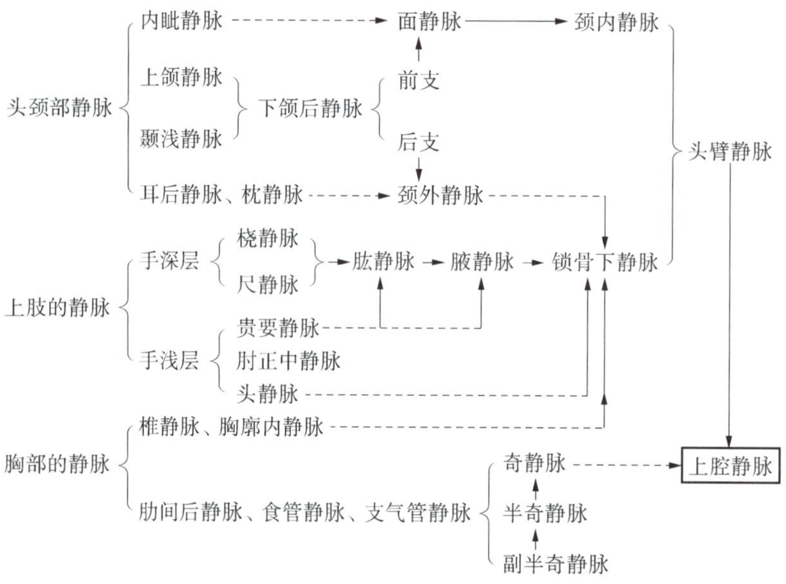

图 9-49 上腔静脉系回流

上腔静脉(superior vena cava)是一条粗大的静脉干,成人长 5～7 cm,在右侧第 1 肋软骨与胸骨结合处的后方由左、右头臂静脉汇合而成,沿升主动脉右侧垂直下降,至右侧第 3 胸肋关节下缘处注入右心房,入心前接纳奇静脉(图 9-50)。

头臂静脉(brachiocephalic vein)又称**无名静脉**(innominate vein),左右各一,分别由同侧的颈内静脉和锁骨下静脉在胸锁关节后方汇合而成,汇合处形成的夹角称**静脉角**(venous angle),是淋巴导管注入静脉的部位。因上腔静脉偏右,故右头臂静脉短而垂直,左头臂静脉较长而斜向右下。与锁骨下动脉分支伴行的各静脉如椎静脉、胸廓内静脉、甲状腺下静脉等大多注入头臂静脉。

1. 头颈部的静脉(图 9-50、图 9-51) 头颈部的静脉大部分汇集到颈内静脉,少数汇入颈外静脉。

(1) **颈内静脉**(internal jugular vein):为颈部最粗大的静脉干。在颈静脉孔处续于乙状窦,先在颈内动脉外侧、后在颈总动脉外侧下行于颈动脉鞘内,至胸锁关节后方与锁骨下静脉汇合成头臂静脉,收集颅骨、脑、面浅部和颈部大部分区域的静脉血液。

由于颈内静脉附着于颈动脉鞘,并通过该鞘与颈深筋膜和肩胛舌骨肌中间腱相连,故其血管腔常处于开放状态,有利于头颈部静脉血的回流。当颈内静脉出现开放性损伤时,管腔不能闭锁,同时胸腔的负压吸引,可能导致静脉内空气栓塞。

颈内静脉属支较多,其属支分为颅内支和颅外支。

1) 颅内支:包括来自脑膜、脑、颅骨、视器和前庭蜗器等处的静脉,最后经乙状窦注入颈内静脉(见中枢神经系统)。

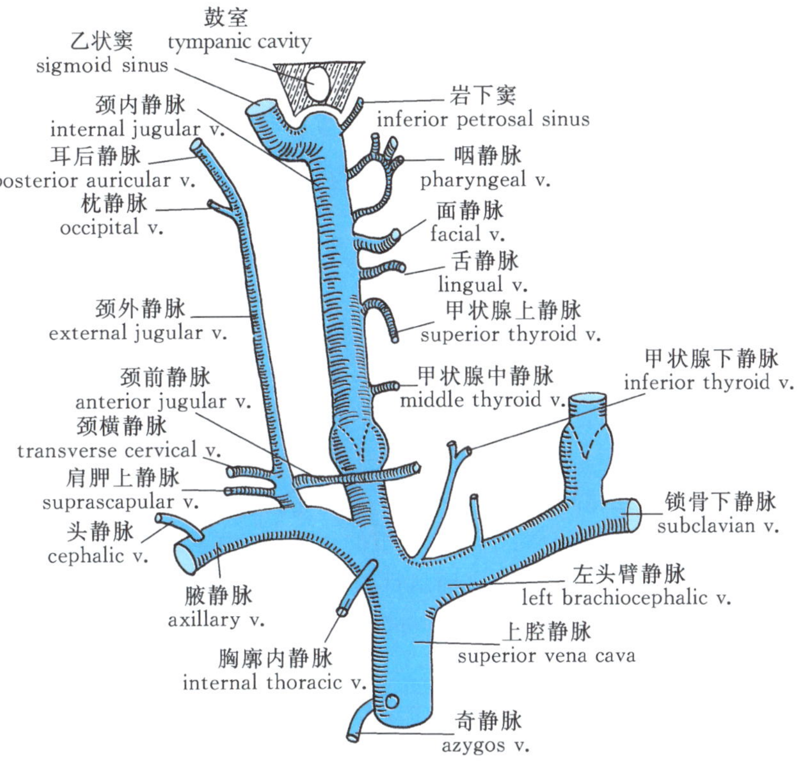

图 9-50 上腔静脉及其属支

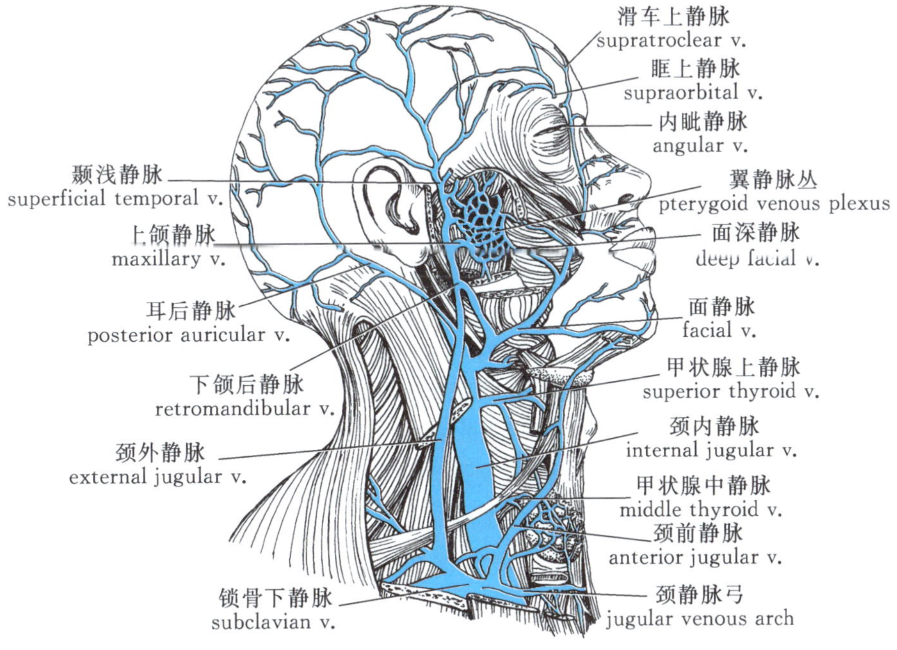

图 9-51 头颈部的静脉

2）颅外支：颈内静脉除收集咽静脉，舌静脉，甲状腺上、中静脉等静脉外，主要属支有：

面静脉(facial vein)在内眦处起自**内眦静脉**(图 9-51)，在面动脉后外方向外下行至下颌角下方接受下颌后静脉前支，再下行于舌骨大角附近汇入颈内静脉。面静脉可通过两条途径与颅内海绵窦交通，即通过内眦静脉和眼静脉至海绵窦;借面深静脉经翼静脉丛至海绵窦。同时,面静脉又缺乏瓣膜,因而面部,特别是鼻根至两侧口角之间的三角形区发生感染时,若处理不当(挤压等)细菌可沿上述途径至海绵窦而导致凶险的颅内感染。所以,临床上常称该三角区为“危险三角”。

下颌后静脉(retromandibular vein)由颞浅静脉与上颌静脉汇合而成,穿行于腮腺内,至腮腺下端分为前、后二支。前支向前下方汇入面静脉,后支与耳后静脉、枕静脉合成颈外静脉。颞浅静脉与上颌静脉收集同名动脉分布区域的静脉血回流。上颌静脉起于**翼静脉丛**(pterygoid venous plexus),该丛位于颞肌、翼外肌与翼内肌之间。向前通过面深静脉与面静脉相通,向上经卵圆孔及破裂孔的导血管与海绵窦相交通(图 12-13)。

(2) **锁骨下静脉**(subclavian vein)(图 9-50、图 9-51):自第 1 肋外缘续于腋静脉,沿前斜角肌附着部前面行向内侧,至胸锁关节后方与颈内静脉汇合形成头臂静脉。锁骨下静脉壁与第 1 肋骨骨膜及附近肌肉表面的筋膜结合紧密,位置固定,管腔较大,有利于静脉穿刺和长期放置导管输液,也是进行中心静脉压测量的常用入路。

锁骨下静脉的属支主要有:腋静脉(见上肢静脉)、颈外静脉等。

1) **颈外静脉**(external jugular vein):是颈部最粗的浅静脉,由下颌后静脉的后支和耳后静脉在下颌角附近的腮腺内汇合而成,沿胸锁乳突肌表面斜行向下,至该肌后缘穿颈深筋膜注入锁骨下静脉。颈外静脉位置表浅,若上腔静脉回流受阻,可见到颈外静脉怒张,临床上常用以判断右心衰竭程度等,并常在此作静脉穿刺。颈外静脉的属支为颈前静脉。

2) **颈前静脉**(anterior jugular vein):起自颏下部浅静脉,沿正中线两侧下降,在胸锁乳突肌下端深面注入颈外静脉。两侧颈前静脉在胸骨颈静脉切迹上方有一横行吻合支称颈静脉弓,行气管切开时应予注意,防止切断。

2. 上肢的静脉 上肢的静脉分浅、深两类,均有丰富的静脉瓣。

(1) 上肢的深静脉:从手掌到臂部,与同名动脉伴行,通常成对,沿动脉两侧上行,最终由两条肱静脉在胸大肌下缘汇合成一条腋静脉。

腋静脉(axillary vein):位于腋动脉前内侧,上行至第 1 肋外缘续于锁骨下静脉。收集上肢浅、深静脉及胸外侧静脉的血液。

胸腹壁静脉:是胸腹壁的浅静脉,位于腹前外侧壁,其上端上升至胸外侧壁与胸外侧静脉吻合,下端与大隐静脉的属支腹壁浅静脉吻合,由此构成上、下腔静脉系之间的相互交通。

(2) 上肢的浅静脉:包括头静脉、贵要静脉、肘正中静脉等(图 9-52)。

1) **头静脉**(cephalic vein):起于手背静脉网的桡侧,在桡腕关节上方转至前臂桡侧,上行至肘窝,借肘正中静脉与贵要静脉交通。本干继续沿肱二头肌外侧沟上行,经三角肌与胸大肌间沟穿锁胸筋膜汇入腋静脉。头静脉收纳手和前臂桡侧的浅部静脉血。

2) **贵要静脉**(basilic vein):起于手背静脉网的尺侧,在前臂的后内侧面上行,在肘部的远侧转至前面,接受肘正中静脉后,继之沿肱二头肌内侧沟上行,至臂的中部穿深筋膜汇入肱静脉,或伴肱静脉向上注入腋静脉。贵要静脉收纳手和前臂尺侧的浅部静脉血。

3) **肘正中静脉**(median cubital vein):粗而短,变异较多,斜行位于肘部皮下,常连接头静脉和贵要静脉,并收纳前臂正中静脉。临床常经肘部浅静脉作药物注射、输血或取血。

3. 胸部的静脉 **奇静脉**(azygos vein)是胸部静脉的主干。起于右腰升静脉,经右膈脚后方和第 12 胸椎的右侧进入胸腔,在食管后方沿胸椎体右前方上行至第 4 胸椎体高度,弓形向前跨过右肺根的上方,注入上腔静脉(图 9-53)。收集右侧肋间后静脉、食管静脉、支气管静脉及半奇静脉和副半奇静脉的血液回流。因此,奇静脉是沟通上、下腔静脉的重要通道之一。

(1) **半奇静脉**(hemiazygos vein):起自左腰升静脉,沿胸椎体左前方上行至第 8 胸椎高度,向右横过脊柱注入奇静脉。收集左侧下部肋间后静脉、食管静脉及副半奇静脉的血液。

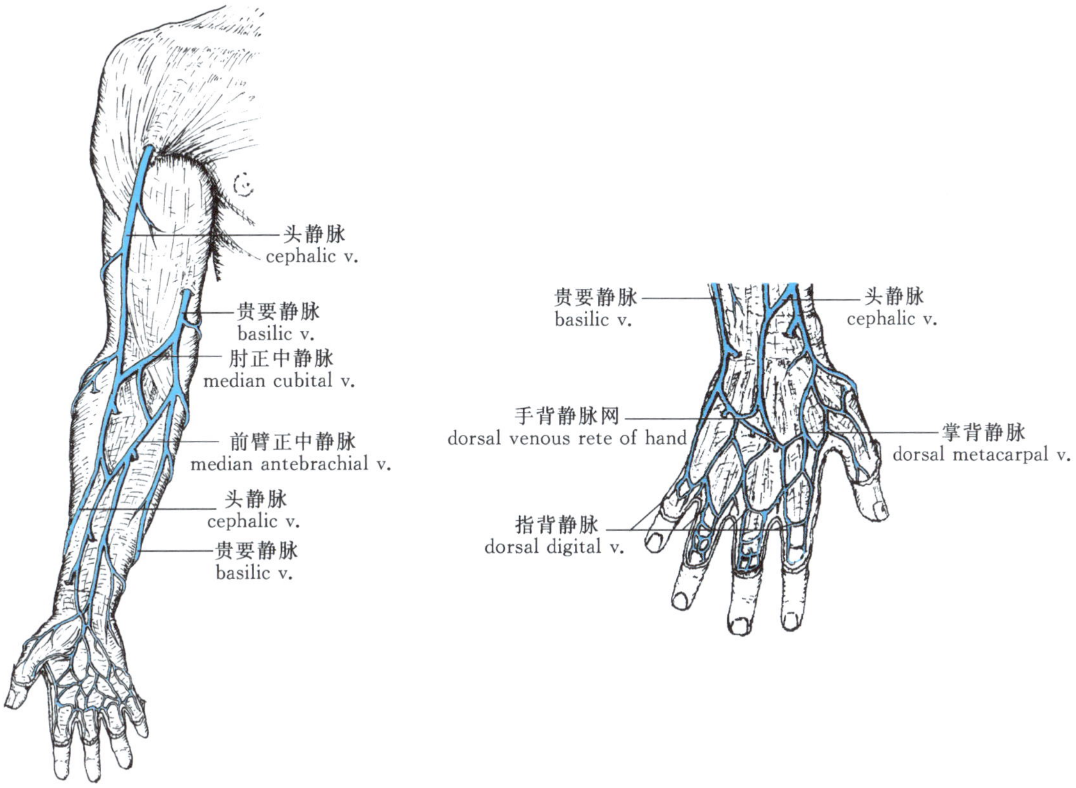

图 9-52 上肢的浅静脉

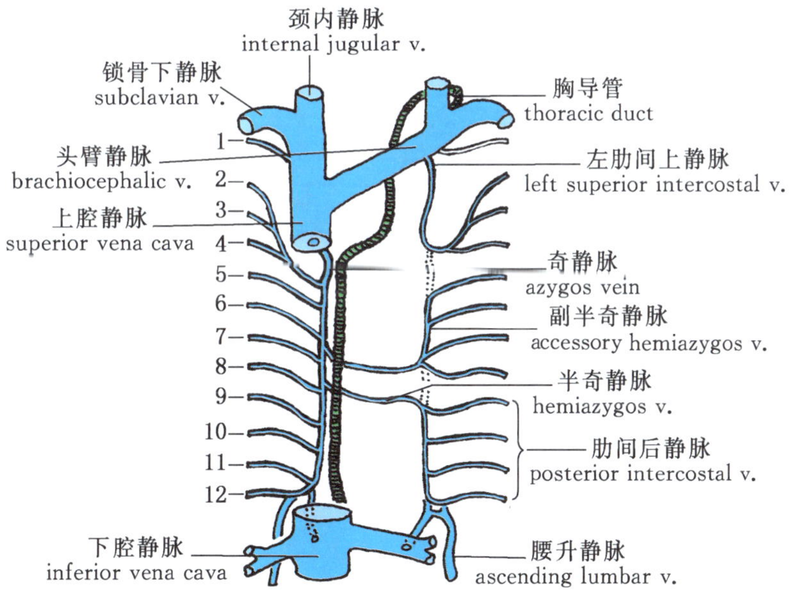

图 9-53 奇静脉示意图

(2) **副半奇静脉**(accessory hemiazygos vein):沿胸椎体左侧下行注入半奇静脉,或向右横过脊柱前方直接注入奇静脉。收集左侧中、上部肋间后静脉的血液回流。

(3) **脊柱的静脉**:是沿整个脊柱在椎管内、外形成的静脉丛,静脉内无瓣膜,吻合广泛,主要有椎内静脉丛和椎外静脉丛(图 9-54)。

1) **椎内静脉丛**(internal vertebral venous plexus):位于硬脊膜和椎管之间的硬膜外腔内,接受由椎骨、脊膜和脊髓回流的血液。

2）**椎外静脉丛**(external vertebral venous plexus)：分前、后两部，前部呈网状分布于椎体前方；后部在椎弓、横突、棘突及韧带的背面，收集椎骨及邻近肌肉的静脉血液。

椎内、外静脉丛彼此相通。椎静脉丛除注入椎静脉、肋间后静脉和腰静脉，其下部与盆部静脉广泛交通，上端穿硬脊膜经枕骨大孔与硬脑膜窦(如枕窦、乙状窦及基底静脉丛)相交通。因此，椎静脉丛也是沟通上、下腔静脉的重要通道之一。来自盆部或腹部的感染、肿瘤、寄生虫(如血吸虫)，偶可不经肺循环而直接经椎静脉丛侵入颅内或其他远位器官。

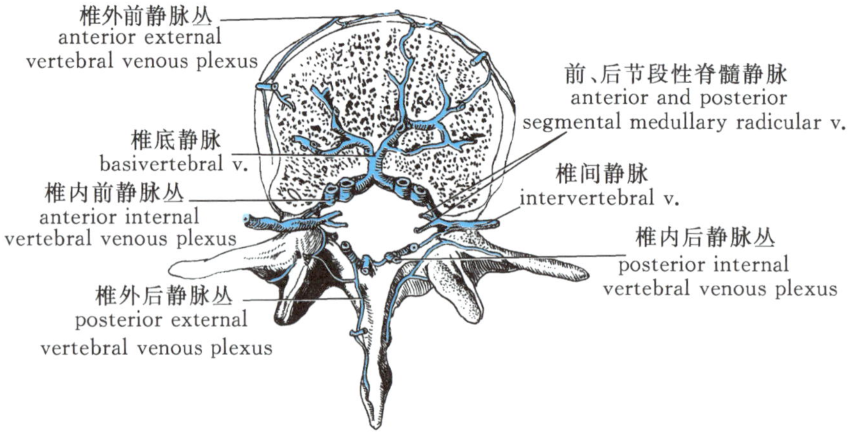

图 9-54 椎静脉丛

(二) 下腔静脉系

下腔静脉系由下腔静脉及其属支组成，收集下肢、盆部和腹部的静脉血(图 9-55)。

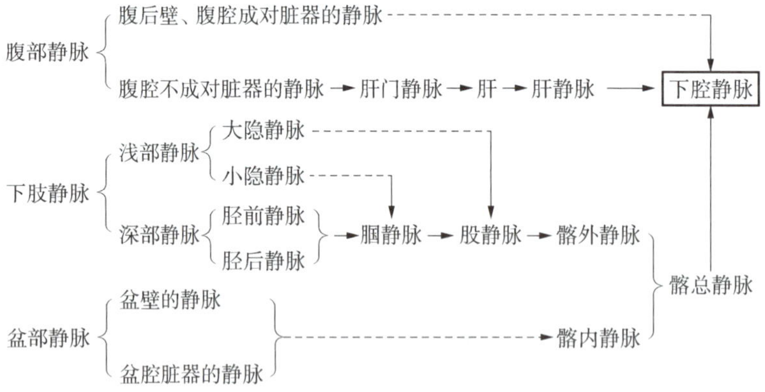

图 9-55 下腔静脉系回流

1. 下肢的静脉 也可分为浅、深两类，均有丰富的静脉瓣。

(1) **下肢深静脉**：从足到小腿，每条动脉均有两条深静脉伴行。在腘窝内，胫前、后静脉汇合成一条腘静脉。**腘静脉**(popliteal vein)位于腘动脉后方，上行穿过收肌腱裂孔后改名为股静脉。**股静脉**(femoral vein)由股动脉的后方逐渐转至其内侧，经腹股沟韧带深面续于髂外静脉。

(2) **下肢浅静脉**：主要有起于足背静脉弓的小隐静脉和大隐静脉，**足背静脉弓**由趾背静脉合成，横位于跖骨远侧端背侧皮下(图 9-56)。

1）**小隐静脉**(small saphenous vein)：起于足背静脉弓的外侧端，经外踝后方，沿小腿后面上行至腘

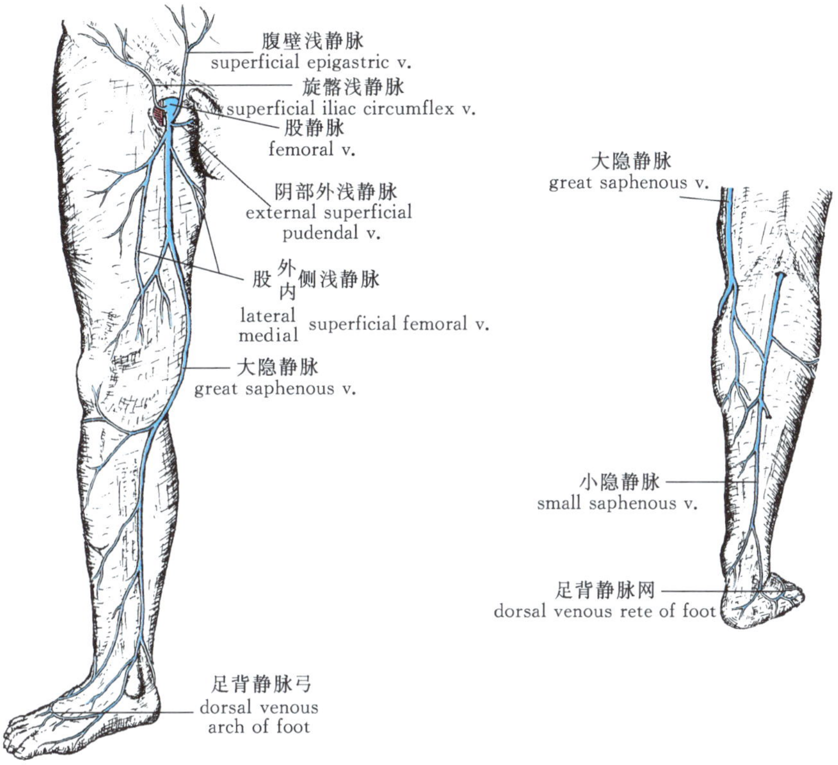

图 9-56 下肢浅静脉

窝,穿深筋膜注入腘静脉,其收集足外侧部和小腿后的浅静脉。

2) **大隐静脉**(great saphenous vein):是全身最长的浅静脉,起自足背静脉弓的内侧端,经内踝前方,沿小腿内侧伴隐神经上行,经膝关节内侧、股骨内侧髁稍后方,并逐渐转至大腿前面,于耻骨结节下外侧 3～4 cm 处,穿隐静脉裂孔注入股静脉。大隐静脉除收集小腿和大腿内侧的浅静脉血外,在穿隐静脉裂孔处,还受纳 5 条属支:**股外侧浅静脉、股内侧浅静脉、腹壁浅静脉、旋髂浅静脉和阴部外浅静脉**。在做大隐静脉曲张高位结扎时,需同时结扎上述各静脉。

大、小隐静脉之间及其与深静脉之间,均有广泛的交通支,这些交通支也有瓣膜,可以防止血液从深静脉向浅静脉逆流。一旦深静脉回流受阻,交通支瓣膜关闭不全,深静脉血反流入浅静脉,将导致下肢浅静脉曲张。大隐静脉经内踝前上方处,位置表浅且恒定,是静脉穿刺和切开的常用部位。

2. 盆部的静脉 主要有髂外静脉、髂内静脉和髂总静脉。

(1) **髂外静脉**(external iliac vein):是股静脉的直接延续,收集下肢所有浅、深静脉血液,其本干和属支均与伴行动脉同名。主要属支有腹壁下静脉和旋髂深静脉等。

(2) **髂内静脉**(internal iliac vein):由盆部静脉合成,在髂内动脉后内侧上行,其属支可分壁支和脏支。

1) 壁支:主要包括臀上静脉、臀下静脉、闭孔静脉和骶外侧静脉等,收集同名动脉分布区的静脉血。

2) 脏支:主要包括直肠下静脉,阴部内静脉,膀胱上、下静脉和子宫静脉等,分别起自直肠静脉丛、阴部静脉丛、膀胱静脉丛和子宫阴道静脉丛,收集同名动脉分布器官的静脉血。各脏器周围的静脉丛互相交通,有利于血流回流,但细菌也易经血流扩散。**直肠静脉丛**(rectal venous plexus)(图 9-57)围绕直肠的后方及两侧,分为直肠内、外静脉丛。直肠外静脉丛位于直肠肌层表面,直肠内静脉丛位于直肠黏膜下组织中。直肠静脉丛的血流经以下途径回流:直肠下部经肛静脉回流至阴部内静脉,直肠中部经直肠下静脉回流至髂内静脉,直肠上部经直肠上静脉回流至肠系膜下静脉。这样通过直肠静脉丛建立了门静脉系和腔静脉系之间的交通。

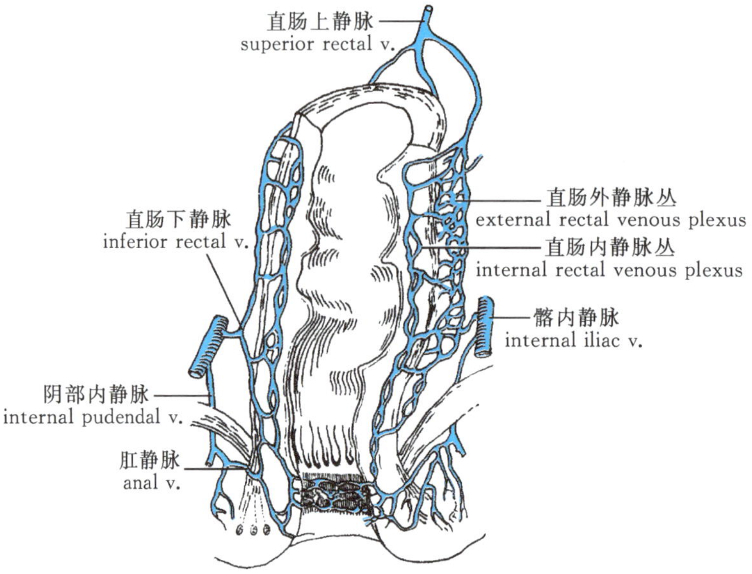

图 9-57 直肠的静脉

(3) **髂总静脉**(common iliac vein):在骶髂关节前方由髂内静脉和髂外静脉汇合而成。两侧髂总静脉伴髂总动脉上行至第 5 腰椎体右侧汇合成下腔静脉。

3. 腹部的静脉 腹部的静脉主干为下腔静脉。**下腔静脉**(inferior vena cava)是人体最大的静脉,由左、右髂总静脉在第 5 腰椎的右前方汇合而成,沿腹主动脉的右侧上行,经肝的腔静脉沟、膈的腔静脉孔达胸腔注入右心房。

下腔静脉的属支分为壁支和脏支(图 9-58)。

(1) 壁支:有与同名动脉伴行的膈下静脉和腰静脉等。四对**腰静脉**(lumbar vein)直接注入下腔静脉,各腰静脉之间相连的纵支,称为**腰升静脉**(ascending lumbar vein)。左、右腰升静脉向上分别注入半奇静脉和奇静脉,向下分别注入左、右髂总静脉。

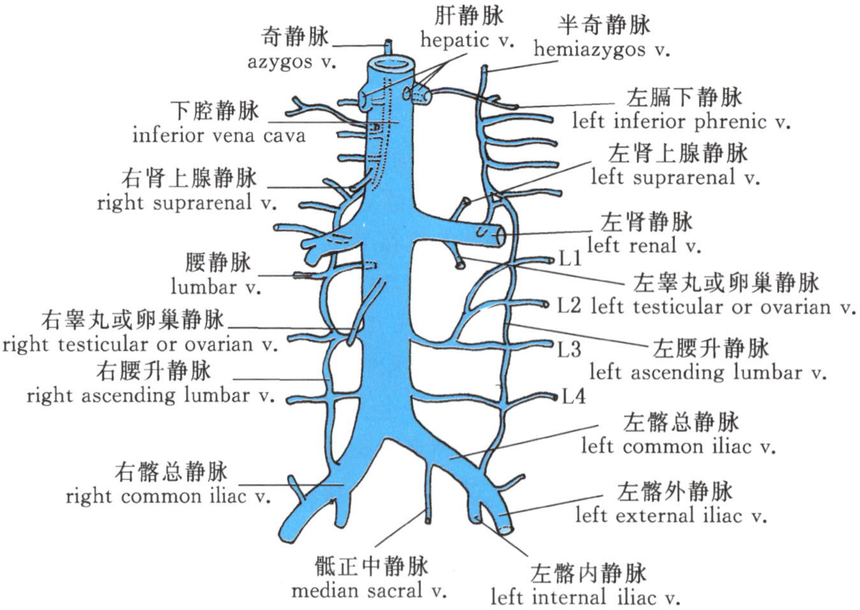

图 9-58 下腔静脉及其属支

（2）脏支

1）**睾丸静脉**(testicular vein)：由睾丸和附睾的小静脉汇合而成，每侧数条，经输精管的前方，在睾丸动脉周围互相吻合形成蔓状静脉丛，向上合为左、右二干，右侧的以锐角注入下腔静脉，左侧的以直角注入左肾静脉，故精索静脉曲张多发生于左侧。在女性称为**卵巢静脉**(ovarian vein)起自卵巢，其回流与男性相同。

2）**肾静脉**(renal vein)：左、右各一，在肾门处由3～5条静脉合成，经肾动脉前方横行向内，近直角注入下腔静脉。左肾静脉较长，还接受左睾丸静脉（或左卵巢静脉）和左肾上腺静脉。

3）**肾上腺静脉**(superenal vein)：左、右各一，左侧的注入左肾静脉，右侧的注入下腔静脉。

4）**肝静脉**(hepatic veins)：起自肝血窦的肝小叶中央静脉，最后汇合成左、中、右肝静脉，它们均包埋于肝实质内，在腔静脉沟处分别注入下腔静脉。肝静脉收纳肝门静脉和肝固有动脉输入肝内血窦的血液。

4. 肝门静脉(hepatic portal vein)　约8 cm长，由肠系膜上静脉和脾静脉在胰颈的后方汇合而成（图9-59），斜向右上方进入肝十二指肠韧带内，在肝门处分左、右支入肝实质再反复分支，最后汇入肝血窦。肝血窦最后合成为肝静脉。

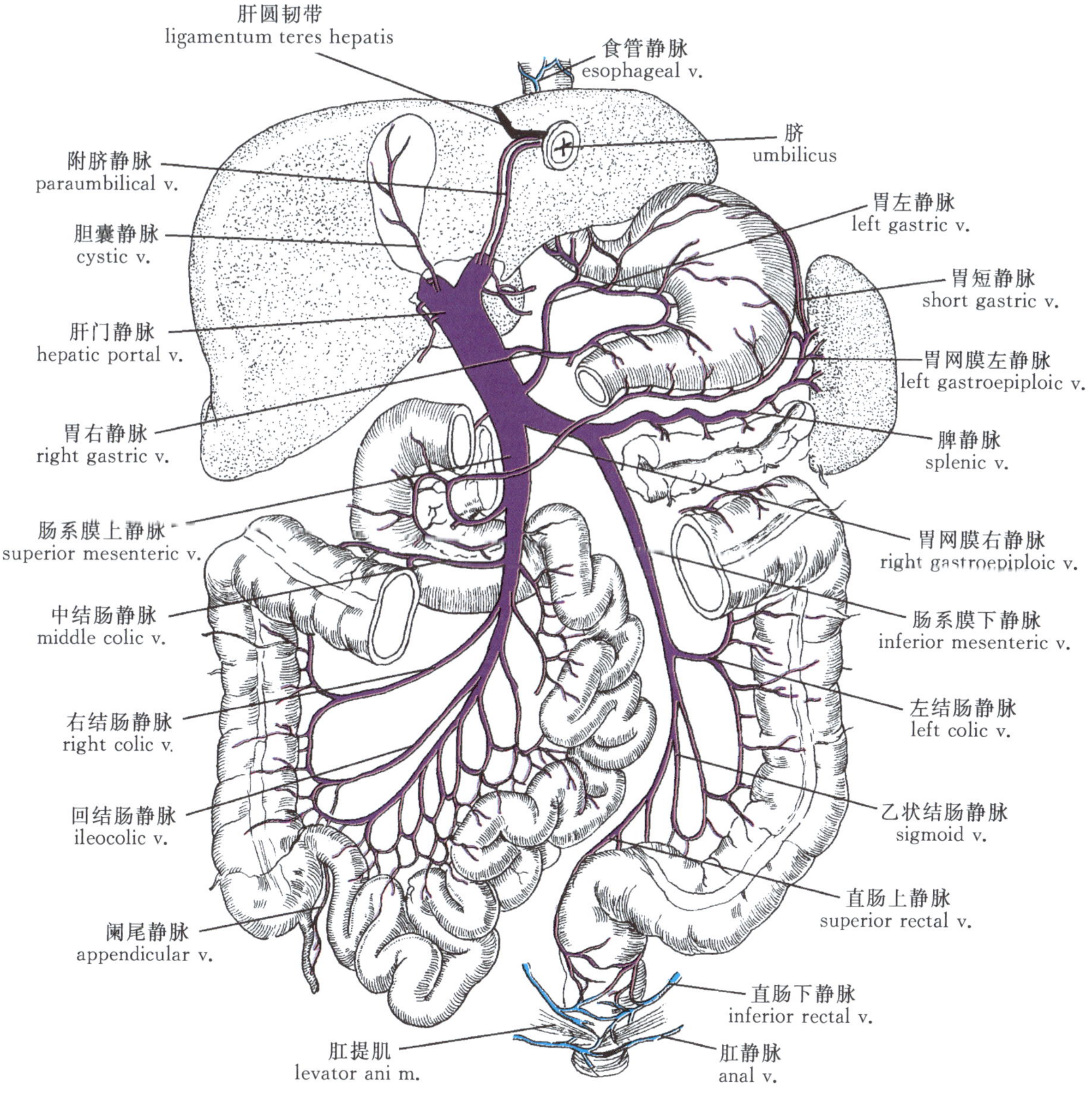

图9-59　肝门静脉及其属支

（1）肝门静脉特点：肝血窦同时接受门静脉属支和肝固有动脉分支导入的血液，经肝细胞代谢后入肝小叶中央静脉，最后经肝静脉回流至下腔静脉。故肝门静脉不同于一般的静脉，它是介于两种毛细血管之间的静脉干，而且肝门静脉及其属支内缺少静脉瓣，因此，肝门静脉内压力过高时血液易发生逆流。

肝门静脉及其属支共同组成肝门静脉系，将胃肠道吸收的营养物质输送至肝，在肝内进行合成、解毒及贮存（肝糖原），并供给肝分泌胆汁的原料。故与含静脉血的一般静脉不同，肝门静脉是肝的功能性血管。

（2）肝门静脉的主要属支

1）**肠系膜上静脉**（superior mesenteric vein）：在同名动脉右侧经肠系膜根上行，在胰颈后方与脾静脉汇合成肝门静脉，收集同名动脉和胃十二指肠动脉分布区的血液。

2）**脾静脉**（splenic vein）：在胰的后方，脾动脉的下方横行向右，在胰颈的后方与肠系膜上静脉以直角汇合形成肝门静脉。除收集同名动脉分布的静脉血外，还收集肠系膜下静脉等的血液。

3）**肠系膜下静脉**（infeior mesenteric vein）：与同名动脉伴行，收集同名动脉分布区的静脉血，多数至胰后方注入脾静脉；或肠系膜上静脉；或是直接注入脾静脉与肠系膜上静脉汇合处。

4）**胃左静脉**（left gastric vein）：与胃左动脉伴行，注入肝门静脉。胃左静脉在贲门处与食管静脉吻合，借此肝门静脉可经奇静脉和半奇静脉与上腔静脉沟通。

5）**胃右静脉**（right gastric vein）：与胃右动脉伴行，注入肝门静脉。胃右静脉与胃左静脉吻合，还接受幽门前静脉。幽门前静脉经幽门与十二指肠交界处前面上行，是手术中区别幽门和十二指肠上部的标志。

6）**胆囊静脉**（cystic vein）：收集胆囊壁的血液，注入肝门静脉或其右支。

7）**附脐静脉**（paraumbilical vein）：起于脐周静脉网，形成数条小静脉，沿肝圆韧带上行，注入肝门静脉左支。附脐静脉是肝门静脉与腹前壁静脉之间的交通静脉，借此沟通肝门静脉与上、下腔静脉。

肝门静脉收集腹腔除肝以外的不成对脏器的静脉血，即收集食管腹段、胃、小肠、大肠（至直肠上部）、胰、脾和胆囊的静脉血。

（3）肝门静脉系与腔静脉系之间的吻合及侧支循环：肝门静脉系与上、下腔静脉之间存在着丰富的吻合（图 9-60），主要有以下四处。

1）通过食管静脉丛在食管下段和胃贲门附近（胃底）形成肝门静脉与上腔静脉间的沟通。即由肝门静脉→胃左静脉→食管静脉丛→食管静脉→奇静脉→上腔静脉。

2）通过直肠静脉丛形成肝门与下腔静脉间的吻合。即由肝门静脉→脾静脉→肠系膜下静脉→直肠上静脉→直肠静脉丛→直肠下静脉及肛静脉→髂内静脉→髂总静脉→下腔静脉。

3）通过脐周静脉网形成肝门静脉与上、下腔静脉的吻合。即：

肝门静脉左支→附脐静脉→脐周静脉网→通过下列诸途径→上、下腔静脉。

胸腹壁静脉→胸外侧静脉→腋静脉→锁骨下静脉→头臂静脉→上腔静脉。

腹壁上静脉→胸廓内静脉→头臂静脉→上腔静脉。

腹壁浅静脉→大隐静脉→股静脉→髂外静脉→髂总静脉→下腔静脉。

腹壁下静脉→髂外静脉→髂总静脉→下腔静脉。

4）通过雷丘斯静脉（Retzius vein）与腔静脉系的下位肋间后静脉、腰静脉、膈下静脉、肾静脉、睾丸（卵巢）静脉等的小属支相吻合。雷丘斯静脉是升、降结肠，十二指肠和胰等腹膜外器官的小静脉以及脾静脉、肠系膜上、下静脉在腹膜后的小属支的统称。

正常情况下肝门静脉与上、下腔静脉的吻合支细小，血流量少。如果肝门静脉血液回流受阻（如肝硬化门脉高压），肝门静脉压力增高，其内的血液则可经吻合途径流向腔静脉系，从而建立侧支循环。此时，形成吻合处的小交通静脉因血流量增多而曲张，一旦破裂常可导致大量出血。如在食管静脉丛发生破裂，则引起呕血；如在直肠静脉丛发生破裂时，则引起便血；当脐周静脉曲张时，腹壁上可以见到曲张的静脉。当肝门静脉循环障碍时，由于收集静脉血范围的器官淤血，还可出现脾肿大和腹水等体征。

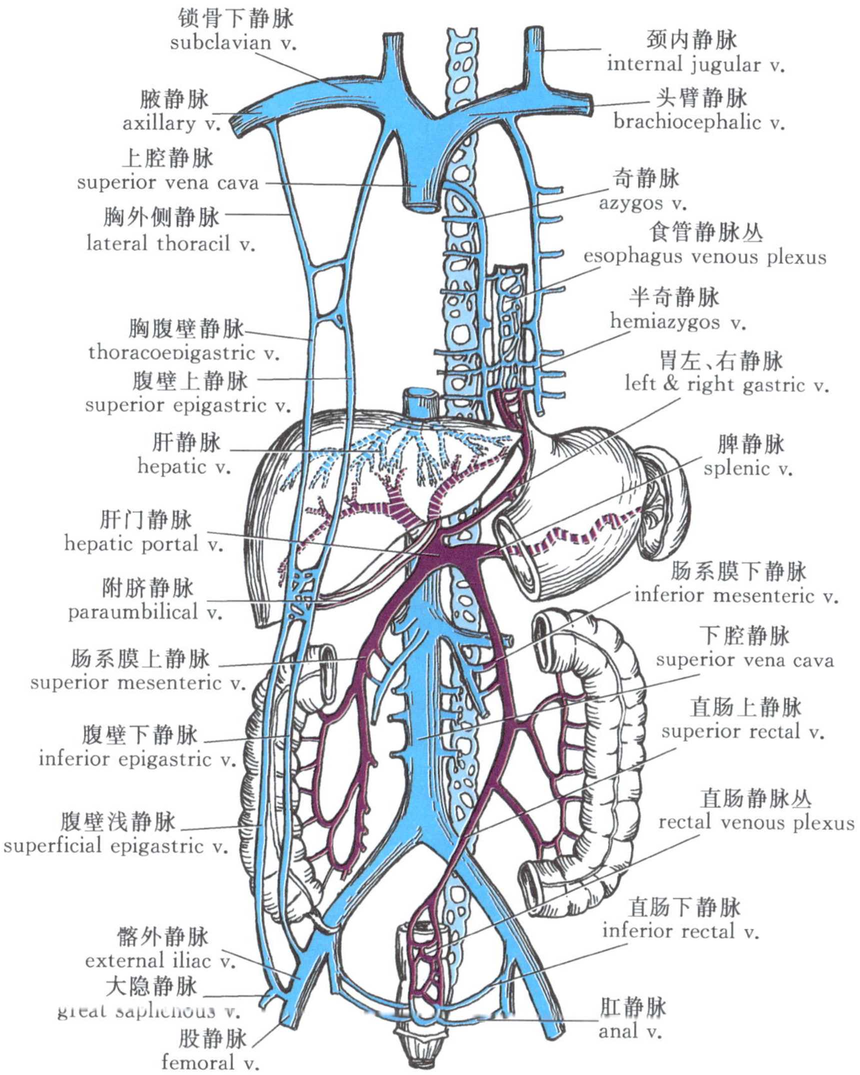

图 9-60 门腔静脉吻合

（李 健）

本章学习目标与练习题

第九章学习目标

第九章练习题

第十章　淋 巴 系 统

第一节　淋巴系统总论

淋巴系统由淋巴管道、淋巴组织和淋巴器官组成，是脉管系统的一部分。淋巴管道内流动着淋巴（液），淋巴来源于组织液。组织液是血液流经毛细血管时滤出的一些成分，存在于组织间隙。组织液与细胞进行物质交换后，大部分经毛细血管静脉端入血液，小部分进入毛细淋巴管成为淋巴。淋巴沿各级淋巴管道向心流动，并经过若干淋巴结的滤过，最后汇入静脉。此外，淋巴器官和淋巴组织还具有产生淋巴细胞、过滤淋巴液、参与免疫过程等功能。

一、淋巴系统的组成和结构特点

（一）淋 巴 管 道

淋巴管道包括毛细淋巴管、淋巴管、淋巴干和淋巴导管（图 10-1、图 10-2）。

1. 毛细淋巴管（lymphatic capillary）　以膨大的盲端起始，位于组织间隙内，彼此吻合成网。毛细淋巴管由内皮细胞构成，内皮细胞之间的间隙较大，无基膜和周细胞；内皮细胞外面有纤维细丝牵拉，使毛细淋巴管处于扩张状态；因此，毛细淋巴管的通透性大于毛细血管，蛋白质等大分子物质、细菌和肿瘤细胞等较易进入。小肠绒毛内的毛细淋巴管尚可吸收脂肪微粒，其淋巴呈乳白色（其他部位的淋巴为无色透明），故称中央乳糜管。毛细淋巴管分布广泛，除上皮、角膜、晶状体、软骨、脑和脊髓等处外，几乎遍布全身。

2. 淋巴管（lymphatic vessel）　由毛细淋巴管汇合而成，淋巴管可分为浅淋巴管和深淋巴管两类。**浅淋巴管**位于浅筋膜内，与浅静脉伴行。**深淋巴管**位于深筋膜深面，多与深部血管神经伴行。浅、深淋巴管之间存在丰富的交通。淋巴管管壁结构近似小静脉，但管径细，瓣膜较多，其作用是防止淋巴逆流。瓣膜附着处的管腔略扩张，使充盈的淋巴管呈串珠状。

3. 淋巴干（lymphatic trunk）　浅、深淋巴管经过一系列的淋巴结后，其最后一群淋巴结发出的淋巴管汇合成较大的淋巴干。全身共有 9 条淋巴干，即成对的**颈干**、**支气管纵隔干**、**锁骨下干**、**腰干**和 1 条**肠干**。

4. 淋巴导管（lymphatic duct）　全身 9 条淋巴干汇合成两条大的淋巴导管，即**胸导管**和**右淋巴导管**，两者分别注入左、右静脉角。

胸导管（thoracic duct）（图 10-2）是全身最大的淋巴管，长 30～40 cm。胸导管的起始部由左、右腰干和肠干汇合而成。由于肠干收纳了来自小肠消化吸收的含有脂肪微粒的淋巴（呈乳白色，称乳糜），因而汇合处的膨大称**乳糜池**（cisterna chyli）。乳糜池常位于第 12 胸椎至第 1 腰椎的前方。胸导管自乳糜池上行，经膈主动脉裂孔入胸腔。然后在脊柱的右前方、食管的后方、胸主动脉与奇静脉之间上行；约在第 5 胸椎高度转向左侧，然后沿脊柱左前方食管左侧上行，经胸廓上口至颈根部在第 7 颈椎高度转向左侧，弓状跨越胸膜顶，在左颈动脉鞘的后方转向前内下方注入左静脉角。在注入前，胸导管的末段还接受左颈干、左锁骨下干及左支气管纵隔干。胸导管收集两下肢、盆部、腹部、左上肢、左胸部和左头颈部的淋巴，约占全身 3/4 部位的淋巴回流。

右淋巴导管（right lymphatic duct）长 1～1.5 cm，为一短干，由右颈干、右锁骨下干及右支气管纵隔

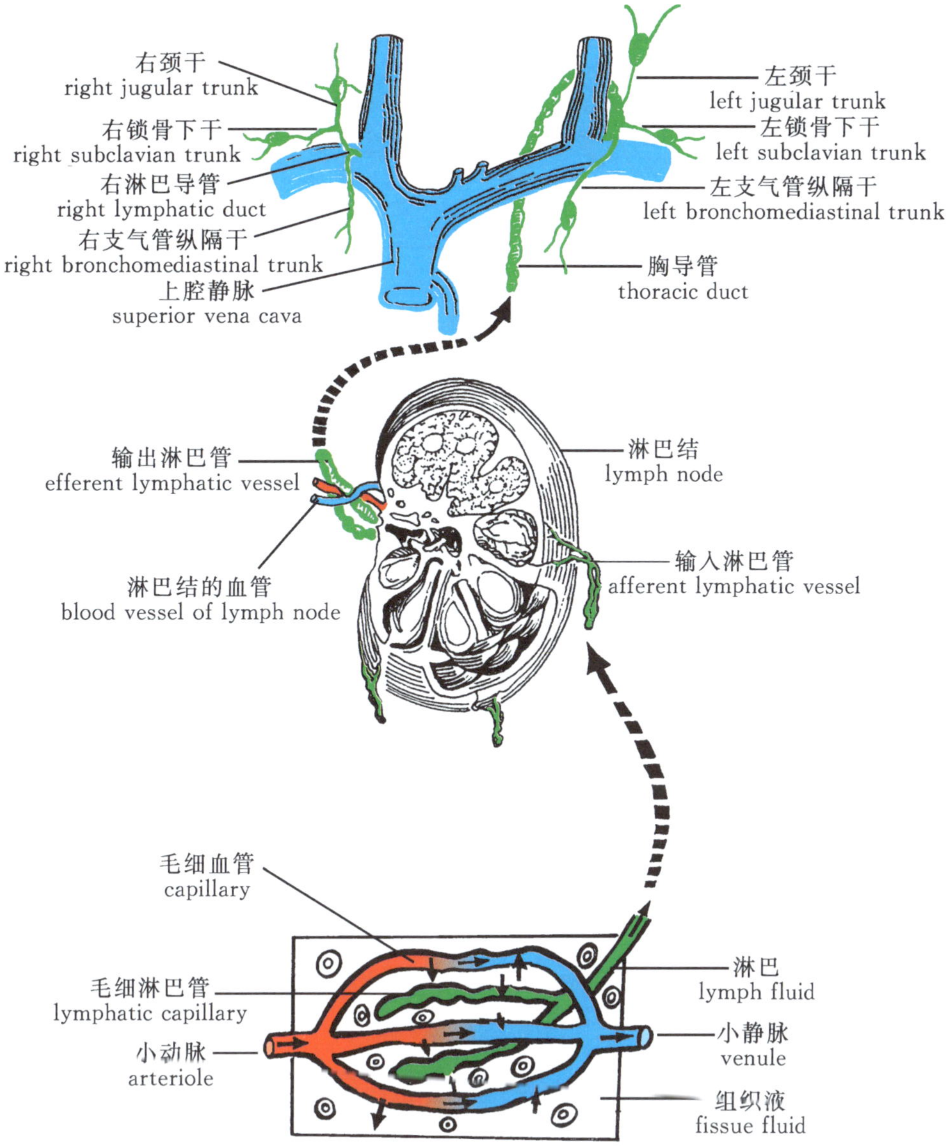

图 10-1 淋巴管道和淋巴结

干汇合而成，注入右静脉角。右淋巴导管收集右上肢、右胸部和右头颈部的淋巴，约占全身 1/4 部位的淋巴回流。

（二）淋 巴 组 织

淋巴组织是指含有大量淋巴细胞的网状结缔组织，分为弥散淋巴组织和淋巴小结两类，主要位于淋巴结和脾等淋巴器官，此外在消化、呼吸、泌尿和生殖管道等处也有分布。

（三）淋 巴 器 官

淋巴器官主要包括淋巴结、扁桃体（见消化系统）、脾和胸腺（见本章第四、第五节相关内容）。

淋巴结（lymph node）是淋巴管行程中经过的器官，一般为大小不等的灰红色圆形或扁椭圆形小体。淋巴结一侧隆凸，有多条淋巴管进入，这些淋巴管称为**输入淋巴管**；另一侧凹陷，凹陷中央处称为**淋巴结门**，淋巴结门有淋巴管以及出入的神经和血管，该淋巴管为**输出淋巴管**。淋巴回流到静脉的行程中要经

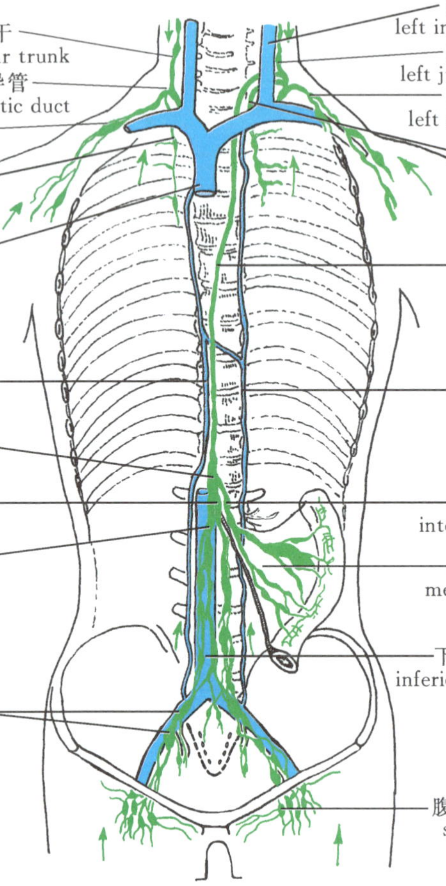

图 10-2 淋巴导管

过许多淋巴结,所以一个淋巴结的输出淋巴管又成为另一个淋巴结的输入淋巴管。全身淋巴结的数目较多,常聚集成群分布。淋巴结按分布的位置不同可分为浅淋巴结和深淋巴结两大组。**浅淋巴结**位于浅筋膜内;**深淋巴结**位于深筋膜深面。淋巴结多沿血管排列,一般位于关节屈侧和身体较隐蔽处,如腋窝、腘窝、腹股沟。内脏的淋巴结常位于脏器的门附近和供应该内脏的血管周围。淋巴结的功能是过滤淋巴,产生淋巴细胞及浆细胞,参与机体的免疫反应。

人体某个局部或某个器官的淋巴引流到一定的淋巴结,该淋巴结称为这个局部或器官的**局部淋巴结**(regional lymph node)。当某一局部或器官有病变时,细菌、寄生虫、毒素或癌细胞等有害物质,可沿淋巴管流至相应的局部淋巴结,该局部淋巴结可清除或阻截这些有害物质,防止病变扩散,对机体起着重要的保护作用;同时淋巴结内细胞增殖,体积扩大,机能旺盛,致局部淋巴结肿大。如果局部淋巴结未能完全清除或阻截有害物质,这些致病因子可沿淋巴引流的方向继续扩散。因此,局部淋巴结肿大常反映其收集淋巴的部位有病变。了解局部淋巴结的收集范围及淋巴流向,有重要的临床意义。

二、淋巴回流的因素

淋巴回流的过程较缓慢,从毛细淋巴管开始再经过淋巴结群的过滤,最终经淋巴干和淋巴导管汇入静脉。影响淋巴回流的因素很多:淋巴管周围的动脉搏动,肌肉收缩和胸腔负压,可促进淋巴回流;较大淋巴管壁上的平滑肌收缩和淋巴管内的瓣膜开闭,可推动淋巴向心回流;此外,新淋巴液的产生可帮助毛细淋巴管内的淋巴回流,同时毛细淋巴管的排空也可以促进新淋巴的产生。

第二节 人体各部的淋巴结和淋巴引流

一、头颈部的淋巴结和淋巴引流

(一) 头部的淋巴结

头部的淋巴结位于头颈交界处,呈环状排列,主要收纳头面部的淋巴,其输出管直接或间接注入颈外侧深淋巴结(图 10-3、图 10-4)。

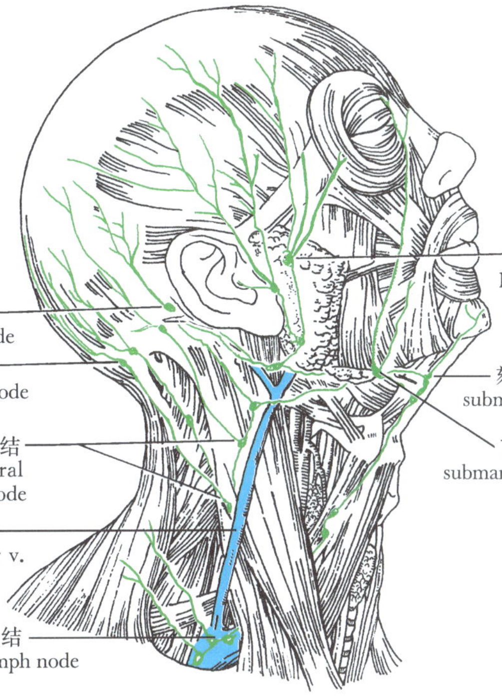

图 10-3 头颈部的淋巴管和淋巴结(1)

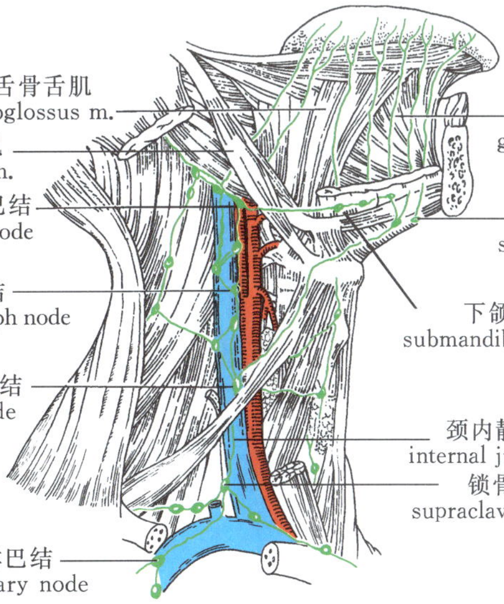

图 10-4 头颈部的淋巴管和淋巴结(2)

1. 枕淋巴结(occipital lymph node) 分浅、深两群,分别位于斜方肌起点的表面和头夹肌的深面,收纳枕部和项部的淋巴。

2. 乳突淋巴结(mastoid lymph node) 位于胸锁乳突肌止点表面和耳郭后方,收纳颅顶和耳郭后面的淋巴。

3. 腮腺淋巴结(parotid lymph node) 位于腮腺表面和其实质内,收纳颞、额、颅顶、耳郭前外侧面、外耳道、颊部和腮腺等处的淋巴。

4. 下颌下淋巴结(submandibular lymph node) 位于下颌下腺附近,收纳面部和口腔器官的淋巴。

5. 颏下淋巴结(submental lymph node) 位于颏下部,收纳颏部、下唇内侧部及舌尖的淋巴。

(二) 颈部的淋巴结

1. 颈前淋巴结(anterior cervical lymph node) 分为颈前浅淋巴结和颈前深淋巴结两组。**颈前浅淋巴结**沿颈前静脉排列,收纳颈前部浅层结构的淋巴,其输出管流入颈外侧深淋巴结。**颈前深淋巴结**位于喉、甲状腺峡部和气管颈部的前面,收纳喉、甲状腺和气管颈部的淋巴,其输出淋巴管注入颈外侧深淋巴结。

2. 颈外侧淋巴结(lateral cervical lymph node)

(1) **颈外侧浅淋巴结**(superfical lateral cervical lymph node):沿颈外静脉排列,收纳颈部浅层结构的淋巴,并汇集枕淋巴结、乳突淋巴结和腮腺淋巴结的输出淋巴管,其输出管注入颈外侧深淋巴结。

(2) **颈外侧深淋巴结**(deep latreral cervical lymph node):主要沿颈内静脉排列,数目较多。以肩胛舌骨肌为界,分为颈外侧上深淋巴结和颈外侧下深淋巴结。

1) **颈外侧上深淋巴结**(superior deep lateral cervical lymph node)主要有:① **咽后淋巴结**(retropharyngeal lymph node)位于咽后壁与椎前筋膜之间,收纳鼻、鼻旁窦、鼻咽部等处的淋巴。② **颈内静脉二腹肌淋巴结**(jugulodigastric lymph node)又称**角淋巴结**,位于二腹肌后腹与颈内静脉交叉处,收纳鼻咽部、腭扁桃体和舌根的淋巴。③ **颈内静脉肩胛舌骨肌淋巴结**(juguloomohyoid lymph node)位于肩胛舌骨肌中间腱与颈内静脉交叉处,收纳舌尖部和颏下的淋巴管。

颈外侧上深淋巴结收纳下颌下、颏下及颈外侧浅淋巴结的输出管,因此头部的淋巴管最后均直接或间接地注入颈外侧上深淋巴结。此外,颈部器官(如喉、气管、食管和腭扁桃体等)的淋巴管亦注入此淋巴结。其输出管至颈外侧下深淋巴结。

2) **颈外侧下深淋巴结**(inferior deep lateral cervical lymph node):其中部分淋巴结向外侧延续,配布在锁骨下动脉、臂丛附近,称**锁骨上淋巴结**(supraclavicular lymph node),食管下段癌和胃癌时,癌细胞可经胸导管逆流转移至左锁骨上淋巴结[临床上称此转移淋巴结为**菲尔绍淋巴结**(Virchow lymph node)],常可在左侧胸锁乳突肌后缘与锁骨上缘的夹角处触及肿大的淋巴结。

颈外侧下深淋巴结接受头颈部、胸壁上部、乳腺上部的淋巴管,其输出管形成左、右**颈干**(jugular trunk),分别注入胸导管及右淋巴导管,颈干汇入淋巴导管处通常缺乏瓣膜。

二、上肢的淋巴结

上肢的浅淋巴管多伴浅静脉行于皮下组织中,深淋巴管与上肢深部血管伴行,浅、深淋巴管均直接或间接注入腋淋巴结。

(一) 肘淋巴结

肘淋巴结(cubital lymph node)又称**滑车上淋巴结**,位于肱骨内上髁上方和肘窝内,收纳(伴随贵要静脉和尺血管上行的)手和前臂尺侧半浅、深淋巴,其输出管沿肱静脉上行注入腋淋巴结。

（二）腋 淋 巴 结

腋淋巴结(axillary lymph node)位于腋窝内腋血管及其分支周围，按其位置分为5群(图10-5)。

1. 胸肌淋巴结(pectoral lymph node) 位于胸小肌下缘，沿胸外侧血管排列，收纳胸外侧壁、腹前外侧壁以及乳房外侧部和中央部的淋巴。

2. 外侧淋巴结(lateral lymph node) 沿腋静脉远侧段排列，收纳上肢大部分淋巴管。

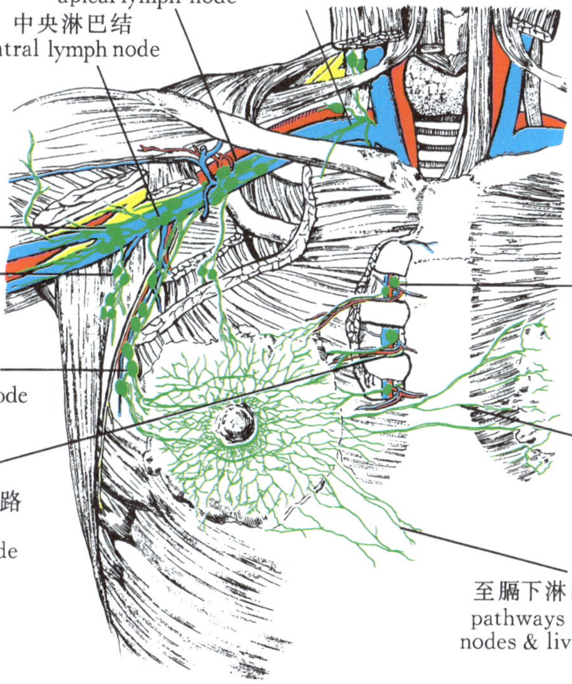

图10-5 腋淋巴结和乳房淋巴管

3. 肩胛下淋巴结(subscapular lymph node) 位于腋窝后壁，沿肩胛下血管排列，收纳项背部和肩胛区的淋巴管。

4. 中央淋巴结(central lymph node) 位于腋窝中央，收纳上述三群淋巴管的输出管。

5. 尖淋巴结(apical lymph node) 位于腋窝尖部，沿腋静脉近侧段排列，主要收纳中央淋巴结和乳房上部的淋巴输出管，其输出管组成左、右**锁骨下干**(subclavian trunk)。左、右锁骨下干分别注入胸导管和右淋巴导管。

三、胸部的淋巴结和淋巴引流

胸部的淋巴结可分为胸壁和胸腔脏器淋巴结两组。

（一）胸壁的淋巴结和淋巴引流

1. 胸骨旁淋巴结(parasternal lymph node)(图10-5) 沿胸廓内血管排列，收纳胸腹前壁和乳房内侧部、膈和肝上面的淋巴管，输出管参与合成支气管纵隔干。

2. 肋间淋巴结(intercostal lymph node)(图10-6) 位于肋小头附近，沿肋间后血管排列，收纳胸后壁的淋巴，输出管常汇入胸导管。

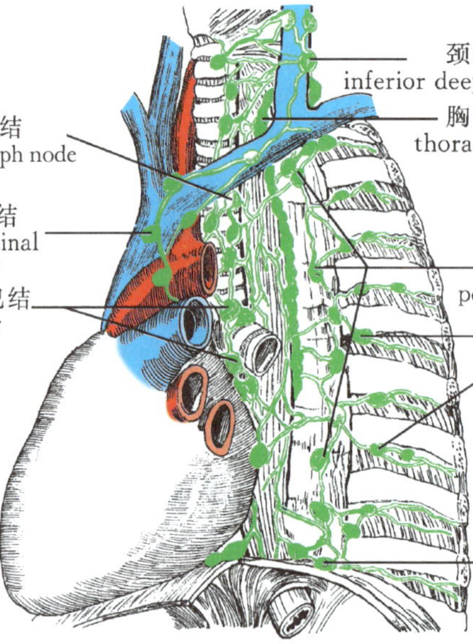

图 10-6 胸腔的淋巴结

3. 膈上淋巴结(superior phrenic lymph node)(图 10-6) 位于膈上面,分前、中、后三群。收纳膈、心包和肝上面的淋巴管,其输出管注入胸骨旁淋巴结和纵隔前、后淋巴结。

(二) 胸腔脏器的淋巴结和淋巴引流

1. 纵隔前淋巴结(anterior mediastinal lymph node) 位于心包和上纵隔的前部,收纳心、心包、胸腺、膈和肝上面的淋巴管,其输出管汇入支气管纵隔干。

2. 纵隔后淋巴结(posterior mediastinal lymph node) 沿胸主动脉和食管排列,收纳心包、食管、胸主动脉的淋巴管和膈上淋巴结的输出淋巴管,其输出管常直接注入胸导管。

3. 气管、支气管和肺的淋巴结 按部位可分为 4 群(图 10-7)。

(1) **肺淋巴结**(pulmonary lymph node):位于肺内,肺叶支气管和肺段支气管分叉处。收纳肺内的淋巴管,其输出管注入支气管肺淋巴结。

(2) **支气管肺淋巴结**(bronchopulmonary lymph node):又称**肺门淋巴结**,位于肺门处,收纳肺、食管等处的淋巴管,其输出管注入气管支气管淋巴结。

(3) **气管支气管淋巴结**(tracheobrochial lymph node):可分为上、下两组,分别位于气管杈的上、下方,其输出管注入支气管旁淋巴结。

(4) **气管旁淋巴结**(paratracheal lymph node):位于气管周围。

气管旁淋巴结、胸骨旁淋巴结和纵隔前淋巴结的输出管,汇合成左、右**支气管纵隔干**(bronchomediastinal trunk)。

四、下肢的淋巴结和淋巴引流

下肢的淋巴管分为浅、深两组,分别伴下肢浅静脉和深部血管排列,直接或间接地注入腹股沟淋巴结。腹股沟淋巴结可分为浅、深两组。

(一) 腘淋巴结

腘淋巴结(popliteal lymph node)位于腘窝(图 10-8),分浅、深两组,分别沿小隐静脉末端和腘血管

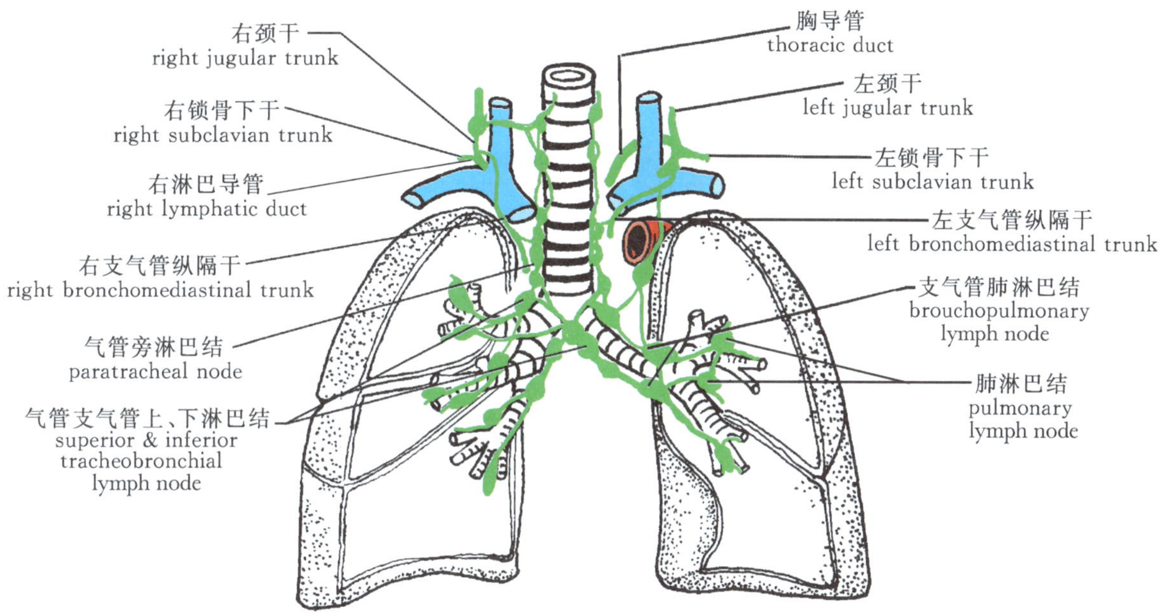

图 10-7　肺的淋巴结

排列，收纳小腿后外侧部和足外侧缘的浅淋巴管以及足和小腿的深淋巴管，其输出管沿股血管上行，注入腹股沟深淋巴结。

（二）腹股沟淋巴结

1. **腹股沟浅淋巴结**(superficial inguinal lymph node)(图 10-8)　分为上、下两群，分别沿腹股沟韧带和大隐静脉末端分布。上群收纳腹前壁下部、臀部、会阴、阴茎和子宫底等的淋巴；下群收纳下肢大部分浅淋巴管。腹股沟浅淋巴结的输出管注入腹股沟深淋巴结，少部分注入髂外淋巴结。

2. **腹股沟深淋巴结**(deep inguinal lymph node)(图 10-9)　位于股静脉根部周围，收纳腹股沟浅淋巴结和腘淋巴结的输出管，以及大腿的深淋巴管，其输出管汇入髂外淋巴结。

五、盆部的淋巴结和淋巴引流

盆部的淋巴结多沿盆腔血管排列，盆壁和盆腔脏器的淋巴管分别注入以下淋巴结(图 10-9)。

（一）髂内淋巴结

髂内淋巴结(internal iliac lymph node)沿髂内动脉及其分支排列，收纳大部分盆壁、盆腔脏器和会阴深部、大腿后面及臀部深层结构的淋巴管，其输出管注入髂总淋巴结。

（二）骶淋巴结

骶淋巴结(sacral lymph node)位于骶骨前面，沿骶正中动脉和骶外侧动脉排列，收纳盆后壁、直肠、前列腺或子宫的淋巴，其输出管注入髂内或髂总淋巴结。

（三）髂外淋巴结

髂外淋巴结(external iliac lymph node)沿髂外血管排列，收纳腹股沟浅、深淋巴结的输出管和腹前

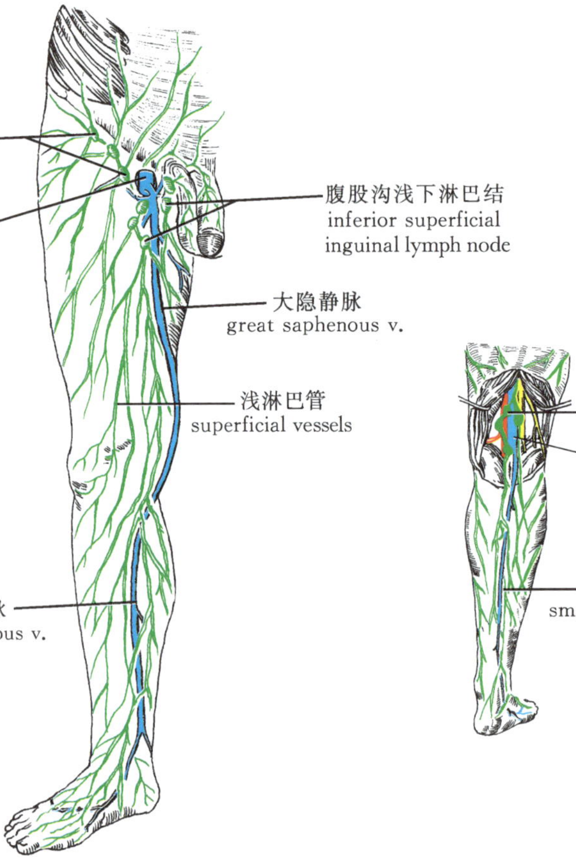

图 10-8 下肢淋巴结和淋巴管

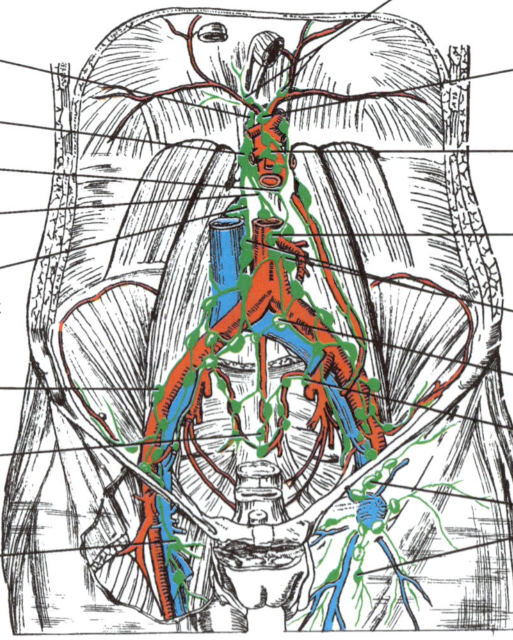

图 10-9 盆、腹部淋巴结

壁下部、膀胱、前列腺或子宫颈和阴道上部的淋巴，其输出管注入髂总淋巴结。

(四) 髂 总 淋 巴 结

髂总淋巴结(common iliac lymph node)位于左、右髂总血管周围，收纳上述三组淋巴管的输出管，分别注入左、右腰淋巴结。

六、腹部的淋巴结和淋巴引流

(一) 腹壁的淋巴结和淋巴引流

腹前外侧壁脐平面以上的淋巴管注入腋淋巴结和胸骨旁淋巴结；脐平面以下的浅、深淋巴管，分别注入腹股沟浅、深淋巴结。

腰淋巴结(lumbar lymph node)(图 10-9)位于腹后壁、下腔静脉和腹主动脉周围，收纳腹后壁、腹腔成对器官的淋巴管和髂总淋巴结的输出淋巴管，其输出管合成左、右**腰干**(lumbar trunk)。

(二) 腹腔脏器的淋巴结和淋巴引流

腹腔内成对脏器的淋巴管汇入腰淋巴结，不成对脏器的淋巴管汇入沿腹腔干、肠系膜上动脉和肠系膜下动脉及其分支排列的淋巴结。

1. 沿腹腔干及其分支排列的淋巴结 主要有**胃左淋巴结**(left gastric lymph node)、**胃右淋巴结**(right gastric lymph node)，**胃网膜左淋巴结**(left gastroomental lymph node)、**胃网膜右淋巴结**(right gastroomental lymph node)，**幽门上淋巴结**(suprapyloric lymph node)、**幽门下淋巴结**(subpyloric lymph node)，**肝淋巴结**(hepatic lymph node)，**胰淋巴结**(pancreatic lymph node)和**脾淋巴结**(splenic lymph node)(图 10-10)。它们分别沿同名动脉排列，收纳相应动脉分布范围的淋巴，输出管均直接或间接注入位于腹腔干周围的**腹腔淋巴结**(celiac lymph node)。

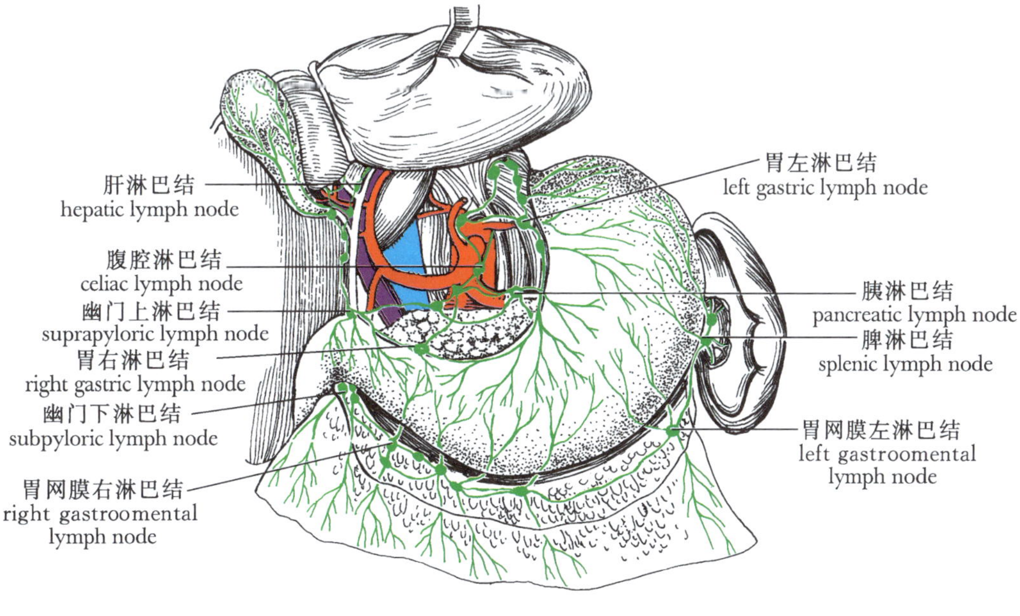

图 10-10 胃的淋巴结和淋巴管

2. 沿肠系膜上动脉及其分支排列的淋巴结 包括**肠系膜淋巴结**(mesenteric lymph node)、**回结**

肠淋巴结(ileocolic lymph node)、**右结肠淋巴结**(right colic lymph node)和**中结肠淋巴结**(middle colic lymph node)(图 10-11)。肠系膜淋巴结沿着空、回肠动脉排列,其余淋巴结分别沿同名动脉排列。这些淋巴结均收纳相应动脉供应区的淋巴管,其输出管均注入位于肠系膜上动脉根部周围的**肠系膜上淋巴结**(superior mesenteric lymph node)。

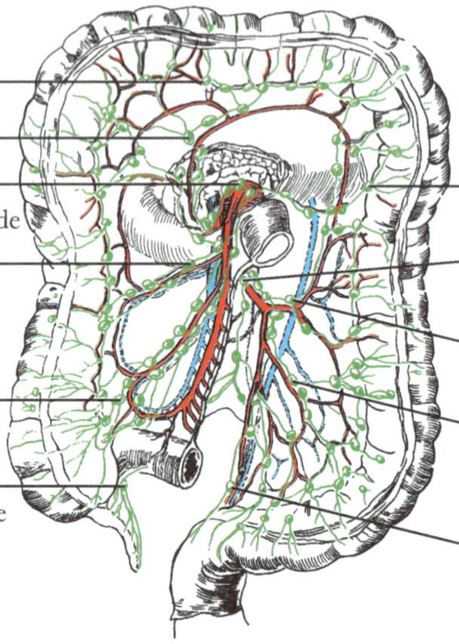

图 10-11 结肠的淋巴结和淋巴管

3. 沿肠系膜下动脉及其分支排列的淋巴结 主要有**左结肠淋巴结**(left colic lymph node)、**乙状结肠淋巴结**(sigmoid lymph node)和**直肠上淋巴结**(superior rectal lymph node),这些淋巴结分别沿同名动脉排列,收纳相应动脉分布区域的淋巴管(图 10-11)。其输出管均注入位于肠系膜下动脉根部周围的**肠系膜下淋巴结**(inferior mesenteric lymph node)。

腹腔淋巴结、肠系膜上淋巴结和肠系膜下淋巴结的输出淋巴管汇合成 1 条**肠干**(intestinal trunk)。

第三节 人体部分器官的主要淋巴引流

一、食管的淋巴引流

食管的淋巴引流主要由三个途径:①食管颈部的淋巴注入气管旁淋巴结和颈外侧深淋巴结。②胸部上份的淋巴注入气管旁淋巴结和气管支气管淋巴结。③胸部下份和腹部的淋巴注入胃左淋巴结。此外,食管的淋巴管也有部分直接注入胸导管。

二、肺的淋巴引流

肺的浅、深淋巴管分别位于胸膜脏层深面和肺小叶间、肺血管的周围,浅、深淋巴管之间存在交通支。肺的淋巴引流先注入肺淋巴结、支气管肺淋巴结,再到气管支气管淋巴结和气管旁淋巴结。

三、乳房的淋巴引流

乳房的淋巴引流途径有:①乳房外侧部和中央部的淋巴管注入胸肌淋巴管。②乳房上部的淋巴管注入尖淋巴结和锁骨上淋巴结。③乳房内侧部的淋巴管注入胸骨旁淋巴结，左、右乳房内侧的浅淋巴管可互相交通。④乳房内下部的淋巴管可通过腹壁和膈下的淋巴管与肝的淋巴管交通。⑤乳房深部的淋巴管注入胸肌间淋巴结(位于胸大、小肌之间)或尖淋巴结(图 10-5)。

四、胃的淋巴引流

胃的黏膜下层和肌层中形成丰富的淋巴管，胃的各部淋巴管存在广泛的交通。胃的淋巴引流主要有 4 个途径：①胃底右侧、贲门及胃小弯的淋巴管汇入胃左淋巴结。②胃底大部分、胃大弯侧左半部的淋巴管注入胃网膜左淋巴结和胰、脾淋巴结。③胃幽门部小弯侧的淋巴管注入幽门上淋巴结。④幽门部大弯侧的淋巴和胃体大弯侧右半的淋巴管注入胃网膜右淋巴结和幽门下淋巴结。以上途径的淋巴最终汇入腹腔淋巴结(图 10-10)。

五、肝的淋巴引流

肝的淋巴引流分为浅、深两组，浅、深两组之间有丰富的交通。浅组位于肝表面浆膜下的结缔组织内，肝膈面的浅淋巴管主要汇入膈上淋巴结、肝淋巴结、腹腔淋巴结和胃左淋巴结，肝脏面的浅淋巴管注入肝淋巴结。深组淋巴管位于肝门静脉及其分支、肝静脉及其属支的周围，注入肝淋巴结、腹腔淋巴结和膈上淋巴结。

六、直肠和肛管的淋巴引流

直肠和肛管的淋巴引流以齿状线为界分为上、下两个部分。齿状线以上的淋巴管沿直肠上、下血管，肛血管和阴部内血管以及骶外侧血管，注入直肠上淋巴结、髂内淋巴结和骶淋巴结。齿状线以下的淋巴管沿阴部外静脉注入腹股沟浅淋巴结。

七、子宫的淋巴引流

子宫的淋巴引流：①子宫底和子宫体上部的淋巴管，沿卵巢血管和子宫圆韧带分别注入腰淋巴结和腹股沟浅淋巴结。②子宫体下部和子宫颈的淋巴管沿子宫血管向两侧，注入髂内、外淋巴结，部分经子宫主韧带和骶子宫韧带，分别注入闭孔淋巴结和骶淋巴结。

第四节 脾

脾(spleen)(图 10-12)位于左季肋区、胃底与膈之间，第 9～11 肋的深面，其长轴与第 10 肋方向基本一致，正常人脾脏在左肋弓下，一般触摸不到。脾的位置可随体位不同和呼吸而变化。脾呈暗红色，质软而脆，左季肋区受暴力打击时，常导致脾破裂。脾是腹膜内位器官，由胃脾韧带、脾肾韧带等支持固定。

脾可分为膈、脏两面，前、后两端和上、下两缘。膈面光滑隆凸；脏面凹陷，其血管、神经和淋巴管出入之处，称为**脾门**(splenic hilum)。脾前端较宽，向前外方；后端圆钝，向后内方。脾下缘较钝向后下方；上缘锐利，向前上方，并有 2～3 个深陷的**脾切迹**(splenic notch)，是触诊时辨认脾的标志。

在脾的腹膜皱襞中，特别在胃脾韧带和大网膜中常有脾组织小块，称为**副脾**(accessory spleen)，

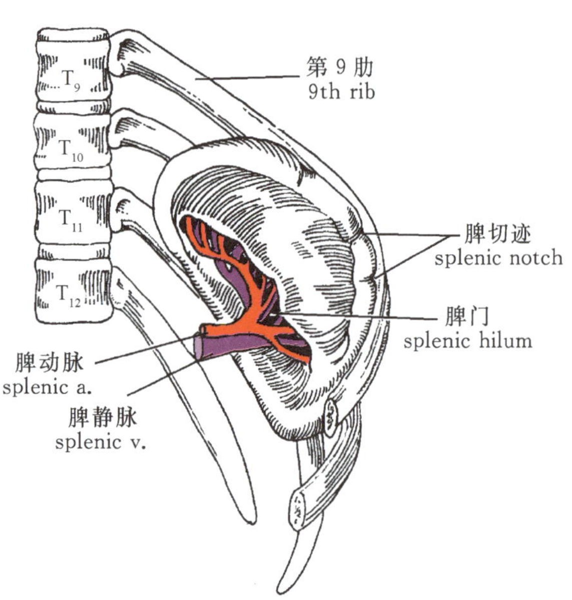

图 10-12 脾

出现率为10%～40%，副脾的大小、位置、数目不定。因脾功能亢进而进行脾切除术时，应同时切除副脾。

脾是人体重要的淋巴器官，具有储血（可储存大量血液）、破血（破坏衰老的红细胞）、造血（胚胎时期，脾能产生各种血细胞，出生后只产生淋巴细胞和单核细胞）、滤血（吞噬和清除血液中病菌和异物）和产生抗体参与免疫反应等功能。

第五节 胸 腺

胸腺（thymus）（图 10-13）位于胸骨柄后方，上纵隔前部，心包上方血管的前面。胸腺一般分为不对称的左、右两叶，两叶之间结缔组织相连。胸腺有明显的年龄变化，新生儿和幼儿的胸腺相对较大，性成熟后最大，此后逐渐退化萎缩，成人常被结缔组织所代替。

胸腺是淋巴器官，兼有内分泌功能，胸腺分泌的胸腺素能使来自骨髓的淋巴干细胞转化为具有免疫活性的 T 淋巴细胞，从而建立和提高机体的细胞免疫反应。

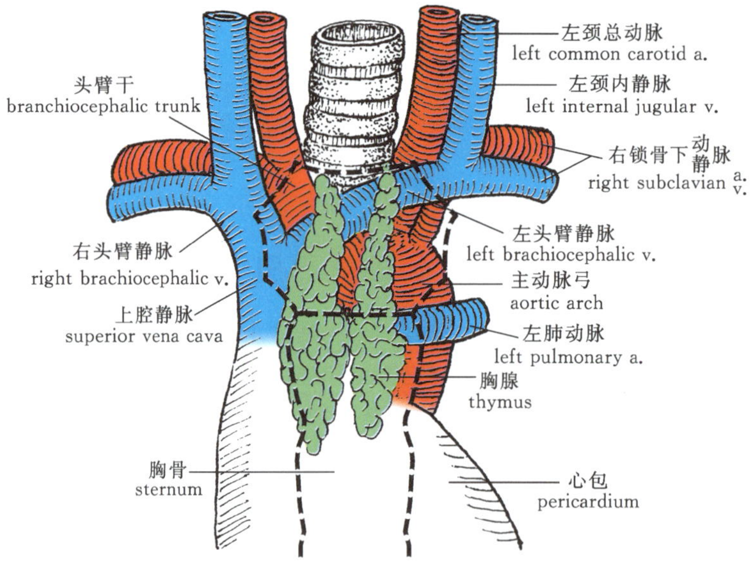

图 10-13 胸腺

本章学习目标与练习题

第十章学习目标

第十章练习题

附:全身淋巴主要流向简图

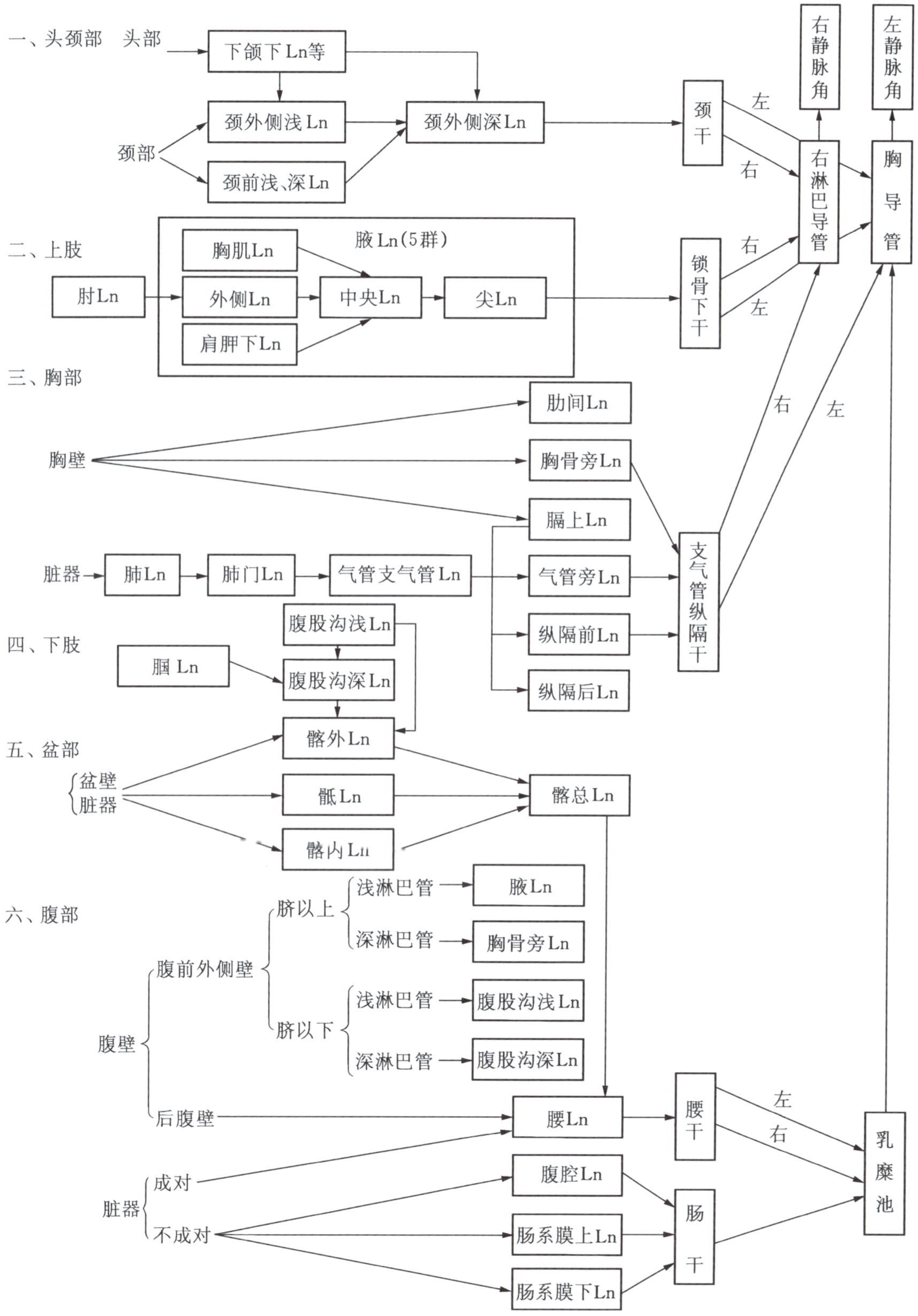

(梁景岩 吴洪海)

第四篇

感　觉　器

感觉器是由感受器及其辅助装置组成，为机体感受刺激的装置。本篇主要叙述视器（眼）和前庭蜗器（耳）。

第十一章　感觉器总论

感觉器(sensory organs)是机体感受刺激的装置,由感受器及其辅助装置共同组成。

感受器(receptor)是感觉神经末梢的特殊结构,广泛分布于人体全身各部,它能接受机体内、外环境各种特定的刺激,并把刺激转化为神经冲动,经感觉神经和中枢神经系统的传导通路传输大脑皮质的感觉中枢,从而产生各种感觉。

感受器的分类方法较多,根据其功能可分为一般感受器和特殊感受器,前者分布于全身各部,如触觉、压觉、痛觉、温度觉等感受器;后者只分布于头部,如嗅觉、味觉、视觉、听觉和平衡觉等感受器。

根据感受器所在部位和接受刺激的来源又可分为以下三类:

1. 外感受器　分布在皮肤、黏膜、眼和耳等处,接受来自外界环境的刺激,如触、压、温度、光、声等理化刺激。

2. 内感受器　分布在内脏和血管壁等处,接受来自内环境的物理和化学刺激,如压力、温度、渗透压、离子及化合物浓度等。

3. 本体感受器　分布于肌、肌腱、关节和内耳位觉器等处,接受躯体运动、肌张力和头部位置改变和平衡等刺激。

感受器的构造繁简不一,有的感受器结构很简单,如皮肤内感受痛觉的仅为游离神经末梢;有的则较复杂,在感觉神经末梢外,包有数层结缔组织,形成有被囊的神经末梢结构,如感受触、压等刺激的触觉小体,环层小体等。

感觉器的结构则更为复杂,除感觉神经末梢外还具有各种对感受器起保护和使感受器的功能充分发挥的辅助装置。如视觉器官(视器),除了有光感受器之外,还包括屈光系统和保护、运动装置等。

感觉器包括视器、前庭蜗器、嗅器、味器等。本篇主要叙述视器(眼)和前庭蜗器(耳)。

(李文生)

本章学习目标与练习题

第十一章学习目标　　第十一章练习题

第十二章　视　　器

视器(visual organ)又称眼,大部分位于眶内,由眼球和辅助装置两部分组成。眼球的主要功能是接受光刺激,并将光波刺激转变为神经冲动,经视觉传导通路至大脑视觉中枢产生视觉。眼的辅助装置又称眼副器,位于眼球周围,包括眼睑、结膜、泪器、眼球外肌、眶筋膜和眶脂体等,对眼球有支持、保护和运动等作用。

第一节　眼　　球

眼球(eyeball)(图 12-1)是视器的主要部分,位于眶的前部,后面借视神经连于间脑。眼球大致呈球形,前面的正中点称**前极**,后面的正中点称**后极**。在两极之间的中部,沿眼球表面所作的环行线称**赤道**(又称**中纬线**)。通过前、后极之间的连线称**眼轴**(ocular axis)。从瞳孔中央至视网膜中央凹的连线称**视轴**(optic axis)。眼轴与视轴成锐角相交。眼球由眼球壁和内容物组成。

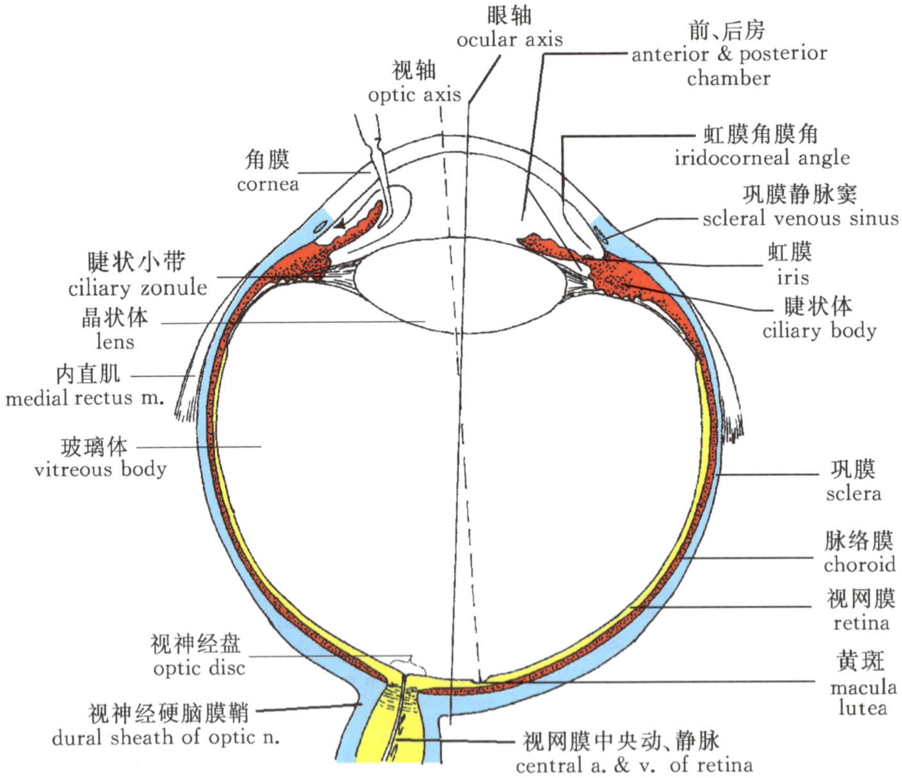

图 12-1　右眼球水平切面

一、眼　球　壁

眼球壁有三层,由外向内可分为外膜、中膜和内膜。

（一）外膜（纤维膜）

外膜或**纤维膜**由纤维结缔组织构成，致密坚韧，具有保护内容物的作用。可分为角膜和巩膜两部分（图12-1、图12-3）。

1. 角膜（cornea） 占外膜前1/6，无色透明，有弹性，曲度较大，具有屈光作用。角膜内无血管，但有丰富的感觉神经末梢，对外来异物十分敏感。角膜严重损伤时可以行角膜移植手术。角膜是赦免器官。

2. 巩膜（sclera） 占外膜后5/6，厚而坚韧，不透明，呈乳白色。老年人的巩膜呈淡黄色。巩膜黄染为黄疸的重要体征。后方与视神经的硬脑膜鞘相延续；前方与角膜相连接，交接处称角膜缘。在角膜缘的巩膜实质内有一呈环形的小管称**巩膜静脉窦**（scleral venous sinus），为房水流出的通道。巩膜有保护眼球内容物的作用。

（二）中膜（血管膜）

中膜或**血管膜**位于外膜的深面，含有丰富的血管和色素细胞，呈棕黑色，故又称色素膜或血管膜。中膜由前向后分为虹膜、睫状体和脉络膜三部分（图12-2、图12-3）。

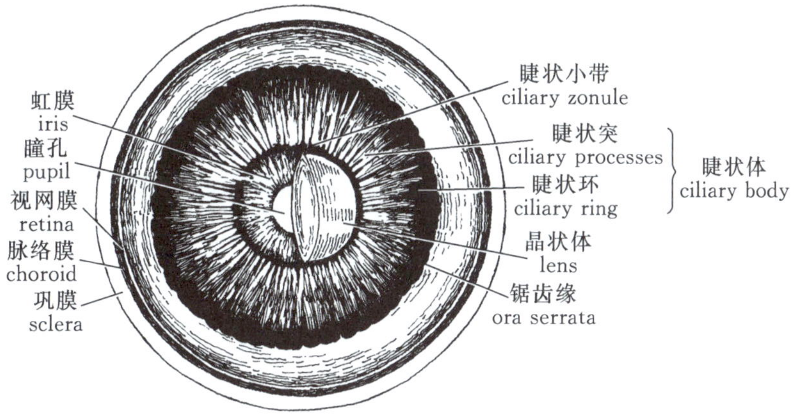

图12-2 眼球前半部内面观

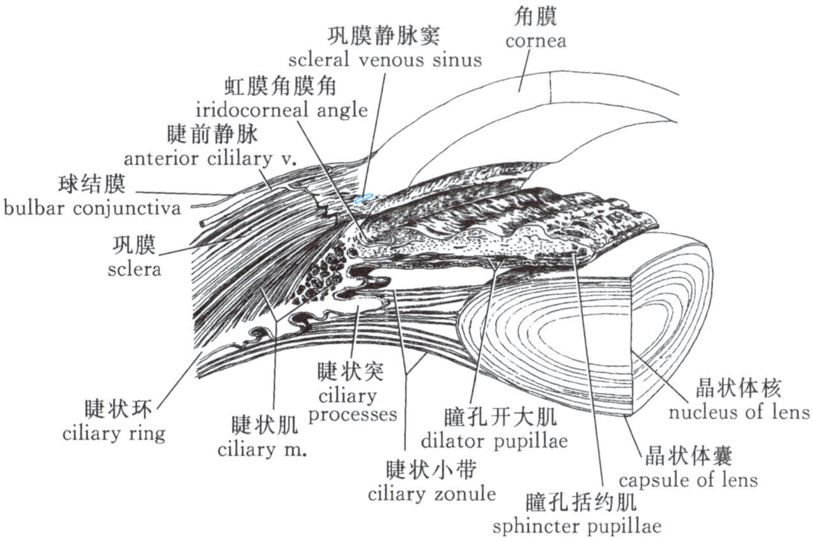

图12-3 虹膜角膜角及其周围结构

1. 虹膜（iris） 位于中膜的最前部，呈冠状位的圆盘状薄膜，中央有一圆孔称**瞳孔**（pupil）。虹膜的颜色因人种不同有黑、棕、蓝、灰色等数种，其色泽的深浅个体间也有差异，中国人的虹膜多呈棕色。虹膜内含有两种平滑肌，一种环绕在瞳孔周围，称**瞳孔括约肌**（sphincter pupillae），受副交感神经支配，收缩时可缩小瞳孔；另一种由瞳孔向周围呈放射状排列，称**瞳孔开大肌**（dilator pupillae），受交感神经支配，可扩大瞳孔。在弱光下或看远处时，瞳孔开大，在强光下或看近处时瞳孔缩小，以调节进入眼球内的光量。虹膜将角膜与晶状体之间的腔隙分成较大的眼**前房**（anterior chamber）和较小的眼**后房**（posterior chamber），二者借瞳孔相通。在前房内，虹膜与角膜交界处构成**虹膜角膜角**（iridocorneal angle），又称**前房角**。在前房角的前外侧壁有小梁构成栅状壁，栅的空隙称**虹膜角膜角隙**，是房水循环的必经之处。

2. 睫状体（ciliary body）　前与虹膜相接，后与脉络膜相延续，是中膜中部环形增厚的部分。在眼球的矢状面上，睫状体呈三角形，其后部较平坦称**睫状环**（ciliary ring），前部有许多呈放射状排列的突起称**睫状突**（ciliary processes），睫状突发出的**睫状小带**（ciliary zonule）与晶状体相连。睫状体内的平滑肌称**睫状肌**，由副交感神经支配，该肌收缩或舒张，可使睫状小带松弛或紧张，从而调节晶状体的曲度。睫状体上皮还有产生房水的作用。

3. 脉络膜（choroid）　占中膜的后 2/3，为一层含丰富血管和色素且有一定弹性的棕色薄膜，后部有视神经穿通。外面与巩膜疏松结合。内面紧贴视网膜视部的色素层。脉络膜具有输送营养物质至眼球内部的作用，且能吸收眼球内的分散光线以免扰乱视觉。

（三）内膜（视网膜）

内膜即**视网膜**（retina）位于中膜的内面（图 12-1、图 12-4、图 12-5）。视网膜由前向后可分为**虹膜部**、**睫状体部**和**视部**。虹膜部和睫状体部分别贴附于虹膜和睫状体的内面，其内层无感光细胞，故又称**视网膜盲部**。**视网膜视部**贴附于脉络膜内面，是视网膜的感光部分。通常所说的视网膜即指视部。视网膜视部在结构上可分为两层，外层为色素层，由含大量色素的单层上皮组成；内层为神经层，主要由 3

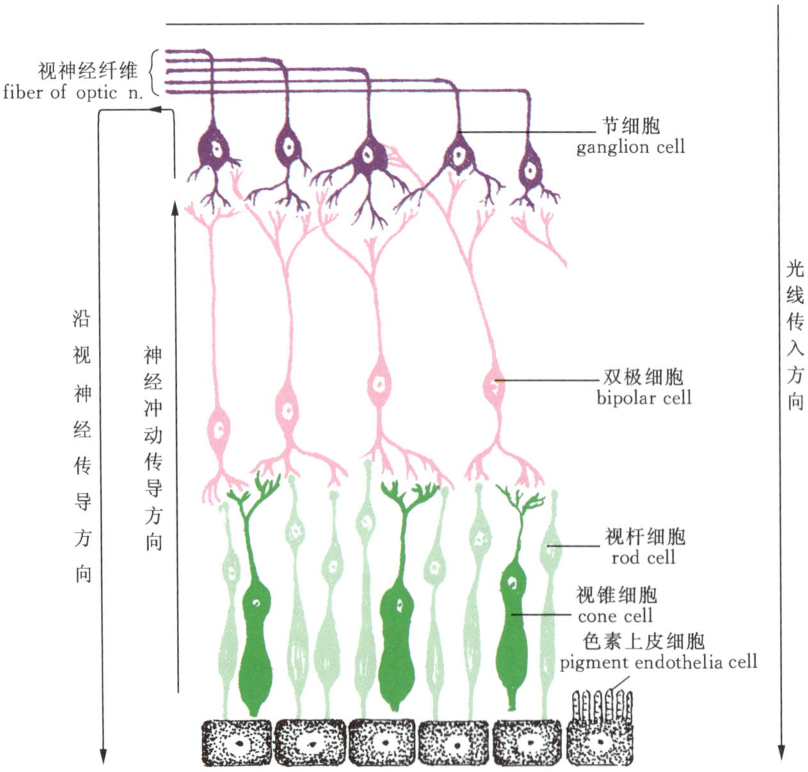

图 12-4　视网膜视部神经细胞示意图

层细胞组成。其中最外层为感光细胞包括**视锥细胞**(cone cell)和**视杆细胞**(rod cell);中层为传递神经冲动的**双极细胞**(bipolar cell);最内层为**节细胞**(ganglion cell),节细胞的轴突向眼球后端汇集并穿过脉络膜和巩膜,构成视神经。视锥细胞主要分布于视网膜的中央部,能感受强光和辨别颜色;视杆细胞主要分布于视网膜的周边部,只感受弱光,不能辨别颜色。视网膜的色素层与脉络膜紧密相连,难以分离,但色素层与神经层之间连接疏松,病理情况下可造成二者分离,即视网膜剥离症。高血压、糖尿病及冠心病时也常累及视网膜。

在视网膜内面,于视神经起始处有一直径为 1.5 mm 的圆盘状隆起,称**视神经盘**(optic disc)(**视神经乳头**)。视神经盘在活体上呈淡红色,中央有视网膜中央动、静脉出入,此处无感光细胞,故称**生理性盲点**。在视神经盘的颞侧稍下方约 3.5 mm 处,有一直径为 2 mm 的黄色圆形区域称**黄斑**(macula lutea),其中央有一凹陷称**中央凹**(fovea centralis),此处感光细胞最密集,是感光最敏锐的部位。这些结构在活体用眼底镜检查时可以见到。

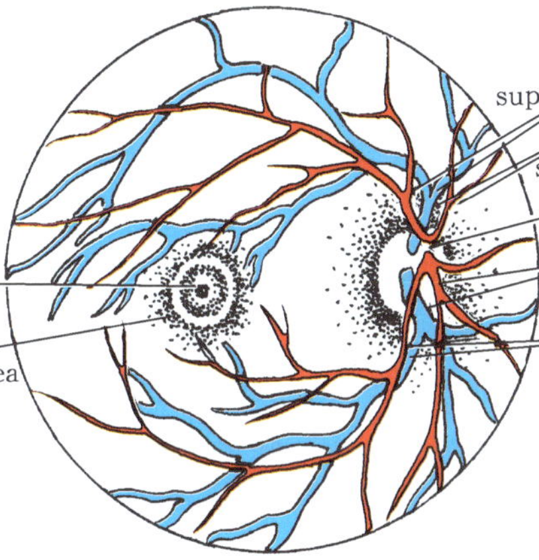

图 12-5 右侧眼底

二、眼球内容物

眼球内容物包括房水、晶状体和玻璃体,均为无色透明、无血管的结构,具有折光作用,它们与角膜合称为眼的屈光系统。光线经过折光装置时产生折射,使外界物体在视网膜上映出清晰的物像。

(一) 房 水

房水(aqueous humor)为无色透明的液体,充满于眼房内。房水由睫状体上皮分泌产生,自眼后房经瞳孔到眼前房,再经虹膜角膜角隙渗入巩膜静脉窦,最后回流入眼静脉,以此途径不断更新循环。房水的产生和循环呈动态平衡,若因虹膜睫状体炎房水产生过多或前房角狭窄等原因,可导致房水回流受阻时,房水充胀眼房,则引起眼内压增高,使视力减退,甚至失明,临床上称为青光眼。房水除有屈光作用外,还有维持正常眼内压、营养角膜、晶状体和玻璃体等功能。

(二) 晶 状 体

晶状体(lens)位于虹膜后方和玻璃体前方,富有弹性,呈无色透明的双凸透镜状。无血管和神经,其营养源自周围的房水。前面较平坦,后面曲度较大。晶状体的周缘借睫状小带连于睫状突,晶状体中央部较硬称**晶状体核**(nucleus of lens),周围部较软称**晶状体皮质**(cortex of lens),表面包有高弹性的被膜称**晶状体囊**(capsule of lens)(图 12-3)。

晶状体是眼球调节折光的主要部分，晶状体的屈度随所视物体的远近不同而改变。当视近物时，在瞳孔缩小和两眼会聚的同时睫状肌收缩，睫状突向前内方移行，使睫状小带松弛，晶状体因其自身弹性变凸，折光率加强，将物像聚焦于视网膜上。视远物时，睫状肌松弛使睫状小带紧张，晶状体变扁平，折光率降低，从而同样将物像聚焦于视网膜上。随着年龄的增长，晶状体弹性减弱，睫状肌逐渐萎缩，调节功能随之减退，出现视近物时模糊不清，称为远视（老花眼）。此外，由于外伤、代谢障碍等原因造成晶状体混浊，称为白内障。人工晶状体植入手术是治疗白内障的常用方法。

（三）玻　璃　体

玻璃体(vitreous body)为无色透明的凝胶状物质，填充于晶状体与视网膜之间，其形状与所在的腔隙一致。玻璃体除有屈光作用外，还有支撑视网膜并维持眼球形状等功能。玻璃体若出现混浊，则影响视力。

第二节　眼　副　器

眼副器(accessory organs of eye)包括眼睑、结膜、泪器、眼球外肌、眶脂体和眶筋膜等结构，有保护、运动和支持眼球的作用。

一、眼　　睑

眼睑(eyelids)遮盖于眼球的前方，有保护眼球、防止眼球外伤和免受强光刺激等作用。眼睑可分为**上睑**和**下睑**(图 12-6)。上、下睑之间的裂隙称**睑裂**，睑裂两侧的上睑与下睑结合处分别称睑内侧连合和睑外侧连合。睑裂的外侧端较锐利称**外眦**，内侧端较钝圆称**内眦**。眼睑的游离缘为**睑缘**，分为前后缘。前缘有睫毛 2～3 行，上、下睫毛弯曲向前，故闭眼时不妨碍睑裂的关闭。睫毛根部的皮脂腺称睫毛腺，如发炎肿胀，称为外麦粒肿。上、下睑缘的内侧各有一乳头状隆起称**泪乳头**(lacrimal papilla)，其中央有一针尖样小孔称为**泪点**(lacrimal punctum)，为泪小管的起始处。

眼睑自外向内由皮肤、皮下组织、肌层、睑板和睑结膜构成。眼睑皮肤较薄，皮下组织疏松，可因出血和积水而肿胀。如肾炎时常发生眼睑水肿。肌层主要为眼轮匝肌和上睑提肌。**睑板**(tarsal plate)由致密的结缔组织构成，较坚韧，呈半月形(图 12-7)。睑板内有许多呈麦穗状分支的**睑板腺**(tarsal gland)，与睑缘垂直排列，其导管开口于睑后缘。睑板腺能分泌一种油状的液体，具有润滑睑缘、防止泪液外溢的作用，睑板腺阻塞时，可形成睑板腺囊肿，或称霰粒肿，当睑板腺化脓性感染时称为内麦粒肿，为眼科常见病之一。

二、结　　膜

结膜(conjunctiva)为联结眼球和眼睑的半透明膜，表面光滑、柔软并有一定弹性，富有血管，覆盖在睑板内面和眼球巩膜前面(图 12-7)。根据结膜所在的部位，将其分为三部：①**睑结膜**(palpebral conjunctiva)，衬于上、下眼睑内面，与睑板紧密相连，成为眼睑的一部分，其深面的血管和睑板腺清晰可见。②**球结膜**(bulbar conjunctiva)，覆盖在眼球巩膜的前面，止于角膜缘。球结膜与巩膜连接较疏松，故易发生球结膜下水肿与结合膜下出血。③**结膜上穹**(superior conjunctival fornix)和**结膜下穹**(inferior conjunctival fornix)，分别为球结膜与上、下睑结膜移行处。闭眼时，全部结膜形成的囊状腔隙，称为**结膜囊**，结膜囊经睑裂与外界相通。结膜炎时，结膜可明显充血。患沙眼时，在结膜上可形成滤泡。

三、泪　　器

泪器由泪腺和泪道组成(图 12-8)。

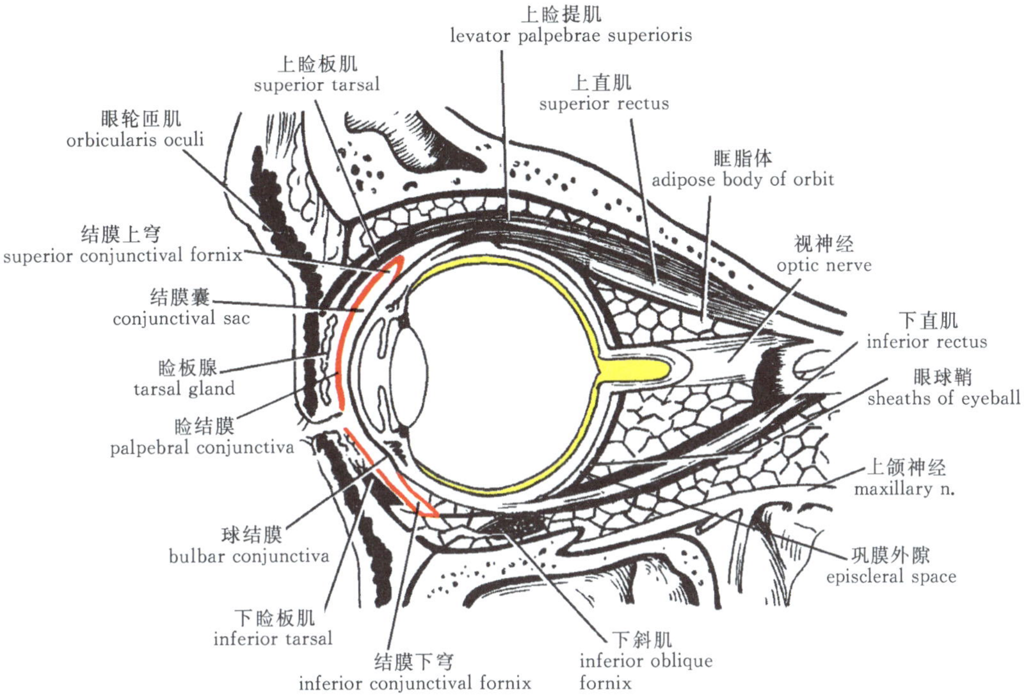

眼眶

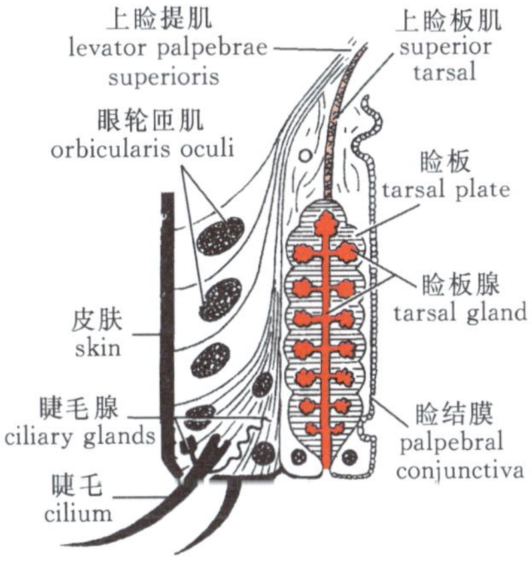

上睑

图 12-6 眼眶和上睑的矢状切面

（红色示结膜）

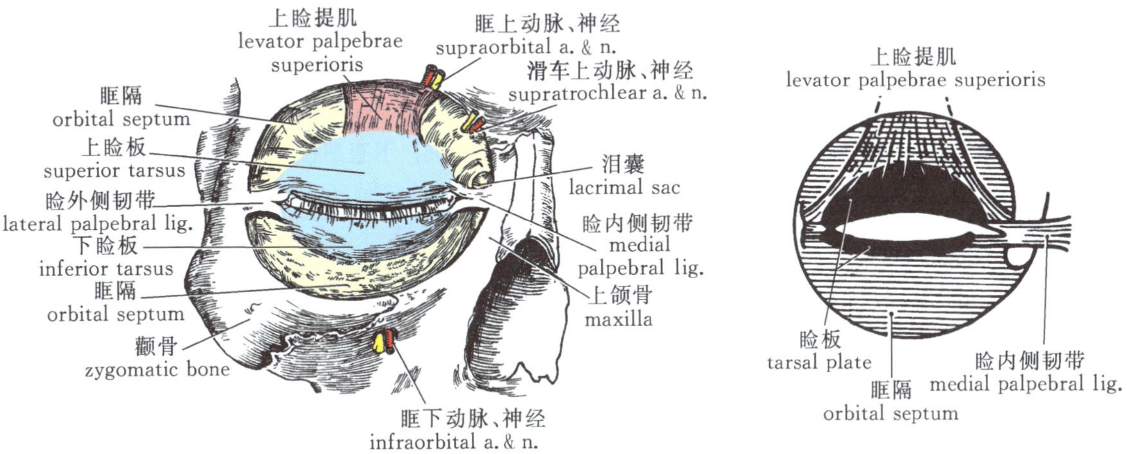

图 12-7 睑板

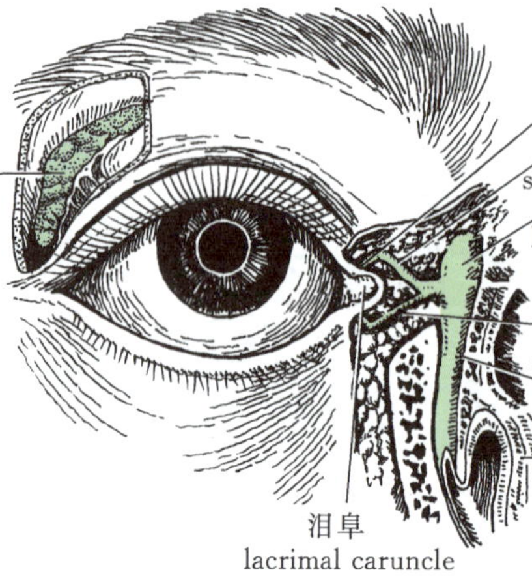

图 12-8 泪器

(一) 泪　腺

泪腺(lacrimal gland)位于眼眶上壁前外侧的泪腺窝内,由大小不等的腺叶构成,并以 10～20 条排泄管开口于结膜上穹的外侧部。泪腺分泌的泪液借眨眼活动涂抹于眼球表面,湿润和清洁角膜,且可冲洗异物。泪液中尚含溶菌酶和免疫球蛋白等,具有灭菌作用。

(二) 泪　道

泪道包括泪点、泪小管、泪囊和鼻泪管,多余的泪液经此途径流往鼻腔。

1. 泪点(lacrimal punctum)　上、下泪点分别位于上、下睑缘的内侧端泪乳头中央,是泪小管的开口,为泪道的起始部。

2. 泪小管(lacrimal canaliculi)　起自泪点,分为上、下泪小管,初与睑缘呈垂直走行,继而转折呈近似水平,最后合成一总管,向内注入泪囊。

3. 泪囊(lacrimal sac)　位于眼眶内侧壁前部的泪囊窝内,为一膜性囊。上部为盲端,下部移行为鼻泪管。泪囊前面有睑内侧韧带和眼轮匝肌纤维,该肌收缩时,可同时牵拉扩大泪囊,囊内产生负压,促使眼泪流入。

4. 鼻泪管(nasolacrimal canal)　为膜性管道。鼻泪管上部包埋于骨性鼻泪管中,与骨膜紧密结合;下部在鼻腔外侧壁深面,末端开口于下鼻道的外侧壁。

四、眼 球 外 肌

眼球外肌(extraocular muscles)(图 12-9、图 12-10)包括运动眼球的肌和运动眼睑的肌。运动眼球的肌有 6 条,即 4 条直肌和 2 条斜肌。直肌包括**上直肌**(superior rectus)、**下直肌**(inferior rectus)、**内直肌**(medial rectus)和**外直肌**(lateral rectus),它们都起自眶尖部视神经管周围的总腱环,向前分别止于眼球前部巩膜的上、下、内侧和外侧面。上直肌和下直肌收缩时可使眼球前极分别转向上内和下内;内直肌和外直肌收缩时使眼球前极分别转向内侧和外侧。斜肌有上斜肌和下斜肌。**上斜肌**(superior obliquus)也起于总腱环,在上直肌和内直肌之间前行,并以细腱穿过眶内侧壁前上方的滑车,再转向后外,经上直肌之下,止于眼球赤道后方的外侧面,收缩时可使眼球前极转向外下方。**下斜肌**(inferior obliquus)起自眶下壁的前内侧,经下直肌下方斜向后外以腱止于眼球赤道后方的外侧面,其作用是使眼球前极转向外上方。

眼球的正常转动,并非单一肌肉的收缩,而是两眼数条肌肉协同收缩的结果。如眼向下俯视时,必须是两眼的下直肌和上斜肌共同收缩。侧视时必须使一眼外直肌与另一眼内直肌同时收缩。聚视中线时则

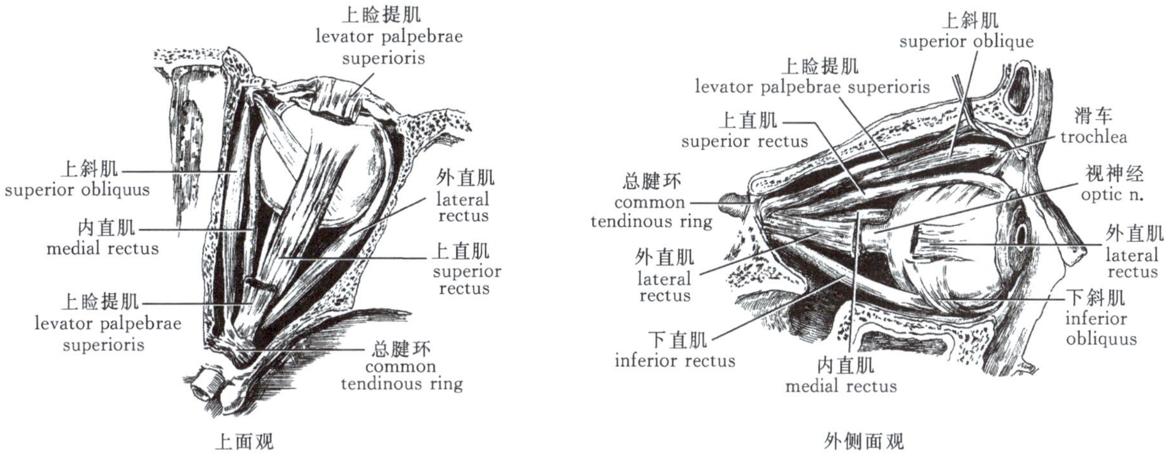

图 12-9 眼球外肌

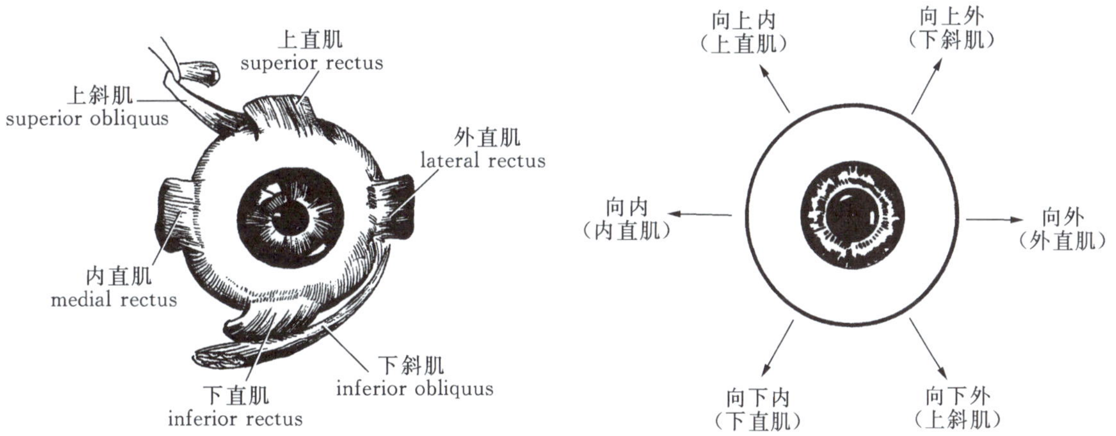

图 12-10 眼外肌作用示意图

是两眼内直肌共同作用的结果。当某一肌肉的力量减弱或麻痹时，可引起眼球的斜视并出现复视现象。

运动上睑的肌为**上睑提肌**(levator palpebrae superioris)，起自视神经管上壁，向前止于上睑，作用为提上睑，开大睑裂。

上睑提肌止于上睑皮肤、睑板和结膜上穹，其中止于上睑板上缘的部分称上睑板肌[又称米勒肌(Müller muscle)]，此肌为平滑肌由交感神经支配。故交感神经受损可出现上睑下垂(眼裂变窄)等体征。

五、眶脂体与眶筋膜

(一) 眶 脂 体

眶脂体(adipose body of orbit)为充填于眶内各结构之间的脂肪组织团块(图 12-6)，在眼球后方，位于视神经与眼球各肌之间，含量较多。眶脂体对眶内各结构起支持和保护作用。

(二) 眶 筋 膜

眶筋膜(orbital fasciae)包括眶骨膜、眼球筋膜鞘、肌筋膜鞘和眶隔(图 12-6、图 12-7)。

1. 眶骨膜 为贴于眼眶内面呈漏斗形的结缔组织膜，除在眶缘、骨缝和孔裂处黏附牢固外，其余部分均疏松地衬于骨壁内面。

2. 眼球筋膜鞘 为纤维结缔组织薄膜，也称特农囊(Tenon's capsule)，介于眼球与眶脂体之间，包被眼球的大部分，前方于眼球结膜下起自角膜缘，向后续于视神经鞘，与眶脂体密切相贴。它与眼球间有一空隙称**巩膜外隙**，犹如球窝关节，眼球肌收缩时，眼球可在此空隙内灵活转动。

3. 肌筋膜鞘 为筋膜包绕眼眶内各肌形成的鞘状结构，近巩膜处的肌筋膜鞘较厚，向后逐渐变薄弱。

4. 眶隔(orbital septum) 在上睑板的上缘和下睑板的下缘各有一薄层结缔组织分别连于眶上缘和眶下缘，这层结缔组织结构称为眶隔。

第三节 眼的血管和神经

一、眼的动脉

眼球和眶内结构由眼动脉供给营养。**眼动脉**(ophthalmic artery)(图 12-11)起自颈内动脉，与视神经一起经视神经管入眶，先在视神经的外侧，然后经上直肌的下方越至眼眶的内侧前行，终于滑车上动脉。眼动脉在行程中发出分支供应眼球、眼球外肌、泪腺及额部皮肤等处。其中重要的分支为**视网膜中央动脉**(central artery of retina)，它在眼球后方穿入视神经内，在视神经的中央前行至视神经盘处分为4支，即视网膜鼻侧上、下小动脉和视网膜颞侧上、下小动脉，营养视网膜内层。临床上用眼底镜可直接观察此动脉，以帮助诊断诸如动脉硬化及某些颅内病变。

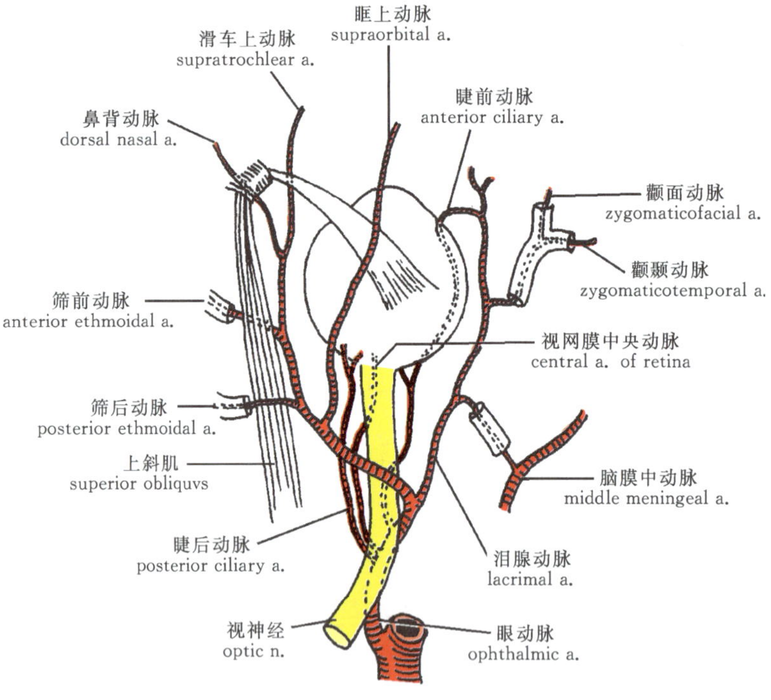

图 12-11 眼动脉分支(右侧上面观)

二、眼的静脉

眼球的静脉主要有视网膜中央静脉和涡静脉。**视网膜中央静脉**(central vein of retina)与同名动脉伴行，收集视网膜回流的血液，注入眼上静脉；**涡静脉**(vorticose vein)(图 12-12)位于眼球壁血管膜的外层，有 4～6 条，收集虹膜、睫状体和脉络膜的静脉血，在眼球后部穿出巩膜，注入眼上、下静脉。

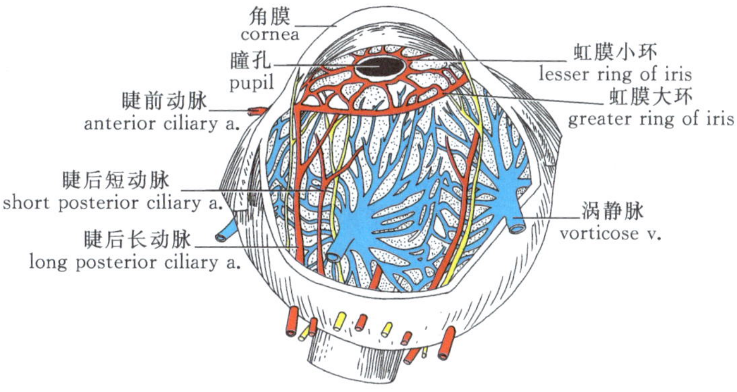

图 12-12 虹膜的动脉和涡静脉

眼静脉(ophthalmic vein)有两条(图 12-13)**眼上静脉**起自眶的前内侧,与内眦静脉吻合,收纳与眼动脉分支伴行的静脉,向后经眶上裂,注入海绵窦。因该静脉与面静脉有吻合,且无瓣膜,面部感染可经此侵袭颅内。**眼下静脉**起自眶下壁前方附近,收纳附近眼肌、泪囊和睑的静脉血,行向后分为两支,一支注入眼上静脉,另一支经眶下裂汇入翼(静脉)丛。

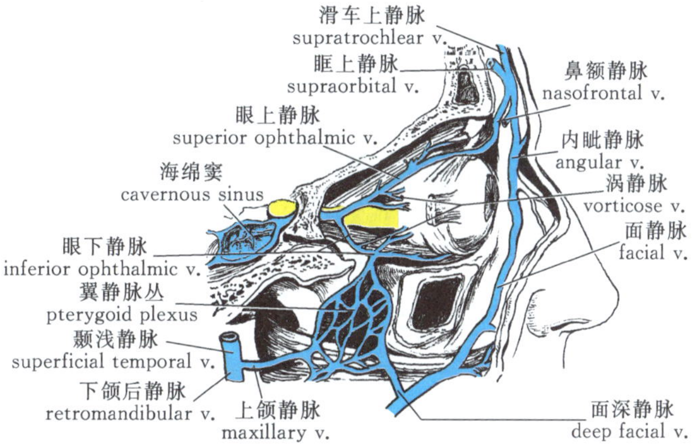

图 12 13 眼静脉

三、眼 的 神 经

眼球本身的神经支配:一般感觉受三叉神经管理,睫状肌和瞳孔括约肌由副交感神经支配,瞳孔开大肌受交感神经支配。泪腺的分泌由面神经支配。眼的上、下、内直肌、下斜肌和上睑提肌由动眼神经支配,上斜肌由滑车神经支配,外直肌由展神经支配。视神经传导视觉。

(李文生)

本章学习目标与练习题

第十二章学习目标

第十二章练习题

第十三章　前庭蜗器

前庭蜗器(vestibulocochlear organ)又称**位听器**或简称**耳**,包括感受头部位置变动的前庭器(位觉器)和感受声波刺激的蜗器(听觉器)。这两部分虽在功能上不相同,但结构和位置上关系密切。前庭蜗器按部位可分为外耳、中耳和内耳三部分,外耳和中耳是声波的传导装置,内耳则是位觉和听觉感受器所在的部位(图 13-1)。

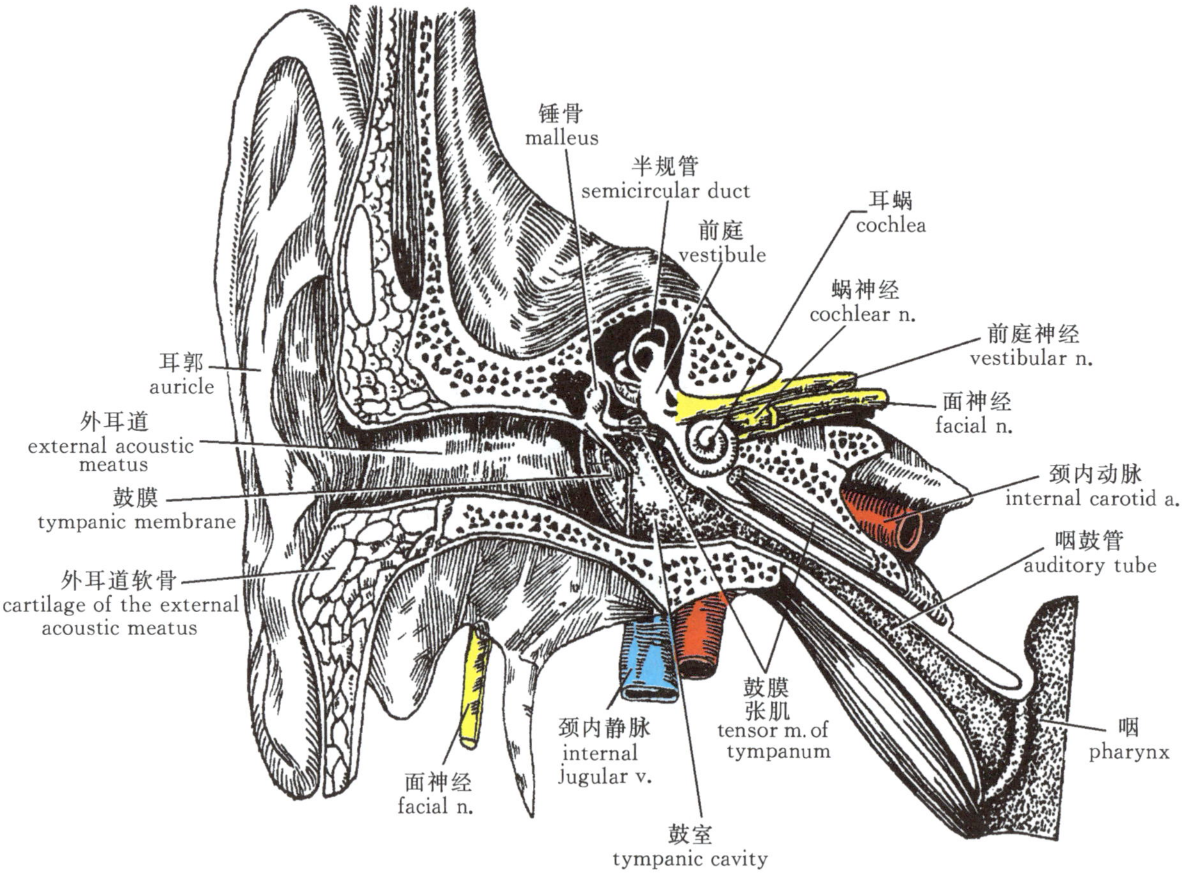

图 13-1　前庭蜗器(全貌)

第一节　外　　耳

外耳(external ear)包括耳郭、外耳道和鼓膜三部分。

一、耳　　郭

耳郭(auricle)位于头部两侧(图 13-2),大部分以弹性软骨作为支架,外覆皮肤,皮下组织甚少,但含有丰富的血管神经。耳郭下部无软骨,皮下仅含结缔组织和脂肪,称**耳垂**(auricular lobule)。

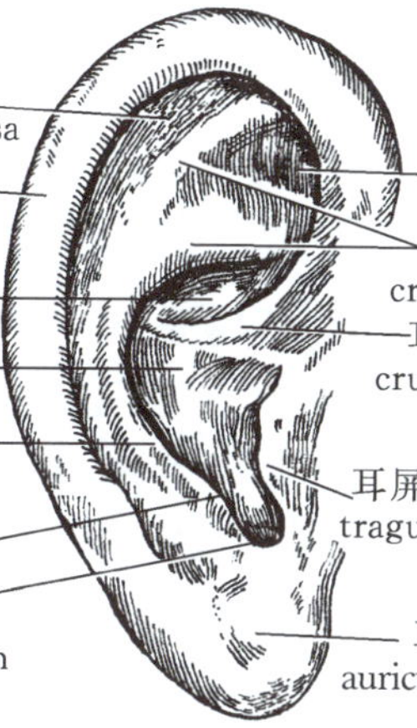

图 13-2 耳郭

耳郭的前外侧面凹凸不平，游离缘向前卷曲，称**耳轮**(helix)，以耳轮脚起于外耳门的上方。耳轮的前方有与它平行的弧形隆起，称**对耳轮**(antihelix)，对耳轮向上分出两脚，分别称对耳轮上脚和对耳轮下脚，两脚之间有三角形浅窝，称三角窝(triangular fossa)。耳轮与对耳轮之间狭长的凹陷，称**耳舟**(scaphoid fossa)。对耳轮前方的深窝称**耳甲**，耳甲被耳轮脚分为上、下两部，上部称**耳甲艇**(cymba of auricular concha)，下部称**耳甲腔**(cavity of auricular concha)。耳甲腔向内侧通入外耳门。耳甲腔前方有一突起称**耳屏**(tragus)，耳甲腔后方对耳轮下部也有一突起，称**对耳屏**(antitragus)，耳屏与对耳屏之间有一凹陷，为**耳屏间切迹**(intertragic notch)。耳郭的这些形态是耳针取穴定位的标志。

二、外 耳 道

外耳道(external acoustic meatus)(图 13-1)是从外耳门到鼓膜的管道，成人长约 2.5 cm。外耳道约呈"S"形弯曲(先趋向前内，继而转向后内上方，最后向前内下方)。外耳道外侧 1/3 为**软骨部**，是耳郭软骨的延续；内侧 2/3 为**骨部**，是颞骨鳞部和鼓部围成的管道。两部交界处较狭窄，异物易嵌顿于此。由于软骨部可被牵动，故将耳郭牵向后上方，即可拉直外耳道，观察鼓膜。婴儿的颞骨尚未发育完全，其外耳道几乎全由软骨支持，短而狭窄，鼓膜近水平位，故检查鼓膜时，须将耳郭向后下方牵拉。

外耳道的皮肤薄，皮肤内含有毛囊、皮脂腺、耵聍腺以及丰富的感觉神经末梢，皮肤与软骨膜和骨膜结合紧密，故外耳道的炎症或疖肿，常有剧烈疼痛。**耵聍腺**能分泌黏稠的液体，称耵聍，干燥后成痂块，可随颞下颌关节的运动而向外脱落。如凝结成大块，阻塞外耳道，则称耵聍栓塞，可影响听力。

三、鼓 膜

鼓膜(tympanic membrane)(图 13-3)位于外耳道底与中耳的鼓室之间，为凹向内侧的浅漏斗形半透明的薄膜。鼓膜呈倾斜位，其外侧面朝向前下外方，与外耳道下壁约成 45°～50°的倾斜角，故外耳道的前壁和下壁较后壁和上壁长。婴儿鼓膜几乎呈水平位。鼓膜的边缘附着于颞骨鼓部和鳞部，其中心向内凹陷，称**鼓膜脐**(umbo of tympanic membrane)，其内面为锤骨柄末端附着处。从鼓膜脐开始，有一条向前上方走行的白线，称**锤纹**，是锤骨柄透过鼓膜于表面所显的映象。锤纹上端向前后分别形成**锤骨前襞**和**锤骨后襞**。在两个皱襞之间，鼓膜上 1/4 的三角形区为**松弛部**，活体上呈浅红色，由于该部缺少纤维组织，故薄而松弛，常可因炎症而致此部出现穿孔。鼓膜的下 3/4 为**紧张部**，坚实紧张，在活体上呈灰白色，其前下方有一三角形的反光区称**光锥**(cone of light)，中耳的一些疾患可引起光锥改变或消失。

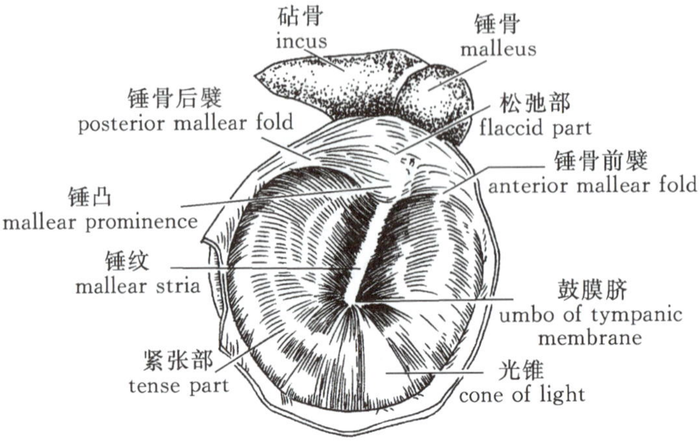

图 13-3 鼓膜(右侧外面)

第二节 中 耳

中耳(middle ear)位于外耳与内耳之间,由鼓室、咽鼓管、乳突窦和乳突小房组成。

一、鼓 室

鼓室(tympanic cavity)是颞骨岩部内一个不规则的含气小腔,位于鼓膜与内耳之间,在冠状切面上,略似红细胞呈双凹透镜状,向后外上方经乳突窦通乳突小房,向前内下方经咽鼓管通鼻咽部。鼓室腔除对向鼓膜部分外,还包括在鼓膜上方的部分称**鼓室上隐窝**(epitympanic recess)。鼓室内含有听小骨、韧带、肌、血管和神经等,鼓室内面及上述各结构均覆以黏膜,并与咽鼓管和乳突窦的黏膜相延续。

(一) 鼓 室 壁

鼓室可分为六个壁(图 13-4~图 13-6)。

1. 上壁 即**盖壁**,由颞骨岩部的鼓室盖构成,为一薄层骨板,分隔鼓室与颅中窝。中耳炎可能侵犯此壁,引发颅内感染,称耳源性脑膜炎。

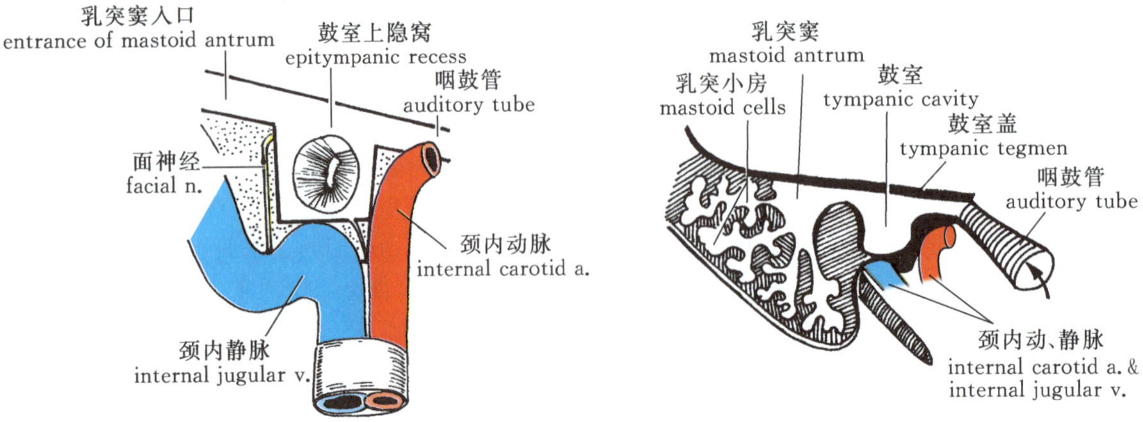

图 13-4 鼓室各壁

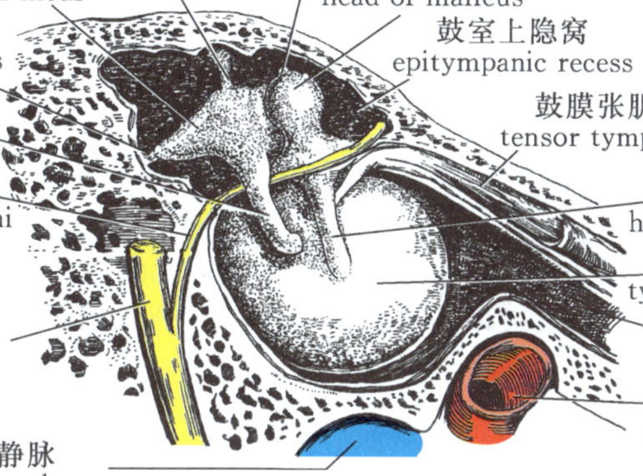

图 13-5 鼓室外侧壁

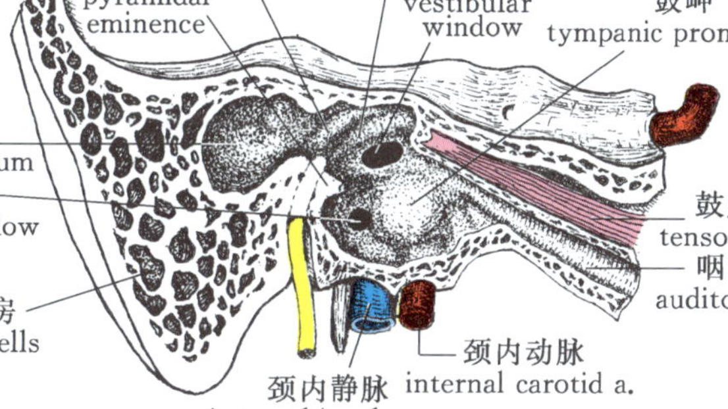

图 13-6 鼓室内侧壁

2. 下壁 即**颈静脉壁**,是构成颈静脉窝的一层薄骨板,分隔鼓室和颈内静脉。该壁偶尔出现部分的先天性缺损,此时鼓室仅借黏膜和纤维结缔组织与颈静脉球(颈内静脉起始部)相隔。对这种病人施行鼓室手术时,极易伤及颈静脉球而导致严重出血。

3. 前壁 即**颈动脉壁**,为颈动脉管的后外壁,亦甚薄,分隔鼓室与颈内动脉。前壁上部有两个小管通入鼓室。上方的称鼓膜张肌半管;下方的为咽鼓管半管,构成咽鼓管的骨部。

4. 后壁 即**乳突壁**,上部有乳突窦的开口,鼓室借乳突窦向后通入乳突内的乳突小房。中耳炎易由此侵入乳突小房,引起乳突炎。乳突窦口的内侧壁有外半规管凸,乳突窦口的下方有**锥隆起**(pyramidal eminence),内藏镫骨肌。面神经管由鼓室内侧壁经锥隆起上方转至后壁,然后垂直下行,出茎乳孔。

5. 外侧壁 即**鼓膜壁**,大部分由鼓膜构成。鼓膜的上方为颞骨鳞部构成的骨性部分,是鼓室上隐窝的外侧壁。

6. 内侧壁 即**迷路壁**,是内耳前庭的外侧壁。该壁中部有一圆形隆起,称**鼓岬**(tympanic promontory),由耳蜗第一圈的隆凸形成。岬的后上方有一卵圆形小孔称**前庭窗**(vestibular window),或称卵圆窗,被镫骨底及其周缘的韧带所封闭。岬的后下方有一圆形小孔称**蜗窗**(cochlear window),或称圆窗,有膜封闭,称**第二鼓膜**。在鼓膜穿孔时,此膜可直接受到声波的振动。在前庭窗后上方有一弓形隆起称**面神经管凸**,内藏面神经,此管壁骨质甚薄,甚至缺如,中耳的炎症或手术易累及面神经。

（二）鼓室的内容物

鼓室内含有三块听小骨、两块肌及一根神经。

1. 听小骨(auditory ossicles)　有3块，即锤骨、砧骨和镫骨（图13-7）。

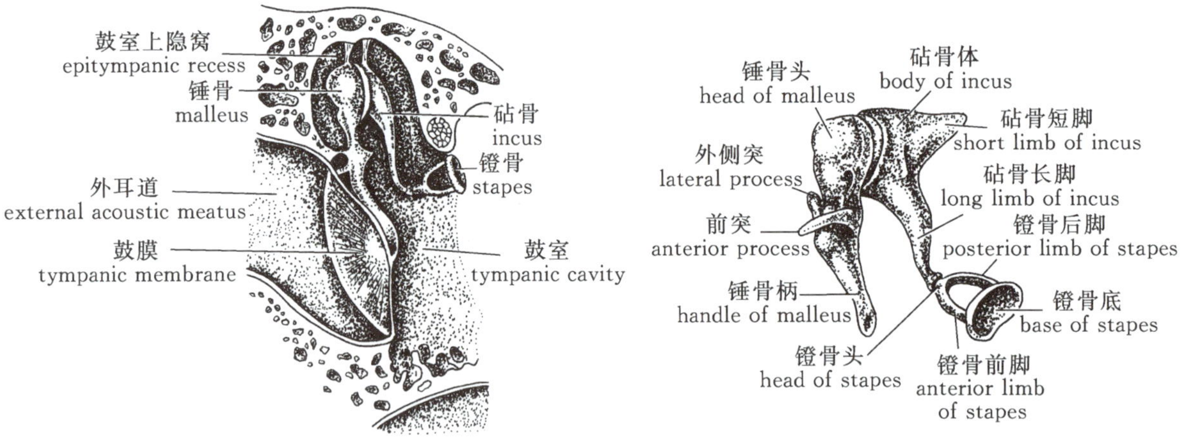

图13-7　听小骨

(1) **锤骨**(malleus)：位于外侧，呈锤状，有头、柄、外侧突和前突。锤骨头位于鼓室上隐窝内，与砧骨体形成砧锤关节。锤骨柄细长连于鼓膜紧张部的内侧面，柄的末端附着于鼓膜脐处，柄的上端有鼓膜张肌附着。

(2) **砧骨**(incus)：位于中间，可分为体和长、短两脚。体与锤骨头形成砧锤关节，长脚与镫骨头形成砧镫关节。

(3) **镫骨**(stapes)：在内侧，形似马镫，可分为头、颈、两脚和一底。镫骨头与砧骨长脚形成砧镫关节，底借韧带连于前庭窗的周缘，封闭前庭窗。

上述3块听小骨以关节相连，组成**听骨链**，恰似一曲折的杠杆系统，其一端以锤骨柄连于鼓膜，另一端以镫骨底封闭于前庭窗上。当声波振动鼓膜时，可借听骨链的运动，使镫骨底在前庭窗上来回摆动，将声波的振动传入内耳。

2. 运动听小骨的肌　**鼓膜张肌**(tensor tympani)位于咽鼓管上方的鼓膜张肌半管内，起自咽鼓管软骨和蝶骨大翼，止于锤骨柄上端。该肌由三叉神经支配，收缩时可将锤骨柄拉向内侧使鼓膜内陷紧张鼓膜。**镫骨肌**(stapedius)位于锥隆起内，细小的肌腱自锥隆起的尖端穿出，止于镫骨颈。此肌受面神经支配，收缩时牵拉镫骨底向后外方，以减轻对内耳的压力。

3. 鼓索(chorda tympani)　为面神经的分支，在面神经出茎乳孔之前分出，向前上方穿鼓室后壁入鼓室，经锤骨和砧骨之间达鼓室前壁，继穿岩鼓裂出鼓室，至颞下窝，行向前下并入舌神经。

二、咽　鼓　管

咽鼓管(auditory tube)是连通鼻咽部与鼓室的一条管道，长3.5～4.0 cm。咽鼓管可分为两部：前内下2/3为**软骨部**，咽鼓管软骨为一向外下开放的槽，由结缔组织膜封闭形成管，以咽鼓管咽口开口于鼻咽部侧壁；后外上1/3为**骨部**，即咽鼓管半管，以咽鼓管鼓室口开口于鼓室前壁。两部交界处管腔最为狭窄，仅1～2 mm，称**咽鼓管峡**。咽鼓管咽口和软骨部平时处于关闭状态，仅在吞咽时开放，空气由此进入鼓室，所以咽鼓管的作用是保持鼓膜内外压力的均衡，以利于鼓膜的振动。当鼻咽部炎症引起咽口阻塞时，鼓室内的空气逐渐被吸收，内压下降，于是鼓膜内陷而影响听力，并有耳痛等症状。小儿咽鼓管较成人短而宽，接近水平位，因而咽部感染易经咽鼓管侵入鼓室导致中耳炎。

三、乳突窦和乳突小房

乳突窦(mastoid antrum)是鼓室上隐窝后方的腔隙,向前以乳突窦口开口于鼓室后壁上部,向后下与乳突小房相通。**乳突小房**(mastoid cell)为颞骨乳突内的许多含气小腔,大小不等,形态不一,互相连通。乳突小房和乳突窦内均衬以黏膜,并与鼓室黏膜相延续,因此,中耳炎可经乳突窦向乳突小房蔓延,引起乳突炎。

第三节 内 耳

内耳(internal ear)埋藏于颞骨岩部的骨质内,位于鼓室与内耳道底之间。它由构造复杂的弯曲管道组成,故又称**迷路**(labyrinth),是位觉和听觉感受器所在的部位。迷路可分为骨迷路和膜迷路。骨迷路是由骨密质围成的不规则腔隙;膜迷路是套在骨迷路内的密闭的膜性管腔或囊。膜迷路内充满内淋巴,膜迷路与骨迷路之间的腔隙内充满外淋巴。内、外淋巴互不相通。

一、骨 迷 路

骨迷路(bony labyrinth)自前向后包括耳蜗、前庭、骨半规管三部分,它们互相通连,沿颞骨岩部的长轴排列(图 13-8、图 13-9)。

(一) 前 庭

前庭(vestibule)位于骨迷路的中部,为一不规则、近似椭圆形的腔隙,向前以一大孔通耳蜗,向后以 5 个小孔通三个骨半规管,按照其位置可分外侧壁与内侧壁。外侧壁即鼓室的内侧壁,有前庭窗和蜗窗。内侧壁即内耳道底的后部,有神经穿行的小孔。

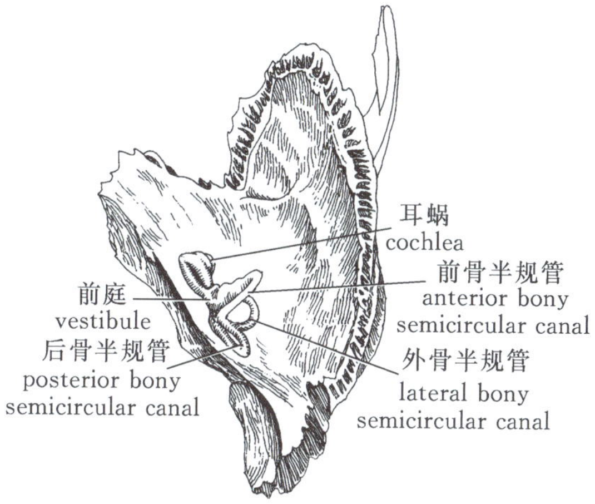

图 13-8 内耳在颞骨岩部上的投影

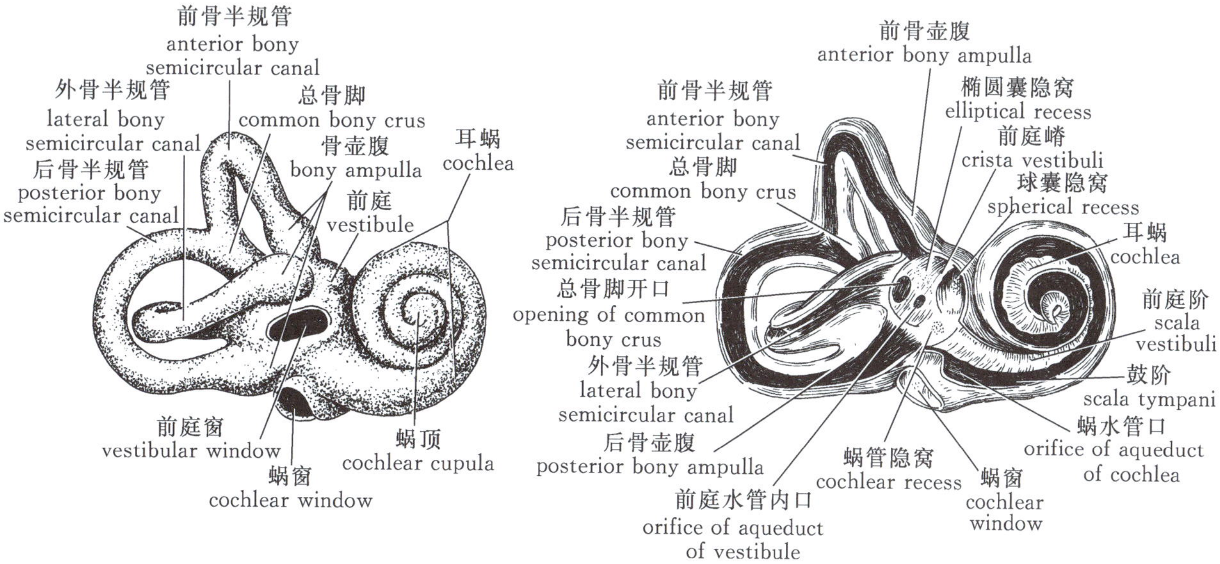

图 13-9 骨迷路

从腔隙内面看,其上有一自前上向后下走行的**前庭嵴**,将内侧壁分为两个窝,后上方呈长椭圆形的为**椭圆囊隐窝**,前下方呈圆形的为**球囊隐窝**。在椭圆囊隐窝靠近总骨脚开口处的前方有一**前庭水管内口**,**前庭水管**由前庭水管内口向后走行,开口于颞骨岩部后面、内耳门下方的**前庭水管外口**。

(二) 骨 半 规 管

骨半规管(bony semicircular canals)位于骨迷路后部、前庭的后外方,是三个互相垂直的半环形小管。按其位置可分为前骨半规管、后骨半规管和外骨半规管。**前骨半规管**弓向上方,埋于弓状隆起的深面,与颞骨岩部的长轴垂直;**外骨半规管**弓向外侧,呈水平位;**后骨半规管**弓向后外方,与颞骨岩部的长轴平行。

每个骨半规管都有一端膨大称**壶腹骨脚**,脚上膨大部称**骨壶腹**;另一端则不膨大,称**单骨脚**。前、后骨半规管的单骨脚合成一个**总骨脚**,故三个骨半规管以 5 个孔开口于前庭。

(三) 耳 蜗

耳蜗(cochlea)位于骨迷路前部、前庭的前内方,形如蜗牛壳(图 13-10、图 13-11)。耳蜗的尖朝向前外,称**蜗顶**(cochlear cupula);耳蜗的底朝向后内,对向内耳道底,称**蜗底**。耳蜗由中央的蜗轴和环绕蜗轴外周的蜗螺旋管构成。**蜗轴**(modiolus)是蜗顶至蜗底之间的锥体形骨松质,内有蜗神经和血管穿行。**蜗螺旋管**(cochlear spiral duct)是由骨密质围成的骨管,起于前庭,环绕蜗轴旋转约两圈半,以盲端终于蜗顶。从蜗轴伸出一螺旋形的骨板,称**骨螺旋板**(osseous spiral lamina),突入蜗螺旋管内,此板的游离缘未达蜗螺旋管的对侧壁,其缺损部由膜迷路的蜗管填补封闭。因此,蜗螺旋管内共有三条管道,上方是**前庭阶**(scala vestibuli),起于前庭,于前庭窗处被中耳的镫骨底所封闭;中间是膜性蜗管;下方是**鼓阶**(scala tympani),终于蜗窗上的第二鼓膜。前庭阶和鼓阶内充满外淋巴。骨螺旋板至蜗顶附近离开蜗轴,形成镰状的游离骨片,称螺旋板钩,其与蜗轴之间形成一个小孔,称**蜗孔**(helicotrema),前庭阶和鼓阶经此孔相通。

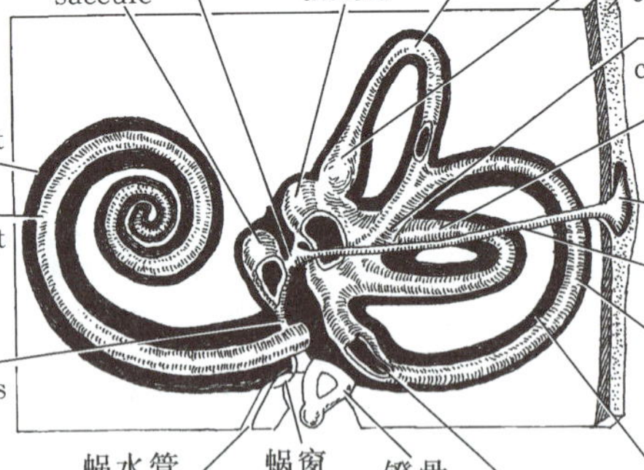

图 13-10 内耳

二、膜 迷 路

膜迷路(membranous labyrinth)是套在骨迷路内的密闭的膜性管腔或囊(图 13-10、图 13-11),借纤

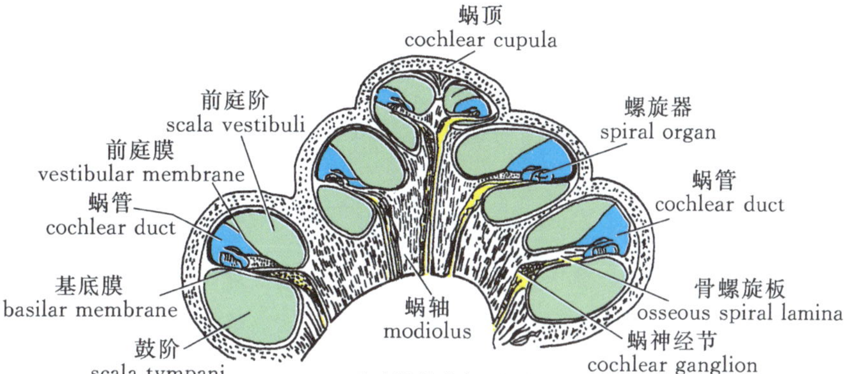

a. 通过蜗轴的切面观

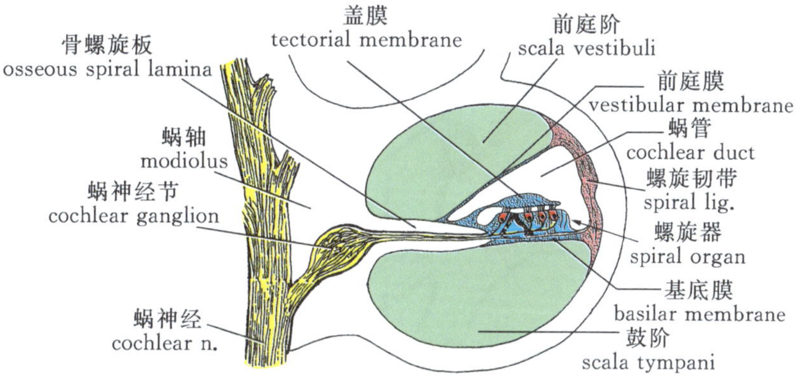

b. 螺旋器的切面观

图 13-11 耳蜗

维束固定于骨迷路的壁上。由前向后包括蜗管、球囊、椭圆囊和膜半规管。它们之间互相通连，其内充满内淋巴液。

（一）椭圆囊和球囊

椭圆囊（utricle）和**球囊**（saccule）位于前庭内，椭圆囊在后上方，球囊在前下方。二囊之间借一细小的**椭圆球囊管**彼此交通，并由此管发出**内淋巴管**通向**内淋巴囊**。椭圆囊的后壁上有 5 个孔，通向 3 个膜半规管，球囊的下端借**连合管**连于蜗管。椭圆囊和球囊壁上均有感觉上皮，分别称**椭圆囊斑**（macula utriculi）和**球囊斑**（macula sacculi），它们是位觉感受器，能感受头部静止时的位置和直线变速运动引起的刺激。

内淋巴管走在前庭水管内。内淋巴囊位于颞骨岩部后面、前庭水管外口处的硬脑膜下间隙内。内淋巴可经此囊渗透到周围血管丛内。

（二）膜 半 规 管

膜半规管（membranous semicircular ducts）套于同名骨半规管内，形状与骨半规管相似，但其管径细小，仅为骨半规管的 1/4～1/3。在骨壶腹处，膜半规管也有相应的膨大称**膜壶腹**，其壁上有上皮隆起，称**壶腹嵴**（crista ampullaris），是位觉感受器，能感受头部旋转变速运动时的刺激。三个膜半规管内的壶腹嵴相互垂直，可分别将人体在三维空间中的运动变化转变成神经冲动，经前庭神经传入中枢。

（三）蜗 管

蜗管（cochlear duct）位于蜗螺旋管内，介于骨螺旋板与蜗螺旋管外侧壁之间。一端起自前庭，借连合管与球囊相连;另一端为细小的盲端,终于蜗顶。蜗管在横切面上呈三角形,有三个壁:上壁为**蜗管前庭壁**(又称**前庭膜**),分隔前庭阶与蜗管;外侧壁为蜗螺旋管内骨膜的增厚部分,又称螺旋韧带,它的表面被有上皮,上皮下富有血管,故称该处上皮为血管纹,一般认为与产生内淋巴液有关;下壁为骨螺旋板和**蜗管鼓壁**(又称**基底膜**或**螺旋膜**),分隔鼓阶与蜗管。基底膜上有**螺旋器**(spiral organ),又称**科尔蒂器**(Corti organ),为听觉感受器。

三、声波的传导

声波传入内耳的途径有两条,即空气传导和骨传导。在正常情况下以空气传导为主(图 13-12)。

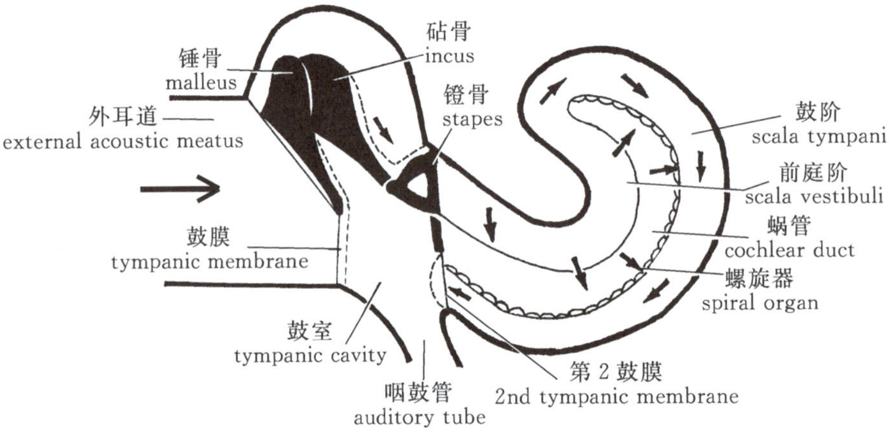

图 13-12 声波传导示意图

1. 空气传导 耳郭收集声波经外耳道传至鼓膜,引起鼓膜振动,再经听骨链将振动传至前庭窗,引起前庭阶内的外淋巴波动。该部外淋巴的波动经蜗孔传向鼓阶,最后波动抵达第二鼓膜,使第二鼓膜外凸而波动消失。外淋巴的波动既可通过前庭膜使内淋巴波动,也可直接使基底膜振动,从而刺激螺旋器,由此转变成神经冲动,经蜗神经传入中枢,产生听觉。在鼓膜穿孔或听骨链运动障碍时,外耳道的声波可经中耳鼓室的空气振动第二鼓膜,从而引起鼓阶内的外淋巴波动,也可刺激基底膜上的螺旋器,引起听觉。但这种传导比听骨链的机械振动要小得多,故听力明显下降。

2. 骨传导 是指声波经颅骨传入内耳的途径。声波的冲击和鼓膜的振动可经颅骨(包括骨迷路)传入,使耳蜗内的淋巴液产生波动,从而刺激基底膜上的螺旋器产生神经冲动。骨传导的效能与空气传导相比是微不足道的。

声波空气传导和骨传导的路径:

(1) 声波→外耳道→鼓膜→听骨链→前庭窗→前庭阶外淋巴→(蜗孔→鼓阶外淋巴→蜗窗第 2 鼓膜)→蜗管内淋巴—螺旋器→神经冲动→蜗神经→脑

(2) 声波→外耳道→鼓膜—鼓室内空气—蜗窗第 2 鼓膜—鼓阶外淋巴(→蜗管内淋巴)

(3) 声波→颅骨→ 骨迷路 →前庭阶外淋巴、鼓阶外淋巴(→蜗管内淋巴)

外耳和中耳疾患引起的耳聋为传导性耳聋,此时空气传导途径的阻断可以通过骨传导部分地予以代偿,故为不完全性耳聋。内耳、蜗神经、听觉传导通路及听觉中枢的疾患引起的耳聋为神经性耳聋,此时空气传导和骨传导虽无障碍,但不能引起听觉,故为完全性耳聋。

四、内 耳 道

内耳道(internal acoustic meatus)是颞骨岩部后面中部的骨性管道,起自内耳门,终于内耳道底,长约 10 mm,内有前庭蜗神经、面神经和迷路动脉穿行。

内耳道底邻接骨迷路内侧壁,有一横行的骨嵴称横嵴,将内耳道底分为上、下两部(图 13-13)。上部的前份有一圆形的孔,称面神经区,有面神经通过;上部的后份为前庭上区,有椭圆囊壶腹神经通过。下部的前份称蜗区,为排列成螺旋状的骨性小孔,有蜗神经通过;下部的后份为前庭下区,有球囊神经通过,此区的后下方有一单孔,后壶腹神经由此穿过。

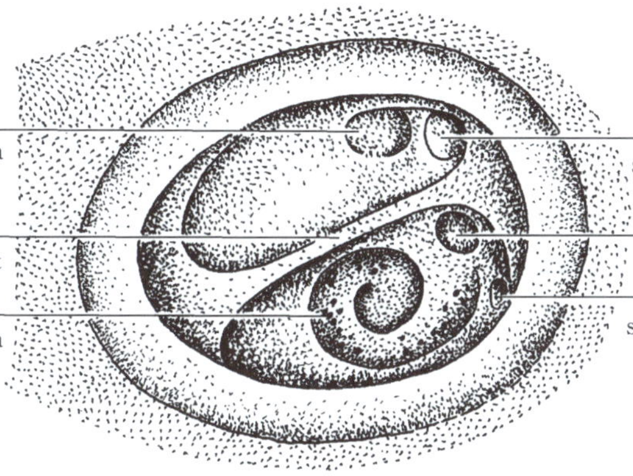

图 13-13 内耳道底(右侧)

五、内耳的血管、神经

(一) 内 耳 的 血 管

1. 动脉 分布于内耳的动脉来源于**迷路动脉**和**茎乳动脉**。迷路动脉多发自小脑下前动脉或基底动脉,进入内耳道后分出前庭支和蜗支。前庭支分布于椭圆囊、球囊和半规管;蜗支多为十多支,经蜗轴内的小管分布于蜗螺旋管。茎乳动脉由耳后动脉发出,分布于部分半规管。

2. 静脉 内耳的静脉合成迷路静脉注入岩上、下窦或横窦。

(二) 内 耳 的 神 经

内耳的神经即**前庭蜗神经**(Ⅷ),由**前庭神经**和**蜗神经**组成,属特殊躯体感觉性神经,分别传导平衡觉和听觉。

(吕 诚 杨宝林)

本章学习目标与练习题

第十三章学习目标　　第十三章练习题

第十四章　其他感觉器

除视器和前庭蜗器外，感觉器还有嗅器、味器和皮肤。

第一节　嗅　　器

嗅器(olfactory organ)位于鼻腔嗅区黏膜内，即上鼻甲内侧面及其相对的鼻中隔部分。此处黏膜较薄，活体呈苍白或淡黄色，内含嗅细胞，为双极神经元，其周围突有纤毛，其中枢突集成约 20 条嗅丝，穿筛骨筛板进入嗅球。

第二节　味　　器

味器(gustatory organ)即**味蕾**(taste buds)，人类的味蕾分布于舌、腭、会厌等处，但以舌菌状乳头和轮廓乳头上最多。味蕾内含味细胞，其顶端呈毛状突起，为微绒毛，借味孔开口于口腔黏膜表面；其基部有传导味觉的神经纤维分布。分布于味蕾的神经主要是面神经和舌咽神经。味觉刺激主要有酸、甜、苦、咸四种。

第三节　皮　　肤

皮肤(skin)覆盖于身体表面，柔软而有弹性。全身各处皮肤的厚薄不等，背、头顶、手掌和足底等处皮肤最厚，眼睑处最薄。成人皮肤的表面积平均约 1.7 m^2。毛发、指(趾)甲、皮脂腺、汗腺和乳腺等都是皮肤的附属结构。

皮肤由表皮和真皮构成。**表皮**(epidermis)是无血管的复层鳞状上皮层。表皮的基底层细胞之间有色素细胞，可以保护人体免受过多的紫外线的损伤。**真皮**(dermis)位于表皮深面，为致密结缔组织，主要由胶原纤维和弹性纤维交织而成，含有从表皮陷入的毛囊和腺体，以及从深层来的血管、淋巴管、神经及其末梢。真皮的浅部向表皮深面突出形成真皮乳头与表皮紧密连接。真皮的深面与由疏松结缔组织构成的皮下组织即浅筋膜相连。

位于关节屈侧或伸侧皮肤的褶线称**皮褶**(crease)，此处皮肤较薄，其真皮借结缔组织与深面的结构(常为深筋膜)紧密相连。真皮内的胶原纤维束多按一定的张力方向平行地排列，这种由胶原纤维束所形成的纹理，称**分裂线**(line of cleavage)。在外科手术时，常沿分裂线作切口，以免伤口愈合后瘢痕过大。

皮肤是具有多种功能的重要器官。它既可以防止体内液体的丧失，又可防止体外物质(如病原微生物、化学物质等)的侵入，从而对机体起保护作用；皮肤表面有汗腺的开口，可在分泌汗液的同时排出废物并调节体温；此外，皮肤内含有多种感受器，如触觉小体、环层小体、游离的神经末梢等，可以感受痛、温、触、压觉等刺激。

(吕　诚　杨宝林)

本章学习目标与练习题

第十四章学习目标

第十四章练习题

第五篇

神经系统与内分泌系统

神经系统分为中枢神经系统和周围神经系统。中枢神经包括脑和脊髓；周围神经包括脊神经、脑神经和内脏神经。

内分泌系统由内分泌腺和内分泌组织构成，是神经系统以外的另一重要调节系统。

第十五章　神经系统总论

人体在神经调节、体液调节和免疫调节共同而相互的作用下，维持机体的正常状态。**神经系统**(nervous system)是机体的主导系统，是人体结构和功能最复杂的系统，它将人体内外环境的各种刺激转变为神经冲动，通过**反射**(reflex)调节各器官的活动。在神经系统的主导作用下，**内分泌系统**(endocrine system)将体液性活性物质——**激素**(hormone)通过血液循环运抵相应部位，作用于特定的器官和细胞，发挥体液调节作用，在**免疫系统**(immune system)的共同参与下，从而保证机体各器官、系统活动的协调以及机体与外环境的统一，维持生命活动的正常进行。

人类神经系统包括颅腔内的脑、椎管内的脊髓以及与脑、脊髓相连并分布于全身各处的周围神经。单细胞生物的全部生命活动过程均发生在一个细胞内。多细胞生物分化出各种不同的组织和细胞，分别行使不同功能。在高等动物和人类，消化系统司消化和吸收，呼吸系统吸入氧气并排出二氧化碳，循环系统运输氧、营养物质和代谢产物，泌尿系统排除溶于水的废物，生殖系统繁衍后代和分泌性激素，而对这些系统功能的控制和调节，则主要有赖于神经系统。神经系统控制和调节各个系统的活动，使机体成为一个有机整体。神经系统在控制和调节机体的活动过程中，首先借助感受器接受内外环境的各种信息，通过脑和脊髓的各级中枢的整合，再经周围神经控制和调节身体各个器官系统的活动。如此，一方面使机体得以适应多变的外环境，另一方面也调节着机体内环境的微细平衡，保障生命活动的进行。例如，天气寒冷时，机体周围小血管收缩，减少散热，使体温维持在正常水平；当体育锻炼时，除了骨骼肌的强烈收缩，同时也出现呼吸加速、心跳加快等一系列的变化。这些都是在神经系统的主导调控之下，使各器官系统相互制约、相互协调，以适应当时机体代谢活动需要，完成统一的生理功能。

一、神经系统的分部

神经系统在形态和功能上是不可分割的整体。为了学习方便，将神经系统分为中枢部和周围部。中枢部即**中枢神经系统**(central nervous system, CNS)，包括脑和脊髓，它们分别位于颅腔和椎管内；周围部又称**周围神经系统**(peripheral nervous system, PNS)，包括脑神经、脊神经和内脏神经，周围神经一端同脑或脊髓相连，另一端通过各种末梢装置与身体其他各器官、系统相联系。

周围神经系统又可根据分布对象的不同，分为躯体神经和内脏神经两部分。**躯体神经**(somatic nerve)分布于体表、骨骼肌、骨和关节；**内脏神经**(visceral nerve)分布于内脏、心血管和腺体。躯体神经和内脏神经均含有传入纤维和传出纤维。**传入纤维**(afferent fiber)又称**感觉纤维**(sensory fiber)，将神经冲动自感受器传向中枢；**传出纤维**(efferent fiber)又称**运动纤维**(motor fiber)，将神经冲动自中枢传向周围效应器。内脏神经的传出纤维支配心肌、平滑肌的运动和腺体的分泌，称为植物神经系统，又称自主神经系统。依其功能不同，植物性神经又可分为**交感神经**和**副交感神经**。

二、神经系统的基本结构

神经系统的基本组织是**神经组织**(nervous tissue)，神经组织主要由神经元和神经胶质组成。神经元和神经胶质细胞经过极其精细的高度复杂的组合，形成了具有三维构筑的神经系统。

(一) 神 经 元

神经元(neuron)又称**神经细胞**(nerve cell),是神经系统基本结构和功能单位,具有感受刺激和传导神经冲动的功能。

神经元数量庞大,仅在脑内就达 10^{11} 个以上。尽管成体中枢神经系统仍有“神经干细胞”存在的结论,否定了以往“中枢神经元不能再生”的传统观点,但在绝大部分哺乳动物,神经元的所有有丝分裂活动一般在出生后不久就停止。

1. 神经元的一般结构 尽管神经元的大小、形状、细胞结构各异。每个神经元一般都可分为胞体、突起(树突、轴突)和终末三部分(图 15-1)。

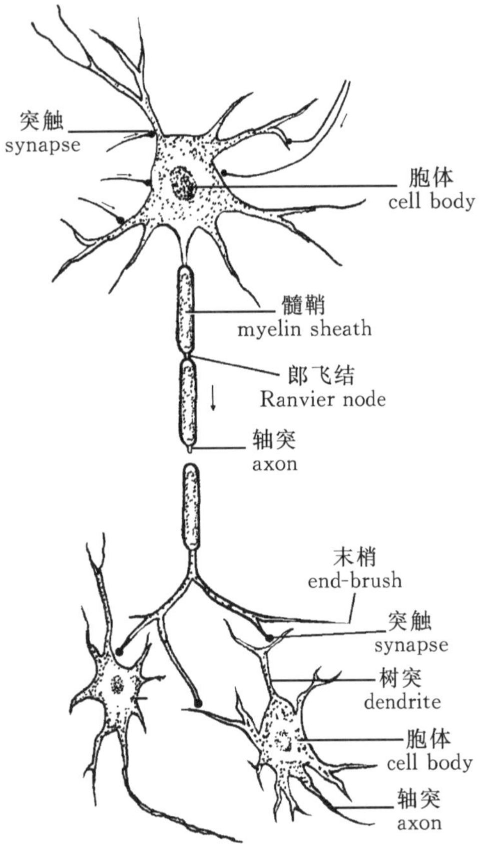

图 15-1 神经元示意图
箭头表示神经冲动传导方向

(1) **胞体**:是神经元的营养、代谢和功能活动中心,主要位于大脑和小脑的皮质、脑干和脊髓的灰质以及周围神经系统的神经节。神经元胞体大小差异很大,小的直径仅 5~8 μm,如小脑的颗粒细胞及视网膜的双极细胞等;大的直径达 100~150 μm,如大脑皮质的贝兹细胞(Betz cell)及脊髓的前角运动神经元等。胞体表面是细胞膜,内为细胞质和细胞核。神经元的细胞膜亦称**神经元膜**(neuronal membrane),极薄,厚约 5 nm。胞膜向突起延伸成为树突和轴突的表面膜,分别称为树突膜和轴膜(亦可均称为轴膜)。神经元膜是神经细胞的重要组分,具有高度分化和极其复杂而独特的生理功能。跨膜的物质转运和能量转换、神经元对胞外物质的识别与结合、神经元跨膜信号转导与代谢调控,以及神经冲动的发生和扩布等行为和过程,无一不与神经元膜密切关联。

光镜下观察神经元时,细胞质内存在尼氏体和神经原纤维两种特征性结构(图 15-3)。**尼氏体**(Nissl body)是神经元特有的容易被碱性染料着色的大量的小块状或颗粒状结构,出现于胞体及树突内,其化学成分是核糖核酸和蛋白质,常称为核蛋白体,是合成蛋白质的场所。当神经元受到损伤或轴突被切断时,尼氏体溶解并消失,这种现象称为**染色质溶解**(chromatolysis)。切断轴突造成尼氏体溶解的实验,可以追踪其起源的细胞。当神经元免于死亡,则溶解的尼氏体可以恢复,使神经纤维得以再生。**神经原纤维**(neurofibril)是在光镜下镀银染色(Cajal 法)切片中胞质内的很多棕黑色的细纤维交错成网,并伸入树突和轴突。电镜下,神经原纤维由排列成束的微管和**神经细丝**(neurofilament)组成,它们与微丝共同构成神经元的细胞骨架,并参与物质的运输等。

(2) **突起**:自胞体伸出,包括树突和轴突,组成中枢神经系统的神经网络及神经通路和遍布全身的周围神经。普通染色如尼氏染色法(Nissl staining method)或苏木精-伊红染色(HE staining)均不能显示树突及轴突,银染法则可显示。各种神经元突起的长短、数量与形态各异,一般地说,长的突起组成神经纤维,短的突起参与组成中枢的**神经毡**(neuropil)和外周的神经丛。

树突(dendrite)通常有多个,一般自胞体发生后即成锐角反复分支,逐渐变细而终止。当树突多且分支多时,形成光镜下明显的树突树外观。在树突的分支上,常有多种形状的小突起,通称**树突棘**(dendritic spine),树突棘是接收信息的装置,是神经元之间形成突触的主要部位。除视网膜的无长突细

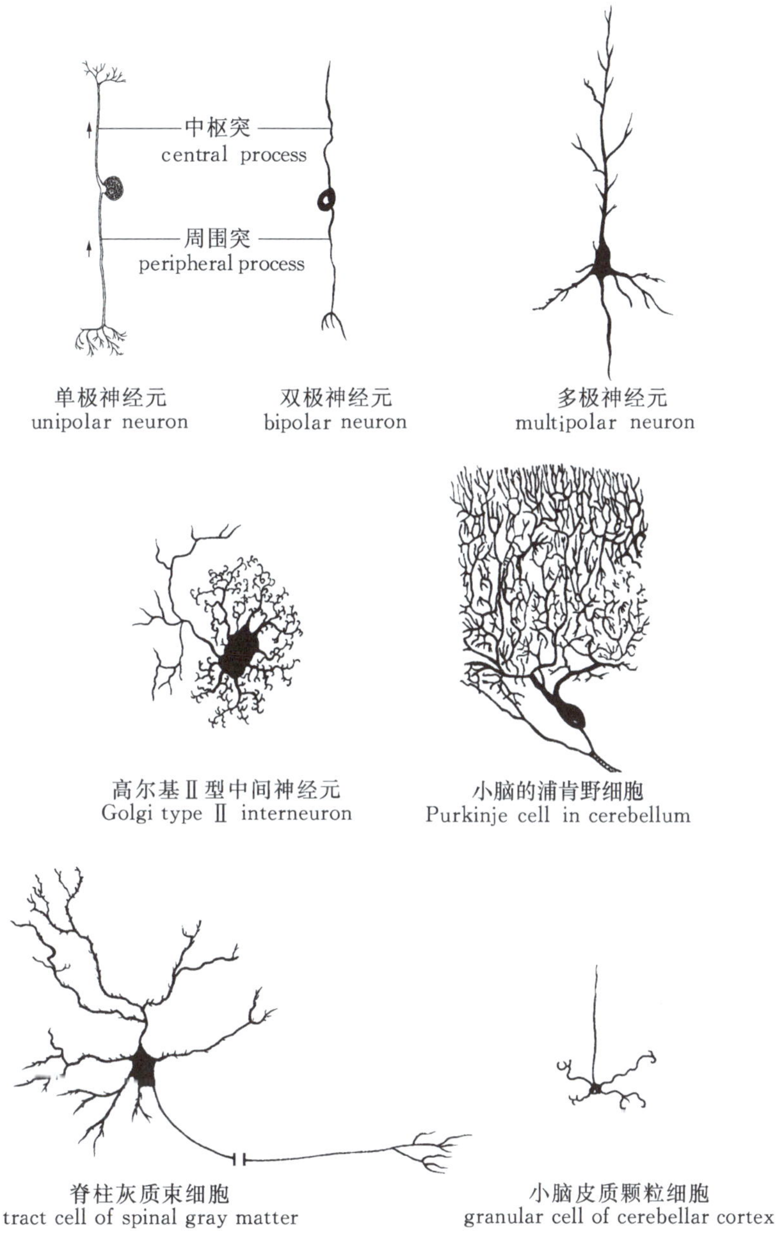

图 15-2　各种类型的神经元

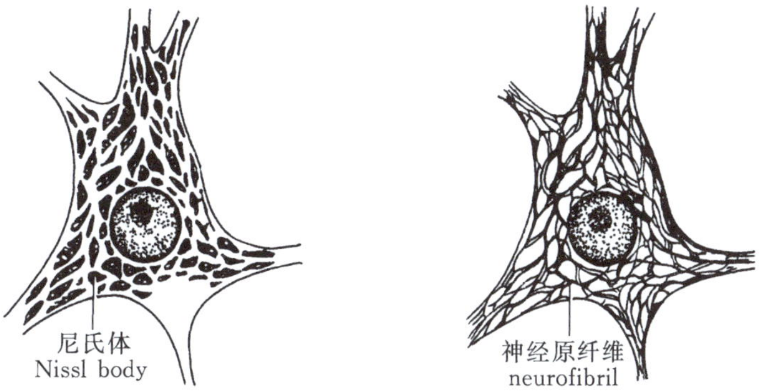

图 15-3　尼氏体和神经原纤维

胞和嗅球的颗粒细胞等特殊神经元外,所有神经细胞都有一条细的粗细均匀而且表面光滑无棘的**轴突**(axon),长度可以从小于1 mm到大于1 m。轴突只有一条,多由胞体发出,极少数可从主干树突的根部发出,很少分支。轴突从胞体发出的部位常膨大形成锥形称为**轴丘**(axonhillock)。轴突缺乏核糖体,新合成的大分子并组装成细胞器的过程都是在胞体内完成的,这些细胞器可以在胞体与轴突之间进行单向或双向流动,这种现象称为**轴质运输**(axoplasmic transport)。轴突功能主要是将胞体发出的冲动传递给其他神经元,或传递给肌细胞和腺细胞等效应器。神经元发育或再生时,其突起的末端膨大呈扇形,称**生长锥**(growth cone),是所有轴突、树突及其分支活跃生长的尖端,神经突起的生长和延伸仅发生在生长锥。

(3) 终末:属于突起的一部分,参与形成突触和组成神经末梢,分布于外周器官,感受来自体内外的刺激,或支配效应器(如肌细胞、腺细胞等)活动。轴突末端均为无髓鞘的裸轴突,并分成数目不等的细终末支(轴突终末),每一终末支的末端呈钮机状膨大,称为**终扣**(terminal bouton)。有的终末支上常有形似串珠样的扣结状膨大,称为**膨体**(varicosity)。终扣和膨体都是神经元与其他神经元的胞体、突起和效应器等形成突触的位点。

2. 神经元的分类

(1) 基于神经元突起的数目分为三类(图15-2):①**单极神经元**(unipolar neuron):又称**假单极神经元**(pseudounipolar neuron),从胞体发出一个突起,距胞体不远处又呈"T"形分为两支,一支分布到外周的其他组织和器官,称**周围突**(peripheral process),其功能相当于树突;另一支进入脑或脊髓,称**中枢突**(central process),其功能同轴突。这种细胞见于脑神经节和脊神经节中的感觉神经元(如脊神经节细胞)。②**双极神经元**(bipolar neuron):由胞体相对两端各发出一个突起,一个伸向感受器称**周围突**,一个伸向中枢称**中枢突**,多位于特殊感觉器官中,如视网膜双极细胞及前庭神经节、蜗神经节的神经元。③**多极神经元**(multipolar neuron):数目最多,形态和大小很不一样,有一个轴突和多个树突,如大脑皮层的锥体细胞、脊髓前角运动神经元、小脑的浦肯野细胞等。

(2) 基于神经元功能及神经冲动传导的方向分为三类:①**传入神经元**(afferent neuron):又称**感觉神经元**(sensory neuron),感受机体内、外环境的刺激,将兴奋传向中枢的神经元,如上述的假单极和双极神经元。②**传出神经元**(efferent neuron):又称**运动神经元**(motor neuron),是将冲动由中枢传至周围,支配横纹肌、平滑肌和腺体等活动的神经元,多数属于多极神经元。③**中间神经元**(interneuron)又称**联络神经元**(association neuron),位于中枢神经系统的传入和传出神经元之间,是广泛存在于中枢神经系统灰质内,起联络作用的神经元,多数属于多极神经元(图15-4)。动物越进化,中间神经元越多,人类神经系统的中间神经元占神经元总数的98%~99%,构成中枢神经系统内的复杂网络。

(3) 基于轴突的长短分类:①**高尔基Ⅰ型神经元**(Golgi type Ⅰ neuron):具有一条长轴突,最长的达1 m以上,胞体较大,树突上有棘,联系范围较广,如大脑皮质的锥体细胞、脊髓前角运动神经元及小脑皮质的浦肯野细胞等。②**高尔基Ⅱ型神经元**(Golgi type Ⅱ neuron):具有一条短轴突(可短至数微米),胞体较小,树突无棘或少棘,轴突分支不超出其树突延伸的范围,如脊髓前角的闰绍细胞等。高尔基Ⅰ、Ⅱ型神经元都是多极神经元。

(4) 基于电生理特性分类:①**兴奋性神经元**(excitatory neuron):该神经元的兴奋,使与其相联系的突触后成分产生兴奋。②**抑制性神经元**(inhibitory neuron):该神经元的兴奋,使与其相联系的突触后成分产生抑制。

(5) 基于神经递质或调质分类:以神经元所含的**神经递质**(neurotransmitter)或**神经调质**(neuromodulator)不同将神经元分类,如胆碱能神经元及胺能神经元等,详见中枢神经系传导路中枢神经系统的化学通路。

3. 突触 **突触**(synapse)是两个神经元之间或神经元与非神经元(效应器、感受器)之间的一种特化的接触区域,是传递信息的特殊结构。synapse由希腊语衍生而来,原意为"互握",用作"突触"

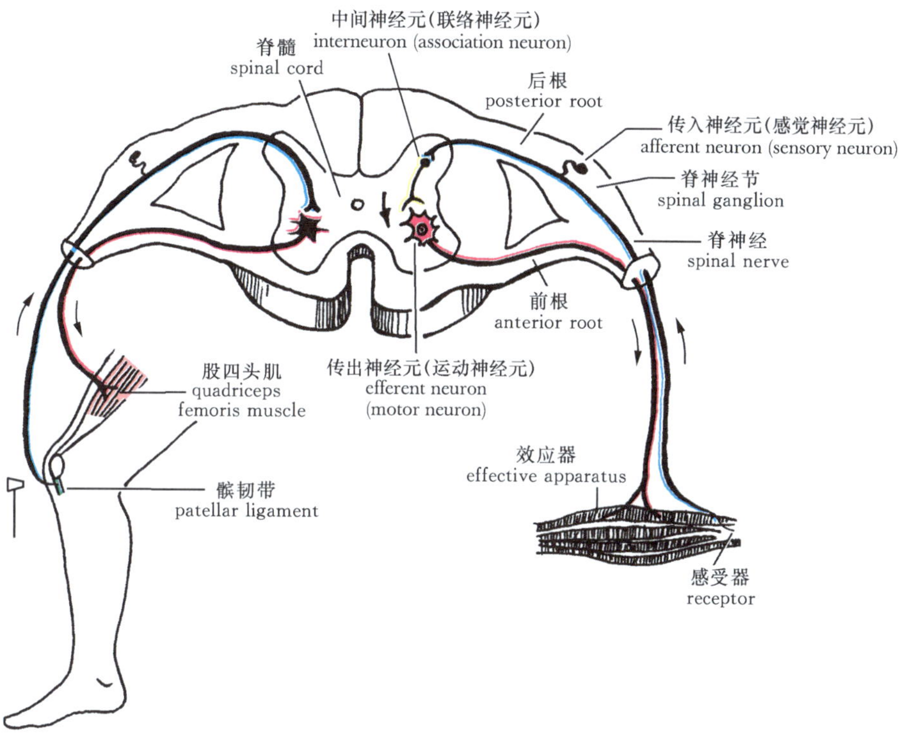

图 15-4　反射弧组成及膝反射示意图

一词，最早由英国生理学家谢灵顿(Sherrington)(1987) 提出。神经元突起在接近其终末处，常分为若干细支，细支的末端形成突触前末梢或称**终扣**(terminal bouton)或**突触扣结**(synapse bouton)。一个神经元通过终扣与另一神经元或非神经元结构接触即形成突触，通过突触传递作用实现细胞与细胞间的通信。在神经元之间的连接中，最常见的是一个神经元的轴突终末与另一神经元的树突、树突棘或胞体连接，分别构成**轴-树**(axodendritic)、**轴-棘**(axospinous)、**轴-体**(axosomatic)突触(图15-5)。此外，还有**轴-轴**(axoaxonal)和**树-树**(dendrodendritic)突触，甚至还有**体-体**(somatosomatic)突触等。突触可分为**化学突触**(chemical synapse)和**电突触**(electrical synapse)两大类。化学突触信息的传递是以化学物质(神经递质或神经调质)介导的；电突触则是以电流(电信号)传递信息的。人体大多数突触是化学突触，通常所说的突触是指化学突触。

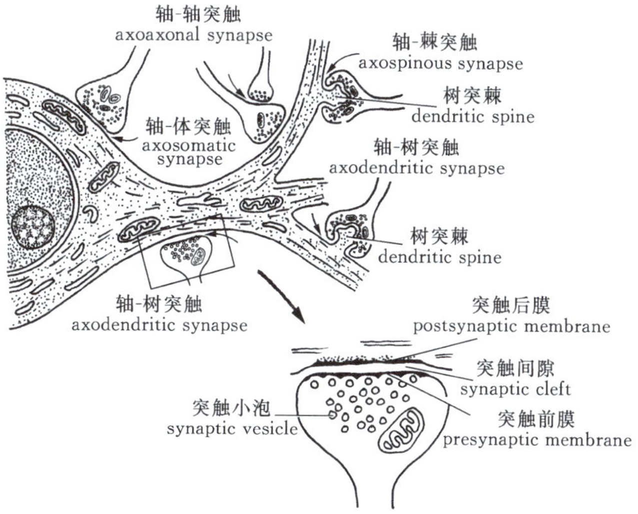

图 15-5　突触的类型及超微结构

（二）胶质细胞

胶质细胞(glia 或 glial cell)又称**神经胶质**(neuroglia)或**神经胶质细胞**(neuroglia cell)，是神经组织内除神经元外的另一大类细胞，胶质细胞广泛分布于神经元之间，其体积一般比神经元小，数量则远较神经元为多，为神经元的 10～50 倍，脑的胶质细胞超过脑总重量或脑体积的 1/2。因此，神经元是处在胶质细胞的“海洋”中。虽然胶质细胞与神经元一样具有突起，但其胞突不分树突和轴突，一般不具有传导神经冲动的功能。

神经胶质包括中枢神经系统(CNS)胶质细胞和周围神经系统(PNS)胶质细胞(图 15-6)。

- 神经胶质细胞
  - CNS 胶质细胞
    - 大胶质细胞(macroglia)
      - 星形胶质细胞(astrocyte)
      - 少突胶质细胞(oligodendrocyte)
    - 小胶质细胞(microglia)
    - 室管膜细胞(ependymocyte)
    - 脉络丛上皮细胞(choroidal epithelial cell)
    - 伸展细胞(tanycyte)
  - PNS 胶质细胞
    - 施万细胞(Schwann cell)
    - 被囊细胞(capsular cell)

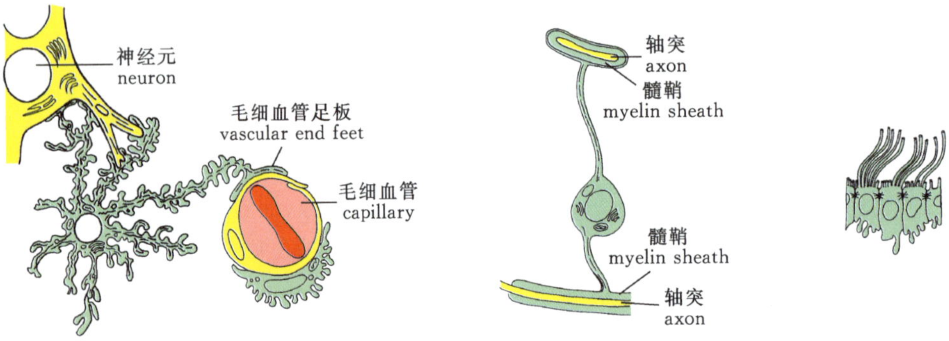

星形胶质细胞 astrocyte（与神经元胞体、树突和毛细血管接触）　小胶质细胞 microglia（附于毛细胞管）　少突胶质细胞 oligodendrocyte（突起包绕二段轴突形成髓鞘）　室管膜细胞 ependymocyte

图 15-6　中枢神经系统中各胶质细胞

1. 少突胶质细胞和**施万**细胞　　分别是 CNS 和 PNS 的髓鞘形成细胞。

2. 星形胶质细胞　　亦称星形细胞，在胶质细胞中体积最大，也是中枢神经系统内分布最广泛、功能最复杂的胶质细胞。

星形细胞的突起末端常膨大形成**足板**(foot plate)或称**终足**(end foot)，贴附在邻近的毛细血管壁上。脑毛细血管表面 85%～99%的面积是被足板所覆盖，故这些足板又有**血管足**(vascular feet)。靠近脑和脊髓表面的足板彼此连接构成薄层**胶质界膜**(glia limitans)。星形细胞胞质中没有尼氏体，但具有一般的细胞器，其中最突出的是含有微细的交错排列的胶质原纤维(胶质丝)伸入胞突中平行走向，组成胶质丝的蛋白质即**胶质原纤维酸性蛋白**(GFAP)。按胶原纤维含量及突起形态，将星形细胞分为**纤维性星形胶质细胞**(fibrous astrocyte)和**原浆性星形胶质细胞**(protoplasmic astrocyte)，前者富含胶质原纤维，多分布在脑和脊髓的皮质，后者含较少的胶质丝，多分布于白质。根据发生与分化谱系，可将星形细胞分为 **1 型星形细胞**(type 1 astrocyte)和 **2 型星形细胞**(type 2 astrocyte)。

3. 小胶质细胞　　占中枢神经胶质细胞总数的 10%～20%。小胶质细胞的主要功能是吞噬作用，另一重要作用是具有免疫功能。

正常情况下,小胶质细胞是静止的。当中枢神经损伤后,静止的小胶质细胞被激活,并大量增殖和迁移到组织溃变区,进一步转变成吞噬性小胶质细胞,即中枢神经系统的巨噬细胞,呈现强大的吞噬作用。小胶质细胞的吞噬功能对于神经系统的正常发育也是必需的。

4. 室管膜细胞 是一层立方、柱形或扁平的上皮细胞,衬于脑室和脊髓中央管内面,其功能主要是协助神经组织与脑室腔内的液体之间进行物质交换。

室管膜细胞与深部结构之间有**室下带**(subventricular zone, SVZ), SVZ 是一个增殖活跃的区域,常见细胞有丝分裂,故认为此层是由分裂活跃的未成熟细胞组成。现已研究表明, SVZ 中的“未成熟细胞”即是近几年来成为最大研究热点的**神经干细胞**(neural stem cell, NSC)或/和神经元祖细胞及胶质细胞祖细胞。

20 世纪 70 年代以来,随着研究的不断深入,已认识到,胶质细胞不仅对神经元有支持、分隔绝缘、形成髓鞘、营养、修复和再生等多种功能,并积极参与神经元的活动,调节神经元的代谢和离子环境,对神经系统的发育和正常生理活动以及病理变化都具有重要作用。现有研究已充分显示,胶质细胞对正常脑发育、神经元的调控和中枢再生等方面所发挥的影响,已不亚于神经元本身。

(三) 神 经 纤 维

神经元的长突起及其由胶质细胞所形成的包被结构称为**神经纤维**(nerve fiber)。组成神经纤维的神经元突起一般是轴突,然而长树突亦包括在内,如脊神经中的感觉神经纤维等。神经纤维主要构成中枢神经系统的白质和周围神经系统的脑神经、脊神经及内脏神经。

根据形成神经纤维的神经元突起是否有**髓鞘**(myelin sheath)包裹,将神经纤维分为有髓神经纤维和无髓神经纤维两大类(图 15-7)。髓鞘是围在轴突周围的呈规则螺旋形排列、高度特化的多层膜性结构,来自神经胶质,由蛋白和脂质组成,主要成分有胆固醇、磷脂和糖脂。新鲜状态下的髓鞘呈半流动的乳白色。在普通切片标本上,由于经过脂溶剂处理,髓鞘中的脂质大都被溶解,仅遗留一些网状的蛋白结构。经锇酸处理的标本,髓鞘被染成黑色。

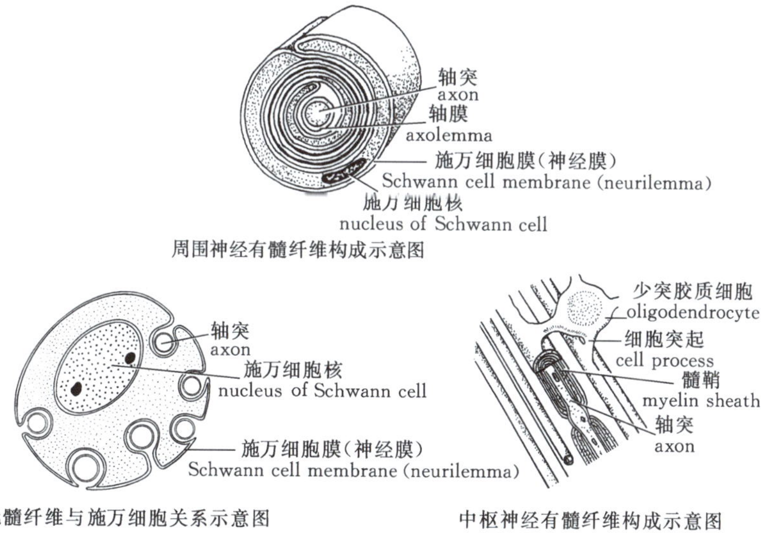

图 15-7 中枢和周围神经的髓鞘和神经膜

1. 有髓神经纤维(myelinated nerve fiber)

(1) 周围神经系统的有髓神经纤维的轴突除起始和终末外均包有髓鞘。髓鞘分成许多节段,各节段间的缩窄部称**郎飞结**(Ranvier node)(图 15-1)。轴突的侧支都自郎飞结处发出,并包有髓鞘。相邻两个郎飞结间的一段称结间段,有髓神经纤维的神经冲动呈“跳跃”式传导,记录神经的电位传导时,见到电流以甚快的速度沿神经纤维由一个郎飞结,跳跃到下一个郎飞结,故传导速度快(3~120 m/s)。因而结间段越长，跳跃距离也越大，传导速度也就越快。每一结间段的髓鞘是由一个施万细胞的胞膜呈同心圆包卷轴突而形成的，电镜下呈明暗相同的同心板层。施万细胞核位于髓鞘表层的胞质中，表层细胞膜与其外面的一层基膜共同形成神经膜。由于一个施万细胞只包绕在一个结间段的范围，所以在郎飞结处，相邻两个结间段的髓鞘之间有几个微米的间隔，但相邻的神经膜在间隙处彼此靠拢，并未留下较大空隙，所以整个神经纤维表面似都被施万细胞所包裹。

(2) 中枢神经系统的有髓神经纤维结构与周围神经系统的有髓神经纤维基本相同。不同的是，它的髓鞘是由少突胶质细胞突起末端的扁平薄膜包裹轴突并反复环绕而成。一个少突胶质细胞有几个或多个突起，可分别包裹多个轴突，其胞体位于神经纤维之间。再者，脊髓内神经纤维的外表面没有基膜包裹，即无明显的神经膜，借星形胶质细胞的胞质薄层与周围环境分隔。

2. 无髓神经纤维(unmyelinated nerve fiber)

(1) 周围神经系统的无髓神经纤维由较细的神经元长突起和包在它外面的施万细胞组成。施万细胞沿着神经元长突起一个接一个地形成连续的鞘，但不形成髓鞘板层，故无郎飞结存在；而且一个施万细胞可完全或不完全地分别包裹多条(多者可达 21 条)神经元长突起，若干条无髓纤维由共同的神经膜包被。

(2) 中枢神经系统的无髓神经纤维外面无鞘膜，因此是裸露的轴突，常借星形胶质细胞的胞质薄层与周围环境分隔。中枢无髓纤维与有髓纤维混杂在一起。

无髓神经纤维因没有髓鞘的郎飞结，故神经冲动无跳跃式传导，而是沿轴突膜连续传导，因此其传导速度比有髓神经纤维慢得多(0.3～2.0 m/s)。

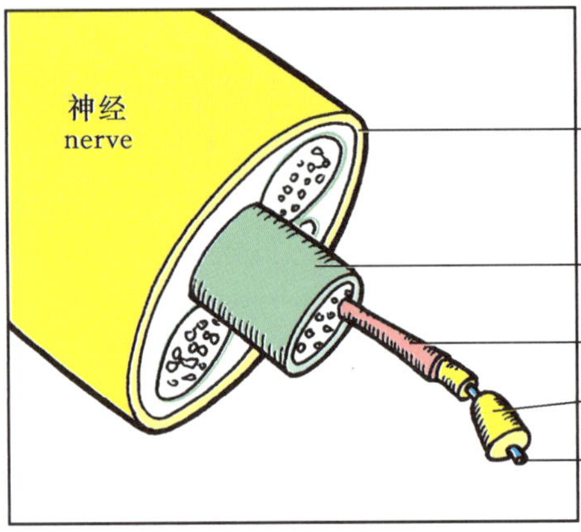

图 15-8 周围神经干内部结构

每条神经纤维的外面(周围神经系统的无髓纤维则是在共同的神经膜包裹的一组无髓纤维的外面)还包裹着薄层结缔组织膜，称**神经内膜**(endoneurium)；神经纤维集合成大小不等的神经纤维束时，其表面有较细密的一层结缔组织包绕，称它为**神经束膜**(perineurium)，神经束膜上皮对进出神经的物质具有选择性屏障作用；神经纤维束再集合形成周围神经干时，其最外面包以由致密胶原纤维组成的**神经外膜**(epineurium)，与脑神经和脊神经中枢端的硬膜相连(图 15-8)。神经内的血管较丰富，神经外膜内的纵行血管发出分支进入神经束膜，进而在神经内膜形成毛细血管网，供应神经纤维。

三、神经系统的活动方式

神经系统的机能非常复杂，其基本活动方式是反射。**反射**(reflex)是机体在神经系统控制和调节下，对内、外环境的各种刺激作出的反应，即感受器将接收到的内、外环境的各种刺激转变为神经冲动经传入神经传至中枢(脊髓和脑)，经过整合后发出相应的神经冲动，经传出神经将冲动传至相应的效应器，产生各种反应。反射的形态学基础是**反射弧**(reflex arc)，包括感受器、传入神经、中枢、传出神经和效应器 5 个部分。

在反射弧完整的情况下，以适宜的刺激加于感受器，就会使效应器发生相应的反应。例如，用小锤叩击髌韧带可引起小腿上踢，就是一种简单的反射活动，称膝反射，其过程是：刺激(叩击)→股四头肌内的感受器(肌梭)→股神经内的传入纤维→脊髓(中枢)→股神经内的传出纤维→股四头肌(效应器)收缩→小腿上踢。

反射弧的结构有简有繁。在最简单的反射弧中，传入神经元和传出神经元直接在中枢内相突触，这就是单突触反射，如膝反射等。大多数反射的反射弧则都是多神经元的反射，即在传入神经元和传出神经元之间还有一个或多个的中间神经元。在反射中涉及的中间神经元越多，引起的反射活动就越复杂。人类大脑皮质的思维活动，就是通过大量中间神经元的极为复杂的反射活动。

反射的分类方法较多。反射弧若仅涉及一个脊髓节段的，称**节内反射**，若涉及数个脊髓节段的，称为**节间反射**，反射弧若不仅限于脊髓，而上达到脑部者，称为**超节反射**。按反射弧中所含突触的多少，可分**单突触反射**(monosynaptic reflex)和**多突触反射**(multisynaptic reflex)。按临床应用可分浅反射、深反射和病理反射。**浅反射**(superficial reflex)如角膜反射、腹壁反射；**深反射**(deep reflex)如膝反射、肱二头肌反射；**病理反射**(pathologic reflex)如Babinski征。依据反射建立的方式可分先天性的非条件反射和后天获得的条件反射，这种分类是巴甫洛夫在20世纪20年代进行条件性食物反射实验后所提出的。**非条件反射**(unconditioned reflex)是指在出生后无须训练就具有的反射，可分为防御反射、食物反射、性反射等，这类反射能使机体初步适应环境，对个体生存与种系生存有重要意义。**条件反射**(conditioned reflex)是指在出生后通过训练而形成的反射，它可建立，也可消退，数量可以不断增加，使人类和高等动物能更精确地适应环境变化。在个体的一生中，纯粹的非条件反射仅在新生下来的时候容易看到，以后由于条件反射的不断建立，条件反射与非条件反射越来越不可分地融合在一起，而条件反射起着主导作用。

四、神经系统的常用术语

在中枢和周围神经系统中，神经元胞体和突起在不同部位常有不同的编排方式，因而具有不同的术语名称。

灰质(grey matter)为中枢神经系统内的神经元胞体及其树突的集聚部位，富有血管，在新鲜标本中色泽灰暗，如脊髓灰质。在脑部，灰质集中于表层，称为**皮质**(cortex)，如大脑皮质、小脑皮质。

白质(white matter)是泛指神经纤维在中枢神经系内集聚而成，由于神经纤维表面的髓鞘含有类脂质，故色泽亮白而得名，如脊髓白质。大脑及小脑的白质位于皮质的深部，称为**髓质**(medulla)。

在中枢神经系统，形态和功能相似的神经元胞体聚集成团或柱，称为**神经核**(nucleus)。

在白质中起止、行程和功能相同的神经纤维集合成束，称为**纤维束**(fasciculus)，或称传导束。每一纤维束自一定的神经核发出，此神经核即称为该束的**起核**；一纤维束所终止的神经核，则称为该束的**终核**。

在周围神经系统内，神经元胞体聚集而成**神经节**(ganglion)。其中，由假单极或双极神经元等感觉性神经元胞体聚集起来所形成的神经节属于感觉性神经节；而由内脏运动神经元的胞体聚集在一起所构成的则为内脏神经节(植物神经节)。

神经(nerve)是由神经纤维在周围部聚集在一起形成，粗细不等，由结缔组织被膜(神经外膜)包裹。一条神经内含有若干神经纤维束，在神经行径中可反复地编排、组合。了解神经内神经纤维的编排组合，对外伤后的缝合是很重要的，有利于神经再生和功能的恢复。

在中枢神经系统的某些部位，灰质与白质混杂交织的区域称为**网状结构**(reticular formation)。

(吕广明　顾晓松)

本章学习目标与练习题

第十五章学习目标　　第十五章练习题

第十六章　中枢神经系统

中枢神经系统由脊髓和脑组成。脊髓起源于胚胎时期神经管头端之后的部分，其管腔形成脊髓中央管。脊髓与脊神经相连，是人类躯体和内脏活动的一个低级中枢。脑起源于胚胎时期神经管的头端部分，其管腔形成各脑室。脑与脑神经相连。

新生儿脑仅重 450 g，至 1 岁末，几乎增加一倍，以后脑重量的增长显著减慢，至 20～25 岁即达最高重量，成人脑平均重约 1 400 g。脑的形态和功能较脊髓复杂。

人脑可分为延髓、脑桥、中脑（三者合称为脑干）、小脑、间脑和端脑（又称大脑）6 部分（图 16-1）。其中，大脑尤其是大脑皮质是人类各种功能活动的最高中枢，是人类进行思维、意识等活动的最重要部位；间脑是（大脑）皮质下的一个较高级的整合中枢，与感觉、内脏和内分泌等功能活动有关；小脑是（大脑）皮质下一个较重要的与多种运动功能相联系的调节中枢；脑干对脊髓具有一定的调节和控制作用，而且重要的生命中枢多存在于脑干。在大脑皮质的调节下，神经系统各部组成一个完整的功能系统，皮质下的各级中枢不仅接受大脑皮质的调节，而且也影响大脑皮质的功能状态。

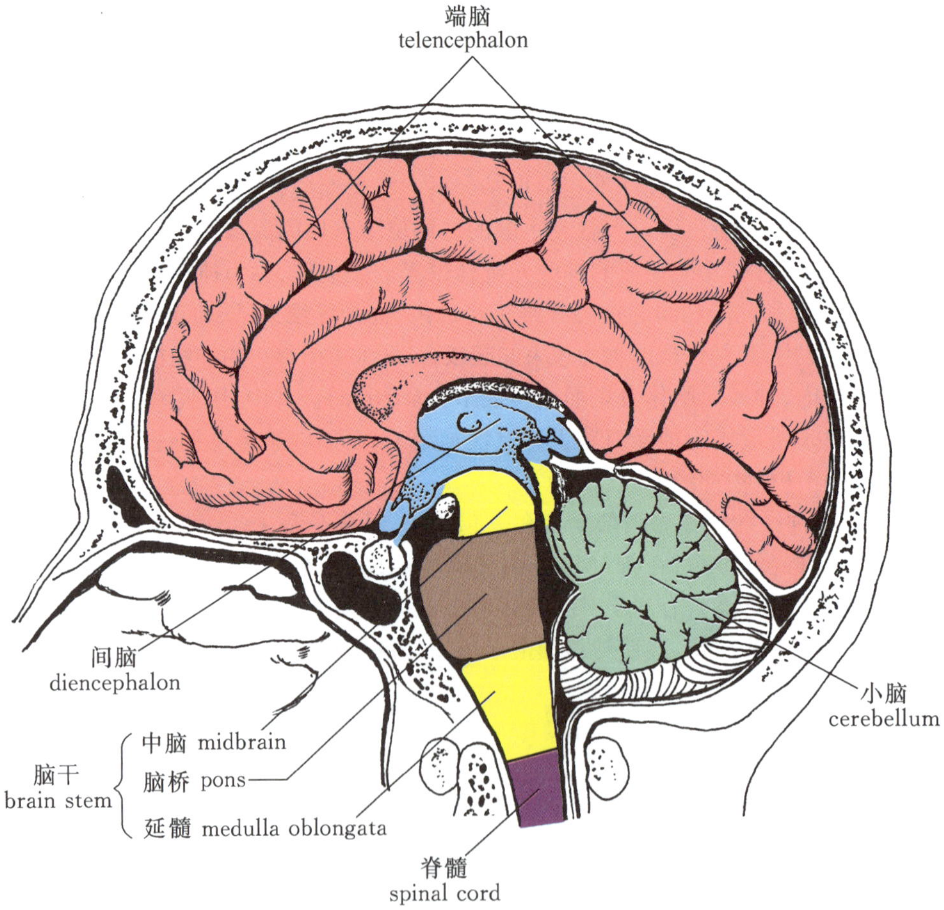

图 16-1　中枢神经系统的构成

第一节 脊 髓

一、脊髓的位置和外形

脊髓(spinal cord)位于椎管内,其上端在枕骨大孔处与延髓相连。成人脊髓下端平对第 1 腰椎体下缘水平,全长约 45 cm(图 16-2)。

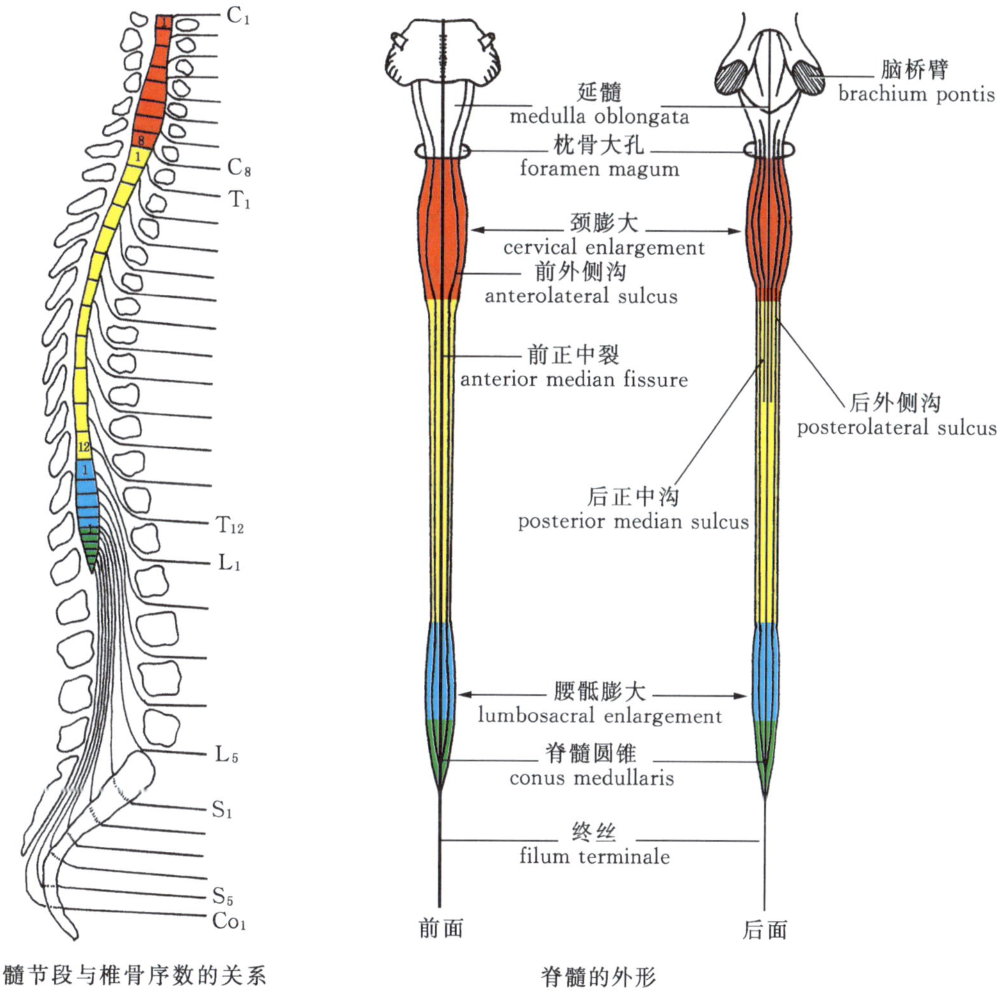

图 16-2 脊髓的位置和外形

脊髓呈前后略扁的圆柱形,全长粗细不等,有两处呈梭形膨大,分别称为颈膨大和腰骶膨大。**颈膨大**(cervical enlargement)自第 4 或第 5 颈节到第 1 胸节,**腰骶膨大**(lumbosacral enlargement)自第 2 腰节起到第 3 骶节。颈膨大及腰骶膨大的形成,分别与上肢和下肢的出现有关,是由于此两处细胞和纤维数目增多所致。腰骶膨大向下则急剧缩小,成为一个圆锥形的末端,称**脊髓圆锥**(conus medullaris)。自脊髓圆锥向下延为一根细长的无神经组织的**终丝**(filum terminale),止于尾骨背面的骨膜。

脊髓表面有数条纵行的沟或裂。在腹侧面的中线上有一条较深的**前正中裂**(anterior median fissure),在背侧面的中线上有一条较浅的**后正中沟**(posterior median sulcus)。这两条纵沟将脊髓分为左右对称的两半。每一半脊髓的前外侧面和后外侧面又各有一条沟，分别称为**前外侧沟**(anterolateral sulcus)和**后外侧沟**(posterolateral sulcus)。在颈髓和胸髓上部，后正中沟与后外侧沟之间有一条较浅的**后中间沟**(posterointermediate sulcus)。前、后外侧沟中各有成排的神经根丝，出前外侧沟的是脊神经前根根丝，含运动性神经纤维；进入后外侧沟的是脊神经后根根丝，含感觉性神经纤维。在后根上有一膨大的**脊神经节**，内含感觉神经元胞体。每一个脊髓节段的前根和后根的外侧端在椎间孔处合成一条脊神经，经过相应的椎间孔离开椎管(图 16-2、图 16-3)。

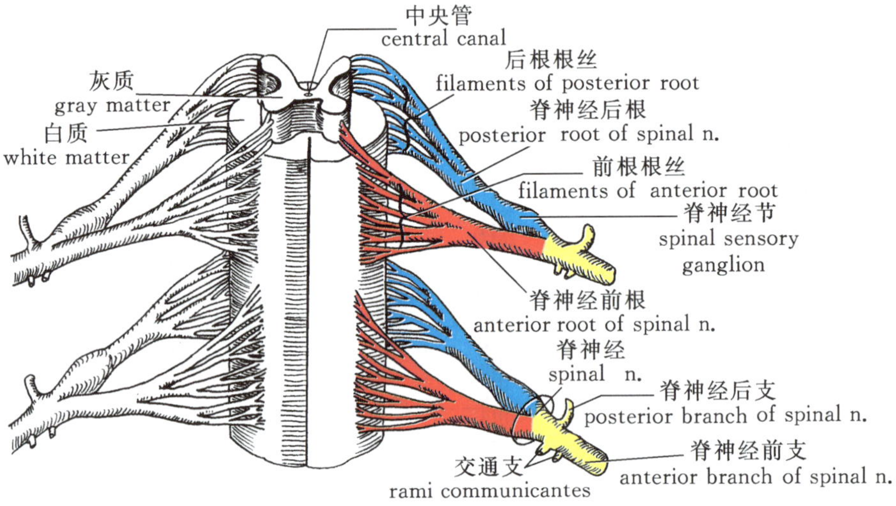

图 16-3 脊髓结构立体示意图

二、脊髓节段与椎骨的对应关系

脊髓表面虽无分节现象，但根据每对脊神经根最上一根丝与最下一根丝间的范围，划分出相应的**脊髓节段**(spinal segment)。脊神经共 31 对，脊髓也有相应的 31 节段，即颈髓(C)8 节、胸髓(T)12 节、腰髓(L)5 节、骶髓(S)5 节和尾髓(Co)1 节(图 16-2)。

三个月以前的胎儿，脊髓占据椎管全长，脊神经根呈水平位行向外侧，从相应椎间孔穿出。以后，椎骨的生长较脊髓为快，脊髓上端因与脑连结而被固定，于是脊髓下端就逐渐上升，使椎管长度与脊髓长度不一致，出生时的脊髓下端平齐第 3 腰椎，成年人的脊髓下端平对第 1 腰椎下缘。因此各椎间孔与相应脊髓节段的距离，由上而下逐渐加大。从胸髓开始，神经根要向下斜行一段才能到达相应的椎间孔，而腰、骶、尾部的脊神经则要在椎管内垂直下降较长距离，才到达相应序数椎间孔。腰、骶和尾神经根在椎管内几乎垂直下行，围绕终丝周围形成**马尾**(cauda equina)。因第 1 腰椎以下已无脊髓，故临床上常在第 3、4 腰椎间或 4、5 腰椎间进行穿刺，可以避免刺伤脊髓，而且针尖也不易刺伤飘浮在脑脊液中的马尾(图 16-4)。

成人脊髓的长度与椎管的长度不一致，所以脊髓节段与椎骨高度并不完全相对应。了解某节脊髓平对某节椎骨的相应位置，具有实用意义。在成人，一般粗略的推算方法是：上段颈髓(C_1～C_4)大致与同序数椎骨相对应；下段颈髓(C_5～C_8)和上段胸髓(T_1～T_4)，与同序数椎骨的上一个椎体平对，如脊髓第 7 颈节平对第 6 颈椎体；中段胸髓(T_5～T_8)约与同序数椎骨上方第二个椎体平对；下段胸髓(T_9～T_{12})约与同序数椎骨上方第三个椎体平对，如脊髓第 10 胸节平对第 7 胸椎体；腰髓(L_1～L_5)约平对第 10～12 胸椎；骶髓(S_1～S_5)和尾髓(Co)约平对第 12 胸椎至第 1 腰椎(图 16-2)。

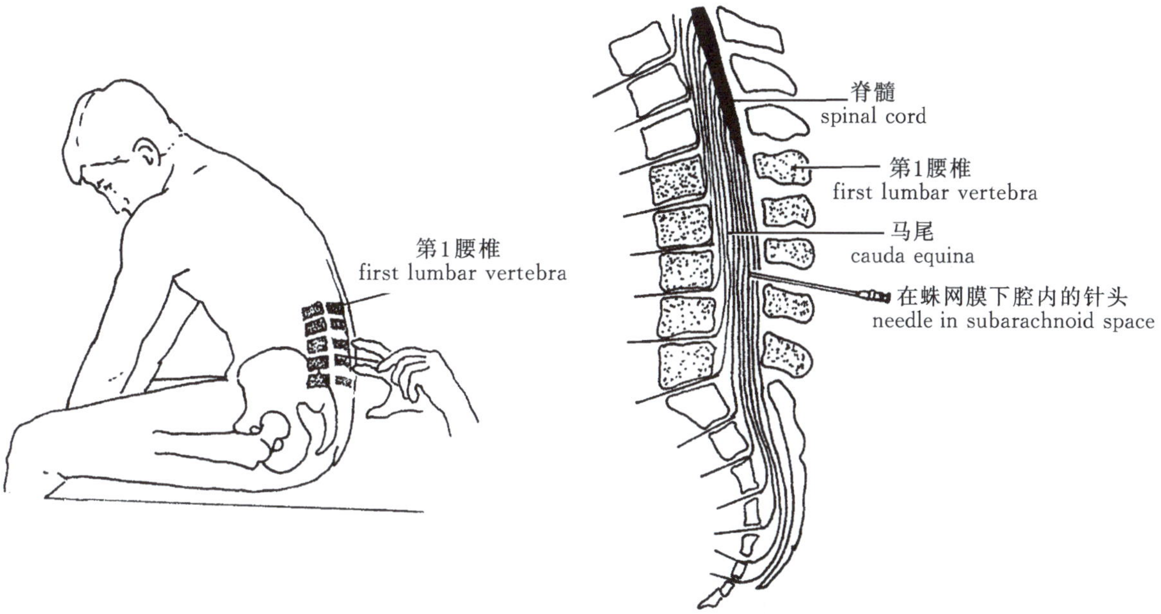

图 16-4 脊髓、马尾与腰穿的相互关系

三、脊髓内部结构

脊髓各节段中，内部结构的特点虽不尽相同，但总的特征是基本一致的。在脊髓的横切面上，可见中央管、灰质和白质。**中央管**(central canal)位于脊髓的中心部，纵贯脊髓全长，向上通脑室，向下达脊髓圆锥处扩大成**终室**(terminal ventricle)，管内含脑脊液，成人的中央管常有不同程度的闭合或闭塞。中央管周围是呈"H"形的**灰质**(gray matter)，它主要成自神经细胞体和纵横交织的神经纤维。灰质的外面是**白质**(white matter)，主要是纵行排列的纤维束。

(一) 灰 质

纵贯脊髓全长，呈"H"形的垂直柱，横断面上伸向前外侧的部分称为**前角**(anterior horn)，伸向后外侧的部分称为**后角**(posterior horn)，前、后角之间是**中间带**(intermediate zone)。从第 8 颈节到第 3 腰节，中间带向外突出形成**侧角**(lateral horn)。前、后角之间的外侧有部分为灰、白质混杂交织而成的**网状结构**，在颈髓特别显著。围绕在中央管周围的灰质称为**中央灰质**，其在中央管的前方和后方分别称**灰质前连合**(anterior gray commissure)和**灰质后连合**(posterior gray commissure)(图 16-5)。

1. 前角 前角短宽，在颈膨大和腰骶膨大处特别发达。前角内含有**前角运动神经元**，包括大型的 α-运动神经元和小型的 γ-运动神经元。α-运动神经元的轴突约占前根运动纤维的三分之二，分布到骨骼肌的梭外肌纤维，主要传送随意运动冲动。γ-运动神经元是小型的多极神经细胞，散在于 α-运动神经元之间，它们的轴突约占前根的三分之一，分布到骨骼肌的梭内肌纤维，对维持肌张力起重要作用。

前角运动神经元可分内、外两群：**内侧群**又称**前角内侧核**，支配颈部、躯干的固有肌，见于脊髓的全长；**外侧群**又称**前角外侧核**，支配四肢肌仅见于脊髓颈膨大和腰骶膨大。前角内还存在一种小型的中间神经元，称**闰绍细胞**(Renshaw cell)，它们接受 α-运动神经元的返回侧支，而它们的轴突再与 α-运动神经元形成突触联系。电生理研究证明，闰绍细胞对 α-运动神经元有抑制作用(反馈抑制)(图 16-6)。

2. 中间带 **中间带**位于前角与后角之间，T_1(或 C_8)～L_3 节段的中间带向外突出，形成**侧角**，内

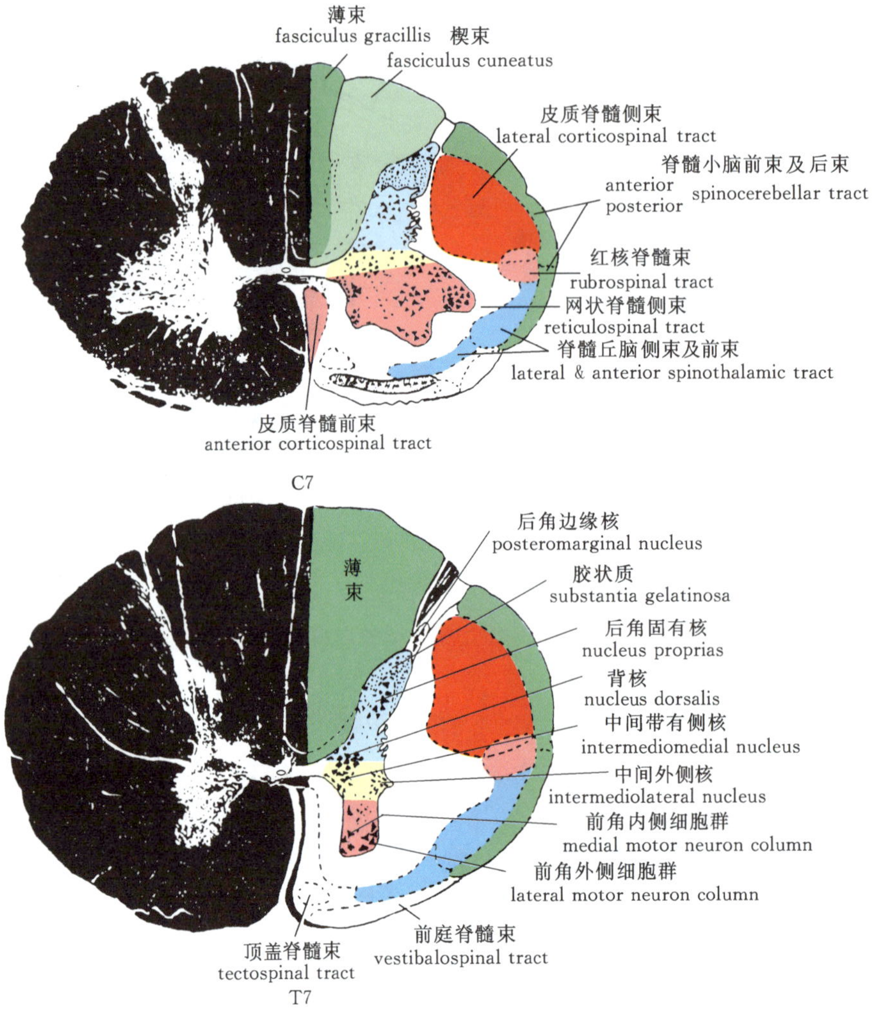

图 16-5 脊髓横断面

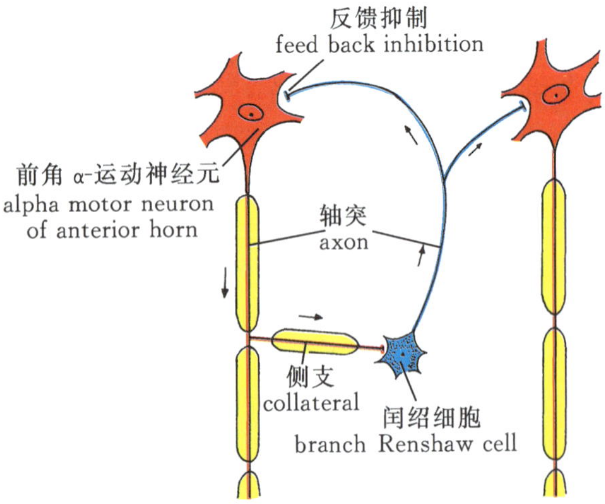

图 16-6 闰绍细胞的联系

有**中间外侧核**(intermediolateral nucleus),是交感神经的低级中枢。中间带内侧为贯穿脊髓全长的**中间内侧核**(intermediomedial nucleus),其轴突组成脊髓小脑前束。$S_2 \sim S_4$ 节段的中间带,虽不形成侧角,但在前角基部相当侧角位置的部分神经元聚集为**骶副交感核**(sacral parasympathetic nucleus),是副交感神经节前神经元胞体所在处。

3. 后角 **后角**的末端称尖部,与中间带相连的部分变宽叫基底部。在尖部,有一"∧"形的贯穿脊髓全长的**胶状质**(substantia gelatinosa)又称**罗兰多胶状质**。在胶状质背方有**后角边缘核**(posteromarginal nucleus),又称边缘层或韦氏层,在腰骶膨大尤为明显。胶状质的前方,细胞较大且排列松散,形成**后角固有核**(nucleus proprius)。在后角基底部内侧,有由大型细胞形成的**胸核**(nucleus thoracicus),又称**背核**

(nucleus dorsalis)或**克拉克柱**(Clarke's colum)。此核仅见于 $C_8 \sim L_3$ 节段,在脊髓横切面上,为一界限分明的卵圆形区,其轴突形成脊髓小脑后束。

在 20 世纪 50 年代,雷克塞德(Rexed)研究了猫脊髓灰质细胞的构筑,发现脊髓全长灰质细胞的构筑基本相似,在横切面上,从后角尖到前角可划分为 10 个板层,各层范围大小依脊髓的不同节段而异(图 16-7)。

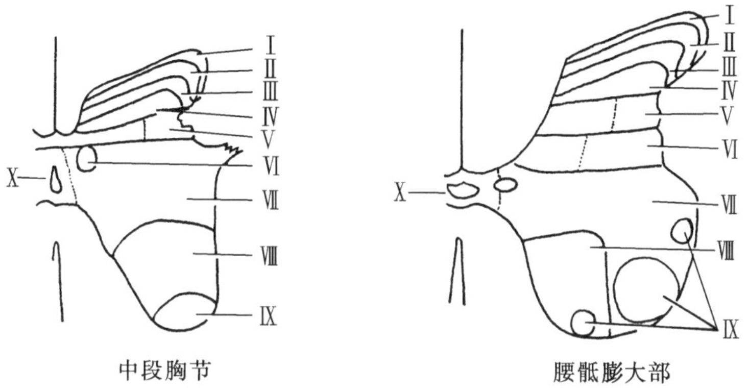

图 16-7 脊髓灰质分层示意图

板层Ⅰ相当后角边缘核;板层Ⅱ相当胶状质;板层Ⅲ和板层Ⅳ相当于后角固有核,此二层都接受大量的后根传入纤维;板层Ⅴ的外侧部相当于脊髓网状核(网状结构),脊髓颈段的网状结构特别发达;板层Ⅵ相当后角基底部;板层Ⅶ占中间带的大部,在颈、腰骶膨大处还伸向前角,此板层含胸核、中间内侧核、中间外侧核,及骶副交感核;板层Ⅷ占据前角后部,在两个膨大部节段仅占前角的内侧部;板层Ⅸ由前角运动神经元和中间神经元组成,在胸髓位于前角最腹侧部,在颈、腰骶膨大处前角运动神经元可分为前角内侧核和前角外侧核;板层Ⅹ是中央管周围的灰质。

后来进一步证明不仅在猫,在其他动物包括人在内,也都大体上可作如此分层。脊髓灰质主要核团或部位与板层的对应关系见表 16-1。

表 16-1 脊髓灰质主要核团或部位与板层的对应关系

板 层	对应的主要核团或部位
Ⅰ	后角边缘核
Ⅱ	胶状质
Ⅲ、Ⅳ	后角固有核
Ⅴ	后角颈、网状核
Ⅵ	后角基底部
Ⅶ	中间带,包括胸核、中间内侧核和中间外侧核
Ⅷ	前角后部,在颈、腰骶膨大处,只占前角内侧部
Ⅸ	前角腹侧部,在颈、腰膨大处分前角内侧核和前角外侧核
Ⅹ	中央灰质,灰质前、后连合

(二)白 质

脊髓白质位于灰质的周围,主要由上、下行的神经纤维束构成。白质被脊髓表面的纵沟分成三个索:前正中裂与前外侧沟之间为**前索**(anterior funiculus),前外侧沟与后外侧沟之间为**外侧索**(lateral funiculus),后外侧沟与后正中沟之间为**后索**(posterior funiculus)。颈髓和胸髓上段后索又被后中间沟分为内侧的薄束和外侧的楔束。在中央管前方,左右前索间的白质部分称**白质前连合**(anterior white commissure)(图 16-5、图 16-8)。

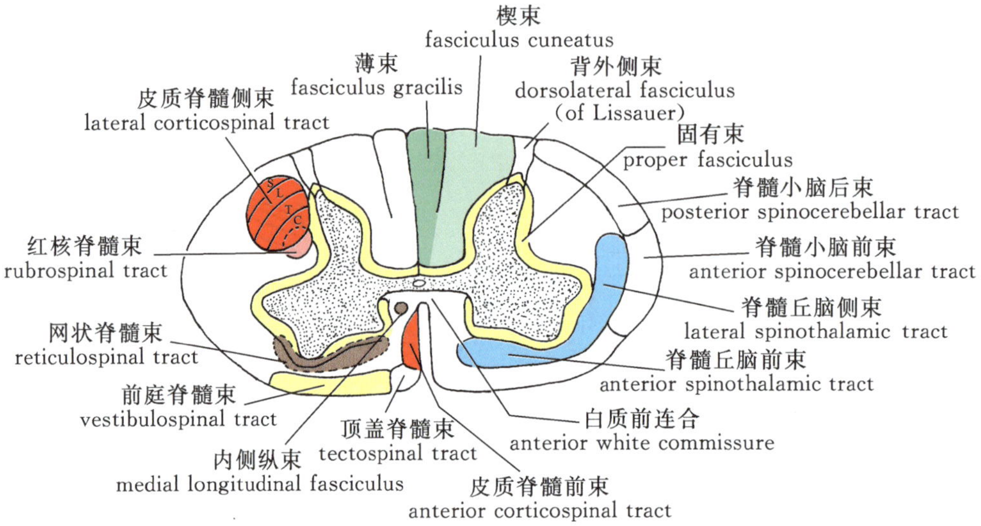

图 16-8 颈髓白质

白质中的纵行纤维参与组成脊髓与脑之间的上行、下行神经传导通路。常常是起止、走行和机能相同的纤维集聚在一起,形成**纤维束**或**传导束**。纤维束一般是按照起止命名。在成人脊髓的切片上各束境界不易分清,在胎儿脊髓切片上,由于各束髓鞘化时间不同,染色的深浅不一,比较易于分辨。脊髓的纤维束包括长距离的**上行纤维束**(tracts of ascending fibers)、**下行纤维束**(tracts of descending fibers)和短距离的**固有束**(proper fasciculus),上行、下行纤维束位于外周,固有束则紧贴灰质的边缘。上行纤维束(上行传导束)又称**感觉传导束**,将相应的感觉信息传至脑。下行纤维束(下行传导束)又称**运动传导束**,将来自脑不同部位的神经冲动传至脊髓。

1. 固有束(proper fasciculus) 紧贴灰质的表面,在白质的三个索内均有,即前固有束、外侧固有束和后固有束,分别位于前索、外侧索和后索。固有束主要由后角细胞的轴突构成。它们的行程不超越脊髓,往往在同侧或对侧灰质边缘集聚,升、降一定距离后,又返回灰质内而终止。固有束具有联系脊髓不同节段的作用,脊髓借固有束可完成节段或节间反射。

2. 上行纤维束 来自躯干和四肢的感觉信息都经脊神经后根传入脊髓。后根纤维进入脊髓时,分内、外侧两部分。内侧部较大,纤维粗,沿后角内侧进入后索,主要传导精细触觉和本体感觉,它们的升支组成薄束、楔束,降支进入灰质后角。外侧部较小,纤维细,进入灰质后角后方形成**背外侧束**(dorsolateral fasciculus),又称李骚束(fasciculus of Lissauer),上行或下行 1 个至数个节段后,进入灰质后角。外侧部纤维主要传导痛、温觉和内脏感觉信息。

(1) **薄束**(fasciculus gracilis)和**楔束**(fasciculus cuneatus):位于后索,是后根内侧部纤维在后索的直接延续(图 16-8、图 16-9)。薄束成自同侧 T_5 节段以下的脊神经节细胞中枢突,楔束成自同侧 T_4 节段以上的脊神经节细胞中枢突。这些节细胞的周围突分别分布到肌、腱、关节的本体感受器和皮肤的精细触觉感受器。薄束和楔束在脊髓后索上行,止于延髓同侧的薄束核和楔束核。薄束、楔束中的纤维按照骶、腰、胸、颈的顺序由内向外排列进入脊髓。薄束传导下半身的相应感觉,在第 5 胸节以下占据全部后索。楔束传导上半身的相应感觉,与薄束共行于脊髓后索,所以在颈髓和 T_1～T_4 节段的后索中可以看到位于薄束外侧的楔束。薄束和楔束的功能是向大脑传导本体感觉(来自肌、腱和关节等处的位置觉、运动觉及振动觉)和精细触觉(如辨别两点距离及物体的纹理粗细等)。

(2) **脊髓小脑后束**(posterior spinocerebellar tract)和**脊髓小脑前束**(anterior spinocerebellar tract):位于脊髓外侧索的边缘部分。脊髓小脑后束主要起于同侧背核,故仅见于脊髓 L_3 以上节段,上行经小脑下脚终于小脑。脊髓小脑前束位于脊髓小脑后束的前方,主要起于脊髓腰骶膨大节段的两侧

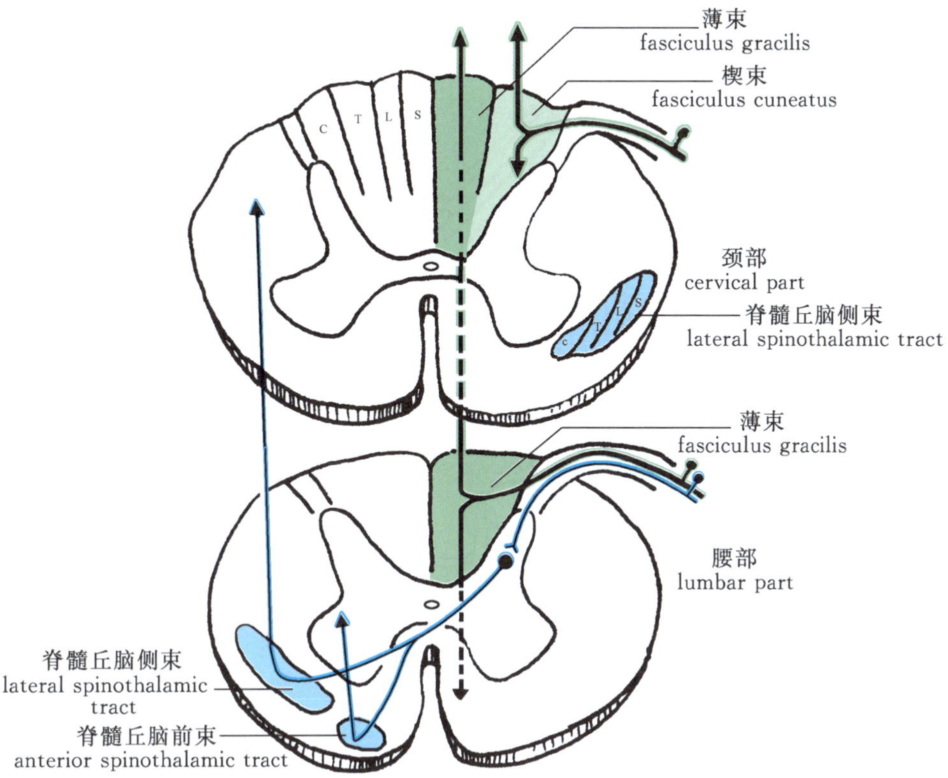

图 16-9 薄束、楔束和脊髓丘脑侧束

中间内侧核和后角基底部，上行经小脑上脚终于小脑。

脊髓小脑前、后束传导来自躯干下部和下肢的肌、腱及关节的反射性本体感觉(非意识性本体感觉)冲动。脊髓小脑前、后束损伤的患者站立时身体摇晃倾斜，易跌倒，即使患者睁眼站立，也不能纠正自己的姿势。

楔束的部分纤维或直接来自同侧颈髓和上部胸髓节段后根的粗纤维至延髓楔束副核等中继后发出纤维形成**楔小脑束**(cuneocerebellar tract)，经小脑下脚终于小脑，可能主要传导上肢和躯干上部的反射性本体感觉冲动。

(3) **脊髓丘脑侧束**(lateral spinothalamic tract)：位于外侧索的前部，脊髓小脑前束的内侧，其纤维主要起于对侧后角固有核，经白质前连合交叉，上行止于丘脑(经丘脑中继后传到大脑皮质感觉中枢)，其机能是传导痛觉和温度觉。来自躯体不同部位的痛、温觉纤维在脊髓丘脑侧束中有较明确的定位，从此束的前外侧向背内侧依次为来自骶、腰、胸、颈神经的纤维(图 16-9)。

(4) **脊髓丘脑前束**(anterior spinothalamic tract)：位于前索，在脊髓丘脑侧束的前内侧，其纤维亦主要起于对侧后角固有核，经白质前连合交叉，上行止于丘脑(经丘脑中继后传到大脑皮质感觉中枢)，其机能是传导粗略触觉和压觉。此束的纤维排列定位与脊髓丘脑侧束基本相同。

脊髓丘脑侧束和脊髓丘脑前束上行到延髓后合并成一束，称为**脊髓丘脑束**，又称**脊髓丘系**。

3. 下行纤维束 脊髓内的下行纤维束来自脑的不同部位，直接或间接止于脊髓前角或侧角。管理骨骼肌运动的下行纤维束分别属于锥体系和锥体外系，属于锥体系的有皮质脊髓束和皮质核束(详见第二节)，属于锥体外系的有红核脊髓束、前庭脊髓束、顶盖脊髓束、网状脊髓束和内侧纵束等。

(1) **皮质脊髓束**(corticospinal tract)：是人类脊髓中最大的下行纤维束。此束起于大脑皮质运动中枢，经过脑干下行到延髓的下端，大部分纤维经过交叉，在对侧脊髓外侧索下行，称为皮质脊髓侧束。未经过交叉的小部分纤维，入同侧前索，为皮质脊髓前束(图 16-8、图 16-10)。

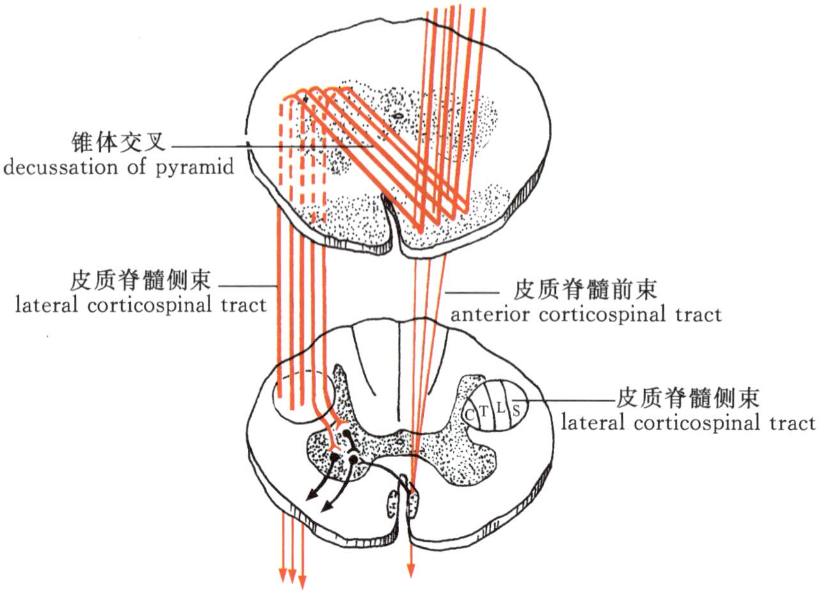

图 16-10 皮质脊侧束和前束

皮质脊髓侧束(lateral corticospinal tract)纵贯脊髓全长,在外侧索后部,脊髓小脑后束的内侧。在脊髓 L_3 节段以下,因无脊髓小脑后束,皮质脊髓侧束则占据了外侧索的后外侧部。此束下行止于同侧前角运动细胞。此束有明显的定位关系,即纤维排列由外向内依次为支配骶、腰、胸、颈的纤维。

皮质脊髓前束(anterior corticospinal tract)位于脊髓前索的前正中裂两旁,此束一般只下降到胸部,其纤维在下行过程中,大部分逐节经白质前连合交叉,止于对侧的前角运动神经元。

皮质脊髓束的纤维除直接止于前角运动细胞外,尚有一部分止于脊髓的中间神经元,经过中继之后,再传到前角运动神经元。皮质脊髓束的主要机能是控制骨骼肌的随意运动。

(2) **红核脊髓束**(rubrospinal tract):位于皮质脊髓侧束的腹侧,脊髓小脑后束的内侧。此束起于中脑红核,纤维发出后立即交叉,下行入脊髓外侧索,进入后角,经中继后再到前角运动神经元。此束在人类较小,只达颈髓,其机能主要是调节(兴奋)屈肌的活动和肌张力。

(3) **前庭脊髓束**(vestibulospinal tract):此束与脊髓丘脑前束相混杂,起于脑干的前庭神经外侧核,纤维入同侧的脊髓前索下行至腰、骶髓,止于前角运动神经元,其机能与调节伸肌的肌紧张(同侧伸肌肌张力增高)、维持体位和平衡有关。

(4) **顶盖脊髓束**(tectospinal tract):一部分位于前索,皮质脊髓前束的前方;另一部分位于外侧索前方的深部,与网状脊髓束混杂在一起。此束主要起自中脑上丘,下行只达脊髓颈段,引起颈部、上肢的反射性姿势活动,参与完成视觉和听觉防御反射。

(5) **网状脊髓束**(reticulospinal tract):位于脊髓前索和外侧索的深部,靠近固有束,与邻近的纤维束混杂。此束起自脑干网状结构,下行止于前角和中间带,中继后至前角运动神经元,调节肌张力和协调肌肉运动。由脑下行的内脏运动纤维有一部分混杂在侧索中的网状脊髓束内。

(6) **内侧纵束**(medial longitudinal fasciculus):位于前正中裂底的两侧,白质前连合的前方,是一复杂的运动传导束,其纤维主要起自前庭神经核及中脑的卡哈尔(Cajal)中介核等。在脑干,此束含升、降纤维,与多个脑神经运动核联系,到脊髓仅含下行纤维,止于颈髓灰质。此束与平衡反射有关,协调头与眼球的运动。

四、脊髓的功能

1. 传导功能 脊髓具有重要的传导机能，脊髓白质就是完成传导功能的重要结构。除头面部以外，全身的浅、深部感觉以及大部分内脏感觉，都通过脊髓传至脑。脑对躯干和四肢的骨骼肌运动以及内脏(部分)的管理，也必须通过脊髓才能完成。

2. 反射功能 脊髓除具有传导功能外，尚能完成许多反射活动。完成反射的结构为脊髓的固有装置，包括脊髓灰质、固有束和脊神经前、后根。随着脑的发展，脊髓固有装置在机能上处于从属地位。所以在正常情况下，脊髓的反射活动总在脑的控制下进行的。

通过脊髓固有装置所完成的反射，叫做**脊髓反射**(spinal reflex)，其反射弧不必经过脑(尽管正常情况下受控于脑)。脊髓反射可概括为躯体反射和内脏反射两类。**躯体反射**主要是指一些骨骼肌的反射活动，其中最重要的是**牵张反射**(stretch reflex)(如膝反射)和**屈曲反射**(flexion reflex)；**内脏反射**如竖毛反射、排尿反射、排便反射等。

3. 低级中枢 脊髓中存在有调节血管舒缩、排尿、排便和性功能活动的低级反射中枢。排尿和排便的反射中枢在脊髓的腰、骶部，所以当脊髓腰、骶部损伤时，可出现排尿和排便功能障碍。瞳孔散大的中枢在脊髓 C_8 和 T_1 节段侧角。

五、脊髓损伤表现

脊髓损伤是几十年来神经科学领域研究的重点和难点。根据脊髓的结构和功能，脊髓不同部位的病变或损伤会导致不同的临床表现。对本部分内容的理解参见本章第六节(脑和脊髓的传导通路)。

1. 脊髓前角受损 主要伤及前角运动神经元，表现为这些神经元所支配的骨骼肌瘫痪，肌张力低下，腱反射消失，肌萎缩，无病理反射，但感觉无异常。典型的一侧脊髓前角受损如脊髓灰质炎(小儿麻痹症)，患者的症状就是瘫痪侧腰骶膨大前角受损所致。

2. 脊髓半横断 可引起损伤平面以下出现**布朗-色夸综合征**(Brown-Sequard syndrome)。即，在同侧：损伤节段以下出现痉挛性瘫痪(皮质脊髓侧束阻断)，位置觉及振动觉障碍(后索被阻断)。而在对侧：损伤节段以下痛、温觉减退或丧失(脊髓丘脑束在脊髓内交叉)，但触觉保持完好。脊髓外伤或髓外肿瘤引起脊髓半横断性损伤。

3. 脊髓全横断 脊髓外伤可使脊髓突然完全横断，横断平面以下全部感觉和运动丧失，深、浅反射消失，处于无反射状态，称为**脊髓休克**(spinal shock)。数周至数月后，各种反射可逐渐恢复，但由于神经纤维传导束难以再生，并且脊髓失去了脑对牵张反射及 γ-运动神经元的抑制作用，因此深反射和肌张力亢进，离断平面以下的感觉和运动往往不能恢复。脊髓压迫症的晚期也可导致脊髓横断性损伤。

4. 中央灰质周围病变 若病变侵犯白质前连合，则阻断了脊髓丘脑束在此的交叉纤维，引起双侧相应部位的痛、温觉消失，而本体觉和精细触觉无障碍(因未累及后索)。这种现象称**感觉分离**，见于脊髓空洞症或髓内肿瘤等。

(龚蕾蕾 吕广明)

第二节 脑 干

脑干(brain stem)自下而上由延髓、脑桥和中脑三部分组成。延髓向下于枕骨大孔处与脊髓相连，中脑向上与间脑相续。延髓和脑桥腹侧面靠颅后窝的斜坡，背侧面与小脑相连；延髓、脑桥和小脑之间的室腔为第四脑室，它向下与脊髓的中央管相接续，向上连通中脑的中脑水管。脑干从上向下依次与第Ⅲ～第Ⅻ对脑神经相连(图 16-11、图 16-12)。

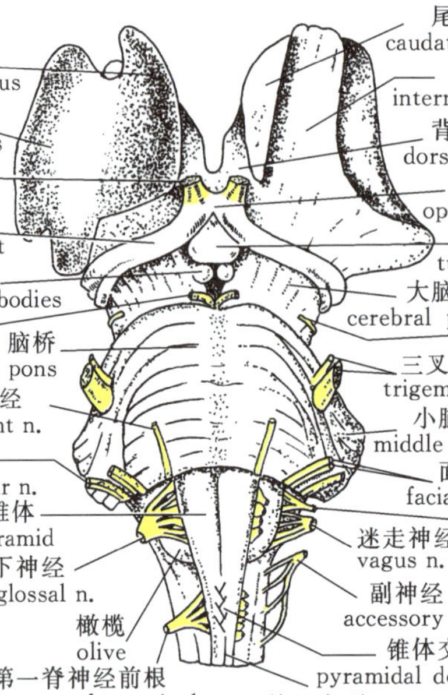

图 16-11 脑干的腹侧面

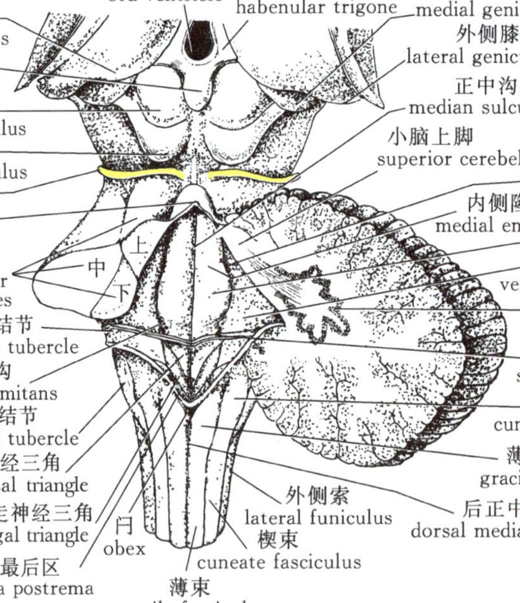

图 16-12 脑干的背侧面

一、脑干的外形

(一) 延 髓

延髓(medulla oblongata)形似倒置的圆锥体，下界平齐枕骨大孔与脊髓直接连接。在腹侧面，延髓的上界与脑桥之间有一横行的**延髓脑桥沟**(bulbopontine sulcus);在背侧面,延髓和脑桥之间以横行的**髓纹**(stria medullaris)作为分界线。下部与脊髓外形相近,内腔仍为中央管;上部中央管向背侧敞开为第四脑室的一部分,构成菱形窝的下部。

脊髓表面的纵行沟裂(前正中裂、后正中沟及前、后外侧沟及后中间沟)都延续到延髓。在延髓腹面,前正中裂的两侧有纵形隆起,称**锥体**(pyramid),深面有端脑发出的锥体束。在延髓和脊髓交界处,锥体束的大部分纤维左右交叉,名为**锥体交叉**(pyramidal decussation)。锥体交叉的纤维部分填塞了前正中裂。锥体外侧的卵圆形隆起是**橄榄**(olive),内有下橄榄核。橄榄和锥体之间的前外侧沟中有舌下神经的根丝出脑。在延髓的侧面、橄榄的背方,可见自上而下依次排列的舌咽、迷走和副神经的根丝。

延髓背面下部,脊髓后索中的薄束和楔束向上延伸,分别扩展为膨大的**薄束结节**(gracile tubercle)(**棒状体**)和**楔束结节**(cuneate tubercle),深面分别有薄束核和楔束核。在楔束结节与橄榄之间,有一不明显的纵行隆起为**灰小结节**又称**三叉结节**(trigeminal tubercle),深面有三叉神经脊束及其核。在楔束结节的外上方有稍微隆起的**小脑下脚**(inferior cerebellar peduncle)或称**绳状体**。

(二)脑　桥

脑桥(pons)较延髓膨大,腹侧面宽阔膨隆,下缘借延髓脑桥沟与延髓分界,上缘与中脑的大脑脚相接。延髓脑桥沟中自内侧向外侧依次为展神经、面神经及前庭蜗神经根。腹侧面正中有纵行的**基底沟**(basilar sulcus),容纳基底动脉;向后外逐渐变窄,移行为**小脑中脚**(middle cerebellar peduncle)或称**脑桥臂**。三叉神经根(包括粗大的感觉根和位于其前内侧细小的运动根)在腹部的外侧与小脑中脚移行处出入脑。延髓、脑桥和小脑的交角处,称为**脑桥小脑三角**(pontocerebellar trigone)(神经外科简称**CP角**),前庭蜗神经和面神经根恰好位于此处,该部位的肿瘤(多为听神经瘤)可涉及这些脑神经和小脑而引起相应症状。

脑桥的背侧面形成菱形窝的上半部,与延髓上半部的背侧面共同构成第四脑室底,室底的外侧壁为左、右**小脑上脚**(superior cerebellar peduncle)或称**结合臂**,两脚间夹有薄层白质板,称**前髓帆**(anterior medullary velum)或称**上髓帆**,此帆向后下与小脑白质相连。

脑桥前端的狭细部分称为**菱脑峡**(isthmus of rhombencephalon),为脑桥和中脑的移行部,包括小脑上脚、前髓帆和丘系三角。丘系三角由下丘臂、小脑上脚外侧缘及大脑脚外侧面纵形的中脑外侧沟三者围成,因有外侧丘系纤维通过故得其名(图 16-14)。

(三)菱　形　窝

延髓上部和脑桥背面有**菱形窝**(rhomboid fossa)(图 16-12)。窝的上外侧界为小脑上脚,下外侧界自内侧向外侧依次为薄束结节、楔束结节和小脑下脚。窝的外侧角与背侧的小脑之间为第四脑室**外侧隐窝**(lateral recess),此隐窝绕小脑下脚转向腹侧。菱形窝外侧角与中线之间可见数条横行的白色纤维束称**髓纹**(stria medullaris),它是脑桥和延髓在背侧面的分界标志。在室底的正中线上有纵贯菱形窝全长的**正中沟**(median sulcus),将菱形窝分为左右两半。正中沟外侧各有一条纵行的**界沟**(sulcus limitans)。界沟外侧是呈三角形的**前庭区**(vestibular area),其深面为前庭神经核。前庭区的外侧角上有一称为**听结节**(acoustic tubercle)的小隆起,内含蜗背侧核。界沟与正中沟之间各有一纵形隆起称为**内侧隆起**(medial eminence),其在髓纹以下的部分可见两个小三角区:**舌下神经三角**(hypoglossal triangle)靠内上方,内含舌下神经核;**迷走神经三角**(vagal triangle)(或称灰翼)靠外下方,内含迷走神经背核。在靠近髓纹上缘内侧隆起的下部特别膨隆,称为**面神经丘**(facial colliculus)(简称**面丘**),内含面神经膝和展神经核。

迷走神经三角下缘,为一斜行的窄嵴,称**分隔索**(funiculus separans),其与薄束结节之间的窄带,称**最后区**(area postrema),此区富有血管和神经胶质等。界沟上端有一在新鲜标本可见的蓝灰色小区域,称**蓝斑**(locus ceruleus),深面为**蓝斑核**。

(四) 第 四 脑 室

第四脑室(fourth ventricle)(图 16-13、图 16-14)是位于延髓、脑桥和小脑之间的室腔,它形似帐篷,顶朝向小脑,室底即菱形窝。顶的前部由小脑上脚及前髓帆形成,后部由后髓帆和第四脑室脉络组织形成。**后髓帆**(posterior medullary velum)或称下髓帆也是一薄片白质,它与前髓帆都伸入小脑,以锐角相会合。髓帆的室腔面衬以一层上皮性**室管膜**(ependyma),外面覆以**软膜**(pia mater)。下髓帆和菱形窝下外侧界之间的大部分第四脑室顶后部没有神经组织,室管膜后面直接由软膜和血管被覆,它们共同形成第四脑室脉络组织。脉络组织上的一部分血管反复分支缠绕成丛,夹带着软膜和室管膜上皮突入室腔,成为**第四脑室脉络丛**(choroid plexus of fourth ventricle),产生脑脊液。去掉第四脑室的膜质顶,残留在第四脑室下部的 V 形附着缘的尖端,称为闩(obex)(图 16-12)。

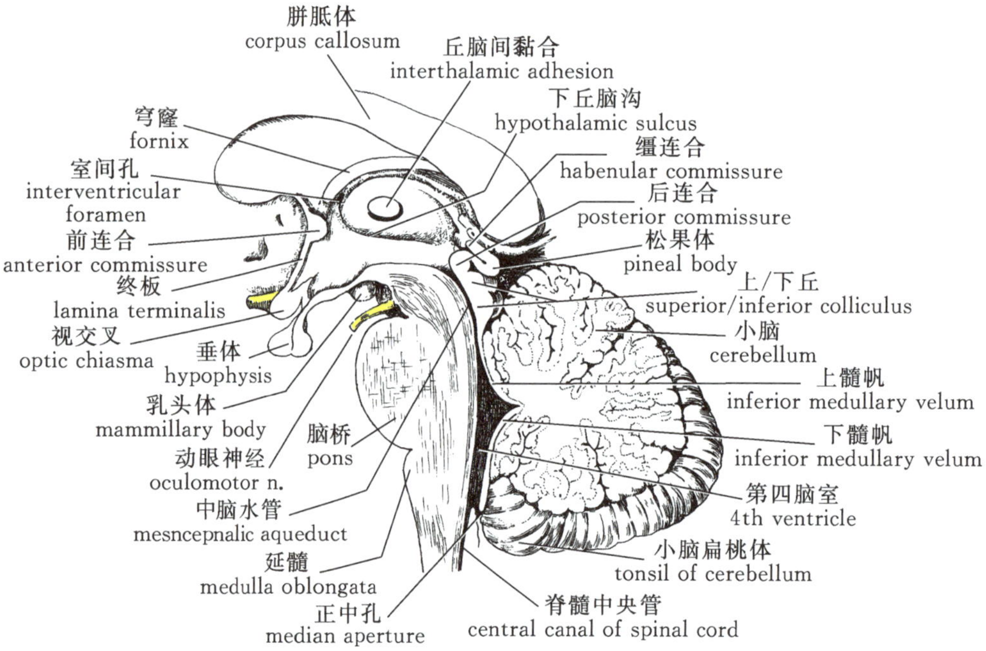

图 16-13 脑干正中矢状面

第四脑室脉络组织上有三个孔。不成对的**第四脑室正中孔**(median aperture of fourth ventricle),又称马让迪(Magendie)孔,在菱形窝下角正上方第四脑室的顶上;成对的**第四脑室外侧孔**(lateral aperture of fourth ventricle)[又称卢施卡(Luschka)孔],在第四脑室外侧隐窝的尖端(图 16-14)。第四脑室上通中脑水管,下通脊髓中央管;向后借第四脑室的 3 个孔与蛛网膜下隙交通。

(五) 中　　脑

中脑(mesencephalon 或 midbrain)腹侧面上界是间脑的视束,下界为脑桥上缘;两侧各有一个粗大的柱状隆起,称**大脑脚**(cerebral peduncle 或 cerebral crus),由大脑皮质发出的下行纤维束构成。两侧大脑脚之间的凹陷为**脚间窝**(interpeduncular fossa)。动眼神经根在脚间窝的尾端外缘出脑。窝底有许多血管穿行,故此区域又称**后穿质**(posterior perforated substance)。胚胎时期的神经管腔在中脑称**中脑水管**(mesencephalic aqueduct),又称**大脑水管**(cerebral aqueduct)。

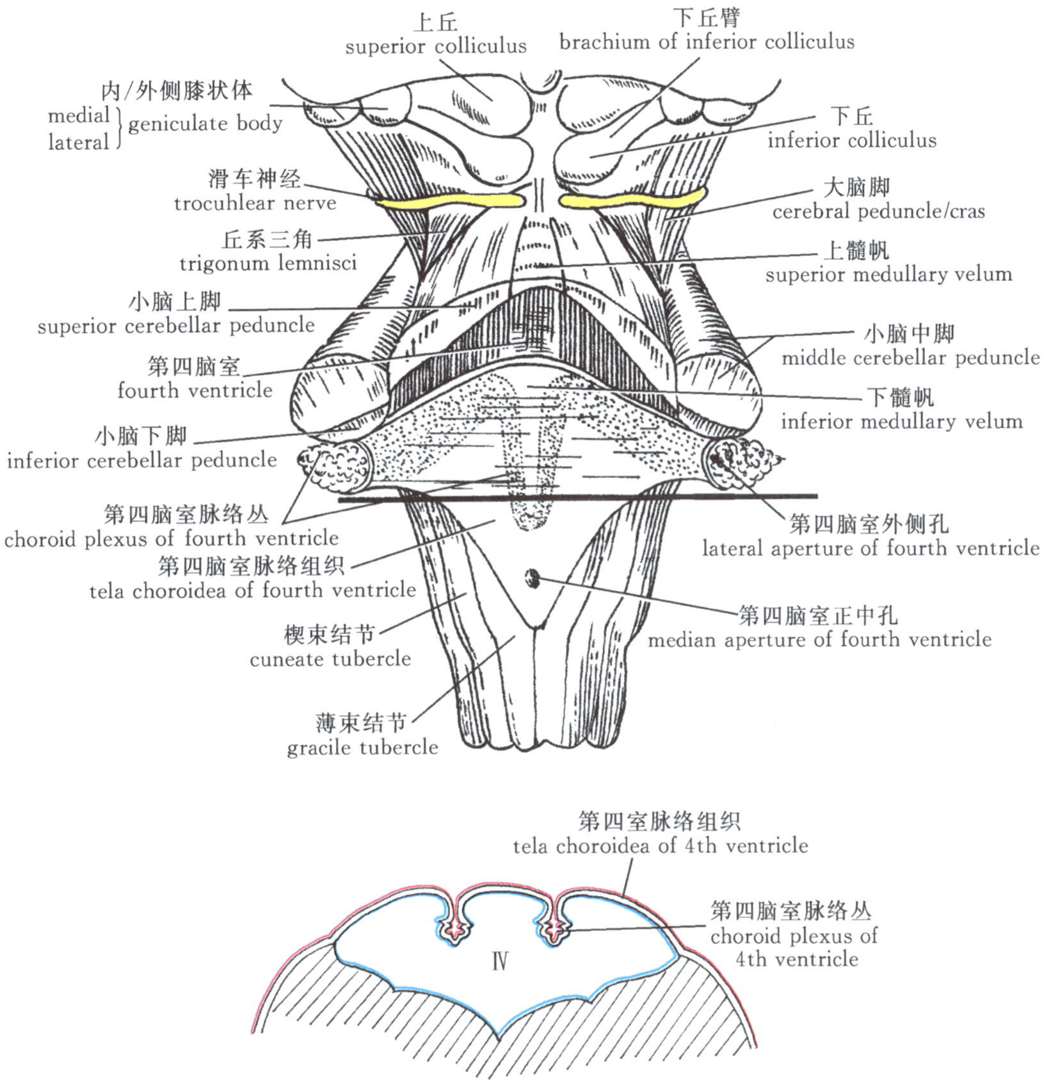

通过第四脑室的水平切面示脉络组织和脉络丛
蓝色示室管膜上皮
红色示软脑膜

图 16-14 第四脑室脉络组织

中脑的背侧面有两对圆形隆起，合称为**四叠体**(corpora quadrigemina)。上一对为**上丘**(superior colliculus)，是视觉反射中枢；下一对为**下丘**(inferior colliculus)，是听觉反射中枢。自上、下丘的外侧各向前外方发出一条隆起，分别称为**上丘臂**(brachium of superior colliculus)和**下丘臂**(brachium of inferior colliculus)，上丘臂连接间脑的外侧膝状体，下丘臂连接间脑的内侧膝状体。下丘的下方，上髓帆的上方有唯一发自脑干背侧的脑神经——滑车神经根。

二、脑干内部结构

脑干内部结构虽比脊髓复杂，但也是由灰质、白质和网状结构构成。

脑干的灰质不像脊髓灰质那样是连续的细胞柱贯穿脊髓全长，而是机能相同的神经细胞集合成团或柱形的神经核，断续地存在于白质之间，但仍保持着有规律的节段性排列。脑干的神经核分为三种：

①**脑神经核**，它们是后十对脑神经中传入纤维的终止核（感觉核）和传出纤维的起始核（运动核）。②**非脑神经核**，是脑干固有的神经核团，如薄束核、楔束核等，作为脑干低级中枢或上、下行通路的中继站，与各级脑部或脊髓有广泛联系。③**网状结构核团**，存在于脑干网状结构中。

脑干白质主要由脊髓与间脑、大脑和小脑间的上、下行纤维束组成。

脑干内纵横走行的纤维相互交织成网状，一部分神经元散在其中或聚集成核团，而形成脑干发达的灰、白质交织的网状结构。

（一）脑 神 经 核

脑神经核的配布与脊髓灰质核团配布基本相似。在脊髓灰质中，躯体运动核（位于前角）、内脏运动核（位于侧角）和感觉性核团（位于后角）以腹背关系排列。在脑干，由于中央管逐渐移向背方，并过渡到第四脑室，原与脊髓中央管周围灰质相当的结构，则铺于第四脑室底，成为室底灰质。由此，运动性和感觉性核团的排列关系则由腹背方向变成内外方向，两者间以界沟分界。界沟以内为脑神经运动性核团，相当于脊髓灰质的前角和侧角；界沟以外为脑神经感觉性核团，相当于脊髓灰质的后角；与内脏运动和感觉相关的机能柱分别位于靠近界沟的内、外侧；而与躯体相关的机能柱均离界沟较远。此外，由于头面部特殊感觉器（位听器和味蕾等）的出现以及鳃弓（种系发生上，鳃弓与属于内脏的呼吸功能相关）的衍化，脑干中增加了特殊躯体感觉、特殊内脏感觉和特殊内脏运动三种核团，所以脑神经核在脊髓灰质4种核团的基础上分化成为7种核团，与脑神经的7种纤维成分相对应（图16-15）。

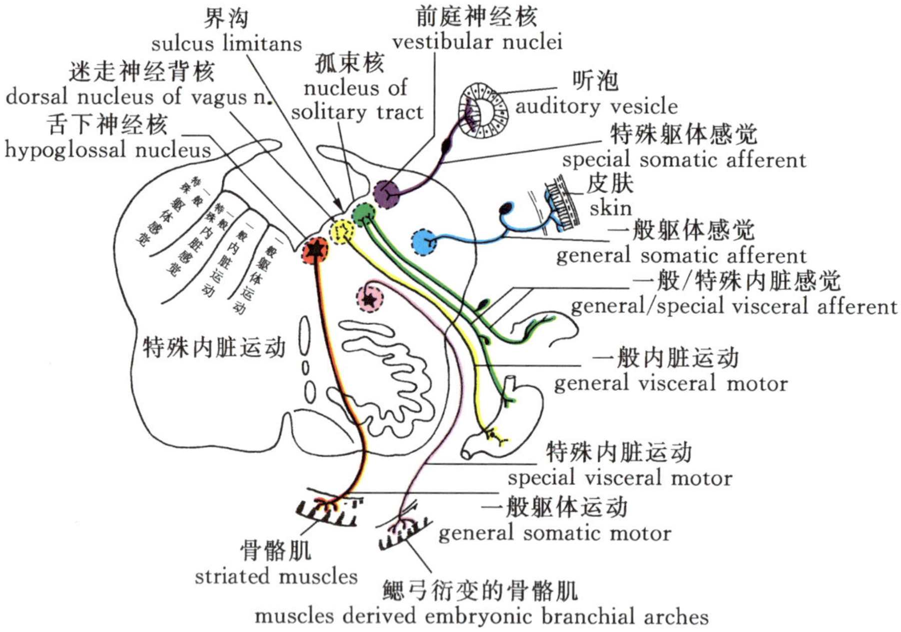

图16-15 延髓橄榄中部横切面图解

在这7种核团中，因一般和特殊内脏感觉核实是一个核，即孤束核。此核的颅侧部接受味觉纤维，其余部分接受一般内脏感觉纤维。因此，脑干中实际存在有6种不同机能性质的核团，这些机能性质不同的核团，在脑干内排成6个纵行但并非纵贯脑干全长的细胞柱。每一个柱代表一个单独的机能体系，称之为**脑神经核机能柱**（图16-15～图16-17）。

6种脑神经核机能柱由内到外依次排列如下。

1. 一般躯体运动柱 此柱核团邻近正中线，自下而上依次为舌下神经核、展神经核、滑车神经核和动眼神经核。支配肌节演化的骨骼肌（舌肌、眼球外肌）。

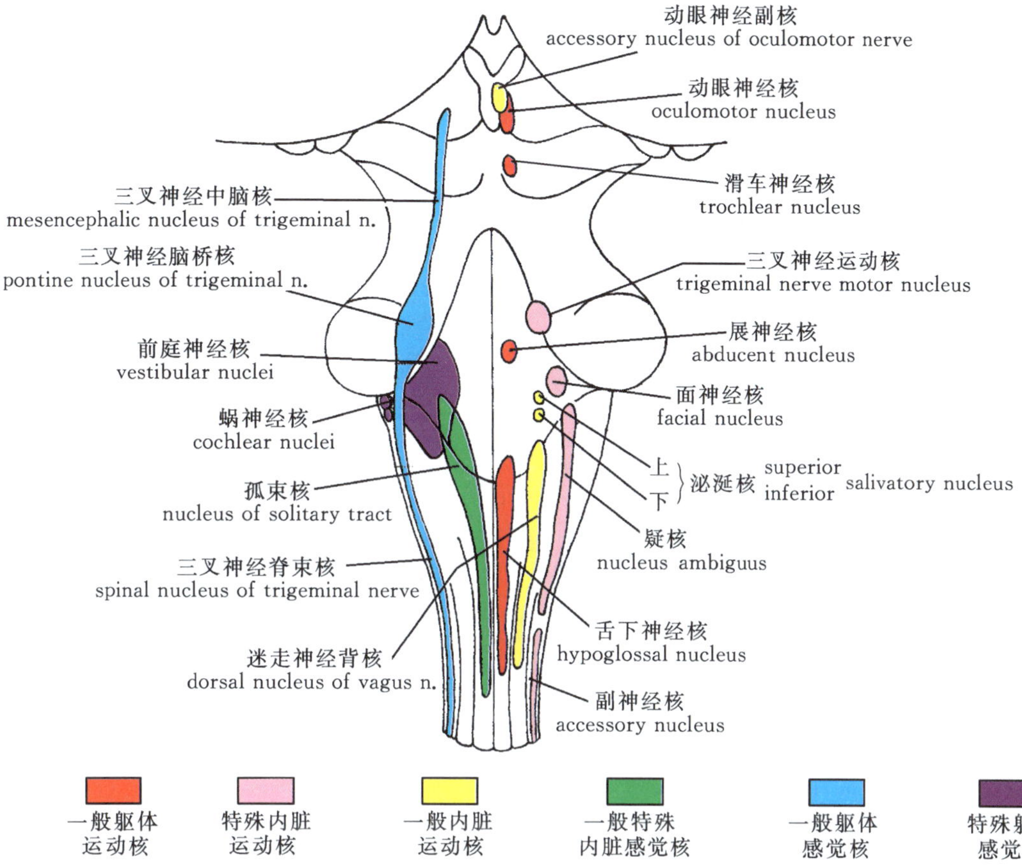

图 16-16 脑神经核在脑干背侧面的投影

(1) **舌下神经核**(hypoglossal nucleus):位于舌下神经三角深面,几乎纵贯延髓全长,发出的纤维行向腹外侧组成舌下神经,在锥体与橄榄之间出脑(图 16-27),支配同侧半舌内、外肌。

(2) **展神经核**(abducens nucleus):位于脑桥中下部,面神经丘深面(图 16-18),发出纤维行向腹侧,在延髓脑桥沟内侧出脑,构成展神经,支配同侧眼外直肌。

该核还含有核间神经元 internuclear neurons,投射至对侧动眼神经核中支配内直肌的神经元,使一侧的外直肌与另一侧的内直肌在眼球水平方向上能作同向协调运动。

(3) **滑车神经核**(trochlear nucleus):位于下丘水平,中脑中央灰质腹侧,内侧纵束背面(图 16-30)。它发出的纤维与其他脑神经走向相反,围绕中央灰质先行向背外侧,再转向背侧,在前髓帆中左右完全交叉,在下丘下方出脑,支配上斜肌。

(4) **动眼神经核**(oculomotor nucleus):由成对的外侧核和单个的正中核构成,位于上丘水平,中脑中央灰质腹侧(图 16-31)。动眼神经核发出的纤维向腹侧行,经脚间窝外侧缘出脑,支配除外直肌和上斜肌以外的其余眼球外肌和上睑提肌。

2. 特殊内脏运动柱 位于一般躯体运动柱腹外侧,自下而上依次为副神经核、疑核、面神经核和三叉神经运动核。支配由鳃弓衍化的骨骼肌。

(1) **副神经核**(accessory nucleus):位于脊髓颈段上 6 个节段的前角外侧区(图 16-25),发出的纤维在前、后根之间,以一系列根丝浅出,在椎管内上行,汇成单一的副神经脊髓根,并经枕骨大孔入颅腔(图 16-11)。副神经脊髓根支配胸锁乳突肌和斜方肌。

(2) **疑核**(nucleus ambiguus):纵贯延髓全长位于三叉神经脊束核和下橄榄核之间的网状结构中。其发出的轴突自上而下依次加入舌咽神经(Ⅸ)、迷走神经(Ⅹ)和副神经脑根(Ⅺ)。疑核上端的运动神

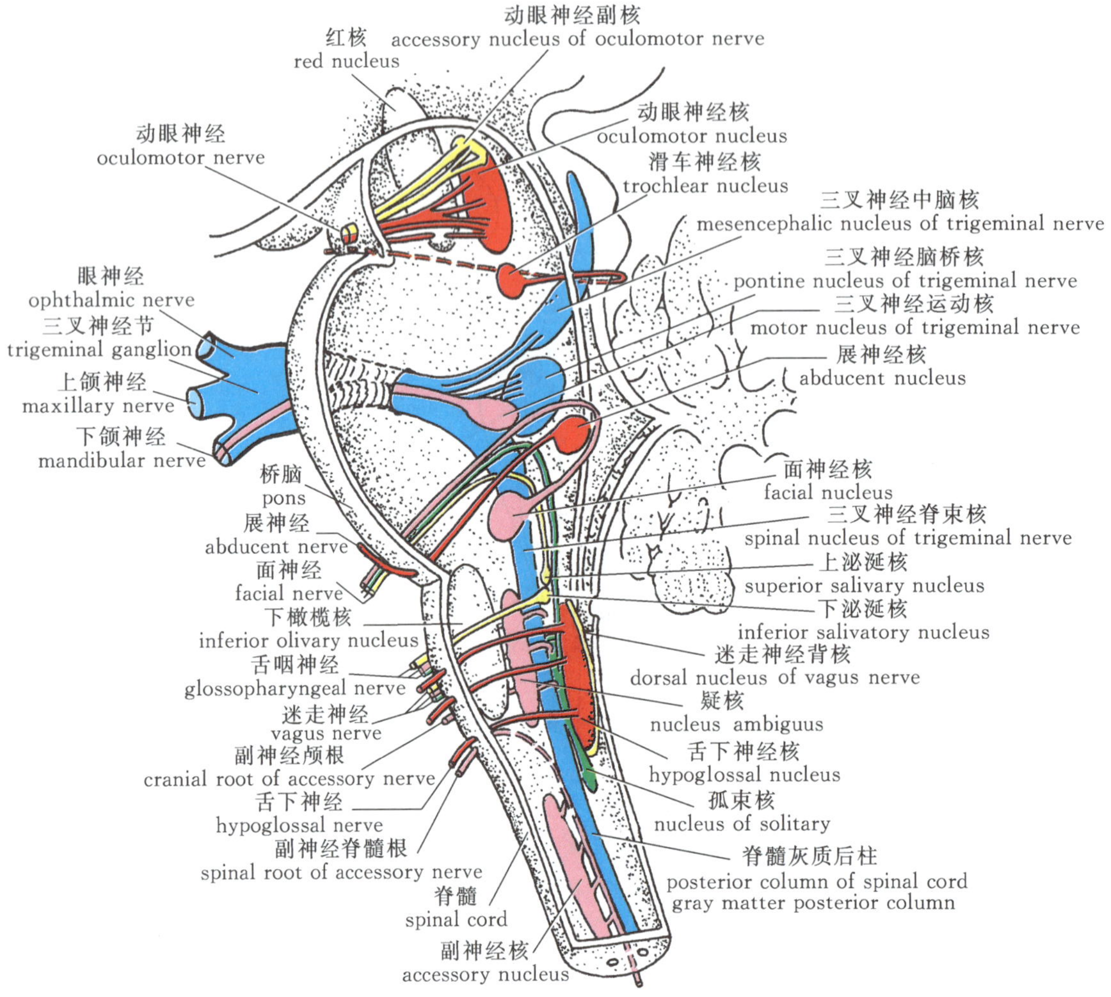

图 16-17　脑神经核在脑干侧面的投影

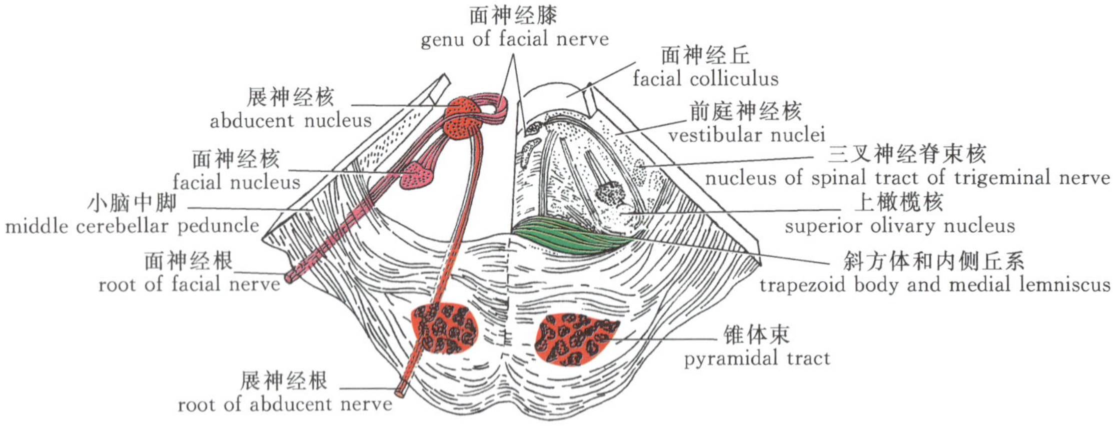

图 16-18　面神经根纤维脑内段的行径

经元经舌咽神经，仅支配茎突咽肌；疑核的大部分运动纤维经由迷走神经支配软腭、咽、喉和食管上部的骨骼肌(图 16-27)；疑核下端的运动神经元轴突构成副神经脑根，并入迷走神经，随迷走神经咽支和喉返神经，支配咽喉肌。

(3) **面神经核**(facial nucleus)(图 16-18):位于脑桥下部,网状结构的腹外侧。发出的纤维先行向背内侧,绕过展神经核的背侧形成**面神经膝**(genu of facial nerve),再沿面神经核的外侧在延髓脑桥沟出脑,构成面神经运动根,主要支配面部表情肌。

(4) **三叉神经运动核**(motor nucleus of trigeminal nerve):位于脑桥中部,三叉神经脑桥核的腹内侧,两者之间有三叉神经纤维分隔(图 16-29)。该核发出纤维行向腹外侧,从脑桥基底部与小脑中脚移行处出脑,构成三叉神经运动根,以后加入下颌神经,主要支配咀嚼肌。

3. 一般内脏运动柱 此柱核团位于一般躯体运动柱的外侧,靠近界沟,自下而上依次为迷走神经背核、下泌涎核、上泌涎核和动眼神经副核。支配平滑肌、心肌和腺体。

(1) **迷走神经背核**(dorsal nucleus of vagus nerve):几乎纵贯延髓全长,位于迷走神经三角深面,舌下神经核的背外侧(图 16-27)。此核发出的副交感节前纤维走向腹外侧,自下橄榄核背侧出脑加入迷走神经,其分支到达相应的器官旁节或内节,节后纤维支配颈部、胸腔和腹腔大部分脏器(结肠左曲以下的消化管及盆腔脏器除外)的平滑肌和心肌的运动,以及腺体的分泌。

(2) **下泌涎核**(inferior salivatory nucleus):位于延髓橄榄上部,迷走神经背核上侧端附近的网状结构中。该核神经元比较分散,核团界限不清。发出的副交感节前纤维进入舌咽神经,随舌咽神经的分支至所属副交感神经节(耳神经节),节后纤维支配腮腺。

(3) **上泌涎核**(superior salivatory nucleus):位于脑桥下部,面神经核尾侧部附近的网状结构中。该核神经元亦比较分散,核团界限不清,发出的副交感节前纤维加入面神经,随面神经分支至所属副交感神经节(翼腭神经节和下颌下神经节),节后纤维支配泪腺、舌下腺和下颌下腺。

(4) **动眼神经副核**(accessory nucleus of oculomotor nerve):又称**埃丁格-韦斯特法尔核**(Edinger-Westphal nucleus),位于上丘水平(图 16-31),动眼神经核的背内侧。发出的副交感节前纤维,经由动眼神经出脑至睫状神经节,节后纤维支配瞳孔括约肌和睫状肌,参与瞳孔对光反射和晶状体调节反射。

4. 内脏感觉柱 此柱仅由**孤束核**(nucleus of solitary tract)构成(图 16-19, 16-27)。该核位于界沟外侧,迷走神经背核的腹外侧,并延伸到延髓的全长。面神经、舌咽神经中的一级味觉纤维,以及舌咽神经、迷走神经中的一级一般内脏感觉纤维进入延髓后,下行组成纵形的纤维束称**孤束**(solitary tract),此束的纤维终止于周围的孤束核。它是特殊(味觉)和一般内脏感觉纤维的终止核,其中味觉纤维止于核的上端。

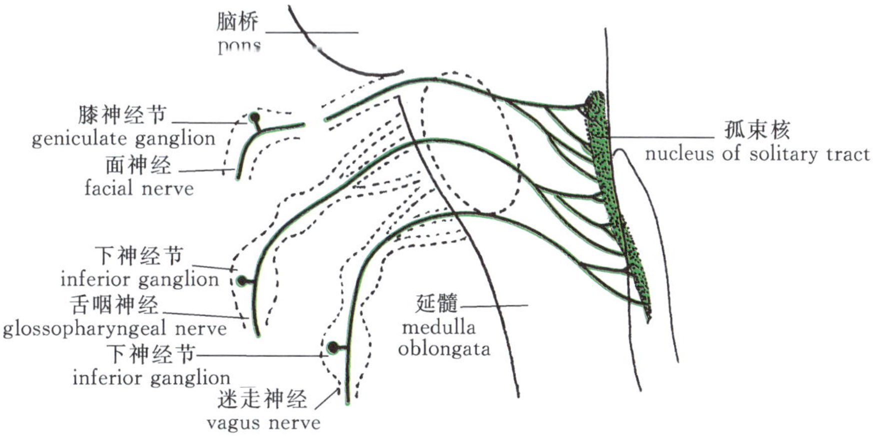

图 16-19 孤束核与面神经、舌咽神经及迷走神经的联系

5. 一般躯体感觉柱 此柱位于内脏感觉柱的腹外侧,自下而上依次为三叉神经脊束核、三叉神经脑桥核和三叉神经中脑核(图 16-20)。接受头面部皮肤及口鼻腔黏膜的一级感觉纤维。

(1) **三叉神经脊束核**(spinal nucleus of trigeminal nerve):上端达脑桥中下部,与三叉神经脑桥核

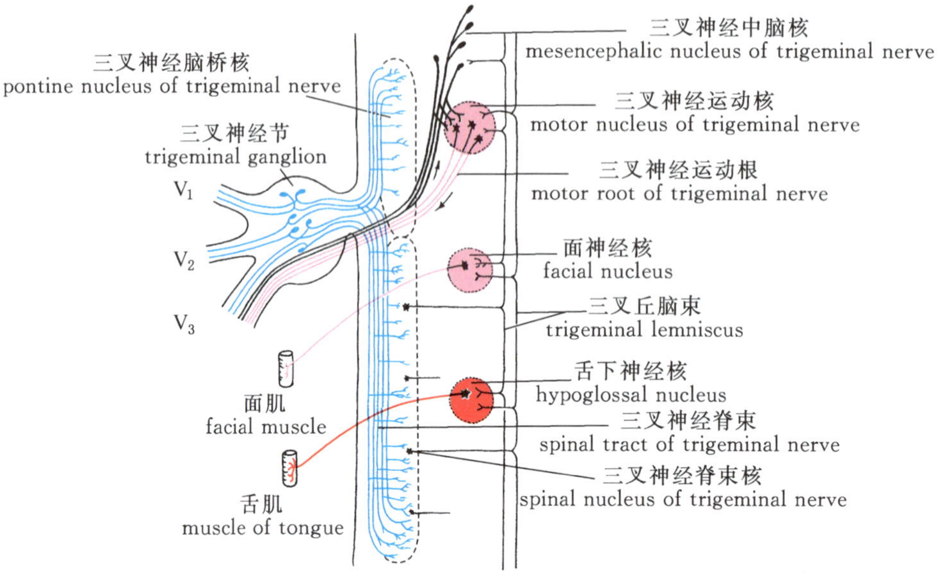

图 16-20 三叉神经核团及其与中枢联系

相续，尾侧端在脊髓 $C_{1\sim2}$ 节段与后角相续。三叉神经中的一般躯体感觉纤维进入脑桥后，传导痛温觉的纤维下降入延髓，在三叉神经脊束核的外侧组成**三叉神经脊束**（spinal trigeminal tract），来自舌咽神经和迷走神经的一般躯体感觉纤维也加入三叉神经脊束，其纤维逐渐终止于其内侧的三叉神经脊束核（图 16-27）。该核发出的二级纤维主要交叉至对侧，参与组成三叉丘脑束（三叉丘系）。其功能主要与头面部痛、温觉的传导有关。

（2）**三叉神经脑桥核**（pontine nucleus of trigeminal nerve）：又称**三叉神经感觉主核**（principal sensory nucleus of trigeminal nerve），位于脑桥中部，三叉神经感觉根进入脑桥平面的吻侧，三叉神经运动核的外侧（图 16-29），向下与三叉神经脊束核相续。三叉神经脑桥核主要接受三叉神经根中传递触觉冲动的粗纤维。该核发出的二级感觉纤维大部分交叉到对侧后上行（部分纤维不交叉，仍在同侧上行），参与组成三叉丘系。其功能主要与头面部的触、压觉有关。

（3）**三叉神经中脑核**（mesencephalic nucleus of trigeminal nerve）：位于三叉神经脑桥核上端至上丘平面，中脑中央灰质外缘（图 16-30、图 16-31）。其功能主要与传导咀嚼肌、面肌和眼外肌等的本体感觉有关。

三叉神经中脑核相当于感觉神经节，是外周假单极感觉神经元胞体聚集于中枢神经系内的特殊现象。三叉神经脑桥核和脊束核也发出许多纤维止于脑干运动核和网状结构，参与媒介角膜反射等反射活动。

6. 特殊躯体感觉柱 此柱位于内脏感觉柱外侧，包括前庭神经核和蜗神经核（图 16-16、图 16-21、图 16-75）。

（1）**前庭神经核**（vestibular nuclei）（图 16-21、图 16-27、图 16-75）：位于第四脑室底前庭区深面，是一较大的核群，主要由前庭内侧核、外侧核、下核和上核组成。此核接受前庭神经一级平衡觉纤维，由前庭神经核群发出的纤维有：①**前庭脊髓束**，由前庭外侧核发出，下行至同侧脊髓全长，止于前角运动神经元。此束对肌张力有重要的易化影响，特别是提高伸肌的张力。②**内侧纵束**，是由前庭诸核向中线两侧发出的纤维，在第四脑室底的深方合成的一复合纤维束。其上升纤维主要止于运动眼球外肌的神经核（Ⅲ、Ⅳ、Ⅵ）；下行纤维到达颈髓，止于副神经核和前角运动神经元，执行转眼、转头的协调运动和眼肌的前庭反射（如眼球震颤）。内侧纵束还含有眼球外肌运动核的核间联系纤维，这些纤维与双眼同向水平运动有关。③**前庭小脑束**，一部分来自前庭根，一部分自前庭神经核发出，在小脑下脚的内侧上行进入小脑。④至脑干网状结构的纤维，与脑干网状结构之间存在双向联系，这是前庭功能紊乱、导致晕动

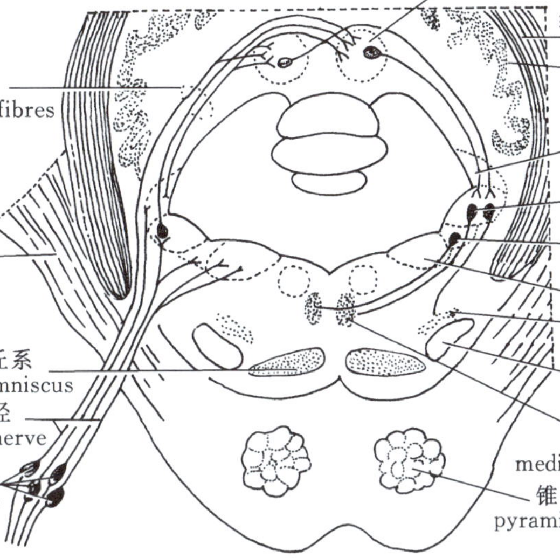

图 16-21 前庭神经核的纤维联系

病的解剖学基础。⑤至丘脑腹后核的纤维，来自前庭神经核的上行投射，继而至大脑前庭皮质(位于第5区，顶叶中央后沟与顶内沟交界处)，使平衡觉冲动上升为意识(如：对头部运动、方向和平衡的感知；前庭刺激时，恶心和眩晕的感觉等)。

(2) **蜗神经核**(cochlear nuclei)：由**蜗背侧核**(ventral cochlear nucleus)和**蜗腹侧核**(dorsal cochlear nucleus)组成，分别位于小脑下脚的背外侧和腹外侧(图 16-28)。蜗神经成自内耳螺旋神经节细胞的中枢突，从延髓脑桥交界处入脑，行经小脑下脚的外侧，止于蜗神经核。

(二) 非脑神经核

1. 延髓的非脑神经核

(1) **薄束核**(gracile nucleus)与**楔束核**(cuneate nucleus)(图 16-26)：分别位于延髓下部的薄束结节和楔束结节深面，接受薄束和楔束的纤维。发出纤维弯绕中央灰质的外缘至腹侧形成**内弓状纤维**，在中央管腹侧的中线上左右交叉，称**内侧丘系交叉**(decussation of medial lemniscus)。交叉后的纤维在中线两侧转折上行，形成**内侧丘系**(medial lemniscus)。此二核是传递躯干和四肢意识性本体觉和精细触觉的中继核团。

(2) **下橄榄核**(inferior olivary nucleus)位于延髓上部的橄榄深面，在水平切面上呈袋口向内的囊袋形核团(图 16-27)。此核接受大脑皮质、红核和脊髓等处发来的纤维，发出的纤维主要组成橄榄小脑纤维(束)走向对侧，经小脑下脚终止于小脑皮质。下橄榄核是大脑皮质与小脑之间的一个中继站，在小脑对运动的控制中起重要作用。

(3) **楔束副核**(accessory cuneate nucleus)或称**楔外侧核**：位于内侧丘系交叉至橄榄中部平面，楔束核的背外方，埋于楔束内或在小脑下脚的内侧。该核接受来自同侧颈髓和上部胸髓节段后根粗纤维的终止，发出纤维组成**楔小脑束**，参与组成小脑下脚，止于同侧小脑皮质。楔束副核功能与脊髓背核相当，将同侧躯干上部和上肢肌梭的本体觉及皮肤触压觉冲动传至小脑。

2. 脑桥的非脑神经核

(1) **脑桥核**(pontine nuclei)(图 16-29)：是分布于脑桥基底部纵横纤维之间大小不等的神经元群。它们接受来自同侧大脑皮质广泛区域的**皮质脑桥纤维**，发出**脑桥小脑纤维**越过中线，组成粗大的小脑中脚进入对侧小脑。该核群是传递大脑皮质运动信息至小脑的主要中继站。

(2) **上橄榄核**(superior olivary nucleus)(图 16-18)：位于脑桥中下部，面神经核的腹侧，脊髓丘脑束背侧。该核主体呈"S"形,包括内、外侧上橄榄核和斜方体核。后者散在于中缝两侧的斜方体纤维中。上橄榄核主要接受来自双侧蜗腹侧核纤维终止,发出的上行纤维加入两侧外侧丘系。根据双耳传导声波的时间差和强度差,此核与蜗腹侧核,共同参与对音响的空间定位。上橄榄核与展神经核、三叉神经运动核、面神经核、内侧纵束和脑干网状结构都有联系,借以完成声音引起的其他各种反射活动。上橄榄核还发出橄榄耳蜗束,反馈投射于内耳,调控毛细胞的活动。

(3) **外侧丘系核**(nucleus of lateral lemniscus):自脑桥中下部至中脑尾侧,伴随外侧丘系分布:在上橄榄核上部,嵌于外侧丘系背内侧;在脑桥上部,被外侧丘系环绕。此核接受蜗腹侧核及外侧丘系轴突侧支的终止,发出的上行纤维越边,加入对侧外侧丘系。

(4) **蓝斑**(locus ceruleus):位于脑桥上半部、第四脑室底菱形窝界沟上端的深面,外侧紧邻三叉神经中脑核。蓝斑是脑内去甲肾上腺素能神经元较多的部位。蓝斑接受脑干网状结构、中脑水管周围灰质、臂旁核和下丘脑纤维;发出纤维广泛投射到下丘脑、边缘系统、小脑、延髓和脊髓等。其功能与觉醒、注意和成瘾行为有关。

3. 中脑的非脑神经核(图 16-30、图 16-31)

(1) **下丘**(inferior colliculus):在中脑下部背侧。接受外侧丘系的纤维,其传出纤维组成下丘臂到达内侧膝状体,是听觉通路上的重要中继站。下丘也发纤维到上丘,经顶盖脊髓束参与完成头和眼球转向声刺激源的反射性调整。因此,下丘也是听觉的反射中枢。

(2) **上丘**(superior colliculus):在中脑上部背侧,呈灰、白质交替排列的分层结构。上丘主要接受视网膜(经视束、上丘臂)、大脑皮质、下丘、脊髓等处的纤维,传出纤维主要分布到脊髓及脑干的一些核团。发向脊髓的投射纤维,绕导水管周围灰质,在上丘下部平面、中脑水管腹侧的中线上左右交叉,称**被盖背侧交叉**(dorsal tegmental decussation),越边后至对侧下行,称**顶盖脊髓束**(tectospinal tract),至颈髓节段中间带和前角,参与完成视听防御反射。因此,上丘是视觉和听觉的反射中枢。

(3) **顶盖前区**(pretectal area)或称**顶盖前核**(pretectal nuclei):位于中脑和间脑交界区,紧靠上丘头端。该区神经元直接接受来自视网膜经视束和上丘臂的视觉纤维,并接受视觉皮质和上丘的投射。顶盖前区传出纤维止于双侧动眼神经副核,完成瞳孔对光反射。因此顶盖前区是瞳孔对光反射的中枢。下丘、上丘和顶盖前区合称为**顶盖**。

(4) **红核**(red nucleus):为一对新鲜时呈浅粉红色的卵圆形核团,位于中脑上丘至间脑尾侧平面,黑质的背内侧。红核由**小细胞部**和位于尾侧的**大细胞部**组成。人类红核小细胞部相当发达,几乎占红核全部。红核的传入联系主要为:①来自小脑核的投射纤维:由齿状核中间核发出,经小脑上脚在脑桥上部交叉后,少部分止于红核,大部分穿越或环绕红核,至丘脑,中继后到达大脑额叶运动皮质。②来自大脑皮质的投射纤维:主要由第一躯体运动区和第一躯体感觉区发出。红核的传出联系主要为:①至脊髓的下行纤维,由红核尾侧的大细胞部发出,在上丘下部平面,被盖腹侧的中线上交叉,称为**被盖腹侧交叉**(ventral tegmental decussation),越边后至对侧下行,称为**红核脊髓束**(rubrospinal tract),主要终止于颈髓节段中间带和前角外侧部。人类红核脊髓束虽不发达,但仍有其临床意义,如皮质脊髓侧束受损,红核脊髓束可能部分行使皮质脊髓侧束的运动功能。②至下橄榄核的下行纤维,起自红核小细胞部,经被盖中央束至同侧下橄榄核。红核参与对躯体运动的控制,其小细胞部是大脑与小脑之间多突触联系的重要环节。

(5) **黑质**(substantia nigra):主要是大量含有黑色素的神经细胞群,仅见于哺乳类。它在人类特别发达,见于中脑全长,位于中脑脚底和被盖之间,并延伸至间脑尾段。黑质分为两部,背侧为**致密部**(compact part),神经元密集,其中的大部分神经元含有黑色素颗粒;腹侧为**网状部**(reticular part),它与大脑脚的纤维混杂,神经元较少,只有部分神经元含有少量色素。黑质致密部的神经元合成**多巴胺**(dopamine, DA),经过黑质-纹状体系统将 DA 输送到纹状体。当黑质神经元变性使纹状体内的 DA 含量减少到一定程度(约 50%以上)时,即出现**震颤麻痹,即帕金森病**(Parkinson disease, PD)的症状,患者表现为肌肉强直、运动受限并出现震颤(参见端脑基底核一节);说明黑质也是参与运动调节的重要中枢。

（三）上、下行纤维束

1. 长上行纤维束

（1）**内侧丘系**：薄束核和楔束核发出的二级纤维左右交叉后折向上，形成上行的纤维束叫**内侧丘系**(medial lemniscus)。该系在延髓，位于中线和下橄榄核之间，锥体背侧；达脑桥后，位于被盖腹侧边缘，与基底部相邻；至中脑，则移向被盖腹外侧边缘，红核的背外侧；最后终止于丘脑腹后外侧核。内侧丘系传递来自对侧躯干和上、下肢的意识性本体觉和精细触觉。

（2）**脊髓丘系**：脊髓内的脊髓丘脑侧束和前束上升到延髓中部后合并成一束，称**脊髓丘系**(spinal lemniscus)或**脊髓丘脑束**(spinothalamic tract)。脊髓丘系在延髓位于下橄榄核的背外侧，上行至脑桥和中脑，则位于内侧丘系的背外侧，最后向上终止于丘脑腹后外侧核。其功能是传导对侧躯干和上、下肢的痛、温、触压感觉(精细触觉除外)冲动。

新近资料指出，脊髓丘脑侧束和前束在脊髓内并无明确的界限，上行到脑干后两者分离，前束参加于内侧丘系，侧束则形成脊髓丘系，继续上升到丘脑。

（3）**外侧丘系**：蜗神经由蜗神经节内双极细胞中枢突组成，终止于蜗背侧核和蜗腹侧核。从蜗神经核发出的二级纤维，横行穿越纵行的内侧丘系，在脑桥基底部和被盖部之间构成**斜方体**(trapezoid body)，到达对侧被盖部的前外侧，在上橄榄核的外方折向上行，形成**外侧丘系**(lateral lemniscus)。该系沿内侧丘系的外缘上行，止于间脑的内侧膝状体，其中有一部分纤维先止于下丘，经下丘臂再到达内侧膝状体。另外蜗神经核发出的纤维有一部分不交叉，加入同侧外侧丘系。因此一侧的外侧丘系含有传导双侧听觉冲动的纤维。

部分斜方体纤维进入上橄榄核，此核发出的纤维有的重入斜方体和在双侧外侧丘系上行，有的止于展神经核等结构。外侧丘系中还含有来自对侧外侧丘系核的上行纤维。

（4）**三叉丘系**(trigeminal lemniscus)：三叉神经脊束核及三叉神经脑桥核发出的二极纤维绝大部分交叉至对侧上行，组成**三叉丘系**(trigeminal lemniscus)，又称**三叉丘脑束**(trigeminothalamic tract)。该系紧随内侧丘系的背侧(脑桥水平)或背外侧(中脑水平)上行，止于丘脑腹后内侧核。三叉神经脑桥核尚有部分管理牙和口腔黏膜触、压觉的神经元，发出不交叉的三叉丘脑纤维，在脑桥和中脑被盖的背侧部上行，至同侧丘脑腹后内侧核。三叉丘系传导头面部的一般躯体感觉。

（5）**脊髓小脑前束**和**脊髓小脑后束**：此二束行于延髓外侧周边部，脊髓小脑后束在延髓上部经小脑下脚进入小脑，脊髓小脑前束继续上行，在脑桥上部，经小脑上脚进入小脑。脊髓小脑前、后束主要传导非意识性本体感觉冲动。

（6）**内侧纵束**(medial longitudinal fasciculus)：主要由前庭神经核发出，参与眼外肌之间以及眼球慢速运动和头部姿势之间的协调。

2. 长下行纤维束

（1）**锥体束**(pyramidal tract)：自大脑皮质发出的下行纤维束，其中止于脊髓前角运动神经元的纤维为**皮质脊髓束**(corticospinal tract)，止于脑神经运动核的纤维称为**皮质核束**(corticonuclear tract)亦有称之为**皮质脑干束**或**皮质延髓束**(corticobulbar tract)。锥体束自大脑皮质发出后，经端脑内囊至中脑的大脑脚底，穿越脑桥基底部时，被横行纤维分隔成若干小束，在脑桥下端重新汇合，至延髓上部的腹侧中线两旁聚为锥体，在锥体的下端，大部分纤维越至对侧，形成锥体交叉。锥体束功能主要为控制骨骼肌随意运动。

（2）**皮质脑桥束**(corticopontine tract)：由大脑皮质额叶、顶叶、枕叶、颞叶发出的纤维下行组成**额桥束**(frontopontine tract)和**顶枕颞桥束**(parieto-occipito-temporopontine tracts)，经内囊、大脑脚底内侧 1/5 和外侧 1/5 部之后进入脑桥基底部，终止于脑桥核。

（3）**起自脑干的下行纤维束**：有起自对侧红核的**红核脊髓束**，起自对侧上丘的**顶盖脊髓束**，起自前庭神经核的**前庭脊髓束**和起自脑干网状结构的**网状脊髓束**等。

（四）脑干网状结构

脑干中除脑神经核、非脑神经核和长的上、下行纤维束以外，还存在着神经细胞和纤维交织的“网状”区域，称为**网状结构**(reticulary formation)(图 16-22～图 16-24)。网状结构在脊髓就已出现，于脑干扩大，向上一直延续到间脑。在横切面上位于被盖中央。

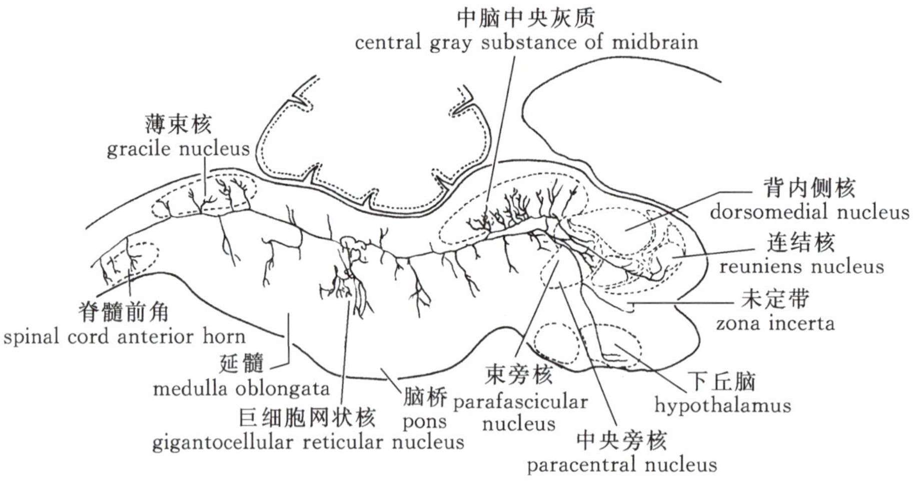

图 16-22　鼠脑网状结构的一个神经元的上、下纤维联系

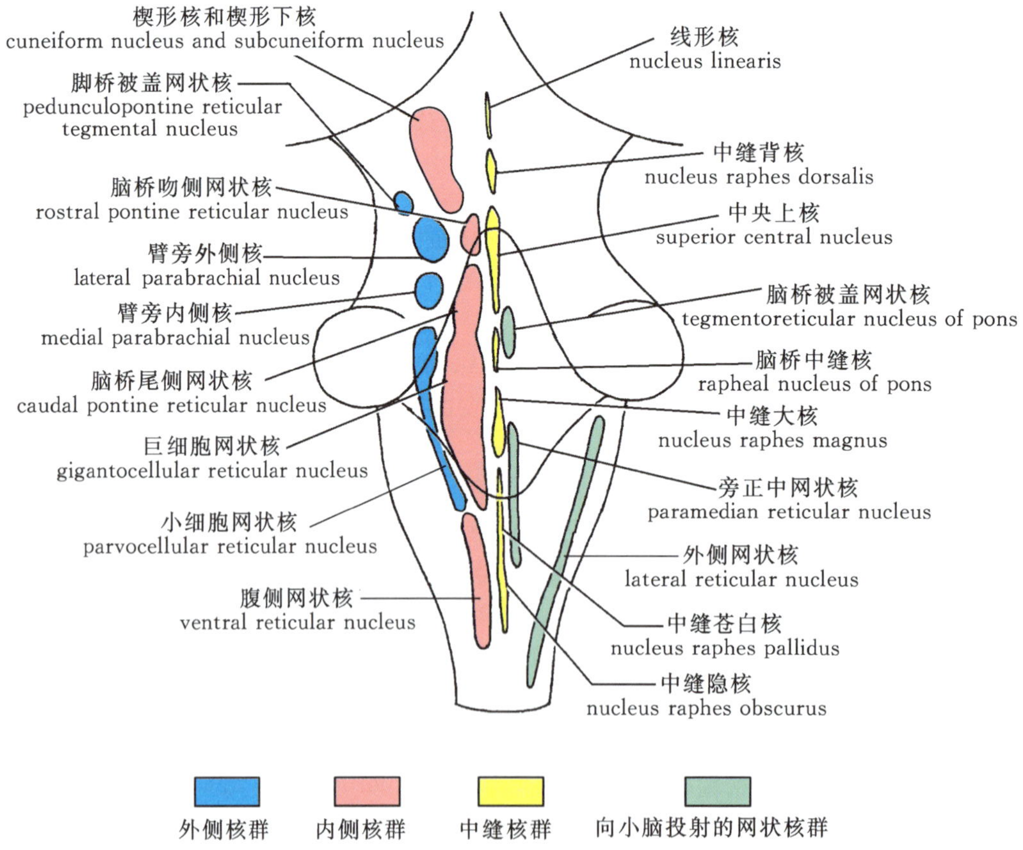

图 16-23　脑干网状结构核团在脑干背面投影模式图

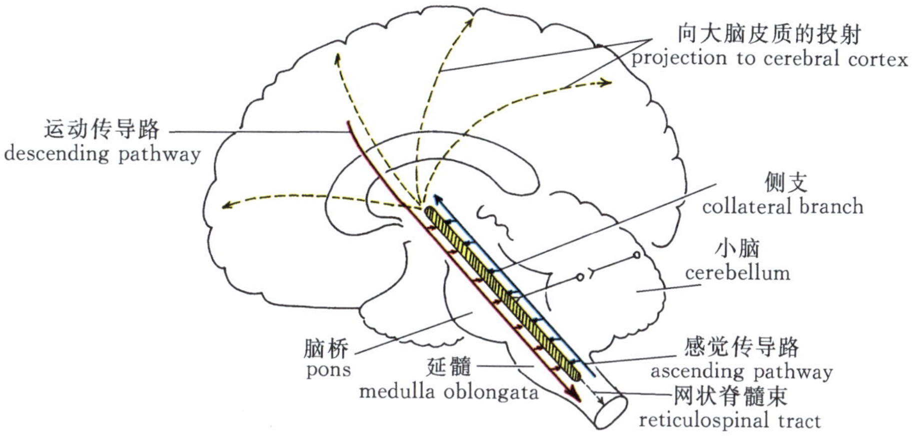

图 16-24 网状结构上行激动系统示意图

1. 脑干网状结构的分区和神经核

(1) 根据细胞构筑及纤维联系,脑干网状结构可分为外侧区和内侧区。

1) 外侧区 占据脑干网状结构的外侧 1/3,主要由小型神经元组成,接受长的上行感觉束的侧支,其轴突短,终于内侧区。是网状结构感受和联络区。

2) 内侧区 占据脑干网状结构的内侧 2/3,以大、中型神经元组成。轴突长,一般分为长升支和降支,分别形成上行或下行投射纤维。此外沿途还发出许多侧支与脑神经核及网状结构建立突触联系。是网状结构的整合及效应区。

(2) 脑干网状结构的神经核(图 16-23)

1) 外侧区有①**小细胞网状核**(parvocellular reticular nucleus)。②**臂旁内侧核**(medial parabrachial nucleus)。③**臂旁外侧核**(lateral parabrachial nucleus)。④**脚桥被盖网状核**(pedunculopontine reticular tegmental nucleus)。⑤**外侧网状核**(lateral reticular nucleus)等。

2) 内侧区包括①**延髓中央核**(bulbar central nucleus)[分为**腹侧网状核**(ventral reticular nucleus)和**背侧网状核**(dorsal reticular nucleus)]。②**巨细胞网状核**(gigantocellular reticular nucleus)。③**脑桥尾侧网状核**(caudal pontine reticular nucleus)。④**脑桥吻侧网状核**(rostral pontine reticular nucleus)。⑤**楔形核**(cuneiform nucleus)。⑥**楔形下核**(subcuneiform nucleus)。⑦**旁正中网状核**(paramedian reticular nucleus)。⑧**脑桥被盖网状核**(tegmentorcticular nucleus of pons)等。

3) 向小脑投射的核群包括外侧区的外侧网状核、内侧区的旁正中网状核和脑桥被盖网状核。

2. 网状结构的纤维联系 网状结构的纤维联系复杂,可接受皮质及二级感觉纤维(来自各种感觉传导路)等的信息。传出纤维向上和间脑、端脑,向后与小脑,向下与脊髓联系。在脑干内部又与脑干神经核联系。

(1) 主要传入纤维有①皮质网状纤维。②脊髓网状纤维。③二级感觉纤维。④小脑核、顶盖、间脑、纹状体等发至网状结构的纤维。

(2) 主要传出纤维有①网状脊髓纤维。②上行网状纤维(是网状上行激动系统的形态基础)。③网状小脑纤维。④其他主要纤维至脑神经的感觉核和运动核。

3. 脑干网状结构的功能

(1) 参与睡眠、觉醒和意识:脑干网状结构外侧区接受各种特异性感觉纤维束的侧支,借此接受全身的痛温、触压、平衡、听觉及内脏感觉冲动,并将冲动传给网状结构内侧区。网状结构内侧区发出上行和下行投射纤维,上行投射纤维终于丘脑的非特异性核团(板内核群、中线核群、前核群)、底丘脑和下丘脑,从这些部位再向大脑皮质广泛投射共同形成了**网状上行激动系统**(ascending reticular activating system, **ARAS**),亦称**非特异性上行激动系统**(图 16-24)。与视、听和痛、温觉等各种特异性感觉通路不同,ARAS的上行冲动是"非特异性"的,以刺激皮质各部神经元借以保持大脑皮质的清醒状态。

大量证据表明,中脑和间脑尾侧网状结构是维持觉醒的关键部位。临床上患者常由于双侧丘脑下部、丘脑底部,特别是脑干的病变损害了ARAS而昏迷或昏睡。一些镇静或麻醉药物由于能阻断或抑制特异性传入系统与网状结构之间的联系,或者直接阻断或抑制ARAS的某个或某些环节,减少传向大脑皮质的冲动,因而有利于大脑皮质抑制过程的扩散,达到镇静或麻醉目的。此系统受损会导致不同程度的意识障碍,甚至深度昏迷。

在脑干网状结构中存在**网状上行抑制系统**(ascending reticular inhibiting system, ARIS)。有人认为,ARIS的结构在延髓孤束核周围和脑桥网状结构内侧区,其上行纤维对脑干网状结构的上部施予抑制性影响。目前认为ARAS与ARIS的动态平衡以及二者对大脑皮质的相互影响,决定着睡眠-觉醒周期的变化及意识的各个水平。

(2) *调节内脏活动*:在延髓和脑桥的网状结构内有呼吸中枢、心血管运动中枢以及呕吐中枢等,参与内脏活动的调节。故脑干损伤,会导致呼吸、循环障碍,甚至死亡。

延髓网状结构内存在有吸气神经元和呼气神经元,这两种神经元交错活动。刺激巨细胞网状核能引起最大的吸气反应,刺激其外侧某些区域则产生呼气反应。在舌咽神经和迷走神经进出延髓的腹侧有呼吸中枢的化学敏感区,此区对血中CO_2浓度或H^+浓度的变化十分敏感,能兴奋呼吸中枢有关部分以调节呼吸的频率和深度。在延髓网状结构的外侧部有使血压升高的加压区,内侧部有使血压下降的减压区。

(3) *调控躯体运动*:锥体束的下行侧支终止于内侧网状核群,经网状脊髓束与脊髓中间神经元发生突触联系,最终调控前角运动神经元,主要影响伸肌肌张力及运动功能。

网状结构对躯体运动的调控作用既有抑制性的,又有易化性的。抑制区位于延髓网状结构的腹内侧部,易化区的范围较大,居抑制区的背外侧,贯穿整个脑干并上达间脑。在中脑上丘、下丘间横断脑干的哺乳动物,由于前脑下行纤维被切断,抑制区的传入联系中断,而易化作用仍存在,抑制与易化作用失去平衡而出现"**去大脑僵直**"。

(4) 媒介各种反射,例如角膜反射,当碰触角膜时,可立即引起闭眼。角膜的触觉冲动经三叉神经传至三叉神经感觉主核,由该核发出的二级纤维可进入网状结构,经网状短纤维把冲动传给面神经核,再经面神经使眼轮匝肌收缩而引起闭眼。

(5) *对感觉信号中枢传导的控制*:网状结构发出下行纤维,止于许多感觉中继核,影响多种传入信息的中枢过程,对传入中枢的感觉信息有修饰、加强或抑制等多方面的影响。

(6) *参与内分泌活动及生物节律的调控*:脑干网状结构通过下丘脑-垂体系统,参与对内分泌活动的调节。研究表明,脑干网状结构直接或间接终止于下丘脑神经内分泌细胞,影响后者释放激素或抑制释放。网状脊髓束终止于胸髓节前神经元,从颈上节发出的节后纤维支配松果体,与24小时昼夜生物节律调节有关。

4. 中缝核 位于脑干中线上的核团总称**中缝核**(raphe nuclei),其细胞类型、纤维联系等类似网状结构,故有人将其归为与脑干网状内侧区、外侧区并列的正中区。中缝核中许多细胞含有5-羟色胺神经递质,功能尚不完全清楚,可能与下行抑制及睡眠有关。

根据其形态及分布中缝核可分为8个核团。从尾侧向吻侧依次为中缝隐核、中缝苍白核、中缝大核、脑桥中缝核(中央下核)、中央上核(中缝正中核)、中缝背核、中间线形核和吻侧线形核。

在结构与功能上,中缝核与脑干网状结构关系密切。中缝核的许多细胞内(特别是中缝背核)含有5-羟色胺,是脑内5-羟色胺能神经元的聚集区。中缝核的传入纤维来自脊髓、小脑和网状结构等处。传出纤维的终止区颇为广泛,有脊髓、中脑中央灰质、下丘脑、板内核、小脑、杏仁核、海马、网状结构甚至大脑皮质。中缝核的功能已知与睡眠有关,破坏猫的中缝核,可引起失眠。此外,研究显示,中缝核参与中枢镇痛机制,可能与中缝大核、中缝背核、巨细胞网状核及三叉神经脊束核尾侧亚核等结构共同组成的"**下行抑制系统**(descending inhibiting system)"有关。

三、脑干各部代表性横切面

脑干结构可以概括地纵向组合成由背侧向腹侧的四个部分，即顶部、室腔、被盖和基底部：①**顶部**位于室腔的背面，中脑的顶部称为**中脑顶盖**(tectum of midbrain)。脑桥的顶部是连着小脑的上髓帆和下髓帆，延髓上部的顶部是第四脑室脉络丛，延髓下部的顶部为中央管后方的后索及薄束核和楔束核。②脑干的室腔分别是中脑的中脑水管、脑桥和延髓部第四脑室部分及延髓下部的中央管。③**被盖**(tegmentum)是位于室腔腹面的广大区域，构成脑干的主体，包括若干机能部分：脑神经及脑神经核、上行的各丘系、网状结构、非脑神经核团、某些下行传导通路或下行纤维束以及中缝核等。④**基底部**包括中脑的大脑脚底、脑桥的脑桥基底部和延髓的锥体。

(一) 延髓代表性横切面

延髓可分为上、下两部。下部结构仍与脊髓有相似之处，但上部由于下橄榄核的出现和中央管开敞为第四脑室等，与脊髓的横切面不复相似。延髓与脊髓相比，出现了四个较大变化：①锥体束在延髓下端形成锥体交叉，交叉后下行进入脊髓。②从脊髓后索上行的薄束和楔束，至薄束核和楔束核终止，发出的二级纤维形成内侧丘系交叉，交叉后在对侧上行。③下橄榄核的出现形成了延髓侧面卵圆形橄榄，它发出纤维形成对侧小脑下脚的主要成分。④中央管开敞为第四脑室后，原来脊髓中央管周围的灰质，成为第四脑室底的灰质，内有脑神经起核和终核。

1. 锥体交叉平面(图 16-25) 此平面为延髓始段，与颈髓比较的主要变化为：在延髓腹侧部，左右锥体束纤维经中央管腹侧，越边至对侧中部，形成**锥体交叉**。由脊髓上延而来的"H"形灰质被交叉纤维隔断。相当于前角外侧部为自颈髓上延的副神经核。在后正中沟两侧的薄束和楔束深面，分别出现薄束核和楔束核。楔束的外侧为三叉神经脊束，其内侧贴邻三叉神经脊束核，相当于脊髓后角的位置。中央管周围为中央灰质。前角的背外方为网状结构。脊髓小脑束、脊髓丘脑束和红核脊髓束仍在相当于脊髓外侧索的位置。

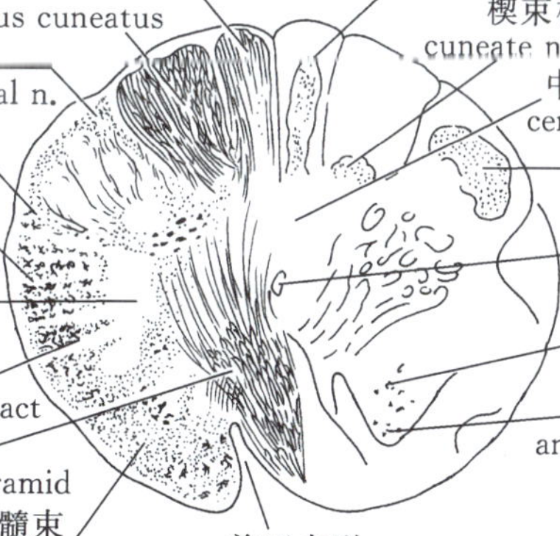

图 16-25 平延髓锥体交叉的横切面

2. 内侧丘系交叉平面(图 16-26) 该平面在锥体交叉平面的稍吻侧，在外形上较上一个切面膨大，中央管靠向背侧。薄束与楔束深部的**薄束核**和**楔束核**增大，故在外形上形成薄束结节和楔束结节。两核发出内弓状纤维，走向中央管腹侧，在中线上越边，与对侧来的纤维进行交叉形成**内侧丘系交叉**，交叉后的纤维在中线两侧，折向上行，构成**内侧丘系**。锥体束位于内侧丘系腹侧、前正中裂的两侧聚为锥体。在中央灰质内，自腹内侧向背外侧分别为舌下神经核、迷走神经背核和孤束核。网状结构位于中央灰质的腹外侧。各纤维束位置大致保持原位。

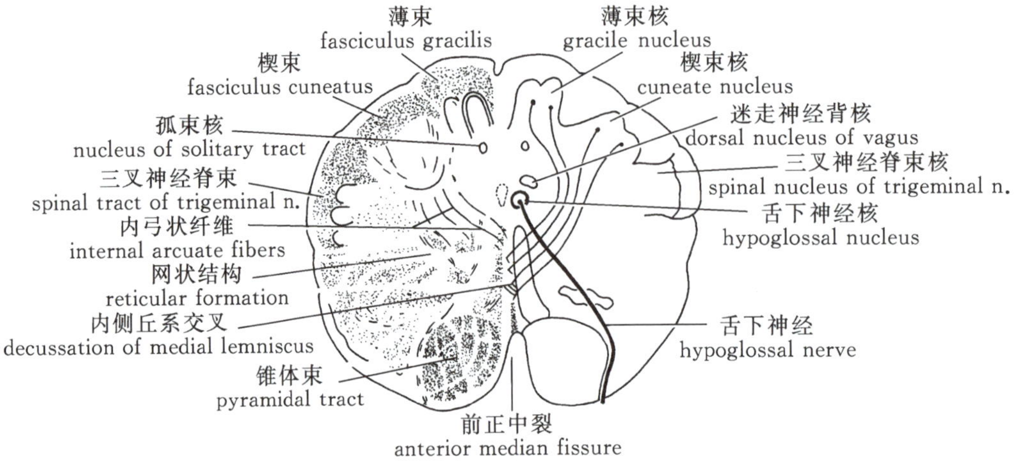

图 16-26 平延髓丘系交叉的横切面

3. 橄榄中部平面(图 16-27) 橄榄内藏有**下橄榄核**，后者在切面上呈皱褶很多的囊袋形灰质，袋口向内侧，它发出的**橄榄小脑束**越边加入背外侧的**小脑下脚**。

中央管已敞开形成第四脑室下部，第四脑室底之脑神经核按规律地排列着。界沟内侧靠中线两旁有**舌下神经核**；界沟外侧有**前庭神经核**，此核的腹外侧为**三叉神经脊束**和**脊束核**；舌下神经核和前庭神经核间靠界沟内侧的为**迷走神经背核**，该核的腹外侧有孤束，它终止于孤束周围的**孤束核**。在下橄榄核背侧为网状结构，内有**疑核**，它发纤维先向背内，以后斜向腹外侧加入舌咽、迷走神经根和副神经的延髓根。

前正中裂两侧仍为锥体束，在锥体束和下橄榄核之间可见舌下神经核发出的纤维出脑。在锥体束的背侧靠中线依次为内侧丘系、顶盖脊髓束和内侧纵束。脊髓丘脑束位于下橄榄核的背外侧。

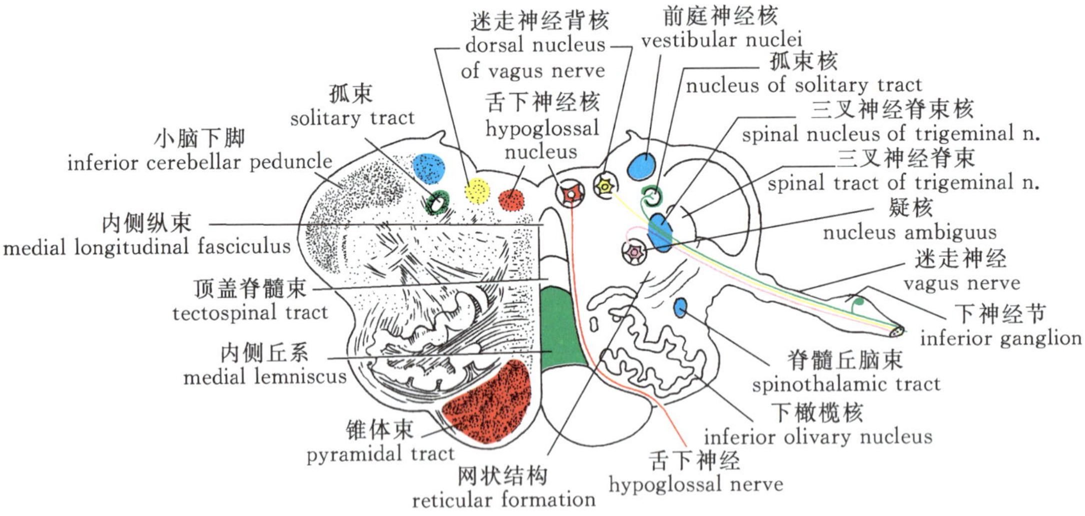

图 16-27 经过延髓橄榄中部的横切面

4. 橄榄上部平面(图 16-28) 此面平对第四脑室外侧隐窝，为第四脑室最宽敞处，舌下神经核和迷走神经背核均已终止不见，下橄榄核形体变小。贴邻小脑下脚的背外侧和腹外侧缘，分别有**蜗背侧核**和**蜗腹侧核**，接受前庭蜗神经蜗根的终止。小脑下脚的腹侧有舌咽神经根丝出脑。较大的孤束核及纤维较少的孤束移位至前庭神经核和三叉神经脊束核之间。在下橄榄核背侧的网状结构内有散在的、不易辨认的延髓**下泌涎核**细胞。其他在中线旁及外侧部的纤维束,仍相似于前一切面。

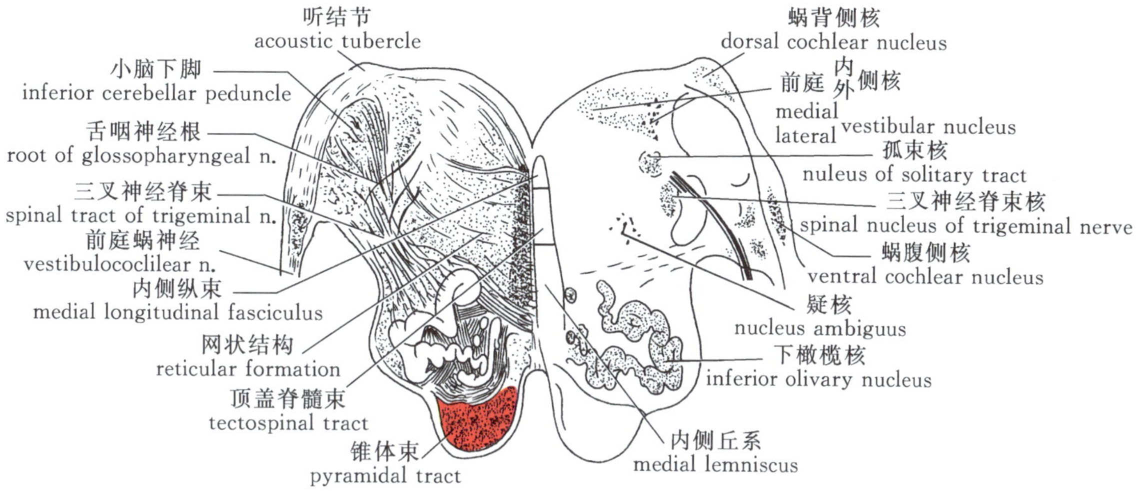

图 16-28 经过延髓橄榄上部的横切面

(二)脑桥代表性横切面

与延髓相比,脑桥结构的最大特征是腹侧部出现膨大的**脑桥基底部**(basilar part of pons)。其稍小的背侧部为**脑桥被盖部**(tegmentum of pons)。二部以斜方体前缘为界。脑桥被盖部是延髓的直接延续,此部与延髓相比,最主要的变化是出现了与Ⅷ、Ⅶ、Ⅵ、Ⅴ对脑神经相联系的核团。脑桥基底部是种系发生上较新的部分,在人脑最为发达。

1. 脑桥下部平面(平面神经丘)(图 16-18) 脑桥基底部含纵、横行纤维及散在于纤维之间的**脑桥核**。横行纤维为脑桥核发出的脑桥小脑纤维,越过中线交叉至对侧,组成粗大的小脑中脚进入小脑。纵行纤维包括**锥体束**和**皮质脑桥束**。锥体束沉入基底部,分为若干小束;皮质脑桥束分散止于脑桥核,不易辨认。

室周灰质的内侧部为面神经丘,内含展神经核及面神经膝。展神经核发出的纤维斜向腹外侧,穿过分散的锥体束纤维在延髓脑桥沟中部出脑。界沟外侧为前庭神经核。**斜方体**的纤维在被盖的前部横行,穿过内侧丘系,在中线上交叉后在被盖腹外侧部上**橄榄核**的外缘折向上行形成**外侧丘系**。**面神经核**位于上橄榄核背侧,发出纤维绕展神经核的内侧、背侧和颅侧,形成面神经膝,再折向腹外侧,经过面神经核外侧,而后从延髓脑桥沟的外侧部出脑。在面神经核的背外方可见**三叉神经脊束核**,核的外侧有**三叉神经脊束**。在三叉神经脊束和核的腹内方,被盖腹外侧部边缘有脊髓小脑前束、红核脊髓束和脊髓丘脑束。三叉丘系贴邻内侧丘系的背侧边缘。内侧纵束和顶盖脊髓束仍居中线原位。在上述各灰质核和传导束之间是网状结构,它是延髓网状结构的延续,**上泌涎核**散在其外侧部中。

2. 脑桥中部平面(平三叉神经根)(图 16-29) 脑桥基底部宽大,内容同前。脑桥被盖部缩小,背方的第四脑室亦已缩小,侧壁上自内向外可见小脑上脚、小脑下脚和小脑中脚。**三叉神经根**斜穿小脑中脚进入被盖,根的外侧是**三叉神经脑桥核**,根的内侧是**三叉神经运动核**。其他结构与前一个切面大致相同。上橄榄核很小。

(三)中脑代表性横切面

中脑的内部结构比较简单,在横切面上可分为三部(图 16-30、图 16-31):①中央为缩窄的**中脑水管**,向下与第四脑室相通连,原位于室底的灰质现在围绕在中脑水管的周围,称为**导水管周围灰质**(periaqueductal gray matter, PAG),或称**中脑中央灰质**(central gray substance of midbrain)。②中央

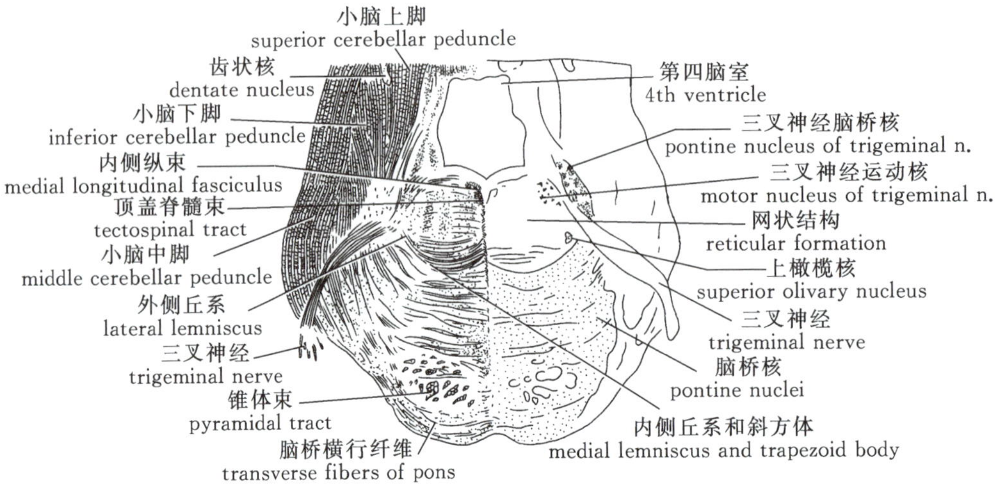

图 16-29 经过脑桥中部的横切面

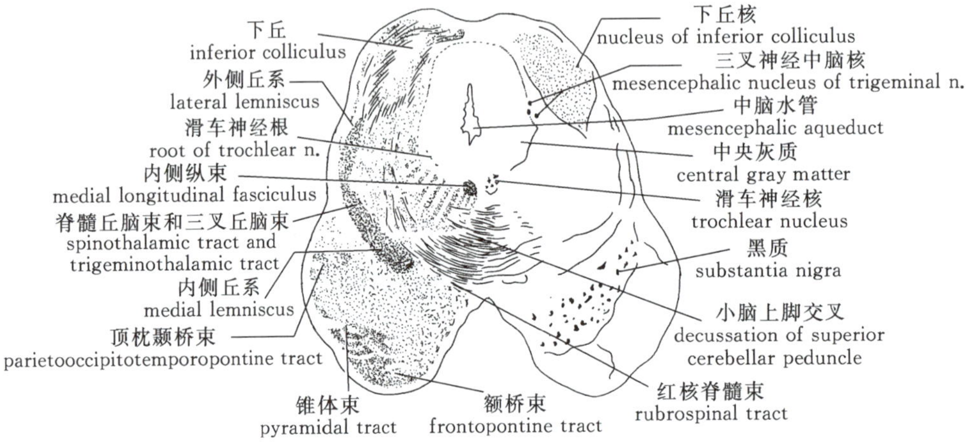

图 16-30 平中脑下丘的横切面

灰质的背方为膨隆的下丘和上丘，称为**中脑顶盖**(简称顶盖)，亦有将位于中脑上端的顶盖前区归入顶盖。③其余部分为大脑脚，大脑脚被**黑质**分为背侧的被盖和腹侧的脚底。中脑的**被盖**(tegmentum)是脑桥被盖的延续，内有神经核和纤维束，中央为网状结构。**脚底**(crus cerebri 或 basis pedunculi cerebri)全部由下行的传导束构成，自腹内侧向背外侧依次为**额桥束**(占内侧 1/5)，**锥体束**(占中间 3/5)，**顶枕颞桥束**(占外侧 1/5)。

1. 下丘平面(图 16-30)　此平面背方的隆起为**下丘**，外侧丘系的部分纤维从腹侧进入此核，中脑水管周围的灰质称**中央灰质**，在中央灰质腹侧中线两旁有**滑车神经核**。此核嵌于内侧纵束的纤维中。中脑水管的腹侧为**大脑脚**，大脑脚又被斜位的**黑质**(含黑色素的神经细胞群)分为背侧的被盖和腹侧的脚底。中脑的**被盖**是脑桥被盖的延续，大部分为网状结构所占，在滑车神经核的腹侧，有**小脑上脚交叉**，交叉后的纤维向上终于红核或丘脑。小脑上脚交叉的腹外侧为内侧丘系，它的背外侧有脊髓丘系和三叉丘系。再靠背侧为外侧丘系。**脚底**由内向背外依次为额桥束、锥体束和顶枕颞桥束，纤维在此下行。

2. 上丘平面(图 16-31)　该平面背侧有一对隆起的**上丘**，上丘灰质是分层的结构，中央灰质的腹侧有**动眼神经核**，动眼神经核的背内侧为**动眼神经副核**。两核发出动眼神经根纤维走向腹侧，经大脑脚底内侧出脑。内侧纵束在动眼神经核腹侧，仍居中线两旁。在被盖腹侧部出现大而圆的**红核**，左右红核之间，中线上有交叉的纤维，背侧是**顶盖脊髓束交叉**(被盖背侧交叉)，腹侧是**红核脊髓束交叉**(被盖腹侧交叉)。红核的背外侧是内侧丘系、三叉丘系和脊髓丘脑束,它们的外侧有下丘臂。大脑脚底由下行的纵形传导束构成,腹内向背外侧依次为**额桥束**(占内侧 1/5),**锥体束**(占中间 3/5)、**顶枕颞桥束**(占外侧 1/5),被盖和脚底之间为**黑质**,它是含有黑色素的神经细胞群。

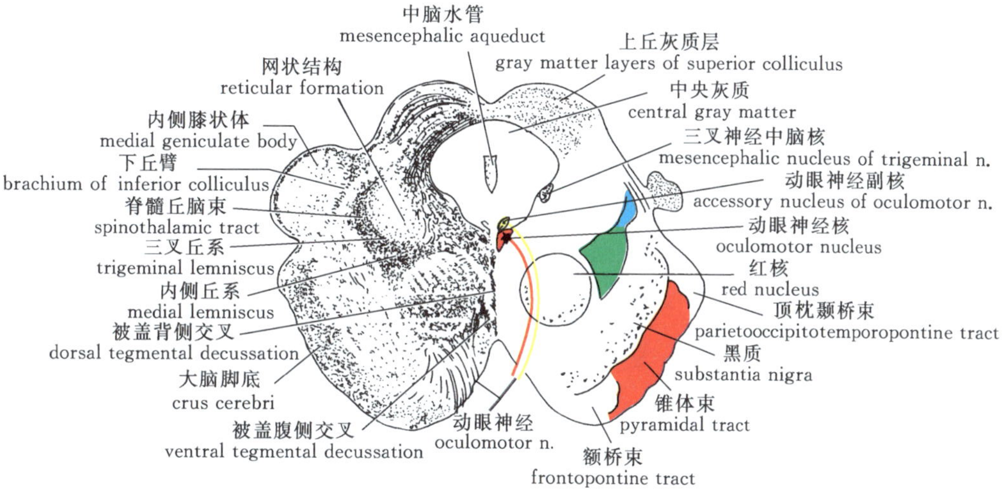

图 16-31 平中脑上丘的横切面

四、脑干损伤及其临床表现

了解上述脑干代表性横切面的形态结构内容,对某些累及脑干的疾病进行临床定位诊断的意义十分重大。除外伤性因素外,脑干损伤通常是由于椎-基底动脉系(本章第七节)的梗死或出血等累及供血区神经核和纤维束,而产生相应的临床表现。下列是较有代表性的脑干损伤及其主要临床表现。对本部分内容的理解参见本章第六节(神经系统传导通路)。

1. 延髓内侧综合征(medial medullary syndrome)(图 16-32) 若是一侧延髓内侧部损伤,亦称**舌下神经交叉性偏瘫**(crossed hemiplegia)。主要损伤结构(箭号前,下同)及所致临床表现(箭号后,下同):①锥体→对侧上、下肢痉挛性瘫痪。②内侧丘系→对侧上、下肢及躯干意识性本体觉和精细触觉障碍。③(相邻的)舌下神经根→同侧半舌肌瘫痪(核下瘫)。

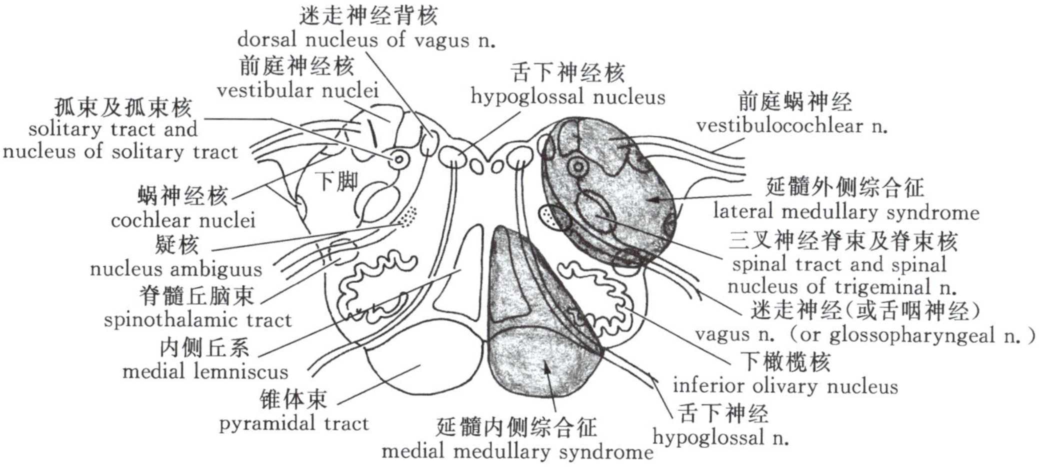

图 16-32 延髓损伤区域(灰色区域)所涉及的结构

2. 延髓背外侧综合征(lateral medullary syndrome)(图 16-32) 亦称**瓦伦贝格综合征**(**Wallenberg syndrome**)。主要损伤结构及所致临床表现:①三叉神经脊束及脊束核→同侧头面部痛、温觉障碍。②脊髓丘脑束→对侧上、下肢及躯干痛、温觉障碍。③疑核→同侧软腭及咽喉肌麻痹,吞咽困难,声音嘶哑。④下丘脑至胸髓节段中间外侧核的交感性下行通路→同侧 Horner 综合征(包括瞳孔缩小、上睑轻度下垂、面部皮肤潮红及汗腺分泌障碍等)。⑤小脑下脚→同侧上、下肢共济失调。⑥前庭神经核→眩晕、眼球震颤等。

3. 脑桥基底部综合征(basal pontine syndrome)(图 16-33) 若是脑桥基底部一侧损伤,亦称**展神经交叉性偏瘫**。主要损伤结构及所致临床表现:①锥体束→对侧上、下肢痉挛性瘫痪。②展神经根→同侧眼球外直肌麻痹。

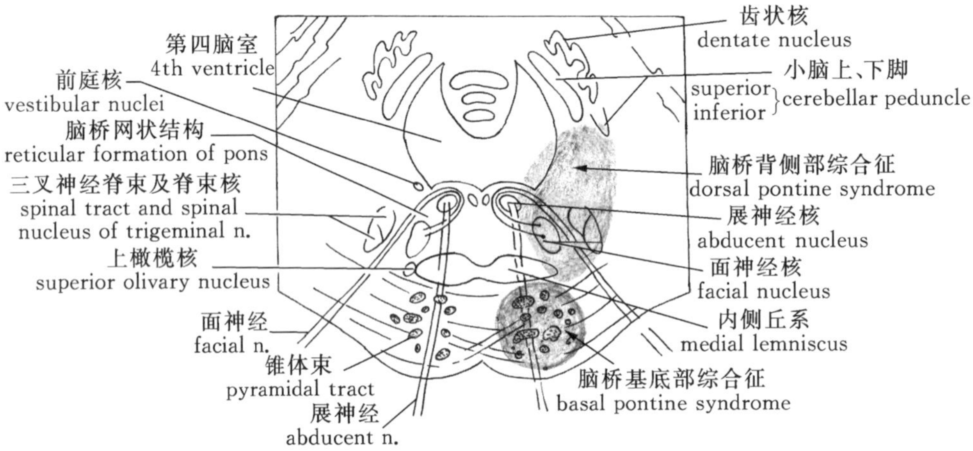

图 16-33 脑桥损伤区域(灰色区域)所涉及的结构

4. 脑桥背侧部综合征(dorsal pontine syndrome)(图 16-33) 通常因小脑下前动脉或小脑上动脉的背外侧支阻塞,使一侧脑桥尾侧部或吻侧部被盖梗死所致。以脑桥尾侧部被盖损伤为例,主要损伤结构及所致临床表现:①展神经核→同侧眼球外直肌麻痹,双眼患侧凝视麻痹。②面神经核→同侧面肌麻痹(核下瘫)。③前庭神经核→眩晕、眼球震颤。④三叉神经脊束及脊束核→同侧头面部痛、温觉障碍。⑤脊髓丘脑束→对侧上、下肢及躯干痛、温觉障碍。⑥内侧丘系→对侧上、下肢及躯干意识性本体觉和精细触觉障碍。⑦下丘脑至胸髓节段中间外侧核的交感性下行通路→同侧 Horner 综合征。⑧小脑下脚和脊髓小脑前束→同侧上、下肢共济失调。

5. 大脑脚底综合征(peduncular syndrome)(图 16-34) 如为一侧大脑脚底损伤,亦称**动眼神经**

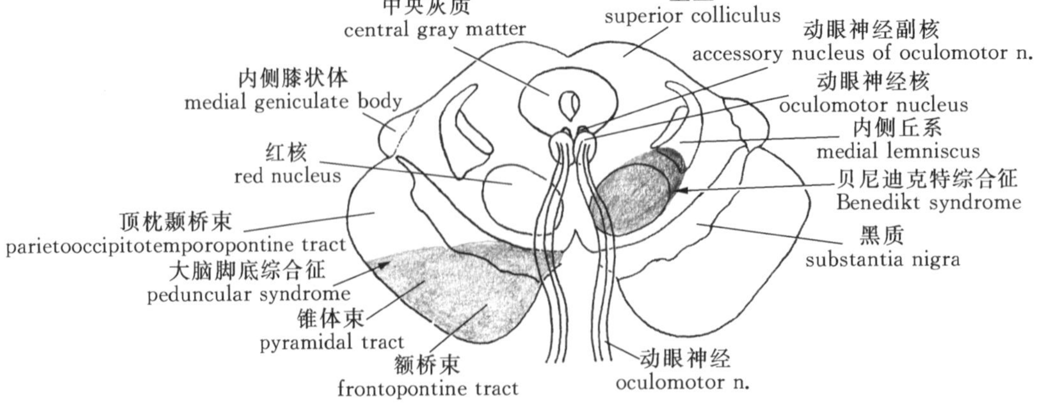

图 16-34 中脑损伤区域(灰色区域)所涉及的结构

交叉性偏瘫，又称**韦伯综合征**(Weber syndrome)。主要损伤结构及所致临床表现：①锥体束→对侧上、下肢痉挛性瘫痪。②动眼神经根→同侧除外直肌和上斜肌外的所有眼肌麻痹，瞳孔散大。

6. 贝内迪克特综合征(Benedikt syndrome)(图 16-34) 累及一侧中脑被盖腹内侧部所致。主要损伤结构及所致临床表现：①内侧丘系→对侧上、下肢及躯干意识性本体觉和精细触觉障碍。②动眼神经根→同侧除外直肌和上斜肌外的所有眼肌麻痹，瞳孔散大。③小脑丘脑纤维(为已交叉的小脑上脚纤维它止于或穿过红核)→对侧上、下肢意向性震颤、共济失调。

(赵小贞 张丽虹)

第三节 小 脑

小脑(cerebellum)位于颅后窝，在延髓和脑桥的背侧，后上方隔着小脑幕与端脑枕叶底面相对，前方借小脑上脚、小脑中脚和小脑下脚分别与脑干的中脑、脑桥和延髓相连。

一、小脑的外形和分部

(一) 小脑的外形

小脑(图 16-35)上面较平坦，盖以小脑幕，被大脑半球遮盖；下面中间部凹陷，容纳延髓。小脑中间缩窄的部分叫**小脑蚓**(vermis)；两侧膨隆，称为**小脑半球**(cerebellar hemisphere)。小脑蚓与半球之间在小脑的下面有纵沟分隔，而在小脑的上面则相互移行；小脑蚓在小脑的下面由前向后依次是**小结**(nodule)或称蚓小结、蚓垂、蚓锥体和蚓结节；蚓小结藉绒球脚与其外侧的**绒球**(flocculus)相连；在蚓垂两旁，靠近延髓背面的小脑半球向下膨隆，称**小脑扁桃体**(tonsil of cerebellum)，位置靠近枕骨大孔。当颅脑外伤、颅内血肿或颅内肿瘤等导致颅内压增高时，小脑扁桃体可嵌入枕骨大孔，产生小脑扁桃体疝(cerebellar tonsillar hernia)(又称枕骨大孔疝)，从而使延髓受压，导致呼吸、循环障碍，危及生命。

小脑表面有许多大致平行的横行浅沟，将小脑分成许多基本横置的**叶片**(cerebellar folia)。小脑上面在前 1/3 处有一条呈"V"形的较深的裂称**原裂**(primary fissure)(亦称首裂)，它是小脑前、后叶的分界线。

原裂的后方有由后内走向前外的**水平裂**(horizontal fissure)，原裂向前外与水平裂前端相遇。小脑下面有横置的**后外侧裂**(posterolateral fissure)，它介于绒球和绒球脚与小脑扁桃体等之间，两侧后外侧裂的连线是蚓小结和蚓垂的分界。

(二) 小脑的分叶和机能分部

1. 小脑的分叶(图 16-35、图 16-36) 小脑借其表面主要沟裂可分为三个叶。

(1) **绒球小结叶**(flocculonodular lobe)：包括小脑半球上的绒球和小脑蚓的小结。绒球和小结间以绒球脚相连。

(2) **小脑前叶**(anterior lobe of cerebellum)：是小脑上面原裂以前的部分。

(3) **小脑后叶**(posterior lobe of cerebellum)：位于原裂之后的部分，在人类它占据了小脑的大部分。

2. 小脑的机能分部 除去绒球小结叶，小脑的其他部分(前叶和后叶)占了小脑的绝大部分，统称**小脑体**(corpus of cerebellum)，包括位于小脑蚓(蚓小结除外)和体积很大的两侧小脑半球(绒球除外)。小脑体可纵向地分为三个区域：中间缩窄的部分即**小脑蚓**，居小脑蚓两侧的分别是较小的**半球中**

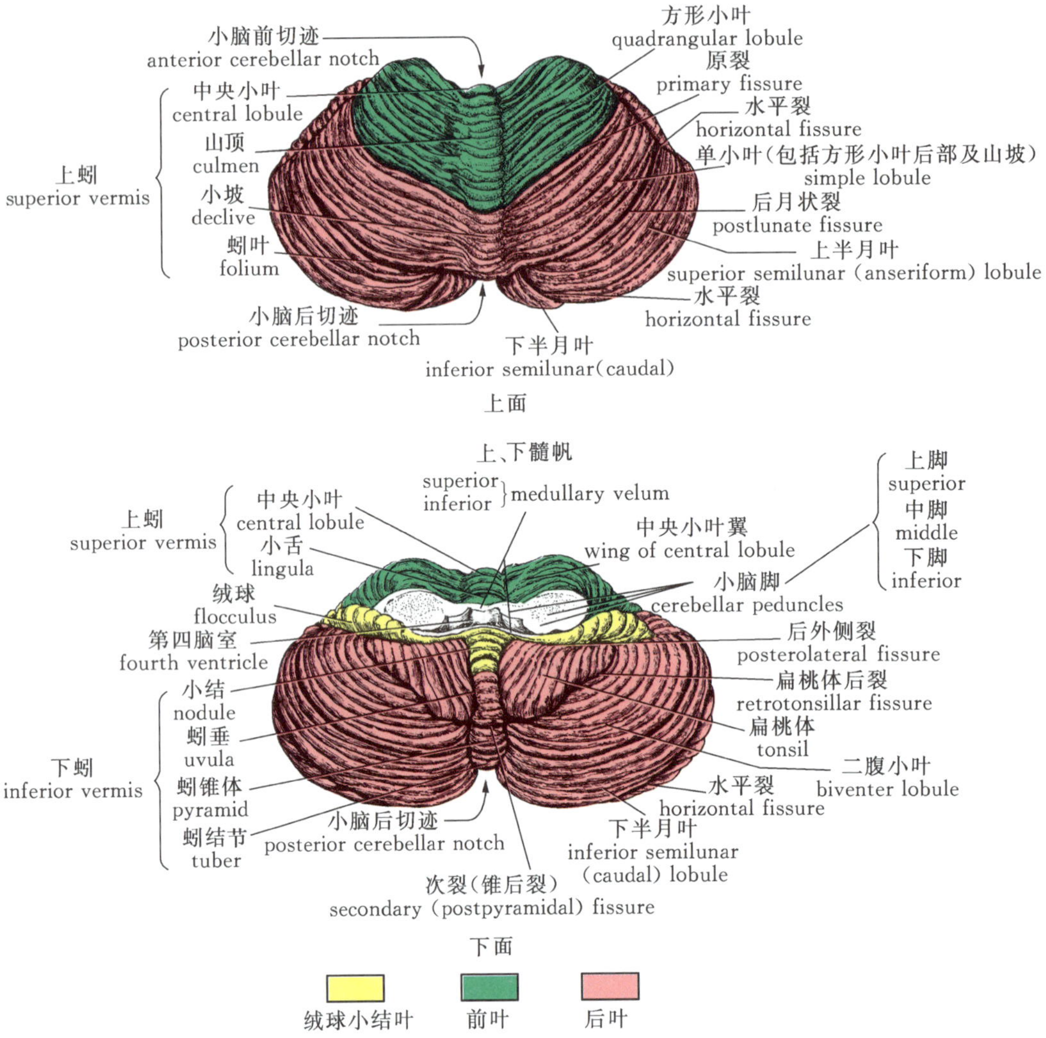

图 16-35 小脑的外形

间带(intermediate zone)和较大的**半球外侧部**。上述的小脑分叶及小脑体的纵向分区与小脑的进化、传入纤维联系和机能密切相关,由此将小脑分为三部。

(1) **古小脑**(archicerebellum):又称**原小脑**,即绒球小结叶,是小脑最原始(种系发生上最古老)的部分,主要接受来自前庭神经和前庭神经核的传入,故亦称**前庭小脑**(vestibulocerebellum)。

(2) **旧小脑**(paleocerebellum):小脑蚓(蚓小结除外)及半球中间带是种系发生较为古老的部分(但较绒球小结叶新),叫做旧小脑;该部主要接受自脊髓的信息(主要为脊髓小脑前、后束纤维),因此又称**脊髓小脑**(spinocerebellum)。

(3) **新小脑**(neocerebellum):是小脑半球外侧部,它在进化中出现最晚、最新的部分,在灵长类最发达;该部的出现与大脑皮质的发展有关,主要接受大脑皮质经由脑桥核中继的信息,故又称之为**大脑小脑**(cerebrocerebellum)或**脑桥小脑**(pontocerebellum)。

二、小脑的内部结构

小脑表面的灰质称**小脑皮质**;皮质的深部是由大量神经纤维组成的白质,又称**小脑髓质**;髓质中央部埋藏有灰质核团称**小脑核**。

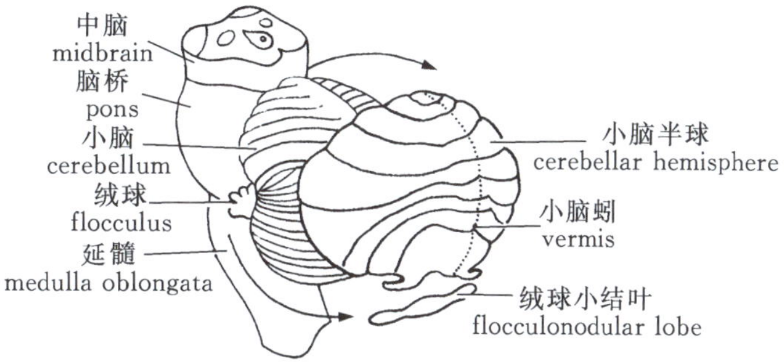

小脑皮质平面图与脑干和小脑的关系

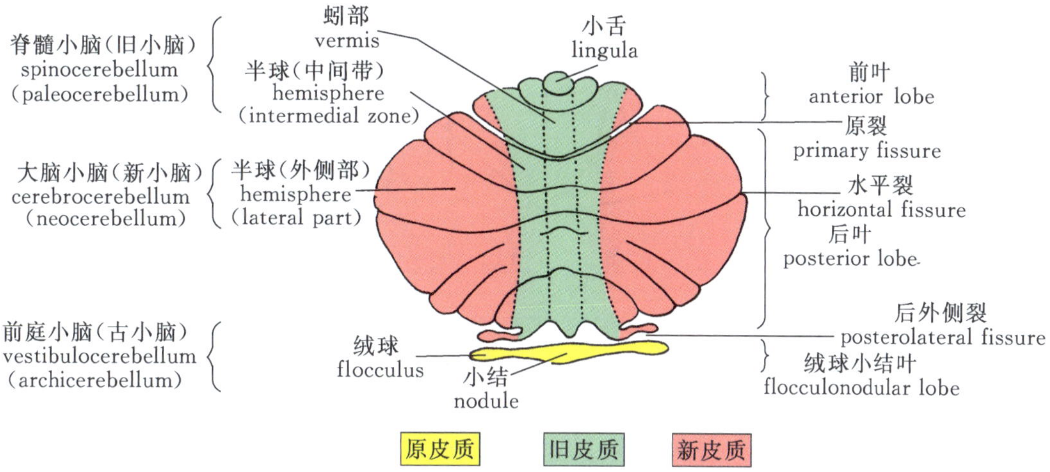

小脑皮质平面图

图 16-36 小脑皮质平面示意图

(一) 小 脑 皮 质

小脑皮质(cerebellar cortex)由神经元胞体和树突组成,小脑皮质的神经元构成三层结构,由内向外依次为**颗粒层**(granular cell layer)、**浦肯野细胞层**(Purkinje cell layer)、**分子层**(molecular layer)。进入小脑的纤维基本上都终止于小脑皮质,直接或间接地与浦肯野细胞(又称**梨状细胞**)的树突构成突触,浦肯野细胞的轴突是小脑皮质唯一的传出通路,它们大部分止于小脑核,小部分止于前庭神经核(图 16-37)。

小脑皮质接受大量不同的传入信息,在小脑内加工整合,并将其"应答"信息输送到脑和脊髓中与运动有关的中枢。小脑皮质含有数十亿个神经元,但它们多数属于颗粒细胞,较大脑皮质的细胞类型简单得多。除颗粒细胞外,小脑皮质的细胞还包括浦肯野细胞、篮状细胞、星形细胞和高尔基细胞等,这五种细胞形成小脑皮质的三层结构。小脑皮质与大脑皮质不同,三层结构的细胞构筑几乎均等一致,是小脑结构的一个重要特点。

1. 颗粒层 由大量密集的颗粒细胞和甚少的高尔基细胞组成。该层的传入纤维为**苔藓纤维**(mossy fiber),是小脑兴奋性传入纤维,主要来自脊髓、脑桥核和脑干网状结构核等处,其终末形成花结样膨大,称玫瑰结,与颗粒细胞树突及该层的高尔基细胞的轴突终末等,共同构成**小脑小球**(cerebellar glomerulus)。高尔基细胞属抑制性中间神经元,其大的树突伸向分子层内的各个方向。颗粒细胞是兴奋性中间神经元,其轴突进入分子层后呈 T 形分叉,沿小脑叶片长轴密集排列,称之为**平行纤维**(parallel fiber)。

2. 浦肯野细胞层 又称梨状细胞层,由单层体积较大的浦肯野细胞排列而成。浦肯野细胞极富

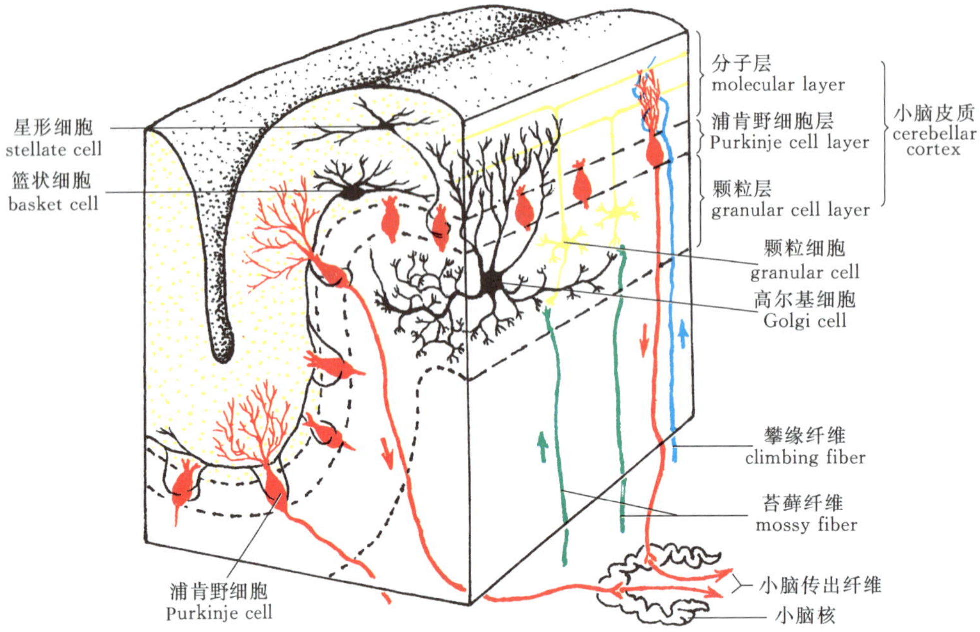

图 16-37 小脑皮质的细胞构筑示意图

分支，其树突呈扇片状伸入整个分子层内，方向与平行纤维垂直并与之形成突触；来自下橄榄核的**攀缘纤维**(climbing fiber)是小脑的另一种兴奋性传入纤维，与浦肯野细胞的树突直接构成突触；浦肯野细胞还接受分子层的另两种抑制性中间神经元——篮细胞和星形细胞的支配。

3. 分子层 分子层含有篮状细胞和星形细胞二种中间神经元。该层的特点是有浦肯野细胞和高尔基细胞的树突及由颗粒细胞轴突形成的平行纤维。

(二) 小 脑 髓 质

小脑髓质(cerebellar medulla)主要由出入小脑皮质的纤维所构成。小脑的主要传入纤维是前庭小脑纤维、脊髓小脑纤维和脑桥小脑纤维；传出纤维主要发自齿状核，部分发自顶核和中间核。这些传入纤维和传出纤维在出入小脑处组成了三对小脑脚：

1. 小脑下脚(inferior cerebellar peduncle)(又称绳状体或小脑延髓脚) 主要是小脑的传入通路，主要由脊髓小脑后束、橄榄小脑纤维(由下橄榄核到新小脑的纤维)和前庭小脑纤维组成，这些纤维分别止于小脑相应机能部位。小脑下脚的小部分纤维是由顶核发出的。

2. 小脑中脚(middle cerebellar peduncle)(又称脑桥臂或小脑脑桥脚) 是小脑最大的传入通路，由脑桥核接受皮质脑桥束后发出的脑桥小脑纤维组成。这些纤维主要是传递来自大脑皮质的冲动，止于新小脑。

3. 小脑上脚(superior cerebellar peduncle)(又称结合臂或小脑中脑脚) 是小脑的主要传出通路，主要是由小脑核发出的传出纤维组成。小脑核接受小脑皮质发来的纤维，自小脑核发出的纤维组成小脑上脚，至中脑下丘平面相互交叉，后一部分止于红核，一部分上行止于丘脑腹外侧核。

(三) 小 脑 核

小脑核(cerebellar nuclei)或称**小脑中央核**(central nuclei of cerebellum)，共四对，从内侧向外侧依次为(图 16-38)：

1. 顶核(fastigial nucleus) 也称**小脑内侧核**(medial cerebellar nucleus)，位于第 4 脑室顶的上方，主要接受旧小脑和前庭核来的纤维，发出的纤维经过小脑下脚出小脑，止于前庭神经核和延髓网状结构。

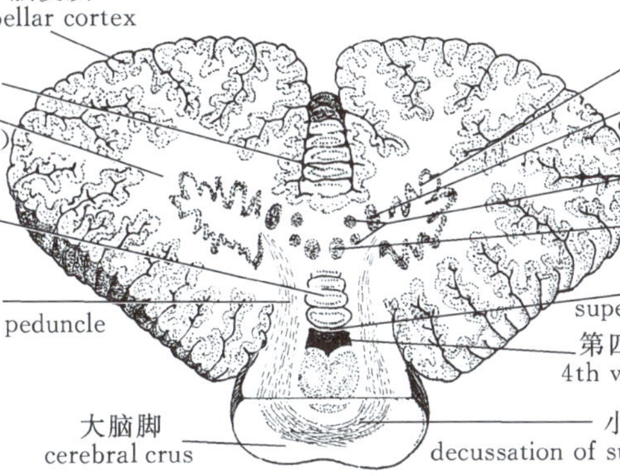

图 16-38 小脑水平切示小脑核

2. 球状核(globose nucleus) 在顶核与栓状核之间。

3. 栓状核(emboliform nucleus) 与球状核合称为**中间核**(interposed nuclei),它们接受新、旧小脑的纤维。

4. 齿状核(dentate nucleus) 亦称**小脑外侧核**(lateral cerebellar nucleus),最大,位于中间核的外侧,形如开口向内的袋状,接受新小脑的纤维。

后三对核发出的纤维组成小脑上脚出小脑。

三、小脑的纤维联系和功能

小脑的功能主要是维持身体平衡、调节肌张力和维持骨骼肌随意运动的协调(又称共济协调)。这些功能是主要通过小脑的三个相应机能部实现的,各个机能部既有严格的分工,又有精密的合作联系。

1. 前庭小脑(图 16-39) 主要接受同侧前庭神经节和前庭神经核发出的纤维,经小脑下脚进入前庭小脑。该部发出纤维→同侧前庭神经核(主要)→前庭脊髓束和内侧纵束,控制躯干肌及眼外肌运动神经元,维持身体平衡,协调眼球运动。

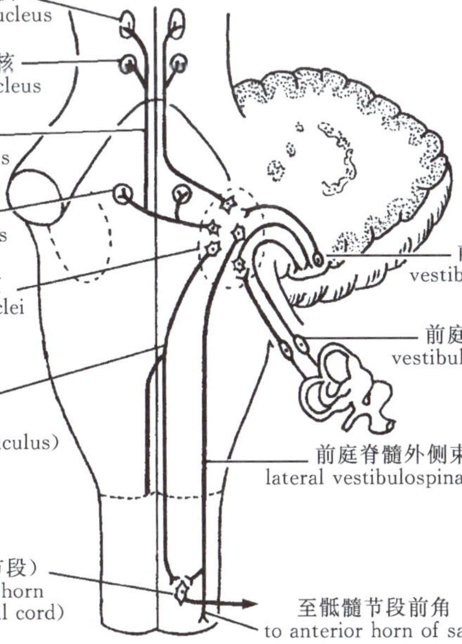

图 16-39 前庭小脑的主要纤维联系

2. 脊髓小脑(图 16-40) 该部主要从脊髓小脑后束、脊髓小脑前束和楔小脑束获取上、下肢骨骼肌牵张感受器冲动以及反映下行运动通路神经元活动量的信息。脊髓小脑的传出纤维经顶核和中间核离开小脑：①小脑蚓部发出纤维→顶核→小脑下脚→前庭神经核和脑干网状结构→前庭脊髓束及网状脊髓束→同侧脊髓中间带和前角的内侧部，控制运动中的躯干肌和肢带肌的张力和协调。②小脑半球中间部皮质发出纤维→中间核→小脑上脚→对侧红核大细胞部及对侧丘脑腹外侧核(后者中继后至对侧大脑皮质运动区)→红核脊髓束和皮质脊髓侧束，经交叉至同侧脊髓中间带和前角的外侧部，控制运动中的肢体远端肌肉的张力和协调。

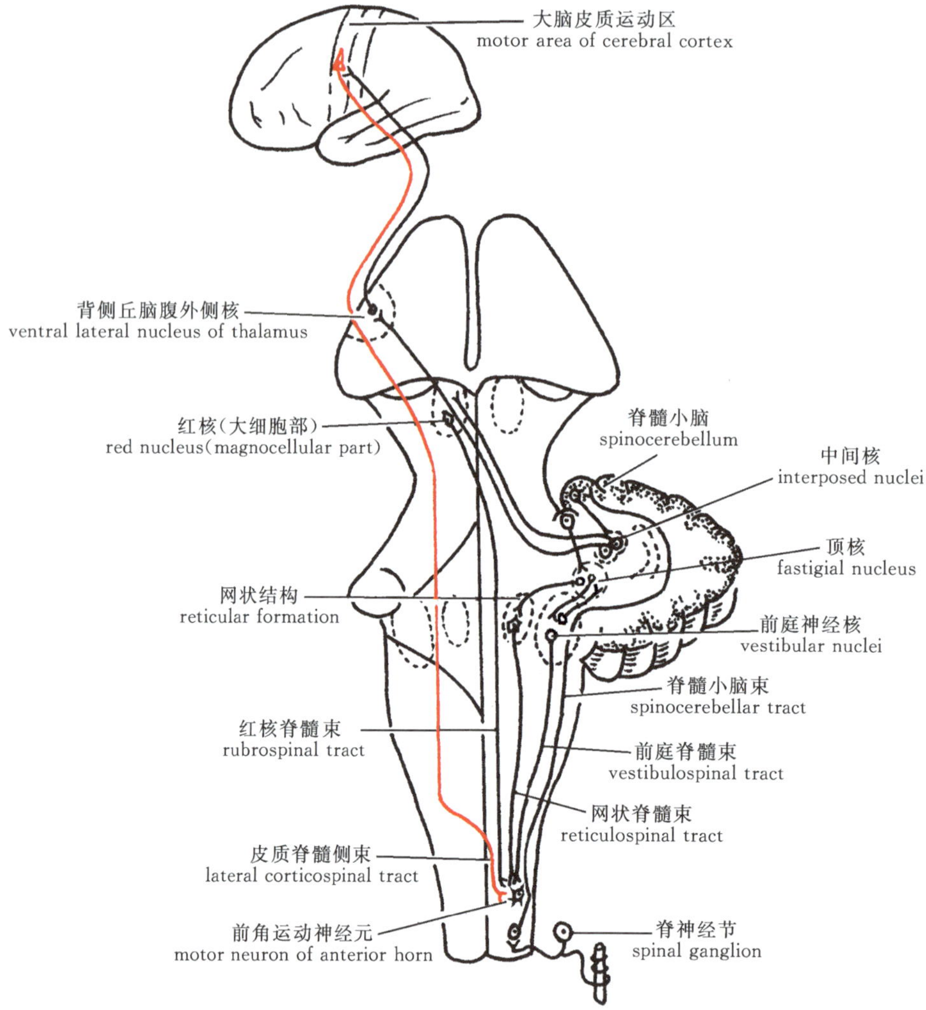

图 16-40 脊髓小脑的主要纤维联系

3. 大脑小脑(图 16-41) 此部皮质接受来自对侧脑桥核经小脑中脚发来的纤维，接受来自对侧大脑皮质广泛区域(特别是额叶和顶叶)的信息。小脑半球外侧部皮质发出纤维→齿状核→小脑上脚→对侧丘脑腹外侧核及对侧红核小细胞部→(分别是)大脑皮质运动区(4 区和 6 区)和下橄榄核→皮质脊髓侧束，经锥体交叉至同侧脊髓中间带和前角的外侧部，控制上、下肢精确运动的计划和协调。

最近的研究表明，小脑除了维持平衡、调节肌张力和协调运动三大功能，还参与运动学习过程，甚至与更精密运动(如弹琴)的学习有关。这意味着小脑不仅是执行运动行为的机器，也能够记忆它所从事过的事情，从而使它对运动神经元的影响更适合于实际情况。许多研究亦已显示小脑的功能并不限于运动，它还可能参与高级精神活动。

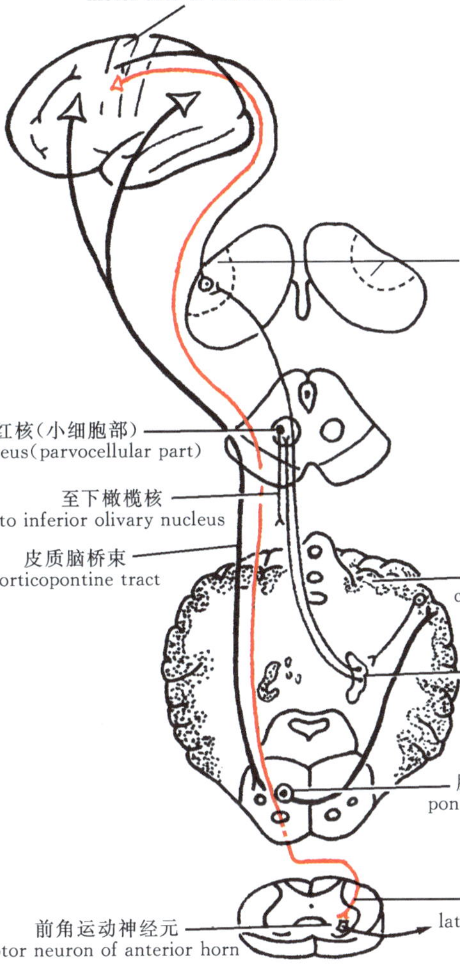

图 16-41 大脑小脑的主要纤维联系

四、小脑损伤的临床表现

小脑的三个机能部分别对不同的神经元群产生作用,局限于不同部分小脑的损伤可产生不同的症候群。在人类,小脑损伤通常范围比较大,一般不局限于某一个解剖或机能分区内,但以新小脑症状最常见。

(一) 小脑损伤临床表现的特点

(1) 小脑的功能主要是调节下行运动传导通路的活动,故小脑的损伤(可由小脑血管性病变、局部肿瘤等所致)不引起随意运动丧失(瘫痪)。

(2) 小脑与大脑运动皮质之间以及小脑与脊髓之间的纤维都是交叉的,故小脑对身体机能的影响总是同侧的。同样,小脑损伤后运动障碍等症状也出现在同侧。

(3) 小脑损伤的典型体征:①共济失调(运动时,在控制速度、力量和距离上的障碍)。②眼球震颤。③意向性震颤。

(二) 原小脑综合征(原小脑症候群)

原小脑症候群是局限于绒球小结叶的损伤所致。患者表现为:①**平衡失调**(dysequilibrium)站立或行走过程中处于不稳定状态，但是身体仍然能被支撑，肢体活动仍然正常。②**自发性眼震**(spontaneous nystagmus)即眼球非随意有节奏地摆动。

(三) 新小脑综合征(新小脑症候群)

波及小脑体的损伤不论是否涉及旧小脑，一般都称作为新小脑症候群(多数病例旧小脑也同时被侵犯)。患者患侧肢体出现：①**共济失调**(ataxia)，随意运动不能协调。临床上常用"指鼻试验"来检查患者的共济运动。当共济运动失调时，指鼻试验阳性，即患者不能连续而准确地指向鼻尖；做快速地来回交替运动(如覆手反掌)时动作缓慢；与语言运动有关的肌肉出现共济失调，患者可表现为爆发性语言，声音拖长而缓慢。②**肌张力低下**，当损伤前叶蚓部和中间带时，主要影响姿势反射，引起步态蹒跚(此病常见于酒精中毒后的小脑变性)，称为行走共济失调或步态共济失调(gait ataxia)，甚至静坐时也出现摇晃不稳现象；步态蹒跚及摇晃不稳等与平衡失调往往难以分别。③**意向性震颤**(intentional tremor)，也属于共济失调，是肢体运动时非随意有节奏的摆动，趋向动作目标时加剧。

(张艳丽)

第四节 间 脑

间脑(diencephalon)位于中脑和端脑之间，其外侧部与大脑半球实质愈合，因此，间脑与两侧大脑半球的境界不如其他脑部之间那样明显。大脑半球高度发展而掩盖了间脑的两侧和背面，仅部分腹侧部露于脑底。两侧间脑之间窄腔称第三脑室。间脑的体积虽然不到中枢神经系统的2%，但其结构和功能却十分复杂，是仅次于端脑。

间脑可分为5个部分：背侧丘脑(丘脑)、后丘脑(丘脑后部)、上丘脑(丘脑上部)、下丘脑(丘脑下部)和底丘脑(丘脑底部)。

一、间脑的外部形态

(一) 背 侧 丘 脑

背侧丘脑(dorsal thalamus)又称**丘脑**(thalamus)，为间脑中最大的部分，是一对卵圆形的灰质团块(图16-42)。每侧丘脑(首尾向)长约4 cm，丘脑的上面与内侧面游离，衬贴着一层室管膜上皮，其上面露于侧脑室之底，内侧面(亦称脑室面)的中央部有一灰质的**丘脑间黏合**(interthalamic adhesion)，也称**中间块**(massa intermedia)，约有20%的人缺如，它将两侧丘脑连接起来。丘脑间黏合的下方有一不明显的钝沟，称**下丘脑沟**(hypothalamic sulcus)，此沟自室间孔走向中脑水管，是丘脑和丘脑下部之间的分界线。丘脑前端呈狭窄凸隆名**丘脑前结节**(anterior thalamic tubercle)，后端膨大称**丘脑枕**(pulvinar)，外侧面与内囊相连，背面的外侧缘与尾状核之间隔有**终纹**(stria terminalis)，腹侧面与底丘脑融合，并续于中脑被盖部，由脑干来的上行纤维，经此进入丘脑。丘脑的后端接续丘脑后部。

(二) 后 丘 脑

后丘脑(metathalamus)又称**丘脑后部**，位于丘脑的后下方，中脑顶盖的上方，包括**内侧膝状体**(medial geniculate body)和**外侧膝状体**(lateral geniculate body)。内、外侧膝状体分别借下丘臂和上丘臂与下丘和上丘相连。

(三) 上 丘 脑

上丘脑(epithalamus)又称**丘脑上部**，为间脑的背侧部与中脑顶盖前区相移行的部分，位于第三脑

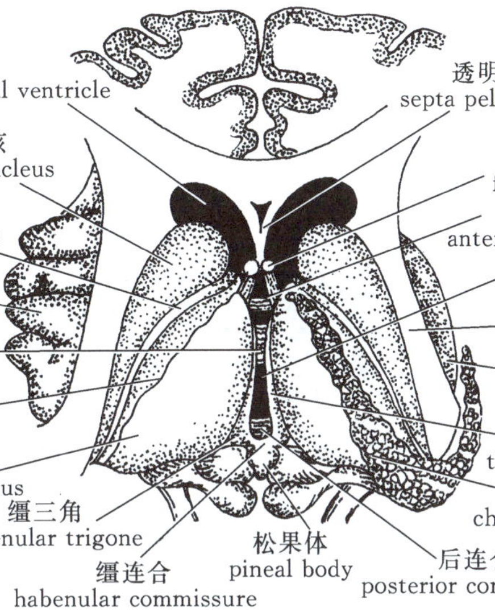

图 16-42 间脑的背面

室顶部周围，包括丘脑髓纹、缰三角、缰连合、后连合和松果体。**丘脑髓纹**(thalamic medullary stria)走行于丘脑的上面和内侧面之间交界处，向后进入**缰三角**(habenular trigone)；左、右缰三角之间为**缰连合**(habenular commissure)，缰连合的后方连松果体。**松果体**(pineal body)又名脑上腺epiphysis，为不成对、尖端向后的圆锥形体，位于中脑两上丘之间的沟内。在松果体的下方有一断面上呈椭圆形的横行纤维名**后连合**(posterior commissure)，是间脑与中脑的分界标志。

松果体的柄向前分为上、下两层，上层并入缰连合，下层连于后连合，两层之间的**松果体隐窝**(pineal recess)为第三脑室腔向后的延伸。(图 16-13、图 18-5)。

(四) 底 丘 脑

底丘脑(subthalamus)又称**丘脑底部**或**腹侧丘脑**(ventral thalamus)，位于丘脑的腹尾侧和中脑被盖的吻侧，是中脑和间脑的移行区。底丘脑背侧为丘脑，腹侧和外侧为大脑脚和邻近的内囊，内侧和吻侧为下丘脑，向尾侧移行于中脑被盖。

(五) 下 丘 脑

下丘脑(hypothalamus)(图 16-13)又称**丘脑下部**，位于背侧丘脑的下方，组成第三脑室侧壁的下半和底壁，上方借下丘脑沟与丘脑分界，前端达室间孔，后端与中脑被盖相续。下丘脑包括：视交叉、灰结节、漏斗、乳头体和垂体。从脑底面看，最前方是两侧视神经合成的**视交叉**(optic chiasma)，交叉后延续为视束，视交叉的前上方连接**终板**(lamina terminalis)，视交叉的后方有**灰结节**(tuber cinereum)，向下移行于**漏斗**(infundibulum)，漏斗基部膨大称**正中隆起**(median eminence)，漏斗下端与**垂体**(hypophysis)相接，灰结节后方的一对圆形隆起称**乳头体**(mammillary body)。从内分泌的角度讲，垂体不属于下丘脑的部分。

二、间脑的内部结构及功能

(一) 背 侧 丘 脑

1. 丘脑核团(图 16-43) 在丘脑的实质内部有一水平面上呈“Y”形的由白质构成的**内髓板**

(internal medullary lamina),内髓板将背侧丘脑分为前、内侧和外侧三大核群。

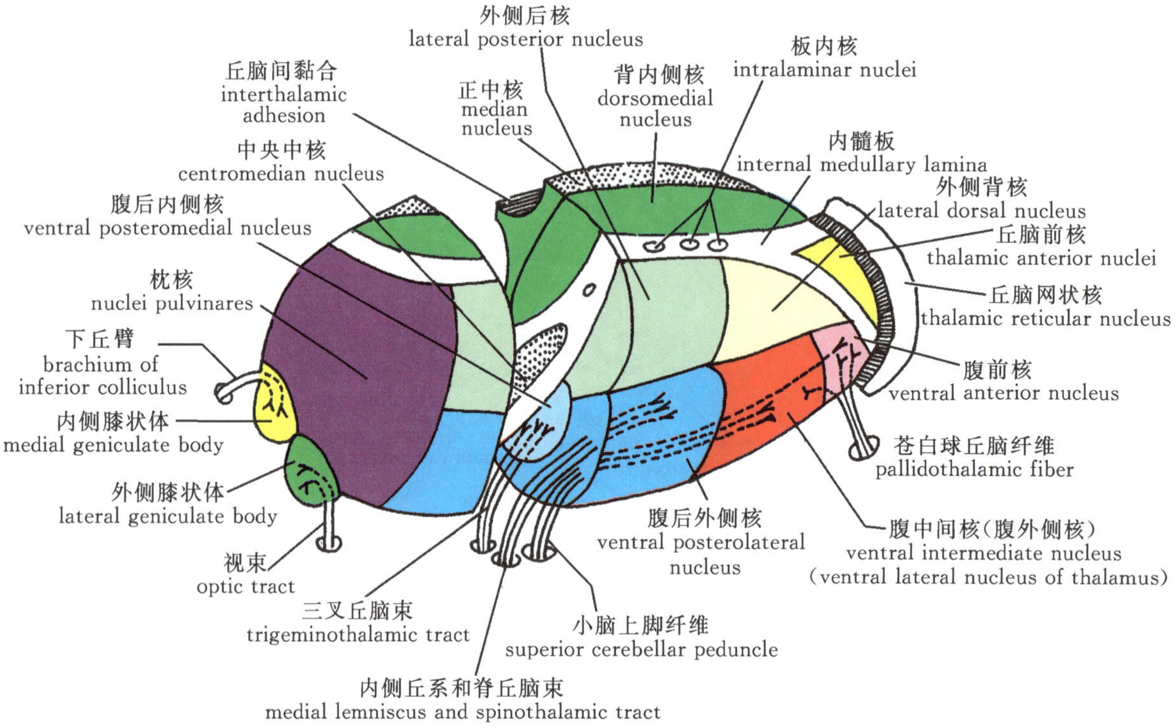

图 16-43 背侧丘脑核团的立体示意图(右侧)

(1) **前核群**(anterior nuclear group):位于内髓板分叉部的前上方,存在于丘脑前结节内,是边缘系统中的一个重要中继站。

(2) **内侧核群**(medial nuclear group):居内髓板的内侧,在人类特大,主要是**背内侧核**(dorsomedial nucleus),此核可能是联合躯体和内脏感觉冲动的整合中枢。

(3) **外侧核群**(lateral nuclear group):位于内髓板的外侧,可分为背侧组和腹侧组及后部的丘脑**枕核**(nuclei pulvinares)。背侧组分为前部的**外侧背核**(lateral dorsal nucleus)和后部的**外侧后核**(lateral posterior nucleus)。腹侧组由前向后分为**腹前核**(ventral anterior nucleus)、**腹外侧核**(ventral lateral nucleus)(又称腹中间核)及**腹后核**(ventral posterior nucleus)。腹后核再分成外方较大的**腹后外侧核**(ventral posterolateral nucleus, VPL)和内方较小的**腹后内侧核**(ventral posteromedial nucleus, VPM)(亦称弓状核)。

背侧丘脑由多达30余个的灰质核团组成,核的结构和配列颇为复杂(图16-43)。丘脑背侧面覆盖一薄层白质,称带状层,它从外侧包绕丘脑,称此为**外髓板**(external medullary lamina)。外髓板的外侧,尚隔一薄层灰质(有时与外髓板混在一起)与内囊接壤,该薄层灰质称**丘脑网状核**(thalamic reticular nucleus)。丘脑的内侧面,在第三脑室室管膜的深面有均匀的灰质层,名中央灰质层,它是导水管周围灰质的延续,包含若干小的核群,与丘脑间黏合内的核团合称为**中线核群**(midline nuclear group)。内髓板内散在着一些灰质块,总称为**板内核群**(intralaminar nuclear group)。

2. 丘脑的功能 根据背侧丘脑核团的联系和分布的不同可将其归纳为以下三类核团,它们分别属于背侧丘脑的古、旧、新三部分。

(1) **特异性中继核(旧丘脑)**:包括腹前核、腹外侧核、腹后核。**腹前核**和**腹外侧核**主要接受小脑齿状核、苍白球、黑质等传入纤维,经它们中继并发纤维投射至躯体运动中枢,调节躯体运动。**腹后内侧核**接受三叉丘系的纤维;**腹后外侧核**接受脊髓丘系和内侧丘系的纤维。腹后内侧核和腹后外侧核发出的纤维，组成丘脑中央辐射（丘脑皮质束）终止于大脑皮质躯体感觉中枢。因此，腹后核是躯体感觉传导路的最后中继站。由此可见，特异性中继核发出纤维将不同的感觉及与运动有关的信息转送到大脑的特定区，产生具有意识的感觉或调节躯体运动的作用。丘脑在大脑皮质不发达的鸟类是最高级感觉中枢。人类丘脑的功能已降为皮质下感觉中枢，但仍能粗略地感觉到愉快与不愉快的情绪，一般认为，痛觉在丘脑阶段即可以产生，但感知疼痛的最高部位仍在大脑皮质。

(2) 非特异性投射核团（古丘脑）：代表丘脑进化上比较古老的部分，包括**中线核**、**板内核**和**丘脑网状核**。它们主要接受嗅脑、脑干网状结构的传入纤维，与下丘脑和纹状体之间有往返联系。网状结构上行纤维经这些核团转接，弥散地投射到大脑皮质广泛区域构成上行网状激动系统，维持机体的清醒状态。

(3) 联络性核团（新丘脑）：代表丘脑在进化中最新的部分，除上述的特异性及非特异性中继核外，丘脑的前核群、内侧核群、外侧核群的背侧组和枕核等统称为联络核。其特点是不直接接受上行的丘系纤维，与丘脑内其他核团联系密切，并与大脑皮质广阔的联络，与皮质之间有丰富的往返纤维联系。前核群与乳头体之间有大量往返纤维联系，构成乳头体丘脑束，并通过乳头丘脑束参与构成帕佩兹回路(Papez circle)。联络性核团主要功能是执行复杂的汇聚和整合，参与感觉的时空、情感、精细的辨别及与意识相关的神经活动（如学习记忆活动等）。

（二）后 丘 脑

内、外侧膝状体内的灰质核团分别称为内、外侧膝状体核。**内侧膝状体核**(medial geniculate nucleus)接受下丘臂传来的听觉纤维，发出听辐射，经内囊投射至颞叶的听觉中枢。**外侧膝状体核**(lateral geniculate nucleus)接受视束的纤维，发出视辐射，经内囊投射至枕叶的视觉中枢。因此内、外侧膝状体分别是听觉和视觉传导路上的特异性中继核。

（三）上 丘 脑

上丘脑主要与嗅觉有关。

丘脑髓纹是起于半球嗅皮质的一束纤维，止于缰三角内的**缰核**(habenular nuclei)，并横过正中线形成缰连合。自缰核发出的纤维间接地到达脑干各内脏运动核。缰核在人类虽已退化变小，但它是嗅觉、内脏传入和躯体传入的一个集汇点。连合下器为第三脑室室管膜上皮衍化的室周器官，可能在调控水盐平衡方面起重要作用，4～5 岁以后退化，此处无血-脑屏障存在。松果体为内分泌腺，产生**褪黑素**(melatonin)，具有抑制生殖腺和调节生物钟等作用，16 岁以后，松果体钙化，可作为 X 线诊断颅内占位病变的定位标志。后连合内的核团（后连合核）可能与瞳孔对光反射及眼球垂直运动等有关。

（四）底 丘 脑

底丘脑是锥体外系的一个组成部分。

底丘脑（图 16-44）是中脑被盖和背侧丘脑的过渡区，中脑结构延伸至此的有红核、黑质的头端。底丘脑内的主要核团是**底丘脑核**(subthalamic nucleus)［又称吕伊斯体(Luys' body)］、**未定带**(zona incerta)和**底丘脑网状核**(subthalamic reticular nucleus)。底丘脑核在冠状切面上为双凸透镜状的扁卵圆形灰质块，位于底丘脑与中脑被盖的移行处、内囊的背内侧，此核属锥体外系，与苍白球之间有往来联系，并发纤维到红核与黑质；底丘脑核和苍白球之间的往返纤维穿过内囊形成**底丘脑束**(subthalamic fasciculus)，通过此束，底丘脑核可能对苍白球发挥抑制和调节作用。未定带是一条由散在细胞组成的灰质带，位于底丘脑的外围，向外上方与束状散在分布的丘脑网状核相延续；未定带和底丘脑网状核可能是脑干网状结构的延续。

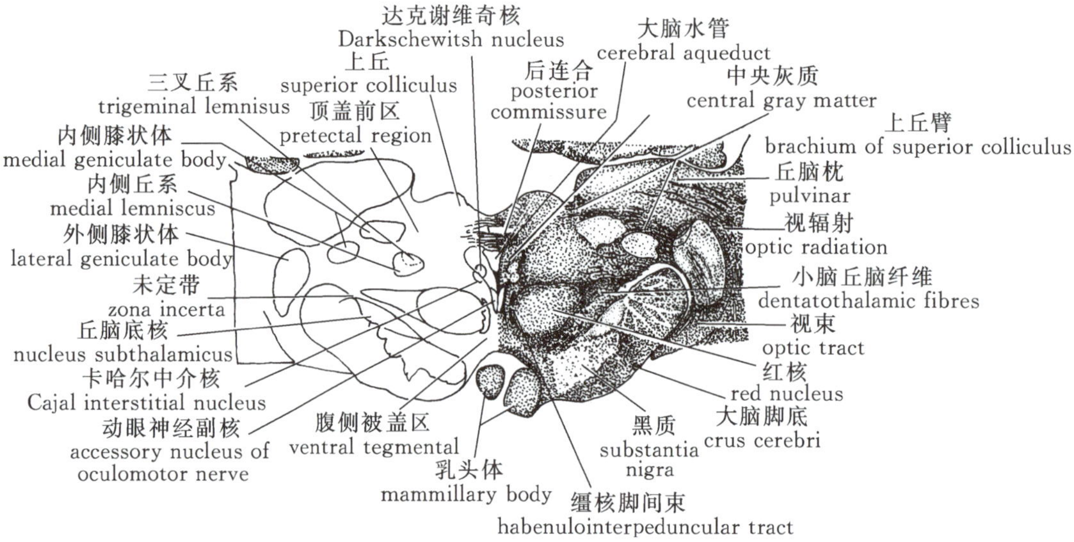

图 16-44 中脑上端与间脑之间的水平切面

（五）下 丘 脑

下丘脑在脑内所占范围甚小(人的下丘脑重量仅约 4 g,体重 200 g 的大鼠下丘脑仅为 22～28 mg),但结构复杂、联系广泛,不仅下丘脑内部的神经核团之间存在着丰富而广泛的纤维联系,中枢神经的其他部位和下丘脑之间亦存在着广泛联系。下丘脑还通过神经-体液调节途径与很多外周器官之间进行大量的信息交流。

1. 下丘脑的分部及主要核团(图 16-45)　下丘脑由前向后分为四个区域。

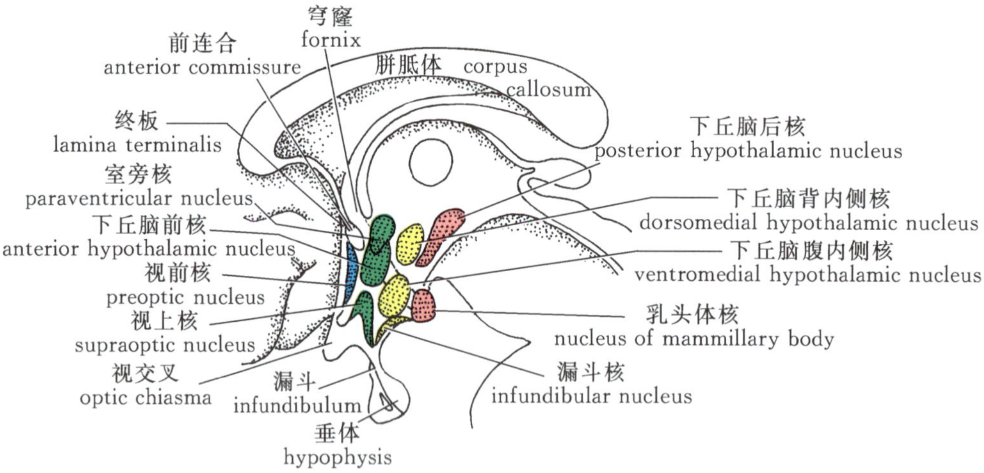

图 16-45 下丘脑的主要核团

(1) **视前区**(preoptic region):位视交叉之前、终板之后,主要有**视前核**(preoptic nucleus)。

(2) **视上区**(supraoptic region)(下丘脑前区):在视交叉上方,主要含**视上核**(supraoptic nucleus)、**室旁核**(paraventricular nucleus)和**下丘脑前核**(anterior hypothalamic nucleus)。

(3) **结节区**(tuberal region)(下丘脑中区):位灰结节深面。含有**腹内侧核**(ventromedial nucleus)、**背内侧核**(dorsomedial nucleus)、**漏斗核**(infundibular nucleus,亦称**弓状核** arcuate nucleus)。

(4) **乳头区**(mammillary region)(下丘脑后区):内有**乳头体核**(nuclei of mammillary body)和**下丘**

脑后核(posterior hypothalamic nucleus)。

每侧下丘脑由内向外又划分为 3 个纵行的部分:室周区、内侧区和外侧区。内侧区和外侧区之间隔以穹隆(见端脑)。

丘脑下部最重要的核有:① **视上核**(supraoptic nucleus)位视上区的内侧区腹侧。② **室旁核**(paraventricular nucleus)位视上区的内侧区背侧,第 3 脑室侧壁内。③**漏斗核**(infundibular nucleus)又称弓状核(arcuate nucleus),位于漏斗入口后侧。④**乳头体核**(nuclei of mammillary body)位乳头体内。

2. 下丘脑的纤维联系 下丘脑的纤维联系十分复杂,归纳起来有四个方面(图 16-46)。

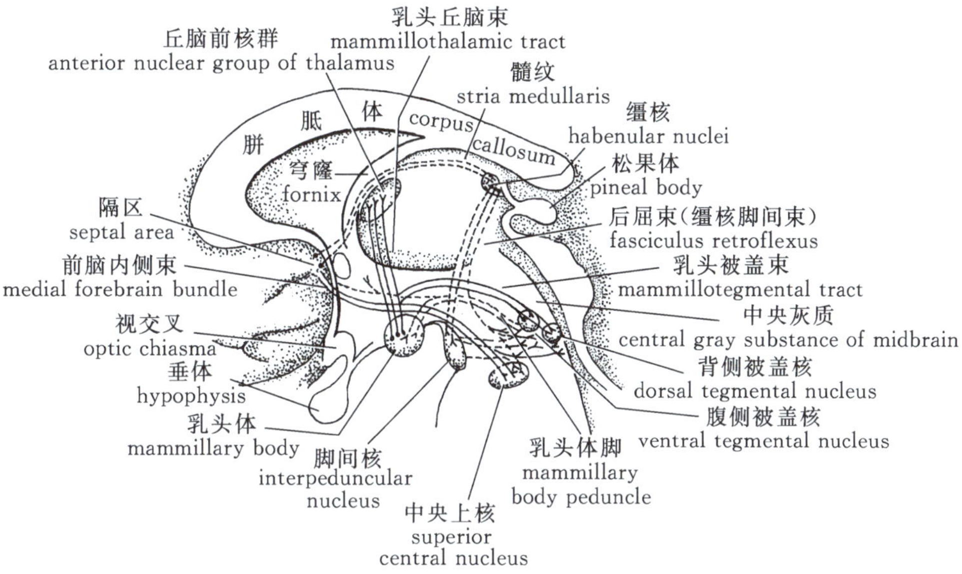

图 16-46 下丘脑的纤维联系

(1) 与边缘系统的联系:包括通过终纹和隔区和杏仁腹侧通路与杏仁体联系;通过穹窿(起自海马止于乳头体)与海马结构相联系;**前脑内侧束**(medial forebraih bundle)是通过下丘脑外侧区的一大松散纤维束,下丘脑通过此束与隔区和中脑被盖等相联系。前脑内侧束不但是下丘脑的重要传入和传出纤维通路,也是端脑的重要出入通路之一。

(2) 与脑干和脊髓的联系:重要的是与内脏神经核群相联系,借前脑内侧束等接受来自脑干的纤维;经乳头被盖束自乳头体至中脑被盖;通过**背侧纵束**(dorsal longitudinal fasciculus)向下投射到脑干和脊髓侧角细胞。背侧纵束是位于中脑水管的腹外侧的一束上、下行纤维,大部分不交叉,联系着下丘脑、脑干脑神经核(动眼神经副核、上丘核、疑核、上泌涎核、下泌涎核、面神经核、孤束核及舌下神经核等)和脊髓侧角细胞。

(3) 与背侧丘脑的联系:主要经**乳头丘脑束**(mammillothalamic tract)与丘脑前核群相联系;还通过室周灰质与丘脑背内侧核相联系。

(4) 与垂体的联系(图 16-47):对垂体调控是下丘脑最突出并研究最多的方面。视上核发出的**视上垂体束**(supraopticohypophyseal tract)和室旁核发出的**室旁垂体束**(paraventriculohypophyseal tract),经正中隆起的内层直接输送视上核及室旁核分泌的抗利尿激素(antidiuretic hormone,ADH 又称加压素 vasopressin, VP)和催产素(oxytocin, OXT)到垂体后叶(神经垂体),继而释放 ADH 及 OXT 进入血液,分别调节水盐平衡及泌乳等。从下丘脑弓状核和室旁核等发出纤维形成**结节漏斗束**(tuberoinfundibular tract)又称**结节垂体束**,终于正中隆起的毛细血管,将神经内分泌物质(如释放因子或抑制因子等)经垂体门脉系统运送至垂体前叶(腺垂体),控制腺垂体的内分泌功能。

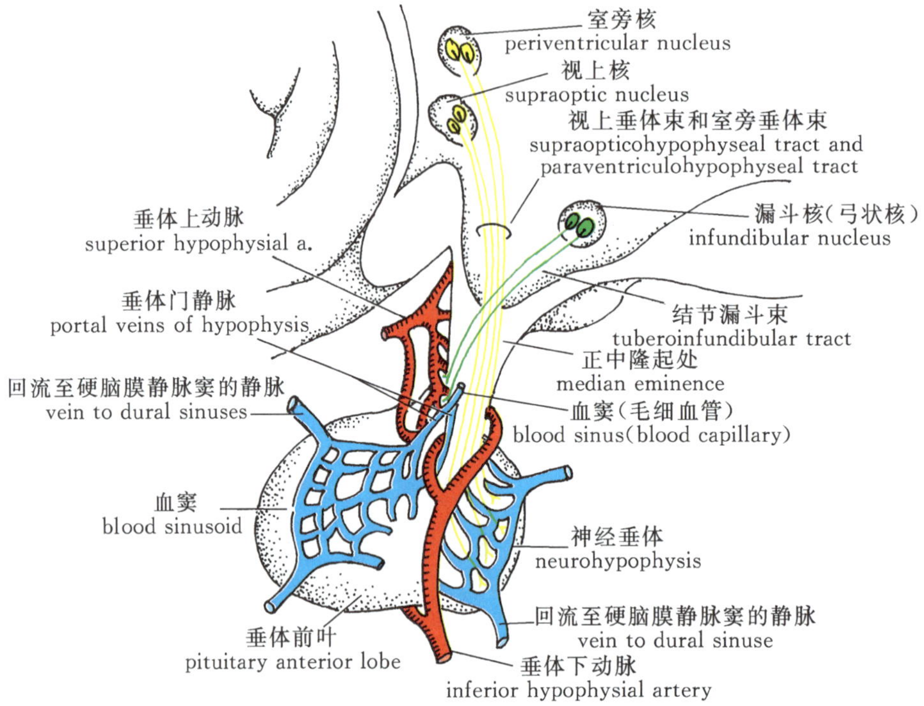

图 16-47 下丘脑与垂体的联系

3. 下丘脑的功能 下丘脑功能十分广泛而重要,它的中心机能是维持机体内环境的稳定以维持个体生存,并参与调控生殖过程以维持种族延续。

(1) **下丘脑是神经内分泌中心**:通过与垂体的密切联系,下丘脑将神经调节和体液调节融为一体,调节机体的内分泌活动。

(2) **下丘脑是调节内脏活动的皮质下高级中枢**:一般认为前内侧区有调节副交感神经的功能,刺激此区,可见心跳减慢、腺体分泌和胃肠蠕动加强;下丘脑的后外侧区有调节交感神经的功能,刺激此区可引起心跳加快、血压上升、瞳孔放大等。下丘脑也参与调控机体的能量代谢,调节水与电解质平衡,调控生殖、生长、发育、应激反应和体温等生理功能或生理过程。

(3) **下丘脑是生物钟**:下丘脑的视交叉上核与人类昼夜节律有关,具有调节机体昼夜节律的功能。

(4) **调控免疫功能**:下丘脑一方面借助下丘脑-垂体轴系所释放的激素影响外周免疫反应,另一方面还可通过对外周内脏神经的调控而改变机体的免疫功能状态;同时,免疫状态的变动又可通过不同途径影响下丘脑的功能。

(5) **影响学习与记忆**:研究显示下丘脑产生的某些神经肽或神经激素对学习和记忆有一定的影响。这些神经肽或神经激素主要包括促肾上腺皮质激素(ACTH)、黑色素细胞刺激素(MSH)、β内啡肽、抗利尿激素(ADH)和催产素(OXT)等。如 ADH 可有效地加速学习过程,延缓记忆的消退,促进记忆信息的提取;而 OXT 却加速记忆消退、减弱识记反应和记忆过程。

(6) **调节情绪反应**:下丘脑与边缘系统有密切联系,参与情绪行为反应。

三、第三脑室

第三脑室(third ventricle)是两侧丘脑和丘脑下部间狭窄的腔隙,前方借左、右**室间孔**(interventricular foramen)与位于每侧大脑半球内的侧脑室相通,后方通中脑水管。在间脑纵切面上,可看清第三脑室的边界：前界为前连合和终板；底部由乳头体、灰结节、漏斗和视交叉形成；顶部为第三脑室脉络组织。顶部脉络组织由两侧向前下突入室腔，形成第三脑室脉络丛，在室间孔处与侧脑室脉络丛相连。

（赵 鹏）

第五节 端 脑

端脑(telencephalon)俗称**大脑**(cerebrum)，是脑的最高级部分，由胚胎时期前脑泡演化而来。在演化过程中，两侧前脑泡高度发育，向外膨出，形成左、右**大脑半球**(cerebral hemisphere)，遮盖着间脑和中脑，并把小脑推向后下方。左、右大脑半球之间有**大脑纵裂**(cerebral longitudinal fissure)将之分隔。纵裂底部为连接两侧大脑半球的宽厚纤维束板——**胼胝体**(corpus callosum)，端脑和小脑之间有大脑横裂(cerebral transverse fissure)分隔。

大脑半球表面的灰质层，称**大脑皮质**(cerebral cortex)(或称大脑皮层)是机体各种生命活动的最高中枢；深面的白质称**大脑髓质**(cerebral medullary substance)；埋在髓质中的灰质核团，因位于端脑基底部，称**基底核**(basal nuclei)，又称**基底神经节**(basal ganglia)；半球内部的空腔称**侧脑室**(lateral ventricle)。

高等动物及人类由于大脑皮质各部发展不平衡，发育慢的部分深陷成**大脑沟**(cerebral sulci)，发育快的部分则隆起成**大脑回**(cerebral gyri)，沟回起伏显著扩大了大脑皮质的表面积，表面积的2/3位于大脑沟内，1/3位于大脑回。

一、大脑半球的表面形态和分叶

每侧大脑半球分为背外侧面、内侧面和下面(底面)，**背外侧面**凸，**内侧面**平坦，两面以**上缘**为界。**底面**凹凸不平，它和背外侧面之间以**下缘**为界(图16-48～图16-50)。

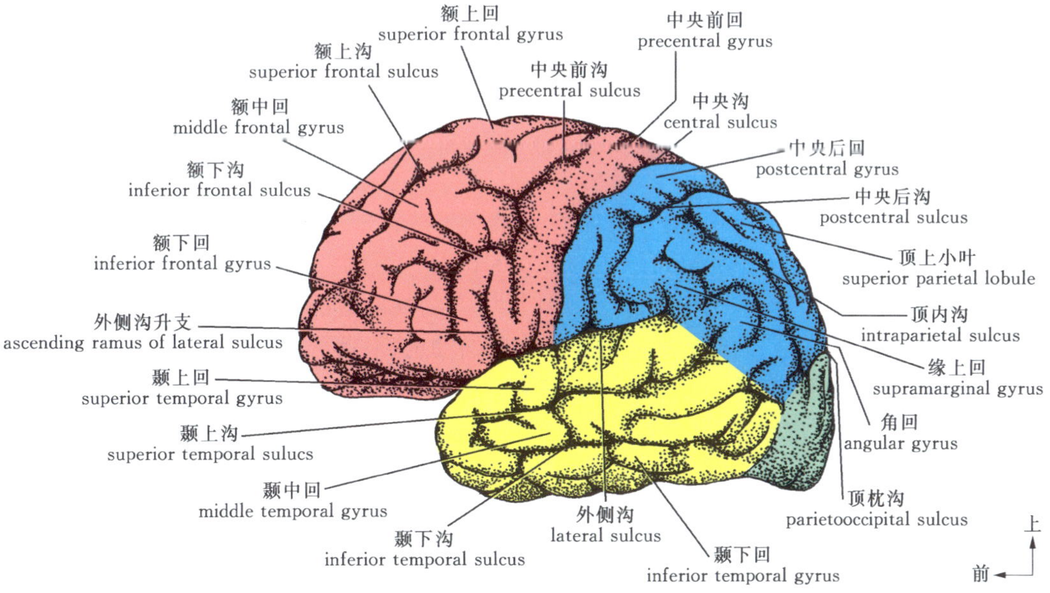

图16-48 大脑半球背外侧面

每侧大脑半球以三条较大且恒定的沟分成5个大脑叶，这三个大脑沟是：①**外侧沟**(lateral sulcus)起自半球底面，行向后上方，至上外侧面。②**中央沟**(central sulcus)起于半球上缘中点稍后方，斜行向前下方，下端接近外侧沟，上端延伸至半球内侧面。③**顶枕沟**(parietooccipital sulcus)位于半球内侧面

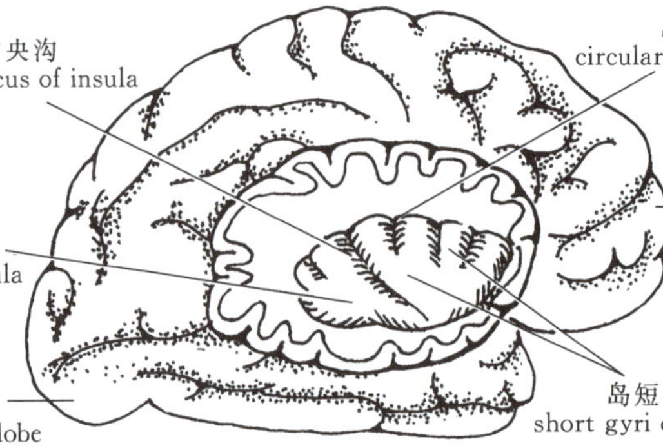

图 16-49 大脑半球背外侧面示外侧沟深面的岛叶

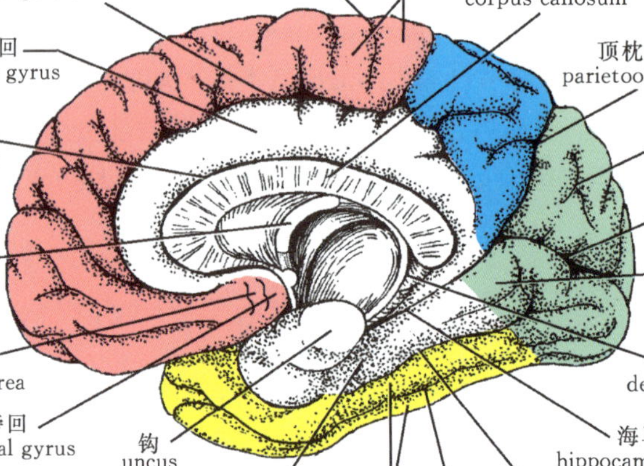

图 16-50 大脑半球内侧面

枕部,由前下方斜行向后上方,上端越过半球上缘延续到半球背外侧面。5 个大脑叶:外侧沟上方和中央沟以前的部分称为**额叶**(frontal lobe);外侧沟以下的部分为**颞叶**(temporal lobe);外侧沟上方,中央后沟后方至顶枕沟之间为**顶叶**(parietal lobe);顶枕沟后方为**枕叶**(occipital lobe)。自顶枕沟至枕前切迹(自枕叶后端向前约 4 cm 处)的连线是枕叶在背外侧面的前界,此线中点连到外侧沟后端为顶、颞两叶的分界。在外侧沟的深部,有呈三角形岛状的**岛叶**(insula)或称脑岛,岛叶的周围有环状沟,表面有几个长短不等的大脑回,它被额叶、顶叶和颞叶所覆盖,此覆盖面称为**岛盖**(opercula)。

(一) 大脑半球背外侧面的主要沟回

中央沟的前方有与其平行的**中央前沟**(precentral sulcus),中央沟与中央前沟之间形成**中央前回**(precentral gyrus)。自中央前沟前方的额叶上有与上缘平行的**额上沟**(superior frontal sulcus)和**额下沟**(inferior frontal sulcus),此二沟将额叶背外侧面分出**额上回**(superior frontal gyrus)、**额中回**(middle frontal gyrus)和**额下回**(inferior frontal gyrus)。在外侧沟下方的颞叶有两条与此沟平行的**颞上沟**(superior temporal sulcus)和**颞下沟**(inferior temporal sulcus),此二沟将颞叶分成**颞上回**(superior temporal gyrus)、**颞中回**(middle temporal gyrus)和**颞下回**(inferior temporal gyrus)。自颞上回转入外

侧沟内有几条自上外向下外的**颞横回**(transverse temporal gyri)。在中央沟的后方有与之平行的**中央后沟**(postcentral sulcus),此沟与中央沟之间为**中央后回**(postcentral gyrus)。在中央后沟的后方有一条与半球上缘近乎平行的**顶内沟**(intraparietal sulcus)。顶内沟的上方为**顶上小叶**(superior parietal lobule),下方为**顶下小叶**(inferior parietal lobule);围绕外侧沟末端为**缘上回**(supramarginal gyrus),围绕颞上沟末端为**角回**(angular gyrus)。

(二)大脑半球内侧面的主要沟回

额、顶、枕、颞四叶都自背外侧面扩展至半球的内侧面。在纵切的半球内侧面上,中部有前后方向向上略呈方形的胼胝体。在胼胝体的上方,有两条与胼胝体大致平行的半环形沟,分别称**胼胝体沟**(callosal sulcus)和**扣带沟**(cingulate sulcus),后者末端转向背方,称**边缘支**(marginal ramus);扣带沟与胼胝体沟之间为**扣带回**(cingulate gyrus)。在扣带回的上方,中央前、后回延至内侧面,称**中央旁小叶**(paracentral lobule)。在顶枕沟下方有一从胼胝体后下方呈弓形向后走至枕叶后端的**距状沟**(calcarine sulcus)。距状沟与顶枕沟之间的部分称**楔叶**(cuneus);距状沟下方的部分为**舌回**(lingual gyrus)(图 16-50)。中央旁小叶后面,顶枕沟与扣带沟边缘支之间为楔前叶(precuneus)。

(三)大脑半球底面的主要沟回

大脑半球底面可见额叶、颞叶和枕叶(图 16-51)。额叶底面有纵行的嗅束沟(olfactory groove),内有**嗅束**(olfactory tract),其前端膨大为**嗅球**(olfactory bulb),与嗅神经相连;嗅束向后扩大为**嗅三角**(olfactory trigone)。嗅三角与视束之间为**前穿质**(anterior perforated substance)。嗅束沟的内侧部为**直回**(straight gyrus),外侧部为**眶回**(orbital gyri)。

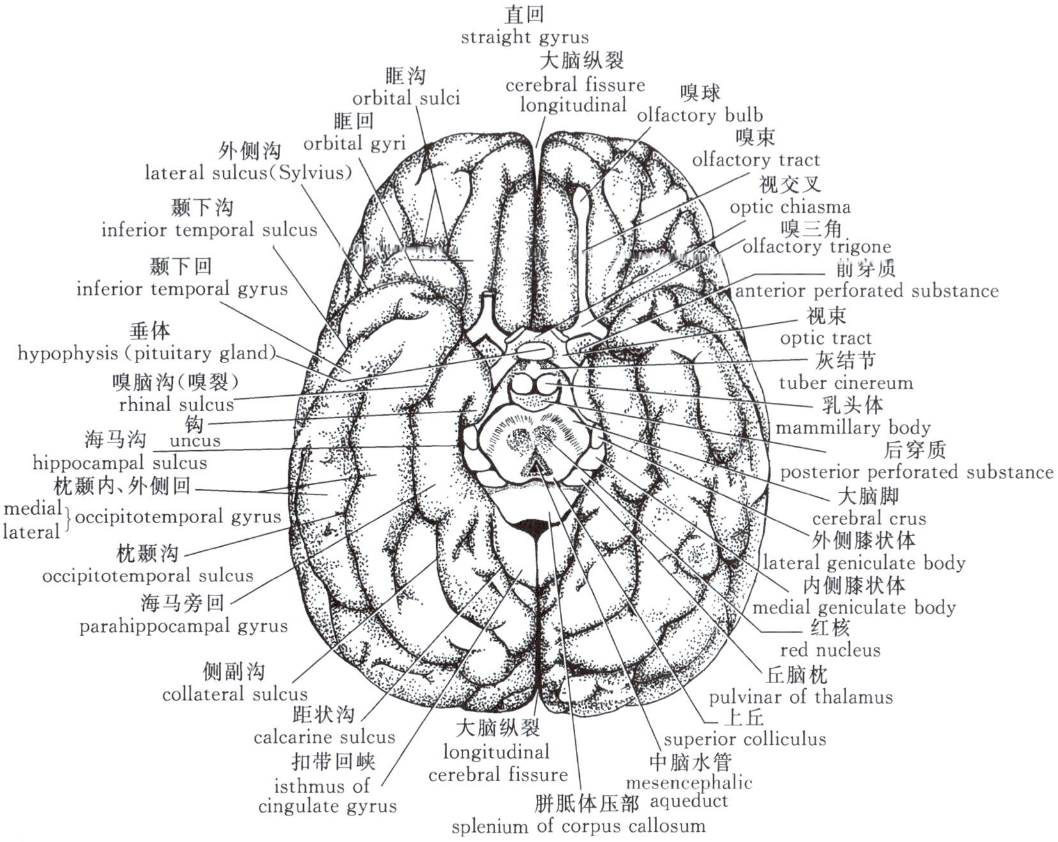

图 16-51 大脑半球底面

颞叶下方有与半球下缘平行的**枕颞沟**(occipitotemporal sulcus),在此沟内侧与其平行的深沟称**侧副沟**(collateral sulcus),侧副沟与枕颞沟之间为**枕颞内侧回**(medial occipitotemporal gyrus)。枕颞沟的下方为**枕颞外侧回**(lateral occipitotemporal gyrus),此回绕半球下缘移行为颞下回。侧副沟内侧为**海马旁回**(parahippocampal gyrus)也称海马回,其前端弯成钩形,称**钩**(uncus)或称海马回钩,海马旁回的上内侧为**海马沟**(hippocampal sulcus),在海马沟的上方有呈锯齿状的窄条皮质称**齿状回**(dentate gyrus),其一部分露于脑表面;从内侧面看,在齿状回的外侧,侧脑室下角的底壁上有一弓状隆起称**海马**(hippocampus)(图 16-52);海马和齿状回构成**海马结构**(hippocampal formation)。

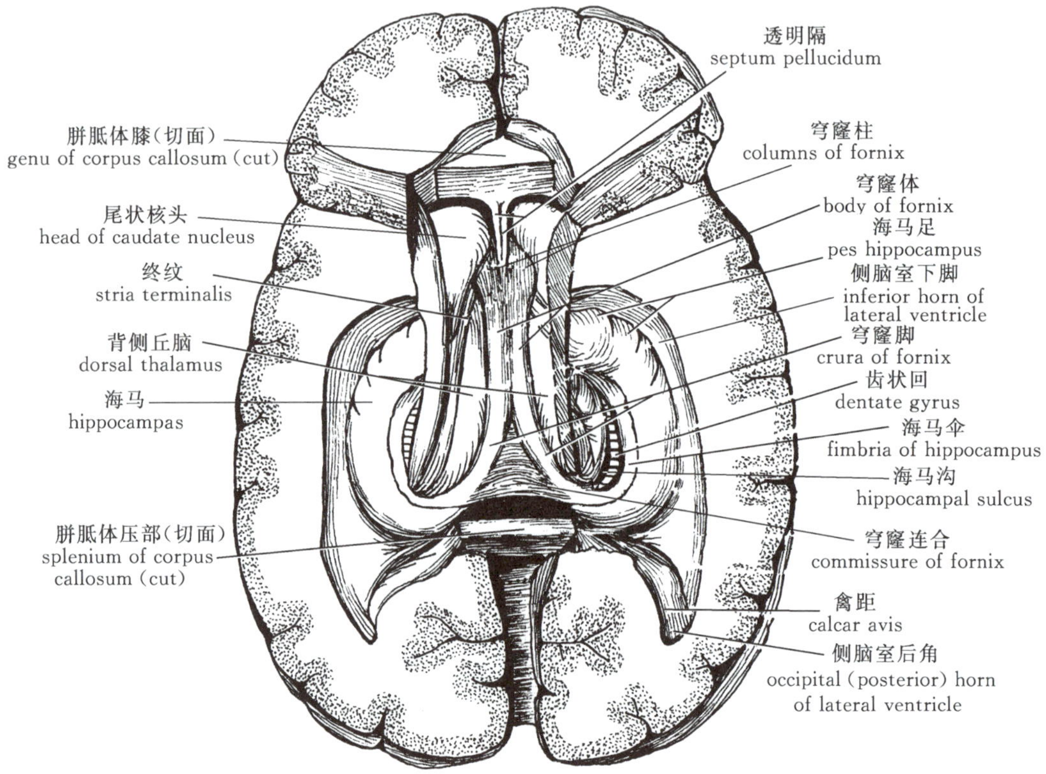

图 16-52 海马结构(端脑水平切上面观)

此外,根据进化和功能的区分,将半球内侧面的胼胝体周围和侧脑室下角底壁周围的一圈弧形结构称为**边缘叶**(limbic lobe),它们包括隔区(septal area)、扣带回、海马旁回、海马和齿状回等;亦有将岛叶前部和颞极(颞叶前端)归入边缘叶。

二、端脑的内部结构

大脑内部结构包括**大脑皮质**、皮质深面的**大脑髓质**、髓质深部的灰质核团**基底核**及腔隙**侧脑室**。

(一) 大 脑 皮 质

1. 大脑皮质细胞构筑 大脑皮质是覆盖在大脑半球表面的灰质,根据种系发生与进化,人类大脑皮质可分为**原皮质**(海马、齿状回)、**旧皮质**(嗅脑)和**新皮质**。大脑最早的分化和嗅觉有关,两栖类、鱼类以下的动物,只有嗅叶。在爬行类,新皮质开始萌芽。真正的大脑皮质即新皮质,见于哺乳动物,动物进化的等级越高,新皮质越发达。到了人类,新皮质约占全部皮质的 96%,大脑半球的表面绝大部分被新皮质所占据。

(1) **大脑皮质分层**:原皮质和旧皮质有三层结构,新皮质基本为六层结构(图 16-53、图 16-54)。

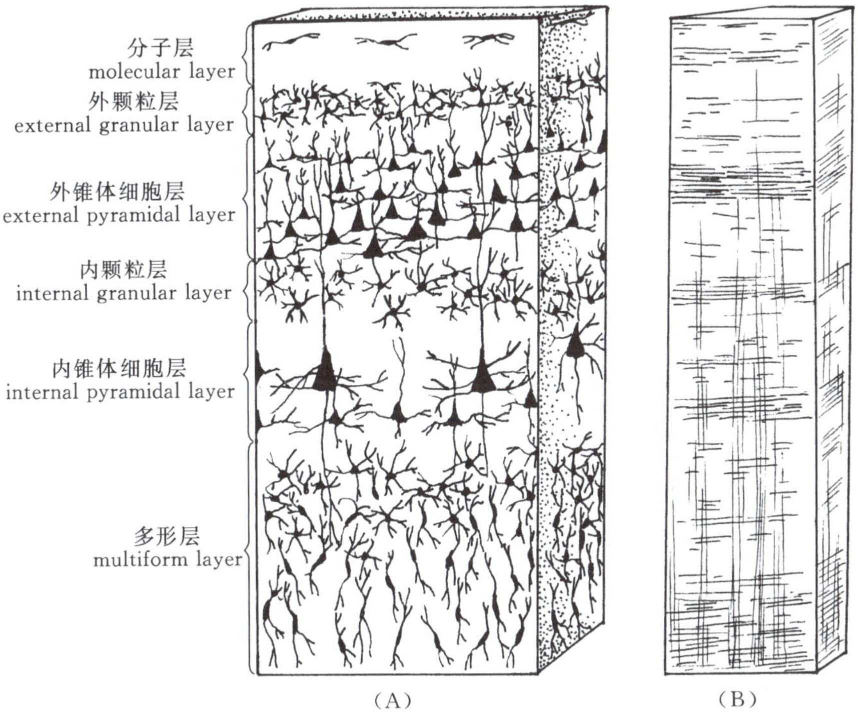

图 16-53 大脑皮质细胞构筑

(A) 高尔基染色(Golgi 染色); (B) 魏格尔特染色(Weigert 染色)

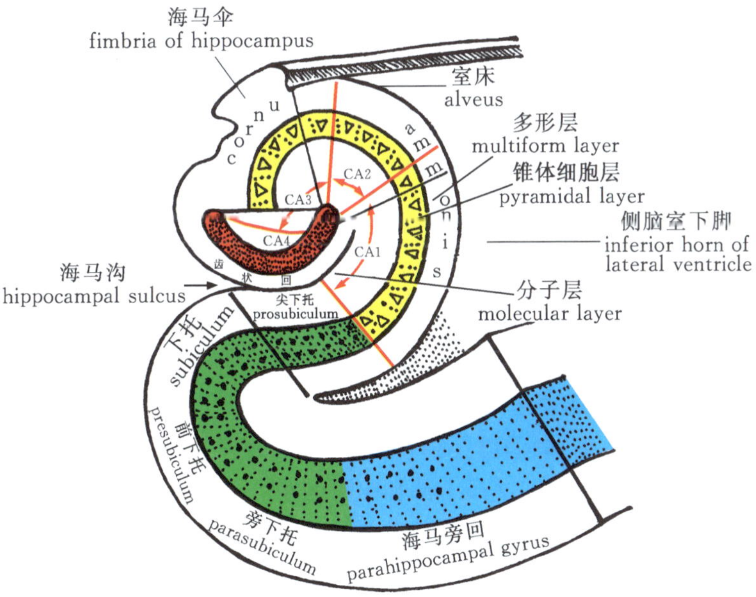

图 16-54 海马、齿状回和海马旁回皮质分层示意图(侧脑室下角的冠状切面)

红色=齿状回,黄色=海马本部,绿色=下托,蓝色=海马旁回前部(内嗅区),CA_{1-4}=海马 4 个区

海马可分为三个基本层:分子层、锥体细胞层和多形细胞层。海马与海马旁回之间的过渡区域逐渐变成 4 层、5 层、6 层。这一区域通常分为尖下托(prosubiculum)、下托(subiculum)、前下托(presubiculum)和旁下托(parasubiculum) 4 个带形区,其中前两个带形区归海马,后两个带形区归海马旁回。

新皮质的 6 层结构由浅入深分别是：Ⅰ.分子层(molecular layer)；Ⅱ.外颗粒层(external granular layer)；Ⅲ.外锥体细胞层(external pyramidal layer)，又称锥体细胞层(pyramidal layer)；Ⅳ.内颗粒层(internal granular layer)；Ⅴ.内锥体细胞层(internal pyramidal layer)又称节细胞层(ganglion cell layer)；Ⅵ.多形细胞层(multiform layer)。从比较胚胎学来看，新皮质的 6 层结构是由原皮质的三层分化而来，故大脑新皮质亦可分为粒上层(Ⅰ层～Ⅲ层)、内粒层(Ⅳ层)和粒下层(Ⅴ层及Ⅵ层)。粒上层发展最晚，在人脑最发达，接受和发出联络性纤维，实现皮质内联系；内粒层主要接受来自间脑的特异性传入投射纤维；粒下层则借传出的投射纤维联系皮质下结构，控制躯体和内脏运动功能。

(2) **大脑皮质的分区**：虽然大脑皮质 6 层结构是新皮质结构的基本形式，但不同区域的皮质、各层的厚薄、纤维的疏密以及细胞成分都不同，学者们依据皮质各部细胞构筑和神经纤维的配布，将全部皮质分为若干区，分区方法繁简不一，现在人们所广为采用的是布鲁德曼(Brodmann)分区的 52 分区法(图 16-55、图 16-56)。皮质的平均厚度为 2.5 mm。中央前回运动区最厚，约为 4.5 mm。枕极部皮质最薄，约为 1.5 mm。

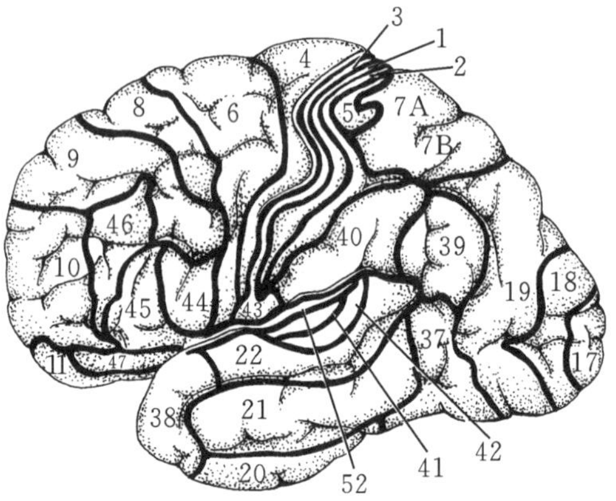

图 16-55 大脑皮质分区(大脑半球背外侧面)

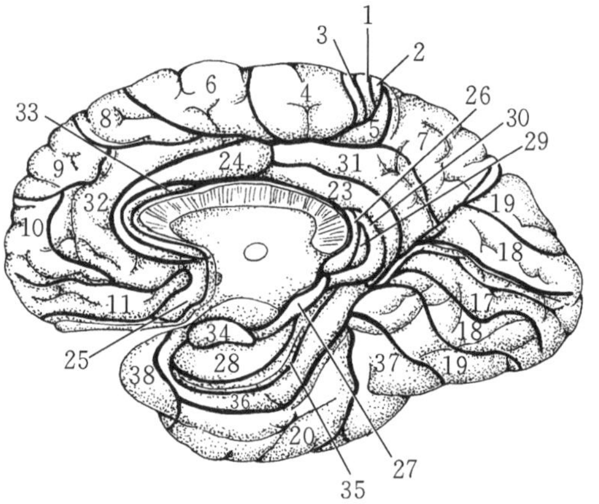

图 16-56 大脑皮质分区(大脑半球内侧面)

2. 大脑皮质功能定位 大脑皮质是脑的最重要部分，是高级神经活动的物质基础，机体各种功能活动的最高中枢在大脑皮质上具有定位关系，这些功能代表区即是相应功能的最高中枢，但这些中枢只是执行某种功能的核心部分，并且，大脑皮质上还具有相应功能的辅助代表区域。例如中央前回主要管理全身骨骼肌运动，但也接受部分感觉冲动；中央后回主要接受全身感觉信息，但刺激它也可产生少量运动，因此大脑皮质功能定位概念是相对的。功能代表区的周围皮质具有一定的代偿能力，个体年龄愈小，其代偿能力愈强。具有特定功能的皮质中枢之外的广泛脑区，可统称为联络区，它们对各种信息进行加工、整合，完成高级的神经精神活动。

(1) **躯体运动中枢(第 1 躯体运动区)**(first somatic motor area)：位于中央前回和中央旁小叶前部(布鲁德曼分区的 4、6 区)。第 1 躯体运动区对骨骼肌运动管理具有一定的定位关系，其特点为(图 16-57)：①上下颠倒，但头部是正的，中央前回最上部和中央旁小叶前部与下肢、会阴部运动有关，中部与躯干和上肢运动有关，下部与面、舌、咽、喉等的运动有关。②左右交叉，即一侧运动区支配对侧肢体的运动，但一些与联合运动有关的肌群则受两侧运动区的支配，如眼球外肌、咽喉肌、咀嚼肌和躯干肌等。③身体各部分投影区的大小与各部形体大小无关，而与功能的重要性和精细程度有关。如拇指的代表区几乎是大腿的 10 倍。该区接受中央后回、背侧丘脑腹前核、腹外侧核和腹后核的纤维，发出纤维组成锥体束，至脑干脑神经运动核和脊髓前角运动神经元。

运动前区：位于额上、中、下回的后部，主要与大群肌肉的协调活动有关。

(2) **躯体感觉中枢(第 1 躯体感觉区)**(first somatic sensory area)：位于中央后回和中央旁小叶后部(布鲁德曼分区的 3、1、2 区)，接受背侧丘脑腹后核传来的对侧半身痛、温、触、压以及位置和运动觉(图 16-58)。

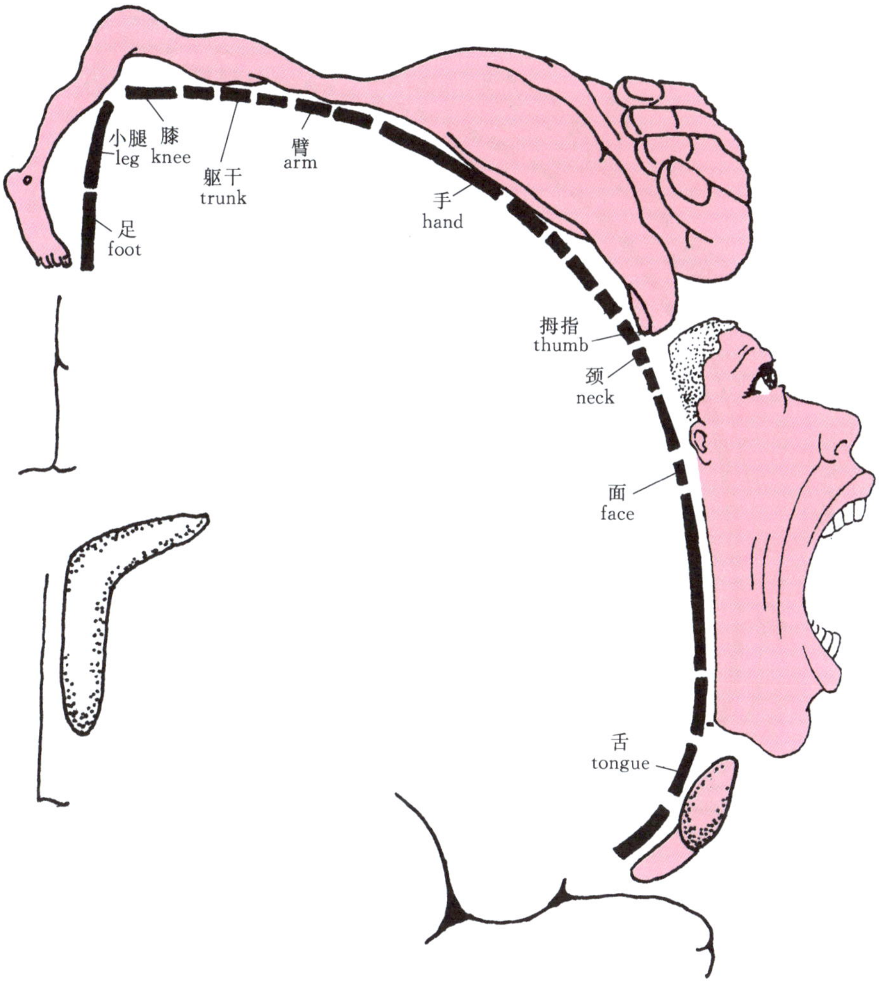

图 16-57 第 1 躯体运动区中人体局部定位

身体各部投影和第 1 躯体运动区相似,投射特点是:①上下颠倒,但头部是正的。②左右交叉。③身体各部在该区投射范围的大小取决于该部感觉敏感程度,例如手指和唇的感觉最灵敏,在感觉区的投射范围最大。

人类大脑皮质还有第 2 躯体运动区和第 2 躯体感觉区,它们均位于中央前回和中央后回下面的岛盖皮质,与对侧上、下肢运动和双侧躯体感觉(以对侧为主)有关。

(3) **视觉中枢(视觉区)**(visual area):位于距状沟上下的枕叶皮质,包括距状沟上方的楔叶和距状沟下方的舌回(布鲁德曼分区的 17 区,纹区)。局部定位关系是距状沟上方的视皮质接受上部视网膜传导的冲动,下方的视皮质接受下部视网膜传导的冲动。距状沟后 1/3 上、下方接受黄斑区传导的冲动。视区接受来自外侧膝状体的纤维,一侧视区接受双眼同侧半视网膜传导的冲动,损伤一侧视区可引起双眼对侧视野偏盲(同向性偏盲)。

(4) **听觉中枢(听区)**(auditory area):在**颞横回**(布鲁德曼分区的 41、42 区)。每侧听觉中枢接受内侧膝状体传来的两耳听觉冲动,因此一侧听觉中枢受损,不致引起全聋。

(5) **平衡觉区**(vestibular area):此区的位置尚存有争议,一般认为在中央后回下端头面部代表区附近。

(6) **嗅觉区**(olfactory area):位于海马旁回钩的内侧部及其附近(梨状前区、杏仁周区)。

(7) **味觉区**(gustatory area):可能在中央后回底部(43 区),即顶叶的岛盖部和邻近的岛叶皮质。

(8) **内脏活动的皮质中枢**:一般认为在边缘叶,在此可找到呼吸、血压、瞳孔、胃肠和膀胱等各种内脏活动的代表区。因此认为,边缘叶是内脏神经功能调节的高级中枢。

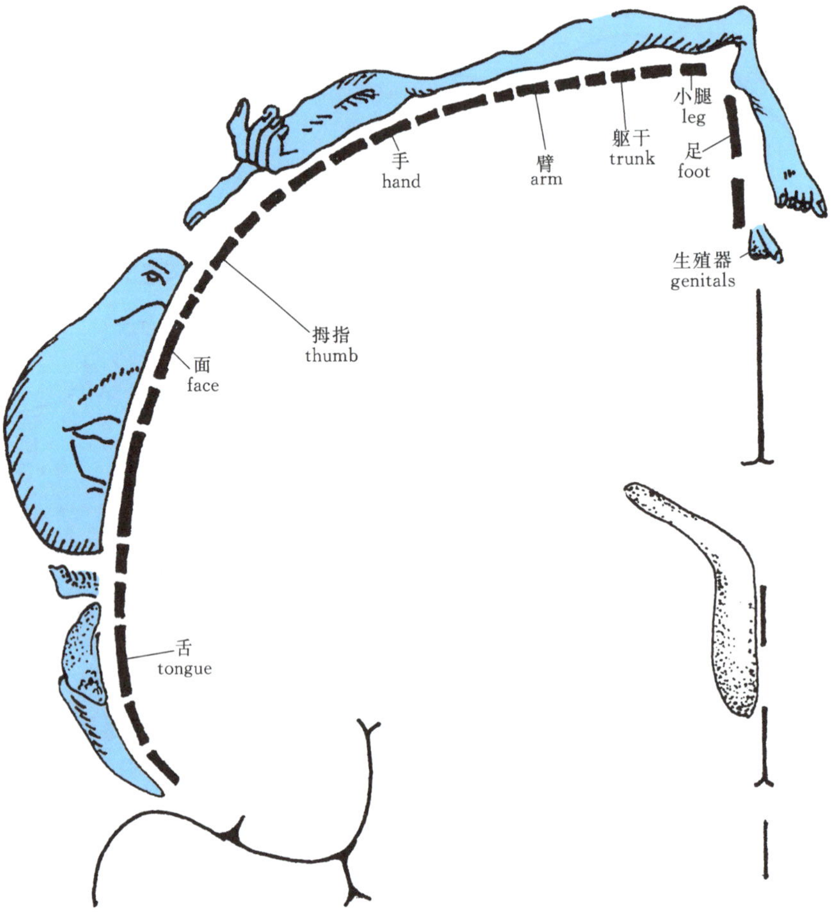

图 16-58 第 1 躯体感觉区中人体局部定位

(9) **语言中枢**(language center):人类大脑皮质与动物的本质区别是进行思维和意识等高级活动,并进行语言的表达,所以在人类大脑皮质上具有相应的语言中枢(图 16-59)。

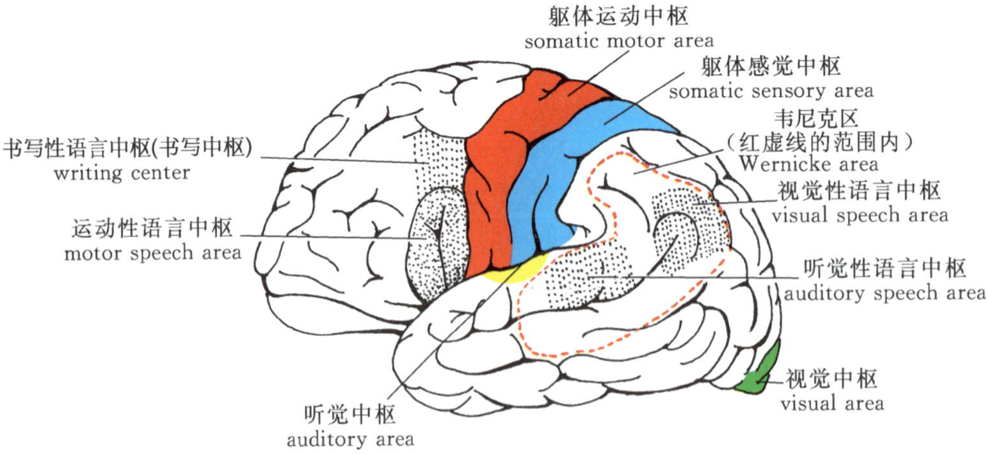

图 16-59 大脑皮质重要中枢(左侧)

1) **运动性语言中枢(说话中枢)**(motor speech area):在额下回后 1/3 处(44、45 区),又称布洛卡(Broca)区。此部能将韦尼克(Wernicke)区的信息处理为相应的发声形式。如果此中枢受伤,患者与发音有关的肌肉虽未瘫痪,但却丧失说出具有意义句子的能力,称为运动性失语症。

2）**听觉性语言中枢（听讲中枢）**（auditory speech area）：在颞上回后部（22 区），它能调整自己的语言和理解别人的语言。此中枢受累后，患者能讲话但混乱而割裂，能听到别人讲话，但不能理解讲话的意思，自己讲的话也同样不能理解，称为感觉性失语症。

3）**书写性语言中枢（书写中枢）**（writing area）：在额中回的后部（8 区），紧靠中央前回，管理上肢运动的区域特别是手的肌肉运动区（因为写字必须有上肢，特别是手的配合）。此中枢若损伤，虽然相应肌肉的其他运动功能仍然保存，而写字绘画等精细运动发生障碍，称为失写症（视运动性失语症）。

4）**视觉性语言中枢（阅读中枢）**（visual speech area）：在顶下小叶的角回（39 区）。该中枢受损时，视觉没有障碍，但原来识字的人变为不能阅读，不能理解文字符号的意义，称为失读症（视觉性失语症）。

上述语言中枢在人类进化早期，大脑两半球上都能执行相应功能，但在进化和发育过程中，大脑皮质的结构和功能进行高度分化，语言中枢在一侧半球上逐渐发展起来，即语言中枢的优势半球。实践证明，善于用右手的人（右利者），其语言中枢在左侧半球（优势半球）；大部分善用左手的人（左利者）优势半球也在左侧。只有损伤优势半球时才出现各种失语症。在长期的进化过程中，左右大脑半球发育呈现不对称。右侧半球在对时间、空间关系的认识以及绘画、音乐欣赏等方面较左半球具有优势，而左侧大脑半球与语言、意识、数学分析等密切相关。因此，左、右两侧大脑半球只是在功能上各有不同的特化，这种特化的结果是使语言功能互补、密切配合，从而完成各种高级神经精神活动。

研究表明，听觉性语言中枢和视觉性语言中枢之间没有明显界限，有学者将它们均称为韦尼克区，该区包括颞上回，颞中回后部，缘上回以及角回。韦尼克区的损伤，将产生严重的感觉性失语症。此外，各语言中枢不是彼此孤立存在的，它们之间有着密切的联系，语言能力需要大脑皮质有关区域的协调配合才能完成。例如，听到别人问话后用口语回答，其过程可能是：首先，听觉冲动传至听觉区，产生听觉；再由听觉区与韦尼克区联系，理解问话的意义；经过联络区的分析和综合，将信息传到布洛卡区回，后者通过与头面部运动有关皮质（中央前回下部）的联系，控制唇、舌、喉肌的运动而形成语言，继而回答问题。此外，顶下小叶的缘上回（40 区）是**运用中枢**（主要在优势半球）。缘上回损伤后，患者能正常地完成简单的动作，没有麻痹，没有共济失调，亦无感觉缺失，但不能完成已学得的动作，如不能正确完成使用工具等复杂动作，甚至不能完成敬礼等动作。这种运用障碍称为失用症。

除上述的功能代表区外，大脑皮质广泛的联络区中，额叶的功能与躯体运动、发音、语言、书写及高级思维活动有关；顶叶的功能与躯体感觉、味觉、语言等有关；枕叶与视觉信息的整合有关；颞叶与听觉、语言和记忆功能有关；边缘叶与内脏活动有关。

（二）基 底 核

基底核（basal nuclei）又称**基底神经节**（basal ganglia）是位于大脑半球基底部的厚灰质团块，位置靠近脑底，故名。基底核包括纹状体、屏状核和杏仁体（图 16-60、图 16-61）。狭义的基底核仅指纹状体。

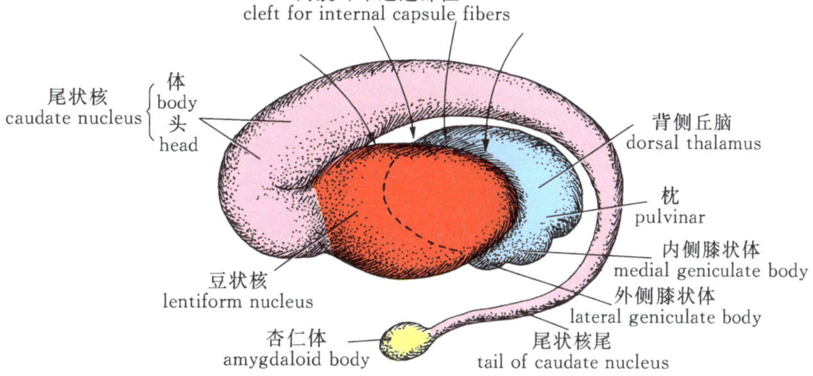

图 16-60 基底核（左侧）

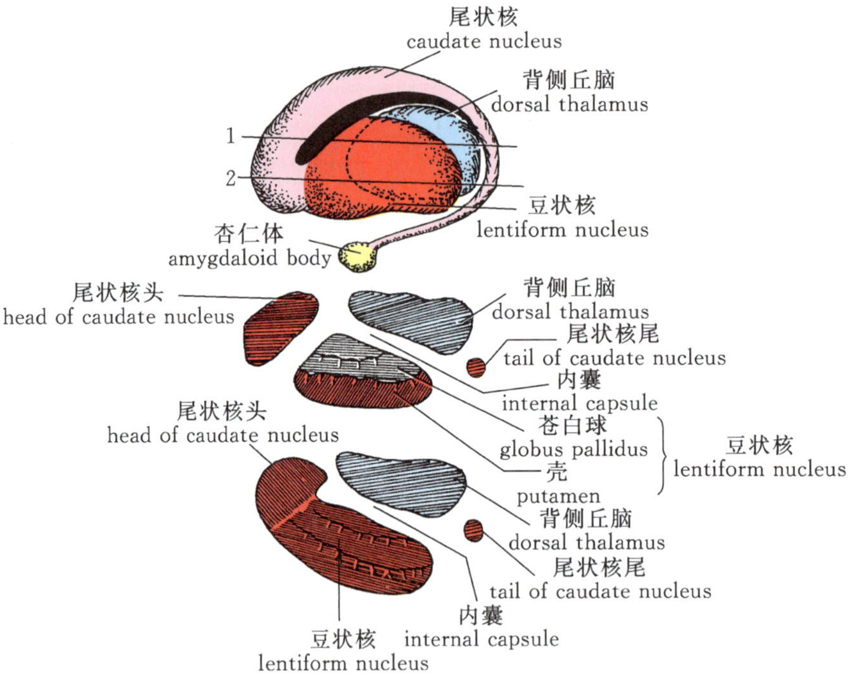

图 16-61 纹状体和背侧丘脑

下面 2 个图为通过 1、2 的两个水平断面，示内囊位置

1. 纹状体 **纹状体**(corpus striatum)是由尾状核和豆状核组成。二核前端的腹侧面相互连接。

(1) **尾状核**(caudate nucleus):是由前向后下弯曲近 270°的灰质核团,全长伴随着侧脑室前角、中央部和下角(图 16-65)。分为头、体、尾 3 部分。终端连结杏仁体。

(2) **豆状核**(lentiform nucleus):位于岛叶深部、屏状核和内囊之间,核的前下方与尾状核头相连,其余部分借内囊与尾状核和丘脑隔开。豆状核在切面呈三角形,核内被两个白质的板层分隔成三部分,外侧部最大,称为**壳**(putamen),其余二部称为内侧、外侧**苍白球**(globus pallidus)。

在种系发生上,尾状核和壳是较新的结构,合称**新纹状体**(neostriatum),苍白球是纹状体较古老的部分,称为**旧纹状体**(paleostriatum)。

纹状体是哺乳类以下的低等动物调节躯体和内脏的活动,并对环境作本能性适应的高级中枢。在高等哺乳动物和人,则退居次要地位,成为皮质下调节躯体运动的重要中枢,参与运动的设计,是锥体外系(参见神经传导通路相应内容)的重要组成部分,其主要功能是维持肌张力和协调随意运动。近年来发现苍白球作为基底前脑的一部分参与机体的学习记忆功能。

纹状体病变所致运动障碍可归纳为两类:①运动过多和肌张力降低:见于亨廷顿病(Huntinton disease, HD)又称亨廷顿舞蹈症(Huntinton chorea),主要表现为肌张力降低,上肢和头面部不自主和无目的的动作。病变在新纹状体。②运动过少和肌张力增高:见于帕金森病(Parkinson disease, PD)(又叫震颤麻痹),其主要症状为静止性震颤。肌张力过高、随意动作减少,运动缓慢和面部表情呆板,其病变在黑质和苍白球。

2. 屏状核 **屏状核**(claustrum)为岛叶和豆状核之间的灰质薄层。屏状核与豆状核之间的白质称**外囊**(external capsule),屏状核与岛叶皮质之间的白质称**最外囊**(extreme capsule)。此核与大脑皮质之间可能有往返纤维联系,但联系状况及其功能意义尚不清楚。

3. 杏仁体 **杏仁体**(amygdaloid body)又称杏仁核或杏仁复合体,位于侧脑室下角前端的前上方,海马旁回钩的深面,与尾状核尾相连,属边缘系的核团,与行为、内分泌情绪活动和内脏活动有关。

（三）大脑半球的髓质

大脑半球的髓质，可分为三类神经纤维（或三系）：连接左、右半球皮质的连合纤维（连合系）、联络一侧半球内部各叶间的联络纤维（联络系）和将大脑皮质与皮质的中枢各部联系起来的**投射纤维**（投射系）（图 16-62）。

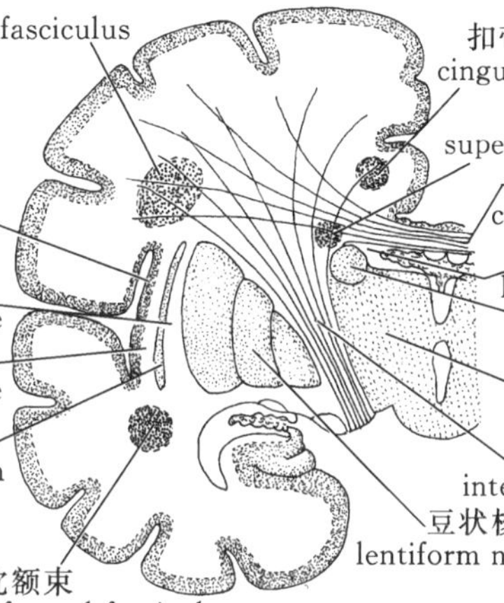

图 16-62 大脑髓质的三类纤维（半球冠状切面）

1. 连合纤维 是连合左右半球皮质的纤维，包括胼胝体、前连合和穹隆连合（图 16-63）。

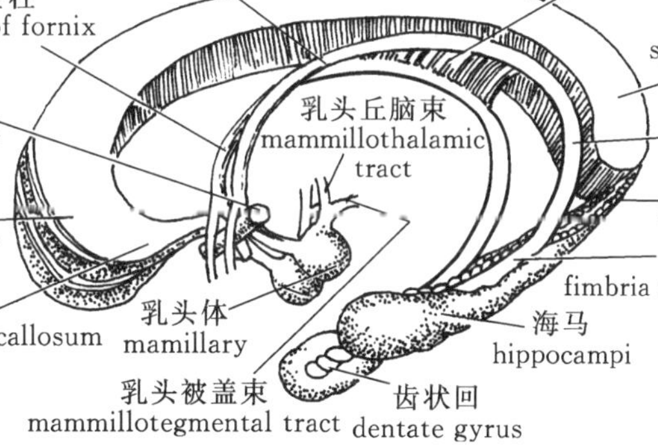

图 16-63 大脑髓质连合纤维

（1）**胼胝体**（corpus callosum）：位于大脑纵裂底，由连合左、右半球新皮质的纤维构成。在正中矢状切面上，略呈弓形。胼胝体前端尖细呈钩形，称**胼胝体嘴**，弯曲部称**胼胝体膝**，中间部称**胼胝体干**，后部钝圆称**胼胝体压部**。在经胼胝体所作的水平切面上，可见其纤维向两半球内部的前、后、左、右辐射，广泛联系额、顶、枕、颞叶。其中，经过胼胝体膝部向前放射连接两侧额叶的纤维称**前钳（额钳）**，其中经过压部向后放射连接两侧枕叶的纤维称**后钳（枕钳）**，胼胝体的下面构成侧脑室顶。

（2）**前连合**（anterior commissure）：是终板上方横过中线的一束连合纤维，连合左、右半球的旧皮质。

前连合呈“×”形，前后端分开，中间联合在一起，较小的前束弯向前，连接左右嗅球，较大的后束向后外连接两侧海马回。

(3) **穹窿**(fornix)和**穹窿连合**(commissure of fornix):穹窿是由海马至下丘脑乳头体的弓形纤维束,由双侧的穹窿脚,合成一个穹窿体,再分成两个穹窿柱,止于双侧乳头体,整个形状呈"×"形。穹窿连合是连合双侧海马的纤维构成(图 16-63)。

2. 联络纤维 是联系同侧半球内各部分皮质的纤维,其中短纤维联系相邻脑回称**弓状纤维**(arcuate fiber)。长纤维联系同侧半球各叶(图 16-62、图 16-64),其中主要的有:

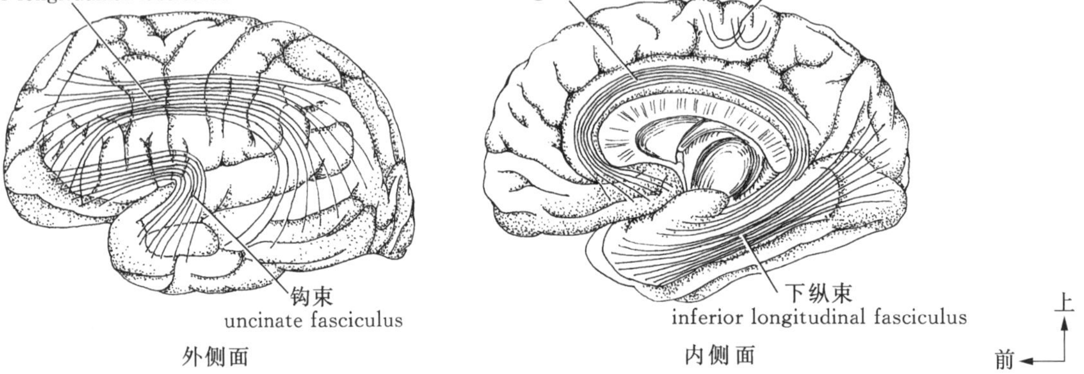

图 16-64 大脑髓质联络纤维

(1) **钩束**(uncinate fasciculus):呈钩状绕过外侧裂,连接额、颞两叶的前部。

(2) **上纵束**(superior longitudinal fasciculus):在大脑外侧裂及岛叶的上方,连接额、顶、枕、颞四个叶。

(3) **下纵束**(inferior longitudinal fasciculus):在半球底面,沿侧脑室下角和后角的外侧壁走行,连接枕叶和颞叶。

(4) **扣带**(cingulum):位于扣带回和海马旁回的深部,从胼胝体膝部腹侧起,经扣带回和海马旁回,到达颞极附近,连接边缘叶的各部。

(5) **上枕额束**(superior occipitofrontal fasciculus):位于尾状核的背外侧。**下枕额束**(inferior occipitofrontal fasciculus)起自豆状核腹外侧。两束连接额枕二叶。

3. 投射纤维 由大脑皮质与皮质下各中枢间的上、下行纤维组成,它们大部分经过内囊(图 16-65~图 16-67)。内囊是这些投射纤维的主要通路,是大脑白质中最主要的结构。

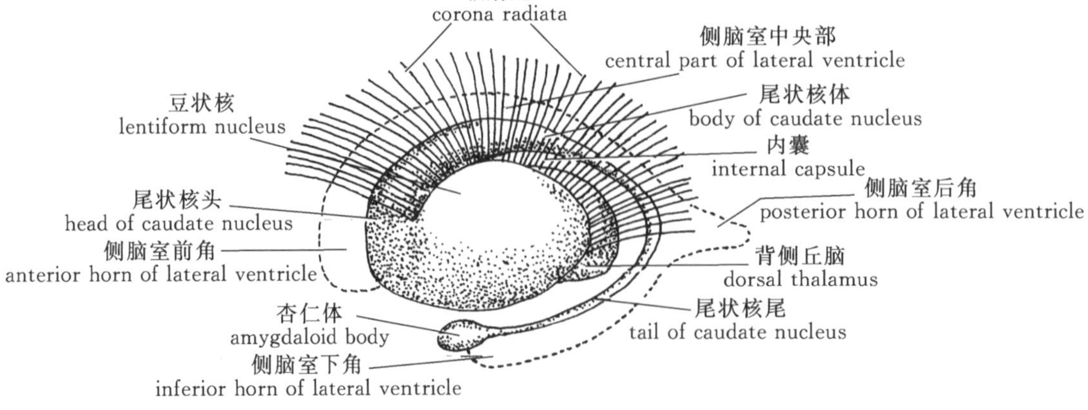

图 16-65 基底核与侧脑室、内囊、背侧丘脑

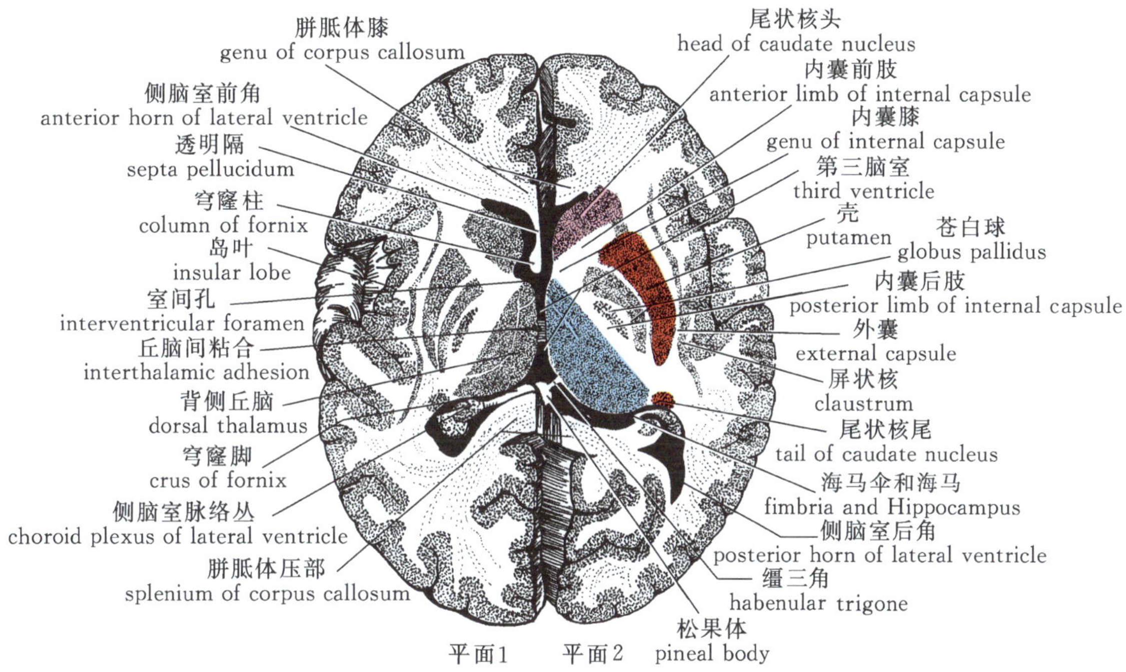

图 16-66 大脑的水平切面(平面 1 和平面 2)

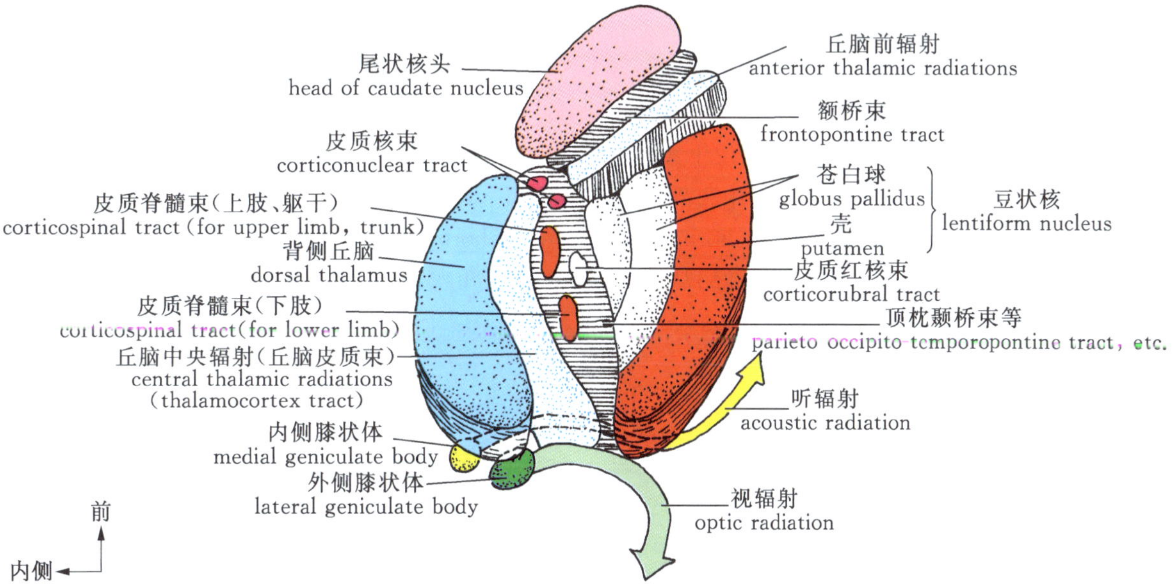

图 16-67 内囊分部及其内容(右侧)

内囊(internal capsule)位于丘脑、尾状核和豆状核之间。在两侧半球水平切面上,左右两侧内囊分别呈“>”“<”形。“>”“<”形前半较短,称**内囊前肢**(anterior limb of internal capsule),又称额部,位于尾状核与豆状核之间。“><”形后半较长,伸向后外,称**内囊后肢**(posterior limb of internal capsule),又称枕部;内囊后肢又分为**豆丘部**(豆状核与丘脑之间)、**豆状核后部**和**豆状核下部**。内囊前肢与内囊后肢转角处称为**内囊膝**(genu of internal capsule)。

(1) 经内囊前肢的投射纤维:主要有**额桥束**(frontopontine tract)和由丘脑前核及背内侧核等投射到扣带回及额叶前部的**丘脑前辐射**(anterior thalamic radiation)。

（2）经内囊膝部的投射纤维：有**皮质核束**（corticonuclear tract），该束纤维是从中央前回下1/3（躯体运动区头面部代表区）发出纤维下行到脑干各躯体运动核（包括特殊内脏运动核）。

（3）经内囊后肢的投射纤维：经豆丘部的下行纤维束为**皮质脊髓束**（corticospinal tract）和**顶桥束**（parietopontine tract）等，上行纤维束是**丘脑中央辐射**（central thalamic radiation）（亦称丘脑上辐射）。其中，皮质脊髓束是中央前回中上部和中央旁小叶前部发出纤维至脊髓前角运动核的纤维束，丘脑中央辐射是丘脑腹后核至中央后回的纤维束（丘脑皮质束）。经豆状核后部向后行的纤维是**视辐射**（optic radiation）及**枕桥束**（occipitopontine tract），前者由外侧膝状体到视觉皮质，后者由枕叶至脑桥核。经豆状核下部向外侧行的纤维有**听辐射**（acoustic radiation）及**颞桥束**（temporopontine tract），前者由内侧膝状体至听觉皮质，后者由颞叶至脑桥核。

内囊枕部的上述划分是概略的，实际上各传导束间的界线并不是截然分开的。此外，还有一些重要的锥体外系纤维通过内囊，如皮质红核束、皮质黑质束和皮质网状束等。它们主要是从大脑感觉运动区及其周围的皮质发出，通过内囊的部位尚不甚明确，一般认为其大部纤维靠近锥体束走行。因此临床上内囊病变引起的所谓上神经元症状（腱反射亢进、肌张力增高、病理反射阳性）多有锥体外系合并损害的结果。

内囊膝部和枕部是许多重要传导束集中通过的交通要道，脑血管病变如脑出血（出血部位可在外囊、壳和屏状核附近，亦可在内囊或内囊内侧即丘脑附近）经常累及同一侧内囊。病变范围不大，但可同时损害几种传导束，根据病变的位置和被损害传导束的性质及局部位置，可出现多种症状。范围较小的病变，可以只引起偏瘫和偏身感觉障碍；当内囊损伤广泛时患者则会出现“三偏”综合征状：对侧偏身感觉丧失（丘脑中央辐射受损），对侧偏瘫（皮质脊髓束、皮质核束损伤）和两眼视野对侧同向偏盲（视辐射受损）。

（四）侧　脑　室

侧脑室（lateral ventricle）左右各一，位于大脑半球内，延伸至半球的额、顶、枕和颞叶内，内含透明的脑脊液（图16-65、图16-68）。侧脑室分为中央部、前角、后角和下角四部。**中央部**（central part）位于顶叶内；中央部向前伸入额叶形成**前角**（anterior horn）；**后角**（posterior horn）伸入枕叶；**下角**（inferior horn）最长伸入颞叶，向前几达海马回钩。侧脑室内的脉络丛位于中央部和下角内，是产生脑脊液的主要部位。侧脑室经左右室间孔与第3脑室相通。**室间孔**（interventricular foramen）位于穹隆与丘脑前端之间。

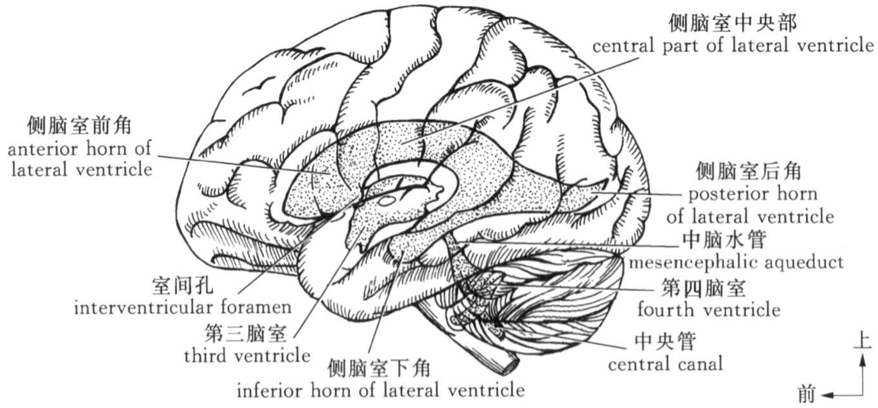

图16-68　侧脑室投影

位于嗅球与第三脑室之间的侧脑室外周称为室管膜下区（subventricular zone，SVZ），近年来研究表明，SVZ含有大量的神经前体细胞或神经干细胞（neural stem cell，NSC），NSC具有增殖能力，可定向增殖分化为神经元或胶质细胞，可能对神经再生或修复的研究有积极意义。

三、边缘系统

边缘叶是位于半球内侧面呈环形的部分皮质，由内、外两环构成，外环包括扣带回、穹窿回峡、海马旁回及海马回钩。内环包括隔区、胼胝体上回、齿状回、束状回及海马。边缘叶以及与它联系密切的**皮质下结构**(包括杏仁复合体、隔核、下丘脑、上丘脑、丘脑前核以及中脑内侧被盖区等)在结构与功能上相互间都有密切的联系，从而构成一个功能系统，称为**边缘系统**(limbic system)(图 16-69)。

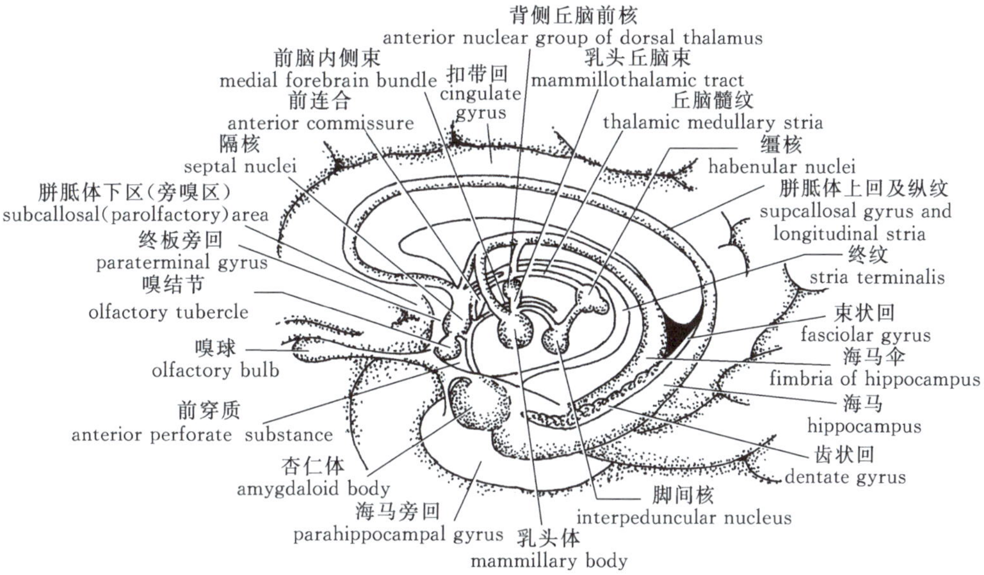

图 16-69 嗅脑及边缘系统(大脑半球内侧面)

边缘系统在种系发生上是古老的系统，具有广泛的联系。在边缘叶与其他皮质之间及边缘系统各部之间都存在着复杂的纤维联系。边缘系统重要的联系通路主要有前脑内侧束(隔区⇌丘脑下部⇌中脑被盖)，穹窿(海马→乳头体)，乳头丘脑束(乳头体→丘脑前核)，终纹(杏仁核→隔区)和丘脑髓纹(隔区→缰核)等。

下面仅从海马、杏仁复合体及隔区的结构及纤维联系说明边缘系统的功能。

海马和**齿状回**是海马结构的主要部分，它们是只有三层结构的古皮质。由于颞叶的新皮质极度发展，海马结构被挤到侧脑室下角中。整个海马的层次和结构较为一致，但根据细胞构筑的有所不同，一般将海马划分为 CA1、CA2、CA3 和 CA 四区(图 16-54)。在海马结构的传入纤维中，一个重要的传入来源是海马旁回。海马结构的主要传出纤维是穹窿，其中多数纤维止于乳头体，也有到隔区的纤维。通过乳头丘脑束，乳头体与丘脑前核建立往返联系，而丘脑前核又与扣带回有往返纤维联系，扣带回通过扣带又和海马旁回密切联系。因此，海马旁回→海马结构→乳头体→丘脑前核→扣带回→海马旁回形成了一环路，称**海马环路**[又称帕佩兹回路(**Papez circle**)]。该环路与情感、学习和记忆等高级神经活动有关。边缘系统特别是海马与记忆有关，当两侧颞叶和海马被切除时，记忆明显缺损。当阻断边缘系统中的主要传导通路时，如损伤或切断穹窿，也可造成记忆缺损。人类出现这类损伤，会忘记近期获得的信息，失去近期记忆能力。但海马在记忆中的确切作用和机制目前尚未明了。

杏仁复合体位于侧脑室下角前端上方，海马回钩的深面，豆状核的腹侧。杏仁体与嗅脑、大脑新皮质、隔核、背侧丘脑和下丘脑等有丰富的纤维联系。主要参与内脏及内分泌活动的调节和情绪活动。两侧颞叶切除，包括切除海马结构和杏仁体，动物变得温顺驯良，正常情况可引起的恐惧和激怒的情绪反应不再出现，性活动增强，称双侧颞叶切除综合征，也称克吕弗-布西综合征(Kluver-Bucy syndrome)。

隔区(septal area)位于胼胝体嘴的下方，包括**旁嗅区**(parolfactory region)和**胼胝体下回**(subcallosal gyrus)(又称终板旁回)，在胼胝体下回的前外部深陷于**后旁嗅沟**(posterior parolfactory sulcus)内的皮质称**前海马原基**(prehippocampal rudiment)。隔核是隔区的皮质下核团，可简单地分为外侧隔核和内侧隔核。隔核是多种纤维系统贯穿的区域，接受穹窿、终纹、前穿质、扣带回以及经前脑内侧束的中脑网状结构上行纤维，发出纤维投射到边缘系统各部皮质及脑干网状结构。因此，隔核被认为是各种冲动整合中枢，是边缘系统的重要核团之一，当刺激与损毁隔核时，可见动物愤怒反应、进食、性行为、生殖行为的改变。也有研究认为内侧隔核与学习、记忆关系密切。

边缘系统的功能不仅与嗅觉及其联合反射有关，而且主要与一系列的内脏活动、躯体活动、情绪活动的复杂反射以至条件反射均有密切关系。它的功能大致可归纳为四个方面：①**个体保存**(寻食、防御等)和**种族保存**(生殖行为)。②**调节内脏活动的最高中枢**，丘脑下部是植物性神经系统的皮质下中枢，边缘系统通过丘脑下部与脑干和脊髓联系，调节内脏神经系统的活动。③**调节情绪活动**。④**参与学习与记忆活动**。

(沃　雁)

第六节　脑和脊髓的传导通路

大脑皮质及皮质下中枢与感受器和效应器之间在中枢内的联系路径，称为传导通路。在神经系统内存在着两大类传导通路，即感觉(上行)传导通路和运动(下行)传导通路。

一、感觉传导通路

各种感受器接受内、外环境的各种刺激，将其转变成神经冲动，沿传入神经传至中枢，经过中继后，到达大脑皮质或小脑，产生感觉的路径，称为感觉传导通路，包括躯体和内脏感觉传导通路。躯体感觉又分为一般躯体感觉和特殊躯体感觉，其中一般躯体感觉又包括深感觉(本体感觉)和浅感觉(皮肤等的痛、温、触、压觉)，浅感觉中的触觉又可细分为粗触觉和精细触觉。特殊躯体感觉包括视觉、听觉和平衡觉。内脏感觉分为一般内脏感觉和特殊内脏感觉，特殊内脏感觉包括嗅觉和味觉，一般内脏感觉是指嗅觉和味觉以外的全部心血管、腺体和内脏的感觉。

(一) 本体感觉传导通路

本体感觉又称深感觉，是指肌、腱、关节等运动器官本身在运动或静止时产生的感觉(例如，人在闭眼时能感知身体各部的位置状态)，包括位置觉、运动觉和振动觉。该传导通路还传导皮肤的精细触觉(如辨别物体的纹理粗细、性状和两点间距离等立体触觉)。躯干、四肢的本体感觉传导通路有两条：一条是传至大脑皮质，产生意识性本体感觉；另一条是传至小脑，产生非意识性本体感觉，亦称反射性本体感觉。因头面部的本体感觉传导通路尚不十分明了，在此不作介绍。

1. 躯干、四肢意识性本体感觉和精细触觉传导通路(图 16-70)　由 3 级神经元组成。第 1 级神经元为假单极神经元，其胞体在**脊神经节**内，其周围突经脊神经及其分支分布于躯干和四肢的肌、腱、关节、骨膜等处的本体觉感受器和皮肤的精细触觉感受器，中枢突经脊神经后根的内侧部入脊髓同侧后索，分为长的升支和短的降支。其中，来自第 5 胸节以下的升支行于后索的内侧部，形成薄束(传导来自躯干下部及下肢的深感觉和精细触觉)；来自第 4 胸节以上的升支行于后索的外侧部，形成楔束(传导来自躯干上部及上肢的深感觉和精细触觉)。两束上行分别终止延髓的薄束核和楔束核。第 2 级神经元的胞体在**薄束核**和**楔束核**内，由此两核发出的纤维向前绕过中央管的腹侧，左右交叉，称为内侧丘系交叉。交叉后上行的纤维称内侧丘系。内侧丘系在延髓位于中线两侧，锥体的背面，在脑桥位于被盖的前

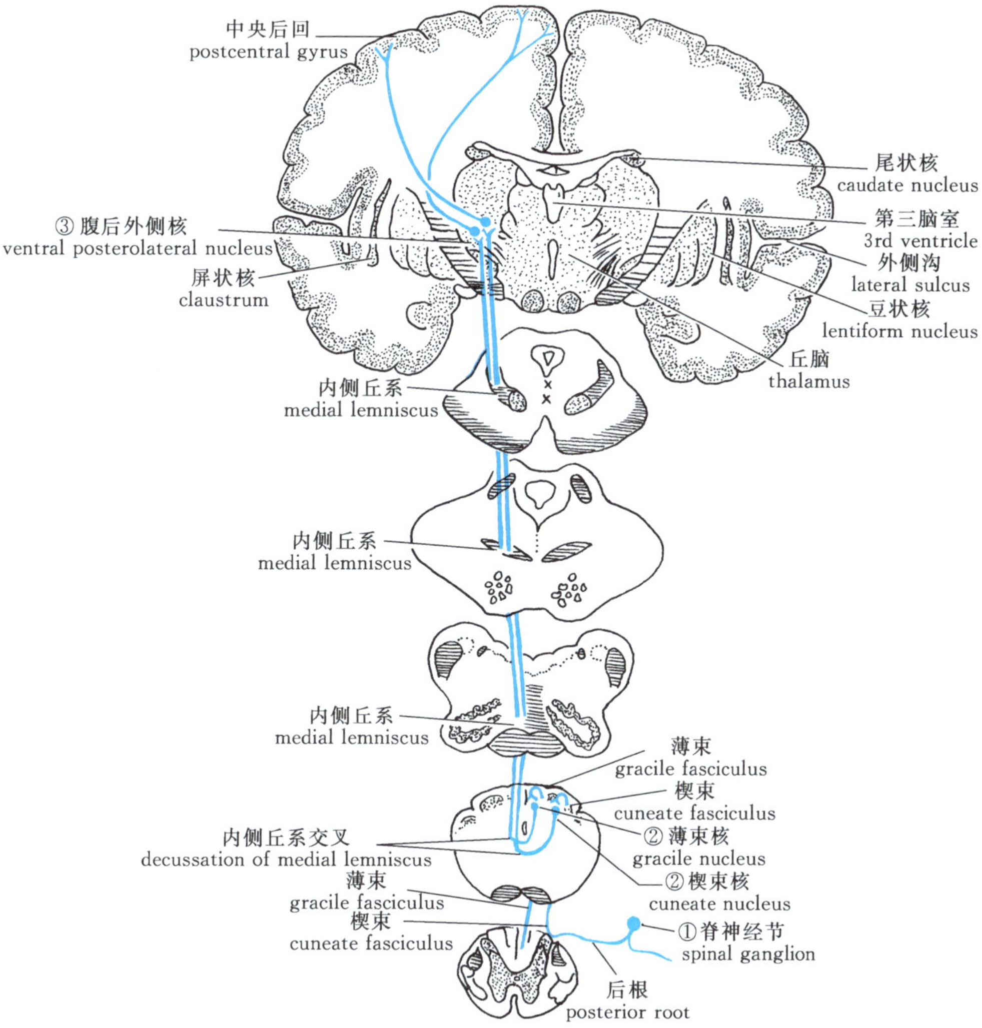

图 16-70 躯干、四肢意识性本体感觉传导通路

①～③为 3 级神经元胞体

部,在中脑则走在红核的背外侧,最后止于背侧丘脑**腹后外侧核**。该核为第 3 级神经元的胞体,此核发出纤维组成丘脑中央辐射(丘脑皮质束),经内囊后肢,主要投射至大脑皮质中央后回的中、上部和中央旁小叶后部即躯体感觉中枢,部分纤维投射至大脑皮质中央前回。

此通路的功能是传导本体感觉(包括位置觉、运动觉及振动觉)及精细触觉(如辨别两点距离及物体的纹理感、实物感等)。楔束、薄束损伤,患者同侧损伤平面以下的本体感觉和精细触压觉消失。如果病变位于后索内侧,可侵犯薄束,感觉障碍产生在同侧下半身。如果病变位于后索外侧,可侵犯楔束,感觉障碍产生在同侧上半身。若在丘系交叉以上损伤,则感觉障碍出现在对侧半身。

深部感觉传导通路损伤,如脊髓后索变性或脊髓痨时,薄、楔束受损。由于来自肌、腱、关节的运动觉、位置觉冲动不能传至大脑皮质,以致不能确定身体的位置和运动方向,病人闭目站立时表现身体倾斜、摇晃,并容易跌倒;把振动的音叉放在接近骨面的皮肤上,患者也感觉不到音叉的振动。同时还丧失了精细触觉,包括两点辨别感、纹理感和实物感:用圆规的两脚同时接触患者皮肤,患者虽能感到碰触和压迫,但是不能辨别出是两点;让患者闭眼触摸其所熟悉的物品,但说不出物品的性质和重量,亦说不出物品的名称。

2. 躯干、四肢非意识性本体感觉传导通路(图 16-71)　　由两级神经元组成,为传入至小脑的本体感觉。第 1 级神经元的胞体位于**脊神经节**内,其周围突经脊神经分布于肌、腱、关节的本体觉感受器,中枢突经脊神经后根的内侧部进入脊髓。传导躯干和下肢本体感觉的第 1 级神经元终止于 C_8～L_2 节段胸核和腰骶膨大第Ⅴ～Ⅶ层外侧部。由胸核发出的 2 级纤维在同侧侧索组成脊髓小脑后束上行,在延髓经小脑下脚进入旧小脑皮质;由脊髓中间外侧核等发出的 2 级纤维组成对侧和同侧的脊髓小脑前束上行,在脑干经小脑上脚止于旧小脑皮质。而传导上肢和颈部本体感觉的第 1 级神经元终止于颈膨大灰质Ⅵ、Ⅶ层和延髓的楔束副核(据认为与脊髓胸核同源),这两处神经元发出的第 2 级纤维组成楔小脑束,亦经小脑下脚进入旧小脑皮质。

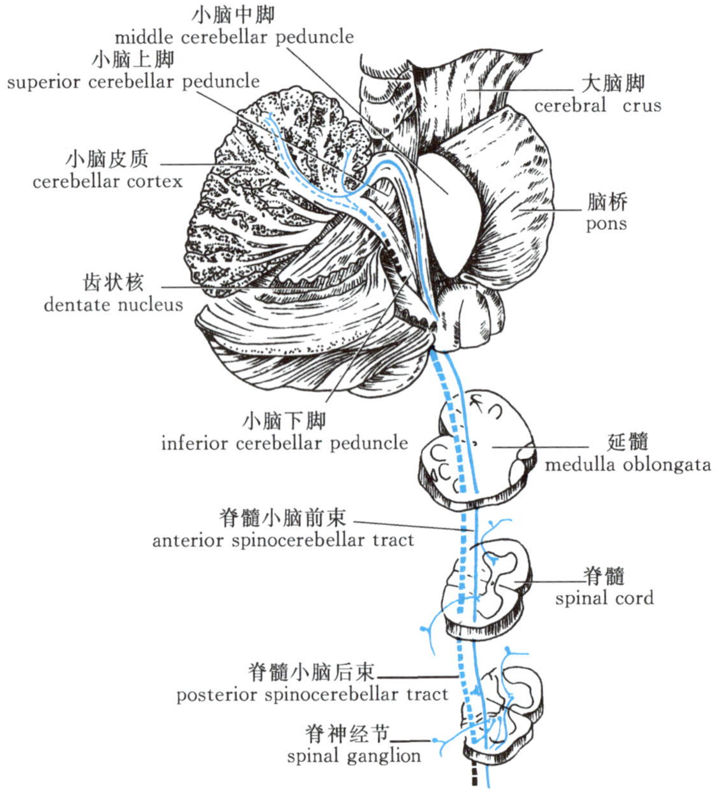

图 16-71 躯干、四肢非意识性本体感觉传导通路

(二) 浅感觉传导通路

浅感觉是指皮肤和口、鼻腔黏膜等处的痛、温度和触、压觉感受器接受的感觉,其中躯干、四肢的精细触觉随同上述本体感觉传导通路传导。全身的浅感觉由下述两条通路传导,均由 3 级神经元组成。

1. 躯干、四肢浅感觉传导通路(图 16-72) 第 1 级神经元胞体位于**脊神经节**内,其周围突经脊神经分布于躯干、四肢的浅感觉感受器;中枢突经脊神经后根进入脊髓。其中,传导痛、温觉的纤维(细纤维)在后根外侧部入脊髓经背外侧束,终止于第 2 级神经元;传导粗触觉和压觉的纤维(粗纤维)经后根内侧部入脊髓后索,终止于第 2 级神经元。第 2 级神经元胞体主要位于**后角固有核**,它们发出纤维经白质前连合斜越并上升 1～2 个脊髓节段至对侧的外侧索和前索内上行,走在外侧索内的称脊髓丘脑侧束,传导痛、温觉;而走在前索内的称脊髓丘脑前束,传导粗触觉和压觉,据认为亦传导痒觉。脊髓丘脑前束上行至延髓中部与脊髓丘脑侧束合并成一束,统称脊髓丘系或脊髓丘脑束。向上经延髓下橄榄核的背外侧、脑桥和中脑位于内侧丘系的外侧,止于背侧丘脑**腹后外侧核**。该核为第 3 级神经元胞体,由此发出纤维加入丘脑中央辐射(丘脑皮质束),经内囊后肢,投射到大脑皮质中央后回中、上部和中央旁小叶后部即躯体感觉中枢。

在脊髓内,脊髓丘脑侧束纤维的排列有一定的顺序:自外侧向内侧、由浅入深,依次排列着来自骶、

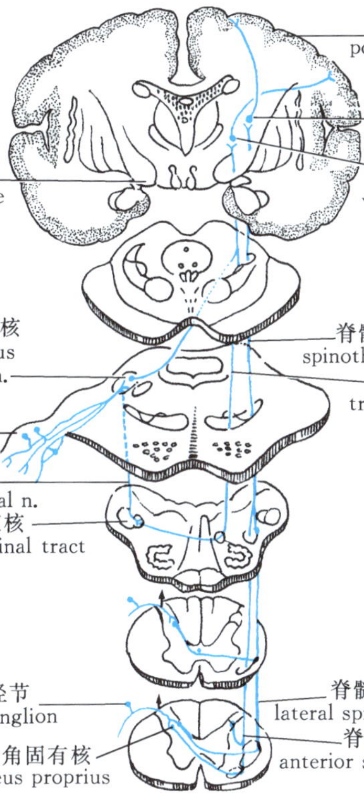

图 16-72 浅感觉传导通路

①→③，1→3 为 3 级神经元胞体

腰、胸、颈部的纤维。因此，当脊髓内肿瘤压迫一侧脊髓丘脑侧束时，痛、温觉障碍首先出现在身体对侧上半部(压迫来自颈、胸部的纤维)，逐渐波及下半部(压迫来自腰、骶部的纤维)。若受到脊髓外肿瘤压迫，发生感觉障碍的顺序则相反。

2. 头面部浅感觉传导通路(图 16-72) 第 1 级神经元的胞体在**三叉神经节**内，其周围突经三叉神经分支分布于头面部皮肤及口、鼻腔黏膜等处的浅感觉感受器；中枢突经三叉神经感觉根入脑桥分为升、降支。降支传导痛、温觉，组成三叉神经脊束，止于**三叉神经脊束核**；升支传导触、压觉，止于**三叉神经脑桥核**。该两核为第 2 级神经元胞体，它们发出纤维大部分交叉到对侧组成三叉丘系，在内侧丘系背侧上行，止于背侧丘脑**腹后内侧核**。该核为第 3 级神经元胞体，由此发出纤维亦加入丘脑中央辐射，经内囊后肢，投射到大脑皮质中央后回下部。

此通路若在三叉丘系以上(包括三叉丘系)或以下损伤，则分别导致对侧或同侧头面部浅感觉障碍。

(三) 视觉传导通路和瞳孔对光反射通路

1. 视觉传导通路(图 16-73) 由 3 级神经元组成。第 1 级神经元为视网膜的**双极细胞**，其周围突联系光感受器(视锥细胞和视杆细胞)，中枢突与视网膜的**节细胞**即第 2 级神经元胞体形成突触。节细胞的轴突在视神经盘处集中，穿出眼球，形成视神经。视神经穿视神经管入颅中窝，在交叉前沟处形成视交叉。视交叉为不完全性纤维交叉，即来自两眼视网膜鼻侧半的纤维交叉，而来自两眼视网膜颞侧半的纤维不交叉，交叉后的视网膜鼻侧半纤维和不交叉的颞侧半纤维合成视束。因此一侧视束含有来自双眼视网膜同侧半的纤维，视束向后绕过大脑脚，主要终止于第 3 级神经元——**外侧膝状体**。由此发出纤维组成视辐射，经内囊后肢的后部，投射到大脑距状沟两侧的枕叶皮质，即视觉中枢。

视束中尚有少数纤维经上丘臂终止于上丘和顶盖前区。上丘发出的纤维组成顶盖脊髓束，下行至

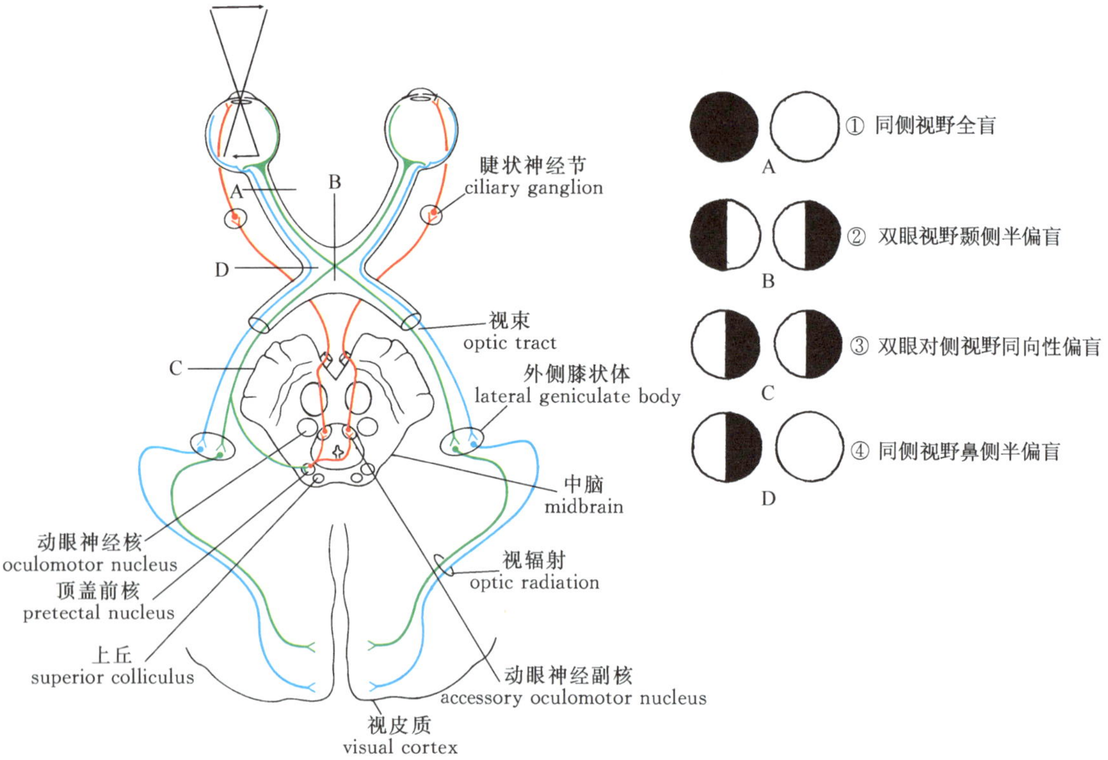

图 16-73 视觉传导通路

A～D 为损伤位置及其产生的视觉障碍

脊髓,完成视觉反射。顶盖前区是瞳孔对光反射通路的重要组成部分。

当眼球固定向前平视时,所能看到的空间范围称为视野(黄斑处视网膜所能感受的空间范围称为中心视野,黄斑周围视网膜所能感受的空间范围称为周边视野)。由于眼球屈光装置对光线的折射作用,鼻侧半视野的物像投射到颞侧半视网膜,颞侧半视野的物像投射到鼻侧半视网膜,上半视野的物像投射到下半视网膜,下半视野的物像投射到上半视网膜,即投射到视网膜上的物像呈上下倒置、左右反置。

当视觉传导通路的不同部位受损时,可出现不同的视野缺损(图 16-73):①一侧视神经损伤可致该眼视野全盲。②视交叉中交叉纤维损伤,如垂体瘤压迫,可致双眼视野颞侧半偏盲。③一侧视束及以后部位如视辐射、大脑皮质的视区受损,可致双眼视野同向性偏盲,即患侧鼻侧半和对侧颞侧半视野偏盲。④一侧视交叉外侧部的不交叉纤维损伤,如颈内动脉瘤压迫,可致患侧视野鼻侧半偏盲。

2. 瞳孔对光反射通路(图 16-73) 光照一侧瞳孔,引起双侧瞳孔缩小的反应称为瞳孔对光反射。光照侧的反应称直接对光反射,未照侧的反应称间接对光反射。其反射途径是:视网膜→视神经→视交叉→两侧视束→上丘臂→顶盖前区(瞳孔对光反射中枢,位于上丘与间脑之间)→两侧动眼神经副核→动眼神经(节前纤维)→睫状神经节→节后纤维→瞳孔括约肌→两侧瞳孔缩小。

临床上常借瞳孔对光反射来了解中脑的反射功能。瞳孔对光反射路径任何部位的损害,都将引起一定的瞳孔对光反射障碍,如一侧视神经损伤,由于信息传入中断,表现为患侧瞳孔直接对光反射和健侧瞳孔间接对光反射消失,而健侧瞳孔直接对光反射和患侧瞳孔间接对光反射存在;又如,一侧动眼神经损伤,由于信息传出中断,表现为患侧瞳孔直接及间接对光反射均消失,而健侧瞳孔直接和间接对光反射均存在。

(四) 听觉传导通路

听觉传导通路主要由 3 级神经元组成(图 16-74)。第 1 级神经元为**蜗(螺旋)神经节**内双极细胞,其

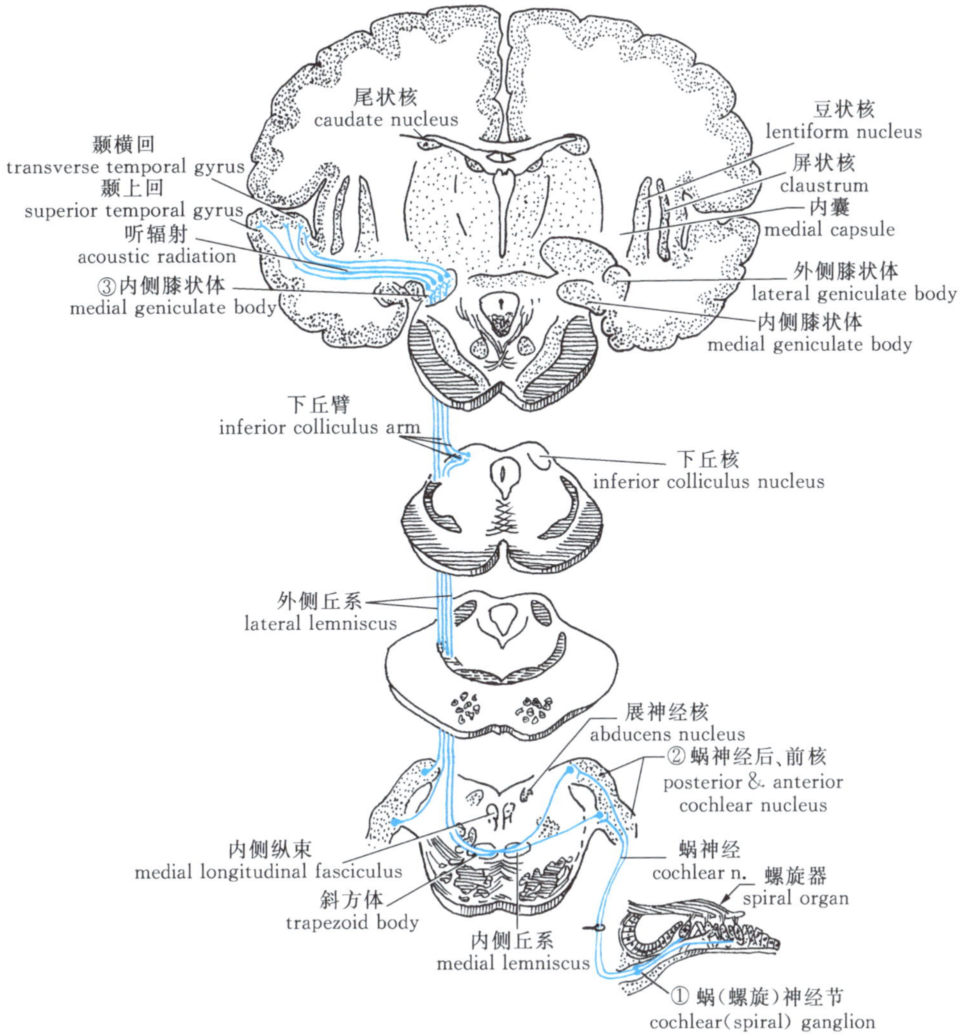

图 16-74 听觉传导通路

①～③为 3 级神经元胞体

周围突分布于内耳的螺旋器;中枢突组成蜗神经,与前庭神经伴行穿内耳道底,经内耳道、内耳门入颅,在延髓脑桥沟的外侧,脑桥小脑三角处入脑,止于蜗神经腹、背侧核。第 2 级神经元胞体在**蜗神经腹、背侧核**,由此发出纤维大部分在脑桥背、腹侧两部之间,横穿内侧丘系,形成斜方体,交叉至对侧后,在上橄榄核外侧折向上行,组成外侧丘系。另外,蜗神经核还发纤维至同侧外侧丘系,所以外侧丘系含有来自两耳的听觉纤维。第 3 级神经元胞体在**下丘核**,外侧丘系的纤维大部分止于下丘核,再由下丘核发出纤维经下丘臂止于第 4 级神经元**内侧膝状体**,外侧丘系有少部分纤维直接止于内侧膝状体。内侧膝状体发出纤维组成听辐射,经内囊后肢的后部,投射到大脑皮质颞横回,即听觉中枢(亦称听区)。

因此,一侧听觉冲动是通过双侧外侧丘系传导的。若一侧外侧丘系或以上通路损伤,不会产生明显的听觉障碍;但若损伤了一侧蜗神经核或蜗神经,则将导致患侧严重的听觉障碍。

听觉的反射中枢在下丘。下丘神经元发出纤维到上丘,再由上丘神经元发出纤维,参与组成顶盖脊髓束,下行至脊髓的前角细胞,完成听觉反射。

此外,大脑皮质听区还可发出下行纤维,经听觉通路上的各级神经元中继,影响内耳螺旋器的感受功能,形成听觉通路上的抑制性反馈调节。

（五）平衡觉传导通路

传导平衡觉的第 1 级神经元是位于内耳道底附近前庭神经节内的双极细胞，其周围突分布于内耳膜半规管内的壶腹嵴及椭圆囊、球囊内的椭圆囊斑、球囊斑；中枢突组成前庭神经，穿内耳道底，与蜗神经伴行，止于前庭神经核群。此核群为第 2 级神经元，由此发出的第 2 级纤维向大脑皮质的投射路径尚不清楚，可能是在背侧丘脑腹后核中继，再投射到相关的大脑皮质(图 16-74、图 16-75)。

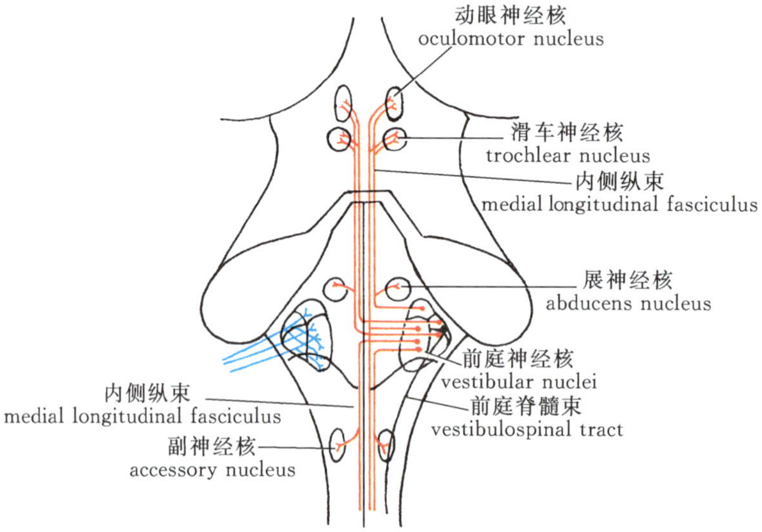

图 16-75 平衡觉传导通路

前庭神经核群发出纤维至中线两侧组成**内侧纵束**，其上升纤维止于动眼、滑车和展神经核，完成双眼的共同性协调运动和眼外肌的前庭反射(如眼球震颤)；其下降纤维至副神经核和上段颈髓前角细胞，完成转眼、转头的协调运动，以维持头部姿势平衡。使双眼和头部在运动状态始终保持相对稳定，使物象始终稳定在视网膜上而不致视觉模糊。

前庭神经外侧核发出纤维组成**前庭脊髓束**，完成躯干、四肢的姿势反射(伸肌兴奋、屈肌抑制)，以维持身体平衡。另外，前庭神经核群还发出纤维与部分前庭神经直接来的纤维，共同经小脑下脚进入小脑的**前庭小脑束**，参与平衡调节；前庭神经核群还发出纤维与脑干网状结构、迷走神经背核及疑核联系，完成前庭植物神经反射。

平衡觉传导通路或前庭器受刺激或损害时，有三个主要表现，即眩晕、平衡障碍和眼球震颤。此外尚可能出现一些植物神经症状及空间定向能力障碍等。

（六）内脏感觉传导通路

内脏感觉传导通路较复杂，至今尚不完全清楚，就目前研究所获得的资料做一简介。

1. 一般内脏感觉传导通路 一般内脏感觉是指嗅觉和味觉以外的全部心血管、腺体和内脏的感觉。①经脑神经传导：第 1 级神经元在脑神经节(舌咽神经、迷走神经下节)，其中枢突入脑后止于孤束核。此为第 2 级神经元，由此发出纤维上行，经臂旁核(在脑桥结合臂两侧)至背侧丘脑腹后内侧核或下丘脑外侧区中继，再传向大脑皮质岛叶。②经脊神经传导：第 1 级神经元胞体在脊神经节，其中枢突经脊神经后根入脊髓，止于后连合核。此为第 2 级神经元，由此发出纤维上行，经臂旁核中继，再传向大脑皮质。

2. 特殊内脏感觉传导通路 指传导嗅觉和味觉的传导通路，①嗅觉：嗅细胞中枢突形成嗅丝→嗅球→经嗅束、嗅三角和外侧嗅纹→梨状前区杏仁周区、杏仁体皮质内侧核。②味觉：膝神经节、舌咽神经下节细胞中枢突→孤束核上端→丘脑腹后内侧核→额叶岛盖、岛叶。

二、运动传导通路

大脑皮质将接受的各种感觉信息经过分析、筛选、加工、整合后，发出指令，沿传出纤维，直接或经过中继至脑干或脊髓运动神经元，再经传出神经传到效应器引起效应者，称为运动传导通路，包括躯体运动和内脏运动传导通路。大脑皮质对于躯体运动的管理主要是通过锥体系和锥体外系两条路径实现的，两者在机能上互相协调、互相依赖，从而共同完成人体各项复杂的随意运动。内脏运动传导通路见内脏神经。

（一）锥 体 系

锥体系(pyramidal system)主要管理骨骼肌的随意运动，尤其是高度精细的技巧性随意运动，由上、下两级运动神经元组成。**上运动神经元**(upper motor neurons)为锥体细胞，其胞体位于大脑皮质躯体运动中枢中，轴突组成下行的**锥体束**(pyramidal tract)，其中，终止于脊髓前角运动细胞的纤维束称皮质脊髓束，止于脑干脑神经运动核的纤维束称皮质核束；**下运动神经元**(lower motor neurons)为脑神经运动核的细胞和脊髓前角运动细胞，轴突参与组成脑神经和脊神经。下运动神经元的胞体和轴突构成传导躯体运动的**最后公路**(final common pathway)。

1. 皮质脊髓束(corticospinal tract)(图 16-76) 上运动神经元的胞体为中央前回上、中部和中央旁小叶前部以及其他一些皮质的锥体细胞，其轴突集中下行组成皮质脊髓束，经内囊后肢的前部、大脑脚底中 3/5 和脑桥基底部至延髓锥体。在锥体下端，75%～90%的纤维交叉至对侧，形成**锥体交叉**(pyramidal decussation)。交叉后的纤维在对侧脊髓侧索内下行，称**皮质脊髓侧束**(lateral corticospinal tract)，下行过程中，沿途分出纤维，逐节终止于同侧的前角运动细胞(可达骶节)。在延髓锥体，小部分未交叉的纤维在同侧脊髓前索内下行，称**皮质脊髓前束**(anterior corticospinal tract)，该束仅达胸节，并经白质前连合逐节交叉至对侧，终止于对侧的前角细胞。脊髓前角运动细胞发出的轴突组成前根和脊神经的运动纤维，支配躯干和四肢的骨骼肌，管理这些肌肉的随意运动。皮质脊髓前束中有一部分纤维始终不交叉而止于同侧脊髓前角细胞(图 16-77)，主

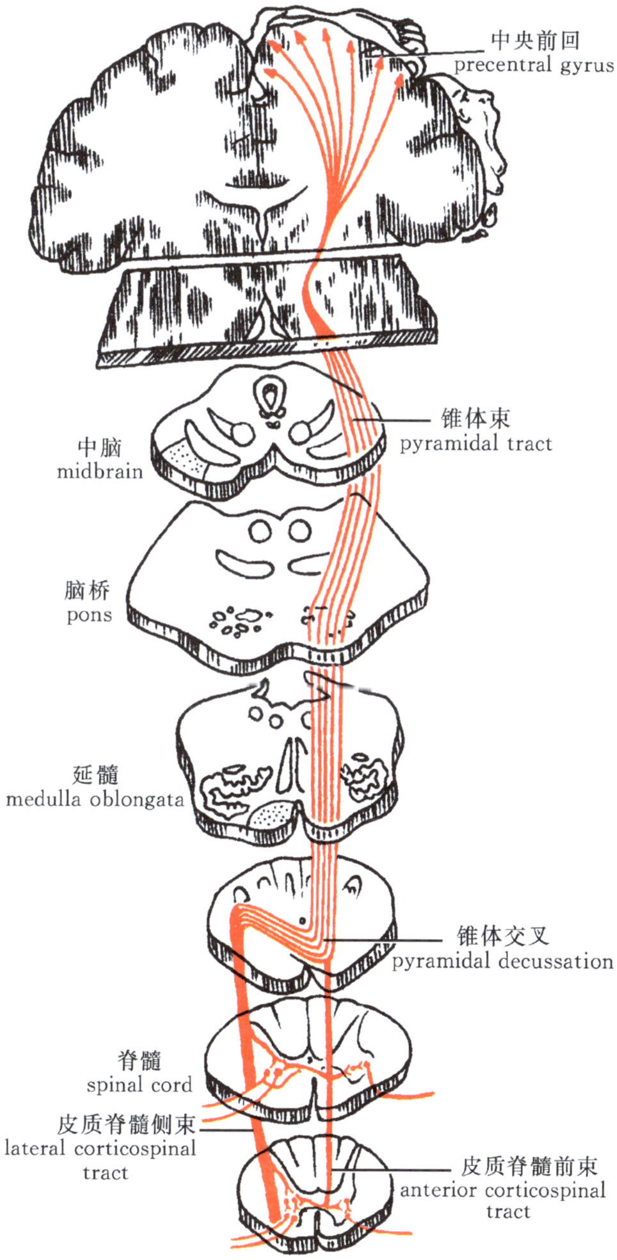

图 16-76 锥体系(示皮质脊髓束)

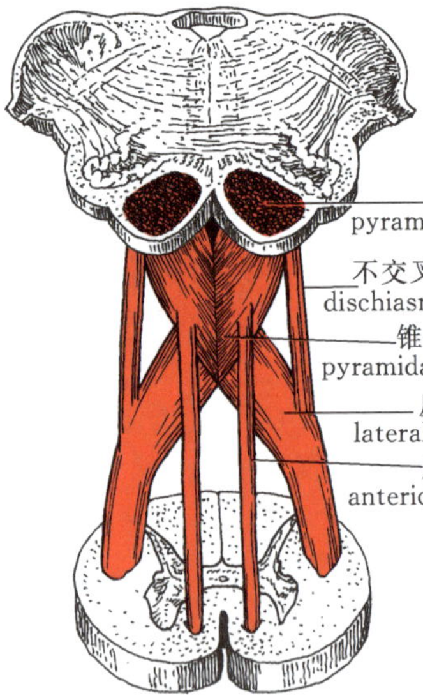

图 16-77 锥体交叉

要支配躯干肌。所以，躯干肌是受两侧大脑皮质支配的，一侧皮质脊髓束在锥体交叉以上受损，主要引起对侧上、下肢瘫痪，而躯干肌运动不受明显影响。

实际上，皮质脊髓束只有 10%～20%的纤维直接终止于前角细胞，大部分纤维须经中间神经元与前角细胞联系。

2. 皮质核束（corticonuclear tract）（图 16-78）

上运动神经元胞体为中央前回下部皮质的锥体细胞，其轴突集合下行，经内囊膝部至大脑脚底中3/5的内侧部，在纵贯脑干过程中陆续分出，终止于支配头颈部骨骼肌的脑神经运动核（下运动神经元），包括躯体运动核四对和特殊内脏运动核四对，其中大部分纤维双侧终止于动眼神经核、滑车神经核、展神经核、三叉神经运动核、面神经核中支配眼裂以上表情肌的细胞群、疑核和副神经核，分别支配眼外肌、咀嚼肌、眼裂以上表情肌（额肌、眼轮匝肌）、咽喉肌、胸锁乳突肌和斜方肌；小部分纤维完全交叉，终止于对侧面神经核中支配眼裂以下表情肌的细胞群和舌下神经核，分别支配对侧眼裂以下表情肌和舌肌。因此，除支配眼裂以下表情肌的面神经核和舌下神经核受单侧（对侧）皮质核束支配外，其他脑

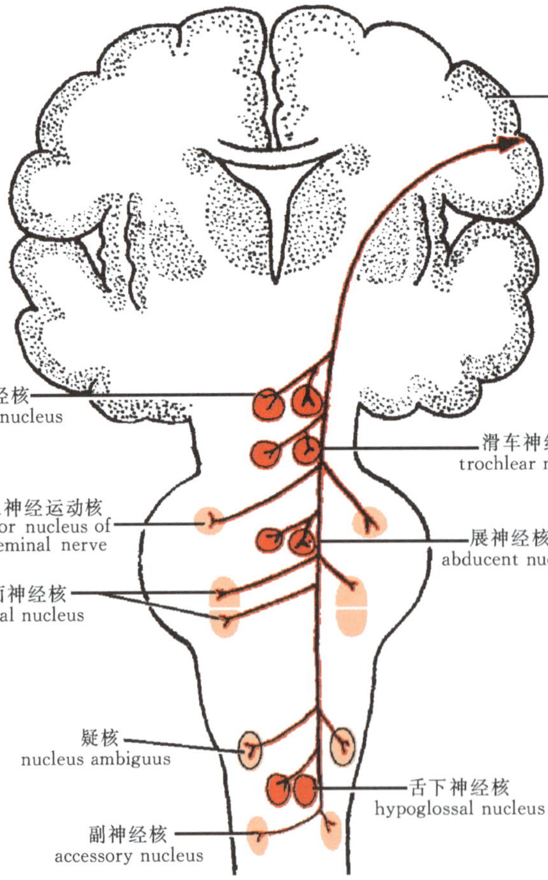

图 16-78 皮质核束

神经运动核均接受双侧皮质核束的纤维支配。所以一侧皮质核束受损,可致对侧眼裂以下表情肌、舌肌瘫痪,表现为病灶对侧鼻唇沟消失,口角低垂并向病灶侧偏斜,流涎,不能作鼓腮、露齿等动作,伸舌时舌尖偏向病灶对侧(图 16-79、图 16-80)。临床上将上运动神经元损伤引起的瘫痪称为**核上瘫**(supranuclear paralysis),将下运动神经元损伤引起的瘫痪称为**核下瘫**(infranuclear paralysis)。面神经核下瘫可导致病灶侧所有表情肌瘫痪,表现为额横纹消失,眼不能闭,口角下垂,并歪向健侧,鼻唇沟消失等;一侧舌下神经核或舌下神经受损,引起的舌下神经核下瘫可致病灶侧舌肌瘫痪,表现为伸舌时舌尖偏向病灶侧(图 16-79、图 16-80)。

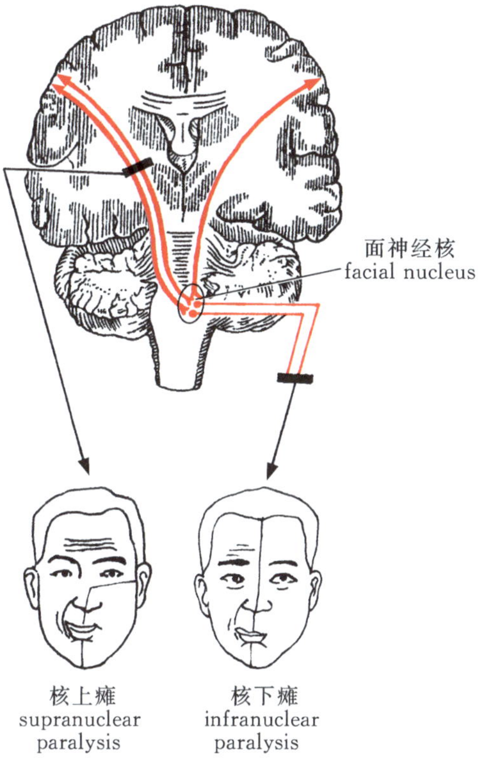

图 16-79 面肌瘫痪

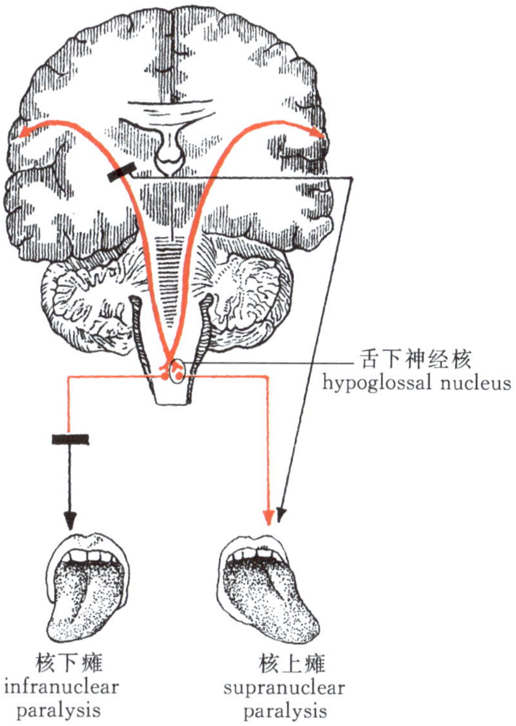

图 16-80 舌肌瘫痪

锥体束的任何部位损伤都可引起随意运动的障碍,出现肢体瘫痪。在正常的反射活动中,上运动神经元对下运动神经元具有一定的抑制作用。当上运动神经元损伤时,由于下运动神经元失去了大脑皮质的抑制作用,表现为功能释放和活动增强,虽然随意运动丧失,但肌张力则表现增高,所以瘫痪是痉挛性的(硬瘫);深反射因失去上运动神经元控制而表现亢进;同时出现病理反射,如 Babinski 征,这是锥体束损伤的特异体征(Babinski 征在幼儿也可出现,因为幼儿时期锥体束尚未发育完善)。因肌肉尚有脊髓前角运动细胞发出的神经支配,所以无营养障碍,肌不萎缩。当下运动神经元损伤时(如小儿麻痹后遗症),由于肌肉失去了神经支配,表现肌张力降低,瘫痪是弛缓性的(软瘫);所有反射弧中断而表现反射消失,无病理反射;肌肉因营养障碍而萎缩(表 16-2)。

表 16-2 上、下运动神经元损伤后临床表现的比较

损伤部位 / 临床体征	上运动神经元	下运动神经元
瘫痪范围	常较广泛	常较局限
瘫痪特点	痉挛性瘫(硬瘫、中枢性瘫)	弛缓性瘫(软瘫、周围性瘫)
肌张力	增高	减低
腱反射	亢进	减弱或消失
病理反射	有(+)	无(-)
肌萎缩	早期无,晚期为废用性萎缩	早期即有萎缩

（二）锥 体 外 系

锥体外系（extrapyramidal system）是指锥体系以外影响和控制躯体运动的所有传导通路，并不是一个简单独立的结构系统，而是一个复杂的、涉及脑内许多结构的机能系统，包括大脑皮质、纹状体、背侧丘脑、底丘脑、中脑顶盖、红核、黑质、脑桥核、前庭核、小脑和脑干网状结构等以及它们的纤维联系。锥体外系的纤维最后经中脑红核和脑干网状结构等中继，通过红核脊髓束、网状脊髓束等，下行终止于脑神经运动核和脊髓前角细胞。在种系发生上，锥体外系是较古老的结构，从鱼类开始出现，在鸟类以下的脊椎动物成为控制全身运动的主要系统。但哺乳类，尤其是人类，由于大脑皮质和锥体系的高度发达，锥体外系则逐渐处于从属和辅助的地位，主要是协调锥体系的活动，两者协同完成运动功能。人类锥体外系的主要功能是调节肌张力、协调肌肉活动、维持和调整体态姿势、进行习惯性和节律性动作（如走路时双臂自然协调地摆动）等。锥体系和锥体外系在运动功能上是互相依赖不可分割的一个整体，只有在锥体外系保持肌张力稳定协调的前提下，锥体系才能完成各种精确的随意运动，如写字、刺绣等；而锥体外系对锥体系也有一定的依赖性，锥体系是运动的发起者，有些习惯性动作开始是由锥体系发起的，然后才处于锥体外系的管理之下，如骑车、游泳等（表 16-3）。

表 16-3 锥体系与锥体外系简易对比

	锥 体 系	锥 体 外 系
结构上	主要为 2 级神经元组成（上、下运动神经元）	经多级中继，以纹状体、小脑等为中心的体系
发生上	较新的结构	较古老的结构
机能上	精细的随意运动	调节肌张力、协调肌肉活动
损伤	肌肉出现瘫痪	纹状体损伤：肌张力增高或降低，动作过多或过少 小脑损伤：平衡失调，肌张力降低和共济失调

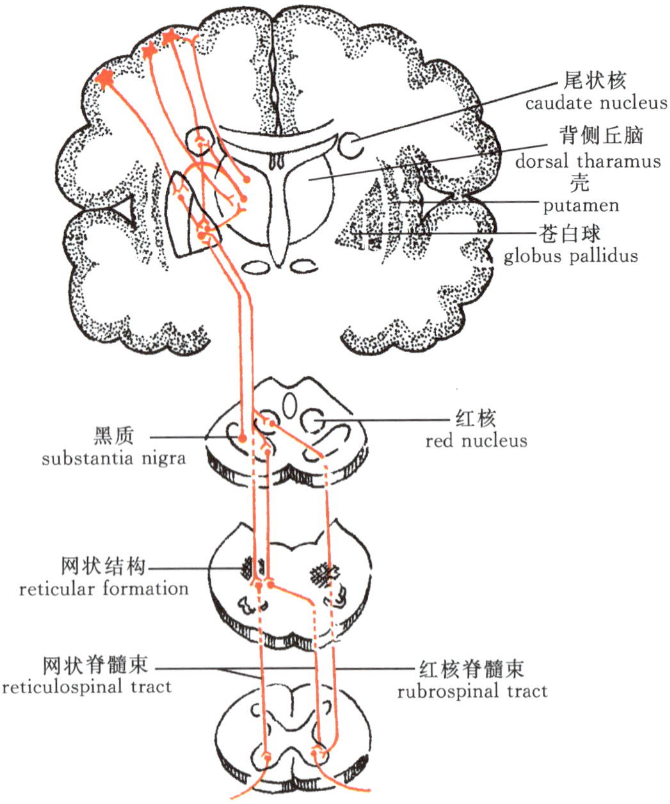

图 16-81 皮质-纹状体-背侧丘脑-皮质环路

下面简单介绍锥体外系的主要通路。

1. 皮质-纹状体-背侧丘脑-皮质环路（图 16-81、图 16-82） 大脑皮质（主要是额叶）发出的纤维，直接地或通过丘脑间接地止于尾状核和壳（锥体束也发侧支至此二核），尾状核和壳发出的纤维几乎全部止于苍白球，苍白球发出的纤维分别止于红核、黑质、网状结构等处。由红核发出纤维左右交叉后形成红核脊髓束；由网状结构发出的纤维组成网状脊髓束。红核脊髓束和网状脊髓束都止于脊髓前角运动细胞，下达的神经冲动最后经脊神经至骨骼肌。

由苍白球发出的纤维也止于背侧丘脑的腹前核和腹外侧核，再由此二个核发出纤维返回大脑皮质，形成皮质-纹状体-背侧丘脑-皮质环路。该环路对发出锥体束的皮质运动区有重要的反馈调节作用。

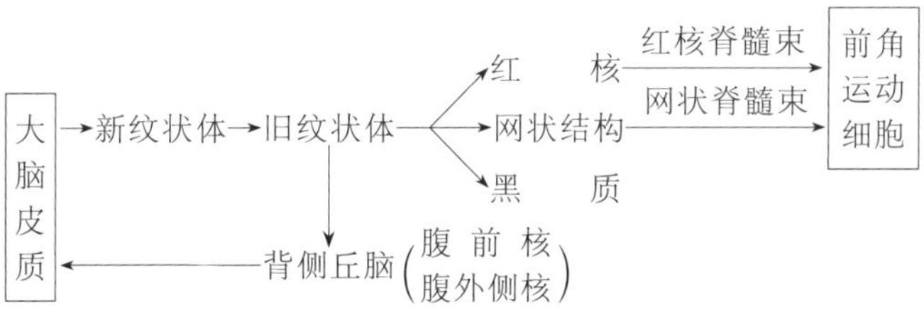

图 16-82 皮质-纹状体-背侧丘脑-皮质环路简图

2. 皮质-脑桥-小脑-皮质环路(图 16-83、图 16-84) 由大脑皮质额叶起始的纤维组成额桥束，由顶、枕和颞叶起始的纤维组成顶枕颞桥束，这些纤维下行止于同侧脑桥核。脑桥核发出的纤维越过中线组成小脑中脚，止于新小脑皮质。同时小脑还接受由脊髓小脑前、后束传入的深部感觉冲动，另外也接受前庭神经或前庭神经核发出的纤维以及下橄榄核发出的纤维。小脑皮质发出纤维先至齿状核，齿状核发出的纤维经小脑上脚交叉至对侧红核交换神经元，红核发出的纤维左右交叉后组成红核脊髓束，下行终于脊髓前角细胞，下达的神经冲动最后经脊神经至骨骼肌。另外，有的纤维在红核不交换神经元直接穿过红核止于背侧丘脑的腹前核和腹外侧核，由此二核发出的纤维投射到躯体运动中枢，完成皮质-脑桥-小脑-皮质环路。此环路是锥体外系中又一重要的反馈环路，人类最为发达，如损伤主要表现为平衡失调、肌张力降低和随意运动共济失调。

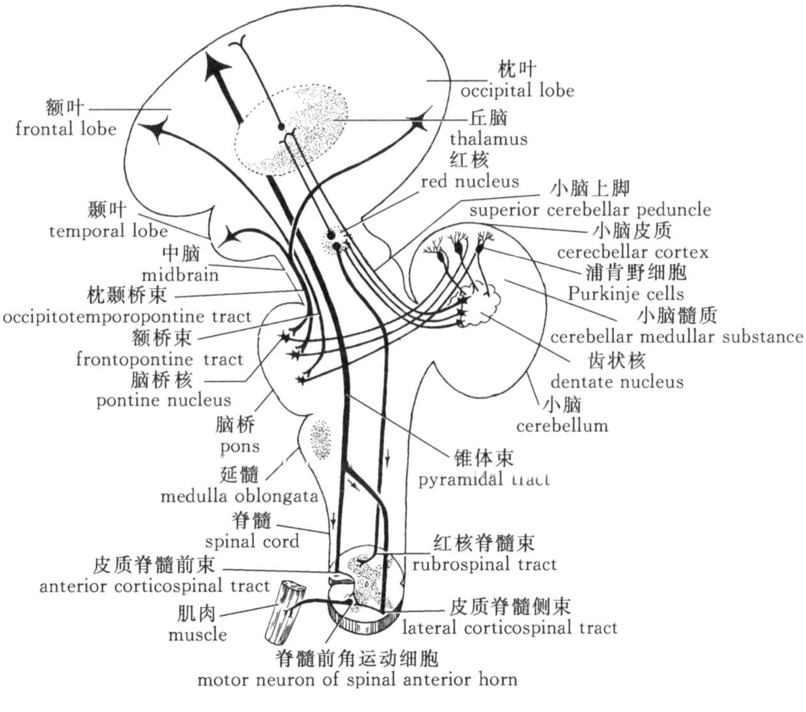

图 16-83 皮质-脑桥-小脑-皮质环路

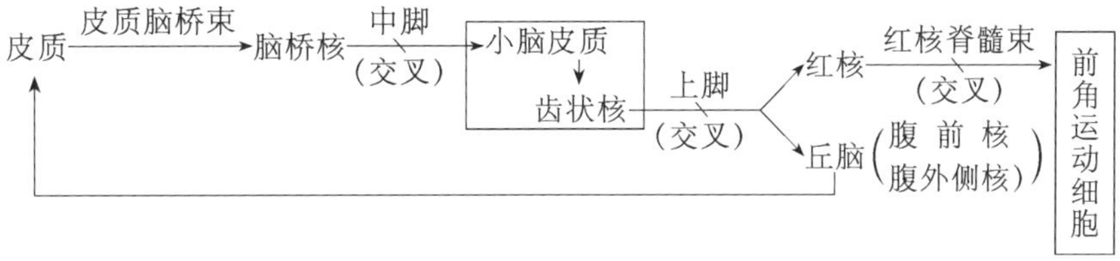

图 16-84 皮质-脑桥-小脑-皮质环路简图

3. 新纹状体-黑质环路(图 16-81) 新纹状体⟺黑质。黑质神经元能产生和释放多巴胺，当黑质变性后，纹状体内的多巴胺含量降低，与帕金森病(震颤麻痹)的发生有关。上述两个环路若损伤，一般表现为肌张力增高或降低和运动增多或减少等(详见基底核)。

三、神经系统的化学通路

神经系统各种活动的本质是化学物质的传递,突触是神经传导通路的关键部位,绝大多数是化学性的。化学通路传递的化学物质种类繁多,分布广泛。此处仅简要介绍神经系统中一些重要的**化学通路**(chemical pathways)。

(一) 胆碱能通路

胆碱能通路(cholinergic pathway)以乙酰胆碱为神经递质的神经元及其通路的分布十分广泛,它既有丰富的长投射通路,又有很多核团或脑区内短回路。主要有:①躯体运动传导通路的下运动神经元,如脑神经运动核和脊髓前角细胞。②脑干网状结构非特异性上行激动系统。③背侧丘脑至大脑皮质的特异性感觉投射。④交感神经、副交感神经节前神经元和副交感神经节后神经元。

(二) 胺能通路

胺能通路(aminergic pathway)含有胺类神经递质,包括儿茶酚胺(去甲肾上腺素、肾上腺素和多巴胺)、5-羟色胺及组胺。主要通路如下。

1. 肾上腺素能通路(adrenergic pathway) 延髓(背侧、中缝背侧、腹外侧网状核)发出纤维,上行至迷走神经背核、孤束核、蓝斑、缰核、丘脑中线核群、下丘脑;下行至脊髓中间外侧核。

2. 去甲肾上腺素能通路(noradrenergic pathway) ①中枢部主要集中在延髓和脑桥,以蓝斑核为代表。富克赛(Fuxe)等将之分为 A_1～A_7 等 7 个细胞群。由此发出纤维上行至前脑、中脑和小脑等广泛脑区;下行至延髓孤束核和脊髓。②周围部主要以交感神经节后神经元为代表。

3. 多巴胺能通路(dopaminergic pathway)(图 16-85) 主要集中在中脑,有 A_8～A_{10} 三个细胞群。①黑质纹状体系,由黑质多巴胺能神经元发出纤维至新纹状体。②中脑边缘系统,由脚间核附近的多巴胺能神经元发出纤维至边缘系皮质(隔区、杏仁体、扣带回等)。③结节漏斗系,由下丘脑弓状核的多巴胺能神经元发出纤维至正中隆起。

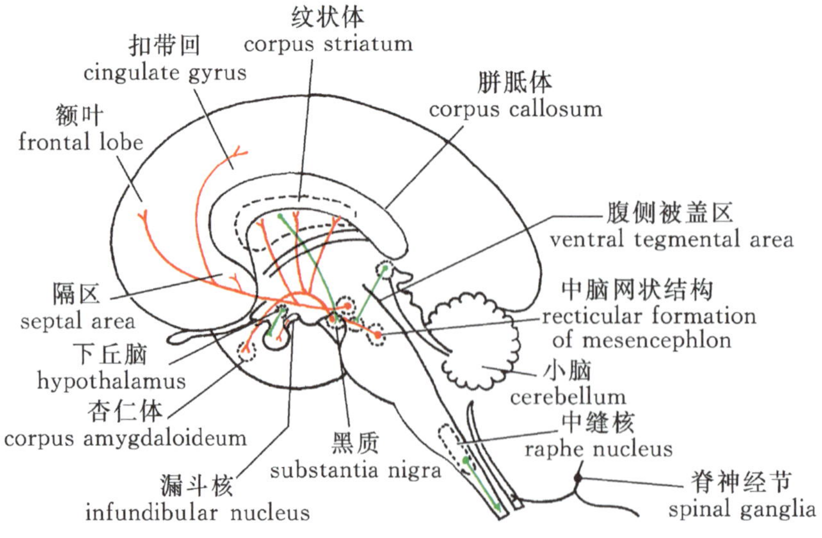

图 16-85 多巴胺和神经肽物质 P 能神经通路

红线:多巴胺(DA)能 绿线:神经肽物质 P(SP)能

4. 5-羟色胺能通路(serotonergic pathway)　主要集中于脑干中缝核群，通常将其从尾侧到吻侧分为 9 个细胞群，即B_1～B_9。由此发出纤维上行至蓝斑、黑质、背侧丘脑、下丘脑和大脑皮质；下行至小脑、低位脑干和脊髓。

5. 组胺能通路(histaminergic pathway)　主要位于下丘脑后部腹侧的结节乳头体核，由此发出纤维上行至前脑各结构及下丘脑内部各核团；下行至脑干内的三叉神经中脑核、中央灰质、孤束核、蓝斑和中缝核群等以及脊髓后角。

(三) 氨基酸能通路

参与神经传导的氨基酸有兴奋性和抑制性两类，前者包括天冬氨酸、谷氨酸；后者包括 γ-氨基丁酸(GABA)、甘氨酸和牛磺酸。一般认为甘氨酸为低位中枢如脊髓、脑干的抑制性递质；而 GABA 则为高位中枢如前脑的抑制性递质。其中，以 GABA 能通路分布最广。GABA 能通路包括：纹状体-黑质路径、隔区-海马路径、小脑-前庭外侧核路径、小脑皮质-小脑深核往返路径、下丘脑乳头体-新皮质路径、黑质-上丘路径等。

(四) 肽 能 通 路

神经系统广泛存在着多种肽类物质，它们既能起神经递质或调质作用，又能起激素的作用。经典概念认为，神经系统是以神经冲动通过递质的作用传递电信息；内分泌系统是以激素通过血液循环传递化学信息，这两种传递信息的方式是截然不同的。肽类的多样化作用可以将这两种传递信息的方式结合起来，使神经和内分泌两大系统的功能有机结合，共同调节机体各器官的活动，更好地适应内、外环境的变化。研究较多的有 P 物质(SP)(图16-83)、生长抑素、内阿片肽、后叶加压素和催产素能通路等。

另外，神经系统还存在有其他可能的递质或调质，如腺苷、ATP 和一氧化氮等。

(刘朝晖)

第七节　脑和脊髓的被膜、血管及脑脊液循环

一、脑和脊髓的被膜

脑和脊髓的表面包有 3 层由结缔组织构成的被膜，由外向内依次为硬膜、蛛网膜和软膜，有支持、固定、保护脑和脊髓的作用。

(一) 脊 髓 的 被 膜

脊髓的被膜自外向内为硬脊膜、脊髓蛛网膜和软脊膜(图 16-86、图 16-87)。

1. 硬脊膜(spinal dura mater)　由致密纤维结缔组织构成，厚而坚韧。上端附着于枕骨大孔边缘，与硬脑膜相延续；下端平第 2 骶椎水平向下变细，包裹终丝，附着于尾骨。硬脊膜在椎间孔处与脊神经的外膜相延续。硬脊膜与椎管内面骨膜之间的狭窄间隙称**硬膜外隙**(epidural space)，内含疏松结缔组织、脂肪、淋巴管和静脉丛，呈负压，有脊神经根通过，向上不与颅腔相通。临床上进行硬膜外麻醉，就是将药物注入此隙，阻滞脊神经传导。在硬脊膜与脊髓蛛网膜之间有潜在的硬膜下隙。

2. 脊髓蛛网膜(spinal arachnoid mater)　为半透明的薄膜，位于硬脊膜与软脊膜之间，与脑蛛网膜相延续。脊髓蛛网膜与软脊膜之间有**蛛网膜下隙**(subarachnoid space)，两层间有许多结缔组织小梁呈网状相连，隙内充满脑脊液。蛛网膜下隙在脊髓下端至第 2 骶椎水平扩大，称**终池**(terminal cistern)(图 16-85)，其内无脊髓，只有马尾浸泡在脑脊液中，故临床上常在第 3、第 4 或第 4、第 5 腰椎间进行蛛

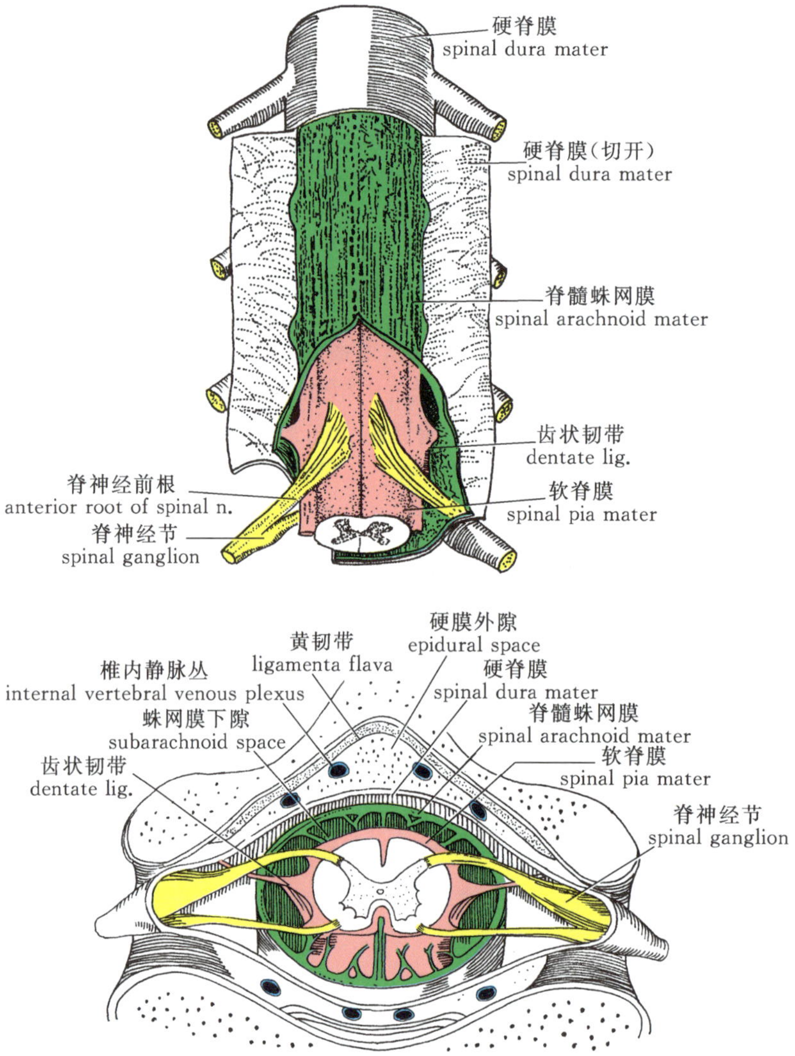

图 16-86 脊髓的被膜

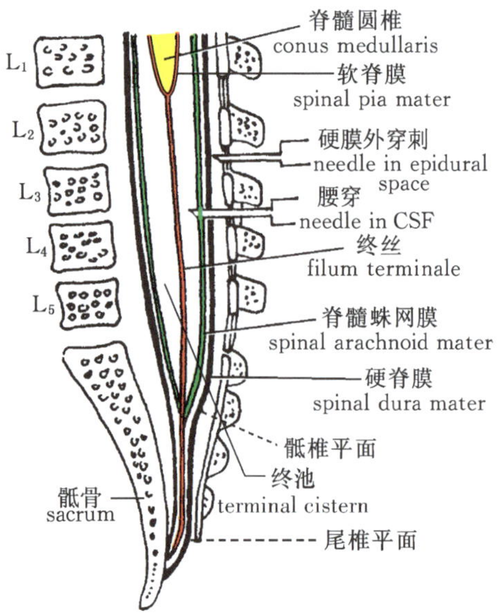

图 16-87 椎管正中矢状切面

网膜下隙穿刺,抽取脑脊液或注入药物而不会损伤脊髓。脊髓蛛网膜下隙向上与脑蛛网膜下隙相通。

3. 软脊膜(spinal pia mater) 薄而富有血管,紧贴脊髓表面,并伸入脊髓的沟裂中,在脊髓下端移行为终丝。软脊膜在脊髓两侧脊神经前、后根之间形成**齿状韧带**(dentate ligament),该韧带呈齿状,其三角形突起的尖端附着于硬脊膜,起着固定脊髓的作用,通常有 21 对,常作为椎管内手术时识别脊神经前、后根的标志。齿状韧带、蛛网膜下隙内的脑脊液和硬膜外隙内的脂肪组织、椎内静脉丛等包裹在脊髓的周围,形成保护性的弹性垫,使脊髓不易受外界震荡而损伤。

(二) 脑 的 被 膜

脑的被膜自外向内依次为硬脑膜、脑蛛网膜和软脑膜。

1. 硬脑膜(cerebral dura mater)(图 16-88、图 16-89)

坚韧而有光泽，由内、外两层合成。外层为颅骨内骨膜，内层较外层坚厚。两层之间有硬脑膜的血管和神经。硬脑膜与颅盖骨连接疏松，易于分离，当硬脑膜血管损伤时，在硬脑膜与颅骨之间容易形成硬膜外血肿。硬脑膜在颅底部与颅骨结合紧密，故颅底骨折时，易将硬脑膜与脑蛛网膜一并撕裂，致脑脊液外漏。如颅前窝骨折时，脑脊液可流入鼻腔，形成脑脊液鼻漏。硬脑膜在脑神经出颅处移行为神经外膜，在枕骨大孔的周围与硬脊膜相延续。

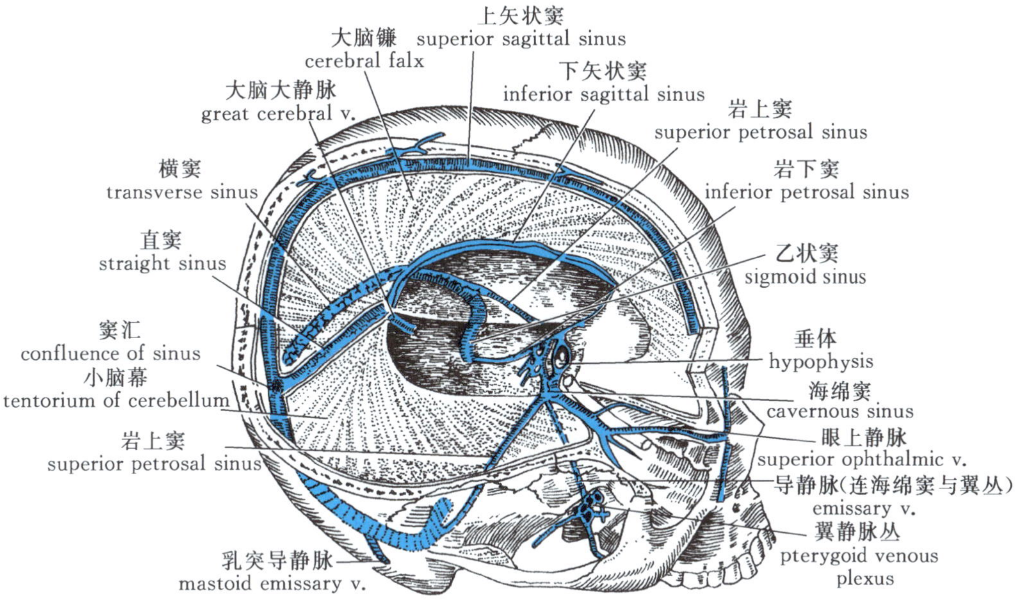

图 16-88 硬脑膜及其形成物

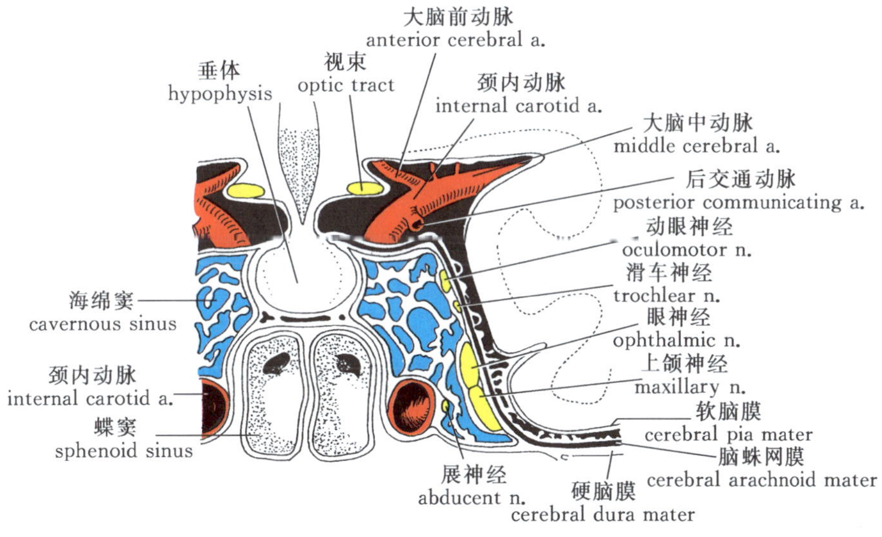

图 16-89 海绵窦(冠状切面)

硬脑膜内层在某些部位向内折叠，呈板状突起伸入脑的裂隙中，形成脑的支架系统(图 16-88)。主要有：①**大脑镰**(cerebral falx)呈镰刀形，伸入两侧大脑半球之间的大脑纵裂内，其前部较窄附着于鸡冠，后部较宽在正中线与小脑幕相连，下缘游离于胼胝体上方。②**小脑幕**(tentorium of cerebellum)呈新月形幕帐状，伸入小脑和大脑半球枕叶之间，后外侧缘附于枕骨横沟和颞骨岩部上缘，前内侧缘游离形成**幕切迹**。幕切迹与鞍背之间形成一环形孔，其内有中脑通过。小脑幕将颅腔不完全地分隔成上、下两部。当上部颅脑病变引起颅内压增高时，位于小脑幕切迹上方的海马旁回和钩可能被挤入小脑幕切迹，形成小脑幕切迹疝而压迫大脑脚和动眼神经。③**小脑镰**(cerebellar falx)自小脑幕下面正中伸入两小脑半球之间。④**鞍膈**(diaphragma sellae)位于蝶鞍上方，呈水平位张于鞍背上缘和鞍结节之间，封闭垂体窝，中央留一小孔容漏斗和垂体柄通过。

硬脑膜在某些部位两层分开，形成腔隙，内面衬以内皮细胞，该腔隙为导流颅内静脉血的管道，称**硬脑膜窦**(sinus of dura mater)。窦内无瓣膜，窦壁无平滑肌不能收缩，故损伤时出血难止，易形成颅内血肿。主要的硬脑膜窦有：

上矢状窦(superior sagittal sinus)位于大脑镰的上缘，前方起自盲孔，向后流入窦汇。

下矢状窦(inferior sagittal sinus)位于大脑镰下缘，其走向与上矢状窦一致，向后汇入直窦。

直窦(straight sinus)位于大脑镰与小脑幕连接处，由大脑大静脉和下矢状窦汇合而成，向后通窦汇。

窦汇(confluence of sinus)由左右横窦、上矢状窦及直窦共同汇合而成。

横窦(transverse sinus)成对，位于小脑幕后外侧缘附着处的枕骨横沟内，连于窦汇与乙状窦之间。

乙状窦(sigmoid sinus)成对，位于乙状沟内，是横窦的延续，向前内侧于颈静脉孔处出颅延续为颈内静脉。

海绵窦(cavernous sinus)位于蝶鞍两侧，为硬脑膜两层间的不规则腔隙，形似海绵，故得名，两侧海绵窦借横支相连。内侧壁内有颈内动脉和展神经通过，窦的外侧壁内，自上而下有动眼神经、滑车神经、三叉神经的分支眼神经和上颌神经通过。海绵窦与周围的静脉有广泛联系和交通。它前方接受眼静脉，两侧接受大脑中静脉，向后外侧接岩上窦、岩下窦。海绵窦向前借眼静脉与面静脉交通，向下经卵圆孔的小静脉与翼静脉丛相通，故面部感染可逆行蔓延至海绵窦，引起海绵窦炎和血栓形成，从而累及经过海绵窦的神经，出现相应的症状。海绵窦向后借斜坡上的基底静脉丛与椎内静脉丛相通，而椎内静脉丛又与腔静脉系交通，故腹、盆腔感染或肿瘤可经此途径进入颅内。

岩上窦(superior petrosal sinus)和**岩下窦**(inferior petrosal sinus)分别位于颞骨岩部后面的上缘和下缘，海绵窦的血液经岩上窦和岩下窦分别引入横窦和颈内静脉。硬脑膜窦还借导静脉与颅外静脉相交通，故头皮感染也可能蔓延至颅内。

硬脑膜窦内的血液流向为：

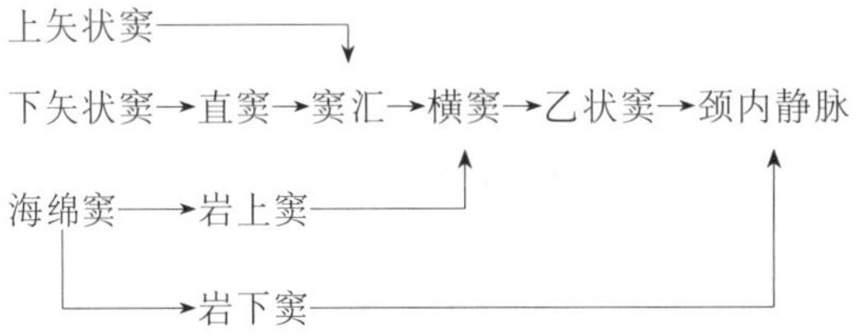

2. 脑蛛网膜(cerebral arachnoid mater) 薄而透明，缺乏血管和神经，与硬脑膜之间有硬膜下隙，与软脑膜之间有蛛网膜下隙，其内充满脑脊液，向下与脊髓蛛网膜下隙相通。除大脑纵裂外，脑蛛网膜一般不伸入脑的沟、裂内，故蛛网膜下隙的大小不一，此隙在某些部位扩大，称**蛛网膜下池**(subarachnoid cistern)。在小脑与延髓之间有**小脑延髓池**(cerebellomedullary cistern)，视交叉前方有交叉池，两大脑脚之间有脚间池等。临床上常将空气注入脑池内进行造影，对于诊断颅内疾病，特别是鞍区、脑桥小脑角和颅后窝肿瘤等有重要参考价值。

蛛网膜靠近硬脑膜，特别是在上矢状窦两侧形成许多绒毛状突起，突入上矢状窦内，称**蛛网膜粒**(arachnoid granulations)(图 16-90)。脑脊液经蛛网膜粒渗入硬脑膜窦内，回流入静脉。

3. 软脑膜(cerebral pia mater) 薄而富有血管，覆盖于脑的表面并伸入沟裂内。在脑室的某些部位，软脑膜及其血管与该部位的室管膜上皮共同构成脉络组织。脉络组织的血管反复分支成丛，连同其表面的软脑膜和室管膜上皮一起突入脑室，形成**脉络丛**(choroid plexus)，是产生脑脊液的主要结构。

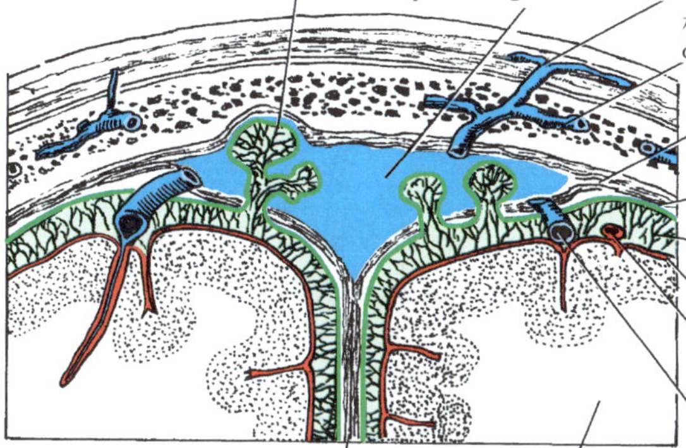

图 16-90 蛛网膜粒及硬脑膜窦(额状切面)

二、脑和脊髓的血管

(一)脑的血管

中枢神经系统是机体代谢最旺盛的部位,血液供应十分丰富。人的脑重仅占体重的 2%,但脑的耗氧量则占全身总耗氧量的 20%,脑血流量约占心脏搏出量的 1/6。脑血流减少或中断可导致脑神经细胞的缺氧甚至坏死,造成严重的神经精神障碍。

1. 脑的动脉 脑的动脉供血来源于颈内动脉和椎动脉(图 16-91、图 16-92)。以顶枕沟为界,大脑半球的前 2/3 和部分间脑由颈内动脉分支供血,大脑半球后 1/3 及部分间脑、脑干和小脑由椎动脉和基底动脉供血。故可将脑的动脉归纳为颈内动脉系和椎-基底动脉系。此两系动脉在大脑的分支可分为**皮质支**和**中央支**,前者营养大脑皮质及其深面的髓质,后者供应基底核、内囊及间脑等。

(1) **颈内动脉**(internal carotid artery):起自颈总动脉,经颈部向上至颅底,穿颞骨岩部的颈动脉管进入颅内,紧贴海绵窦的内侧壁向前上,至前床突的内侧又向上后弯转并穿出海绵窦,分支供应视器和脑部的血液。故颈内动脉按其行程可分为四段:即颈部、岩部、海绵窦部和前床突上部。其中海绵窦部和前床突上部合称虹吸部,常呈"V"形或"U"形弯曲,是动脉硬化的好发部位。按发出的先后次序颈内动脉发出以下分支:

1) **眼动脉**:颈内动脉穿出海绵窦时发出,见视器。

2) **后交通动脉**(posterior communicating artery):在视束下面行向后,与大脑后动脉吻合,是颈内动脉系与椎-基底动脉系的吻合支。

3) **脉络丛前动脉**(anterior choroidal artery):沿视束下面向后行,经大脑脚与颞叶的海马回钩之间进入侧脑室下角,终止于脉络丛。沿途发出分支供应外侧膝状体、内囊后肢的后下部、大脑脚底的中 1/3 及苍白球等结构。因该动脉细小且行程长,易被血栓阻塞。

4) **大脑前动脉**(anterior cerebral artery)(图 16-92、图 16-93):颈内动脉两终支之一,在视交叉上方向前内侧行,进入大脑纵裂,与对侧的同名动脉借**前交通动脉**(anterior communicating artery)相连,然后沿胼胝体沟向后行达顶枕沟的前方,沿途发出分支。皮质支分布于顶枕沟以前的半球内侧面、额叶底面的一部分和额、顶两叶背外侧面的上部;中央支自大脑前动脉的近侧段发出,经前穿质入脑实质,供应尾状核、豆状核前部和内囊前肢。

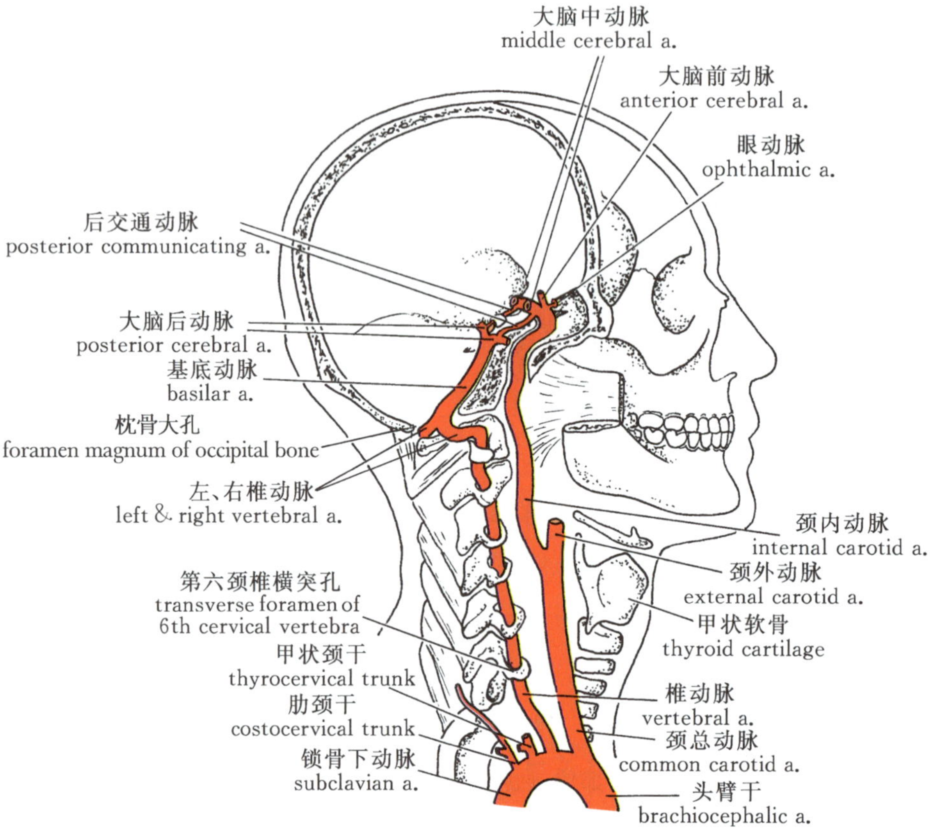

图 16-91 颈内动脉和椎动脉的起源和行径

5) **大脑中动脉**(middle cerebral artery)(图 16-92、图 16-94):是颈内动脉最粗大的分支,可看作是颈内动脉的直接延续,向外侧行入外侧沟,分为数条皮质支,营养大脑半球背外侧面的大部分和岛叶,其中包括躯体运动中枢、躯体感觉中枢和语言中枢。若该动脉发生阻塞,将出现严重的功能障碍。大脑中动脉途经前穿质时,发出一些细小的中央支,称**豆纹动脉**(lenticulostriate artery)(图 16-95),垂直向上进入脑实质,供应尾状核、豆状核、内囊膝和后肢的前部。该动脉因血流动力学关系,在高血压动脉硬化时容易破裂(故又名**出血动脉**)致脑出血,引起严重的功能障碍。

(2) **椎动脉**(vertebral artery)(图 16-91、图 16-92、图 16-96):起自锁骨下动脉,穿第 6 至第 1 颈椎横突孔,经枕骨大孔入颅。至脑桥下缘,左、右椎动脉合成一条**基底动脉**(basilar artery),后者沿脑桥腹侧面的基底沟上行,至脑桥上缘分为左、右大脑后动脉两大终支。

椎动脉的主要分支有:

1) **脊髓前、后动脉**详见脊髓的血管。

2) **小脑下后动脉**(posterior inferior cerebellar artery)是椎动脉颅内段最大的分支,通常平橄榄下端附近发出,向后外侧行经延髓与小脑扁桃体之间,供应小脑半球下面的后部和延髓后外侧部。该动脉行程弯曲,易发生栓塞。

基底动脉的主要分支有:

1) **小脑下前动脉**(anterior inferior cerebellar artery)自基底动脉始段发出,行向后下外侧达小脑下面,主要分布于小脑下面的前部。

2) **迷路动脉**(labyrinthine artery)(内听动脉)细长,伴随面神经和前庭蜗神经经内耳门入内耳道,供应内耳迷路。迷路动脉亦可发自小脑下前动脉。

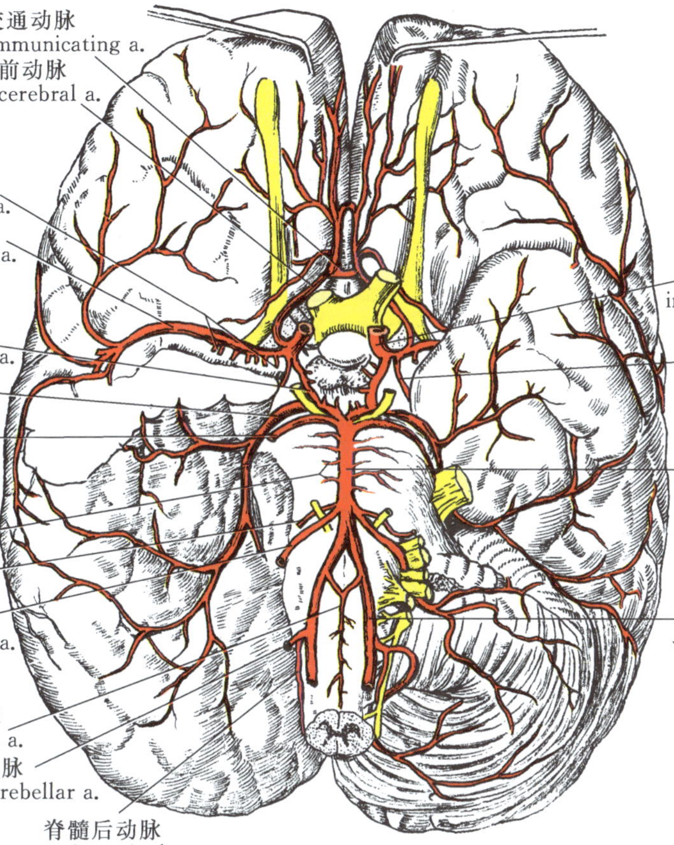

图 16-92 脑的动脉

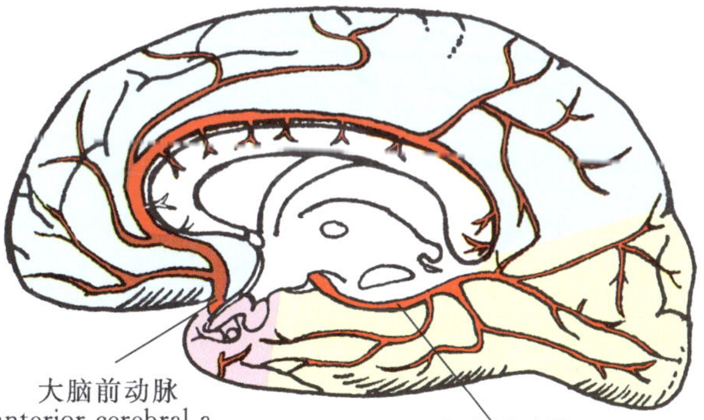

图 16-93 大脑前、后动脉

3）**脑桥动脉**（pontine artery）为一些细小分支，供应脑桥基底部。

4）**小脑上动脉**（superior cerebellar artery）近基底动脉的末端发出，绕大脑脚向后，供应小脑上面。

5）**大脑后动脉**（posterior cerebral artery）是基底动脉在脑桥上缘附近发出的终支，它和小脑上动脉平行地走向外侧，绕大脑脚向后，经胼胝体压部下面，最后进入距状沟。其皮质支分布于颞叶的内侧和底面及枕叶；中央支由起始部发出，经脚间窝穿入脑实质，供应背侧丘脑、内外侧膝状体、下丘脑和底丘脑等。大脑后动脉与小脑上动脉两动脉起始部之间夹有动眼神经。当颅内高压时，颞叶的钩移至小脑幕切迹下方，使大脑后动脉向下移位，压迫并牵拉动眼神经，而致动眼神经麻痹。

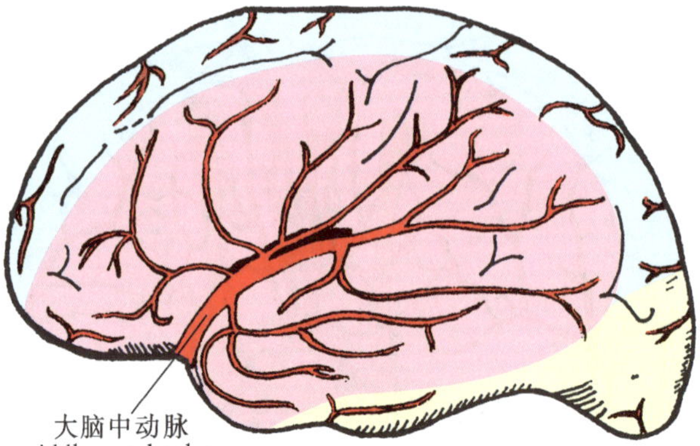

图 16-94 大脑中动脉

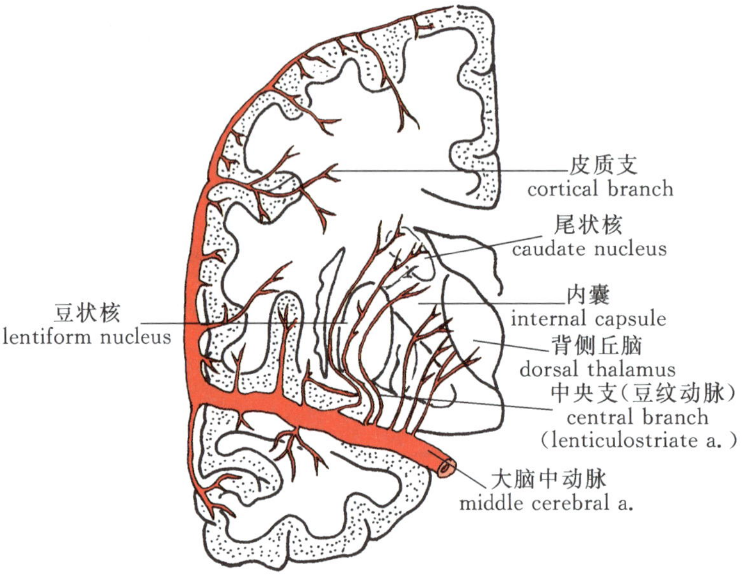

图 16-95 大脑中动脉的皮质支和中央支

(3) **大脑动脉环**(cerebral arterial circle)(图 16-92、图 16-96):又称威利斯环(Willis circle),位于脑底下方,蝶鞍上方,环绕视交叉、灰结节及乳头体。由两侧大脑前动脉起始段、颈内动脉末端、大脑后动脉起始段借前、后交通动脉吻合组成。此环使两侧颈内动脉系与椎-基底动脉系相交通。在正常情况下,大脑动脉环两侧的血液不相混合,而是作为一种代偿的潜在装置。当构成此环的某一动脉血流减少或被阻断时,可在一定程度上通过大脑动脉环使血液重新分配,以维持脑的血液供应。据统计中国人约有 48%的大脑动脉环发育不全或异常,不正常的动脉环易发生动脉瘤。

2. 脑的静脉 脑的静脉壁薄、无瓣膜,不与动脉伴行,可分为两类,一是收集大脑血液的静脉,二是收集脑干和小脑血液的静脉。大脑的静脉分为脑内、外两组,两组之间相互吻合。

(1) **大脑外静脉**(external cerebral veins):以大脑外侧沟为界分为三组(图 16-97):上组为大脑上静脉(外侧沟以上),8~12 支,收集大脑半球外侧面和内侧面的静脉血,注入上矢状窦;下组为大脑下静脉(外侧沟以下),主要注入横窦和海绵窦;中组又分为浅、深两组,大脑中浅静脉收集半球外侧沟的静脉血,本干沿外侧沟向前下,注入海绵窦,大脑中深静脉收集脑岛的静脉血,与大脑前静脉和纹状体静脉汇合成**基底静脉**(basilar vein)。基底静脉注入**大脑大静脉**(great cerebral vein)亦称**盖伦静脉**(Galen vein)。

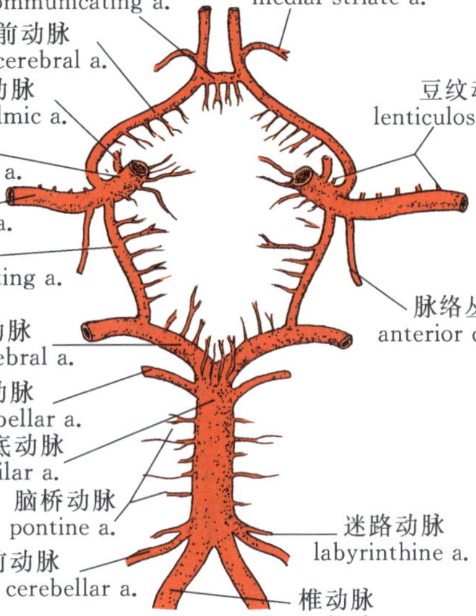

图 16-96 大脑动脉环

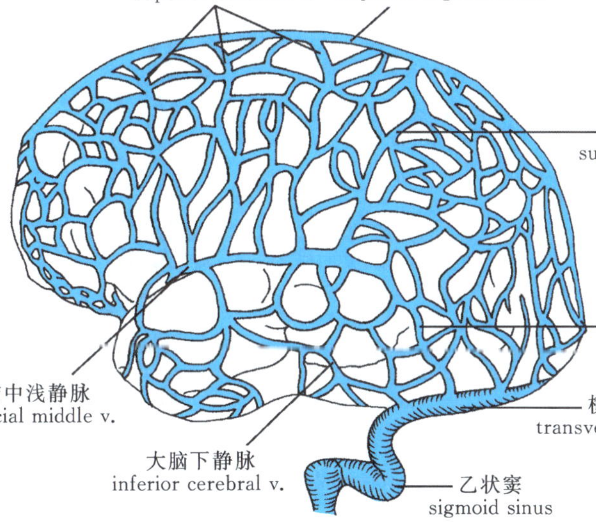

图 16-97 大脑外静脉

(2) **大脑内静脉**(internal cerebral vein):由脉络丛静脉和丘脑纹静脉在室间孔后上缘合成,向后至松果体后方,与对侧的大脑内静脉汇合成一条大脑大静脉(图 16-98)。大脑大静脉收集半球深部的髓质、基底核、间脑和脉络丛等处的静脉血,在胼胝体压部的后下方向后注入直窦。

(二) 脊髓的血管

1. 脊髓的动脉 有两个来源,即椎动脉和节段性动脉(图 16-99)。

(1) **脊髓前动脉**(arterior spinal artery)和**脊髓后动脉**(posterior spinal artery):由椎动脉发出。左、右脊髓前动脉在延髓腹侧合成一干,沿前正中裂下行至脊髓末端;脊髓后动脉,绕延髓两侧向后,沿脊神经后根内侧平行下行,直至脊髓末端。脊髓前、后动脉借环绕脊髓表面的吻合支互相交通,形

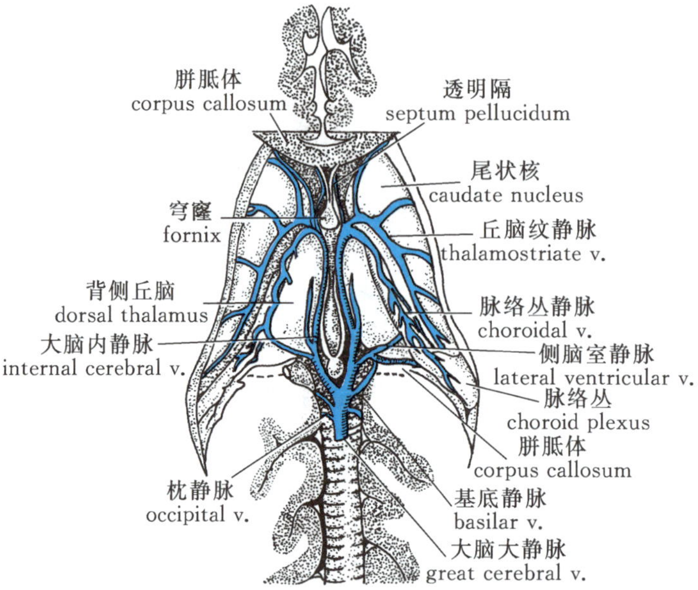

图 16-98 大脑大静脉及其属支

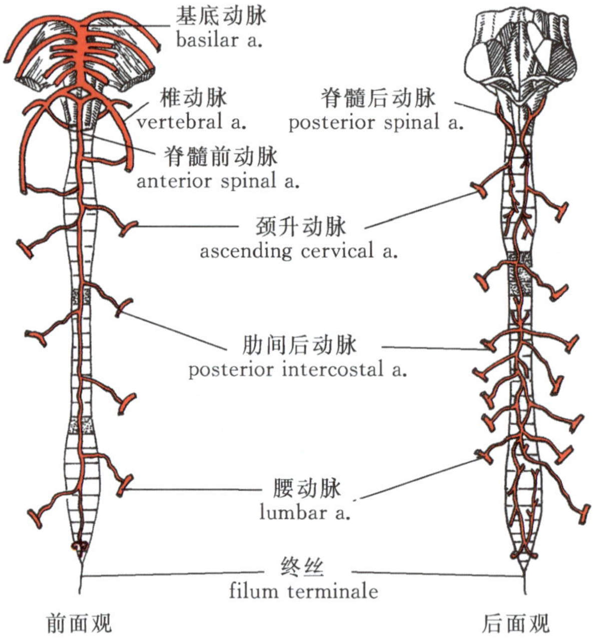

图 16-99 脊髓的动脉

成动脉冠(图 16-100),由动脉冠再发分支进入脊髓内部。脊髓前动脉的分支主要分布于脊髓前角、侧角、灰质连合、后角基部、前索和侧索;脊髓后动脉的分支则分布于脊髓后角的其余部分、后索和侧索后部。

(2) **节段性动脉**:如颈升动脉、肋间后动脉、腰动脉和骶外侧动脉等,沿相应脊神经穿过椎间孔入椎管。脊髓前、后动脉在下行过程中,不断得到节段性动脉分支的补充加强,以保障脊髓足够的血液供应。

由于脊髓动脉的来源不同,在某些节段因两个来源的动脉吻合薄弱,血液供应不够充分,易致脊髓受到缺血性损害,称为危险区,如脊髓第 1～第 4 胸节(特别是第 4 胸节)和第 1 腰节的腹侧面。

2. 脊髓的静脉 较动脉多而粗,配布模式与动脉大致相似,收集脊髓内的小静脉,最后汇集成脊髓前、后静脉,通过前、后根静脉注入硬膜外隙的椎内静脉丛。

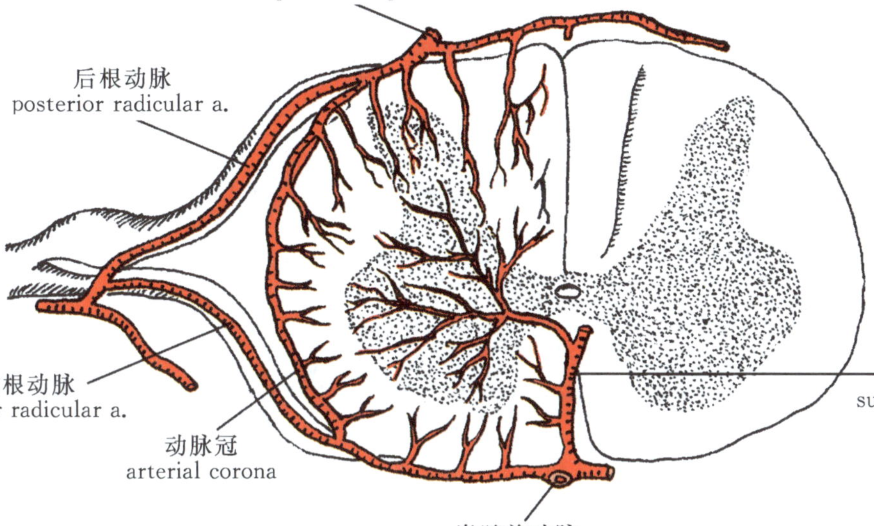

图 16-100 脊髓内部的动脉分布

三、脑脊液循环

脑脊液(cerebral spinal fluid, CSF)是充满脑室系统、蛛网膜下隙和脊髓中央管内的无色透明液体,内含各种浓度不等的无机离子、葡萄糖、微量蛋白和少量淋巴细胞,功能上相当于外周组织中的淋巴,对中枢神经系统起缓冲、保护、运输代谢产物和维持正常颅内压等作用。脑脊液总量在成人平均约150 ml,处于不断产生、循环和回流的平衡状态。

脑脊液主要由脑室脉络丛产生,其循环途径如下(图 16-101):由侧脑室脉络丛产生的脑脊液经室间孔流至第三脑室,与第三脑室脉络丛产生的脑脊液一起,经中脑水管流入第四脑室,再汇合第四脑室脉络丛产生的脑脊液一起经第四脑室正中孔和两个外侧孔流入蛛网膜下隙,再沿蛛网膜下隙流向大脑背面,经蛛网膜粒渗透到硬脑膜窦(主要是上矢状窦)内,最终回流入静脉血液。若在脑脊液循环途径中发生阻塞,可导致脑积水和颅内高压,使脑组织受压移位,甚至形成脑疝而危及生命。

此外,少量由室管膜上皮和毛细血管产生的脑脊液,经室管膜上皮、蛛网膜下隙的毛细血管、脑膜的淋巴管和脑、脊神经周围的淋巴管回流。

在中枢神经系统存在着**接触脑脊液的神经元系统**(CSF-contacting neuronal system),这些神经元的胞体位于室管膜下区、室管膜内或脑实质中,借胞体或突起直接与脑脊液接触,称**触液神经元**,它能接受脑脊液的化学和物理因素的刺激和释放神经活性物质(如肽类、胺类和氨基酸类等)至脑脊液中,执行感受、分泌和调节的功能。因此,在脑脊液与脑组织之间存在着交流信息的神经-体液回路。神经系统疾病时,既可抽取脑脊液进行检测,又可经脑室内给药治疗。

四、脑 屏 障

中枢神经系统神经元的正常功能活动,需要其周围微环境保持一定的稳定性,而维持这种稳定性的结构称脑屏障,它能选择性地允许某些物质通过,限制或阻止另一些物质通过。有三个主要功能:保护脑免受血液循环内物质的影响;特殊的转运系统选择性地转运物质;代谢或变更血液的或脑

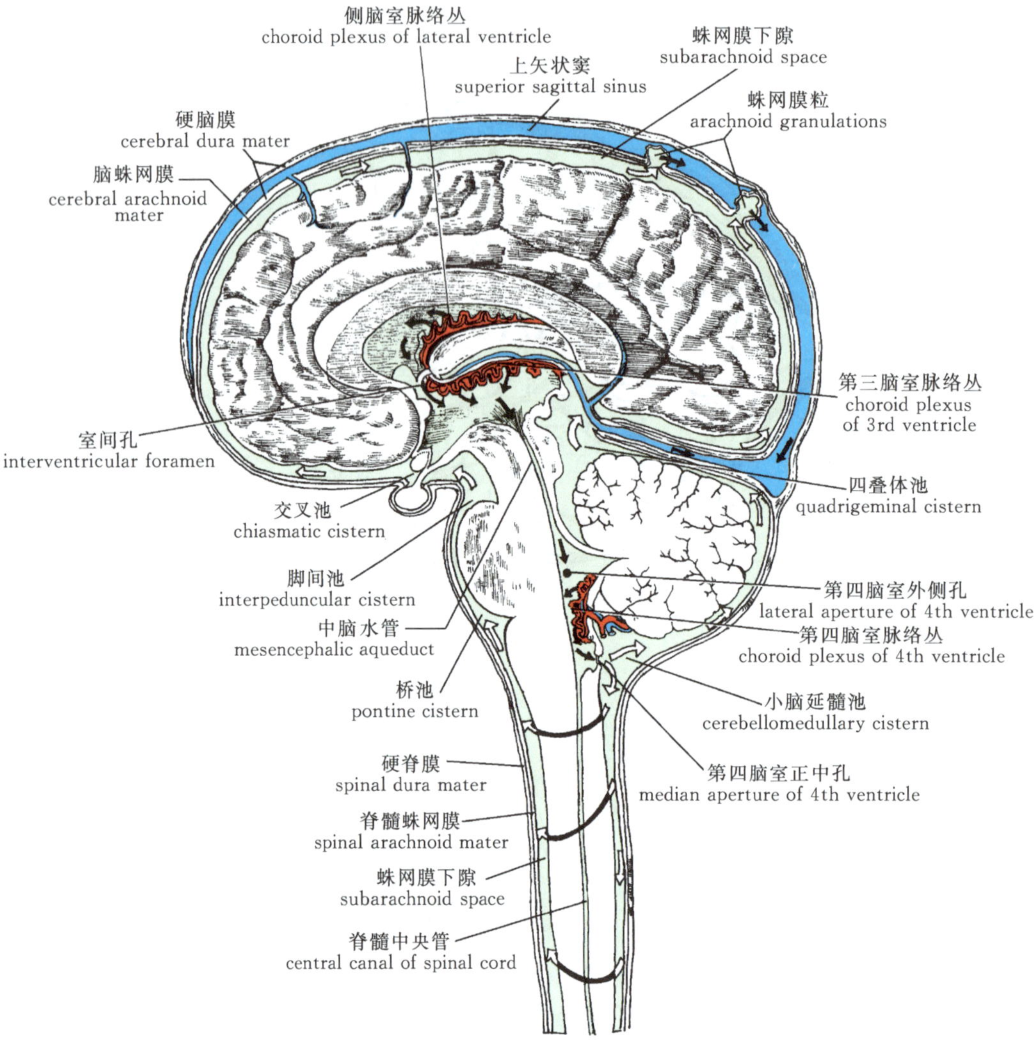

图 16-101 脑脊液循环

产生的物质。脑屏障由三部分组成，即血-脑屏障、血-脑脊液屏障和脑脊液-脑屏障(图 16-102)。

1. 血-脑屏障 **血-脑屏障**(blood-brain barrier, BBB)位于血液与脑、脊髓的神经细胞之间，其结构基础是：①脑和脊髓内毛细血管内皮细胞无窗孔，内皮细胞之间为紧密连接，使大分子物质难以通过。②毛细血管基膜。③毛细血管基膜外有星形胶质细胞终足围绕，形成胶质膜。其中毛细血管内皮细胞之间的紧密连接是构成血-脑屏障的主要结构基础。

在中枢神经的某些部位缺乏血-脑屏障，如正中隆起、连合下器、穹窿下器、终板血管器、脉络丛、松果体、神经垂体、最后区等。这些部位的毛细血管内皮细胞有窗孔，内皮细胞之间借桥粒相连(缝隙连接)，而非紧密连接，可使蛋白质和大分子物质自由通过。

2. 血-脑脊液屏障 **血-脑脊液屏障**(blood-CSF barrier, BCB)位于脑室脉络丛的血液与脑脊液之间，由脉络丛部的毛细血管内皮、基膜和脉络丛的上皮共同构成。其结构基础主要是脉络丛上皮之间有闭锁小带相连。但脉络丛的毛细血管内皮细胞上有窗孔，因此该屏障仍有一定的通透性。

3. 脑脊液-脑屏障 **脑脊液-脑屏障**(CSF-brain barrier, CBB)位于脑室的蛛网膜下隙的脑脊液与脑、脊髓的神经细胞之间，其结构基础为：室管膜上皮、软脑膜和软膜下胶质膜。但室管膜上皮没有闭锁小带，不能有效地限制大分子物质通过，软脑膜及其下面的胶质膜屏障作用也很弱。因此，脑脊液的化学成分与脑组织细胞外液的成分大致相同。

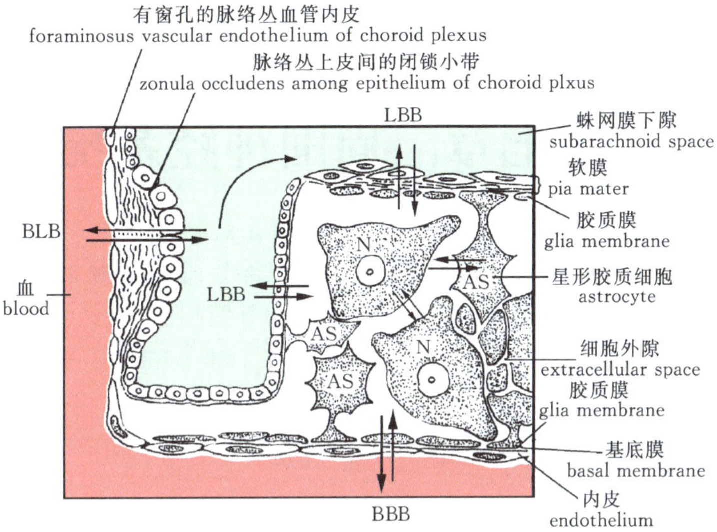

图 16-102　脑屏障的组成

AS. 星形胶质细胞；N. 神经元；BBB. 血-脑屏障；BCB. 血-脑脊液屏障；CBB. 脑脊液-脑屏障

在正常情况下，脑屏障能使脑和脊髓免受内、外环境各种物理、化学因素的影响，以维持脑内微环境的相对稳定。若脑屏障被破坏，如炎症、外伤、血管病等，脑屏障的通透性发生改变，使脑和脊髓神经细胞受到各种致病因素的影响，导致水肿、脑出血、免疫异常等严重后果。所谓脑屏障只是相对的，在脑的某些部位没有血-脑屏障或参与脑屏障的三个组成部分中的某些结构不完善，使脑脊液和脑内神经元的细胞外液能互相交通。在第三脑室边缘有特化的室管膜细胞，这些细胞中有许多**伸长细胞**(tanycytes)，又称室管膜胶质细胞或室管膜星形细胞，其基突伸向围绕毛细血管的血管周围间隙，物质可通过室管膜细胞的主动运输，从神经组织和血管到脑脊液中去，脑脊液中的物质也可经此途径进入神经组织和血管。

即使真正存在血-脑屏障的部位，也并非“天衣无缝”。有报道表明，淋巴细胞在被抗原激活后，能产生和分泌内皮糖苷酶，降解内皮细胞周围的基膜，并以变形方式自内皮细胞之间逸出毛细血管至脑组织中，起免疫监视作用。脑屏障的相对性使人体内免疫、神经和内分泌三大调节系统的物质之间的相互调节，即**免疫-神经-内分泌网络**(immuno-neuro-endocrine network)也同样存在于中枢神经系，它在全面调节人体的各种功能活动中起着重要作用。

脑屏障的理论对于指导临床实践有重要意义。根据脑屏障的特点，在选用药物治疗脑部疾病时，必须考虑到药物通过脑屏障的能力，才能达到预期的疗效。利用某些药物来改变脑屏障的通透性，可以帮助另一些药物透过脑屏障进入脑组织而达到治疗目的。胎儿的脑屏障尚未发育成熟，对脑的保护效能较差，故孕妇用药必须慎重。脑屏障的功能是随着大脑的发育而逐渐完善起来的，幼儿的脑屏障效能较成人者差，这可能是小儿中枢神经系统疾病发病学中的一个重要因素。

（杨向群）

本章学习目标与练习题

第十六章学习目标　　第十六章练习题

第十七章　周围神经系统

周围神经系统(peripheral nervous system)指中枢神经系统脑和脊髓以外的神经部分。根据与中枢相连部位及分布区域的不同,通常把周围神经系统分为三部分:①与脊髓相连的脊神经,分布于躯干、四肢。②与脑相连的脑神经,主要分布于头面部。③与脑和脊髓相连,主要分布于内脏、心血管和腺体的内脏神经。

第一节　脊　神　经

脊神经(spinal nerve)共 31 对,每对借前根和后根与脊髓相连。**前根**(anterior root)由脊髓前角运动神经元以及脊髓胸$_1$～腰$_3$ 节段侧角中间外侧核和骶$_2$～骶$_4$ 节段骶副交感核发出的轴突组成,属运动性。**后根**(posterior root)由脊神经节中假单极神经元的中枢突组成,属感觉性。前、后根在椎间孔附近汇合成一条脊神经干。在椎间孔附近,后根上有一膨大,称**脊神经节**(spinal ganglion)。31 对脊神经由 8 对颈神经、12 对胸神经、5 对腰神经、5 对骶神经和 1 对尾神经组成。第 1 颈神经在寰椎与枕骨之间出椎管,第 2～第 7 颈神经在同序数椎骨上方的椎间孔穿出,第 8 颈神经在第 7 颈椎下方的椎间孔穿出,胸、腰神经在同序数椎骨下方的椎间孔穿出,第 1～第 4 骶神经由相应的骶前、后孔穿出,第 5 骶神经和尾神经由骶管裂孔穿出。

在椎间孔内脊神经的毗邻关系:前方是椎间盘和椎体;后方是关节突及黄韧带,因此脊柱的病变常累及脊神经,出现感觉或运动障碍。此外,出入椎间孔的结构还有脊髓的动脉、静脉和脊神经的脊膜支。

脊神经是混合性神经(图 17-1)。感觉纤维始于脊神经节中的假单极细胞,其周围突分布于皮肤、肌肉、关节以及内脏的感受器等,其中枢突集聚成后根入脊髓,将躯体和内脏的感觉冲动传入中枢。运动纤维由脊髓灰质前角和胸腰部侧角、骶副交感核的运动神经元的轴突组成,分布至骨骼肌、心肌、平滑肌和腺体。因此,根据脊神经的分布和功能,可将其纤维成分分为四类。

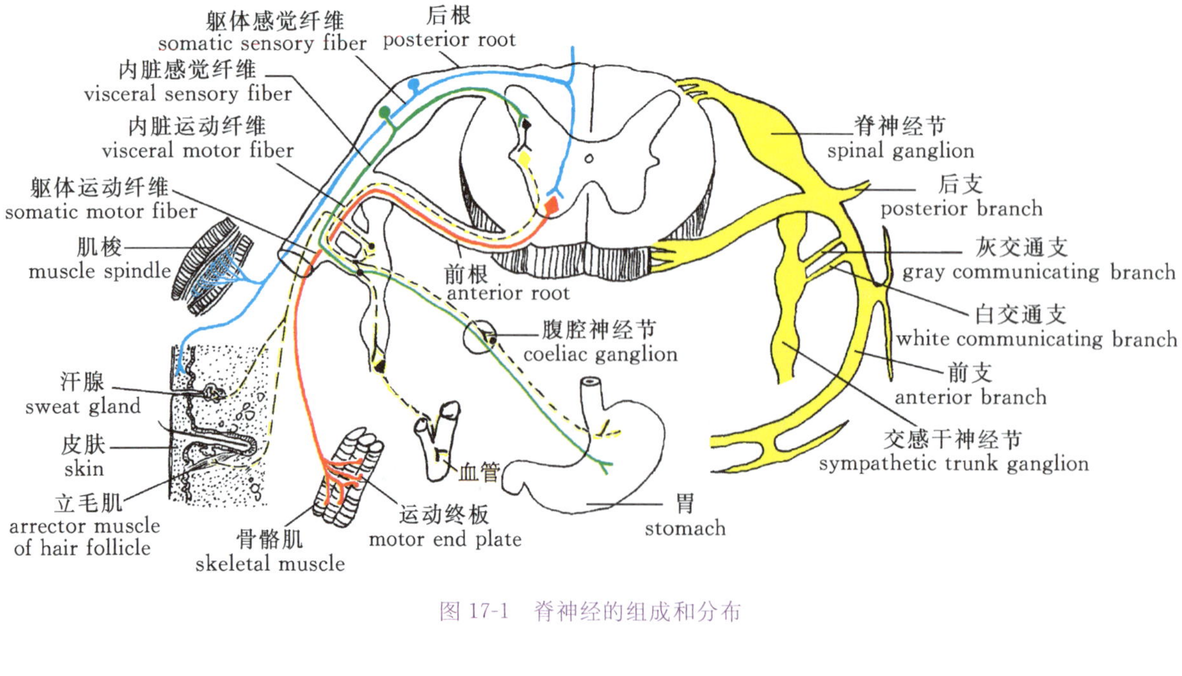

图 17-1　脊神经的组成和分布

1）**躯体传入（感觉）纤维**：分布于皮肤、骨骼肌、肌腱和关节的感受器，将皮肤的浅部感觉冲动和肌、腱、关节的深部感觉冲动传入中枢。

2）**内脏传入（感觉）纤维**：分布于内脏、心血管和腺体的内部感受器，将这些结构的感觉冲动传入中枢。它是内脏神经的一个组成部分。

3）**躯体传出（运动）纤维**：主要支配躯干和四肢的骨骼肌，控制其随意运动。

4）**内脏传出（运动）纤维**：分布至胸腹腔脏器心肌、平滑肌和腺体，属非随意运动神经，是内脏神经的一个重要组成部分（详见本章第三节内脏神经系统）。

脊神经干很短，出椎间孔后，立刻分为脊膜支、交通支、后支和前支。**脊膜支**（meningeal branch）经椎间孔返入椎管，分布于脊髓的被膜等。**交通支**（communicating branch）为连于脊神经与交感干之间的细支（详见本章第三节内脏神经系统）。**后支**（posterior branch）一般较细小，其分布具有明显的节段性，它们分布于项、背、腰骶部深层的肌肉和皮肤，其中第2颈神经后支的皮支较粗大，称**枕大神经**，穿斜方肌腱至皮下，分布于枕和项部皮肤。**前支**（anterior branch）粗大，分布于躯干前外侧及四肢的皮肤和肌肉。在人类，胸神经前支保持着明显的节段性，其余脊神经的前支则先交织成丛，再分支分布。脊神经丛计有：颈丛、臂丛、腰丛和骶丛。

一、颈　丛

（一）颈丛的组成和位置

颈丛（cervical plexus）由第1～第4颈神经的前支构成，位于胸锁乳突肌上部的深面、中斜角肌和肩胛提肌的前方，由丛发出皮支和肌支（图17-2、图17-3）。

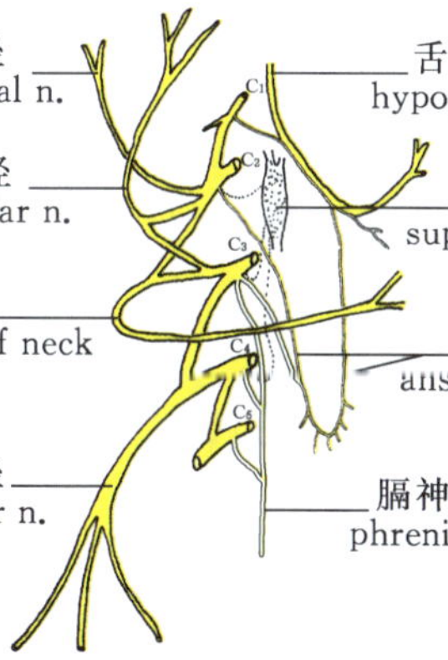

图 17-2　颈丛的组成和颈襻

（二）颈丛的分支

颈丛的皮支，较粗大，自胸锁乳突肌后缘中点附近穿出深筋膜进入浅筋膜内，其穿出之处是颈部皮肤浸润麻醉的一个阻滞点。

主要的皮支有：

1. 枕小神经（lesser occipital nerve）（C_2）　沿胸锁乳突肌后缘向上方行走，分布于枕部和耳郭后面上1/3的皮肤。

2. 耳大神经（great auricular nerve）（C_2～C_3）　沿胸锁乳突肌表面向上行走，至耳郭及其周围的皮肤。

3. 颈横神经（transverse nerve of neck）（C_2～C_3）　越过胸锁乳突肌，横行向前，分布于颈前部的皮肤。

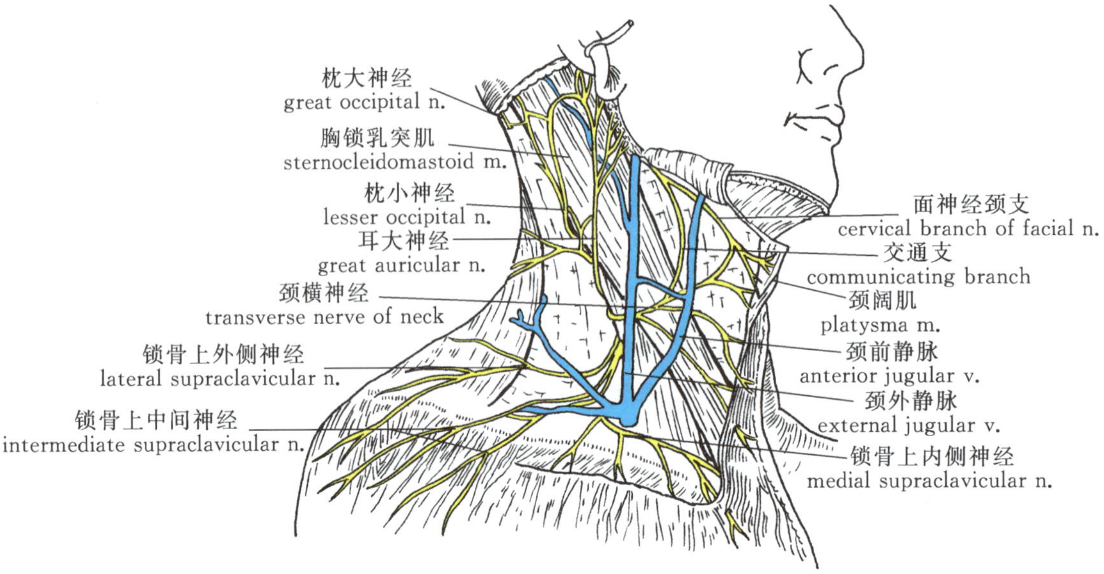

图 17-3 颈丛皮支

4. 锁骨上神经(supraclavicular nerve)(C_3～C_4) 有 2～4 条分支,行向前、下、外方,分布于颈侧区、第二肋以上的胸壁、锁骨上大窝和肩部的皮肤。

颈丛的肌支支配颈部深肌、肩胛提肌、舌骨下肌群和膈。最重要的神经为膈神经。

膈神经(phrenic nerve)(C_3～C_5)(图 17-4)先位于前斜角肌上端的外侧,继沿该肌前面降至其内侧,然后于锁骨下动、静脉之间进入胸腔。在胸腔内,经肺根前方,心包的外侧下行达膈肌。膈神经的运动纤维支配膈肌,其感觉纤维分布于胸膜、心包和膈下面的部分腹膜。右膈神经的感觉纤维尚分布到肝、胆囊和肝外胆道等。

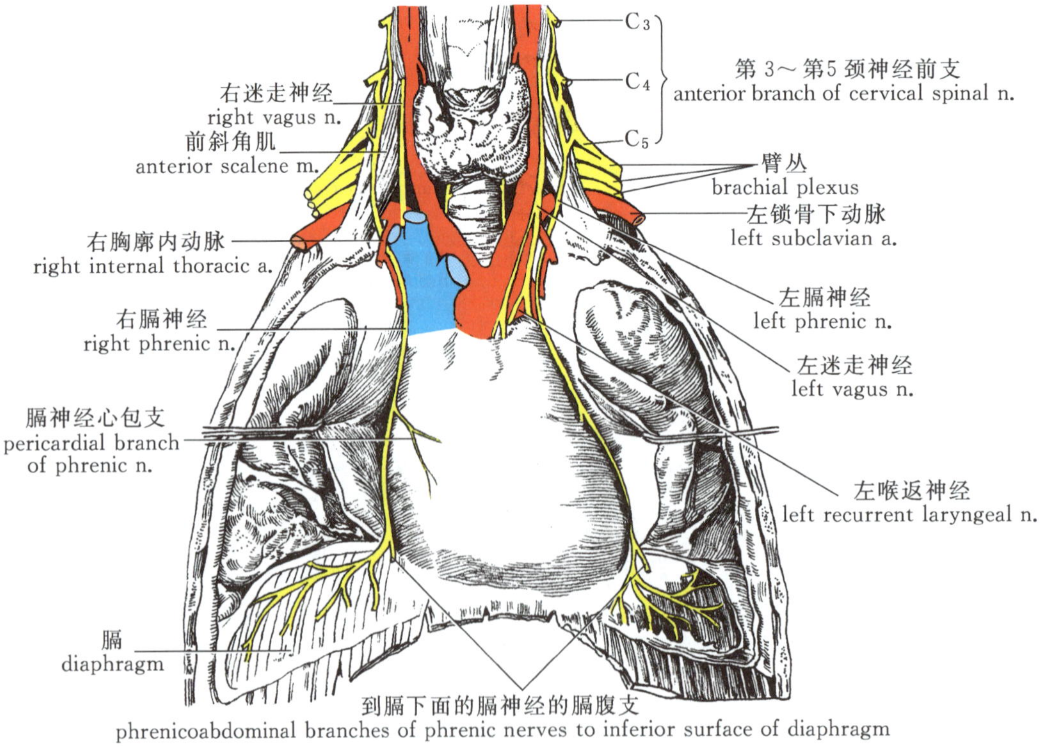

图 17-4 膈神经

膈神经损伤可致同侧膈肌瘫痪，腹式呼吸减弱或消失，严重者可有窒息感。膈神经受刺激时可发生呃逆。

二、臂　　丛

（一）臂丛的组成和位置

臂丛（brachial plexus）由第 5～第 8 颈神经和第 1 胸神经前支的大部分组成（图 17-5）。这五条神经根经斜角肌间隙，其中第 5、第 6 颈神经的前支合成上干，第 7 颈神经前支延为中干，第 8 颈神经前支和第 1 胸神经前支的大部分合成下干。出斜角肌间隙后每个干又分为前、后两股，由上、中干的前股合成外侧束，下干的前股延成内侧束，三干的后股汇合成后束。在腋窝内，三个束在胸小肌后方分别从外侧、内侧、后面三面包围腋动脉。

（二）臂 丛 的 分 支

以锁骨为界，可把臂丛的分支分为锁骨上分支和锁骨下分支两类（图 17-5、图 17-6）。

锁骨上的分支是一些短的肌支，发自臂丛的根和干，主要分支有：

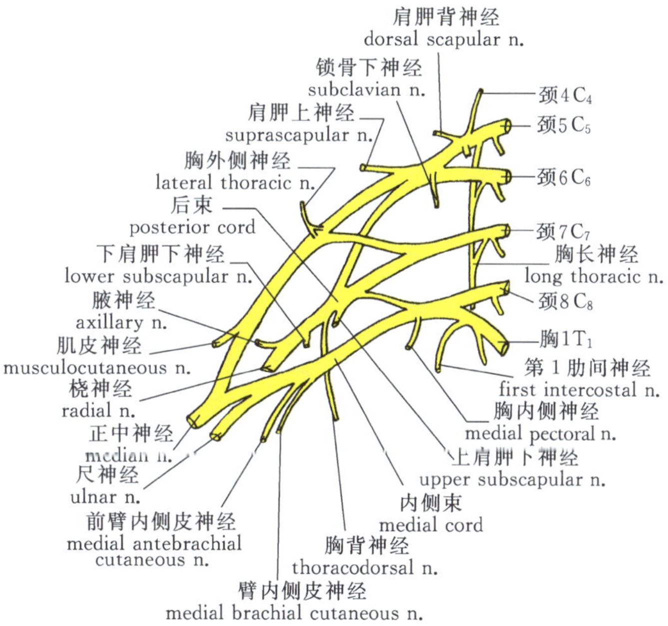

图 17-5　臂丛组成

1. 肩胛背神经（dorsal scapular nerve）（C_4～C_5）　主要起自 C_5 神经根，穿中斜角肌，经肩胛提肌深面，然后沿肩胛骨脊柱缘内侧下行，支配菱形肌和肩胛提肌。

2. 肩胛上神经（suprascapular nerve）（C_5～C_6）　起于臂丛上干，向后经肩胛骨上缘入冈上窝，再入冈下窝，支配冈上、下肌。

3. 胸长神经（long thoracic nerve）（C_5～C_7）　起自神经根，经臂丛后方进入腋窝，于胸廓侧方，沿前锯肌表面下降并支配此肌。损伤此神经可导致前锯肌瘫痪，出现"翼状肩"。

锁骨下的分支发自臂丛的三个束，多为长支，主要分布于上肢。

1. 肌皮神经（musculocutaneous nerve）（C_5～C_7）（图 17-6、图 17-7）　发自外侧束，向外下穿过喙

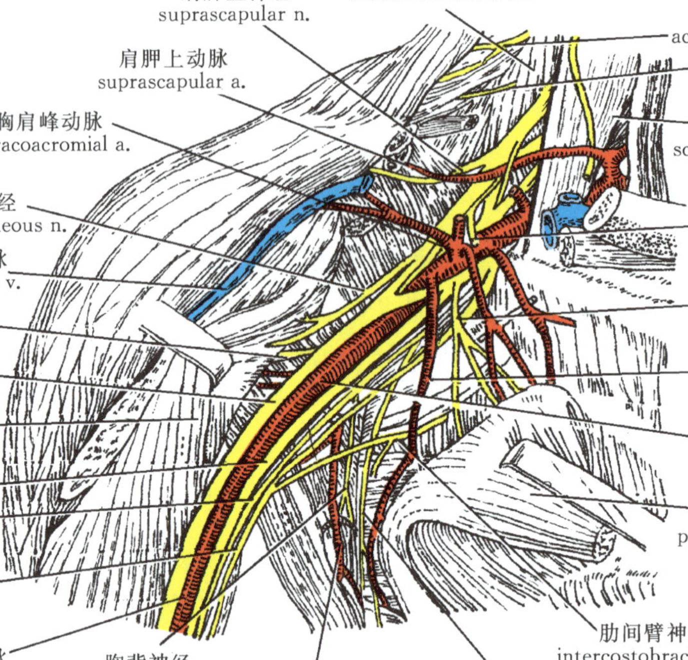

图 17-6 臂丛及分支

肱肌，于肱二头肌和肱肌之间下降，发出肌支支配臂前群肌；本干于肘关节附近肱二头肌腱外侧穿深筋膜至皮下，延续为**前臂外侧皮神经**(lateral antebrachial cutaneous nerve)沿前臂外侧行至腕部，分布于前臂外侧的皮肤。

2. 正中神经(median nerve)(C_5～T_1)(图 17-6、图 17-7) 由分别发自臂丛的内、外侧束的内、外侧两个根合成，两根夹持着腋动脉。正中神经先位于肱动脉的外侧，在臂中部，经肱动脉的前(或后)面逐渐转至肱动脉内侧。在肘部，它穿旋前圆肌两头之间至前臂指浅、深屈肌之间，沿中线降至腕部。在腕上方，正中神经位于桡侧腕屈肌和掌长肌腱之间的深面，继而穿过腕管在掌腱膜深面到达手掌。

正中神经在前臂发出许多**肌支**支配除尺侧腕屈肌、指深屈肌尺侧半和肱桡肌以外的前臂前群肌。在手掌的近侧部发出**返支**，进入鱼际并分支支配除拇收肌以外的鱼际肌和第 1、第 2 蚓状肌。在腕部和手掌，正中神经发出 3 条**指掌侧总神经**。每条指掌侧总神经至掌骨远端处分为两条**指掌侧固有神经**，分布于掌心、鱼际、桡侧三个半手指掌面及其中节和远节指背的皮肤。

正中神经主干损伤后，运动障碍表现为前臂不能旋前、屈腕力弱，拇、示、中指不能屈曲，拇指不能对掌，故握持无力。由于鱼际肌萎缩手掌平坦，称为“猿手”；感觉障碍表现为手掌桡侧 2/3 和桡侧 3 个半指掌面及其中节、远节背侧面的皮肤感觉丧失或明显减弱。

3. 尺神经(ulnar nerve)(C_7～T_1)(图 17-6～图 17-8) 由臂丛内侧束发出，在肱动脉的内侧下行，降至三角肌止点以下则穿过内侧肌间隔至臂后面再下行于尺神经沟内，在此处，尺神经位置既浅表又贴近骨面，易受损伤。向下，尺神经穿行于尺侧腕屈肌两头之间，转至前臂前面，在尺侧腕屈肌和指深屈肌之间、尺动脉的内侧下降至腕部。尺神经在前臂近侧发**肌支**，支配尺侧腕屈肌和指深屈肌尺侧半。在桡腕关节上方约 5 cm 处发出**手背支**，分布于手背面尺侧半和尺侧一个半手指背面及中指近节尺侧半、环指近节桡侧半的皮肤。在腕部，尺神经在豌豆骨的桡侧，经腕横韧带的浅面分为浅、深两支经掌腱膜的深面进入手掌。

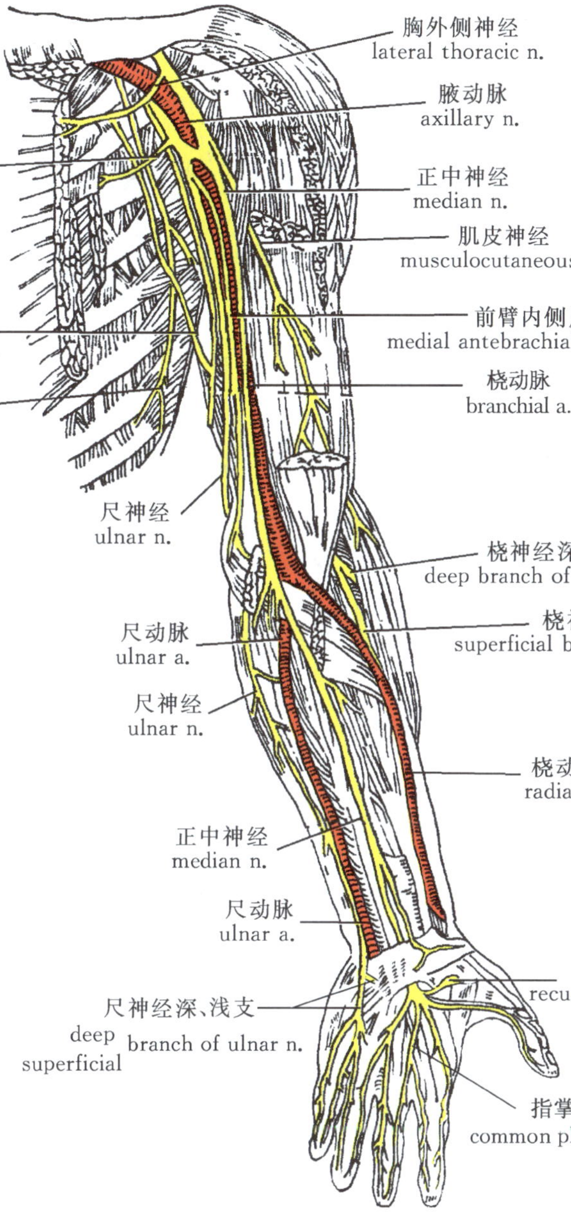

图 17-7 上肢前面的神经(左侧)

浅支分布于手掌侧面尺侧一个半手指及小鱼际肌的皮肤;**深支**支配小鱼际肌、拇收肌、骨间肌及第3、第4蚓状肌。

尺神经干损伤后运动障碍表现在屈腕力弱,无名指和小指末节不能屈、不能屈掌指关节和伸指间关节,拇指不能内收,各指的内收与外展运动丧失。小鱼际肌肉萎缩使小鱼际平坦,骨间肌萎缩,掌骨间呈现深沟。由于掌指关节过伸,第4、第5指的近侧指间关节弯曲,而表现为“爪形手”(图 17-11);感觉障碍以手内侧缘为主,尤其是小鱼际和小指感觉丧失。

4. 腋神经(axillary nerve)(C_5～C_6)(图 17-9、图 17-10) 在腋窝的肩胛下肌前面发自臂丛后束,伴随旋肱后动脉穿四边孔,绕肱骨外科颈至三角肌深面。肌支支配三角肌和小圆肌;皮支(又称臂外侧上皮神经)自三角肌后缘穿出,分布于三角肌区及上臂上 1/3 外侧面的皮肤。肱骨外科颈骨折或不恰当地使用腋杖时,可损伤腋神经。其主要症状有:①臂不能外展,臂外旋力弱,不能做梳头、戴帽等动作。②三角肌区皮肤感觉障碍。③由于三角肌萎缩,肩峰突出,肩部失去圆隆形外观,呈“方肩”。

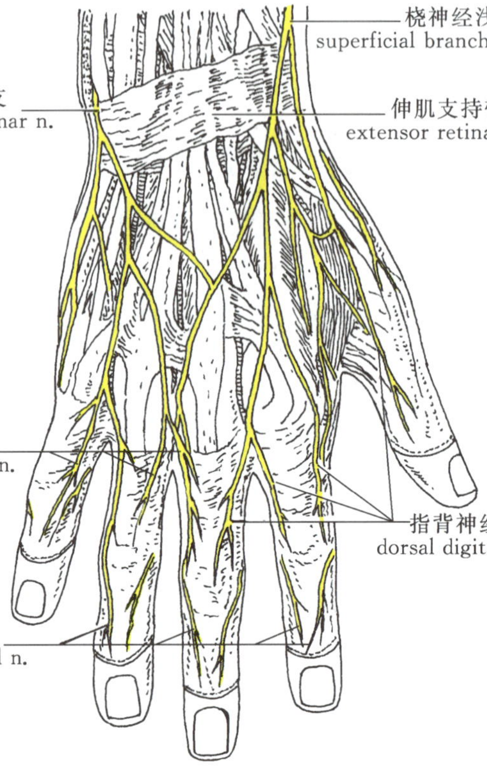

图 17-8 手背面的神经(右侧)

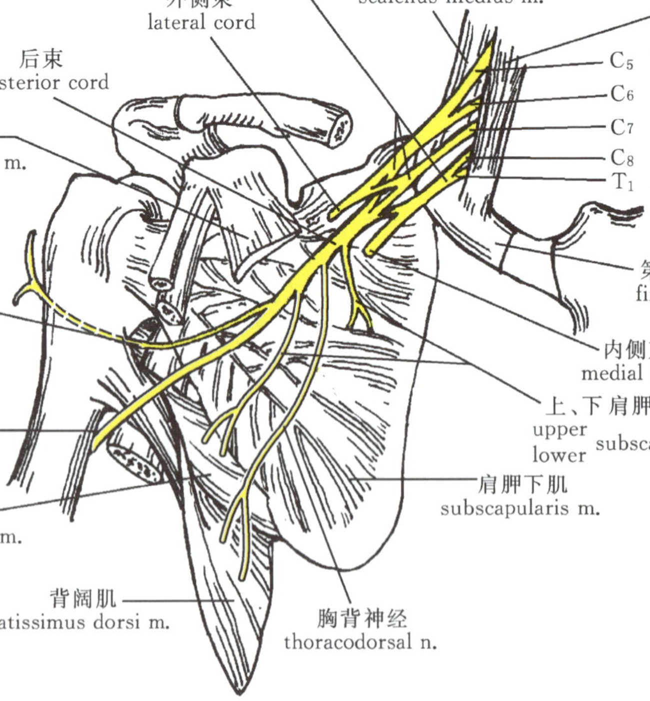

图 17-9 臂丛后束的分支(右侧)

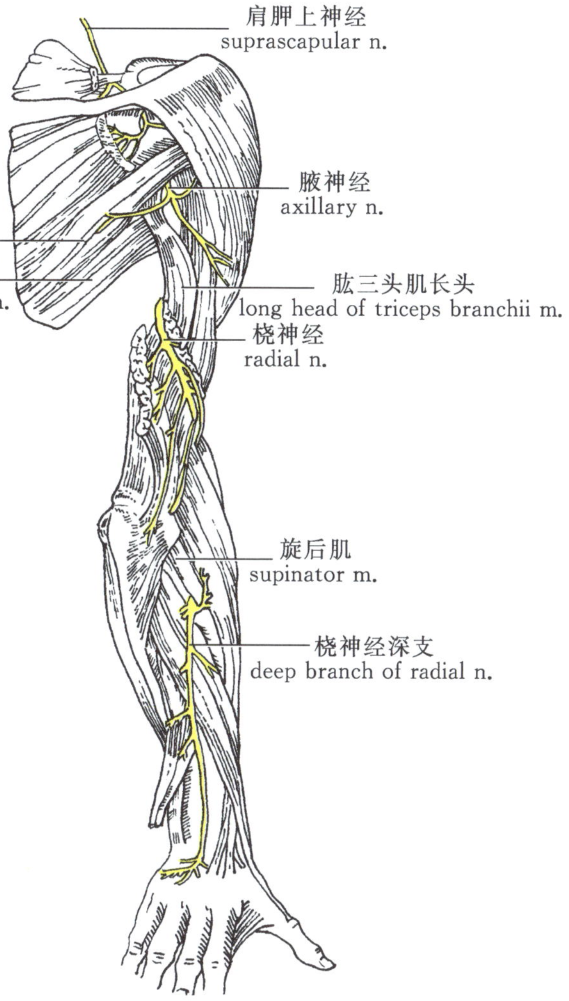

图 17-10 上肢后面的神经(右侧)

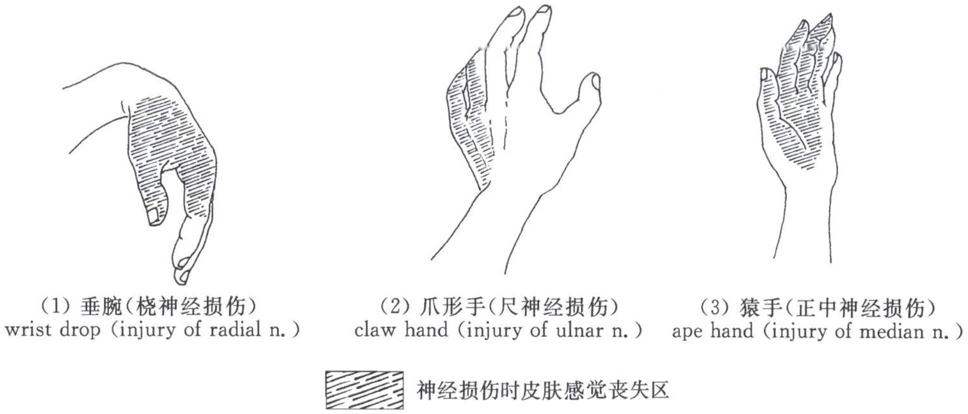

图 17-11 桡、尺、正中神经损伤后的手形及皮肤感觉丧失区

5. 桡神经(radial nerve)(C_5～T_1)(图 17-7～图 17-10) 是后束发出的一条最粗大的神经，在腋动脉的后方，向外下与肱深动脉伴行，在肱三头肌长头与内侧头之间进入肱骨肌管(由桡神经沟与肱三头肌构成)。在管内，它沿桡神经沟贴附于骨面并旋向外下，达肱骨外上髁的上方，穿外侧肌间隔至肱桡肌与肱肌之间，在此分为浅、深两支。**浅支**循桡动脉外侧下降，在前臂中、下 1/3 交界处，转向背面，并降

至手背，分布至手背桡侧半及桡侧两个半手指背面的皮肤。**深支**则行向背侧，从桡骨颈外侧穿旋后肌至前臂背面，在浅、深层肌之间下行至腕部，分支支配前臂后群肌。

在臂部，桡神经主干发出皮支分布于臂和前臂背侧的皮肤，发出**肌支**支配肱三头肌、肱桡肌和桡侧腕长伸肌。

当肱骨干中、下1/3交界处骨折时，易损伤桡神经。其表现为：①不能伸腕和伸指，旋后困难，由于伸肌瘫痪和重力作用，提起前臂时呈"垂腕"症（图17-11）。②前臂背侧及手背面桡侧半尤其是"虎口"区皮肤感觉障碍最为明显。桡骨颈骨折时，可损伤桡神经深支，其主要症状是：①伸腕力弱。②不能伸指。

6. 胸背神经（thoracodorsal nerve）（C_6～C_8）（图17-5） 发自臂丛后束，沿肩胛骨外侧缘，伴肩胛下血管下降，支配背阔肌。乳癌根治术清除腋淋巴结时，应注意勿损伤此神经。

7. 肩胛下神经（subscapular nerve）（C_5～C_6）（图17-5、图17-9） 发自锁骨以下臂丛后束，有两支，沿肩胛下肌前面下降，支配肩胛下肌和大圆肌。

8. 胸内侧神经（medial pectoral nerve）和**胸外侧神经**（lateral pectoral nerve）（C_5～T_1）（图17-5、图17-6） 分别发自臂丛的内、外侧束，有2～3支，胸外侧神经穿锁胸筋膜，胸内侧神经穿胸小肌，支配胸大、小肌。

9. 臂内侧皮神经（medial brachial cutaneous nerve）（C_8～T_1）（图17-5、图17-6） 发自臂丛内侧束，分布于臂内侧面皮肤。

10. 前臂内侧皮神经（medial antebrachial cutaneous nerve）（C_8～T_1）（图17-5～图17-7） 发自臂丛内侧束，在臂中、下1/3交界处浅出，分布于前臂内侧面皮肤。

三、胸神经前支

胸神经前支共12对，其中第1～第11胸神经前支位于相应的肋间隙中，称**肋间神经**（intercostal nerve）（图17-12）。第12胸神经前支的大部行于第12肋下方，称**肋下神经**（subcostal nerve）。肋间神经在肋间内肌、肋间最内肌之间，肋间血管的下方，循各肋沟前行，在腋前线附近发出**外侧皮支**。主干继续前行，上6对肋间神经到达胸骨侧缘浅出为**前皮支**，下6对神经（5对肋间神经和肋下神经）斜向下内，行于腹内斜肌与腹横肌之间，并进入腹直肌鞘，在腹白线附近浅出为前皮支。肋间神经的**肌支**支配肋间肌和前外侧群腹肌，皮支分布于胸、腹壁的皮肤和胸、腹膜壁层，其中第4～第6肋间神经的外侧皮支和第2～第4肋间神经前皮支也分布至乳房。胸神经皮支的分布区域有明显的节段性，每一皮支分布区形如环状的条带，由上向下按神经序数依次排列。胸骨角平面对T_2、乳头平面相当T_4、剑突平面相当T_6、肋弓平面相当T_8、脐平面相当T_{10}、耻骨联合与脐连线中点平面相当T_{12}，临床上常据此来检查感觉障碍的节段（图17-13）。

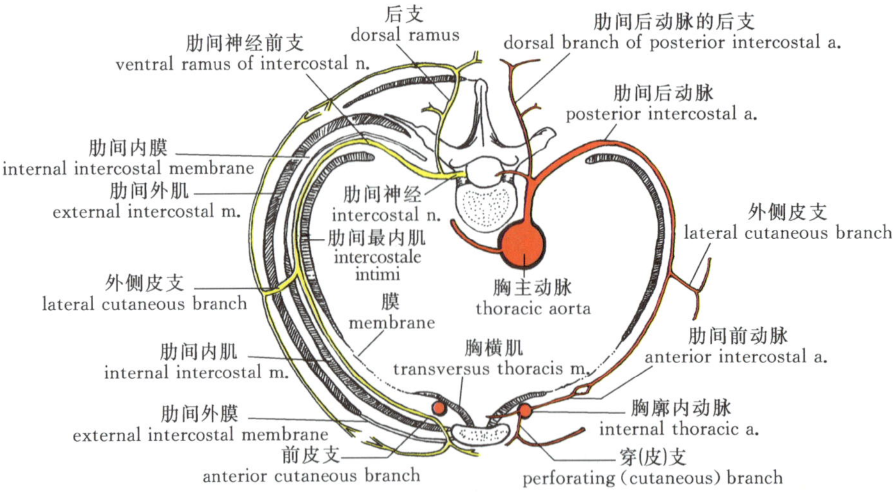

图17-12 肋间神经

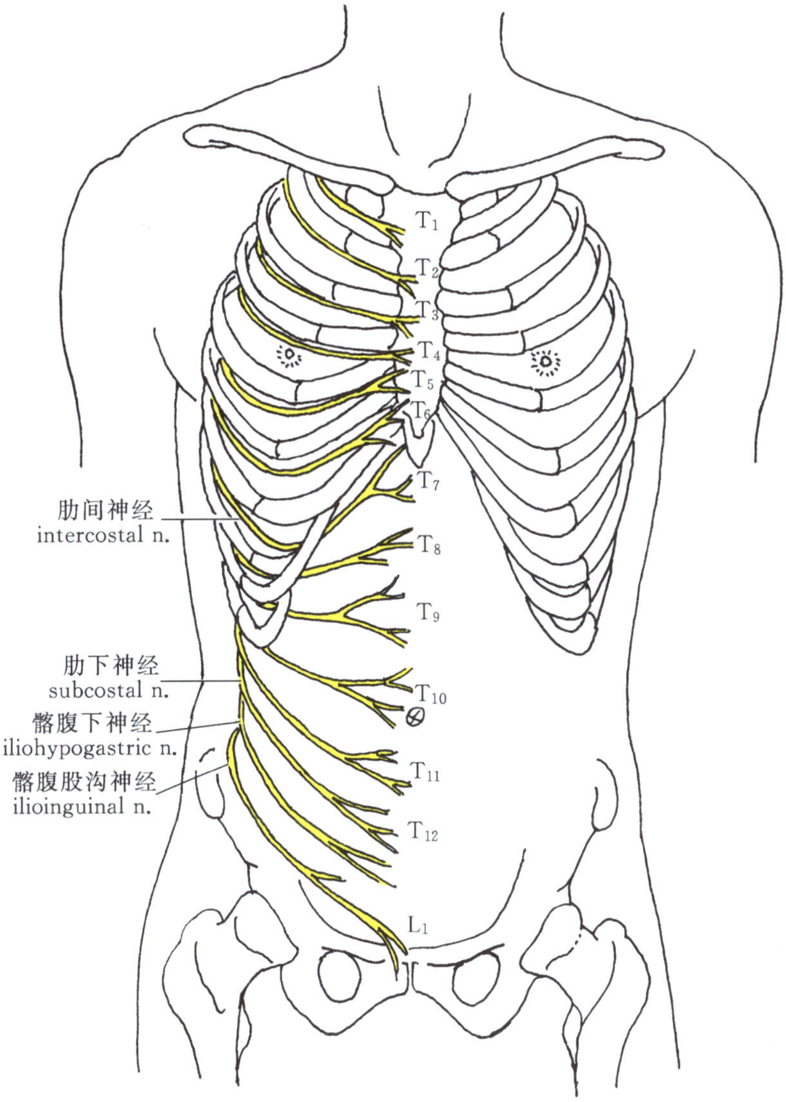

图 17-13 肋间神经在胸腹壁的分布

四、腰　丛

(一) 腰丛的组成和位置

腰丛(lumbar plexus)由第 12 胸神经前支的一部分、第 1～第 3 腰神经前支和第 4 腰神经前支的一部分组成(图 17-14)。第 4 腰神经前支的余部与第 5 腰神经前支合成**腰骶干**(lumbosacral trunk),加入骶丛。腰丛位于腰大肌深面。

(二) 腰 丛 的 分 支

在腰大肌的深面及其外侧缘,腰丛(图 17-14、图 17-15)除发肌支支配髂腰肌和腰方肌外还发出以下分支。

1. 髂腹下神经(iliohypogastric nerve)(T_{12}～L_1)　从腰大肌外缘走出,于腰方肌前面行向外下,

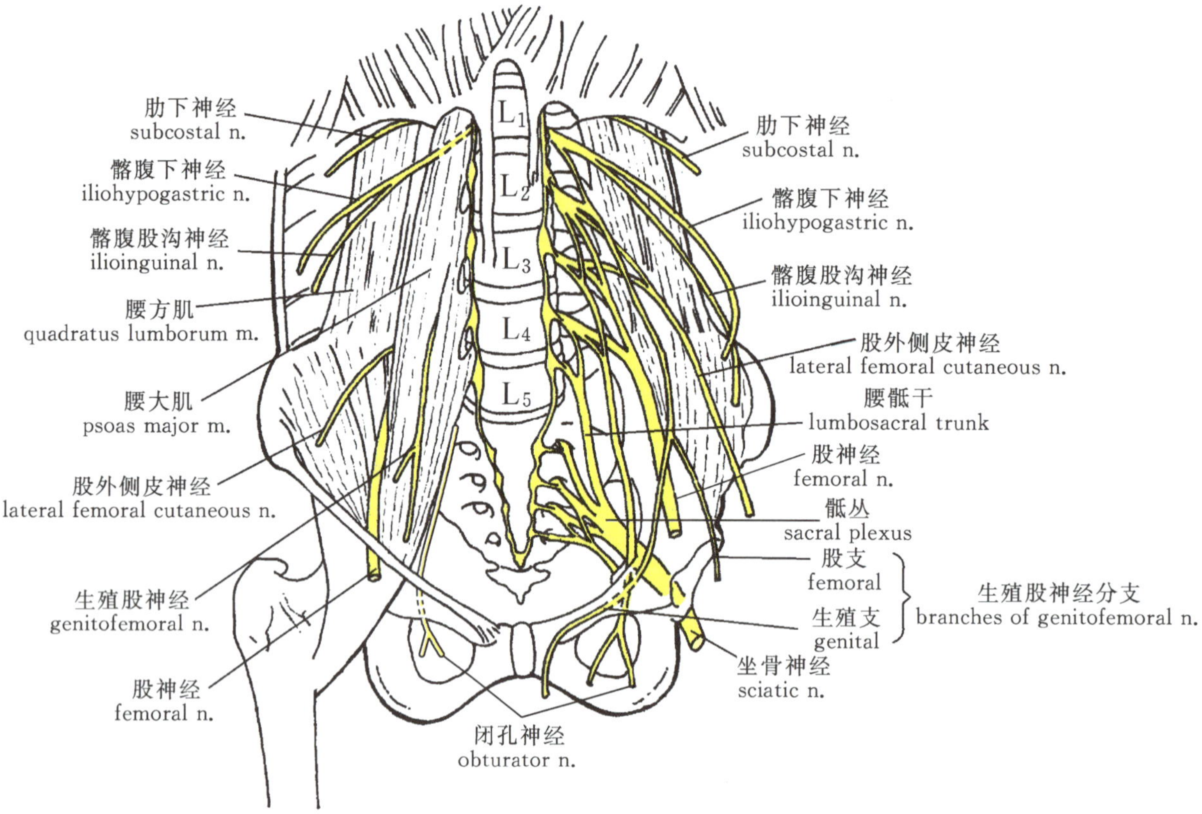

图 17-14 腰丛及骶丛

在髂嵴上方穿过腹横肌至腹内斜肌与腹外斜肌之间，在髂前上棘内侧又穿过腹内斜肌至腹外斜肌的深面，继向内下方行走，终支在腹股沟管浅环上方穿腹外斜肌腱膜至皮下。此神经以感觉纤维为主，其皮支分布于臀外侧部、下腹部的皮肤，肌支支配下腹壁的肌肉。

2. 髂腹股沟神经(ilioinguinal nerve)(L_1)　在髂腹下神经的下方，略与其平行。在髂前上棘处穿过腹横肌至腹内斜肌的深面，再往内侧行于腹外斜肌腱膜的深面，并与精索同出皮下环。此神经以运动纤维成分居多，肌支支配下腹壁诸肌；皮支分布于腹股沟部及阴囊或大阴唇皮肤。

上述二神经是腹股沟部的主要神经，在腹股沟疝修补术中，应避免损伤此二神经。

3. 股外侧皮神经(lateral femoral cutaneous nerve)($L_2 \sim L_3$)　自腰大肌外缘走出，在髂肌表面行向外下方，至髂前上棘内侧约 1 cm 处，从腹股沟韧带后方进入大腿，在髂前上棘下侧约 10 cm 处穿出阔筋膜，分布于大腿外侧区皮肤，其下端可达膝关节附近。

4. 股神经(femoral nerve)($L_2 \sim L_4$)　由腰丛发出后，在腰大肌与髂肌之间下行，在腹股沟中点稍外侧经腹股沟韧带深面股动脉外侧进入大腿，立即分为数支，其**肌支**支配耻骨肌、缝匠肌和股四头肌，**皮支**有数支，分布于大腿和膝关节前面的皮肤。其终支**隐神经**(saphenous neve)伴随股动脉入收肌管，至膝关节的内侧，穿出深筋膜至浅筋膜内，伴大隐静脉下行至足内侧缘，分布于小腿内侧及足内侧缘的皮肤。

股神经损伤的主要症状是：①屈髋无力，坐位时不能伸膝关节。行走(尤其上楼)困难。②膝反射消失。③股前及小腿内侧皮肤感觉障碍。④股四头肌萎缩，髌骨突出。

5. 闭孔神经(obturator nerve)($L_2 \sim L_4$)　自腰丛发出后，于腰大肌内侧缘穿出，沿骨盆侧壁前行穿闭膜管入股内侧，分为前、后两支，分别位于短收肌的前、后方。闭孔神经肌支支配大腿内侧群肌和闭孔外肌，皮支分布于股内侧部皮肤。

闭孔神经损伤后，大腿内收力量减弱，患肢不能搁置于健侧大腿上，股内侧皮肤感觉障碍。

6. 生殖股神经(genitofemoral nerve)(L_1～L_2) 自腰大肌前面穿出,在该肌表面下降。在腹股沟韧带上方分为生殖支和股支,**生殖支**于腹股沟管深环处进入该管,分支支配提睾肌和分布于阴囊(大阴唇);**股支**分布于股三角上部的皮肤。

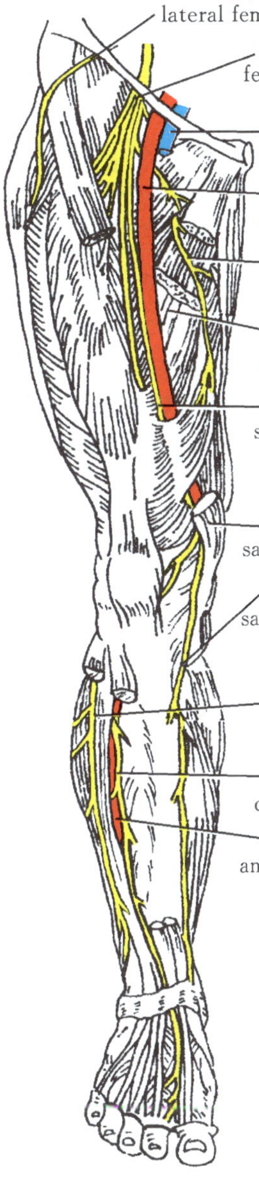

图 17-15　下肢前面的神经(右侧)

五、骶　　丛

(一) 骶丛的组成和位置

骶丛(sacral plexus)由腰骶干、骶、尾神经前支编织而成。在骨盆腔内它位于骶骨和梨状肌的前面、髂内动脉的后方。骶丛略呈三角形,尖端朝向坐骨大孔。

(二) 骶丛的分支

骶丛除直接发出许多短小的肌支支配梨状肌、闭孔内肌、股方肌等外,还发出以下神经(图 17-14、图 17-16～图 17-18)。

1. 臀上神经(superior gluteal nerve)(L_4～S_1) 伴臀上动、静脉经梨状肌上孔出盆腔,在臀中、小肌之间发支支配此二肌和阔筋膜张肌。

2. 臀下神经(inferior gluteal nerve)(L_5～S_2)　伴臀下动、静脉由梨状肌下孔出盆腔,至臀大肌深面,支配臀大肌。

3. 阴部神经(pudendal nerve)(S_2～S_4)　伴阴部内动、静脉经梨状肌下孔出盆腔,绕坐骨棘后面,经坐骨小孔进入坐骨直肠窝,与阴部内血管同行向前至会阴部,发支支配会阴和外生殖器的肌和皮肤。其分支有:①**肛神经**(anal nerve)分布于肛门外括约肌及肛门部的皮肤。②**会阴神经**(perineal nerve)分布于会阴诸肌和阴囊(大阴唇)的皮肤。③**阴茎(阴蒂)背神经**(dorsal nerve of the penis/clitoris)行走于阴茎(阴蒂)的背侧,主要分布于阴茎(阴蒂)的皮肤。

4. 股后皮神经(posterior femoral cutaneous nerve)(S_1～S_3)　出梨状肌下孔,至臀大肌下缘浅出,主要分布于股后部和腘窝的皮肤。

5. 坐骨神经(sciatic nerve)(L_4～S_3)　是全身最粗大的神经,自梨状肌下孔出盆腔后,位于臀大肌的深面,经股骨大转子和坐骨结节之间降至股后,在股二头肌与半腱肌、半膜肌之间下行至腘窝,在股后部发出肌支支配大腿后群肌。坐骨神经一般在腘窝上角处分为胫神经和腓总神经。有的分支平面很高,甚至在盆腔内就分为两支。

(1) **胫神经**(tibial nerve)(L_4～S_3):为坐骨神经干的直接延续,于腘静脉的后外方与腘血管伴行,在小腿后群浅、深层肌肉之间,伴胫后动脉下行,经内踝后方,在分裂韧带的深面,分为足底内侧神经和足底外侧神经两终支至足底的肌和皮肤(图 17－18)。在腘窝及小腿,胫神经发出肌支支配小腿后群肌。

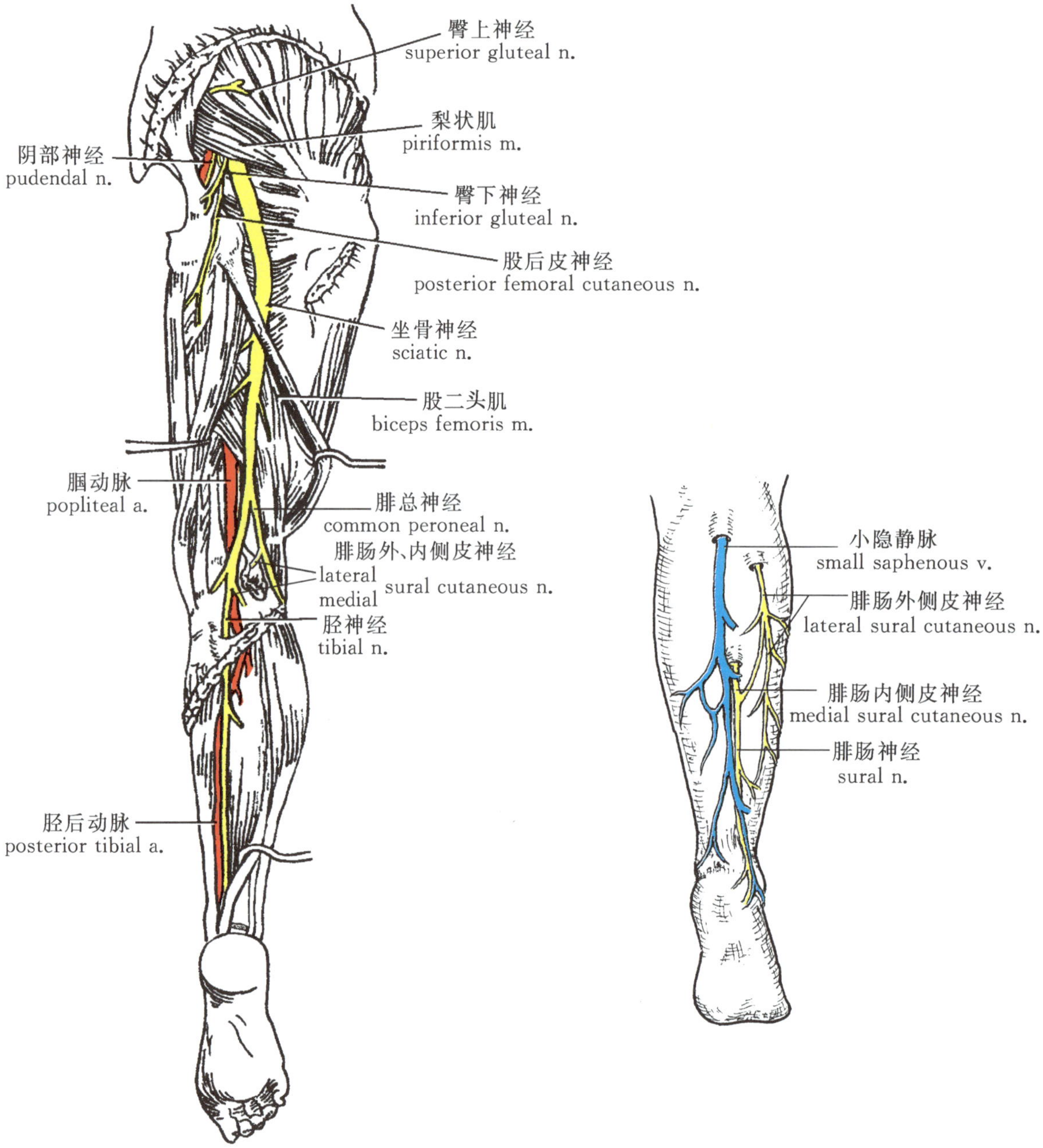

图 17-16 下肢后面的神经(右侧)

在腘窝处胫神经发出腓肠内侧皮神经(medial sural cutaneous nerve)伴小隐静脉下行约在小腿中部与发自腓总神经的腓肠外侧皮神经的吻合支合成**腓肠神经**(sural nerve),经外踝后方弓形向前,分布于小腿后面、外侧面和足外侧缘的皮肤(图 17-16)。

胫神经损伤的主要表现为:①小腿后群肌无力,足不能跖屈,不能用足尖站立,由于小腿前外侧群肌过度牵拉,使足呈背屈外翻位,出现钩状足畸形(图 17-19)。②足底皮肤感觉障碍。

(2) **腓总神经**(common peroneal nerve)(L_4~S_2):自腘窝上方从坐骨神经分出后,沿股二头肌腱内侧向外下行绕腓骨颈外侧穿过腓骨长肌至腓骨颈的前面,分为腓深神经与腓浅神经。

在腘窝处腓总神经发出**腓肠外侧皮神经**(lateral sural cutaneous nerve),穿出深筋膜,分布于小腿外侧面的皮肤,吻合支与发自胫神经的腓肠内侧皮神经吻合成腓肠神经。

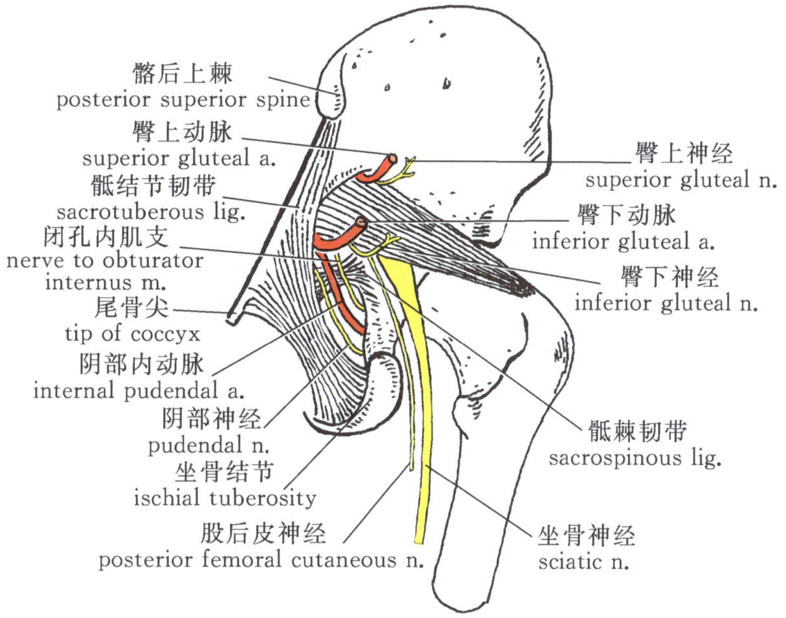

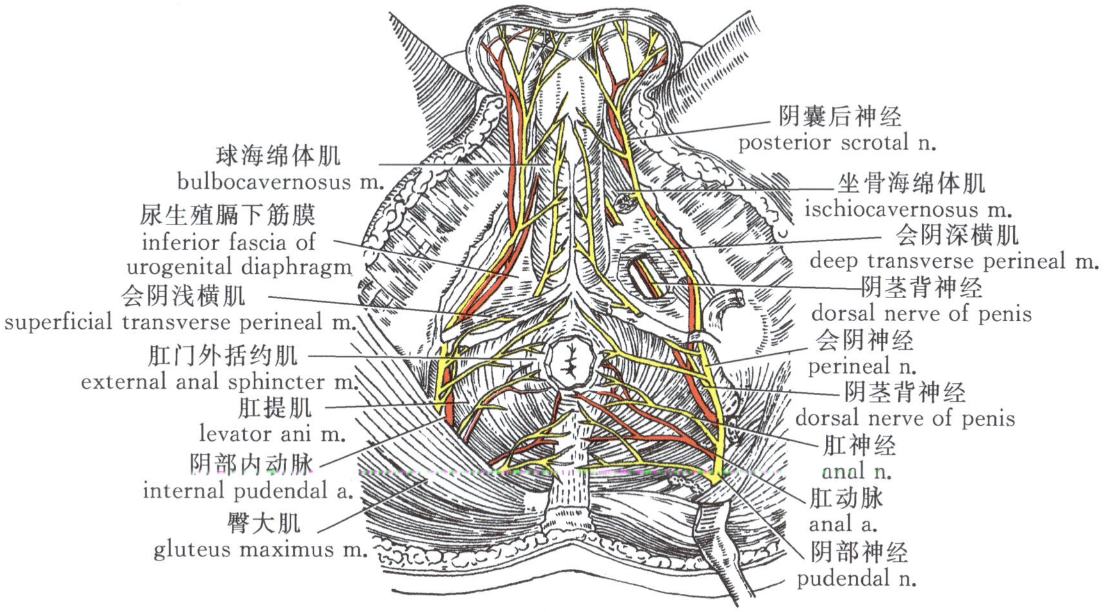

图 17-17 男性阴部神经

1) **腓浅神经**(superficial peroneal nerve):行于腓骨长、短肌之间,于小腿中、下 1/3 交界处浅出。它支配小腿外侧群肌,并分布于小腿外侧、足背和第 2～第 5 趾背的皮肤。

2) **腓深神经**(deep peroneal nerve):伴随胫前动脉,先在胫骨前肌和趾长伸肌之间,以后在胫骨前肌和踇长伸肌之间下行,支配小腿前群肌、足背肌及第 1、第 2 趾背面相对缘的皮肤。

腓总神经支配小腿前、外侧群肌和足背肌并分布于小腿前外侧面、足背和趾背的皮肤。

腓总神经在腓骨颈处位置最浅,易受伤。损伤后的主要症状是:①足不能背屈、足下垂、内翻、趾不能伸,呈“马蹄内翻足”(图 17-19),行走呈跨阈步态。②小腿前外侧、足背和趾背感觉障碍。

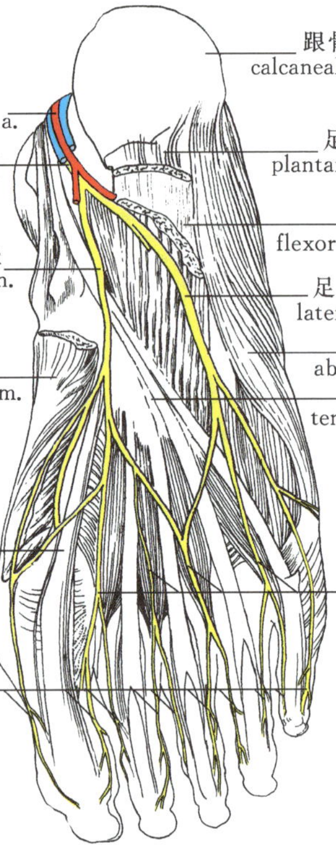

图 17-18 足底的神经

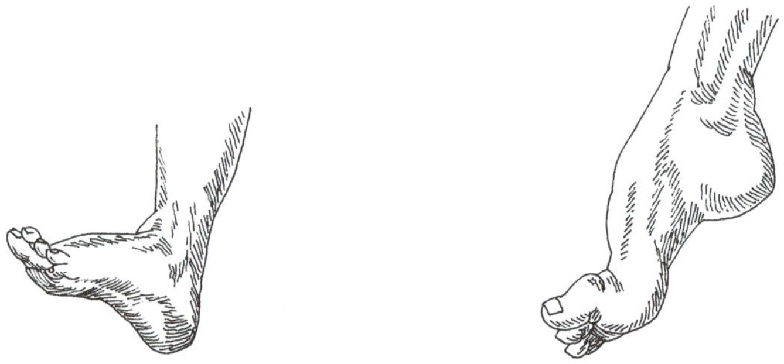
钩状足(胫神经损伤)
talipes calcaneus (injury of tibial n.)
马蹄内翻足(腓总神经损伤)
talipes equinovarus (injury of common peroneal n.)

图 17-19 足的畸形

(李 岩 徐 飞)

第二节 脑 神 经

脑神经(cranial nerve)是与脑相连的周围神经,共有 12 对(图 17-20)。按其从头侧到尾侧的排列顺序,分别用罗马字码表示为:Ⅰ**嗅神经**、Ⅱ**视神经**、Ⅲ**动眼神经**、Ⅳ**滑车神经**、Ⅴ**三叉神经**、Ⅵ**展神经**、Ⅶ**面神经**、Ⅷ**前庭蜗神经**、Ⅸ**舌咽神经**、Ⅹ**迷走神经**、Ⅺ**副神经**及Ⅻ**舌下神经**。

由于头面部出现了特殊的感受器(视器位听器和味蕾等)以及鳃弓(种系发生上属于与呼吸有关的内脏),脑神经中的纤维成分增加了特殊躯体感觉、特殊内脏感觉和特殊内脏运动三种纤维成分。脑神经的纤维成分由脊神经的四种变成了七种:

1)**一般躯体感觉纤维**:分布至皮肤、骨骼肌、肌腱和大部分口、鼻腔黏膜,与痛、温、触和本体感觉冲动的传导有关。

2）**特殊躯体感觉纤维**：分布至视器和位听器等特殊感觉器官。

3）**一般内脏感觉纤维**：分布于头、颈、胸、腹的脏器，与各种内环境的感受有关。

4）**特殊内脏感觉纤维**：分布于味蕾和嗅器。

5）**躯体运动纤维**：支配由头、颈部肌节发生的横纹肌，如眼球外肌、舌肌等。

6）**一般内脏运动纤维**：支配平滑肌、心肌和腺体。

7）**特殊内脏运动纤维**：支配由腮弓衍化而来的横纹肌，如咀嚼肌、面肌、咽喉肌、胸锁乳突肌和斜方肌等。

各脑神经所含的纤维成分多少不同，但不外以上 7 种。简单的脑神经可只含一两种纤维，复杂的可有三四种，甚至五种。如果按各脑神经所含的主要纤维成分和功能，可把 12 对脑神经大致分为以下三类：①感觉性脑神经，包括嗅神经、视神经和前庭蜗神经。②运动性脑神经，包括动眼神经、滑车神经、展神经、副神经和舌下神经。③混合性脑神经，包括三叉神经、面神经、舌咽神经和迷走神经(图 17-20)。

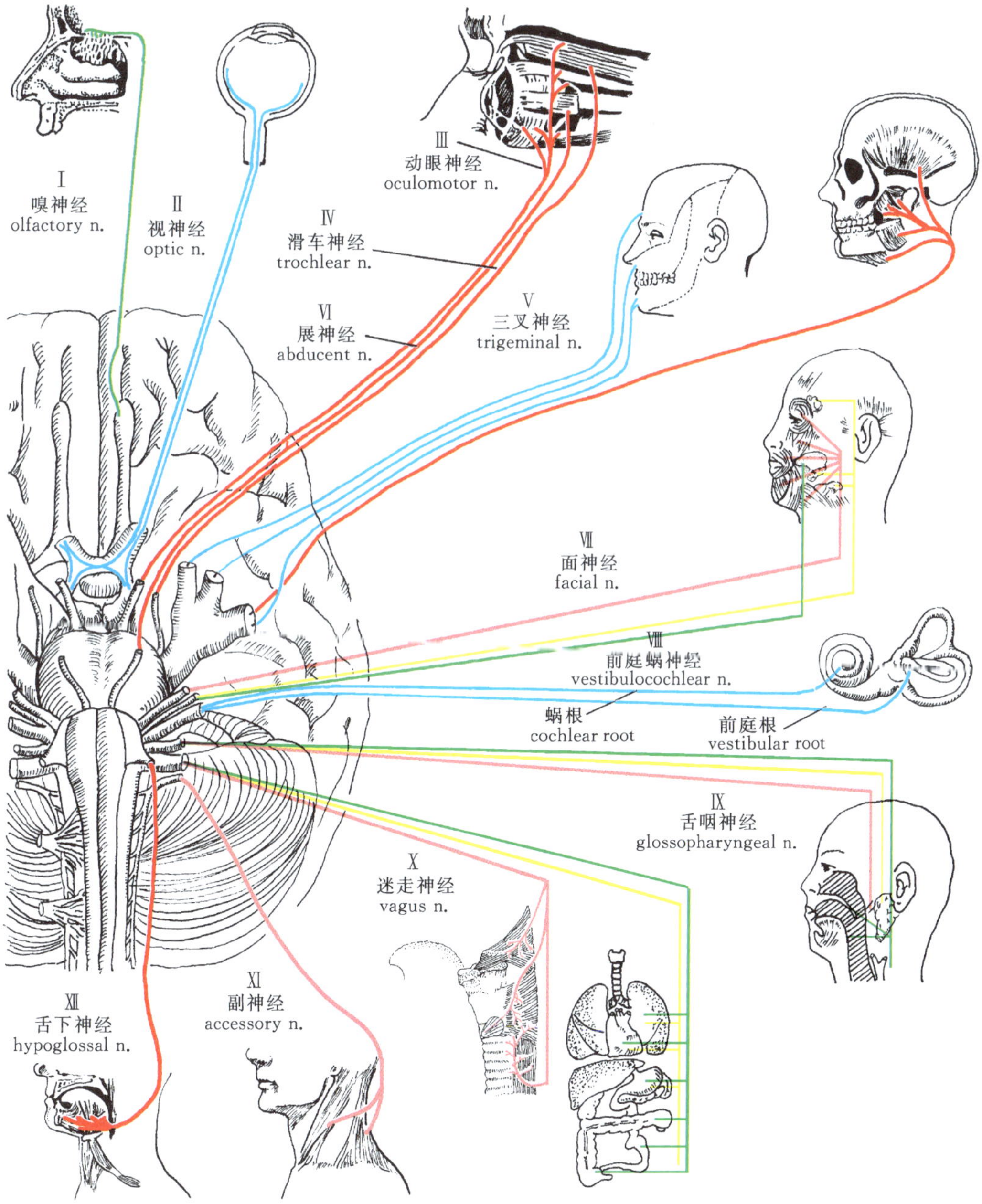

图 17-20 脑神经概观

脑神经与脊神经相比存在一些差异。每一对脊神经都是混合性的，但脑神经有感觉性、运动性和混合性三种；出现了与头部特殊感受器相联系的Ⅰ、Ⅱ、Ⅷ对脑神经；属于副交感成分的内脏运动纤维仅存在于Ⅲ、Ⅶ、Ⅸ、Ⅹ四对脑神经之中，而每对脊神经中都含有内脏运动纤维，主要是交感成分，仅在第2～4骶神经中含有副交感成分。

脑神经中的躯体感觉和内脏感觉纤维的神经元胞体在脑外聚集成脑神经节，其中由假单极神经元胞体构成的神经节有三叉神经的三叉神经节、面神经的膝神经节、舌咽神经的上和下（岩）神经节、迷走神经的上（颈静脉）神经节和下（结状）神经节，其性质与脊神经节相同；由双极神经元胞体构成的神经节有前庭蜗神经的前庭神经节和蜗（螺旋）神经节。

与动眼神经、面神经、舌咽神经中内脏运动纤维相关的副交感神经节有睫状神经节、翼腭神经节、下颌下神经节和耳神经节四对。与迷走神经内脏运动纤维相关的副交感神经节多位于所支配器官的壁内或壁旁。

一、嗅 神 经

Ⅰ. **嗅神经**（olfactory nerve）（图 17-21） 由特殊内脏感觉纤维组成，是鼻中隔上部和上鼻甲黏膜内嗅细胞（双极神经元）的中枢突聚集成的 15～20 条嗅丝（即嗅神经），穿筛骨的筛孔入颅前窝，进入嗅球，将嗅觉冲动传入大脑。

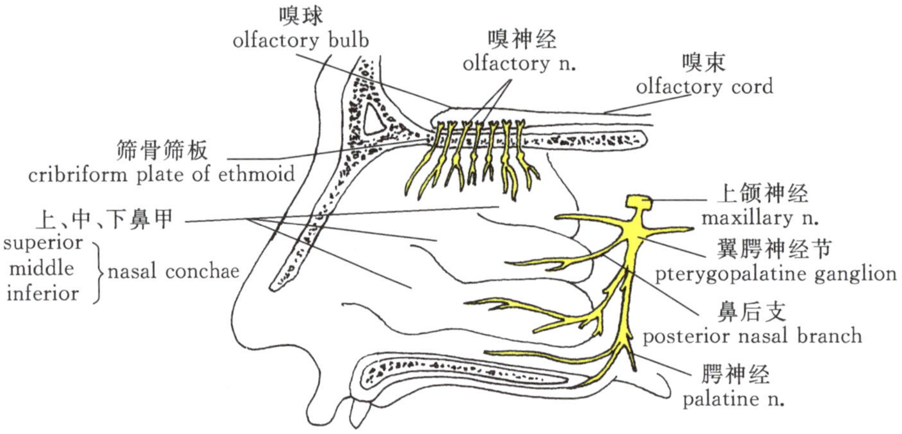

图 17-21 嗅神经

颅前窝骨折时，嗅丝可被撕脱，出现嗅觉障碍或失嗅症，脑脊液可沿嗅神经周围间隙流入鼻腔，也可能造成鼻源性脑膜感染。

二、视 神 经

Ⅱ. **视神经**（optic nerve）（图 17-22、图 17-23） 由特殊躯体感觉纤维组成，传导视觉冲动，纤维始于视网膜的节细胞。节细胞的轴突于视网膜后部汇集成视神经盘，再穿巩膜构成视神经。视神经于眶内行向后内，在眶尖穿视神经管入颅中窝，连于视交叉，再经视束连于间脑。视神经离开眼球时，包被着三层被膜，它们分别与相应的脑膜相延续。因此蛛网膜下隙也随之延伸到视神经周围，所以颅内压增高时常出现视神经盘（乳头）水肿，中枢神经疾病也常累及视神经。

三、动 眼 神 经

Ⅲ. **动眼神经**（oculomotor nerve）（图 17-24） 为运动神经，含有躯体运动和一般内脏运动两种运

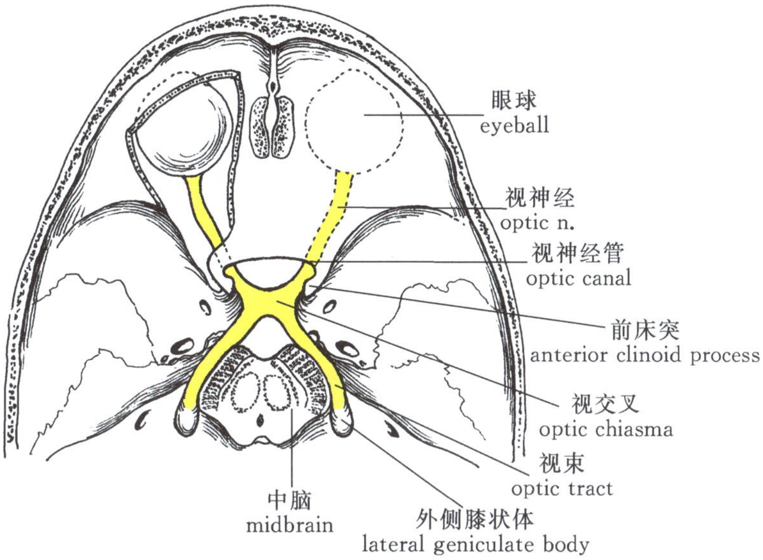

图 17-22 视神经

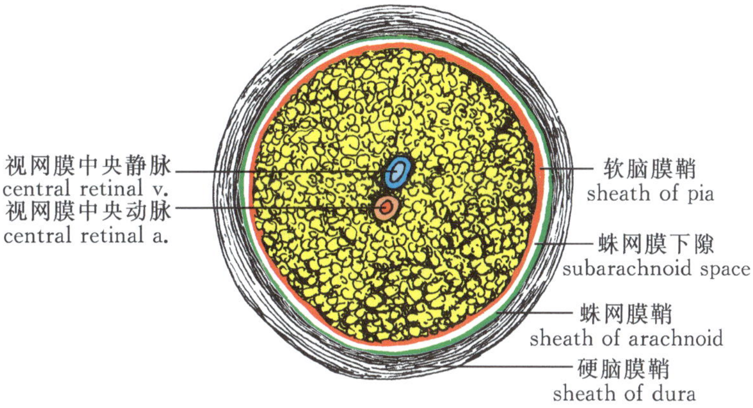

图 17-23 视神经横切面

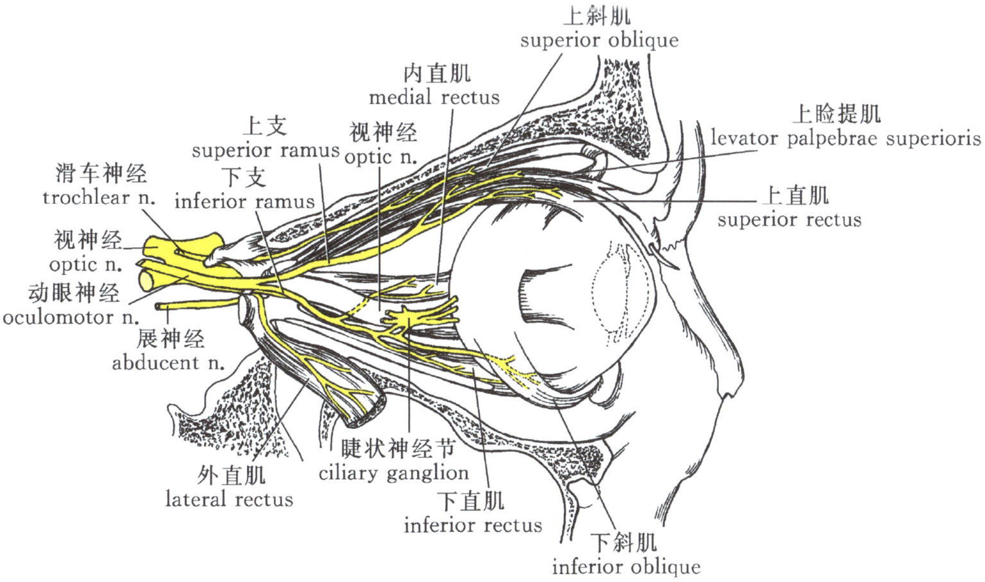

图 17-24 右侧眶内神经(外侧面观)

动纤维成分。躯体运动纤维起于中脑的**动眼神经核**，支配除上斜肌和外直肌以外的全部眼外肌。一般内脏运动纤维起于中脑的**动眼神经副核**，其轴突组成动眼神经的副交感节前纤维，在睫状神经节内换元后，分布于瞳孔括约肌和睫状肌，完成瞳孔对光反射和调节反射。

动眼神经自脚间窝出脑后，穿过硬脑膜进入海绵窦外侧壁，行于滑车神经上方，经眶上裂入眶后立即分为上、下两支。上支细小，在视神经的上方进入上直肌和上睑提肌。下支粗大，支配下直、内直和下斜肌。由下斜肌支发出一细支，将动眼神经的副交感节前纤维送至睫状神经节。**睫状神经节**(ciliary ganglion)是与动眼神经相关的副交感神经节(图 17-24)。此节位于视神经的外侧，动眼神经下斜肌支的上方。

进入睫状神经节的纤维可分为三类：①副交感根即睫状神经节短根，来自动眼神经，由下斜肌支进入睫状神经节，含有一般内脏运动纤维，在节中交换神经元后，由神经节中的细胞发出的节后纤维，随睫状短神经分布至睫状肌和瞳孔括约肌。②交感根来自颈内动脉交感丛的节后纤维，它穿过神经节(不换元)，又随睫状短神经主要分布至瞳孔开大肌。③感觉根来自鼻睫神经的交通支——睫状节长根，它含有来自角膜、虹膜和脉络膜的感觉纤维。由睫状节发出的纤维先组成两支睫状短神经分别于视神经的上、下方，伴随睫状动脉前行，在视神经前端附近又分成 15～20 条细丝穿入巩膜。

一侧动眼神经完全损伤后，由于大部分眼外肌瘫痪，伤侧眼睑下垂，瞳孔斜向外下方，眼球不能向上、向内和向下运动。由于副交感神经纤维损伤，则瞳孔散大，对光反射和调节反射均消失，出现复视，视近物模糊。

四、滑 车 神 经

Ⅳ. **滑车神经**(trochlear nerve)(图 17-25)为运动性神经，由起于**滑车神经核**的躯体运动纤维组成。滑车神经由中脑下丘下方出脑后，绕中脑外侧向前行，穿海绵窦外侧壁，经眶上裂入眶，越过上睑提肌向前内走行，从上面进入上斜肌，支配此肌。

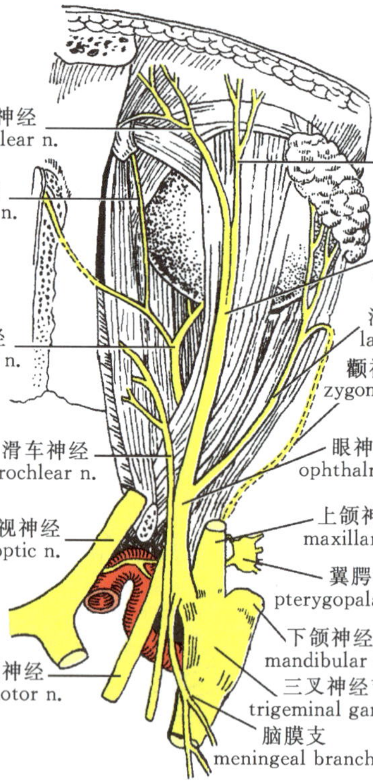

图 17-25 眶内神经(上面观)

五、三 叉 神 经

Ⅴ. **三叉神经**(trigeminal nerve)(图 17-25～图 17-28) 为混合性神经，含有一般躯体感觉和特殊内脏运动两种纤维成分。一般躯体感觉纤维的胞体集中在**三叉神经节**(trigeminal ganglion)(又称半月神经节)内。此节位于颞骨岩部尖端的三叉神经压迹表面，为两层硬脑膜所包裹。与脊神经节相似，此节也由假单极神经元组成，其周围突组成三叉神经三大分支，即眼神经、上颌神经和下颌神经，出颅后分布于面部的皮肤以及眼、鼻腔、口腔、鼻旁窦的黏膜和牙齿、脑膜等，传导痛、温、触觉。中枢突聚成粗大的**三叉神经感觉根**(sensory root)，由脑桥腹侧面与小脑中脚移行处入脑，止于**三叉神经脑桥核**及**三叉神经脊束核**。特殊内脏运动纤维始于脑桥的**三叉神经运动核**，其轴突组成**三叉神经运动根**(motor root)，在脑桥与小脑中脚交界处出脑，位于感觉根的前内侧，后并入下颌神经，从卵圆孔出颅，分布至咀嚼肌等。

(一)眼 神 经

眼神经(ophthalmic nerve)(图 17-25、图 17-26、图 17-28) 是三支中最小的一支,自三叉神经节发出后,向前穿入海绵窦外侧壁,在动眼神经和滑车神经下方经眶上裂入眶,眼神经在入眶前分为以下三支。

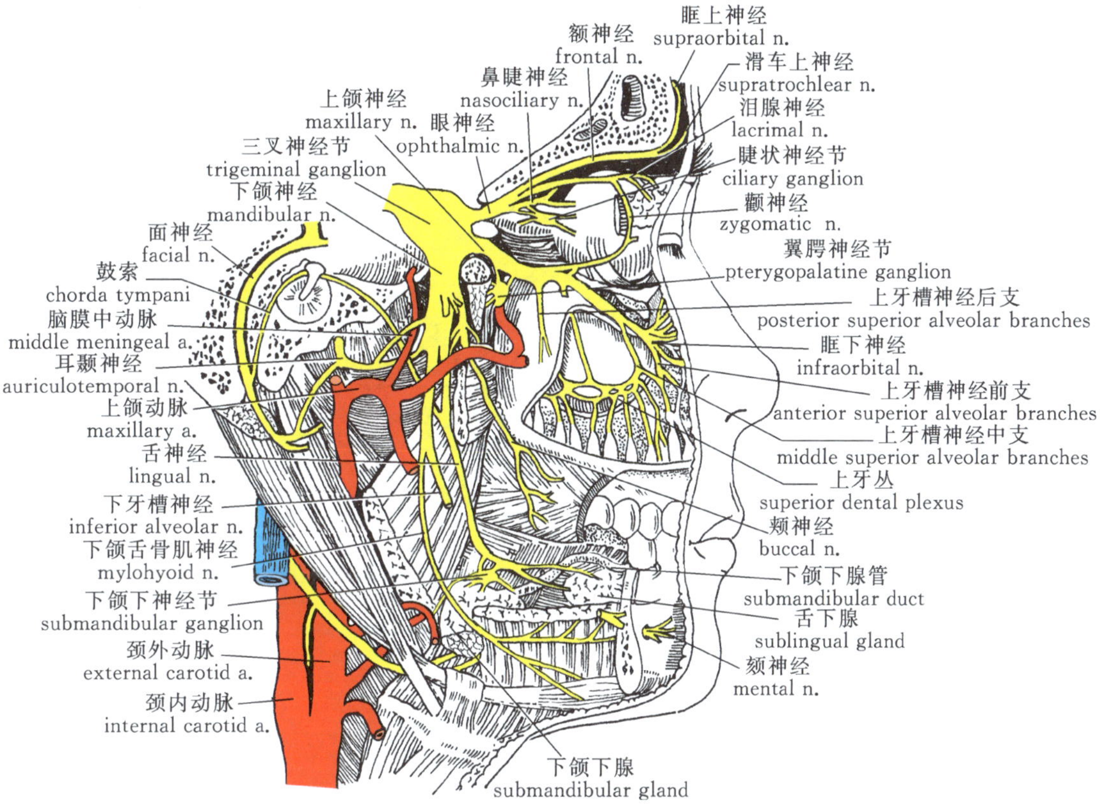

图 17-26 三叉神经(外侧面观)

1. 泪腺神经(lacrimal nerve) 是一细小分支,沿眶外侧壁、外直肌上缘前行至泪腺。在行程中接受颧神经发来的支配泪腺分泌的副交感节后纤维组成的小支,经泪腺神经分布于泪腺、结膜和上睑外侧的皮肤。

2. 额神经(frontal nerve) 较粗大,在上睑提肌的上方前行,约在眶中部,分为 2～3 支,其中**眶上神经**(supraorbital nerve)较大,经眶上切迹或眶上孔出眶后分布于额部的皮肤。

3. 鼻睫神经(nasociliary nerve) 先在上直肌的深面,以后越过视神经上方达眶内侧壁,发出许多分支分布于眼球(特别是角膜)、眼睑、泪囊、鼻腔黏膜、鼻背皮肤等。

眼神经分布于眼裂以上额顶部和鼻背皮肤以及眼球、泪腺、结膜和部分鼻腔黏膜。

(二)上 颌 神 经

上颌神经(maxillary nerve)(图 17-26、图 17-28) 自三叉神经节发出后,立即进入海绵窦外侧壁,之后经圆孔入翼腭窝,再由眶下裂入眶,续为眶下神经。主要分支有:

1. 眶下神经(infraorbital nerve) 较粗大,为上颌神经主支经眶下裂入眶,经眶下沟、眶下管,出眶下孔后分成数支,分布于下睑、鼻翼、上唇的皮肤和黏膜。临床上上颌部手术,常在眶下孔处进行麻醉。

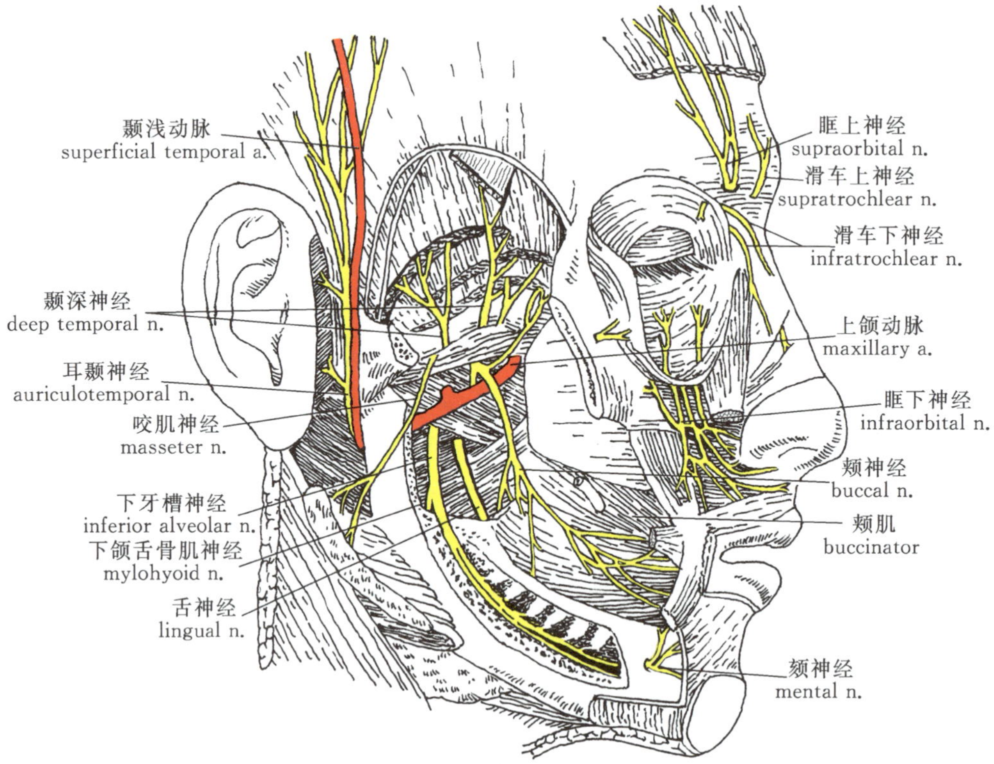

图 17-27　下颌神经

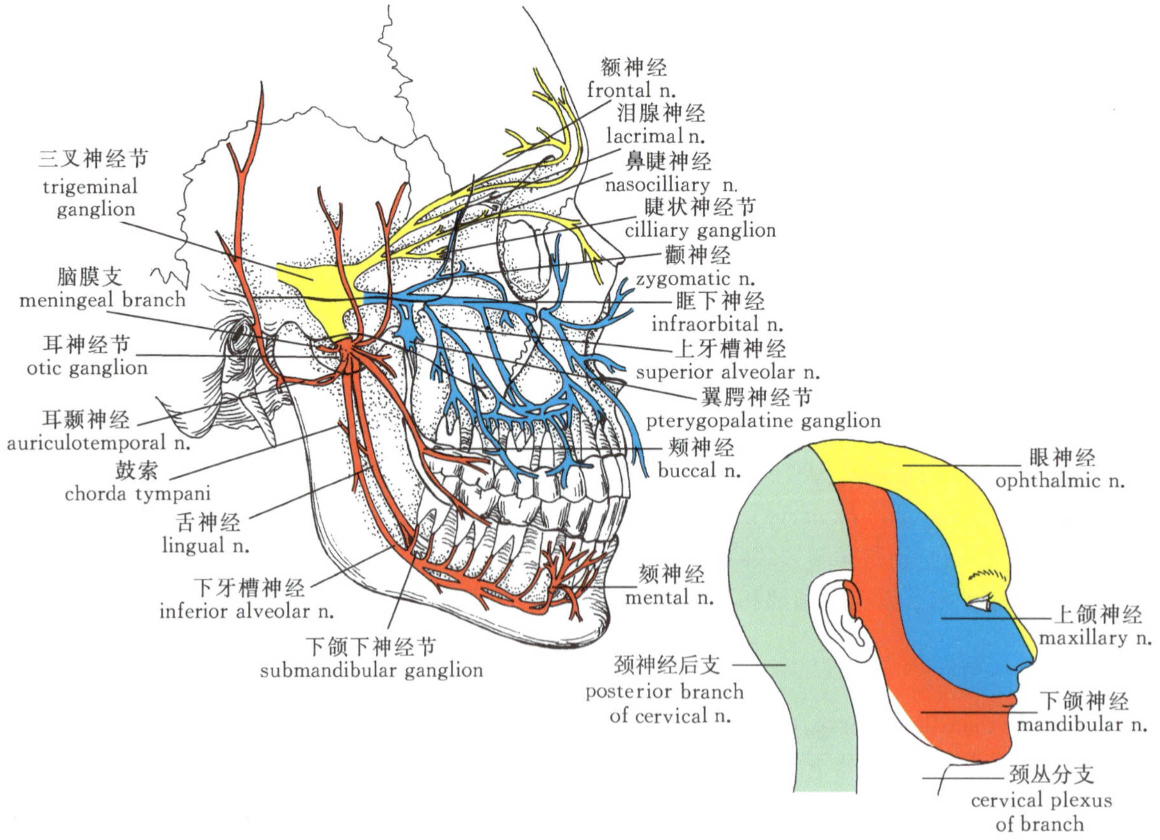

图 17-28　三叉神经分支及分布

2. 颧神经(zygomatic nerve)　细小，在翼腭窝内发出，先经眶下裂入眶，再穿眶外侧壁至面部，布于颧、颞部皮肤。颧神经在行程中发出一支由副交感节后纤维组成的小支(来自面神经)与泪腺神经吻合，此支经泪腺神经进入泪腺，控制泪腺分泌。

3. 翼腭神经(pterygopalatine nerve)　连于上颌神经与翼腭神经节之间，一般为两支。含感觉纤维，随翼腭神经节的分支分布于鼻、腭和咽的黏膜及腭扁桃体。

4. 上牙槽神经(superior alveolar nerve)　分为上牙槽后、中、前三支，其中上牙槽后支，在翼腭窝内自上颌神经本干发出，于上颌骨体的后方穿入骨质；而上牙槽中、前支分别在眶下沟及眶下管内发自于眶下神经，三支互相吻合形成上牙槽丛，分支分布于上颌牙齿及牙龈。

上颌神经主要分布于眼裂和口裂间的皮肤，上颌牙齿、鼻腔和口腔黏膜。

(三) 下 颌 神 经

下颌神经(mandibular nerve)(图 17-26～图 17-28)是三支中最粗大的分支，为混合神经。自卵圆孔穿出后达颞下窝，在翼外肌的深面分为前、后两干。前干细小，后干粗大，其主要分支有：

1. 耳颞神经(auriculotemporal nerve)　以两根起于后干，其间夹着脑膜中动脉。向后二根合成一干，经下颌颈内侧转向上与颞浅动脉伴行，穿入腮腺实质上行，行程中发支分布于耳屏前部和外耳道皮肤，从腮腺穿出后即分为许多小支分布于颞区皮肤。也有分支至腮腺，此支含有来自舌咽神经副交感性质的节后纤维，控制腮腺分泌。

2. 颊神经(buccal nerve)　发自前干，沿颊肌外面前行，分布于颊部的皮肤和黏膜。

3. 舌神经(lingual nerve)　发自后干，先在下颌支内侧，翼外肌的深面下降，以后越过翼外肌的下缘到达下颌下腺的上方，再沿舌骨舌肌的表面行至舌尖。舌神经的一般躯体感觉纤维，布于口腔底和舌前 2/3 的黏膜。

4. 下牙槽神经(inferior alveolar nerve)　发自后干，为混合性神经，含一般躯体感觉纤维和特殊内脏运动纤维。下牙槽神经在舌神经的后方，沿翼内肌的外侧面下行，经下颌孔入下颌管，在下颌骨内分支构成下牙的神经丛，终支自颏孔浅出叫**颏神经**(mental nerve)。下牙槽神经的一般躯体感觉纤维分布于下颌牙齿、牙龈、颏部及下唇的皮肤黏膜。

下牙槽神经在进入下颌孔前，其中的特殊内脏运动纤维组成下颌舌骨肌神经，至下颌舌骨肌和二腹肌前腹，支配该二肌。

5. 咀嚼肌神经　属特殊内脏运动神经，发自前干，分支支配所有咀嚼肌。

下颌神经主要分布于口裂以下的面部和耳颞区皮肤、下颌各牙、舌前 2/3 及口腔底黏膜，司一般躯体感觉，特殊内脏运动纤维支配咀嚼肌等。

一侧三叉神经完全损伤的症状有：患侧咀嚼肌瘫痪和萎缩，张口时下颌偏向患侧，同侧面部皮肤及口鼻腔黏膜感觉丧失，角膜反射消失。

六、展 神 经

Ⅵ. **展神经**(abducent nerve)　为躯体运动神经，始于脑桥的**展神经核**。展神经从延髓脑桥沟中部出脑，前行至颞骨岩部尖端入海绵窦，经眶上裂入眶，在外直肌的眼球面进入该肌，支配眼外直肌(图 17-24)。展神经损伤可引起外直肌瘫痪，产生内斜视。

七、面 神 经

Ⅶ. **面神经**(facial nerve)　为混合性神经。包含三种纤维成分(图 17-29、图 17-30、图 17-35)。

特殊内脏运动纤维起于**面神经核**,支配面肌等的运动。一般内脏运动纤维起于**上泌涎核**,属副交感节前纤维,在副交感神经节内换神经元后,其节后纤维分布于泪腺、下颌下腺、舌下腺及鼻腭黏膜腺,支配这些腺体的分泌。特殊内脏感觉纤维的胞体位于**膝神经节**(geniculate ganglion)内,其中枢突止于**孤束核**,周围突分布于舌前 2/3 的味蕾,感受味觉。

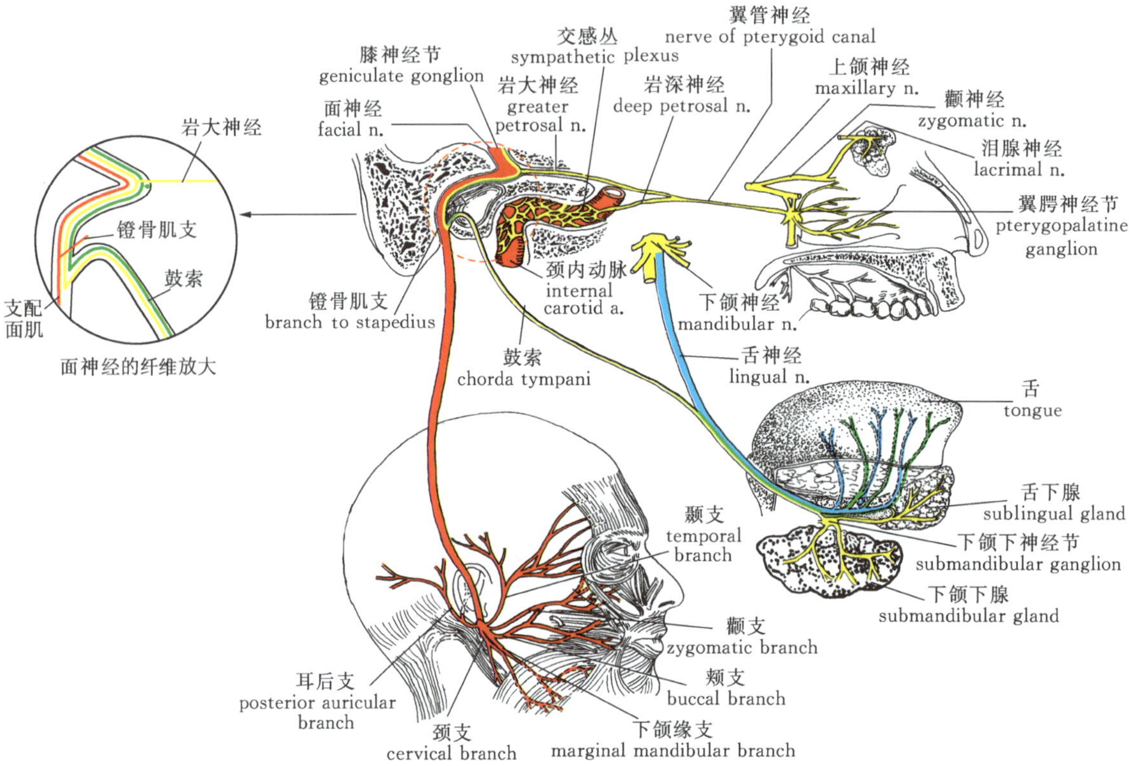

图 17-29 面神经的成分及分布

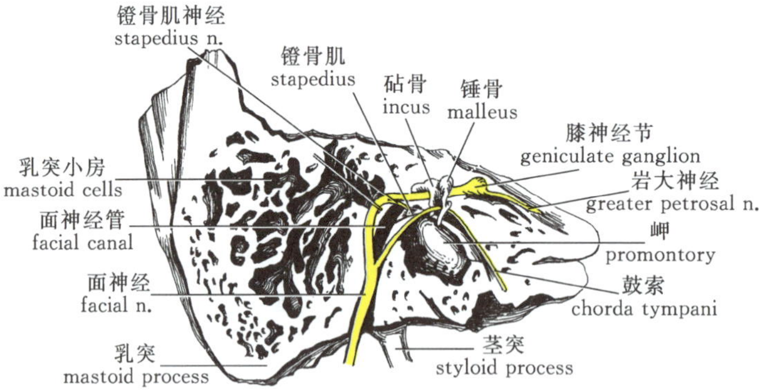

图 17-30 面神经在颞骨内的分支

面神经由两个根组成,一是较大的运动根,另一个是较小的中间神经,含特殊内脏感觉和副交感纤维。面神经自延髓脑桥沟外侧部出脑后与前庭蜗神经同行,经内耳门进入内耳道。在内耳道底,面神经穿过骨壁进入面神经管,由茎乳孔出颅,向前穿过腮腺到达面部。在面神经管始部有膨大的膝神经节,是感觉神经元胞体所在的部位。

(一) 面神经管内的分支

1. 鼓索(chorda tympani) 在面神经出茎乳孔前约 6 mm 处发出,行向前上进入鼓室,再穿岩鼓裂出鼓室至颞下窝，行向前下加入舌神经。鼓索由两种纤维组成。特殊内脏感觉纤维随舌神经分布于舌前 2/3 味蕾司味觉；副交感纤维进入位于舌神经和下颌下腺之间的**下颌下神经节**，在节内交换神经元后，分布于下颌下腺和舌下腺，司腺体的分泌。

2. 岩大神经(greater petrosal nerve)　为副交感纤维，自膝神经节处分出，出岩大神经管裂孔前行，与来自颈内动脉交感丛的**岩深神经**(deep petrosal nerve)合成**翼管神经**(nerve of pterygoid canal)，穿翼管至翼腭窝，进入**翼腭神经节**(挂在上颌神经下方)，在节内交换神经元后，节后纤维经上颌神经、颧神经和泪腺神经分布至泪腺，控制泪腺的分泌。另一部分节后纤维分布到腭及鼻腔黏膜腺体，支配其分泌。

3. 镫骨肌神经(stapedial nerve)　穿鼓室后壁入鼓室支配镫骨肌。镫骨肌神经可随着声音刺激的强弱，反馈性地调节镫骨肌的收缩，以保持适度的听觉。此神经损伤后出现听觉过敏。

(二) 面神经管外的分支

面神经出茎乳孔后即发出三个小分支，支配枕肌、耳周围肌、二腹肌后腹和茎突舌骨肌。面神经主干进入腮腺实质，在腺内分支交织组成腮腺内丛，由丛发分支从腮腺前缘呈辐射状分布，支配面肌。

1. 颞支(temporal branches)　常为 3 支，上行至颞部，支配额肌、眼轮匝肌和耳肌等。

2. 颧支(zygomatic branches)　3～4 支，横过颧骨到达面侧区，支配颧肌和眼轮匝肌。

3. 颊支(buccal branches)　3～4 支，支配颊肌、口轮匝肌及其他口周围肌。

4. 下颌缘支(marginal mandibular branch)　沿下颌体下缘向前，支配下唇诸肌。

5. 颈支(cervical branch)　在颈阔肌深面向前下，支配该肌。

与面神经有关的副交感神经节有两对：**翼腭神经节**(pterygopalatine ganglion)和**下颌下神经节**(submandibular ganglion)。**翼腭神经节**位于翼腭窝的上端，为一扁平的小结。有三个根：①副交感根，来自面神经的岩大神经，在节内交换神经元。②交感根，来自颈内动脉交感丛的岩深神经。③感觉根，来自上颌神经的翼腭神经。由神经节发出的分支分布于鼻旁窦、鼻腔、腭和咽颊部的黏膜，至泪腺的分支加入上颌神经，并经颧神经的分支至泪腺神经分布于泪腺，支配黏膜的一般感觉和腺体的分泌。**下颌下神经节**呈椭圆形，位于下颌下腺和舌神经之间，借前后两个根悬在舌神经上，有三个根：①副交感根：来自鼓索，经舌神经到达此节，在节内交换神经元。②交感根：来自面动脉交感丛。③感觉根：来自舌神经。自下颌下神经节发出分支，分布于下颌下腺和舌下腺，支配腺体分泌及一般感觉。

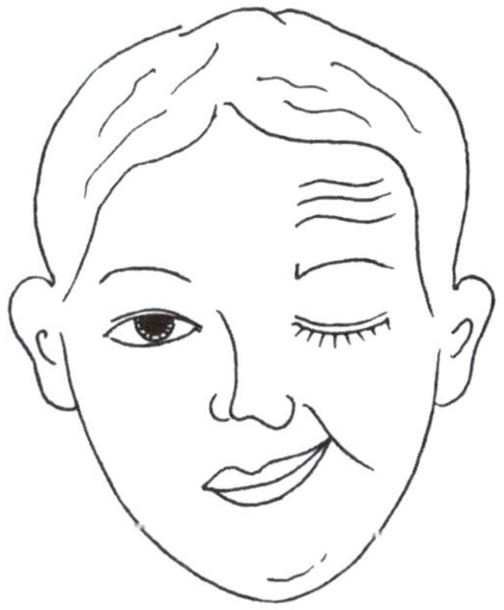

图 17-31　右侧面神经麻痹后嘱皱额及闭眼时的表现

面神经在面神经管外损伤时，主要表现为患侧面肌瘫痪的症状(图 17-31)：额纹消失、不能闭眼、鼻唇沟变浅、口角歪向健侧、不能鼓腮、说话时流涎、角膜反射消失。而管内损伤时，除上述表现外，还可伴有舌前 2/3 味觉缺失、泌涎障碍、泌泪障碍、听觉过敏等。

八、前庭蜗神经

Ⅷ. **前庭蜗神经**(vestibulocochlear nerve)　又称位听神经，属特殊躯体感觉神经，由蜗神经和前庭神经组成(图 17-32)。

(一) 蜗　神　经

蜗神经(cochlear nerve)传导听觉，其双极感觉神经元胞体位于耳蜗的蜗轴内聚集成**蜗神经节**(cochlear ganglion)[又称**蜗螺旋神经节**(spiral ganglion of cochlea)]，其周围突分布于螺旋器的毛细胞，中枢突在内耳

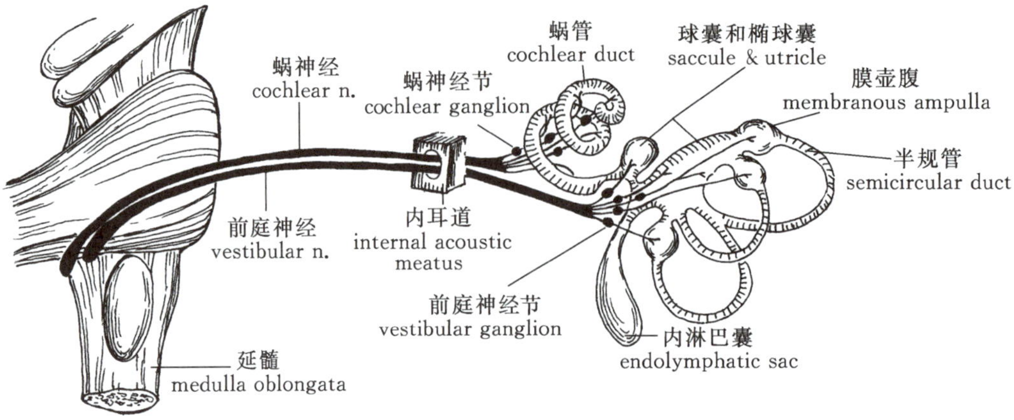

图 17-32 前庭蜗神经

道聚集成蜗神经，出内耳门进入颅后窝，行向腹内侧，于延髓脑桥沟外端入脑，止于脑桥**蜗神经核**。

（二）前庭神经

前庭神经（vestibular nerve）传导平衡觉，其双极感觉神经元胞体位于内耳道底的**前庭神经节**（vestibular ganglion），其周围突布于内耳的球囊斑、椭圆囊斑和壶腹嵴的毛细胞，中枢突聚集成前庭神经，与蜗神经伴行入脑，止于脑桥的**前庭神经核**及小脑。

当颞骨岩部骨折波及内耳道时，常同时损伤面神经和前庭蜗神经，如果前庭蜗神经完全损伤，则表现为伤侧耳聋及前庭的平衡功能丧失。如仅有部分损伤，可因前庭受到刺激而出现眩晕及眼球震颤，还可伴有呕吐等症状。

九、舌咽神经

Ⅸ. **舌咽神经**（glossopharyngeal nerve）（图 17-33、图 17-34） 为混合性神经，含有五种纤维成分。①特殊内脏运动纤维，起自**疑核**，支配茎突咽肌。②一般内脏运动，属副交感纤维，起于**下泌涎核**，在耳神经节换神经元后分布至腮腺，司其分泌。③特殊内脏感觉纤维，其胞体位于颈静脉孔处的下神经节，中枢突入脑干止于**孤束核**上端，周围突分布于舌后 1/3 的味蕾，司味觉。④一般内脏感觉纤维，其神经元的胞体也位于下神经节中，中枢突入脑干止于**孤束核**的下端，周围突分布于舌后 1/3、咽、咽鼓管、鼓室等处的黏膜，以及颈动脉窦和颈动脉小球。⑤一般躯体感觉纤维，数量很少，其神经元胞体位于颈静脉孔处的上神经节内，中枢突入脑干止于**三叉神经脊束核**，周围支分布于耳后皮肤。

舌咽神经与迷走神经和副神经同行于颈静脉孔，在孔内神经干上有膨大的**上神经节**（superior ganglion），出孔时又有一稍大的**下神经节**（inferior ganglion）。

舌咽神经由颈静脉孔出颅后，在颈内动、静脉之间下降，然后呈弓形向前内，经舌骨舌肌内侧达舌根。其分支主要有：

1. 鼓室神经（tympanic nerve） 自下神经节发出，经鼓室小管下口（颈静脉窝与颈动脉管外口之间），进入鼓室，发出许多分支在鼓室内侧壁的黏膜内与交感神经纤维共同形成**鼓室丛**（tympanic plexus），由此丛发支至鼓室、乳突小房和咽鼓管黏膜，司黏膜感觉。其终支组成**岩小神经**（lesser petrosal nerve），是副交感节前纤维，出鼓室入位于下颌神经内侧的**耳神经节**，交换神经元后经耳颞神经分布于腮腺，司其分泌。

岩小神经在颞骨岩部前面的鼓室小管上口穿出，行于岩小神经沟内，经卵圆孔到颅外，连于耳神经节，经交通支到耳颞神经，随该神经的腮腺支到腮腺。

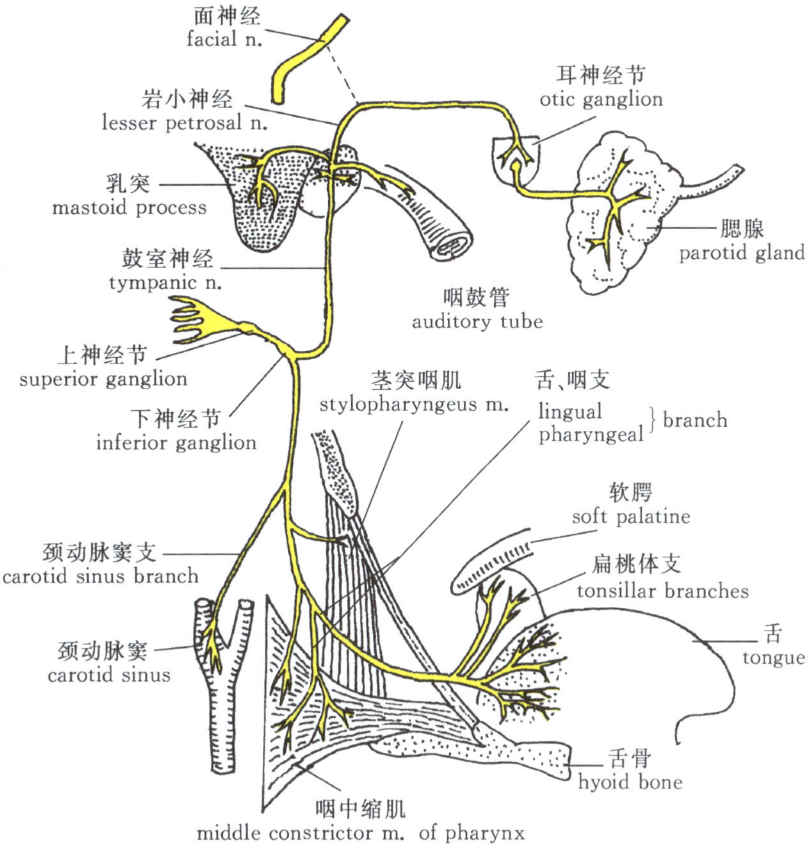

图 17-33 舌咽神经及其分支

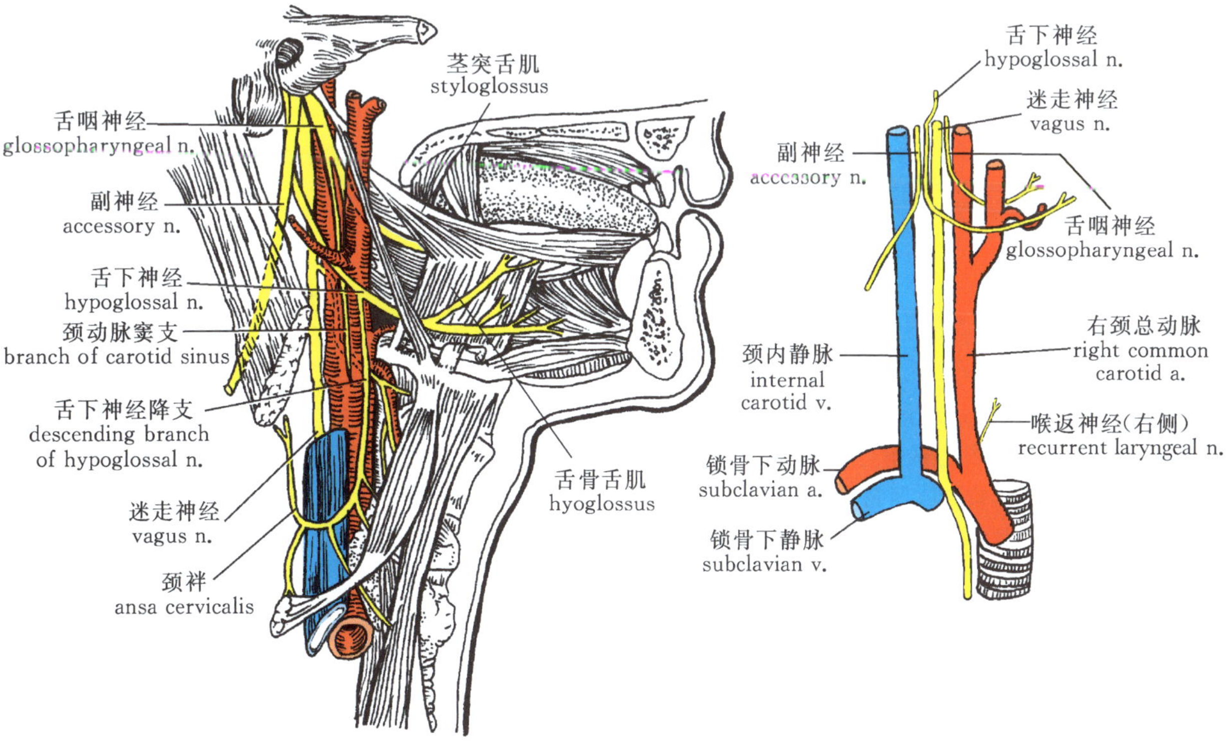

图 17-34 后四对脑神经走行

2. 颈动脉窦支(branch of carotid sinus) 1～2 支,于颈静脉孔下方发出,沿颈内动脉下降,分布于颈动脉窦和颈动脉小球,分别把感受到的血压和血液中二氧化碳浓度的刺激传入脑,以反射性地调节血压和呼吸。

3. 舌支(lingual branch) 是舌咽神经的终支,位于舌神经的上方,舌骨舌肌的深面,分布于界沟以后的舌背黏膜及味蕾,管理舌后 1/3 的一般内脏感觉和特殊内脏感觉(味觉)。

此外,舌咽神经还发出扁桃体支、茎突咽肌支、咽支等。后者有 3～4 支,加入咽丛并布于咽壁肌和咽黏膜。分布至咽黏膜的分支是咽部痛觉与咽部反射的传入神经。

耳神经节(otic ganglion)为副交感神经节,位于卵圆孔的下方,下颌神经的内侧(图 17-35)。有四个根:①副交感根,来自舌咽神经的岩小神经,在节内交换神经元后,发出的节后纤维,经耳颞神经至腮腺,司腮腺的分泌。②交感根,来自脑膜中动脉交感丛。③运动根,来自下颌神经,分布于鼓膜张肌和腭帆张肌。④感觉根,来自耳颞神经,分布于腮腺。

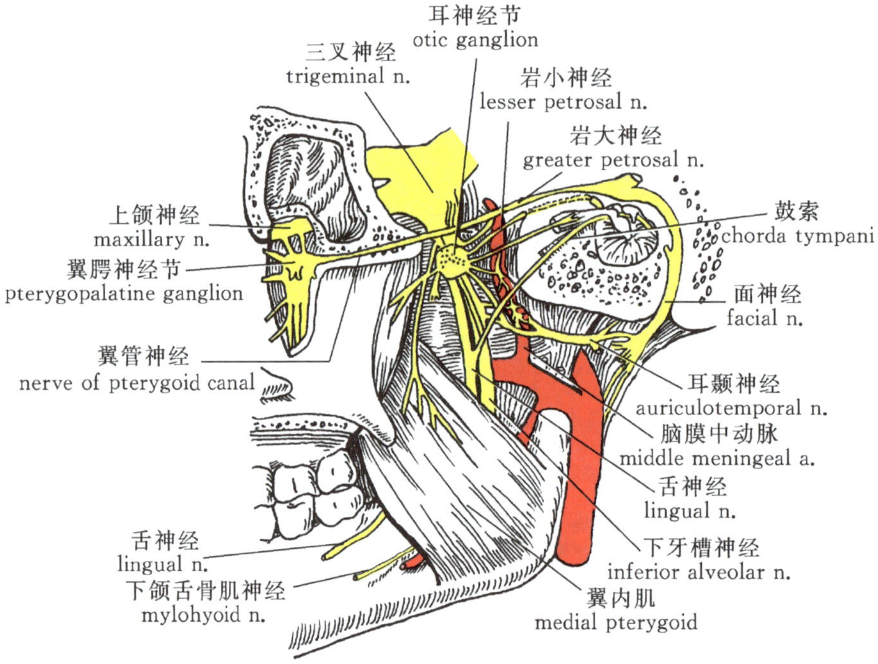

图 17-35 翼腭神经节与耳神经节

十、迷 走 神 经

Ⅹ. **迷走神经**(vagus nerve)(图 17-34、图 17-36～图 17-38) 为脑神经中行程最长、分布最广的混合性神经,含有四种纤维成分。①一般内脏运动(副交感)纤维,起于延髓的**迷走神经背核**,此核发出的副交感节前纤维,在器官内或器官旁的副交感神经节内换神经元,其节后纤维分布到颈、胸和腹部的脏器,支配平滑肌、心肌和腺体的活动。②一般内脏感觉纤维,其胞体位于颈静脉孔下方的**下神经节**(inferior ganglion)内,其中枢突入脑止于**孤束核**的下端,周围突分布于颈、胸、腹的脏器。③特殊内脏运动纤维,起于延髓的**疑核**,支配咽喉肌。④一般躯体感觉纤维,数量很少,其胞体位于颈静脉孔内的**上神经节**(superior ganglion)内,中枢突入脑止于**三叉神经脊束核**,周围突布于颅后窝的硬脑膜、耳郭及外耳道的皮肤。

迷走神经由颈静脉孔出颅,此处有膨大的上、下神经节。在颈部,迷走神经干位于颈动脉鞘内,行于颈内、颈总动脉和颈内静脉之间的后方下降达颈根部。由此向下,左、右迷走神经的行程略有不同。左迷走神经在左颈总动脉(居后)与左头臂静脉(居前)之间降入胸腔,越过主动脉弓的前方,降至左肺根的后方。

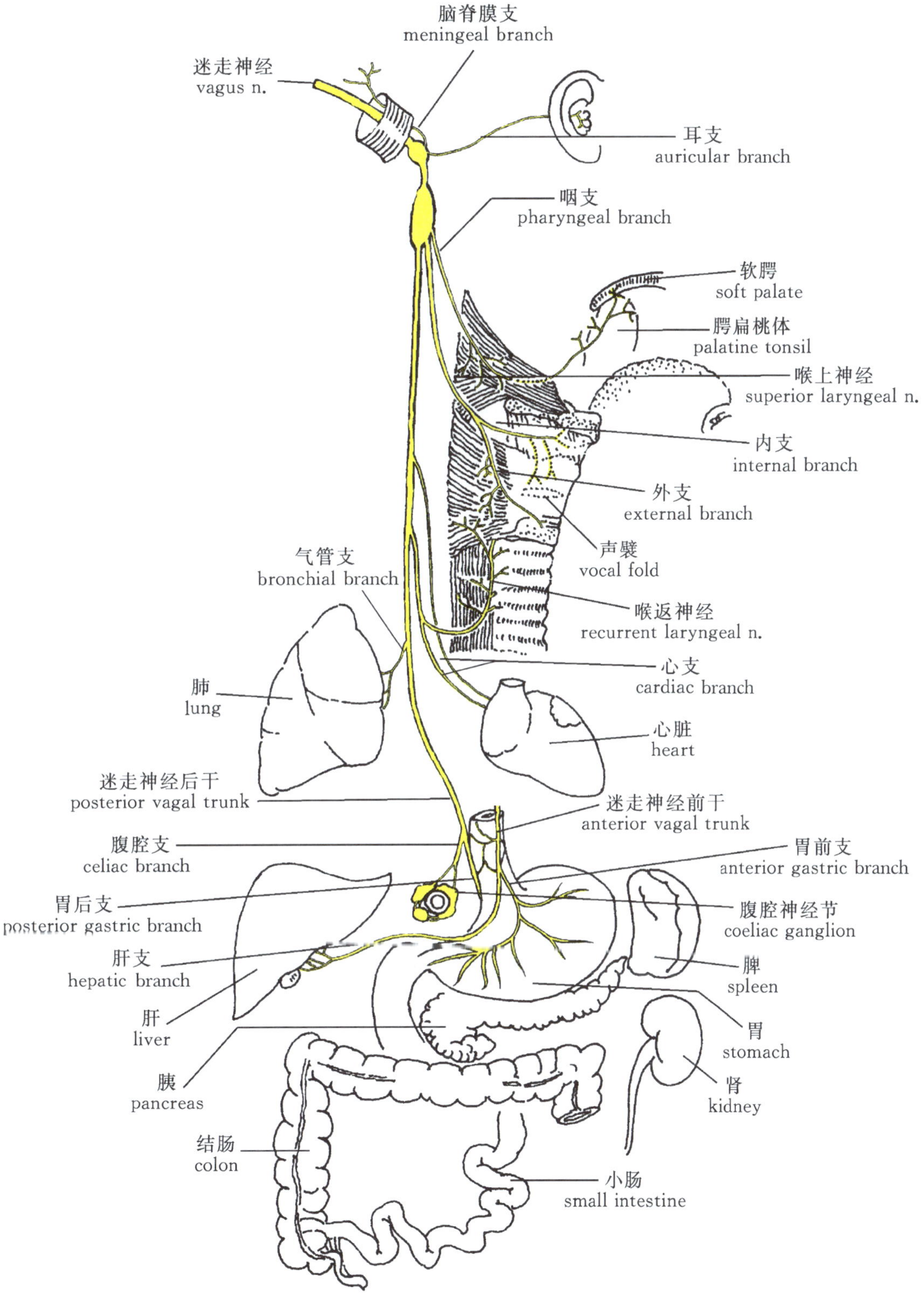

图 17-36 迷走神经的分布

在左肺根的后方左迷走神经分散为若干细支,并与来自胸 2～胸 4 的交感神经分支组成左肺丛。再向下行至食管的前方并组成食管前丛,此丛向下延为**迷走神经前干**(anterior vagal trunk),经食管裂孔进入腹腔。右迷走神经在右锁骨下动脉(在后)与右头臂静脉(居前)之间进入胸腔。在胸部,它先沿气管的右侧下行，并在右肺根和食管的后方依次形成右肺丛和食管后丛。此丛下延为**迷走神经后干**(posterior vagal trunk)，经食管裂孔进入腹腔。迷走神经在颈、胸、腹部发出许多分支。其中较重要的分支有：

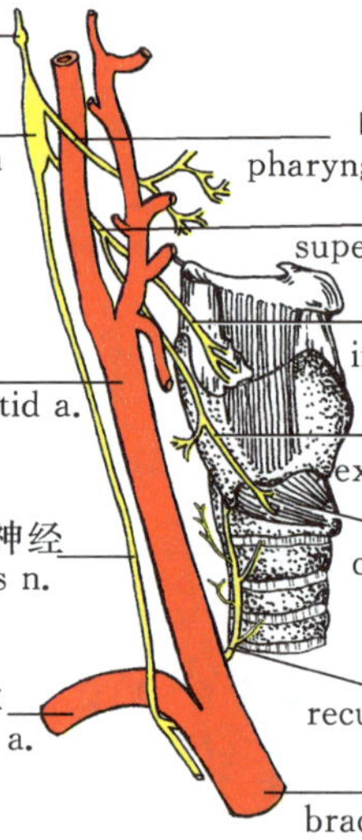

图 17-37 右迷走神经在喉部的分支

(一) 颈部的分支

1. 喉上神经(superior laryngeal nerve) 从下神经节发出，沿颈内动脉与咽侧壁之间下降，在舌骨大角处，分为内、外二支。内支与喉上动脉同行，穿甲状舌骨膜入喉，分成许多小支至咽、会厌、梨状隐窝以及声门裂以上的喉黏膜，司内脏感觉。外支细小，属特殊内脏运动纤维，与甲状腺上动脉伴行，支配环甲肌。

2. 心支(cardiac branch) 有上、下两支。与交感神经发出的心神经合在一起，组成心丛。上支有一支称主动脉神经或减压神经，分布于主动脉弓的壁内，感受压力和化学性刺激。

3. 咽支(pharyngeal branch) 起自下神经节，与舌咽神经和交感神经咽支共同构成咽丛，分布于咽缩肌和软腭肌。

4. 耳支 发自上神经节，向后外分布至耳郭后面及外耳道的皮肤。

5. 脑膜支 发自上神经节，经颈静脉孔回到颅内，分布于颅后窝的硬脑膜。

(二) 胸部的分支

1. 喉返神经(recurrent laryngeal nerve) 左、右喉返神经起始部的位置与行程有所不同，左喉返神经发出的位置较低，在经过主动脉弓前方处发出，并绕主动脉弓下方返至颈部。右喉返神经发出位置略高，在经过右锁骨下动脉前方处发出，并勾绕此动脉返回颈部。在颈部，两侧喉返神经于颈总动脉的后内侧、气管与食管之间的沟内上行，至甲状腺侧叶深面，环甲关节的后方，进入喉内，支配除环甲肌以外的全部喉肌及声门裂以下的喉黏膜。喉返神经自咽下缘以上的一段又称**喉下神经**(inferior laryngeal nerve)。

2. 支气管支(bronchial branch)**和食管支**(esophageal branch) 是迷走神经在胸部发出的一些小支，它们与交感神经的分支共同构成肺丛和食管丛。自从发细支至支气管、肺及食管，除支配平滑肌和腺体外，也传导脏器和胸膜的感觉冲动入脑。

(三) 腹部的分支

迷走神经前、后干穿膈肌食管裂孔后，分别发出胃前支和肝支、胃后支及腹腔支。

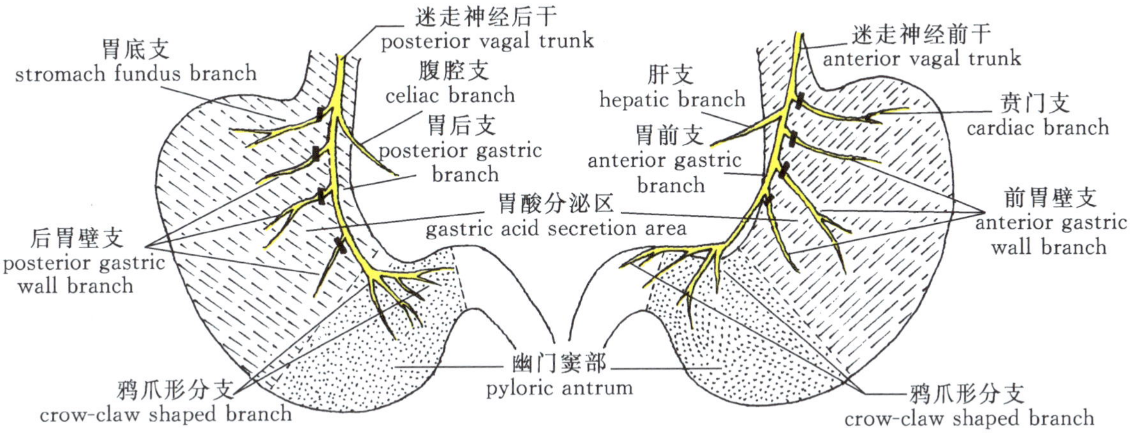

图 17-38 迷走神经胃部分支

1. 胃前支(anterior gastric branch) 在贲门附近发自迷走神经前干,沿胃小弯向右,沿途发出4～6个小支,分布于胃前壁,其终支以“鸦爪”形的分支分布于幽门部的前壁。

2. 肝支(hepatic branch) 在贲门附近发自迷走神经前干,行于小网膜内,随肝固有动脉走行,参与形成肝丛,分布至胆囊、胆道和肝,与肝的分泌活动有关。

3. 胃后支(posterior gastric branch) 在贲门附近发自迷走神经后干,沿胃小弯深部走行,沿途发支至胃后壁。终支与胃前支一样以“鸦爪”形分支分布于幽门窦及幽门管的后壁。

4. 腹腔支(celiac branch) 发自迷走神经后干,向右行,与交感神经一起构成腹腔丛,发出纤维随腹腔干、肠系膜上动脉及肾动脉等分布于肝、脾、胰、小肠、结肠左曲以前的大肠、肾及肾上腺等器官。

在甲状腺手术中,有可能误伤喉上神经和喉返神经。损伤喉上神经后表现为误吞、呛咳和声调降低。喉返神经损伤时,由于大部分喉肌瘫痪,可致声音嘶哑或发音困难。双侧损伤时,可引起声门闭合而造成窒息。

迷走神经是胃液分泌的主要神经,临床用外科方法治疗溃疡病时,采用高选择性(或称壁细胞)迷走神经切断术。即保留肝支、腹腔支、胃前支和胃后支的本干以及“鸦爪”形分支,仅切断“鸦爪”形分支以上(相当于胃角切迹以上)的胃前支、胃后支发出的全部胃壁支(图 17-38),借以减少胃酸分泌,并保留幽门部肌肉的神经支配。这样不仅能促进溃疡愈合,亦不影响胃的排空功能。

十一、副 神 经

Ⅺ. **副神经**(accessory nerve)(图 17-39) 由颅根和脊髓根两部组成,含有特殊内脏运动纤维。**颅根**(cranial root)的起核是**疑核**下部,其轴突在迷走神经根丝下方出延髓。**副神经脊髓根**(spinal root of accessory nerve)起于颈髓 C_1～C_6 节段的**副神经核**,在脊神经前、后根之间出脊髓,汇为一束在椎管内上行,经枕骨大孔进入颅腔,与颅根汇合一同出颅。出颅后分为两支:①**内支**(internal branch),为颅根的延续,加入迷走神经,支配咽喉肌。②**外支**(external branch),为脊髓根的延续,较粗,先在颈内静脉的前外侧下降,继而折向后下方穿入胸锁乳突肌,主干又自胸锁乳突肌后缘中点附近潜出,继续向外下行进入斜方肌深面,分支支配此二肌。

十二、舌 下 神 经

Ⅻ. **舌下神经**(hypoglossal nerve)(图 17-34) 为躯体运动神经,起于**舌下神经核**,纤维由延髓前

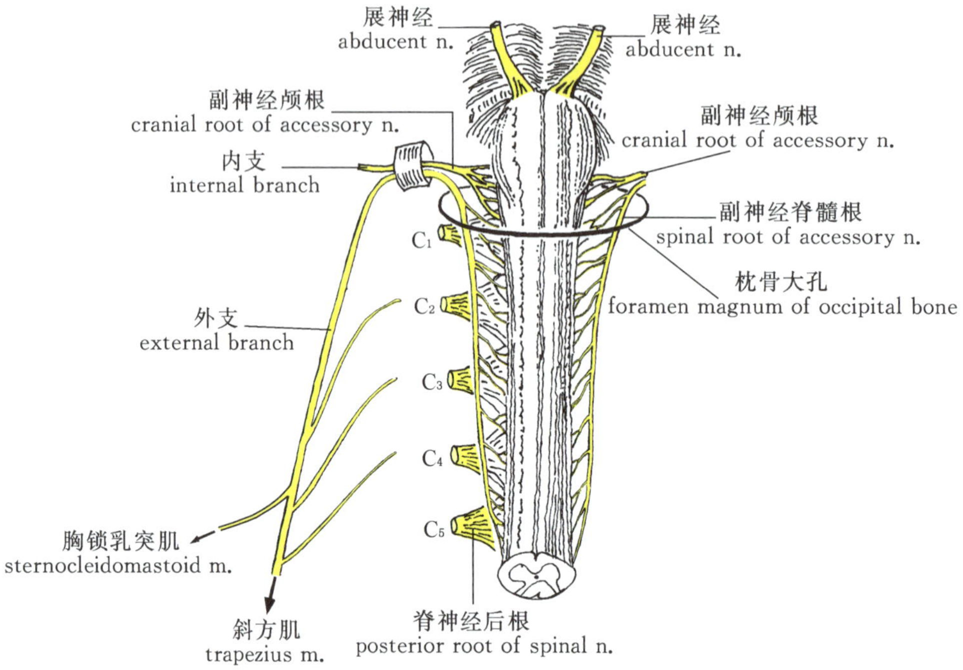

图 17-39 副神经的起源和分布

外侧沟出脑,经舌下神经管出颅。出颅后,舌下神经先位于颈内动、静脉之间下行,在平舌骨上方处由颈内动、静脉间浅出,弓形向前内行至舌骨舌肌的浅面,在舌神经和下颌下腺导管的下方穿颏舌肌入舌。舌下神经支配全部舌内肌和舌外肌。

一侧舌下神经完全损伤时,同侧舌肌瘫痪、萎缩,伸舌时因健侧颏舌肌的推送,而使舌尖偏向患侧。

脑神经连接的脑部和进(出)颅的部位见表 17-1。

表 17-1 脑神经连接的脑部和进(出)颅的部位

<table>
<tr><th colspan="2">名　　称</th><th colspan="2">连接脑的部位</th><th colspan="2">进(出)颅的部位</th></tr>
<tr><td colspan="2">Ⅰ. 嗅神经</td><td>大　脑</td><td>嗅球</td><td>颅前窝</td><td>筛骨筛板的筛孔</td></tr>
<tr><td colspan="2">Ⅱ. 视神经</td><td>间　脑</td><td>视交叉</td><td rowspan="7">颅中窝</td><td>视神经管</td></tr>
<tr><td colspan="2">Ⅲ. 动眼神经</td><td rowspan="2">中　脑</td><td>脚间窝</td><td rowspan="3">眶上裂</td></tr>
<tr><td colspan="2">Ⅳ. 滑车神经</td><td>下丘下方</td></tr>
<tr><td rowspan="3">Ⅴ. 三叉神经</td><td>眼神经</td><td rowspan="3">脑　桥</td><td rowspan="3">脑桥臂</td></tr>
<tr><td>上颌神经</td><td>圆孔</td></tr>
<tr><td>下颌神经</td><td>卵圆孔</td></tr>
<tr><td colspan="2">Ⅵ. 展神经</td><td rowspan="2">延髓脑桥沟</td><td>中部</td><td>眶上裂</td></tr>
<tr><td colspan="2">Ⅶ. 面神经</td><td>外侧部</td><td rowspan="6">颅后窝</td><td>内耳门→茎乳孔</td></tr>
<tr><td colspan="2">Ⅷ. 前庭窝神经</td><td>延髓脑桥沟</td><td>外侧端</td><td>内耳门</td></tr>
<tr><td colspan="2">Ⅸ. 舌咽神经</td><td rowspan="4">延　髓</td><td>橄榄后沟上部</td><td rowspan="3">颈静脉孔</td></tr>
<tr><td colspan="2">Ⅹ. 迷走神经</td><td>橄榄后沟中部</td></tr>
<tr><td colspan="2">Ⅺ. 副神经</td><td>橄榄后沟下部</td></tr>
<tr><td colspan="2">Ⅻ. 舌下神经</td><td>前外侧沟</td><td>舌下神经管</td></tr>
</table>

脑神经成分、分布、功能及损伤后症状见表 17-2。

表 17-2 脑神经成分、分布、功能及损伤后症状简表

名称	成分	分布	功能	损伤症状
Ⅰ.嗅神经	特殊内脏感觉	鼻腔嗅黏膜	嗅觉冲动传入	嗅觉障碍
Ⅱ.视神经	特殊躯体感觉	眼球视网膜	传导视觉冲动	视觉障碍
Ⅲ.动眼神经	躯体运动	眼上、下、内直肌、下斜肌	眼球向内上、内下、内、外上看	眼外下斜视
		上睑提肌	提上睑	上睑下垂
	一般内脏运动	瞳孔括约肌、睫状肌	缩瞳、晶状体凸度调节	对光反射及调节反射消失
Ⅳ.滑车神经	躯体运动	上斜肌	眼向外下方斜视	眼不能向外下斜视
Ⅴ.三叉神经	一般躯体感觉	头面部皮肤、口、鼻腔黏膜、牙及牙龈黏膜	传导感觉冲动	感觉障碍
	特殊内脏运动	咀嚼肌等横纹肌	支配肌肉随意运动	咀嚼肌瘫痪、萎缩
Ⅵ.展神经	躯体运动	外直肌	眼球向外看	眼内斜视
Ⅶ.面神经	特殊内脏运动	面肌	随意运动产生表情	额纹消失、口角歪斜、鼻唇沟变浅、眼不能闭合等
	特殊内脏感觉	舌前 2/3 味蕾	味觉冲动传入	味觉障碍
	一般内脏运动	下颌下腺、舌下腺、泪腺等	腺体分泌	腺体分泌障碍
Ⅷ.前庭蜗神经	特殊躯体感觉	前庭和半规管位觉器	平衡冲动传入	位置觉障碍、眩晕、眼球震颤等
	特殊躯体感觉	蜗管螺旋器	听觉冲动传入	听力障碍
Ⅸ.舌咽神经	一般和特殊内脏感觉	咽、软腭、咽颊、舌后 1/3 黏膜、味蕾	一般感觉和味觉冲动传入	舌后 1/3 味觉丧失、感觉障碍
		颈动脉窦、颈动脉小球	压力、化学感受传入、减压及呼吸反射	血压调节、呼吸调节能力降低
	一般内脏运动	腮腺	腺体分泌	腮腺分泌障碍
	特殊内脏运动	茎突咽肌、部分咽肌	随意运动	咽肌收缩力减弱
	一般躯体感觉	耳后皮肤	感觉冲动传入	感觉障碍
Ⅹ.迷走神经	一般内脏运动	胸、腹腔脏器的平滑肌、腺体和心肌(结肠左曲以上)	反射运动调节、腺体分泌调节、心动调节	内脏运动障碍 腺体分泌障碍 心率加快
	一般内脏感觉	胸、腹腔脏器和咽喉的黏膜	感觉冲动传入	感觉障碍
	特殊内脏运动	咽、喉横纹肌	随意及反射运动调节	咽运动障碍,声音嘶哑
	一般躯体感觉	耳郭、外耳道皮肤	感觉冲动传入	感觉障碍
Ⅺ.副神经	特殊内脏运动	胸锁乳突肌、斜方肌	随意运动	肌肉瘫痪
Ⅻ.舌下神经	躯体运动	舌内、外肌	随意运动	舌肌萎缩、瘫痪、伸舌舌尖偏向患侧

(张新化)

第三节 内脏神经

内脏神经系统(visceral nervous system)主要分布于心肌、平滑肌和腺体。与躯体神经一样,内脏神经也分为感觉(传入)和运动(传出)两种纤维成分。内脏运动神经调节内脏、心血管的运动和腺体的分泌,通常不受人的意志控制,故将内脏运动神经称为**自主神经系统**(autonomic nervous system);又因它主要是控制和调节动、植物共有的物质代谢活动,并不支配动物所特有的骨骼肌的运动,所以又称之

为**植物神经系统**(vegetative nervous system)。内脏感觉神经如同躯体感觉神经,其初级感觉神经元也位于脑神经节和脊神经节内,周围支则分布于内脏和心血管等处的内感觉器,把感受到的刺激传递至各级中枢,最后也到达大脑皮质。

一、内脏运动神经

内脏运动神经(visceral motor nerve)与躯体运动神经一样,都受大脑皮质和皮质下各级中枢的控制和调节,而且两者之间在功能上相互依存、协调和制约,以维持机体内、外环境的相对平衡。但是它们在形态、结构和功能上有较大差别(图 17-40)。

1. 支配的器官不同 躯体运动神经支配骨骼肌,一般都受意志的控制;内脏运动神经则支配平滑肌、心肌和腺体,一定程度上不受意志的控制。

2. 纤维成分不同 躯体运动神经只有一种纤维成分,内脏运动神经则有交感和副交感两种成分,而且多数内脏器官又同时接受交感和副交感神经的双重支配。

3. 神经元数目不同 躯体运动神经自低级中枢至骨骼肌只有一个神经元。而内脏运动神经自低级中枢发出后在周围部的内脏运动神经节(植物性神经节)交换神经元,再由节内神经元发出纤维到达效应器。因此,内脏运动神经从低级中枢到达所支配的器官需经过两个神经元。第一个神经元称**节前神经元**(preganglionic neuron),胞体位于脑干和脊髓内,其轴突称**节前纤维**。第二个神经元称**节后神经元**(postganglionic neuron),胞体位于周围部的植物性神经节内,其轴突称**节后纤维**。节后神经元的数目较多,一个节前神经元可以和多个节后神经元构成突触。

4. 纤维粗细不同 躯体运动神经纤维一般是比较粗的有髓纤维,而内脏运动神经纤维则是薄髓(节前纤维)和无髓(节后纤维)的细纤维。

5. 分布形式不同 躯体运动神经以神经干的形式分布;而内脏运动神经的节后纤维常攀附脏器或血管形成神经丛,由丛再分支至效应器。

根据形态、功能、药理和临床的特点,内脏运动神经分为交感神经和副交感神经两部分。

(一) 交 感 神 经

交感神经(sympathetic nerve)的低级中枢位于脊髓,周围部包括交感干、交感神经节,以及由节发出的分支和交感神经丛等。

1. 交感神经概况

(1) 低级中枢:交感神经的低级中枢位于脊髓 T_1(或 C_8)~L_3 节段灰质侧角的**中间外侧核**,是交感神经节前神经元胞体聚集之处(图 17-40、图 17-42)。交感神经节前纤维起自此核,因此交感神经又称内脏运动神经的**交感部**或**胸腰部**。

(2) 交感神经节:是交感神经节后纤维的胞体聚集之处,根据交感神经节所在位置不同,可分为椎旁神经节(椎旁节)和椎前神经节(椎前节)(图 17-41、图 17-43)。

1) **椎旁神经节**(paravertebral ganglion):即**交感干神经节**(ganglion of sympathetic trunk),位于脊柱两旁,借**节间支**(interganglionic branches)连成左、右两条**交感干**(sympathetic trunk)。交感干上起颅底,下至尾骨,在尾骨的前面两干合并。交感干分颈、胸、腰、骶、尾五部。各部交感干神经节的数目,除颈部有 3~4 个节和尾部为 1 个节外,其余各部均与该部椎骨的数目近似,每一侧交感干神经节的总数约为 19~24 个。交感干神经节由多极神经元胞体组成,大小不等,部分交感神经节后纤维即起自这些细胞。

2) **椎前神经节**(prevertebral ganglion):呈不规则的节状团块,位于脊柱前方。包括成对的**腹腔神经节**(celiac ganglion)、**主动脉肾节**(aorticorenal ganglion)和单个的**肠系膜上神经节**(superior mesenteric ganglion)、**肠系膜下神经节**(inferior mesenteric ganglion)等,分别位于同名动脉的根部附近。

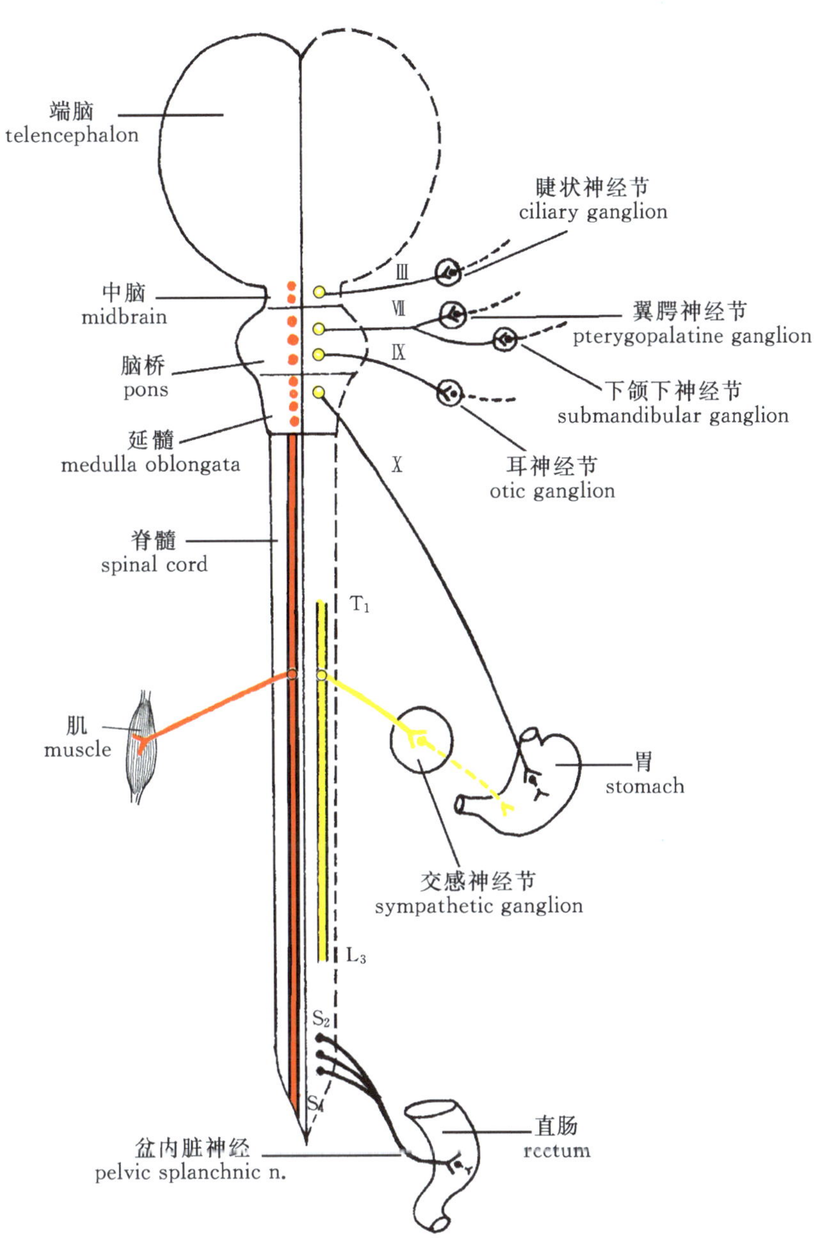

图 17-40 躯体运动神经(左侧)与内脏运动神经(右侧)示意图

红色示躯体运动,黄色示交感,黑色实线示副交感

(3) **节前纤维和节后纤维的行程**(图 17-42):交感神经节前纤维由脊髓(侧角)的中间外侧核发出后,经脊神经前根、脊神经干、白交通支进入椎旁节后,有三种去向:①终止于相应的椎旁节,并交换神经元。②在交感干内上行或下行后,终于上方或下方的椎旁节。一般认为来自脊髓上胸段(T_1~T_6)中间外侧核的节前纤维,在交感干内上升;中胸段者(T_6~T_{10})在交感干内上升或下降;下胸段和腰段者(T_{11}~L_3)在交感干内下降。③穿过椎旁节,至椎前节换神经元。

交感干神经节细胞发出的节后纤维也有三种去向:①由椎旁节发出的节后纤维经灰交通支返回脊神经,随脊神经分布至头颈部、躯干和四肢的血管、汗腺和竖毛肌等。31 对脊神经与交感干之间都有灰交通支联系,脊神经的分支一般都含有交感神经节后纤维。②攀附动脉走行,在动脉壁上形成相应的神经丛(如颈内、外动脉丛、腹腔丛、肠系膜上丛等),并随动脉分布到所支配的器官。③由交感神经节发出

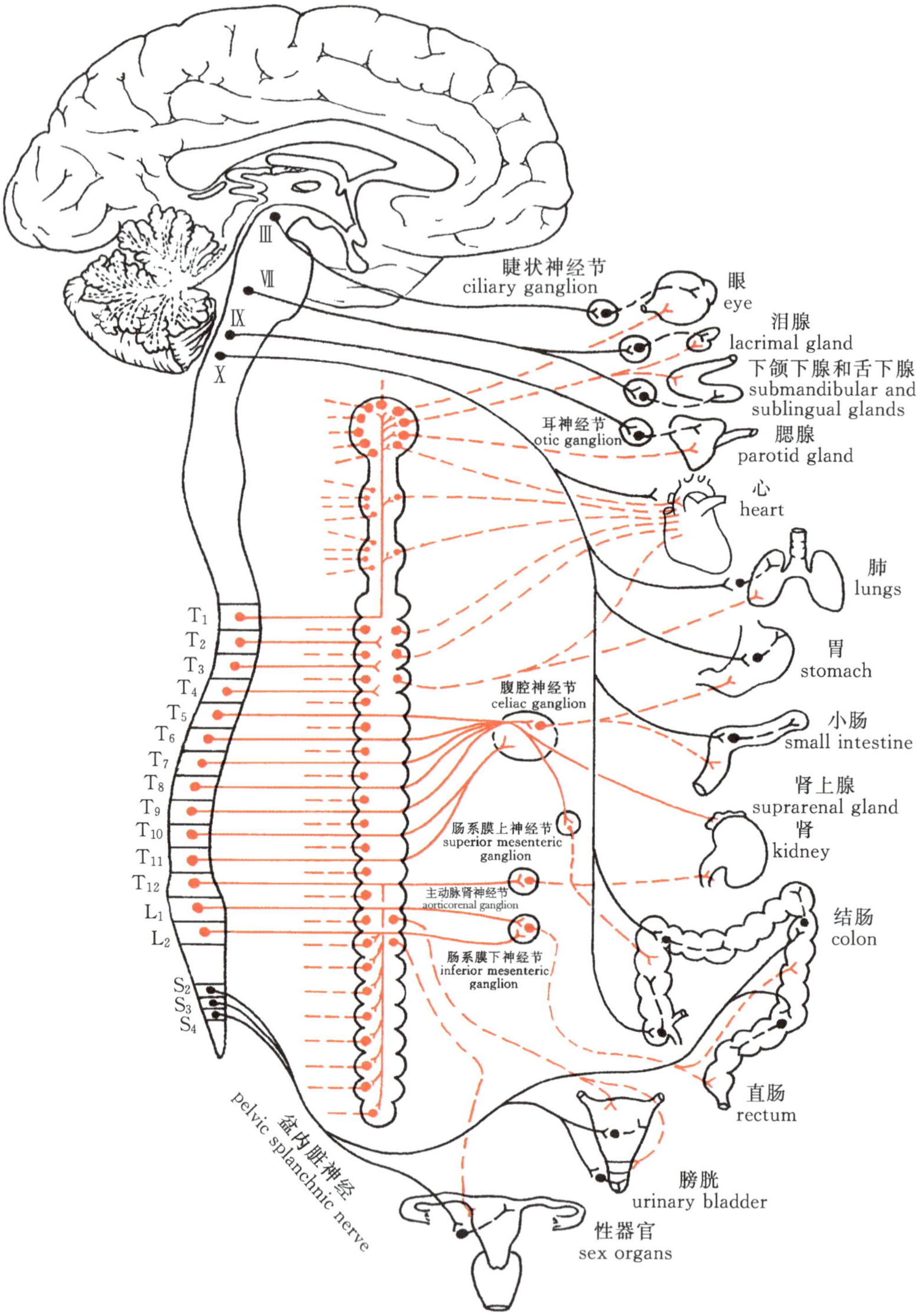

图 17-41 内脏运动神经概况

红色示交感，黑色示副交感；实线为节前纤维，虚线为节后纤维

的节后纤维也可先独立行走一段距离，再加入动物或脏器周围神经丛，到达所支配的脏器。

（4）交通支：每一个交感干神经节与相应的脊神经之间有交通支相连，分白交通支和灰交通支两种（图 17-42）。

1）**白交通支**（white communicating branches）：主要由有髓鞘的节前纤维组成，色亮，故称白交通

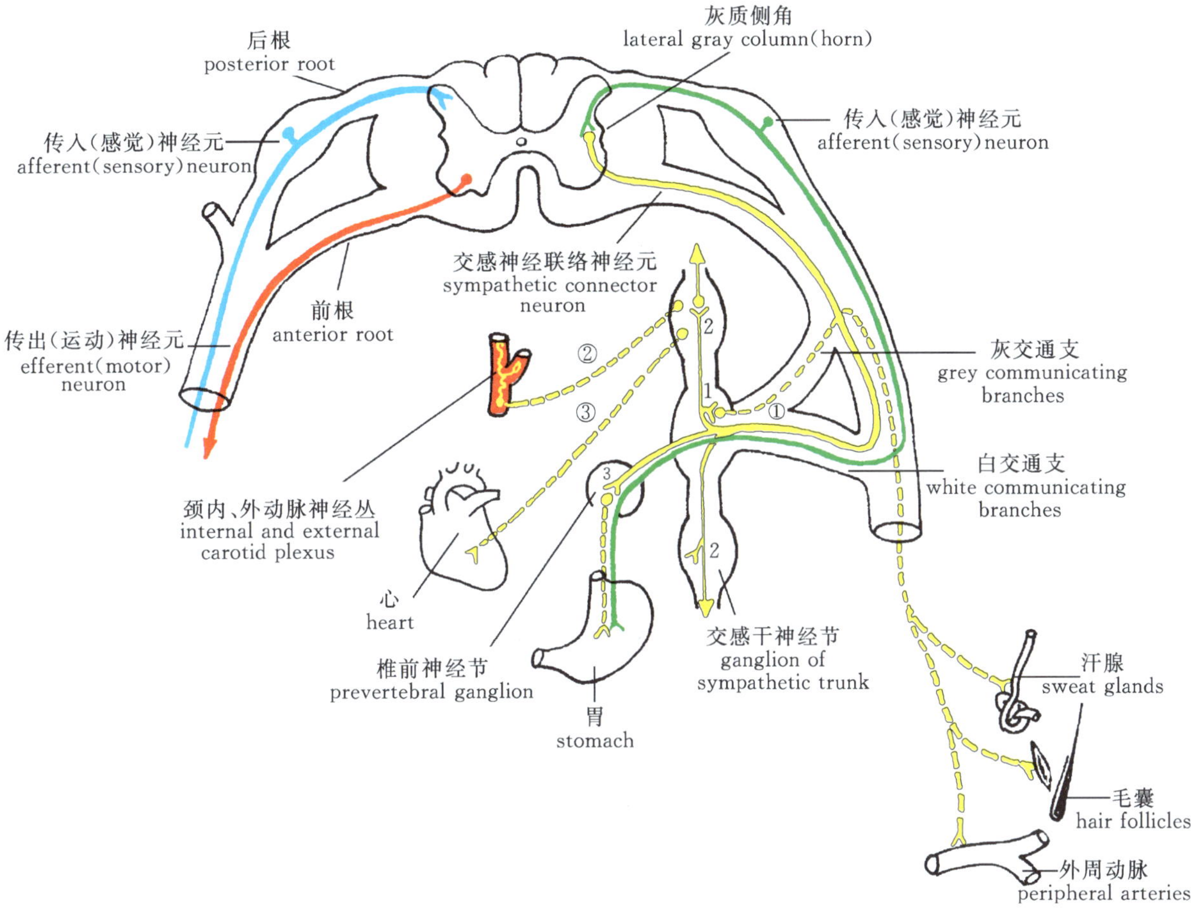

图 17-42　交感神经走行示意图

1～3 示节前纤维三种去向；①～③示节后纤维三种去向

支。节前神经元的细胞体仅存在于脊髓 T_1(或 C_8)～L_3(L_2)节段的脊髓侧角，白交通支也只存在于 T_1～L_3 共 15 对脊神经的前支与相应的交感干神经节之间。

2）**灰交通支**(grey communicating branches)：连于交感干与 31 对脊神经前支之间，由交感神经节后纤维组成，多无髓鞘，色灰暗，故称灰交通支。

2. 交感神经的分布

(1)**颈部**：颈交感干位于颈动脉鞘后方，颈椎横突的前方。一般每侧有 3～4 个交感干神经节，分别称颈上、中、下节(图 17-43、图 17-44)。**颈上神经节**(superior cervical ganglion)最大，呈梭形，位于第2～第 3 颈椎横突前方。**颈中神经节**(middle cervical ganglion)最小，有时缺如，位于第 6 颈椎横突处。**颈下神经节**(inferior cervical ganglion)位于第 7 颈椎横突处，在椎动脉的始部后方，常与第 1 胸神经节合并成**颈胸神经节**(cervicothoracic ganglion)，亦称**星状神经节**(stellate ganglion)。

在位于颈中、下神经节之间，有时有颈中间节，且靠近椎动脉进入第 6 颈椎横突孔处，故又称椎神经节。

颈交感干节前纤维来自上胸段脊髓的侧角，在交感干内上升至相应颈交感神经节。颈交感干神经节发出的节后纤维的分布，可概括如下：①经灰交通支返回 8 对颈神经，并随颈神经分支分布至头颈和上肢的血管、汗腺、竖毛肌等。②分支攀附邻近的动脉，形成颈内、颈外动脉丛、锁骨下动脉丛和椎动脉丛等，伴随动脉的分支分布于头颈部和上肢的腺体(泪腺、唾液腺、口腔和鼻腔黏膜内腺体、甲状腺等)、平滑肌、瞳孔开大肌。③颈上神经带发出的咽支，直接进入咽壁，与迷走神经、舌咽神经的咽支共同组成咽丛。④三对颈交感神经节分别发出心上、心中和心下神经，下行进入胸腔，加入心丛。

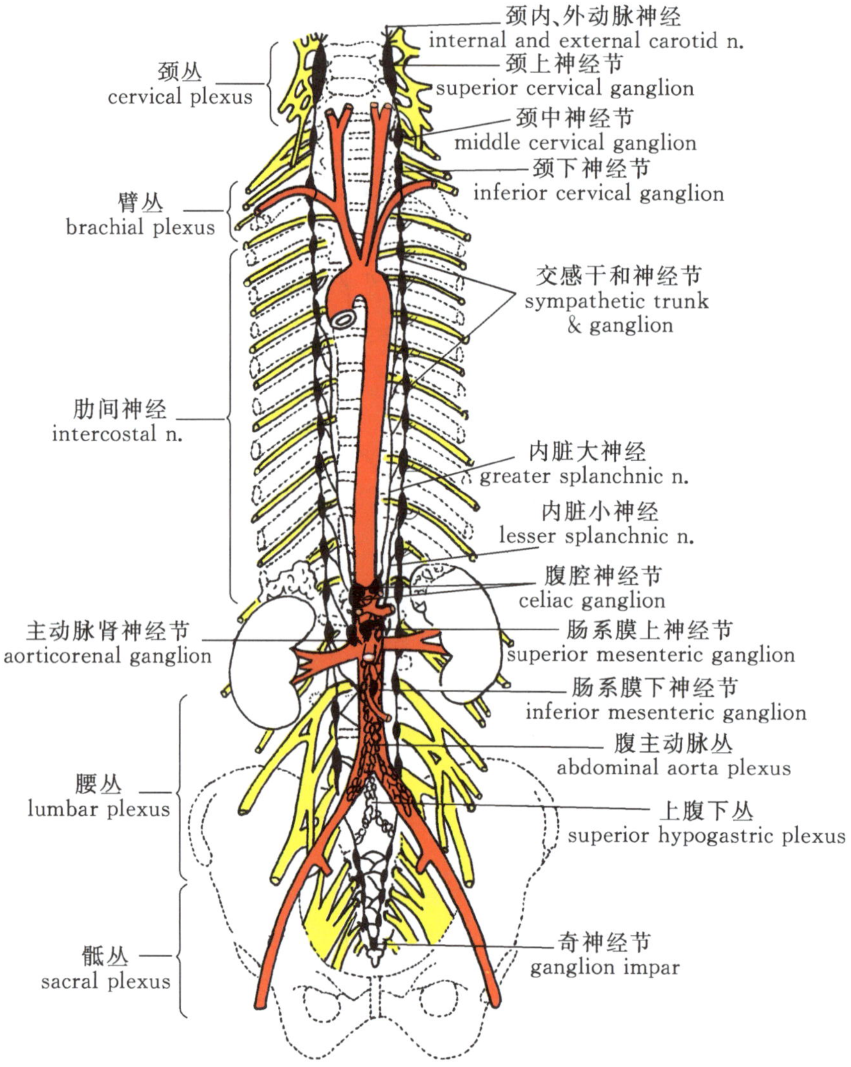

图 17-43 交感干和交感神经节

(2) 胸部：胸交感干位于肋头的前方，每侧有 10～12 个**胸交感干神经节**(thoracic ganglion of sympathetic trunk)(图 17-43、图 17-45)。其分支有：①灰、白交通支连接 12 对胸神经。灰交通支返回胸神经并随其分布于胸腹壁的血管平滑肌、汗腺、竖毛肌等。②从上 5 对胸交感干神经节发出的许多分支，参加胸主动脉丛、食管丛、肺丛及心丛。③由中、下胸部交感干神经节发出的交感节前纤维传经中、下胸交感神经节，组成内脏大、小神经。

内脏大神经(greater splanchnic nerve)起自第 5 或第 6～第 9 胸交感干神经节，向前下方走行并合成一干，沿椎体前面倾斜下降，穿过膈脚，终于腹腔节。**内脏小神经**(lesser splanchnic nerve)，起自第 10～第 12 胸交感干神经节，下行穿过膈脚，终于主动脉肾节。由腹腔节、主动脉肾节等发出的节后纤维，随腹腔干及肠系膜上动脉分布至肝、脾、胰、肾等实质性脏器和结肠左曲以上的消化管。

(3) 腰部：约有 4 对腰交感干神经节，位于腰椎体前外侧与腰大肌内侧缘之间(图 17-43、图 17-45)。腰交感干发出分支有：①灰交通支连接 5 对腰神经，并随腰神经分布。白交通支连接上 3 对腰神经。②**腰内脏神经**(lumbar splanchnic nerves)由穿经腰交感节的节前纤维组成，终于腹主动脉丛和肠系膜下丛内的椎前神经节(如肠系膜下神经节)，交换神经元。节后纤维分布至结肠左曲以下的消化道及盆

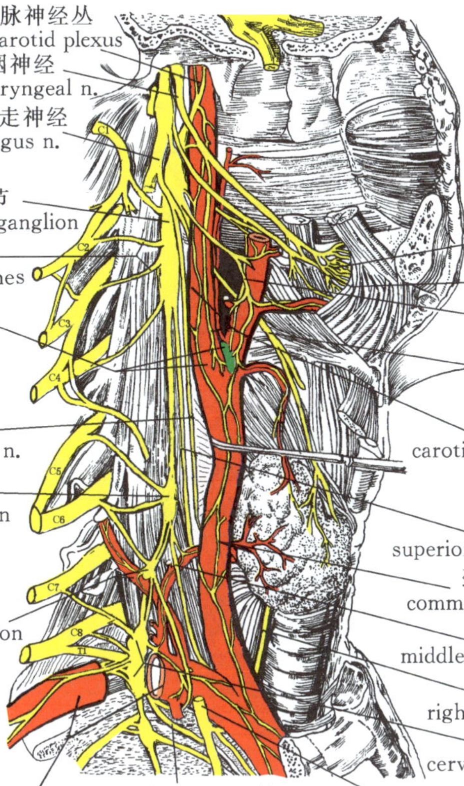

图 17-44 交感神经颈部

腔脏器。腹主动脉丛的部分纤维伴随髂总动脉和髂外动脉分布至下肢。

(4) 盆部:盆交感干位于骶骨前面,骶前孔内侧,有 2~3 对**骶交感干神经节**(sacral sympathetic ganglion)和一个**奇神经节**(ganglion impar)(图 17-43、图 17-45)。节后纤维的分支有:①灰交通支,连接相应的骶神经和尾神经,随这些神经分布于下肢及会阴部的血管平滑肌、汗腺和竖毛肌。②少量纤维加入盆丛,分布于盆腔器官。

综上所述,可见交感神经节前、节后纤维分布均有一定规律,来自脊髓 T_1~T_5 节段中间外侧核的节前纤维,更换神经元后,其节后纤维支配头、颈、胸腔脏器、胸壁上半上肢的血管、汗腺和竖毛肌。来自脊髓 T_5~T_{12} 节段中间外侧核的节前纤维,更换神经元后,其节后纤维支配胸壁下半、腹壁、肝、脾、胰、肾等器官和结肠左曲以上的消化管。来自脊髓上腰段中间外侧核的节前纤维,更换神经元后,其节后纤维支配结肠左曲以下的消化管、盆腔脏器、会阴部和下肢的血管、汗腺和竖毛肌。

(二) 副交感神经

副交感神经(parasympathetic nerve)的低级中枢位于脑干的**副交感神经核**(一般内脏运动核)和脊髓骶部 S_2~S_4 节段灰质的**骶副交感核**,故副交感神经又称内脏运动神经的**颅骶部**。节前纤维起自这些副交感神经核的细胞。周围部的副交感神经节,称**器官旁节**和**器官内节**,两者也称**终节**。位于颅部的副交感神经节较大,肉眼可见,计有睫状神经节、下颌下神经节、翼腭神经节和耳神经节。颅部副交感神经节前纤维即在这些神经节内交换神经元,然后发出节后纤维随相应脑神经到达所支配的器官。这些神经节内还有交感神经节前纤维及感觉神经纤维通过(不交换神经元),分别称

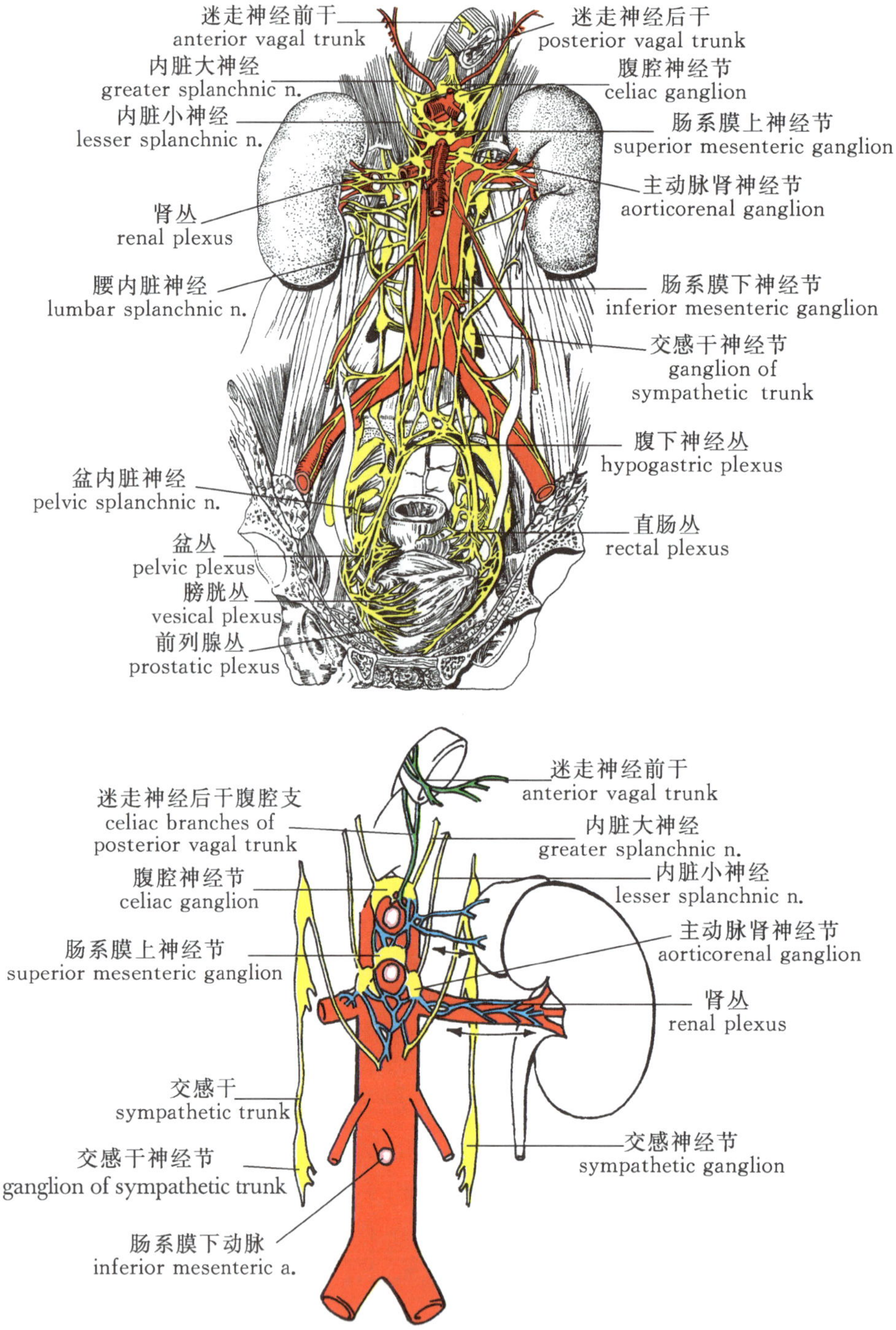

图 17-45 腹、盆腔内脏神经

为交感根及感觉根。此外，位于身体其他部位的副交感神经节很小，只有在显微镜下才能看到。例如，位于心丛、肺丛、膀胱丛和子宫阴道丛内的神经节，以及位于支气管和消化管壁内的神经节等。

1. 颅部副交感神经 颅部副交感神经的节前纤维行于第Ⅲ、Ⅶ、Ⅸ、Ⅹ对脑神经内，已于脑神经中详述，现概括如下(表 17-3)。

表 17-3 副交感神经

分部	节前神经元胞体	节前纤维径路	节后神经元胞体	节后纤维径路	效应器
颅部	动眼神经副核	动眼神经→下斜肌支 →	睫状神经节 →	睫状短神经 →	瞳孔括约肌、睫状肌
	上泌涎核	面神经→岩大神经 →	翼腭神经节 →	上颌神经→颧神经→泪器神经 →	泪腺
		面神经→鼓索→舌神经 →	下颌下神经节 →	节后纤维 →	下颌下腺 舌下腺
	下泌涎核	舌咽神经→鼓室神经→鼓室神经丛→岩小神经 →	耳神经节 →	耳颞神经 →	腮腺
	迷走神经背核	迷走神经各分支→	胸、腹腔脏器附近或壁内副交感神经节→	节后纤维 →	胸、腹腔脏器（降结肠除外）
骶部	S_2～S_4 骶副交感核	骶神经→盆内脏神经→盆丛 →	盆腔脏器附近或壁内副交感神经节 →	节后纤维 →	左曲以下消化道、盆腔脏器

（1）随动眼神经走行的副交感神经节前纤维：由中脑的**动眼神经副核**发出随动眼神经进入眶后，在**睫状神经节**内交换神经元，其节后纤维进入眼球壁，分布于瞳孔括约肌和睫状肌。

（2）随面神经走行的副交感神经节前纤维：由脑桥的**上泌涎核**发出，一部分节前纤维经岩大神经至翼腭窝内的**翼腭神经节**换神经元，其节后纤维经上颌神经、颧神经和泪腺神经分布于泪腺；还有一些节后纤维分布于鼻腔、口腔以及腭黏膜的腺体。另一部分节前纤维经鼓索，加入舌神经，再到**下颌下神经节**换神经元，节后纤维分布于下颌下腺和舌下腺。

（3）随舌咽神经走行的副交感节前纤维：由延髓的**下泌涎核**发出，经鼓室神经至鼓室丛，由丛内发出岩小神经至卵圆孔下方的**耳神经节**换神经元，节后纤维经耳颞神经分布于腮腺。

（4）随迷走神经走行的副交感节前纤维：由延髓的**迷走神经背核**发出，随迷走神经的分支到达胸、腹腔脏器附近或壁内的副交感神经节换元，节后纤维分布于颈、胸、腹腔脏器（降结肠、乙状结肠和盆腔脏器等除外）。

2. 骶部副交感神经 骶部副交感神经节前纤维由脊髓 S_2～S_4 节段的**骶副交感**核发出，随骶神经出骶前孔，又从骶神经分出组成**盆内脏神经**（pelvic splanchnic nerve）加入盆丛，随盆丛分支分布到盆腔脏器，在脏器附近或脏器壁内的副交感神经节换元，节后纤维支配结肠左曲以下的消化管、盆腔脏器及会阴（图 17-45、表 17-1）。

（三）交感神经与副交感神经的主要区别

交感神经和副交感神经都是内脏运动神经，常共同支配一个器官，形成对内脏器官的双重神经支配。但在神经来源、形态结构、分布范围和功能上又有明显的区别（图 17-40）。

1. 低级中枢的部位不同 交感神经的低级中枢位于脊髓胸、腰部侧角的中间外侧核；副交感神经的低级中枢则位于脑干的副交感核和脊髓的骶副交感核。

2. 周围部神经节的位置不同 交感神经节位于脊柱两旁（椎旁节）和脊柱前方（椎前节），副交感神经节位于所支配的器官附近（器官旁节）或器官壁内（器官内节）。因此副交感神经节前纤维比交感神经长，而其节后纤维则较短。

3. 节前神经元与节后神经元的比例不同 一个交感节前神经元的轴突可与许多节后神经元形成突触，而一个副交感节前神经元的轴突则与较少的节后神经元形成突触。所以交感神经的作用范围较广泛，而副交感神经的作用则较局限。

4. 分布范围不同 交感神经在周围的分布范围较广，除至头颈部、胸、腹腔脏器外，尚遍及全身血管、腺体、竖毛肌等。副交感神经的分布则不如交感神经广泛，一般认为大部分血管、汗腺、竖毛肌、肾上腺髓质等均无副交感神经支配。

5. 对同一器官所起的作用不同 交感与副交感神经对同一器官的作用既是互相拮抗又是互相统一的。

例如，当机体运动时，交感神经兴奋增强，副交感神经兴奋减弱、相对抑制，于是出现心跳加快、血压升高、支气管扩张、瞳孔开大、消化活动受抑制等现象。这表明，此时机体的代谢加强，能量消耗加快，以适应环境的变化。而当机体处于安静或睡眠状态时，副交感神经兴奋加强，交感神经相对抑制，因而出现心跳减慢、血压下降、支气管收缩、瞳孔缩小、消化活动增强等现象，这有利于体力的恢复和能量的储存。可见在交感和副交感神经互相拮抗、又互相统一的作用下，机体才得以更好地适应环境的变化，才能在复杂多变的环境中生存。交感和副交感神经的活动，是在脑的较高级中枢，特别是在下丘脑和大脑边缘叶的调控下进行的。

（四）内脏神经丛

交感神经、副交感神经和内脏感觉神经在到达所支配的脏器过程中常互相交织，共同构成**内脏神经丛**（也称自主神经丛或植物神经丛）。这些神经丛主要攀附于头、颈部和胸、腹腔内动脉的周围，或分布于脏器附近和器官之内。除颈内、颈外动脉丛、锁骨下动脉丛和椎动脉丛等没有副交感神经参加外，其余的内脏神经丛均由交感神经和副交感神经组成。由这些神经丛发出分支，分布于胸、腹及盆腔的器官。

1. 心丛(cardiac plexus) 位于心的底部，由两侧交感干的颈上、中、下节和胸1～胸4或胸5节发出的心支以及迷走神经的心支共同组成。心丛又可分为心浅丛和心深丛，心浅丛位于主动脉弓下方右肺动脉前方，心深丛位于主动脉弓和气管杈之间。两丛相互交织，内有心神经节(Wrisberg节，属副交感神经节)，来自迷走神经的副交感节前纤维在此交换神经元。心丛的分支组成心房丛和左、右冠状动脉丛，随动脉分支分布于心肌。

2. 肺丛(pulmonary plexus) 位于肺根的前、后方，分别称为肺前丛和肺后丛，与心丛互相连续，丛内亦有小的神经节为副交感神经节。肺丛由迷走神经的支气管支和交感干的胸2～胸5节的分支组成，也有心丛的分支加入，其分支随支气管和肺血管的分支入肺。

3. 腹腔丛(celiac plexus) 是最大的内脏神经丛，位于腹腔动脉和肠系膜上动脉根部周围。丛内主要含有腹腔神经节、肠系膜上神经节、主动脉肾神经节等。腹腔神经节接受来自内脏大神经的交感节前纤维。主动脉肾神经节接受内脏小神经的交感节前纤维。由腹腔神经节发出的纤维大部分是交感节后纤维，但是仍有少量为交感节前纤维，它们止于肠系膜上神经节。由腹腔神经节、主动脉肾神经节和肠系膜上神经节发出的交感节后纤维与迷走神经的腹腔支(副交感节前纤维)共同组成腹腔丛。腹腔丛伴随动脉的分支组成许多副丛，如肝丛、胃丛、脾丛、肾丛以及肠系膜上丛等，各副丛则分别沿同名血管分支到达各脏器。

4. 腹主动脉丛(abdominal aortic plexus) 是腹腔丛在腹主动脉表面向下延续部分，还接受第1～第2腰交感神经节的分支。此丛分出肠系膜下丛，沿同名动脉分支分布于结肠左曲以下至直肠上段。腹主动脉丛的一部分纤维下行入盆腔，参加腹下丛的组成；另一部分纤维沿髂总动脉和髂外动脉组成与动脉同名的神经丛，随动脉分布于下肢血管、汗腺、竖毛肌。

5. 腹下丛(hypogastric plexus) 可分为上腹下丛和下腹下丛。

(1)**上腹下丛**：位于第5腰椎体前面、腹主动脉末端及两侧髂总动脉之间，是腹主动脉丛向下的延续部分，从两侧接受下位腰神经节发出的腰内脏神经，在肠系膜下神经节交换神经元。

(2)**下腹下丛**：即**盆丛**(pelvic plexus)，由上腹下丛延续到直肠两侧，并接受骶交感干的节后纤维和第2～第4骶神经的副交感节前纤维盆内脏神经。此丛伴随髂内动脉的分支组成直肠丛、精索丛、输尿管丛、膀胱丛、前列腺丛、子宫阴道丛等，并随动脉分支分布于盆腔各脏器。

二、内脏感觉神经

人体各内脏器官除有交感和副交感神经支配外，也有感觉神经分布。**内脏感觉神经**（visceral sensory nerve）由内感受器接受来自内脏的刺激，并将其变成神经冲动传到中枢，中枢可直接通过内脏运动神经或间接通过体液调节各内脏器官的活动。

如同躯体感觉神经一样，内脏感觉神经元的胞体亦位于脑神经节和脊神经节内，也是假单极神经元，其周围突是粗细不等的有髓或无髓纤维。脑神经节包括舌咽神经下节、迷走神经下节，神经节细胞的周围突，随同舌咽、迷走神经分布于内脏器官，中枢突随同舌咽、迷走神经进入脑干，终止于孤束核。脊神经节细胞的周围突，随同交感神经和骶部副交感神经分布于内脏器官，中枢突随同交感神经和盆内脏神经进入脊髓，终于灰质后角。在中枢内，内脏感觉纤维一方面直接或间接经中间神经元与内脏运动神经元相联系，以完成内脏-内脏反射；或与躯体运动神经元联系，形成内脏-躯体反射；另一方面则可经过较复杂的传导途径，将冲动传导到大脑皮层，形成内脏感觉。

内脏感觉神经在形态结构上虽与躯体感觉神经大致相同，但仍有某些不同之处。

(1) 内脏感觉纤维的数目较少，且多为细纤维，痛阈较高，一般强度的刺激不引起主观感觉。例如，在外科手术挤压、切割或烧灼内脏时，病人并不感觉疼痛。但脏器活动较强烈时，则可产生内脏感觉，如胃的饥饿收缩、直肠和膀胱的充盈等均可引起感觉。这些感觉的传入纤维，一般认为多与副交感神经伴行进入脑干。此外，在病理条件下或极强烈刺激下，则可产生痛觉。例如，内脏器官过度膨胀受到牵张、平滑肌痉挛以及缺血和代谢产物积聚等，皆可刺激神经末梢产生内脏痛。

(2) 内脏感觉的传入途径比较分散，即一个脏器的感觉纤维经过多个节段的脊神经进入中枢，而一条脊神经又包含来自几个脏器的感觉纤维。因此，内脏痛往往是弥散的，定位亦不准确。例如，心脏的痛觉纤维伴随交感神经（主要是心中、心下神经）经第 1～5 胸神经进入脊髓。内脏痛觉纤维除和交感神经伴行外，尚有盆腔部分脏器的痛觉冲动通过盆内脏神经（副交感神经）到达脊髓。气管和食管的痛觉纤维可能经迷走神经传入脑干，经脊神经进入脊髓。此外，心包、胆道和膈上、下面的胸腹膜壁层的痛觉可沿膈神经传入。其他部分的胸、腹膜壁层的痛觉可沿胸神经和腰神经传入脊髓的相应节段。

三、内脏神经的中枢

下丘脑一般认为是调节内脏神经活动的皮质下高级中枢（图 17-46）。脑的其他许多部位都可以影响内脏神经功能。如大脑的边缘叶、岛叶、杏仁体、纹状体、背侧丘脑和小脑等，这些部位多数通过下丘脑实现其功能。现将较重要的部位概述如下。

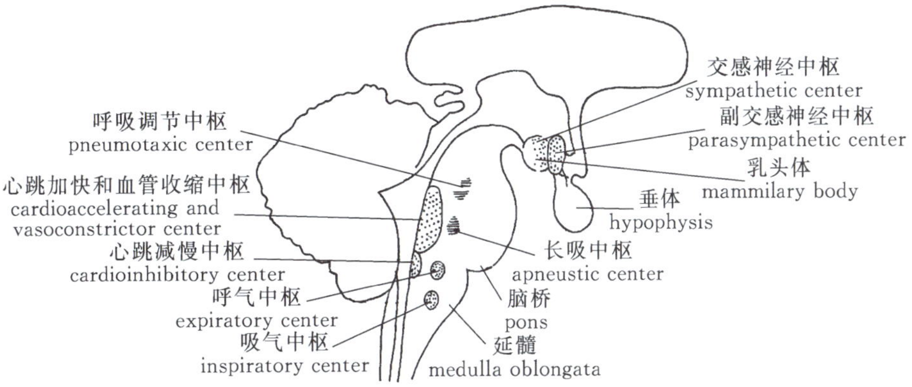

图 17-46　皮质下内脏神经调节中枢

1. 大脑 大脑的边缘叶与内脏活动关系密切。在此区域中有呼吸运动、血压、胃肠运动、瞳孔和膀胱活动等各种内脏活动的代表区。

2. 背侧丘脑和下丘脑 背侧丘脑的前核群和内侧背核也与内脏活动有关,它们和边缘叶与下丘脑之间有密切的纤维联系。下丘脑与内脏神经的关系最为密切,边缘叶对内脏活动的调节主要通过下丘脑向下传递。临床和实验均证明,刺激损伤下丘脑可使内脏神经功能发生变化。同时还证明下丘脑前部是副交感神经中枢,而后部则是交感神经中枢。此外,下丘脑还具有调节体温、营养摄取、体液平衡及内分泌等重要的生理功能。

3. 脑干和小脑 脑干对内脏神经的调节也很重要,直接控制呼吸和心、血管功能的中枢就在脑干。而下丘脑及边缘叶对脑干内脏中枢则起综合调整作用。

小脑也可影响内脏神经的活动,这些影响可通过与脑干网状结构的联系来实现。刺激或切除小脑可引起许多内脏活动的变化。

四、牵涉性痛

当某些内脏器官发生病变时,常在体表一定区域产生感觉过敏或痛觉,这种现象称为**牵涉性痛**(referred pain)。临床上将内脏患病时体表发生感觉过敏以及骨骼肌反射性僵硬和血管运动、汗腺分泌等障碍的部位称为**海德带**(Head zones),该带有助于内脏疾病的定位诊断。牵涉性痛有时发生在患病内脏邻近的皮肤区,有时发生在距患病内脏较远的皮肤区。例如,心绞痛时,常在胸前区及左臂内侧皮肤感到疼痛(图 17-47)。肝胆疾患时,常在右肩部感到疼痛等(图 17-48)。

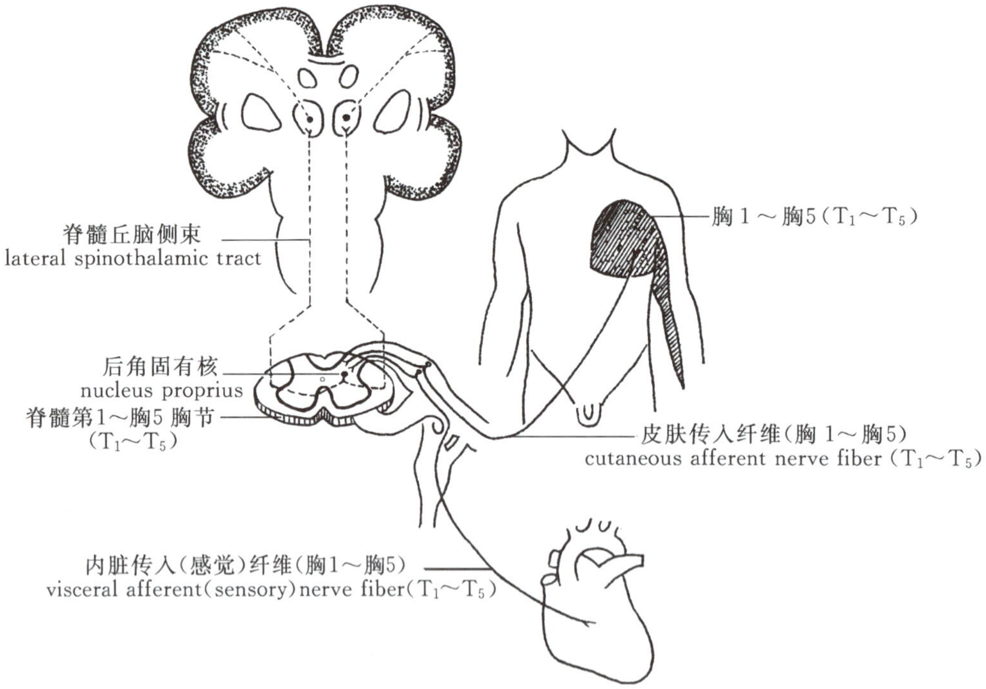

图 17-47 心脏传入神经与皮肤传入神经的相互关系

关于牵涉痛的发生机制,现在认为,发生牵涉痛的体表部位与病变器官往往受同一节段脊神经支配,体表部位和病变器官的感觉神经进入同一脊髓节段,并在后角内密切联系(表 17-4)。因此,从患病内脏传来的冲动可以扩散或影响到邻近的躯体感觉神经元,从而产生牵涉性痛。近年来研究表明,一个脊神经节神经元的周围突既分支到躯体部和又分支到内脏器官(分支投射),并认为这是牵涉痛机制的形态学基础。

临床上根据牵涉痛区可帮助诊断某些内脏的疾病(图 17-49)。

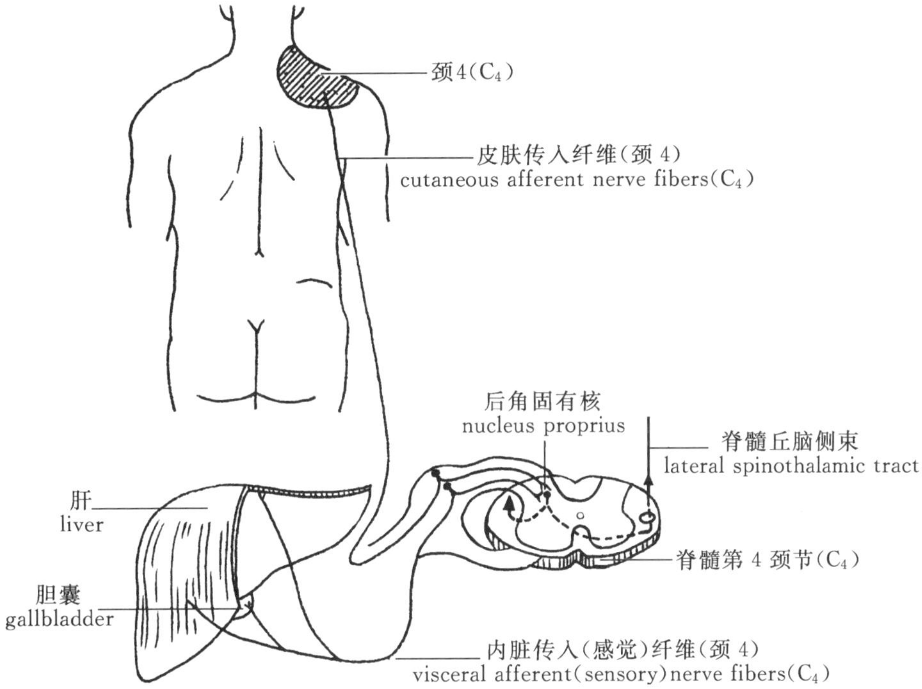

图 17-48　肝、胆传入神经与皮肤传入神经的相互关系

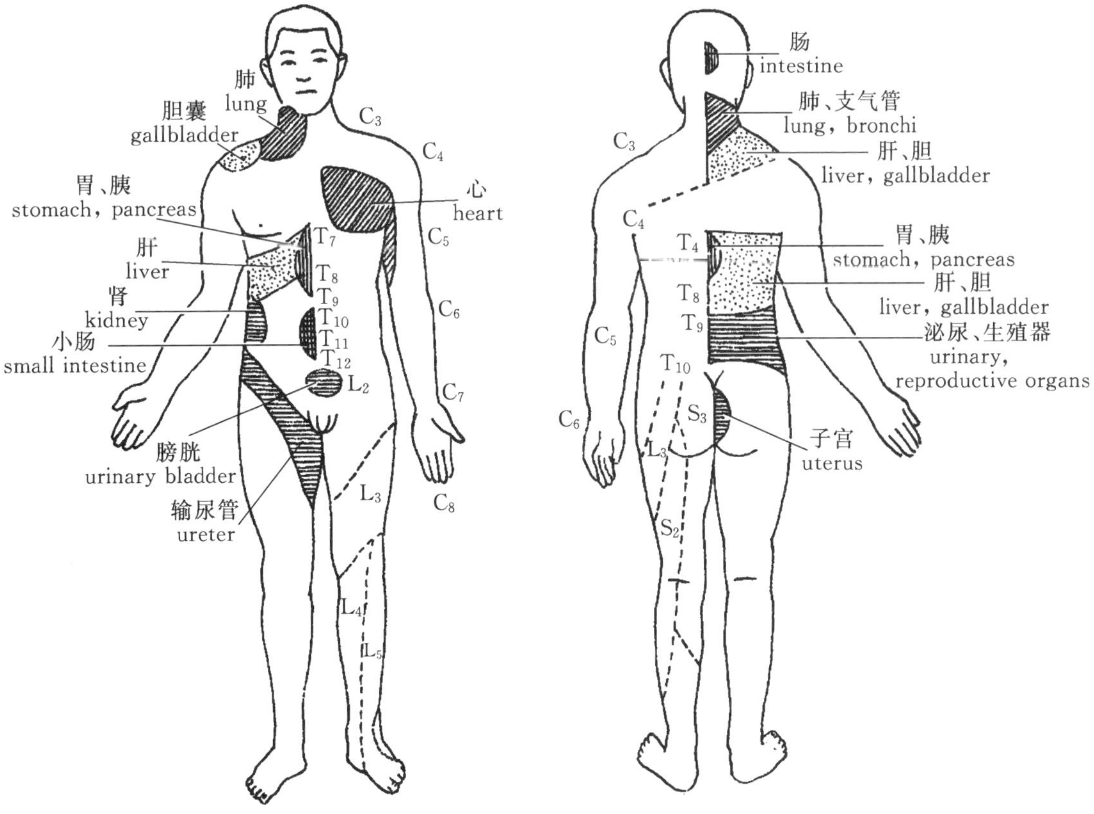

图 17-49　内脏器官病变时的牵涉性痛区

表 17-4 内脏牵涉性痛与脊髓节段的关系

内脏器官	产生疼痛和感觉过敏的脊髓节段
膈	颈 4
心	颈 8～胸 5
胃	胸 6～胸 9
小肠	胸 7～胸 10
肝、胆囊	胸 7～胸 10，也有沿膈神经至颈 3～颈 4
胰	胸 8(左)
肾、输尿管	胸 11～腰 1
睾丸、附睾	胸 12～腰 3
卵巢及附件	腰 1～腰 3
子宫体部	胸 10～腰 1
子宫颈部	骶 1～骶 4(沿副交感神经)
膀胱	骶 2～骶 4(沿副交感神经)及胸 11～腰 1
直肠	骶 1～骶 4

五、某些重要器官的神经支配

某些重要器官的神经支配见表 17-5。

表 17-5 重要器官的神经支配

器官	交感神经				副交感神经			
	节前纤维的起源	节后纤维的起源	节后纤维的径路	功能	节前纤维的起源和径路	节后纤维的起源	节后纤维的径路	功能
眼球	脊髓胸 1～胸 2 侧角中间外侧核	颈上神经节	颈内动脉丛→睫状神经节、睫状短神经	瞳孔开大	动眼神经副核→动眼神经	睫状神经节	睫状短神经→瞳孔括约肌睫状肌	瞳孔缩小
头、颈部的血管和皮肤	脊髓胸 1～胸 2 侧角中间外侧核	颈上、中、下神经节	颈动脉丛、椎动脉丛和颈丛	血管收缩、汗腺分泌、竖毛	有一些血管舒张纤维在某些脑神经内(即第Ⅶ、Ⅹ脑神经)			
泪腺	脊髓胸 1～胸 2 侧角中间外侧核	颈上神经节	颈内动脉丛→岩深神经→翼腭神经节→上颌神经→泪腺	血管收缩	上泌涎核→面神经→岩大神经	翼腭神经节	颧神经→泪腺神经→泪腺	腺体分泌、血管舒张
下颌下腺和舌下腺	脊髓胸 1～胸 2 侧角中间外侧核	颈上神经节	颈外动脉丛→面动脉丛→下颌下神经节→下颌下腺和舌下腺	血管收缩	上泌涎核→面神经→鼓索→舌神经	下颌下神经节	节后纤维→下颌下腺和舌下腺	腺体分泌、血管舒张
腮腺	脊髓胸 1～胸 2 侧角中间外侧核	颈上神经节	颈外动脉丛→脑膜中动脉丛→耳神经节→耳颞神经→腮腺	血管收缩	下泌涎核→舌咽神经→岩小神经	耳神经节	耳颞神经→腮腺	腺体分泌、血管舒张

续表

器官	交感神经				副交感神经			
	节前纤维的起源	节后纤维的起源	节后纤维的径路	功能	节前纤维的起源和径路	节后纤维的起源	节后纤维的径路	功能
上肢的血管和皮肤	脊髓胸2～胸5侧角中间外侧核	颈中、下神经节和上位胸节	沿锁骨下动脉丛、腋动脉丛和臂丛	皮肤血管收缩、汗腺分泌、竖毛	一般认为无副交感神经支配			
心	脊髓胸1～胸4或胸5侧角中间外侧核	颈上、中、下神经节和上位胸节	颈上、中、下神经节的心支和胸心支→心丛	心跳加快、冠状动脉扩张	迷走神经背核→迷走神经心支	心神经节(心丛内或心壁内)	—	心跳减慢
肺和支气管	脊髓胸2～胸6侧角中间外侧核	上位胸节	上胸部交感干神经节的分支→肺丛	血管收缩、支气管扩张	迷走神经背核→迷走神经→肺丛	肺内神经节	—	支气管收缩、腺体分泌
食管	脊髓胸2～胸7侧角中间侧核	颈下神经节和上位胸节	交感干神经节的食管支	抑制食管蠕动	迷走神经背核→迷走神经→食管丛	食管壁内神经节	—	食管蠕动
胃	脊髓胸6～胸9或胸10侧角中间外侧核	腹腔神经节	腹腔丛→胃丛	抑制蠕动,减少分泌	迷走神经背核→迷走神经前、后干	胃壁内神经节	—	加强蠕动,分泌增加
肝、胆囊和胰腺	脊髓胸4～胸9或胸10侧角中间外侧核	腹腔神经节	腹腔丛、肝丛、胰丛	抑制腺体分泌	迷走神经背核→迷走神经前、后干	器官内神经节	—	加强蠕动、分泌增加
小肠	脊髓胸6～胸11侧角中间外侧核	腹腔神经节、主动脉肾神经节、肠系膜上神经节	腹腔丛→肠系膜上丛	抑制蠕动	迷走神经背核→迷走神经后干	肠壁内神经节	—	加强蠕动、分泌增加
盲肠到结肠左曲	脊髓胸10～腰1侧角中间外侧核	主动脉肾神经节、肠系膜上神经节	腹腔丛→肠系膜上丛	抑制蠕动	迷走神经背核→迷走神经后干	肠壁内神经节	—	加强蠕动、分泌增加
结肠左曲到肛门	脊髓腰1～腰2侧角中间外侧核	肾丛、肠系膜下丛、腹下丛内的神经节	腹主动脉丛→肠系膜下丛、腹下丛	抑制蠕动、肛门内括约肌收缩	脊髓骶2～骶4副交感核→盆内脏神经	肠壁内神经节	—	加强蠕动、抑制肛门内括约肌收缩
肾上腺	脊髓胸10～腰1或腰2侧角中间外侧核	肾上腺髓质细胞	—	分泌肾上腺素	无副交感神经支配			
肾	脊髓胸11～腰1侧角中间外侧核	腹腔神经节、主动脉肾神经节	腹腔丛→肾丛	血管收缩	迷走神经背核、迷走神经后干→腹腔丛→肾丛	肾内的神经节	—	血管舒张、肾盂收缩

续表

器官	交感神经				副交感神经			
	节前纤维的起源	节后纤维的起源	节后纤维的径路	功能	节前纤维的起源和径路	节后纤维的起源	节后纤维的径路	功能
输尿管	脊髓胸11～腰2侧角中间外侧核	肾神经节、肠系膜下神经节	输尿管丛	抑制蠕动	脊髓骶2～骶4副交感核→盆内脏神经	输尿管内	—	加强蠕动
膀胱	脊髓胸11～腰2侧角中间外侧核	腹下丛和肠系膜下丛的神经节	盆丛→膀胱丛	膀胱壁肌松弛、尿道内口收缩	脊髓骶2～骶4副交感核→盆丛、膀胱丛	膀胱丛和壁内神经节	—	膀胱壁肌收缩、尿道内口松弛
子宫	脊髓胸12～腰2侧角中间外侧核	肠系膜上、下神经节	盆丛→子宫丛	妊娠子宫收缩、非妊娠子宫抑制	脊髓骶2～骶4副交感核→盆内脏神经→盆丛子宫丛	子宫阴道丛内的子宫颈神经节及沿子宫血管的神经节	—	舒张血管、对肌肉作用不明
下肢的血管和皮肤	脊髓胸10～腰2侧角中间外侧核	腰节和骶节	沿髂外动脉丛→股动脉丛和腰骶丛	皮肤血管收缩、汗腺分泌、竖毛	无副交感神经支配	—	—	—

（王德广）

本章学习目标与练习题

第十七章学习目标

第十七章练习题

第十八章　内分泌系统

内分泌系统(endocrine system)由内分泌腺和内分泌组织构成，是神经系统以外的另一重要调节系统。其机能是对机体的新陈代谢、生长发育和生殖活动等进行体液调节。**内分泌腺**(endocrine gland)是以独立的器官形式存在于体内，如甲状腺、甲状旁腺、肾上腺、垂体、松果体和胸腺等；**内分泌组织**(endocrine tissue)则以细胞团块形式分散存在于其他器官或组织内，如胰腺内的胰岛、睾丸内的间质细胞、卵巢内的卵泡细胞和黄体等(图 18-1)。近年来还发现体内有许多器官兼有内分泌功能，如神经内分泌、胃肠内分泌、肾内分泌、胎盘内分泌等。另外许多器官还可分泌前列腺素，也属内分泌系统的范畴。

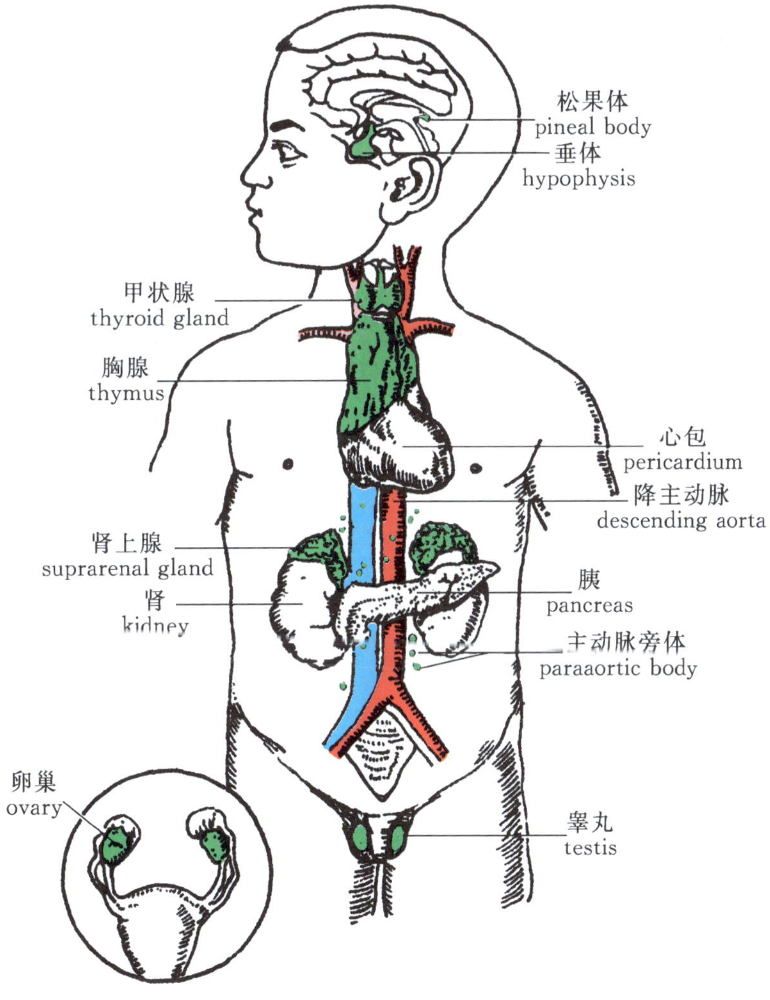

图 18-1　内分泌腺分布概观

内分泌腺和内分泌组织都没有排泄管，其分泌的物质称**激素**(hormone)，直接进入血液或淋巴，随血液循环运送到全身，作用于特定的器官或细胞(称为靶器官或靶细胞)，影响其活动。内分泌腺的功能亢进或低下，都能影响机体的正常功能，甚至产生疾病。内分泌腺的结构与功能活动有显著的年龄变化。

内分泌系统与神经系统关系密切。内分泌系统的活动是在神经系统的调节下进行的，神经系统通过对内分泌系统的作用，间接地调节人体各器官的功能，这种调节称为神经体液调节。反过来，内分泌系统的功能紊乱，亦可导致神经系统功能失调，例如影响机体的行为、情绪、记忆和睡眠等。

本章仅对一些重要内分泌腺和内分泌组织的形态和位置进行简要描述。

一、甲 状 腺

甲状腺(thyroid gland)(图 18-2)位于颈前区，呈“H”形，可分为左、右两个侧叶和中间连接两侧叶的峡部。两侧叶贴附在喉和气管上部的侧面，上达甲状软骨中部，下抵第 6 气管软骨环。峡部多位于第 2～第 4 气管软骨环的前面，有时自峡部向上伸出一个细长的锥状叶，可达舌骨平面。

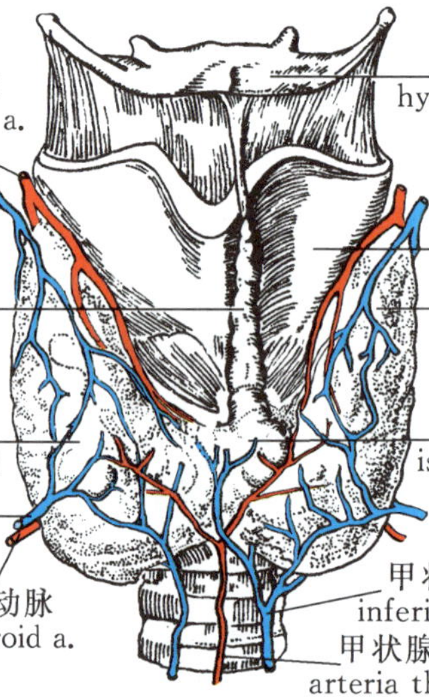

图 18-2 甲状腺(前面观)

甲状腺表面覆有两层被膜，内层为**纤维囊**，是甲状腺真正的被膜，包裹着腺组织，并伸入腺实质内，将腺体分隔成若干小叶。外层是来自颈深筋膜的气管前筋膜，称**甲状腺鞘**，即假被膜。两层被膜之间有一定间隙，称为囊鞘间隙，内含丰富的血管吻合和上、下甲状旁腺等。甲状腺借假被膜在侧叶的内侧和峡的后面，与甲状软骨、环状软骨和气管环的软骨膜相愈着，将腺体固定在喉及气管壁上，因此甲状腺可随吞咽而上、下移动。

甲状腺分泌的激素称甲状腺素，主要作用是调节机体的新陈代谢，促进机体的生长发育。甲状腺素分泌过多时，可引起甲状腺功能亢进，患者常有心跳加速、神经过敏、体重减轻及眼球突出等症状。而甲状腺素分泌不足时，成人可出现黏液性水肿，患者皮肤变厚，毛发脱落并伴有性功能减退；小儿则出现身材矮小，智力低下，称呆小症。

二、甲 状 旁 腺

甲状旁腺(parathyroid gland)(图 18-3)为上、下两对扁椭圆形的小体，大小略似绿豆，其位置、大小均可有个体和年龄差异。活体上呈棕黄色或淡红色，表面有光泽。甲状旁腺贴在甲状腺侧叶的后面，甲状腺真、假被膜之间，也可埋藏在甲状腺组织中。上一对位置较为恒定，位于甲状腺侧叶后缘上、中三分之一交界处；下一对常位于侧叶后缘、甲状腺下动脉附近。

甲状旁腺分泌甲状旁腺素，能调节钙和磷的代谢，维持血钙平衡。当甲状旁腺素分泌不足，或因手术时甲状旁腺被切除过多时，即产生钙的代谢异常，而导致手足搐搦症，甚至死亡。甲状旁腺功能亢进时则可引起骨质过度吸收，容易发生骨折。

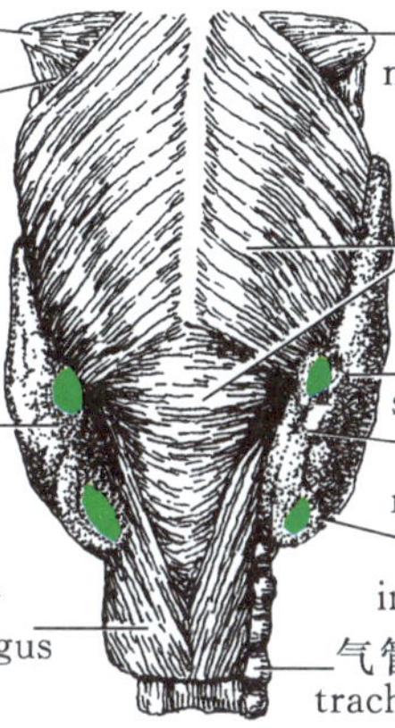

图 18-3　甲状腺和甲状旁腺(后面观)

三、肾　上　腺

肾上腺(suprarenal gland)(图 18-4)为人体重要的内分泌腺之一，位于腹膜的后方，在肾的上端，与肾共同被包裹在肾筋膜内。左肾上腺略呈半月形，右肾上腺呈三角形。肾上腺的前面有不明显的门，为神经血管出入之处。

肾上腺实质由皮质和髓质两部分构成。皮质在外，呈浅黄色。髓质在内，呈棕色。皮质分泌多种激素，主要参与调节体内的水盐代谢及糖和蛋白质的代谢等。髓质分泌肾上腺素和去甲肾上腺素，能使心跳加快，心脏收缩力加强，小动脉收缩，维持血压和调节内脏平滑肌活动，对机体代谢也起一定作用。

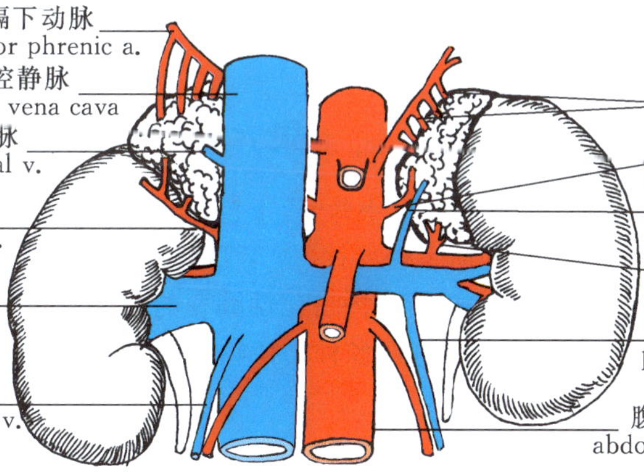

图 18-4　肾上腺

四、垂　　体

垂体(hypophysis)(图 18-5)呈椭圆形，位于颅中窝、蝶骨体上面的垂体窝内。根据发生和结构特点，垂体可分为腺垂体和神经垂体两大部分。**腺垂体**(adenohypophysis)包括远侧部、结节部和中间部，前两部合称为**垂体前叶**(anterior lobe)；**神经垂体**(neurohypophysis)包括神经部、漏斗部和正中隆起，其中神经部与腺垂体的中间部又合称为**垂体后叶**(posterior lobe)。

腺垂体 adenophypophysis
- 远侧部
- 结节部
- 中间部

神经垂体 neuropypophysis
- 神经部
- 漏斗部
- 正中隆起

远侧部、结节部：垂体前叶 anterior lobe

中间部、神经部：垂体后叶 posterior lobe

垂体是机体内最复杂最重要的内分泌腺，可分泌多种激素。垂体前叶分泌生长激素、促甲状腺激素、促肾上腺皮质激素、促性腺激素等。垂体后叶贮存和释放加压素和催产素。

垂体与下丘脑的联系及功能见中枢神经系统相关内容。

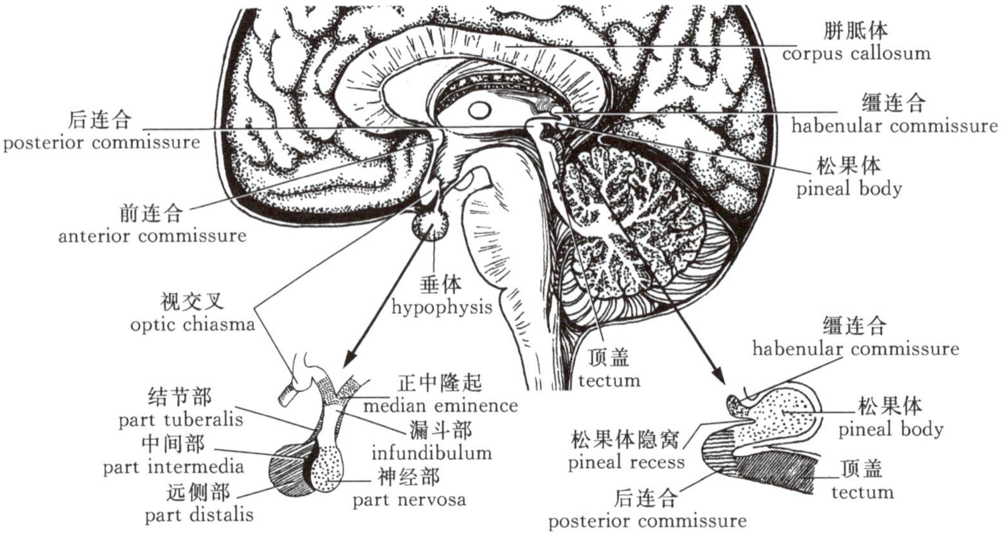

图 18-5 垂体和松果体

五、松 果 体

松果体(pineal body)(图 18-5)为一椭圆形小体，位于背侧丘脑的后上方，以柄附于第三脑室顶的后部，形似松果，呈灰红色。松果体在儿童期比较发达，成年后松果体部分钙化形成钙斑，在 X 线片上常能显示，临床上可根据其位置的改变作为诊断颅内占位性病变的定位标志。

松果体可合成和分泌**褪黑素**(melatonin)等多种活性物质，与昼夜节律改变有关，并参与调节机体的代谢活动、性腺的发育和月经周期等。

六、胰 岛

胰岛(pancreatic islets)属于胰的内分泌部分，是许多散布在胰内，大小不等和形状不定的细胞团，以胰尾居多。胰岛 β 细胞分泌**胰岛素**，胰岛 α 细胞分泌胰高血糖素等，参与碳水化合物的代谢，如胰岛素分泌缺陷，引起的以高血糖为特征的代谢性疾病，即糖尿病。

七、胸 腺

胸腺(thymus)(图 10-13)作为淋巴器官已在淋巴系统中介绍。此外，胸腺还有内分泌的功能，分泌

胸腺素(thymosin)和**促胸腺生成素**(thymopoietin)等具有激素作用的活性物质。胸腺素可将来自骨髓、脾等处的原始淋巴细胞转化为具有免疫能力的T淋巴细胞,参与细胞免疫反应。促胸腺生成素可促使包括胸腺本身在内的淋巴细胞分化为可参与免疫反应的细胞成分。

八、生　殖　腺

生殖腺的内分泌组织具有显著的性别差异。在男性,睾丸内的间质细胞分泌男性激素,其作用与维持正常性功能有关并激发男性的第二性征出现。在女性,卵巢内的卵泡细胞和黄体可产生**雌激素**和**孕激素**,雌激素能刺激子宫、阴道和乳腺的发育及出现第二性征,而孕激素则能使子宫内膜增厚,为受精卵的种植作准备,同时使乳腺逐渐发育,以备授乳。

（王　鹏）

本章学习目标与练习题

第十八章学习目标

第十八章练习题

索 引

A

B

C

D

E

F

G

H

I

M

N

O

P

Q

R

S

T

U

V

W

X

Y

Z

参考文献

柏树令,刘元健,李洪鹏,2014.人体解剖彩色图谱.第2版.上海:上海科学技术出版社.

崔慧先,刘学政,2024.系统解剖学.第10版.北京:人民卫生出版社.

郭光文,王　序,2008.人体解剖彩色图谱.第2版.北京:人民卫生出版社.

李云庆,2024.神经解剖学.第3版.北京:人民卫生出版社.

刘执玉,田　铧,2008.人体解剖彩色图谱.第2版.北京:科学出版社.

人体解剖学与组织胚胎学名词审定委员会,2014.人体解剖学名词.第2版.北京:科学出版社.

夏长丽,马坚妹,郑金华,等,2019.人体解剖学.第11版.长春:吉林科学技术出版社.

徐国成,韩秋生,霍　琨,2010.人体解剖学彩色图谱.第2版.沈阳:辽宁科学技术出版社.

张朝佑,2009.人体解剖学(上、下册).第3版.北京:人民卫生出版社.

SUSAN S,2017.格氏解剖学——临床实践的解剖学基础:第41版.丁自海,刘树伟,译.济南:山东科学技术出版社.

FRANK H N, 2014. Atlas of human anatomy. Sixth edition. Philadelphia: Elsevier.